Helmut Thomä

Horst Kächele

Psychoanalytische Therapie

Grundlagen

3., überarbeitete und aktualisierte Auflage

Helmut Thomä
Horst Kächele

Psychoanalytische Therapie

Grundlagen

3., überarbeitete und aktualisierte Auflage

Unter Mitarbeit von

Andreas Bilger, Anna Buchheim, Manfred Cierpka, Hans-Joachim Grünzig, Roderich Hohage, Lisbeth Klöß, Lisbeth Neudert-Dreyer, Hartmut Schrenk, Ulrich Streeck, Brigitte Thomä

Springer

Prof. em. Dr. med. Dr. h.c. Helmut Thomä
Funkenburgstraße 14
04105 Leipzig

Prof. Dr. med. Horst Kächele
Universität Ulm
Universitätsklinik für Psychosomatische Medizin und Psychotherapie
Am Hochsträss 8
89081 Ulm

ISBN-10 3-540-29750-2
ISBN-13 978-3-540-29750-5

Springer Medizin Verlag Heidelberg

Bibliografische Information der Deutschen Bibliothek
Die Deutsche Bibliothek verzeichnet diese Publikation in der Deutschen Nationalbibliografie; detaillierte bibliografische Daten sind im Internet über http://dnb.ddb.de abrufbar.

Springer Medizin Verlag

springer.com

Printed in Germany

Planung: Renate Scheddin
Projektmanagement: Renate Schulz
Lektorat: Karin Dembowsky, München
Design: deblik Berlin
SPIN 11574491
Satz: medionet AG, Berlin
Gedruckt auf säurefreiem Papier 2126 – 5 4 3 2 1 0

Vorwort zur 3. Auflage

Dieses Lehrbuch der psychoanalytischen Therapie nimmt seit dem Erscheinen der ersten beiden Bände einen anerkannten Platz in Ausbildung, Krankenbehandlung und Forschung ein. Die wesentlich ergänzte, um einen dritten Band »Forschung« erweiterte Auflage, repräsentiert den gegenwärtigen Stand maßgeblicher Richtungen in Theorie, Praxis und Forschung der Psychoanalyse. Der abgekürzte Titel *Ulmer Lehrbuch* kennzeichnet den Ort dieses Gemeinschaftswerkes, das nun als *Ulmer Trilogie* mit dem schlichten Titel *Psychoanalytische Therapie* vorgelegt wird.

Von Anfang an war sowohl eine deutschsprachige (1985/1988) als auch eine englischsprachige Ausgabe (1987/1992) vorgesehen. Inzwischen wurde das *Ulmer Lehrbuch* in viele weitere Sprachen übersetzt. Seine weite Verbreitung hat alle unsere Erwartungen übertroffen. Auf der Suche nach einem Werk, das eine kritische Darstellung der zeitgenössischen psychoanalytischen Theorie der Technik geben würde, entschied sich eine Gruppe ungarischer Psychoanalytiker um Janos Harmatta, das *Ulmer Lehrbuch* zu übersetzten (Ferenc Blümel, Janos Harmatta, Edit Szerdahelyi und Gabor Szöny 1987, 1991). Die spanische Übersetzung verdanken wir der mehrjährigen Tätigkeit von Juan Pablo Jimenez an der Ulmer Abteilung für Psychotherapie. Zusammen mit seiner Frau Gabriella Blum hat er während der Ulmer Zeit diese Arbeit auf sich genommen. Als er nach Chile zurückkehrte, wurde Jimenez wegen seiner Übernahme Ulmer Positionen in Klinik und Forschung zunächst kritisiert. Später hat das *Ulmer Lehrbuch* wesentlich zur forschungsorientierten Entwicklung der südamerikanischen Psychoanalyse beigetragen (1989, 1990), wie uns Ricardo Bernardi (Uruguay) vermittelte (mündliche Mitteilung 2005). Wissenschaftliche Kontakte zur Gruppe um Salvatore Freni aus Mailand im Rahmen der Ulmer internationalen Konferenz der Society for Psychotherapy Research im Jahr 1987 führten zur italienischen Übersetzung (1990, 1993). Wiederholte Seminare zur psychoanalytischen Therapieforschung des Junior-Autors in Porto Alegre/Brasilien resultierten 1992 in einer portugiesischen Ausgabe des ersten Bandes. Für die Übersetzung ins Tschechische sorgte Jan Zenaty, der uns bei seinen Studienaufenthalten Ulm und Frankfurt aufsuchte (1992, 1996). Anna Czownicka aus Warschau verantwortete eine polnische Übersetzung (1996, 1996). Unsere Beteiligung am Wiederaufbau der Psychoanalyse in Moskau seit Beginn der 90er-Jahre förderte den Beschluss der russischen Kollegen, unter der editorischen Federführung von Anna Kazanskaja und Igor Kadyrow das *Ulmer Lehrbuch* zu übersetzen (1997, 1997), welches inzwischen zum Standardtext in der früheren Sowjetunion wurde und illegal nachgedruckt wird. Der Kontakt zu dem rumänischen Analytiker und Verleger psychoanalytischer Literatur, Vasile Zamfirescu, führte zur rumänischen Ausgabe (1999, 2000). Selbst in armenischer Sprache liegt dank des Engagements von Andrey Khatchaturian mithilfe einer Druckbeihilfe der DPV der erste Band seit 2004 vor, und der zweite wurde 2005 fertig gestellt. Die Ulmer Balint-Stiftung förderte dankenswerter Weise einige der genannten Übersetzungen.

Statt selbst eine Bewertung dieser internationalen Anerkennung zu versuchen, zitieren wir aus einigen Rezensionen. Philip Rubovitz-Seitz (Washington, DC) hob die innovative Seite des *Ulmer Lehrbuches* mit folgenden Worten hervor:

> Although distinctly a textbook, this work is radically and refreshingly different from any previous textbook of psychoanalysis (J Nerv Ment Dis 1988, S. 697).

Die renommierte Psychiaterin Nancy Andreasen eröffnet ihre sehr differenzierte Besprechung des ersten Bandes mit folgenden Worten:

> This book is quite expensive, but it is worth every penny. The focus of the book is on the psychoanalyst‘s contribution to the therapy process; in the opinion of the authors, who are German psychoanalysts, the psychoanalyst influences all aspects of the treatment continuously. ... This is definitely not a book for beginners. It is quite scholarly and some of the sentences become additionally difficult in translation. It assumes a considerable knowledge of the field and a substantial acquaintance with the psychoanalytic literature. However, for advanced therapists it is remarkably provocative and always interesting. The authors manage to bring up almost every currently controversial topic in the field (Am J Psychiatry 1988 S. 884).

Später fügt sie kritisch hinzu:

> Although the authors are well acquainted with the different psychoanalytic theories, they state without evidence, »We believe we are justified in speaking of *convergences* between the different schools within psychoanalysis and also between psychoanalysis and neighboring disciplines« (p. 44). Certainly this will be a much disputed statement. In fact, some might argue that these schools and theories are diverging and polarizing rather than converging (S. 884).

Diese kritische Anmerkung werden wir aufgreifen, wenn wir unsere aktuelle Position in Kapitel 1 bestimmen. Weiterhin lobt sie die von uns vertretene Notwendigkeit, die Ergebnisse psychoanalytischer Bemühung in empirischer Weise zu belegen:

> Their emphasis on the testing of effectiveness of psychoanalytic treatment by research scientists is consistent with their discussion of the situation of psychoanalysis in Germany, which is supported by third-party payment plans. In that sort of medical system these processes must be empirically demonstrated to be effective in order to convince the agencies that pay for them of their value (S. 885).

Aus dem skandinavischen Sprachraum kam eine Besprechung, die sehr zutreffend auch unsere Intention wiedergibt, ein Werk zu schaffen, welches weniger den Anfänger als den »well-informed reader« zu erreichen suchte und offensichtlich auch erreicht hat, auch wenn die weltweite Rezeption zeigt, dass sich auch Anfänger mithilfe dieses Lehrbuchs eine gründliche Übersicht über die aktuellen Probleme verschaffen können:

> I warmly recommend this book to everyone in need of a good overview as to what psychoanalysis has been and has developed into today. There is a need for a good basic understanding of psychoanalysis before this book becomes edible. I think it is a book for the well-informed reader. For the student of psychoanalysis, I think it could give a final rounded understanding of psychoanalysis. Use it to discuss the complexity of psychoanalysis at the end of a psychoanalytic training! (Anna Danielsson-Berglund, Scand Psychoanal Rev 1989, S. 92).

Eine andere Stellungnahme aus dem hohen Norden, diesmal von Eivind Haga aus Norwegen, schließt sich der Auffassung an, dass dieses Werk keine einfach zugängliche Einführung für die Anfänger sei, aber

> It is more of an inspiring challenge for the advanced and experienced practitioner and (I hope) much of a stumbling block for the orthodox psychoanalyst (Nord J Psychiatry 1992, S. 202).

Dass das Buch zum »stumbling block« für orthodoxe Psychoanalytiker geworden ist, können wir nur hoffen; zumindest haben wir dies versucht.

Deutschsprachige Rezensionen wurden in großer Zahl und mit recht positivem Tenor verfasst; pars pro toto wollen wir an die Besprechung durch Tilmann Moser in der FAZ vom Oktober 1986 erinnern:

> Zwischen Rigidität und Anarchie
> Wer sich über den Stand der psychoanalytischen Theorie und Technik informieren will, kommt um dieses groß angelegte Lehrbuch nicht herum: es stellt eine »summa« dar, eine Zusammenfassung der internationalen Diskussion, der Entwicklungsgeschichte der Psychoanalyse, eine Sichtung der Schritte der Entdeckungen, der Kodifizierungen, der Verhärtungen, der Flügelkämpfe, des Schwankens zwischen »Beharrung und Revolte«. Dabei kommt die Revolte vielleicht etwas zu kurz, dafür wird mit um so größerer Gelassenheit diskutiert, warum Psychoanalyse nahe daran war und vielleicht immer noch ist, zu einem Regelsystem zu entarten, bei dem die Idealisierung der einmal festgelegten Standard-Methode massive Denkhemmungen setzte und das Zelebrieren der Methode fast wichtiger war als die Bedürfnisse des Patienten ...
> Thomä und Kächele diskutieren diese Entwicklungen und Fehlentwicklungen mit einer erstaunlichen Gelassenheit. Die Fülle ihres Materials ist imponierend. Insofern enthält das Lehrbuch auch ein Stück Kulturgeschichte, und nicht umsonst betonen die Autoren, dass es nicht nur für Fachleute, sondern auch für die gebildeten Laien und neugierigen Patienten geschrieben ist, denen manche Denkrichtungen früher noch das Lesen psychoanalytischer Bücher verbieten wollten, weil man dachte, der Blick hinter die Kulissen werde sofort als Widerstand und Barrikade benutzt. Der Autoritarismus hat nicht haltgemacht vor einer Wissenschaft, die auch angetreten war, um ihn zu entlarven. Das »Lehrbuch« ist nicht antiautoritär, aber liberal, von Neugier und Erstaunen getragen und nur noch in ganz milden Weihrauchduft gehüllt, der sonst eher in Schwaden über der »Bewegung« hing ...

Leon Wurmser aus Baltimore bilanzierte 1986 extensiv seinen Eindruck, aus dem wir den Anfang und den Schluss in Erinnerung bringen wollen:

> Obwohl schlicht Lehrbuch benannt, stellt dies Werk eine gewaltige Synthese der analytischen Erfahrung und des analytischen Denkens dar und überschreitet in seiner kritischen Fragestellung, der großen Vielfalt der miteinbezogenen Gesichtspunkte und der neuartigen Integration der Erkenntnisse von neun Jahrzehnten den bescheideneren Rahmen eines Lehrbuches. Eher könnte man es als eine kritische Untersuchung des gesamten Lehrgebäudes und der Praxis der modernen Psychoanalyse bezeichnen. Damit rückt es die forschungstheoretischen und praktischen Bemühungen des Ulmer Forschungszentrums in den Mittelpunkt der analytischen Diskussion und erweist von

> neuem die überragende Bedeutung der Thomä-Gruppe für die heutige Psychoanalyse. Es stellt einerseits eine nichtpolemische Herausforderung an die dogmatischen Richtungen und rigiden technischen Auffassungen innerhalb der Analyse dar; andererseits bietet es eine neue Grundlage für eine Erwiderung an die wissenschaftsphilosophischen Kritiker ... (Psyche 40, S. 1030).

Gerne haben wir uns die Hoffnung von Walter Bräutigam – ein Weggefährte von uns beiden – zu Eigen gemacht, der hier abschließend zu Wort kommen soll.

> Im Ganzen wird hier mit einem hohen und strengen wissenschaftlichen Anspruch psychoanalytische Therapie behandlungstheoretisch vertreten, dabei aber frei und souverän gehandhabt. – Bücher haben ihr eigenes Schicksal, wie Kinder. Man kann hoffen, dass dieses für die wissenschaftliche Entwicklung wie für die psychoanalytische Ausbildung sicher einflussreiche Buch nicht zu einer weiteren Isolierung der Psychoanalyse von anderen wissenschaftlichen Disziplinen und nicht zu einer größeren Idealisierung der klassischen psychoanalytischen Technik unter Psychoanalytikern führt. Es sollte den Nachwuchs ermutigen, mit ihren Patienten experimentierend eigene und neue psychotherapeutische Erfahrungen zu machen, wenn angezeigt, auch ausdrücklich über Freud hinauszugehen und dies zu bekennen (Nervenarzt 1990, S. 447).

Schon bevor es den Begriff der Globalisierung gab, hatte sich die Psychoanalyse internationalisiert und jeweils lokal und regional modifiziert. Im Erscheinungsjahr des ersten Bandes hat Wallerstein (1985) seiner präsidialen Rede in Montreal den Titel gegeben: »One psychoanalysis or many ?« Zwei Jahre später beschwor er in Rom den »common ground«. In unserer Sicht liegt dieser in der Vergangenheit, nämlich im Werk S. Freuds als Gründungsvater. Noch mehr als in der Erstausgabe versuchen wir nun, den vielen Psychoanalysen unserer Zeit gerecht zu werden. Die Entwicklungen in den letzten 20 Jahren haben sich in der von uns thematisierten Weise vollzogen. In der internationalen Literatur werden heutzutage so gut wie alle Probleme erörtert, die wir zur Diskussion gestellt hatten. Unsere Auswahlkriterien werden in der Einleitung ausführlich begründet. Durch die von uns oben erwähnten Übersetzungen ist das *Ulmer Lehrbuch* zum Inbegriff selbstkritischer, forschungsorientierter Psychoanalyse geworden.

Unsere Danksagung gilt vielen Kollegen in aller Welt, die uns mittelbar angeregt haben. Wir danken all denjenigen besonders, die durch kritische Beratung und Mitwirkung unmittelbar zur Aktualisierung beigetragen haben. Als federführende Autoren möchten wir besonders hervorheben, dass das Buch seine jetzige Form nicht gefunden hätte, wenn unsere Mitarbeiter und externe Kollegen uns nicht wieder an vielen Stellen die Hand geführt, eigenständig Abschnitte eingefügt und Korrekturen angebracht hätten.

Dem Springer-Verlag danken wir für die engagierte Unterstützung, insbesondere bei den vielfältigen Übersetzungen. Wir übergeben diese dritte Auflage mit Dank an alle, die uns gefördert haben, nunmehr dem Leser und hoffen, dass es weiterhin denen zugute kommen wird, für die wir es geschrieben haben: den Patienten.

Ulm, im Frühjahr 2006
Helmut Thomä
Horst Kächele

Inhaltsverzeichnis

Einleitung

Wiewohl die Psychoanalyse weit über die Therapie hinausgewachsen ist, hat sie »ihren **Mutterboden** nicht aufgegeben und ist für ihre Vertiefung und Weiterentwicklung immer noch an den Umgang mit **Kranken** gebunden.« Diese Worte Freuds (1933a, S. 163; Hervorhebung durch die Autoren) nehmen wir zum Ausgangspunkt eines Versuchs, in die Grundlagen der psychoanalytischen Methode einzuführen.

Die Psychoanalyse hat sich in den letzten Jahrzehnten immer mehr ausgedehnt. Seit den 50er-Jahren zweigen vom Hauptstrom zahlreiche psychodynamische Flussarme ab. Das von Freud (1933a, S. 164) durch die Metapher der Verwässerung der Psychoanalyse angeschnittene Problem hat fast unüberschaubare Ausmaße erreicht. Als **deutsche** Autoren eines **psychoanalytischen** Lehrbuchs glauben wir, uns nicht auf einige einführende Bemerkungen und Danksagungen beschränken und die Geschichte übergehen zu dürfen.

Die Psychoanalyse lebt als Therapie und Wissenschaft davon, dass sich der Erkenntnisprozess auf die Wiederfindung eines Objekts richtet, das im Augenblick des Bewusstwerdens, im Moment der interpretativen Beleuchtung, eine neue Gestalt annimmt. Im Kleinen wie im Großen, in der persönlichen Lebensgeschichte und im therapeutischen Prozess wie in den psychosozialen Wissenschaften kann man nicht zweimal in denselben Fluss steigen: Die Objektfindung ist nicht nur eine Wiederfindung, sondern im Wesentlichen auch eine Neufindung. Dem mit Freuds Werk vertrauten Leser wird nicht entgangen sein, dass wir eben auf seine Formulierung »Die Objektfindung ist eigentlich eine Wiederfindung« (1905d, S. 123) angespielt haben. Die Psychoanalyse ist Teil der Geistesgeschichte geworden und somit wiederzufinden, wenn auch historische Umstände dazu führen können und in Deutschland dazu geführt haben, dass die Überlieferung unterbrochen wurde und das Werk Freuds den meisten Deutschen während des Dritten Reichs verborgen blieb. Die von dem Juden Sigmund Freud begründete Wissenschaft war verfemt. Jüdische Psychoanalytiker traf das Schicksal aller Juden im nationalsozialistischen Staat und in den besetzten Gebieten Europas. Freud konnte sich mit seiner engeren Familie hochbetagt ins englische Exil retten. Seine zurückgebliebenen Schwestern starben im Konzentrationslager. Deutsche Psychoanalytiker aller Generationen sind durch die Geschichte in einer Weise belastet, die über die allgemeinen Folgen des Holocaust hinausgeht, wie sie R. von Weizsäcker (1985) in seiner Rede zum 40. Jahrestag der Beendigung des 2. Weltkrieges zum Ausdruck gebracht hat. Denn als Analytiker ist man in eine jüdische Genealogie eingebunden. Man erwirbt seine berufliche Identität auf dem Weg der Identifizierung mit Freuds Werk. Daraus ergeben sich zahlreiche tief ins Unbewusste hineinreichende Schwierigkeiten, die deutsche Psychoanalytiker seit 1945 auf die eine oder andere Weise zu lösen versuchten.

Diese Probleme werden durch Überlegungen verständlicher, die Klauber 1976 bei einem vom Vorstand der Internationalen Psychoanalytischen Vereinigung (IPV) einberufenen Symposium über die Identität des Psychoanalytikers vorgetragen hat (Joseph u. Widlöcher 1983). Klauber (1980) hat überzeugend aufgezeigt, welche nachhaltigen Auswirkungen die Identifizierung mit Freud auf seine Schüler und damit auf die Geschichte der Psychoanalyse hatte. Der geistige Vater der Psychoanalyse hat die Folgen der identifikatorischen Übernahme in *Trauer und Melancholie* (1917e) und in *Vergänglichkeit* (1916a) beschrieben. Klauber glaubt, dass Psychoanalytiker nicht mit Freuds Tod fertig werden konnten. Diese unbewussten Prozesse führen einerseits zu einer Einengung des eigenen Denkens und andererseits zur Unfähigkeit, das Ausmaß der Vergänglichkeit abzuschätzen, der alle wissenschaftlichen, philosophischen und religiösen Ideen, also auch Freuds Theorien ausgesetzt sind. Klaubers Interpretation macht verständlich, warum in der Geschichte der Psychoanalyse Beharrung und Revolte nebeneinander herlaufen und warum seit geraumer Zeit die Frage der Identität des Psychoanalytikers in den Mittelpunkt gerückt ist. Gerade am Thema des Symposiums selbst wurde deutlich, dass wir uns nicht mehr auf unsere Identifikation mit Freuds Werk verlassen können. Die Psychoanalyse verändert sich nicht zuletzt deshalb, weil originelle Beiträge aus den eigenen Reihen die Vergänglichkeit bestimmter Auffassungen Freuds zeigen. Klaubers tiefgründige Überlegungen, die wir hier zusammengefasst haben, machen verständlich, warum es gerade der psychoanalytischen Berufsgemeinschaft wie keiner anderen um ihre **Identität** geht (Cooper 1984a; Thomä 1977a; 2004; 2005).

Der von Erikson (1970b) eingeführte Begriff der Identität mit seinen sozialpsychologischen Implikationen erhellt die Unsicherheit deutscher Psychoanalytiker, die in den letzten Jahrzehnten im Zusammenhang mit Kontroversen über die »eigentliche« Psychoanalyse gegenüber der analytischen Psychotherapie im Rahmen der kassenärztlichen Versorgung sogar noch zugenommen hat (Thomä 1994). Denn ihr Dilemma läuft – auf der unbewussten Ebene zu Ende gedacht und gebracht – darauf hinaus, dass eine Identifizierung mit dem Denken eines Mannes gesucht wird, dessen Schicksalsgefährten von Deutschen umgebracht wurden. Die Anerkennung vieler Psychoanalysen selbst in der internationalen psychoanalytischen Vereinigung, die von Freud mit dem Ziel gegründet wurde, »für immer und alle Zeiten« sein Erbe unvergänglich zu erhalten, hat die Identitätsprobleme verschärft. Es hat den Anschein, dass deutsche IPV-Psychoanalytiker wegen ihrer historischen Belastung in besonderem Maße an der Utopie einer Identität festhalten müssen, die ihre Sicherheit aus einer Pseudo-Definition der Psychoanalyse bezieht. Zu wünschen wäre, dass auch deutsche Analytiker ihre jeweils eigenständige und flexible psychoanalytische Haltung finden können.

Um andere und vergleichsweise oberflächlichere Seiten der Identitätsprobleme deutscher Analytiker begreifen zu können, muss ein kurzer Blick auf den Abbau psychoanalytischer Einrichtungen in Deutschland geworfen werden. Nach der Auflösung des traditionsreichen Berliner Psychoanalytischen Instituts und der Deutschen Psychoanalytischen Gesellschaft mit ihren Arbeitsgemeinschaften im südwestdeutschen Raum, in Leipzig und Hamburg, suchten die wenigen zurückgebliebenen nichtjüdischen Psychoanalytiker Wege des professionellen Überlebens, die sie einerseits in der Privatpraxis fanden. Auf der anderen Seite bewahrte sich diese Gruppe eine gewisse Unabhängigkeit innerhalb des »Deutschen Instituts für psychologische Forschung und Psychotherapie«, das 1936 gegründet und von M. H. Göring, einem Vetter Hermann Görings, geleitet und kurz als »Göring-Institut« bezeichnet wurde. Die psychoanalytische Gruppe bildete dort weiter aus. Von der Zielsetzung des Instituts ging ein erheblicher Druck aus. Die Zusammenführung aller tiefenpsychologischen Richtungen unter einem Dach sollte in Berlin und in einigen Zweigstellen, beispielsweise in München, Stuttgart und später auch in Wien, »die deutsche Seelenheilkunde« (M. H. Göring 1934) fördern und eine einheitliche Psychotherapie hervorbringen. Die vorliegenden Zeugnisse von Dräger (1971), Baumeyer (1971), Kemper (1973), Riemann (1973), Bräutigam (1984) und Scheunert (1985) sowie die Studie von Lockot (1985) beleuchten unterschiedliche Aspekte der zeitgeschichtlichen Einflüsse auf die Arbeitsbedingungen an diesem Institut. Cocks (1983, 1984) kommt in seinen Studien zu dem Ergebnis, dass die Zusammenführung aller tiefenpsychologischen Richtungen unter einem Dach Langzeiteffekte und Nebenwirkungen hatte, die von ihm insgesamt positiv eingeschätzt werden. Freilich kann nicht deutlich genug darauf hingewiesen werden, dass diese gänzlich unbeabsichtigen Neben- und Fernwirkungen prinzipiell nur dann positiv eingeschätzt werden können, wenn sie keinen Zusammenhang mit der **ideologisch** bestimmten Einheitspsychotherapie haben, die offiziell angestrebt wurde. Ist das Böse der Vater des Guten, bleiben Zweifel an den Nachkommen. Gerade unter psychoanalytischen Gesichtspunkten ist davon auszugehen, dass sich Ideologien mit unbewussten Prozessen verschwistern und somit überdauern und auch neue Inhalte annehmen können. Lifton (1985) hat zu Recht darauf hingewiesen, dass Cocks dieser Frage zu wenig Aufmerksamkeit gewidmet hat, der Dahmer (1983) und andere Autoren nachgegangen sind.

Die Eingliederung aller tiefenpsychologischen Psychotherapeuten in ein Institut und seine Zweigstellen hatte zu Interessengemeinschaften und Übereinstimmungen zwischen Vertretern verschiedener Richtungen geführt. Die Not der Zeit hatte den Zusammenhalt gefördert. Die Idee der Synopsis, einer synoptischen Psychotherapie oder der Amalgamierung der wesentlichen Elemente aller Schulen, lebte noch lange weiter. Die »Deutsche Gesellschaft für Psychotherapie, Psychosomatik und Tiefenpsychologie« wurde 1949 gegründet. Die positiven Auswirkungen der Gründung dieser Dachgesellschaft sind bis zum heutigen Tag beträchtlich. Berufspolitische Interessen werden seither gemeinsam verfolgt. Analytisch orientierte Psychotherapeuten finden bei den jährlich und zweijährlich mit der »Allgemeinen Ärztlichen Gesellschaft für Psychotherapie« durchgeführten Kongressen ein Forum. Es ist jedoch **eine** Sache, aufgrund von Übereinstimmungen bezüglich allgemeiner tiefenpsychologischer Prinzipien gemeinsame Interessen zu verfolgen; eine andere ist es, eine Untersuchungs- und Behandlungsmethode konsequent anzuwenden und eine Theorie auszubauen und weiter zu erproben. Die Idee der Synopsis entspringt der Sehnsucht nach Einheit, die in vielfältigen Gestalten auftritt. Wissenschaftlich gesehen waren die Bemühungen um eine synoptische Psychotherapie, um eine Amalgamierung der Schulen, naiv, von der Unterschätzung gruppendynamischer Prozesse ganz zu schweigen (Grunert 1984). Heute beträgt die allgemeine und spezielle Psychotherapieforschung dazu bei, Gemeinsamkeiten und Unterschiede zwischen verschiedenen Richtungen zu klären. Selbstverständlich müssen hierbei die angewendeten Methoden und die zugrunde gelegten Theorien definiert werden. Eklektisches Vorgehen in der Praxis stellt die höchsten Ansprüche an das berufliche Wissen und Können. Die kombinierten Elemente müssen nicht nur miteinander verträglich sein, sondern auch und vor allem vom Patienten integriert werden können.

Die jahrelange Isolierung hatte vielfältige Auswirkungen, die nach dem Krieg sichtbar wurden. Gruppenbildend wirkten C. Müller-Braunschweig sowie H. Schultz-Hencke, der sich schon vor 1933 auf einen eigenen Weg begeben hatte. Schultz-Hencke glaubte, in den Jahren der Abgeschlossenheit die Psychoanalyse sogar weiterentwickelt zu haben. Wie Thomä (1963) gezeigt hat, wirkte es sich nachhaltig aus, dass in dieser neopsychoanalytischen Richtung das Verständnis der Übertragung eingeengt wurde, während sich in der internationalen wissenschaftlichen Entwicklung eine Erweiterung ihrer Theorie und Praxis bereits ankündigte. Die von Schultz-Hencke beim ersten Kongress der Internationalen Psychoanalytischen Vereinigung (IPV) nach dem Krieg in Zürich vorgetragene Kritik an der Libidotheorie und an der Metapsychologie würde hingegen heute kein Aufsehen mehr erregen und von vielen Analytikern geteilt werden. Doch damals dienten Begriffe und Theorien auch als Erkennungszeichen psychoanalytischer Identität. Die entkommenen jüdischen Psychoanalytiker schenkten ihr Vertrauen Müller-Braunschweig, der die Lehre Freuds bewahrt hatte und nicht den Anspruch stellte, diese während der Jahre der Isolierung weiterentwickelt und ihr eine neue Sprache gegeben zu haben. Sachliche, persönliche und gruppendynamische Gründe führten zur Polarisierung, wobei sich Schultz-Hencke für die Rolle des Sündenbocks anbot. Müller-Braunschweig gründete 1950 mit neun Mitgliedern, die alle in Berlin ansässig waren, die Deutsche Psychoanalytische Vereinigung (DPV). Die Majorität der knapp 30 Psychoanalytiker, die es nach dem Krieg gab, verblieb in der Deutschen Psychoanalytischen Gesellschaft (DPG). Die schicksalhafte Spaltung setzte 1950 eine Zäsur. Nur die DPV wurde als Zweigvereinigung der IPV anerkannt.

In Berlin vollzog sich nicht nur die Teilung in die beiden Fachgruppen; von der zerstörten Stadt ging auch der **Wiederaufbau** der Psychoanalyse nach 1945 aus. Für die Anerkennung durch die IPV war entscheidend, dass das Berliner Psychoanalytische Institut, das personell mit der DPV identisch war, unter Leitung von Müller-Braunschweig 1950 die Ausbildung aufnahm. Deutsche Psychoanalytiker der ersten Nachkriegsgeneration konnten nur über dieses Institut die Mitgliedschaft in der Internationalen Vereinigung erwerben. In Westdeutschland gab es zunächst nur ein Mitglied der IPV: F. Schottlaender in Stuttgart.

Auch die spätere Anerkennung der Psychoanalyse durch die Krankenkassen als erstattungsfähige Krankenbehandlung hat in Berlin ihren Ursprung. 1946 war in Berlin das unter der Leitung von W. Kemper und H. Schultz-Hencke stehende »Institut für psychogene Erkrankungen der Versicherungsanstalt« entstanden. Es war die erste psychotherapeutische Poliklinik, die finanziell von einer halbstaatlichen Organisation, der späteren Allgemeinen Ortskrankenkasse Berlin, getragen wurde. Damit war ein Grundstein für die Honorierung der psychoanalytischen Therapie durch gesetzliche Krankenkassen gelegt. An dieser Poliklinik waren stets auch nichtärztliche Psychoanalytiker tätig. Nachdem am Deutschen Institut für psychologische Forschung und Psychotherapie das Berufsbild des behandelnden Psychologen eingeführt worden war, konnten später nichtärztliche Psychoanalytiker ohne größere Schwierigkeiten in die Behandlung von Kranken einbezogen werden. Seit 1967 sind nichtärztliche Psychoanalytiker im Rahmen der kassenärztlichen Versorgung tätig.

In Westdeutschland wurde die 1950 dank der Initiative V. v. Weizsäckers und mit Unterstützung der Rockefeller Foundation gegründete Psychosomatische Klinik der Universität Heidelberg unter Leitung von A. Mitscherlich zu einer Institution, an der psychoanalytische Ausbildung, Krankenversorgung und Forschung unter einem Dach vereinigt waren. Hermanns (2001) hat überzeugend aufgezeigt, dass Alexander Mitscherlich als zweite Gründerfigur wesentlich zur Entfaltung der Psychoanalyse beigetragen hat. Erstmals in der Geschichte der deutschen Universität wurde dort die Psychoanalyse so heimisch, wie dies Freud (1919j) in einer weithin unbekannt gebliebenen, zunächst nur in ungarischer Sprache veröffentlichten Stellungnahme projektiert hatte (Thomä 1983b). Dem den Problemen der Nachkriegsgesellschaft zugewandten psychoanalytischen Wirken Mitscherlichs, unterstützt von Adorno und Horkheimer, ist die Gründung des staatlichen Sigmund-Freud-Instituts in Frankfurt zu verdanken.

Viele deutsche Psychoanalytiker der ersten Nachkriegsgeneration begannen als Autodidakten (Thomä 2004). Ihre Lehranalyse war vergleichsweise kurz. Gemeinsam war ihnen die intellektuelle Neugier, die Begeisterung, ja die Liebe zum Werk Freuds, um dessen Anerkennung enthusiastisch gekämpft wurde. Dieser Zugang zur Psychoanalyse kennzeichnet produktive Pionierzeiten (A. Freud 1983). Den tiefsten Eindruck hat es auf die Nachkriegsgeneration gemacht, dass deutschsprachige Psychoanalytiker des Auslands der Sache wegen persönliche Bedenken zurückgestellt haben und trotz des erlittenen Schicksals, trotz Verfolgung und Flucht, trotz Ermordung ihrer Familienangehörigen ihre Hilfe anboten. Diese Förderung von außen und von innen wurde durch ein bedeutendes Ereignis symbolisiert. Zur Feier des 100. Geburtstags von Sigmund Freud wurde am 6. Mai 1956 aufgrund der Initiative von Adorno, Horkheimer und Mitscherlich und mit substanzieller Unterstützung der Hessischen Landesregierung an der Johann-Wolfgang-Goethe-Universität in Frankfurt in Anwesenheit des damaligen Bundespräsidenten Heuss, eine Vorlesungsreihe über »Freud in der Gegenwart« (Adorno u. Dirks 1957) durch einen Festvortrag von E. H. Erikson eingeleitet. Im Laufe des Sommersemesters 1956 hielten elf amerikanische, englische und schweizerische Psychoanalytiker Vorträge an den Universitäten Frankfurt und Heidelberg.

Es wirkte sich auf die weitere Entwicklung der Psychoanalyse in der Bundesrepublik Deutschland und in West-Berlin sehr günstig aus, dass an mehreren Orten ganztägige Weiterbildungsmöglichkeiten, wie dies A. Freud (1971, dt. 1980) für eine zeitgemäße psychoanalytische Ausbildung fordert, geschaffen wurden. Die Deutsche Forschungsgemeinschaft förderte als Ergebnis der in ihrem Auftrag erstellten *Denkschrift zur Lage der ärztlichen Psychotherapie und Psychosomatischen Medizin* (Görres et al. 1964) den wissenschaftlichen Nachwuchs durch Teilfinanzierung von Lehr- und Kontrollanalysen. Durch intensive Supervisionen, durch kasuistische Diskussionen mit zahlreichen Psychoanalytikern fast aller Richtungen aus europäischen Ländern und aus den Vereinigten Staaten sowie durch Auslandsaufenthalte von Mitgliedern der ersten Nachkriegsgeneration konnte bis Mitte der 60er-Jahre das entstandene Wissensdefizit langsam ausgeglichen und Anschluss an das internationale Niveau gefunden werden (Thomä 1964). Vielfältige Identifizierungen anlässlich der Vermittlung von Wissen scheinen sich nur dann schädlich auszuwirken, wenn diese unverbunden nebeneinander liegen bleiben und nicht in kritischer Auseinandersetzung mit dem Werk Freuds wissenschaftlich integriert werden.

Das Wachstum der Psychoanalyse in der Bundesrepublik Deutschland lässt sich daran ablesen, dass die Mitgliederzahl der psychoanalytischen Fachgesellschaften im internationalen Vergleich wahrscheinlich an der zweiten Stelle hinter den USA steht. Da die rhetorische Frage: »Who owns psychoanalysis« (A. Casement 2004) heutzutage angesichts des Pluralismus eindeutig zu beantworten ist – nämlich keinem! – müssen zumindest die Mitglieder aller psychoanalytischen Gesellschaften zahlenmäßig genannt werden. Der Dachverband aller analytischen Therapeuten in der Bundesrepublik Deutschland, die Deutsche Gesellschaft für Psychoanalyse, Psychotherapie, Psychosomatik und Tiefenpsychologie – hatte am 15.10.2002 insgesamt 3051 Mitglieder. Davon sind 1158 nicht gleichzeitig Angehörige einer Fachgesellschaft. Die meisten dieser ungebundenen DGPT-Mitglieder betrachten sich u. E. zu Recht als Psychoanalytiker. Die kräftige Wiederbelebung der Psychoanalyse in den neuen Bundesländern ist, wie wir erwartet haben, eingetreten; auch wenn die ökonomische Situation und der Arbeitsmarkt die Durchführung von Analysen nicht einfach macht.

Das Interesse der Nachbardisziplinen an der Psychoanalyse ist beträchtlich, wenn auch eine produktive Zusammenarbeit auf die universitären Arbeitsfelder beschränkt ist. Nach wie vor leiten vorwiegend Psychoanalytiker psychosomatische Abteilungen in den Medizinischen Fakultäten; die Abteilungen Klinische Psychologie und Psychotherapie hingegen werden nur noch an zwei Orten von Psychoanalytikern geführt. Die dringend erforderliche Intensivierung der psychoanalytischen Forschung wird nur weiterhin gelingen, wenn Freuds wissenschaftliches Paradigma dauerhaft an der Universität ausgebaut wird. Die Bedeutung der medizinischen Anwendung der Psychoanalyse geht weit über ihre spezielle Behandlungstechnik hinaus. Die deutsche Ärzteschaft hat wie keine andere die Ideen des Psychoanalytikers M. Balint aufgenommen. Nirgendwo anders gibt es so viele Balint-Gruppen, deren Teilnehmer ihr therapeutisches Handeln unter Interaktionellen Gesichtspunkten untersuchen, um durch die Gestaltung der Beziehung zwischen Arzt und Patient den Krankheitsverlauf günstig zu beeinflussen (Rosin 1989).

Trotz des auch international beachteten Wiederaufbaus der Psychoanalyse seit 1945 haben es viele deutsche Analytiker mit ihrem beruflichen Selbstgefühl im Vergleich zu ihren Kollegen aus anderen Ländern nicht leicht. Noch immer herrscht den Repräsentanten der Internationalen Psychoanalytischen Vereinigung gegenüber, selbst wenn diese persönlich keine Vorbehalte haben, eine schülerhafte Einstellung mit Neigung zur Unterwerfung vor (Richter 1985; Rosenkötter 1983). Auf dem Hintergrund der geschichtlichen Ereignisse ist es nicht verwunderlich, dass deutsche Psychoanalytiker in besonderem Maße den von Klauber interpretierten unbewussten Prozessen ausgesetzt sind (ein exemplarisches Beispiel gibt Beland 2005). Viele können sich nicht genugtun, das Werk Freuds zu idealisieren, die eigene Identität zu affirmieren oder prophylaktisch – aus Angst vor der Kritik von außen – selbst in Frage zu stellen (Thomä 2004). Dieser Prozess bindet das kreative und kritische Potenzial an die Vergangenheit und erschwert die Lösung gegenwärtiger Probleme der Psychoanalyse. Denn der Zweifel als Motor von Veränderung und Fortschritt darf sich nicht nur auf die Vergangenheit und auf die Frage beziehen, welche Bestandteile der Lehre Freuds da und dort von einzelnen in Anpassung an Zeitumstände oder aus anderen unwissenschaftlichen Gründen aufgegeben wurden. Auch außerhalb der psychoanalytischen Therapie kann das Beschuldigen leiblicher und geistiger Eltern und Großeltern wie auch der Nachweis ihrer persönlichen und politischen Fehltritte als Widerstand gegen die Bewältigung gegenwärtiger Aufgaben eingesetzt werden. Für einen fruchtbaren Neubeginn scheinen sich am ehesten aus dem Vergleich zwischen den zurückliegenden und den gegenwärtigen Problemen zukunftweisende Lösungen zu ergeben. Freud kommt im Nachdenken über die **Vergänglichkeit** von Schönheit, Kunstwerk und intellektueller Leistung in der oben zitierten Studie zu einem ermutigenden Ergebnis. Er stellt fest, dass sich die Trauer irgendwann aufzehre, auf das Verlorene verzichte und jüngere Menschen dann »die verlorenen Objekte durch möglichst gleich kostbare oder kostbarere neue ersetzen« (1916a, S. 361).

In diesem Sinne strebt die Psychoanalyse nicht nur in Therapien Veränderungen an, sondern befindet sich selbst stets auf der Suche nach »kostbareren neuen Objekten«. Trotz der auch von uns kritisierten Rigidität ihrer Institutionen haben im letzten Jahrzehnt führende Repräsentanten in einem Maße Offenheit für Veränderungen in Theorie und Praxis gezeigt, wie wir dies uns bei der ersten Auflage gewünscht haben.

Wegweiser zur Lektüre

Der vorliegende Band ist nach der umfangreichen, der Problementfaltung dienenden Einführung in drei große Abschnitte gegliedert. In den Kapiteln 2–5 werden die grundlegenden Begriffe und Theorien der psychoanalytischen Behandlungstechnik wie Übertragung und Beziehung, Gegenübertragung, Widerstand und Traum abgehandelt.

Da die Übertragung Dreh- und Angelpunkt der psychoanalytischen Therapie ist, haben wir ihr an vorrangiger Stelle besondere Aufmerksamkeit gewidmet und Kapitel 2 um den Abschnitt 2.10 erweitert. Der Beitrag des Analytikers zu allen Übertragungsphänomenen ist nicht nur durch seine Gegenübertragung beeinflusst, sondern auch durch seine theoretische Auffassung über die Entstehung von Neurosen und psychosomatischen Erkrankungen.

In den Kapiteln 6–8 (»Erstinterview und die Dritten im Bunde«, »Regeln« und »Mittel, Wege und Ziele«) werden die für Einleitung und Durchführung einer psychoanalytischen Behandlung notwendigen Schritte erläutert und kritisch diskutiert. Dabei beansprucht Kapitel 8 besonders viel Raum. Denn der Mittel, Wege und Ziele gibt es gar viele. Im psychoanalytischen Prozess sind sie zwar wechselseitig aufeinander bezogen, aber weder ist die Deutung das einzige Mittel, noch können wir mit v. Blarer u. Brogle (1983) sagen, dass der Weg das Ziel sei. Freilich wollen wir uns auch nicht mit Christian Morgenstern auf das Bekenntnis zu einem umschriebenen Ziel festlegen lassen:

> Wer vom Ziel nicht weiß,
> kann den Weg nicht haben,
> wird im selben Kreis
> all sein Leben traben;
> kommt am Ende hin,
> wo er hergerückt,
> hat der Menge Sinn nur noch mehr zerstückt.
> (Christian Morgenstern 1973 [1913] *Wir fanden einen Pfad*. Sämtliche Dichtungen, Bd. 11. Zbinden, Basel, S. 37)

Der dritte Teil dieses Bandes beginnt mit Kapitel 9. Dort werden Prozessmodelle und ihre Brauchbarkeit bei der Ordnung jener klinischen Beschreibungen erörtert, die wir unter den Gesichtspunkten von Mitteln, Wegen und Zielen dargestellt haben. Das Verhältnis von Praxis und Theorie bildet den stillen Hintergrund jedes Kapitels dieses Lehrbuchs. Es stellt eines der größten theoretisch und praktisch bedeutsamen Probleme der psychoanalytischen Behandlungslehre dar, dem wir das zehnte und letzte Kapitel gewidmet haben.

Traditionell werden die Grundlagen der psychoanalytischen Behandlungstechnik in der allgemeinen und speziellen Neurosenlehre gesucht. Angesichts des auseinander strebenden Pluralismus und des Wissenszuwachses über die Eigenständigkeit behandlungstechnischer Probleme sahen wir uns außerstande, die psychoanalytische Praxis von einer allgemein akzeptierten Theorie über Entstehung und Verlauf seelischer Erkrankungen abzuleiten. Solche idealen Annahmen waren wohl aufgrund des vielschichtigen Verhältnisses von Theorie und Praxis immer trügerisch.

Die Diskussion über die Therapietheorie und ihre wichtigsten Begriffe wird mit dem Ziel geführt, die Anwendung der psychoanalytischen Technik auf einem breiten Spektrum seelischer und psychosomatischer Erkrankungen abzusichern. Unsere Auseinandersetzung mit den wesentlichen Begriffen erreichte schließlich einen Umfang, der ausführlichen kasuistischen Darstellungen keinen Raum mehr ließ. Halbherzigkeit ist nicht unsere Sache. In Band 2 werden psychoanalytische Dialoge aus vielen Behandlungen vorgestellt und eingehend – in Zuordnung zu den hier diskutierten Gesichtspunkten – kommentiert. Im neuen Band 3 – der schon länger als vorläufiges Manuskript auf der Homepage der Ulmer Abteilung verfügbar war – werden die langjährigen Bemühungen um eine angemessene Verlaufsforschung anhand einer Behandlung dargestellt. Wir glauben, durch diese Aufteilung sowohl den **Grundlagen** als auch der **Praxis** und der **Forschung** der Psychoanalyse besser gerecht zu werden. Die theoretischen Argumente müssen also zunächst für sich selbst sprechen.

Zur Einführung geben wir vorweg einige Hinweise. Aus der Betrachtung der gegenwärtigen **Lage der Psychoanalyse** und nach Prüfung unserer eigenen Praxis gelangten wir zu einem **Standort**, der nun unsere Ansichten über theoretische und praktische Probleme der Psychoanalyse bestimmt. Die **Leitidee** dieses Lehrbuchs – der Beitrag des Analytikers zur Therapie – bildet den roten Faden, an dem wir uns in jedem Kapitel entlang tasten. Die Ausführungen zum Standort, die Wahl der Leitidee und die Einschätzung der Lage der Psychoanalyse begründen sich wechselseitig.

In der Passage über die **Theoriekrise** möchten wir den Leser mit den Auswirkungen der Kontroverse darüber vertraut machen, ob die Psychoanalyse als **erklärende** und/oder als **verstehende** Wissenschaft aufzufassen sei. Es wird gezeigt, dass die Kritik an der Metapsychologie die Praxis stärker betrifft als gemeinhin angenommen wird. Viele Anzeichen sprechen dafür, dass das Paradigma Freuds erneuert aus der Krise hervorgehen wird. Um diese Entwicklungstendenzen deutlich zu machen, diskutieren wir die gegenwärtige Lage der Psychoanalyse unter mehreren Gesichtspunkten. Der letzte Abschnitt der Einführung wurde mit **Konvergenzen** überschrieben. Wir sehen innerhalb der Psychoanalyse viele Integrationsversuche oder zumindest starke Bemühungen, Meinungsverschiedenheiten entschiedener als früher mit wissenschaftlichen Mitteln zu lösen. Mit dem argumentativen Stil dieses Lehrbuchs versuchen wir, einen Beitrag zur Integration zu leisten. Schließlich sind **Annäherungen** zwischen der Psychoanalyse und ihren Nachbardisziplinen nicht zu übersehen; sie könnten letztlich dazu führen, dass mehr Gemeinsamkeiten hergestellt werden, als die gegenwärtige Lage mit ihren zahlreichen Divergenzen vermuten lässt. Als Beispiele interdisziplinärer Befruchtung diskutieren wir einige Aspekte der neonatologischen Forschung in ihrer Bedeutung für die psychoanalytische Praxis.

Schließlich ist nicht daran vorbeizugehen, dass der vorliegende Abschnitt als **Wegweiser zur Lektüre** betitelt ist. In einem Aphorismus, den wir in dem Kapitel über Regeln (Abschn. 7.1) wiedergeben, hat Wittgenstein auf die zahlreichen Bedeutungen angespielt, die einem Wegweiser zukommen können. Seine Funktion ist von dem Standort und den Zielen des Wanderers bestimmt. Unser **Wegweiser zur Lektüre** kann ebenso wenig wie eine Orientierungstafel in der Landschaft vorwegnehmen, was erst an Ort und Stelle gesehen werden kann und dort mit den Vorerwartungen verglichen wird, die sich irgendwo und oft langfristig gebildet haben. Versetzen wir uns nun in die Rolle des Wanderers, der sich anhand dieses Wegweisers orientieren möchte, so müssen wir zunächst um Nachsicht bitten, dass wir uns auf einige Empfehlungen beschränken und stattdessen zur kritischen Betrachtung von Mitteln, Wegen und Zielen einladen. Hierbei verbindet sich unser persönlicher Stil mit der Überzeugung, dass es auf längere Sicht günstiger ist, den Weg nicht durch Regeln vorzuschreiben, sondern vom ersten Schritt an deren Funktion zu untersuchen. Nach der Übersicht, die wir in Anlehnung an das Inhaltsverzeichnis gegeben haben, wenden wir uns nun mit der Empfehlung an den noch ungeübten Wanderer, mit den nach unserer Einschätzung einfacheren Abschnitten zu beginnen. Es lohnt sich wohl, sich zunächst mit unserem Standort und der Leitidee des Buches vertraut zu machen. Für die psychoanalytische Methode ist das Kapitel über die Regeln (Kap. 7) besonders wichtig, wenngleich sich diese Regeln erst durch Übertragung, Gegenübertragung und Widerstand mit Leben erfüllen. Natürlich könnte es auch nahe liegen, mit dem Erstinterview zu beginnen und die Dritten im Bunde nicht aus dem Auge zu verlieren. So könnten wir fortfahren, und es wird offensichtlich, dass der Wegweiser zur Lektüre den Leser auch davon abhalten kann, sich auf einen eigenen Weg zu begeben.

Übrigens wenden wir uns ebenso an Leser*innen* und Psychoanalytiker*innen* wie an die männlichen Vertreter dieser Genera, und wir schreiben für Patienten **und** für Patientinnen. Die generische Verwendung des Maskulinums, mit der wir die Gattung Leser und das Genus Psychoanalytiker ansprechen, ist die bequemste Lösung eines schwierigen Problems. Die Verwendung des generischen Femininums würde zumal dann verwirrend wirken, wenn wir der Gerechtigkeit wegen von einem Kapitel zum anderen wechselten. So belassen wir es beim gebräuchlichen generischen Maskulinum und wenden uns an Patientinnen und Patienten als Gruppe der Leidenden und an Psychoanalytikerinnen und Psychoanalytiker als Personen, die aufgrund ihrer professionellen Kompetenz Linderung und Heilung in Aussicht stellen.

Zur Lage der Psychoanalyse – eine Einführung

1.1 Über unseren Standort

Da wir uns häufig und ausführlich auf Freuds Werk berufen, möchten wir die Schwerpunkte unserer Auslegungen und unseren Standort kennzeichnen. Unser Rückgriff auf Originalzitate und ihre Auswahl dient mehreren Zwecken: Trotz hervorragender Systematisierungsversuche gilt noch immer, dass man die Psychoanalyse am besten versteht, »wenn man ihre Entstehung und Entwicklung verfolgt« (Freud 1923a, S. 211). Die Aneignung des klassischen Werkes ist die Voraussetzung, um gegenwärtige Probleme der Psychoanalyse begreifen und zeitgemäße Lösungen finden zu können.

In diesem Lehrbuch wird eine **historisch orientierte Systematik** angestrebt. Wir suchen die Quellen auf, die den psychoanalytischen Strom gespeist haben. Wir zitieren, um den Leser mit Entwicklungslinien vertraut zu machen, die zu gegenwärtigen Auffassungen hinführen. Deshalb dienen Zitate als Mittel zum Zweck: Wir rechtfertigen und begründen unsere Meinung, indem wir argumentativ auf Freud zurückgreifen. Gegensätzlichkeiten und Widersprüche in Freuds Werk und ihre Variationen über die Jahrzehnte hinweg bezeugen die Offenheit der Psychoanalyse:

> Sie tastet sich an der Erfahrung weiter, ist immer unfertig, immer bereit, ihre Lehren zurechtzurücken oder abzuändern (1923a, S. 229).

Allerdings wurde durch die psychoanalytische Bewegung, die Freud durch die Gründung der internationalen psychoanalytischen Vereinigung (1910) mit dem Ziel ins Leben gerufen hat, seine Ideen unvergänglich zu machen, die Veränderungsbereitschaft erheblich eingeschränkt (Thomä 2005). In heutiger Interpretation liegt der erfahrungsnahe Gehalt in den nachfolgend zitierten drei Passagen:

> In der Psychoanalyse bestand von Anfang an ein **Junktim zwischen Heilen und Forschen**, die Erkenntnis brachte den Erfolg, man konnte nicht behandeln, ohne etwas Neues zu erfahren, man gewann keine Aufklärung, ohne ihre wohltätige Wirkung zu erleben. Unser analytisches Verfahren ist das einzige, bei dem dies kostbare Zusammentreffen gewahrt bleibt. Nur wenn wir analytische **Seelsorge** treiben, vertiefen wir unsere eben aufdämmernde **Einsicht** in das menschliche Seelenleben. Diese Aussicht auf wissenschaftlichen Gewinn war der vornehmste, erfreulichste Zug der analytischen Arbeit (Freud 1927a, S. 293f.; Hervorhebungen durch die Autoren).

> Die in kurzer Zeit zu einem günstigen Ausgang führenden Analysen werden für das Selbstgefühl des Therapeuten wertvoll sein und die **ärztliche Bedeutung** der Psychoanalyse dartun; für die **Förderung der wissenschaftlichen Erkenntnis** bleiben sie meist belanglos. Man lernt nichts Neues aus ihnen. Sie sind ja nur darum so rasch geglückt, weil man bereits alles wusste, was zu ihrer Erledigung notwendig war. Neues kann man nur aus Analysen erfahren, die besondere Schwierigkeiten bieten, zu deren Überwindung man dann viel Zeit braucht. Nur in diesen Fällen erreicht man es, in die tiefsten und primitivsten Schichten der seelischen Entwicklung herabzusteigen und von dort aus Lösungen für die Probleme der späteren Gestaltungen zu holen. Man sagt sich dann, dass, streng genommen, **erst die Analyse, welche so weit vorgedrungen ist, diesen Namen verdient** (Freud 1918b, S. 32; Hervorhebungen durch die Autoren).

> Ich sagte Ihnen, die Psychoanalyse begann als eine Therapie, aber nicht als Therapie wollte ich sie Ihrem Interesse empfehlen, sondern wegen ihres **Wahrheitsgehalts**, wegen der Aufschlüsse, die sie uns gibt über das, was dem Menschen am nächsten geht, sein eigenes Wesen, und wegen der Zusammenhänge, die sie zwischen den verschiedensten seiner Betätigungen aufdeckt. Als Therapie ist sie eine unter vielen, freilich eine prima inter pares. Wenn sie nicht ihren therapeutischen Wert hätte, wäre sie nicht an Kranken gefunden und über mehr als 30 Jahre entwickelt worden (Freud 1933a, S. 169; Hervorhebung durch die Autoren).

Die Passagen zeigen, dass Freud hier den Bauplan für ein Gebäude entworfen hat, das aus prinzipiellen Gründen und nicht nur deshalb stets unfertig sein wird, weil jeder Analytiker für sich selbst in jeder Analyse Bausteine neu entdeckt, auch wenn diese schon einmal verbaut waren.

Therapie und Wissenschaft

Die drei Thesen enthalten die wesentlichen Bestandteile eines kausalen Therapieverständnisses. Freuds Überlegungen gelten der einen oder anderen Abweichung vom Junktim des Heilens und Forschens: der Analytiker kann sich nicht damit zufrieden geben, therapeutische Erfolge zu erzielen. Er will die Entstehung seelischer Leiden klären, und er will v. a. wissen, wie sich diese in der Therapie verändern – und warum nicht. Die Misserfolge bildeten stets die größte Herausforderung (Kächele 1984). Die Bedingungen von Entstehung und Veränderung sowie das therapeutische Scheitern sind zu untersuchen – so fordert es das Junktim. Auch wenn man Freud zubilligt, dass er sich mit der Feststellung der wohltätigen Wirkung allein durch den Patient und Analytiker zufrieden geben konnte, so müssen wir angesichts der strukturellen Krise der psychoanalytischen Therapie –, fordern, dass diese Wirkung in einem objektivierenden Kontext gestellt wird. Es handelt sich dabei u. E. nicht nur um ein modisches Zeitproblem, das mit dem Stichwort »Evidenzbasierte Medizin« abgetan werden kann (Porzsolt u. Kächele 1999), sondern es handelt um ein fundamentales Problem von Theorie und Praxisverschränkung. Im Gegensatz zu der beliebten Einengung auf ein intersubjektivistisches Extrem, die sich oft ohne jede weitere Begründung auf die narrative Wahrheit stützt, handelt es sich um die Frage der Validität von Aussagen zur psychoanalytischen Theorie der Behandlung. Lässt man dies außer Acht, dann wäre jede analytische Therapie schon Forschung. Online-Forschung – um diesen von U. Moser (1991) geprägten Ausdruck aufzugreifen –, muss das Problem der angemessen Darstellung einlösen (▶ Band 2, Kap. 1).

Die Psychoanalyse hatte die symptomorientierte Suggestionstherapie hinter sich gelassen. Ohne Aufklärung zu therapieren und nicht die Anstrengung auf sich zu nehmen, die gewonnenen Erkenntnisse zu verallgemeinern, käme einem Rückfall in gedankenlose Pragmatik oder in »uferloses Experimentieren« (Freud 1933a, S. 165) gleich. Freud äußerte die Sorge, »dass die Therapie die Wissenschaft erschlägt« (1927a, S. 291). Er glaubte, durch strenge (tendenzlose) Untersuchungs- und Behandlungsregeln die besten wissenschaftlichen Voraussetzungen für die Rekonstruktion der frühesten Erinnerungen und mit der Aufdeckung der Amnesie auch optimale therapeutische Bedingungen geschaffen zu haben. (1919e, S. 202). Heute wissen wir, dass die Realisierung des Junktims mehr verlangt, als die plumpe Suggestion zu unterlassen und standardisierten Behandlungsregeln zu folgen. Schon Freud hat gefordert, dass die jeweils günstigsten Änderungsbedingungen in der analytischen Situation hergestellt werden müssen, also eine patientenbezogene Flexibilität notwendig ist (1910d, S. 108). Dieses Spannungsverhältnis zwischen tendenzloser, wissenschaftlicher und therapeutischer Psychoanalyse durchzieht die Geschichte bis zum heutigen Tag. Fast ein Jahrhundert lang wurde die mit der Tendenzlosigkeit aufs Engste verknüpfte Ziellosigkeit geradezu zum Schibboleth der Rechtgläubigkeit.

Exkurs

Freud verwendete die Bezeichnung »Schibboleth« in anderen Zusammenhängen (1914d, S. 101; 1923b, S. 239;1933a, S. 6). An die ursprüngliche biblische Bedeutung wollen wir erinnern. In Richter 12,Vers 5 wird beschrieben, dass 42.000 Ephraimiter im Jordan ertränkt wurden, weil sie als Bürger dieser Stadt »Schibboleth« nur als »Sibboleth« aussprechen konnten und sich dadurch als Feinde der Belagerer beim Verlassen der Stadt verrieten.

Erst vor kurzem wurde diese Haltung von Sandler u. Dreher (1996) als Selbsttäuschung entlarvt. Dies hatte nicht nur ungünstige Auswirkungen auf die Wirksamkeit der Therapie. Psychoanalytiker, die sich dieser Selbsttäuschung nicht unterwarfen, galten entweder in der Bewegung als Außenseiter oder fanden seit den 50er-Jahren eine eigene Heimat außerhalb der IPV. Erst als der damalige »Mr. Psychoanalysis«, Heinz Kohut, die Psychologie des Selbst – eine radikale Neuformulierung – als alternative Schule in der Mitte der nordamerikanischen Psychoanalyse in den 70er-Jahren durchsetzte, fand auch innerhalb der IPV der schon lange herrschende theoretische und therapeutische Pluralismus Anerkennung. Wallerstein hat 1985 beim IPV-Kongress in Montreal die Diskussion um »eine oder viele« Psychoanalysen eröffnet und zwei Jahre später in Rom seinen Glauben an einen »common ground« unter viel Widerspruch zum Ausdruck gebracht (Wallerstein 1988, 1990b). Seitdem spürt man allenthalben die Sehnsucht nach Gemeinsamkeit. Statt diese faktisch unübersehbaren Spannungen und Divergenzen innerhalb des Pluralismus durch empirischen Untersuchungen zu prüfen, wird mit dem Bezug auf Freud, dem Gründervater, eine virtuelle Übereinstimmung hergestellt.

Exkurs

Wenn es um die Integration Tausender von Psychoanalytikern geht, die außerhalb der IPV ausgebildet wurden und anderen Fachgesellschaften angehören, wird ohne genauere Begründung von Qualitätsdifferenzen ausgegangen, die bei eventueller Aufnahme in die IPV durch zusätzliche Supervisionen oder durch eine erneute Lehranalyse ausgeglichen werden sollen. Die Überwindung nicht empirisch begründeter Qualitätsdifferenzen wird durch beschämende Aufnahmerituale nicht gerade gefördert. Diese Aufnahmerituale vollziehen sich wie die Bewerbungen um die außerordentliche und ordentliche Mitgliedschaft in der DPV, bei denen die Bewerber und Prüfer nur von impliziten, nicht ausformulierten Kriterien der Beurteilung ausgehen. Die Sehnsucht nach Rückkehr in den Schoß der IPV bei einem Teil der Mitglieder der DPG sollte u. E. auch psychoanalytisch untersucht werden. Wie kommt es, dass prominente Mitglieder der DPG sich dem Ansinnen einer Nacherziehung bereitwillig unterziehen, anstatt der IPV ihre eigene Kompetenz anzubieten.

Allen psychoanalytisch orientierten Therapeuten ist gemeinsam, dass sie eine therapeutische Situation herzustellen versuchen, um Einblicke in unbewusste seelische Zusammenhänge gewinnen zu können. Der Gründer der Psychoanalyse hat unterschätzt, welche wissenschaftlichen Anstrengungen der Nachweis der therapeutischen Veränderung und die Klärung der kurativen Faktoren erfordert. Freud glaubte einmal sagen zu können (1909b, S. 339):

> Eine Psychoanalyse ist eben keine tendenzlose, wissenschaftliche Untersuchung, sondern ein therapeutischer Eingriff; sie will an sich nichts beweisen, nur etwas ändern.

Diese Gegenüberstellung macht nochmals deutlich, dass von Anfang an eine ätiologieorientierte Forschung und eine therapieorientierte Forschung zusammengespannt wurden. Wir können es dem Leser nicht ersparen, deutlich auszusprechen, dass **dieses Unternehmen gescheitert ist.** Zu viele Fragen der Entstehung von Störungen (Ätiologie) bleiben in therapeutischen Prozessen offen. Dem steht nicht entgegen, dass die Klärung der lebensgeschichtlichen Zusammenhänge eine wohltuende therapeutische Wirkung haben kann. Bei der Beachtung der Vergangenheit wird die Zeitlichkeit ernst genommen, ohne die weder die Gegenwart noch die Zukunft gedacht werden kann. Dieser Zusammenhang vertieft das Verständnis der Debatte zur Rolle der Erinnerungsarbeit als therapeutischer Faktor zwischen Fonagy (1999a) und Blum (1999). Die inzwischen sehr zugespitzte Formulierung von Fonagy et al. (2003) »dass der Wiedergewinn des Erinnerten kein Teil der therapeutischen Wirkung der Behandlung sei« halten wir für noch nicht genügend geklärt (S. 842).

In der Therapieforschung geht es seit dem Marienbader Kongress 1936 um die Unterscheidung von Verlauf und Ergebnis und deren Zusammenhang (Bibring 1937). Prozessuale Wirkfaktoren wurden in der Therapieforschung in großer Zahl identifiziert und in einem generischen Modell integriert, das auch für die psychoanalytische Therapie wesentliche Komponenten berücksichtigt (Orlinsky et al. 2004, S. 316). Der Nachweis von Veränderungen zwischen Anfang und Ende einer psychoanalytischen Behandlung und ihr Verhältnis zu den aufrechterhaltenden Bedingungen ist im Einzelfall zu klären. Wie oben bereits erwähnt, hatte der Nachweis **kausaler** Zusammenhänge für Freud Priorität; allerdings müssen wir kritisch zurechtrücken, dass Freud die Unterscheidung von **Nah- und Fernkausalität** nicht ausreichend berücksichtigte. Mit Fern-Kausalität meinen wir den Grundsatz, der die Psychoanalyse begründete und sie gegen die suggestiven Therapien abgrenzte. Diesen erläuterte Freud (1931d) durch eine Anekdote in seiner

Stellungnahme zum **Fakultätsgutachten im Prozess Halsmann**. Dieser war wegen der Ermordung seines Vaters angeklagt worden. Der Verteidiger berief sich zur Entlastung seines Mandanten auf den Ödipuskomplex. Zu klären war die ursächliche Beziehung zwischen Ödipuskomplex und – umstrittener – patrizider Täterschaft. Freud stellte fest: Vom Ödipuskomplex bis zur Verursachung einer solchen Tat (oder eines psychopathologischen Symptoms; die Verfasser) sei es ein weiter Weg:

> Gerade wegen seiner **Allgegenwärtigkeit** eignet sich der Ödipuskomplex nicht zu einem Schluss auf die Täterschaft (Freud 1931d, S. 542; Hervorhebung durch die Autoren).

An der Stelle des Vatermordes könnte auch eine andere Handlung oder ein Symptom eingesetzt werden. Der diskriminatorische, also spezielle Erklärungswert erhöht sich nur geringfügig, wenn man die Einheitspathologie durch ein Zweiklassensystem (ödipal versus präödipal) ergänzt. Freud illustriert den Grundsatz, dass die »Allgegenwärtigkeit« nichts beweist, folgendermaßen:

> Man würde leicht die Situation herstellen, die in einer bekannten Anekdote angenommen wird: Ein Einbruch ist geschehen. Ein Mann wird als Täter verurteilt, in dessen Besitz ein Dietrich gefunden wurde. Nach der Urteilsverkündung befragt, ob er etwas zu bemerken habe, verlangte er, auch wegen Ehebruchs bestraft zu werden, denn das Werkzeug dazu habe er auch bei sich (1931d, S. 542).

Solche Fern-Kausalitäten besagen nicht mehr als der Sündenfallmythos in der Theologie. Von der Idee einer einheitlichen ödipalen oder präödipalen Ätiologie und der auf sie bezogenen Zweiklassentherapie mit der Polarisierung von Beziehung und Deutung (Cremerius 1979) geht wie von allen Annahmen, die das Ach und Weh dieser Welt von einem oder zwei Punkten aus kurieren wollen, eine starke Faszination aus. Die tiefsten Schichten werden hierbei mit den frühesten und wirkungsvollsten pathogenen Faktoren gleichgesetzt, die scheinbar alles erklären.

Ungenügend berücksichtigt wurden die eine Störung aufrechterhaltenden Bedingungen, die wir als Nah-Kausalität bezeichnen. Die psychoanalytische Bedeutung der therapeutischen Beziehung als Umsetzung von Fern-Kausalitäten (vergangenheitsunbewusste Konflikte) in eine Nah-Kausalität des Hier und Jetzt stellt eine psychoanalysespezifische Operationalisierung dar. Deshalb steht in vielen Richtungen der modernen Psychoanalyse das Hier und Jetzt zu Recht im Mittelpunkt. Diese Verklammerung von damals und heute wird in dieser Intensität nur in der Psychoanalyse thematisiert. Dem gegenüber bleibt das Reden von Lerngeschichte in der Verhaltenstherapie ein Lippenbekenntnis (Margraf 2000a,b).

Versucht man die Grundsätze, die in den zitierten drei Thesen enthalten sind, in die Praxis umzusetzen, ist die Psychoanalyse stets im Bau begriffen. Bereits gewonnene Erkenntnisse müssen sich immer wieder neu bewähren. Das Hinabsteigen zu den tiefsten, pathogenen Schichten (Fern-Kausalität) muss sich durch die Lösung der gegenwärtigen Probleme (Nah-Kausalität) rechtfertigen, die wiederum von davor liegenden und pathogenen Faktoren abhängig sein können.

Zusammenhang von Behandlungsdauer und Erfolg

Freuds These ist zu entnehmen, dass Analysen, die sich auf vertrautem Boden bewegen, rascher verlaufen können als solche, die ins Unbekannte vorstoßen. Das handwerkliche Know-how des Analytikers, also die bedeutungsvolle Vermittlung seines Wissens, seiner Fähigkeit und seiner Erfahrung, muss sogar zu einer Beschleunigung der Therapie führen. Das Selbstgefühl des Analytikers darf am vorhersagbaren und erreichten Erfolg ebenso wachsen wie das des Patienten – und so ist es auch. Tatsächlich gibt es viele kurze und erfolgreiche Therapien – sei es hinsichtlich des Behandlungszeitraums, sei es im Hinblick auf die Gesamtstundenzahl –, die nicht als Symptom- oder Übertragungsheilungen abgetan werden können, bei denen also durchaus dauerhafte Veränderungen erreicht wurden. Analysen, die in kurzer Zeit zu einem günstigen Ausgang führen, gelten aber heutzutage nicht besonders viel, und sie sind kaum geeignet, das professionelle Prestige zu erhöhen. Angesichts der sehr positiven Befundlage der psychoanalytisch-psychodynamischen kurzen Therapien (bis ca. 50 Sitzungen), die Leichsenring et al. (2004) in einer in der psychiatrischen Welt renommierten Zeitschrift zusammenfassend dargelegt haben, ist dies mehr als bedauerlich. Eher wird aus der langen Dauer von Analysen auf deren Qualität geschlossen, wobei dahingestellt bleiben mag, ob die hierbei gewonnenen Erkenntnisse therapeutischen und wissenschaftlichen Kriterien gerecht werden.

Deutungspurismus

Mit dem Werk Freuds können unterschiedliche Auffassungen belegt werden. So ist nicht zu übersehen, dass Freuds therapeutisches und wissenschaftliches Denken auch von der Idee geleitet war, eines Tages zur reinen Deutung und zur Beseitigung jedes anderen Einflusses gelangen zu können. Bedenkt man, welche enormen praktischen und wissenschaftlichen Probleme durch die von Eissler (1958) in der Kontroverse mit Loewenstein (1958) vertretene Utopie des Deutungspurismus gelöst wären, hat man es schwer, sich ihrer Faszination zu entziehen. Auch wir würden ihr gerne erliegen, wenn die Erfahrung uns nicht eines Besseren belehrte. Freud (1919a, S. 187) formulierte in diesem Zusammenhang folgende Fragen:

> Genügt das »Bewusst machen des Verdrängten« und die »Aufdeckung der Widerstände«?
> Sollen wir es dem Kranken überlassen, allein mit den ihm aufgezeigten Widerständen fertig zu werden?
> Können wir ihm dabei keine andere Hilfe leisten, als er durch den Antrieb der Übertragung erfährt?

Es wäre ein Leichtes, diesen Fragen noch weitere hinzuzufügen. Wir können jedoch darauf verzichten, weil uns hier die exemplarische Antwort des Gründers der Psychoanalyse wichtig ist: Es liege durchaus nahe, so beantwortete Freud die aufgeworfenen Fragen,

> ihm [dem Patienten] auch dadurch zu helfen, dass wir ihn in jene psychische Situation versetzen, welche für die erwünschte Erledigung des Konflikts die günstigste ist.

In der Standardtechnik wird die Auffassung vertreten, dass sich weitere Überlegungen zur Gestaltung der analytischen Situation erübrigen. Es wird der Anspruch erhoben, durch die festgelegten Regeln die bestmöglichen Bedingungen für die Erkenntnis unbewusster Konfliktanteile geschaffen zu haben. Danach wären bei geeigneten Patienten zusätzliche Hilfen durch flexible Gestaltung der psychoanalytischen Situation überflüssig, weil sich für diese Patientengruppe der äußere Rahmen – Häufigkeit der Sitzungen im Liegen etc. – so gut bewährt hätte, dass sich kritische Überlegungen erübrigten. Tatsächlich ist aber die psychoanalytische Deutungskunst als Kernstück der Technik von vielen Bedingungen abhängig, deren Vernachlässigung sowohl die Erkenntnisleistung der psychoanalytischen Methode als auch ihre therapeutische Wirksamkeit einschränkt. Diese vernachlässigten Bedingungen sind in dem kürzlich erstmals auftauchenden »Something-more-than-interpretation-Konzept« der Boston Change Process Study Group unter dem Einfluss des prominenten Säuglingsforschers Daniel Stern (1998) rasch populär geworden. Offensichtlich finden sich praktizierende Analytiker in diesem Konzept wieder. Denn von der therapeutischen Wirksamkeit des alltäglichen »going along« und den seltenen »moments of meeting« lebt unser Berufsstand.

Modifikationen

Die von Freud geforderten vielfältigen Modifikationen der psychoanalytischen Methode ergaben sich überall dort, wo sich diese im Bemühen um therapeutische Optimierung an die besonderen Gegebenheiten des jeweiligen Patienten oder typischer Patientengruppen anpasste. Während sich die Indikationsstellung bei der Standardtechnik immer weiter einengte und man sich darum bemühte, den für die Methode geeigneten Patienten zu suchen, führte eine flexible Handhabung der Methode zu Modifikationen, die eine breite Anwendung der Therapie ermöglichen. Eine standardisierte Technik macht eine **selektive** Indikationsstellung erforderlich, bei der der Patient sich der Methode anzupassen hat. Die modifizierten

Techniken erlauben eine **adaptive** Indikationsstellung (Baumann 1981), bei der die Behandlung sich den Gegebenheiten des Patienten anpasst. Hierdurch wird ein umfassendes Therapieverständnis wiederhergestellt, das einem breiten Spektrum seelischer und psychosomatischer Erkrankungen aller Alters- und Bevölkerungsschichten zugute kommen dürfte. Mit der Zunahme der Lebenserwartung hatte sich auch die von Freud für notwendig erachtete und bereits von Abraham (1920) in Frage gestellte Beschränkung der Indikation zur Psychoanalyse auf das mittlere Lebensalter erweitert. Die Anwendung der psychoanalytischen Methode im Sinne einer adaptiven Indikationsstellung bei älteren Menschen und im hohen Lebensalter ging Hand in Hand mit einer Erweiterung der psychoanalytischen Theorie: Die jeweiligen typischen Krisen und Konflikte der Lebensphasen – der Adoleszenz, des Erwachsenenalters, des mittleren Lebensalters und des Alterns – erhalten im Verständnis der Pathogenese seelischer und psychosomatischer Erkrankungen neben der Kindheitsgeschichte das ihnen gebührende Gewicht (Lidz 1968; Erikson 1970b; Greenspan u. Pollock 1980a,b, 1981; Brazelton u. Cramer 1991; Bürgin 1993). Die adaptive Indikationsstellung bringt selbstverständlich gerade in der Geriatrie eine Modifikation der psychoanalytischen Technik mit sich (Radebold 1982, 1994, 1997; Myers 1991; Pollock u. Greenspan 1998). Wie wir in ▶ Abschn. 6.6 genauer darstellen, hat sich inzwischen auch in einigen Ländern Freuds Hoffnung erfüllt, dass psychoanalytische Behandlungen durch niedergelassene Analytiker oder in Institutionen allen Bevölkerungsschichten zugute kommen können (Kutter 1992, 1995).

Der Klassik-Begriff

Klassische wissenschaftliche Entwürfe sind nicht wie Monumente unter Denkmalschutz zu stellen. Deshalb hat auch Valenstein (1979) nirgendwo eine überzeugende Definition der »klassischen« Psychoanalyse gefunden. Er macht an den Bedeutungen, die das Wort »klassisch« in Webster's Wörterbuch umfasst, klar, warum sich keine überzeugenden Definitionen der klassischen Psychoanalyse finden lassen. Als »klassisch« gilt eine in sich geschlossene und anerkannte Theorie, Methode oder ein Korpus von Ideen i. Allg. dann, wenn neue Entwicklungen oder die grundlegende Veränderung des Gesichtspunkts den Geltungsbereich verringert haben. Auch die zweite Webster-Definition ist aufschlussreich. Im Rückblick wird jede Form bzw. jedes System so bezeichnet, das im Vergleich mit späteren modifizierten oder radikaleren Formen, die sich aus ihm ableiten, über eine gewisse Zeit hinweg glaubwürdig und gültig blieb. Diese Definition wirft ein Licht auf die Tatsache, dass Freud selbst nur viermal – im Rückblick und eher nebenbei – von der **klassischen** Methode der Traumdeutung gesprochen und auch schon die Modifikationen erwähnt hat: Es stünden uns neben der klassischen Methode, den Patienten zu den Teilstücken des Traumes assoziieren zu lassen, noch mehrere andere Wege offen (1933a, S. 10f.). Freud empfiehlt unter anderem, den Träumer zu weisen,

> sich zuerst die **Tagesreste** im Traum herauszusuchen. … Wenn wir diesen Anknüpfungen folgen, haben wir oft mit einem Schlag den Übergang von der scheinbar weit entrückten Traumwelt zum realen Leben des Patienten gefunden (1933a, S. 11).

Hingegen geht die Bezeichnung »klassische Behandlungstechnik« nicht auf Freud zurück, sie wurde anlässlich von Modifizierungen geboren. Bei Taufe und Namensgebung der klassischen Technik stand Ferenczi Pate. Beunruhigt von den Reaktionen namhafter Analytiker und schließlich auch Freuds auf seine Innovationen, die dem Erleben im Vergleich mit dem Erinnern einen bevorzugten therapeutischen Rang gaben, kehrte Ferenczi in einem reumütigen Brief zu »unserer klassischen Technik« zurück (Thomä 1983a). Damit war eine Bezeichnung geboren worden, die sich zu Beginn der 20er-Jahre auf die therapeutisch unzureichende Bevorzugung des erinnernden Rekonstruierens bezog (Ferenczi u. Rank 1924). Welche Formen die klassische Technik in den folgenden Jahrzehnten auch angenommen haben mag, ihrem Geburtsmerkmal ist sie treu geblieben: Sie lebt von der Gegenüberstellung mit Abweichungen, die sich nicht auf empirische Untersuchungen unterschiedlichen Vorgehens anhand gut definierter Abgrenzungskriterien stützen kann. Die Bewunderung, die i. Allg. allem Klassischen gilt, trägt dazu bei, dass Untersuchungen zur Funktion klassischer und neuer Stilelemente im fortschreitenden Ausbau der Behandlungstechnik erschwert werden. Die **neoklassische** Stilform zeichnet sich nicht durch Innovationen aus, sondern durch besonders orthodoxes Befolgen äußerlich definierter Regeln (Stone 1981a).

Zwischen dem klassischen Werk Freuds und jedweder Anwendung besteht ein großes Spannungsfeld. Es ist durch die Probleme der Beziehung zwischen Theorie und Praxis gekennzeichnet, die wir in ▶ Kap. 10 diskutieren. Die Gefahr, dass praktische Anwendungen nicht den Kern der Ideen des Werkes treffen oder ihrem Wandel zuwiderlaufen, besteht besonders dann, wenn Regeln um ihrer selbst willen befolgt und nicht fortlaufend hinsichtlich ihrer Funktion beim Gewinn von Erkenntnis überprüft werden. Mit diesen Überlegungen begründen wir unseren Sprachgebrauch, um dessen Beachtung wir bitten, wenn wir von »klassisch«, »neoklassisch«, von »orthodox« etc. sprechen. Da es sich schon in Freuds Sprachgebrauch nicht bewährt hat, ein Vorgehen bei der Traumdeutung als den klassischen Weg auszuzeichnen, verzichten wir darauf, von klassischer Technik zu sprechen, und begnügen uns, Standards bei der Anwendung von Regeln ins Auge zu fassen (Will 2001).

Regelsystem Standardtechnik

Das klassische Werk Freuds ist im Analytiker zwar ideell immer irgendwie repräsentiert, aber es ist nicht so in die Therapie zu transformieren, dass es gerechtfertigt wäre, von **der** klassischen Technik zu sprechen. Unerlässlich ist es hingegen, Regeln zu befolgen und diese zu standardisieren. Die Behandlungsregeln gehen auf Freuds Empfehlungen und Ratschläge zur Technik zurück. Sie sind in der **Standardtechnik** zusammengefasst. Therapeutische und wissenschaftliche Gesichtspunkte führen notwendigerweise zu **Variationen** und **Modifikationen** des Regelsystems – sei es im Interesse typischer Gruppen von Patienten (Hysterie, Phobie, Zwangsneurose, bestimmte psychosomatische Erkrankungen etc.), sei es zum Wohl des Einzelfalles.

- In der **orthodoxen** Technik wird demgegenüber die Zweckmäßigkeit dieser Regeln nicht in Frage gestellt. Bei orthodoxer Technik ergibt sich eine selektive Indikationsstellung dahingehend, dass die Eignung des Patienten zur Analyse durch seine Fähigkeit bestimmt wird, ihren strengen Regeln folgen zu können.
- Am anderen Pol befindet sich die **wilde** Psychoanalyse, die dort beginnt, wo Abweichungen von durchschnittlich bewährten Standards unzureichend begründet werden, und die bei den wildesten Verirrungen und Verwirrungen endet (Freud 1910k). Trotz ihrer indiskutablen Seiten verdient die »wilde« Analyse heute freilich eine differenzierte Betrachtungsweise (Schafer 1985).

Die Literatur über Freuds Praxis (Cremerius 1981b; Beigler 1975; Kanzer u. Glenn 1980) erleichtert die kritische Aufarbeitung der Geschichte der psychoanalytischen Behandlungstechnik. Die Lösung heutiger Probleme kann aber nicht in der naiven Identifizierung mit dem natürlichen und menschlichen Freud gefunden werden, der Patienten notfalls verköstigte, ihnen Geld auslieh oder schenkte. Denn die Erweiterung der Übertragungstheorie hat dazu geführt, auch den Aspekten der Beziehung und ihrer Deutung besondere Aufmerksamkeit zuzuwenden. Aus unserer Sicht sind wir heute mehr denn je verpflichtet, Freuds Forderung (1927a) einzulösen, die er im Nachwort zur Diskussion über *Die Frage der Laienanalyse* gestellt hat. Dort wurde unterstrichen, dass sich alle praktischen Anwendungen psychologischer Hilfsvorstellungen bedienen sollten und sich an der »wissenschaftlichen Psychoanalyse« auszurichten hätten. Dass hierbei die mit anderen Methoden gewonnenen Forschungsergebnisse auf dem jeweiligen Anwendungsgebiet angemessen zu berücksichtigen sind, versteht sich von selbst. Die wissenschaftliche Psychoanalyse ist gerade bei den nichttherapeutischen Anwendungen auf interdisziplinäre Zusammenarbeit angewiesen (s. hierzu Bergmann 1994; Cavell 1993; Paul 2005; Schorske 1980).

Ebenso wenig kann der therapierende Analytiker an den heutigen Methoden der psychotherapeutischen Prozess- und Ergebnisforschung vorbeigehen (Lambert 2003). Der springende Punkt ist, was die **wissenschaftliche** Psychoanalyse auszeichnet und kennzeichnet. Als Autoren eines Lehrbuchs der psychoanalytischen Therapie dürfen wir es kompetenten Forschern überlassen, welche praktischen Anwendungen der psychoanaly-

Box

Aus diesen Überlegungen ergibt sich, dass wir schlicht von der psychoanalytischen – oder abgekürzt – von der analytischen Technik sprechen. Hierbei haben wir stets auch die Regeln im Auge, die im Laufe der Jahre standardisiert, d. h. nach einem Muster vereinheitlicht wurden. Praktisches und wissenschaftliches Denken und Handeln ist an Regeln gebunden. Da durch Regeln festgelegt wird, »wie man etwas hervorbringt« (Habermas 1981, Bd. 2, S. 31) ist ihr Einfluss auf die psychoanalytischen Phänomene und ihr Auftreten im therapeutischen Prozess stets zu berücksichtigen. Bestünde nicht die Gefahr, dass die klassische psychoanalytische Untersuchungsmethode mit einigen äußeren Regeln gleichgesetzt wird, wären wir nicht so zurückhaltend bezüglich der Bezeichnung »klassische Technik«. Denn auch in unseren Ohren klingt **Klassik** besser als **Standard** (Normalmaß, Durchschnittsmuster). Unsere etwas mühevollen Ausführungen machen deutlich genug, dass es nicht einfach ist, die geistige Tradition behandlungstechnisch zu bewahren und selbstkritisch fortzuführen. Stellt man das therapeutische Handeln unter den vorhin zitierten Gesichtspunkt, wie man etwas hervorbringt, dann liegt die Verantwortung bei dem, der Regeln in der einen oder anderen Weise anwendet. Freuds Empfehlungen und Ratschläge sind nicht als festgeschriebene Regeln zu betrachten. Insbesondere sind aus den äußeren Merkmalen keine überzeugenden Definitionen abzuleiten.

tischen Methode in der Religions- und Kulturgeschichte, in Mythologie und Literaturwissenschaft (s. hierzu Freud 1923a) sowohl den Ansprüchen der wissenschaftlichen Psychoanalyse wie denjenigen des jeweiligen Fachgebietes genügen. Im Bereich der therapeutischen Anwendung der psychoanalytischen Methode ist die Frage, was die wissenschaftliche Psychoanalyse ausmacht, durch den Hinweis auf drei grundlegende Thesen Freuds zu beantworten, auf die wir bereits hingewiesen haben. Je strenger Regeln festgeschrieben werden und je weniger deren Auswirkungen auf die Therapie wissenschaftlich untersucht werden, desto größer wird die Gefahr der Orthodoxie. Dass Rechtgläubigkeit mit wissenschaftlicher Einstellung nicht zu vereinbaren ist, liegt auf der Hand.

1.2 Der Beitrag des Psychoanalytikers als Leitidee

Die Leitidee dieses dreibändigen Lehrbuchs entspringt der Überzeugung, dass der *Beitrag des Analytikers zum therapeutischen Prozess* in den Mittelpunkt gerückt werden sollte. Systematisch betrachten wir deshalb alles unter diesem Gesichtspunkt – ob es sich um das Agieren des Patienten, um seine Regression, um seine Übertragung oder um seinen Widerstand handelt. Jedes Phänomen, das in der psychoanalytischen Situation spürbar oder beobachtbar ist, wird vom Psychoanalytiker beeinflusst.

Interaktionelles Modell

Der Verlauf der Therapie ist eine vom Einfluss des Analytikers abhängige Größe. Natürlich gibt es noch andere Einwirkungen.

- Da sind zunächst die Bedingungen zur Kenntnis zu nehmen, die im Krankheitsverlauf sowie in der Art der Erkrankung selbst liegen;
- da sind die Lebensumstände, die Schicksale zu nennen, die zur Entstehung einer Erkrankung beigetragen haben, und solche, die fortwährend als neue Auslöser und Verstärker hinzukommen.

Erkrankungen, die seelisch bedingt sind, wachsen unter solchen Umständen weiter, und genau hier liegt die Chance der therapeutischen Beeinflussung im Sinne sich verändernder neuer Erfahrung. Man ist als Analytiker menschlich betroffen und professionell in den dyadischen Prozess einbezogen. Deshalb liegt es nahe, von therapeutisch wirksamer Interaktion zu sprechen. Man benötigt zur vollen Abbildung des therapeutischen Prozesses ein interaktionelles Modell, das auf der Grundlage einer **Dreipersonenpsychologie** zu konzipieren ist (Rickman 1957; Balint 1968). Es verdient festgehalten zu werden, dass sich parallel zum Erscheinen des ersten Bandes (1985) die relationale, intersubjektiven Psychoanalyse, zunächst vorwiegend in den USA, getragen durch Mitglieder des William-Alanson-White-Instituts, außerhalb der IPV entfaltet hat (Mitchell 1988). Bei uns dürfte sich die relationale, interaktive Einstellung durchaus im Gefolge des *Ulmer Lehrbuchs* entwickelt haben.

Sieht man die ödipalen Konflikte auf der Grundlage einer allgemeinen psychologischen Beziehungslehre, so ist der Dritte immer anwesend – auch bei faktischer Abwesenheit. Die analytische Situation unterscheidet sich durch die Art ihrer Zweierbeziehung mit nur virtueller Anwesenheit des Dritten von jeder anderen Beziehung. Die Auswirkungen dieser methodischen Ausklammerung des Dritten auf Praxis und Theorie der Psychoanalyse sind bisher viel zu wenig bedacht worden. Durch den ungewöhnlichen Entzug können Phantasien nicht nur gefördert, sondern auch inhaltlich geprägt werden, weshalb die psychoanalytischen Theorien immer unter Berücksichtigung der jeweiligen Behandlungstechnik miteinander verglichen werden müssen. Es hängt ganz wesentlich vom Analytiker ab, wie der Dritte (Vater, Mutter oder der ausgeschlossene jetzige Partner) innerhalb der Dyade, die wir zutreffender als »Triade minus eins« bezeichnen möchten, in Erscheinung tritt und wie sich diese zur Triade vervollständigt – oder auch nicht. Neben unvermeidlichen Partnerschaftskonflikten im Laufe von Behandlungen gibt es auch solche, die dadurch bedingt sind, dass die »Triade minus eins« ihre eigenen Probleme mit sich bringt (► Kap. 6).

Gestaltung der therapeutischen Situation

Um wirklich verstehen zu können, was im therapeutischen Prozess geschieht, müssen wir das Verhalten des Analytikers und **seinen Beitrag** zur **Erschaffung** und **Aufrechterhaltung** der therapeutischen Situation untersuchen. Diese programmatische Forderung wurde von Balint (1950) aufgestellt, und sie ist noch kaum eingelöst worden. Nach Modell (1984a) ist sie sogar in Vergessenheit geraten. Zumindest in den meisten kasuistischen Darstellungen kommt der Anteil des Analytikers – was er gedacht und gemacht hat, warum er diese oder jene Interpretation gegeben hat – zu kurz. Unsere Leitidee ist also nicht von überhöhtem therapeutischem Ehrgeiz getragen, wenn wir mit Freud die Aufgabe des Analytikers darin sehen, die therapeutische Situation so zu gestalten, dass der Patient dort die bestmöglichen Bedingungen für die Lösung seiner Konflikte und ihre unbewusste Verwurzelung findet, um seine Symptome zu verlieren. Wir bekennen uns also dazu, dass wir als Analytiker tief greifend einwirken und Einfluss nehmen müssen. Die Freiheit des Patienten wird hierbei nicht eingeengt, im Gegenteil: sie wird erweitert, weil er zur kritischen Auseinandersetzung ermutigt wird.

Jede Regel ist daraufhin zu betrachten, ob sie Selbsterkenntnis und **Problemlösung** erleichtert oder erschwert, sodass ihre Modifizierung geboten sein könnte. Daraus ergibt sich, dass wir die Theorie der psychoanalytischen Technik und ihre Regeln nicht als festgeschriebenen Kanon vorstellen. Denn in **jedem Fall** sind diese in ihren Auswirkungen auf die Therapie zu begründen. Wir wählen eine problemorientierte Darstellung, die sich vom Stil des Lehrbuches als präskriptivem Kochbuch entfernt. Man kann z. B. heute die Grundregel nicht mehr in der Vorstellung verschreiben, dass die **freien Assoziationen** sich dann von selbst und unbeeinflusst von anderen Faktoren einstellen. Alle Standardisierungen können erwünschte Wirkungen und unbeabsichtigte Nebenwirkungen negativer oder positiver Art haben, die von Fall zu Fall den therapeutischen Prozess erleichtern oder erschweren.

Theoretische Orientierung

In seinem diagnostischen und therapeutischen Handeln orientiert sich der Analytiker an der psychoanalytischen Theorie als **systematisierter Psycho(patho)logie des Konflikts.** »Menschliches Verhalten – unter dem Gesichtspunkt des Konflikts betrachtet«, mit dieser Kurzformel hat Kris (1975 [1947], S. 6) die Psychoanalyse charakterisiert. Darin sah schon Binswanger (1955 [1920]) das wissenschaftsgeschichtliche Paradigma der Psychoanalyse, das in den unscheinbaren Worten Freuds (1916–17, S. 62) enthalten ist:

> Wir wollen die Erscheinungen nicht bloß beschreiben und klassifizieren, sondern sie als Anzeichen eines Kräftespiels in der Seele begreifen …

Die umfassende Bedeutung der psychoanalytischen Theorie liegt darin, dass sie den menschlichen Lebenszyklus vom ersten Tag an unter dem Gesichtspunkt des Konflikts und seiner Auswirkungen auf das Zusammenleben und das persönliche Befinden betrachtet. Definiert man freilich Konflikte und ihre Rolle bei der Entstehung von seelischen oder psychosomatischen Erkrankungen einseitig als **innerseelische** – anstatt auch als zwischenmenschliche – Prozesse, engt man die Reichweite der Theorie ebenso ein wie die ihr zugeordnete Behandlungstechnik.

Trotz Hartmanns (1950, 1955) Warnungen vor »reduktionistischen Theorien« und »genetischen Trugschlüssen« kommt es hierzu immer wieder, besonders bei der Bildung von Schulen. In reduktionistischen Theorien ist es aber nicht nur beliebt, einen Anteil herauszugreifen und ihn an die Stelle des Ganzen zu setzen, sondern wie Freud (1916–17, S. 359) hervorgehoben hat, im Anteil die ganze Wahrheit zu sehen und anderes, »was nicht minder wahr ist, zu bekämpfen«. Freud erörtert hier das Problem der Verursachung der Neurosen, und er kommt zur Annahme von Ergänzungsreihen, in deren Mittelpunkt der psychische Konflikt steht. Reduktionistische Theorien sind nicht nur wegen ihrer Unvollständigkeit und Einseitigkeit, sondern v. a. deshalb zu kritisieren, weil sie vorläufige Annahmen für bereits bewiesen ausgeben. Die gleiche Kritik muss auch den Anspruch treffen, die psychoanalytische Theorie repräsentiere die ganze Wahrheit, die es gegenüber Einseitigkeiten zu bewahren oder wiederherzustellen gelte. Freuds Junktimthese macht es erforderlich, an die Komplexität wissenschaftliche Kriterien anzulegen, die notwendigerweise den Wahrheitsanspruch relativieren und die eine These wahrscheinlicher machen als die alternative Annahme oder diese widerlegen. Dass das Ganze mehr ist als die Summe seiner Teile, gilt auch für die Ergänzungsreihen. Sie führen dem Lernenden die Komplexität der Entstehung von Konflikten in ihrer Beziehung zur Psychopathologie vor Augen. Wir nennen einige Beispiele:

- Balint hat das einseitige intrapsychische Konfliktmodell und die Ausschließlichkeit kritisiert, mit der Deutung als therapeutisches Mittel reklamiert wird.
- Kohuts Selbstpsychologie hat ihren Ausgangspunkt in Unzufriedenheiten mit der neoklassischen Technik und ihrer theoretischen Basis, den innerseelischen ödipalen Konflikten bestimmter Übertragungsneurosen.

Schulenbildungen innerhalb der Psychoanalyse gehen auf vielfältige Unzufriedenheiten und zahlreiche Ursachen zurück, und sie sind von starken Hoffnungen getragen – bis sie sich in neuen Einseitigkeiten verfestigen. Unsere Leitidee vom entscheidenden Beitrag des Analytikers soll die Schulenbildung überwinden helfen, indem sie zu einer theoriekritischen Einstellung ermutigt. Wir gehen von Freuds umfassend angelegter Theorie des Konflikts und nicht von den Komponenten **innerseelischer** Konflikte einer bestimmten Patientengruppe aus, wie sie beispielsweise von Brenner (1979b) beschrieben wurden. Diese Einengungen führten zu Gegenbewegungen, wie sie u. a. in Kohuts Selbstpsychologie vorliegt. Der theoretischen Verkürzung des umfassenden Konfliktmodells entsprach die Vernachlässigung der Zweipersonenbeziehung in der Therapie. Stellt man die volle theoretische und praktische Reichweite wieder her, fügen sich die Beschreibungen von Ich- oder Selbstdefekten ohne Schwierigkeiten in die umfassende psychoanalytische Konflikttheorie ein, wie Wallerstein (1983), Modell (1984a) und Treurniet (1983) gezeigt haben. Natürlich kann man nicht bei dieser allgemeinen Feststellung stehen bleiben. Wäre es so, träfe Goldbergs Behauptung (1981, S. 632) zu:

> Wenn alles »Konflikt« ist, dann wird dieser Begriff inhaltsleer (»If everything is conflict, conflict is nothing«).

Unbeschadet der Reichweite der psychoanalytischen Konflikttheorie im Hinblick auf die Pathogenese: bei Allgemeinplätzen ist sie nie stehen geblieben. Eine Standortbeschreibung von Smith (2005) der Bandbreite psychoanalytischer Konflikttheorien zeigt die aktuellen Sichtweisen:

> Wenn wir auf den gegenwärtigen Gebrauch des Konflikt-Begriffes fokussieren, dann sehen wir verschiedene Schichten in der Geschichte der klinischen Psychoanalyse,

> die man mit Ablagerungen am Ufer eines Flusses vergleichen kann. Gewiss betrachten einige Psychoanalytiker Konflikt nicht mehr als ein definierendes Merkmal der Analyse und sprechen deshalb auch wenig darüber. Andere schweigen sich darüber aus, da sie, wie die Luft, die wir atmen, dieses Konzept als implizites Konstituens der Arbeit betrachten. Manche Analytiker betrachten Konflikte unter dem Blickwinkel der Strukturtheorie, andere halten an topographischen Konzeptionen fest. Manche orientieren sich eher an bewussteren Aspekten von Konflikten, andere beachten eher tiefere Aspekte (S. 1).

Seit einigen Jahrzehnten wird die pathogene Bedeutung von Konflikten bzw. pathologischen Konfliktlösungen der Defizittheorie seelischer Erkrankungen insbesondere bei so genannten Frühstörungen (Reiche 1991) gegenübergestellt. Frühe Traumatisierungen wirken sich auf die Bewältigung späterer Konflikte negativ aus (Häfner et al. 2001a,b); deshalb sehen wir keinen unüberbrückbaren Gegensatz zwischen der Defizit- und der Konflikttheorie (Hoffmann 1986).

Strukturtheorie: Konflikte und Identifizierungen

Durch die psychoanalytische Strukturtheorie waren die ödipalen Konflikte und ihre Auswirkungen auf die Entstehung von Neurosen in den Mittelpunkt gerückt. Diese Einengung auf intra- oder intersystemische Konflikte im Spannungsfeld von Über-Ich, Ich-Ideal, Ich und Es ist indes keine zwangsläufige Folge der psychoanalytischen Strukturtheorie. Wie wir in ▶ Kap. 4 bei der Diskussion der Beziehung verschiedener Widerstandsformen zu den Abwehrmechanismen genauer zeigen werden, ist die Strukturbildung in Objektbeziehungen eingebettet. Freud hat in den strukturtheoretischen, in den Ich-psychologischen Schriften den Niederschlag von Objektbeziehungen anlässlich ihrer Verinnerlichung, also die Prozesse der Identifizierung mit beiden Elternteilen während der ödipalen Phase, vorbildlich für andere Identifizierungen – also die präödipalen ebenso wie die der Adoleszenz – beschrieben. Man braucht nur an die grundlegende Aussage Freuds zu erinnern, dass die Identifizierung die früheste Form einer Gefühlsbindung darstelle (1921c, S. 118).

In den letzten Jahrzehnten wurden diese Identifizierungen in der Ich- und Selbstentwicklung innerhalb des strukturtheoretischen Rahmens besonders von Jacobson (1964) während der präödipalen Entwicklungsphase und von Erikson (1970b) in der Adoleszenz beschrieben. Die Beschreibungen von Identifizierungen im Rahmen von ödipalen und präödipalen Objektbeziehungen durch die Ich-psychologische Schule der Psychoanalyse führte aus einem ganz bestimmten Grund nicht zur prinzipiell in der Strukturtheorie angelegten Erweiterung der Psychoanalyse, sondern zur Einengung ihrer Praxis auf das intrapsychische ödipale Konfliktmodell und die Eine-Person-Psychologie der Standardtechnik. Den Grund sehen wir darin, dass sowohl die Objektbeziehungen als auch die aus ihnen resultierenden Identifizierungen – wie überhaupt die gesamte Strukturtheorie – auf dem ökonomischen Prinzip der Triebabfuhr aufgebaut sind. Die Basis der psychoanalytischen Theorie, von der her alles beeinflusst wird, hat Freud von Fechner als Konstanzprinzip übernommen:

> … Das Nervensystem ist ein Apparat, dem die Funktion erteilt ist, die anlangenden Reize wieder zu beseitigen, auf möglichst niedriges Niveau herabzusetzen, oder der, wenn es nur möglich wäre, sich überhaupt reizlos erhalten wollte« (Freud 1915c, S. 213).

Demgegenüber stellt Modell (1984a) in einer Vorbemerkung zu seinem Aufsatz »The Ego and the Id: Fifty Years Later« u. E. zutreffend fest:

> Objektbeziehungen sind keine Abfuhrphänomene. Freuds Begriff des Triebes als Vorgang, der innerhalb des Organismus entsteht, kann nicht auf die Beobachtung angewendet werden, dass die Bildung von Objektbeziehungen ein Prozess der gegenwärtigen Fürsorge zwischen zwei Personen ist – ein Prozess, der keine Höhepunkte der Abfuhr aufweist. Weiterhin hat der Begriff des Triebes nicht die notwendige Fundie-

> rung in der gegenwärtigen Biologie gefunden. ... Ich glaube wie Bowlby (1969), dass Objektbeziehungen ihre Analogie im Bindungsverhalten anderer Arten haben (Modell 1984a, S. 199 f.; Übersetzung durch die Autoren).

Den Abschied von der strukturtheoretischen Konfliktbetrachtung, den Brenner (1995, 2002) in seinem Spätwerk der analytischen Community zumutete, zeigt, wie sehr auch in diesem zentralen Bereich die Theoriebildung in Bewegung gekommen ist. Auch Schafer (2005) verabschiedet sich schon seit längerem von einem eingeengten dichotomen Konfliktbegriff:

> Als ein organisierenden Konzept kann der intrapsychische Konflikt am besten als ein Zentrum von Belastung (»center of distress«), als eine Sammelstelle (»hub«) gesehen werden, welches viele Tendenzen des Patienten anzieht bzw. passieren lässt. Als solches kann das Konfliktkonzept nicht länger auf eine Art und Weise definiert werden, welches klare Kompromissbildungen fördert. Denn was in einem Fall Kompromiss ist, kann in einem anderen Kontext Triumph und in einem weiteren Niederlage sein (S. 52, Übersetzung durch die Autoren).

Psychoanalyse: Hermeneutische Technologie

Eine umfassende psychoanalytische Psychopathologie des Konflikts kann heutzutage von der allgemein akzeptierten Tatsache ausgehen, dass es keine Objektbeziehungsstörungen gibt, die nicht auch mit Selbstgefühlsstörungen einhergehen.

Es empfiehlt sich, der erklärenden psychoanalytischen Theorie, durch welche die Psychopathologie des Konflikts systematisiert wurde, eine Theorie der Therapie als **Systematik der Problemlösung** an die Seite zu stellen. In der Therapie geht es um die Konfliktbewältigung unter günstigeren Bedingungen als denjenigen, die bei der Entstehung Pate gestanden haben – eine Ausdrucksweise, die wir absichtlich wählen, um die zwischenmenschliche Natur der pathogenen Bedingungen hervorzuheben. Deshalb ist es erstaunlich, dass die Systematik der Problemlösung, zu der der Analytiker aufgrund seines »Änderungswissens«, um eine glückliche Wortprägung Kaminskis (1970) aufzugreifen, wesentlich beiträgt, hinter der erklärenden Theorie der Psychoanalyse nachhinkt. Ein plausibles Therapiemodell wie das von Weiss u. Sampson (1986; Weiss 1994), das die Meisterung psychodynamisch wirksam gebliebener alter Traumata im Hier und Jetzt hervorhebt, musste lange auf sich warten lassen. Dabei hatte Waelder (1930) in seiner bedeutenden Arbeit »Das Prinzip der mehrfachen Funktion« hierfür günstige Voraussetzungen geschaffen, indem er die Problemlösung zur umfassenden Ich-Funktion erhoben hat:

> Das Ich steht immer Aufgaben gegenüber und ist bemüht, für sie Lösungsversuche zu finden, ... Dementsprechend können also die Vorgänge im Ich als bestimmte Lösungsversuche beschrieben werden; das Ich eines Menschen wird durch ein Anzahl spezifischer Lösungsmethoden charakterisiert (S. 286ff.).

Waelder hat gleichzeitig auf Probleme der psychoanalytischen Deutungskunst hingewiesen und vielleicht überhaupt als erster von der psychoanalytischen Hermeneutik gesprochen.

Unser Therapieverständnis

Unser Therapieverständnis lässt sich aufgrund der bisherigen Ausführungen folgendermaßen umschreiben:

- Die durch Interpretationen geförderte Entfaltung und Gestaltung der Übertragung vollzieht sich innerhalb der besonderen therapeutischen **Beziehung**.
- Durch frühere Erfahrungen sensibilisiert, nimmt der Patient in der Behandlung besonders all das wahr, was aufgrund seiner unbewussten Erwartungen zunächst der Wiederholung und der Herstellung einer **Wahrnehmungsidentität** (Freud 1900a) dient.
- Die analytische Situation ermöglicht dem Patienten dann, durch neue Erfahrungen zu bisher unerreichbaren Problemlösungen zu gelan-

gen. Die Selbsterkenntnis wird durch die Deutungen des Analytikers unter Überwindung unbewusster Widerstände erleichtert, wobei der Patient spontan zu überraschenden Einsichten gelangen kann. Da es sich bei psychoanalytischen Deutungen um Ideen handelt, die im Analytiker entstehen, können sie auch als Sichtweisen, als Ansichten bezeichnet werden.
- Als Einsichten können sie dann beim Patienten eine anhaltende therapeutische Wirksamkeit entfalten, wenn sie seiner kritischen Prüfung standhalten bzw. überhaupt einer »Erwartungsvorstellung«, einer inneren Wirklichkeit in ihm entsprechen.
- Dann greifen Einsichten in das Erleben ein und verändern es im Vorgang des Durcharbeitens, der sich im Alltag fortsetzt. Diese Veränderungen werden subjektiv wahrgenommen, und sie sind auch am Verhalten und am Verschwinden von Symptomen nachweisbar.

In dieser Auffassung ist die Forderung enthalten, dass der Wert der psychoanalytischen Methode an den therapeutischen Veränderungen zu messen sei. Nun kann man strukturelle Veränderungen zwar anstreben, aber wegen ungünstiger Bedingungen dieser oder jener Art oft nicht erreichen. Keinesfalls bleibt es dem Psychoanalytiker erspart, über folgende Fragen Rechenschaft abzulegen:
- Wie sieht er den Zusammenhang zwischen der angenommenen Struktur als einer theoretischen Annahme und den Symptomen des Patienten?
- Welche inneren, vom Patienten erlebten, und welche äußeren Veränderungen sprechen für welche strukturellen Veränderungen?
- Wie ist im Hinblick auf die beiden genannten Punkte das therapeutische Handeln zu begründen?

Mit Brenner (1979c, S. 57f.) ist daran festzuhalten, dass die Änderung das Wesentliche des psychoanalytischen Prozesses ist und dass Symptombesserung ein notwendiges, wenngleich keineswegs schon hinreichendes Kriterium für die Stichhaltigkeit einer Deutungsrichtung ist.

Das Wesensmerkmal der psychoanalytischen Technik, **die Deutung**, ist Teil eines komplexen Beziehungsgefüges. Weder ist die Deutung ein Actus purus, ein reines Wirken, noch laufen die Behandlungsregeln für sich nebenher, und überall ist schließlich der Analytiker mit seiner psychischen Realität, mit seiner Gegenübertragung und mit seiner Theorie einbezogen. Von allgemeinen Erkenntnissen zum singulären Fall zu gelangen und umgekehrt, kennzeichnet die Psychoanalyse ebenso wie andere praktische Disziplinen.

Die Notwendigkeit, der Einzigartigkeit jedes Patienten gerecht zu werden, macht die Psychoanalyse in ihrer therapeutischen Anwendung zu einer Kunst, einer »techne«, schlicht zu einem Handwerk – einem, das man erlernen muss, um nach den Regeln der Kunst, wie es in der Heilkunde heißt, behandeln zu können und möglichst keinen Kunstfehler zu machen. Die Regeln können hierfür nur als allgemeine Empfehlung dienen. Unbeschadet der Tatsache, dass die Bezeichnung »Technologie« heutzutage einschlägig belastet ist, scheuen wir uns nicht, mit dem psychoanalytisch geschulten Philosophen Wisdom (1956) von »psychoanalytischer Technologie« zu sprechen. Seelenlose Technik und Entfremdung sind eine Sache. Die psychoanalytische »Regel der Kunst« liegt auf einer anderen Ebene des Sinnes von »techne«. Psychoanalytiker sind weder »Psychotechniker« noch »Analytiker« in dem Sinne, dass sie die Seele auseinander nehmen und die Synthese (als Heilung) sich selbst überlassen. Wir nehmen solche durch die Bezeichnung »Technologie« ausgelösten Missverständnisse unserer therapeutischen Einstellung in Kauf, denn bei ihrem kunstgerechten Suchen und Finden, bei ihrer Heuristik – bis hin zum Aha-Erlebnis des Patienten – folgen Analytiker bei ihren Deutungen technologischen Prinzipien. Als **hermeneutische Technologie** steht die psychoanalytische Methode in einem komplizierten Verhältnis zur Theorie (▶ Kap. 10).

Für die psychoanalytische Deutungskunst ist besonders die Kenntnis teleologischer und dramaturgischer Handlungen relevant:

Teleologische Handlungen können unter dem Aspekt ihrer **Wirksamkeit** beurteilt werden. Die Handlungsregeln verkörpern technisch und strategisch **verwertbares** Wissen, das im Hinblick auf Wahrheitsansprü-

> che kritisiert und durch eine Rückkopplung mit dem Wachstum empirisch-theoretischen Wissens verbessert werden kann. Dieses Wissen wird in Form von Technologien und Strategien gespeichert (Habermas 1981, Bd. 1, S. 447; Hervorhebungen im Original).

Selbstverständlich ist bei der Nutzbarmachung dieser Überlegungen für die psychoanalytische Technik zu berücksichtigen, dass zielgerichtete Handlungen, mit denen sich seit Aristoteles philosophische Handlungstheorien beschäftigen (Bubner 1976), nicht auf Zweckrationalität im Sinne Webers einzuschränken sind. Auch wären wir gründlich missverstanden, wenn der Betonung der Veränderung als Ziel der Therapie entnommen würde, es gehe hierbei um festgelegte Zielsetzungen. In der psychoanalytischen Deutungstechnik kann zwar nicht ziellos kommuniziert werden, aber die Ziele bleiben offen, und sie werden durch die Spontaneität des Patienten, durch dessen freie Assoziationen und durch dessen kritische Prüfung der Ideen des Analytikers und ihrer offenen oder latenten Ziele gestaltet. Hierbei ergeben sich neue Wege und Ziele wie von selbst und doch mit innerer Notwendigkeit.

1.3 Theoriekrise

Die Psychoanalyse befindet sich laut A. Freud (1972a) in einer »revolutionär-anarchischen« Lage, die sich u. E. inzwischen noch verschärft hat. Sie schreibt, es gebe kaum einen theoretischen oder technischen Begriff, der nicht von dem einen oder anderen Autor attackiert werde. Dies zeige sich besonders durch Hinweise auf die Kritik an der freien Assoziation, an der Trauminterpretation, die ihre hervorragende Rolle an Übertragungsdeutungen habe abgeben müssen, sowie an der Übertragung, die nicht mehr als eine spontane Erscheinung im Verhalten und Denken eines Patienten verstanden werde, sondern als ein Phänomen, das durch die Interpretationen des Analytikers herbeigeführt werde (1972a, S. 152). Nicht einmal die Grundpfeiler der psychoanalytischen Praxis – Übertragung und Widerstand – stünden noch auf demselben Platz wie früher (s. auch Holt 1992). Zu diesen essenziellen Bestandteilen der Psychoanalyse stellte Freud fest:

> Man darf daher sagen, die psychoanalytische Theorie ist ein Versuch, zwei Erfahrungen verständlich zu machen, die sich in auffälliger und unerwarteter Weise bei dem Versuche ergeben, die Leidenssymptome eines Neurotikers auf ihre Quellen in seiner Lebensgeschichte zurückzuführen: die Tatsache der Übertragung und die des Widerstandes. Jede Forschungsrichtung, welche diese beiden Tatsachen anerkennt und sie zum Ausgangspunkt ihrer Arbeit nimmt, darf sich Psychoanalyse heißen, auch wenn sie zu anderen Ergebnissen als den meinigen gelangt (1914d, S. 54).

Selbstverständlich hat es erhebliche Auswirkungen für Theorie und Technik, wenn einer dieser Pfeiler versetzt wird oder wenn die psychoanalytische Methode sich auf viele verschiedene Pfeiler stützt und stützen muss, um den Erfahrungen ihrer Praxis gerecht zu werden.

Am Übergang in das zweite Jahrhundert ihrer Geschichte herrscht in der Psychoanalyse ein kaum mehr überschaubarer Pluralismus und Subjektivismus. Grundlegende Erkenntnisse, die sich mit den Begriffen Übertragung, Gegenübertragung und Widerstand verbinden, sind zu mehr oder weniger anerkannten Bestandteilen vieler psychotherapeutischer Richtungen geworden.

Dieser konzeptionelle und klinische Pluralismus ist ein Zeichen des Umbruchs und sein Ausmaß ein Novum in der Psychoanalyse. Die Toleranzfähigkeit der Institutionen für die Verschiedenheit, Widersprüchlichkeit und Unvereinbarkeit von Theorien und ihrer praktischen Nutzanwendung durch Eklektiker hat ein erstaunlich hohes Maß erreicht. Die Anerkennung der Komplexität des Seelenlebens scheint Raum sogar für sich gegenseitig ausschließende Theorien über dieselben Phänomene möglich zu machen. Insofern kann man dem Pluralismus mit Schafer (1990) viel abgewinnen. Diese erstrebenswerte Diversifizierung der psychoanalytischen Praxis darf jedoch nicht bis zum »anything goes« unverbindlicher philosophischer Offenheit führen (Feyerabend 1983). In behandlungstechnischer Hinsicht sind bezüglich eines pluralistischen Vorgehens Kriterien der Kompetenz anzulegen, von denen ein »nil nocere« noch das Geringste ist (Tuckett 2005a).

Mit der Expansion sind Demarkierungsversuche noch schwieriger geworden als während der Ausbreitung der psychodynamischen Psychotherapien in den 50er-Jahren. Es ist ein Novum, dass offiziell von **den** Psychoanalysen gesprochen wird und damit Fragen der Koexistenz und der »gemeinsamen Grundlage« in den Mittelpunkt rücken (Wallerstein 1988). Sechzig Jahre nach Freuds Tod wird die Vielfalt innerhalb und außerhalb der IPV anerkannt. Meinungsverschiedenheiten werden nicht mehr durch Ausschluss gelöst, was zur Gründung vieler unabhängiger Gesellschaften außerhalb der IPV geführt hatte. Der Kampf des Gründers und seiner engsten Schüler um »Einheitlichkeit« gehört zur Geschichte (Thomä 2004). Die Anerkennung der Vielfalt zwingt die Berufsgemeinschaft, sowohl das Gemeinsame wie die Unterschiede zu klären. Unter neuer Fragestellung sind wir mit dem alten Problem konfrontiert, wie die Theorie(n) das therapeutische Denken und Handeln beeinflussen.

Unseres Erachtens wird das Ausmaß des Pluralismus, der die Psychoanalyse, als Ganzes gesehen, chaotisch erscheinen lässt, von vielen unterschätzt. Wallerstein z. B. sucht und findet in der klinischen Beobachtung verbindliche Gemeinsamkeiten mit Hilfe folgender Argumente:

- Die allgemeinen und schulspezifischen erklärenden Theorien haben metaphorischen Charakter mit fragwürdiger Korrespondenz zu den beobachtbaren Phänomenen. Diesen Metaphern spricht Wallerstein jedoch eine nützliche Funktion zu, den klinischen Daten einen Sinn zu geben, auch wenn es zurzeit noch unmöglich sei, diese Metaphern in Vergleichsuntersuchungen zu prüfen. In einem gewissen Widerspruch hierzu betont er mit Hinweis auf G. Klein (1976) die Unabhängigkeit der beobachtungsnahen klinischen Theorie, deren Hypothesen ebenso getestet und validiert werden können wie in jeder anderen Wissenschaft.
- Als wesentliche Bestandteile der klinischen Theorie werden Übertragung und Widerstand, Konflikt und Kompromiss genannt. Wallerstein fasst seine Position dahingehend zusammen, dass unsere Interventionen, abgesehen von Unterschieden des Stils und des theoriegetränkten Vokabulars, unsere analytische Methode widerspiegeln und auf eine uns verbindende Theorie über Abwehr, Angst, Konflikt und Kompromiss sowie Übertragung und Gegenübertragung beruhen. Die Methode fördere vergleichbare Beobachtungsdaten trotz bestehender erheblicher theoretischer Differenzen.
- Nun geht Wallerstein noch einen Schritt weiter und nimmt die Schwierigkeit der Majorität praktizierender Analytiker, die Veränderung ihrer Technik im Lauf vieler Berufsjahre in Beziehung zu Änderungen der Theorie zu bringen, zum Anlass, der Methode eine beträchtliche Unabhängigkeit von der Theorie zuzusprechen.

Betrachtet man die aufgeführten Anzeichen tief greifender Veränderungen unter den von Kuhn (1962) aufgestellten wissenschaftsgeschichtlichen Gesichtspunkten, so lassen sich sowohl gute Gründe dafür nennen, dass die Psychoanalyse erst spät in die ihr angemessene normalwissenschaftliche Phase eingetreten ist, wie auch Argumente dafür, dass sich eine Evolution vollzieht oder ein Paradigmenwechsel bevorsteht (Spruiell 1983; Rothstein 1983; Ferguson 1981; Thomä 1977a, 2005a). Weit auseinander liegende Auffassungen stehen sich gegenüber. Sie werden durch die Verbundenheit mit dem Werk Freuds zusammengehalten. Aber offensichtlich kann man die Tatsachen von Übertragung und Widerstand anerkennen wie auch andere psychoanalytische Grundannahmen – wie unbewusste seelische Vorgänge, die Einschätzung der Sexualität und des Ödipuskomplexes (Freud 1923a, S. 223) – gutheißen und trotzdem bei der Anwendung der psychoanalytischen Untersuchungs- und Behandlungsmethode zu verschiedenen Ergebnissen gelangen. Daran wird einmal mehr sichtbar, wie kompliziert das Verhältnis der psychoanalytischen Technik zur psychoanalytischen Theorie ist. Die Innovationen hervorbringende Unruhe, die als »Identitätskrise« (Gitelson 1964; Joseph u. Widlöcher 1983) imponiert, hat ihr Pendant in der psychoanalytischen Orthodoxie. Dieses Gegenstück ist als Reaktion auf die tief greifende Kritik innerhalb und außerhalb der eigenen Reihen, als Ausdruck der Besorgnis um die Essentials der Psychoanalyse verständlich, aber als Konfliktlösung ebenso ungeeignet wie irgendeine neurotische Reaktionsbildung. Im Gegenteil: Rigidität und Anarchie bedingen und verstärken sich gegenseitig, weshalb A. Freud (1972a) beide in einem Atemzug genannt hat.

Schwindender Stellenwert der Metapsychologie

Veränderungen und Innovationen kennzeichnen nicht nur die Praxis der Psychoanalyse. Ihr »spekulativer Überbau« (Freud 1925d, S. 58) – die Metapsychologie – ist in den letzten Jahrzehnten ins Wanken geraten. Im Verzicht auf diese Dachkonstruktion, durch die Freud die Psychoanalyse den Naturwissenschaften zuzuordnen versuchte, sehen viele den Beginn einer neuen Ära:

- die einen deshalb, weil nun die psychoanalytische Deutungskunst nach der Befreiung vom angeblichen »szientistischen Selbstmissverständnis« Freuds (Habermas 1968) ihre Angestammte Heimat in den hermeneutischen Disziplinen finden könne;
- die anderen, weil nach dem Verzicht auf die Metapsychologie die beobachtungsnähere klinische Theorie der Psychoanalyse als empirisch prüfbarer Leitfaden der Praxis endlich voll zur Geltung kommen könne.

Indes lassen sich die verschiedenen Stockwerke des psychoanalytischen Lehrgebäudes nicht fein säuberlich voneinander trennen. Denn die Träger der Metapsychologie, im Mauerwerk mehr oder weniger gut sichtbar, durchziehen auch die unteren Stockwerke. Metapsychologische Annahmen sind in der beobachtungsnahen klinischen Theorie enthalten, und sie beeinflussen das therapeutische Handeln des Analytikers auch dann, wenn er glaubt, völlig unvoreingenommen zuzuhören und sich seiner »Gleichschwebenden Aufmerksamkeit« zu überlassen. Denn:

> Schon bei der Beschreibung kann man es nicht vermeiden, gewisse abstrakte Ideen auf das Material anzuwenden, die man irgendwoher, gewiss nicht aus der neuen Erfahrung allein, herbeiholt (Freud 1915c, S. 210).

Im Gang der sekundären Aufarbeitung seiner Erfahrungen, die er in einer Sitzung oder im Verlauf einer Behandlung gewonnen hat, wird sich der Analytiker auch damit befassen, in welcher Beziehung seine Ideen zur psychoanalytischen Theorie stehen. Diese Aufgabe sah Freud erst dann als erfüllt an, wenn ein seelischer Prozess nach dynamischen, topischen und ökonomischen Gesichtspunkten beschrieben war. Wörtlich heißt es:

> Wir merken, wie wir allmählich dazu gekommen sind, in der Darstellung psychischer Phänomene einen dritten Gesichtspunkt zur Geltung zu bringen, außer dem dynamischen und dem topischen den **ökonomischen**, der die Schicksale der Erregungsgrößen zu verfolgen und eine wenigstens relative Schätzung derselben zu gewinnen strebt. Wir werden es nicht unbillig finden, die Betrachtungsweise, welche die Vollendung der psychoanalytischen Forschung ist, durch einen besonderen Namen auszuzeichnen. Ich schlage vor, dass es eine **metapsychologische** Darstellung genannt werden soll, wenn es uns gelingt, einen psychischen Vorgang nach seinen **dynamischen**, **topischen** und **ökonomischen** Beziehungen zu beschreiben. Es ist vorherzusagen, dass es uns bei dem gegenwärtigen Stand unserer Einsichten nur an vereinzelten Stellen gelingen wird (1915e, S. 280; Hervorhebungen im Original).

Um die klinische Bedeutung dieser Betrachtungsweise zu kennzeichnen, gab Freud im Kontext eine Beschreibung des Verdrängungsvorgangs bei den drei bekannten Übertragungsneurosen. Da die Verdrängung einer der Grundpfeiler ist, auf denen die Psychoanalyse basiert (1914d, S. 54), wird deutlich, dass für Freud die metapsychologischen Erklärungen grundlegend waren. Es ging ihm bei der Vorbereitung einer Metapsychologie um das Ziel der »Klärung und Vertiefung der theoretischen Annahmen, die man einem psychoanalytischen System zugrunde legen könnte« (Freud 1917d, S. 412). »Soll man nun«, so fragen Laplanche u. Pontalis, »alle theoretischen Arbeiten, in denen sich Begriffe und Hypothesen dieser drei Betrachtungsebenen finden, zu den metapsychologischen rechnen, oder ist es angebracht, nur die Werke so zu bezeichnen, die sich grundlegender mit den Hypothesen, die der psychoanalytischen Psychologie zugrunde liegen, befassen oder sie erklären?« (1967, dt. 1972, S. 308). Als metapsychologische Schriften bezeichnen diese Autoren den 1895 geschriebenen und 1950 veröffentlichten *Entwurf einer Psychologie* (1950a), Kapitel 7 der *Traumdeutung* (1900a), *Formulierungen über die zwei Prinzipien des psychischen Geschehens* (1911b), *Jenseits des Lustprinzips* (1920g), *Das Ich und das Es* (1923b) und den *Abriss der Psychoanalyse* (1940a). Freud suchte also bis zu seiner letzten Schaffensperiode in den metapsychologischen Annahmen, im dynamischen, topischen und ökonomischen Gesichtspunkt, die Grundlagen der psychoanalytischen Theorie. Auf der anderen Seite bewegte sich die psychoanalytische Methode im Bereich der Tiefenpsychologie, und Freuds Entdeckungen ermöglichten systematische Untersuchungen des Einflusses unbewusster seelischer Prozesse auf das menschliche Schicksal und auf die Entstehung von Erkrankungen.

Die analytische Methode und die Sprache der Theorie liegen nicht auf derselben Ebene: Noch im postum veröffentlichten *Abriss der Psychoanalyse* versuchte Freud (1940a), den psychischen Apparat triebökonomisch zu erklären, obwohl er gleichzeitig hervorhob, dass uns all das unbekannt sei, was zwischen den beiden Endpunkten unseres Wissens liege – zwischen den Vorgängen im Gehirn und im Nervensystem und den Bewusstseinsakten. Die Zunahme des Wissens über diese Beziehung würde, so heißt es wörtlich, »höchstens eine genaue Lokalisation der Bewusstseinsvorgänge liefern und **für deren Verständnis nichts leisten**« (1940a, S. 67; Hervorhebung durch die Autoren). Freud hatte verschiedene Ideen über psychische Zusammenhänge: Stets blieb er, wie Sulloway (1979) gezeigt hat, seiner Jugendliebe treu, indem er körperliche, biologische, zerebrale und neurophysiologische Erklärungen des menschlichen Verhaltens im Grenzbegriff des Triebes und in der Triebtheorie suchte; das tiefenpsychologische Erklärungsmuster orientiert sich hingegen am Sinnzusammenhang, bei dessen Untersuchung man zur Motivationsanalyse gelangt, die wiederum zu unbewussten Gründen im Sinn von Ursachen führt. Unter Einbeziehung dieser Gründe und Ursachen wird das Verständnis des Sinnzusammenhangs so erweitert, dass bisher als sinnlos Erschienenes, ja sogar wahnhaftes Erleben und Handeln sinnvoll erklärt werden können.

Jaspers (1948) hat diese Vermischung, die auch die alltagssprachliche Verwendung von Erklären und Verstehen betrifft, das »Als-ob-Verstehen« genannt. Dieses ist in die amerikanische Theoriediskussion durch Rubinstein (1967) eingebracht worden. In der psychoanalytischen Methode ist also das zweifach verwurzelte Erklären in verwickelter Weise mit dem Verstehen verbunden, wobei wir – wie schon L. Binswanger (1913) – das Als-ob in diesem Fall als Auszeichnung ansehen.

Auf Freuds verschiedene Ideen über psychische Zusammenhänge sind die gewaltigen Spannungen und auch die Widersprüche zurückzuführen, die das Werk durchziehen und in die heutige Theoriekrise einmündeten. Denn mit Hilfe der psychoanalytischen Methode kam Freud zu theoretischen Auffassungen, die er einerseits metapsychologisch zu beschreiben und letztlich auf biologische Prozesse zurückzuführen versuchte, während er zugleich andererseits eine tiefenpsychologische Theorie entwickelte, die methodenimmanent blieb, d. h. die sich auf die Erfahrungen der analytischen Situation stützte, und die ihre Ideen nicht der Biologie und Physik der Jahrhundertwende entnahm. In derselben Schaffensperiode, in der Freud eine metapsychologische Erklärung der Verdrängung mit Rückgriff auf Energiebesetzungen gab, schreibt er in der Arbeit *Das Unbewusste* (1915e, S. 266 f.):

> Immerhin ist es klar, dass die Frage, ob man die unabweisbaren latenten Zustände des Seelenlebens als unbewusste seelische oder als physische auffassen soll, auf einen Wortstreit hinauszulaufen droht. Es ist darum ratsam, das in den Vordergrund zu rücken, was uns von der Natur dieser fraglichen Zustände mit Sicherheit bekannt ist. Nun sind sie uns nach ihren **physischen** Charakteren vollkommen unzugänglich; keine **physiologische** Vorstellung, kein **che-**

mischer Prozess kann uns eine Ahnung von ihrem Wesen vermitteln. Auf der anderen Seite steht fest, dass sie mit den bewussten **seelischen** Vorgängen die ausgiebigste Berührung haben; sie lassen sich mit einer gewissen Arbeitsleistung in sie umsetzen, durch sie ersetzen, und sie können mit all den Kategorien beschrieben werden, die wir auf die bewussten Seelenakte anwenden, als Vorstellungen, Strebungen, Entschließungen u. ä. Ja, von manchen dieser latenten Zustände müssen wir aussagen, sie unterscheiden sich von den bewussten eben nur durch den Wegfall des Bewusstseins. Wir werden also nicht zögern, sie als Objekte **psychologischer** Forschung und in innigstem Zusammenhang mit den bewussten seelischen Akten zu behandeln. Die hartnäckige Ablehnung des **psychischen** Charakters der latenten seelischen Akte erklärt sich daraus, dass die meisten der in Betracht kommenden Phänomene außerhalb der Psychoanalyse nicht Gegenstand des Studiums geworden sind. Wer die pathologischen Tatsachen nicht kennt, die Fehlhandlungen der Normalen als Zufälligkeiten gelten lässt und sich bei der alten Weisheit bescheidet, Träume seien Schäume, der braucht dann nur noch einige Rätsel der Bewusstseinspsychologie zu vernachlässigen, um sich die Annahme unbewusster seelischer Tätigkeit zu ersparen. Übrigens haben die hypnotischen Experimente, besonders die posthypnotische Suggestion, Existenz und Wirkungsweise des seelisch Unbewussten bereits vor der Zeit der Psychoanalyse sinnfällig demonstriert (Freud 1915e, S. 266 f.; Hervorhebungen durch die Autoren).

Der Einfluss Rapaports

Es ist kein Zufall, dass die überall in die klinische Theorie hineinreichende Krise der Metapsychologie manifest wurde, als man die Hypothesenprüfende Forschung systematisch vorbereitete. Bei der klinischen oder experimentellen Nachprüfung von Theorien kann man nicht von metapsychologischen Spekulationen ausgehen, die ein Gemisch aus weltanschaulich-naturphilosophischen Ideen, tiefgründigen metaphorischen Aussagen über den Menschen sowie genialen Beobachtungen und Theorien über die Entstehung seelischen Leidens enthalten. Zu den großen Wegbereitern des Klärungsprozesses gehört David Rapaport, der die psychoanalytische Theorie systematisierte und ihre Praxis wissenschaftlich zu begründen versuchte. In dem sein enzyklopädisches Wissen komprimierenden Buch *Die Struktur der psychoanalytischen Theorie* hat Rapaport (1960) das bestehende System metapsychologischer Annahmen so ausgearbeitet, dass dessen Schwächen sichtbar wurden. Er selbst hat dies fast beiläufig anhand des von ihm als gering eingeschätzten Überlebenspotenzials einiger zentraler Begriffe erwähnt (Rapaport 1960, S. 128). Rapaport u. Gill (1959) erweiterten die Metapsychologie um die genetischen und adaptiven Gesichtspunkte, die in Freuds Schriften impliziert und bereits von Hartmann et al. (1949) und Erikson (1959) ausgearbeitet worden waren. Es liegt auf der Hand, dass genetische, d. h. entwicklungsgeschichtliche Betrachtungsweisen ebenso wie die Adaptation psychosoziale Momente enthalten, die von den biologischen Annahmen des ökonomischen Prinzips weit entfernt sind.

Als Rapaports Mitarbeiter und Schüler nach dessen Tod Rückblick hielten und ihre originellen wissenschaftlichen Arbeiten fortsetzten, wurde offensichtlich, dass bei der Überführung metapsychologischer Konzepte in überprüfbare Theorien tief greifende Veränderungen notwendig sind. So schlug der Herausgeber des Gedächtnisbandes, Holt (1967a), den Verzicht auf die Energiebegriffe wie Besetzung, Libido usw. und auf die explanatorischen Termini Ich, Über-Ich und Es vor (Gill u. G. Klein 1964). Unter den schärfsten Kritikern der Metapsychologie befinden sich nicht wenige Mitarbeiter Rapaports – z. B. Gill, G. Klein und Schafer. Es ist töricht, deren Abwendung psychoanalytisch zu deuten. Solche Argumente ad hominem verdecken die weitere Klärung der sachlichen Gründe, die dazu geführt haben, dass Rapaports umfassendes Werk eine neue Epoche einleitete. Die fruchtbaren Auswirkungen seines Systematisierungsversuchs sind darin zu sehen, dass die kliniknahe empirische Forschung gefördert wurde, wozu ganz wesentlich namhafte Analytiker aus der Schule Rapaports (z.B. Gill, Holt, Luborsky, Spence, Rubinstein, Dahl) beigetragen haben. Die metapsychologischen Erklärungen lagen, das hatte sich nun gezeigt, jenseits der Reichweite der psychoanalytischen Untersuchungsmethode. Denn die Richtigkeit der Metapsychologie lässt sich mit Hilfe der psychoanalytischen Untersuchungsmethode nicht nachweisen, soweit sich das ökonomische Prinzip auf zentralnervöse Vorgänge bezieht, die nur neurowissenschaftlichen Methoden zugänglich sind. Dass die metapsychologischen Gesichtspunkte trotzdem das therapeutische Handeln über Jahrzehnte so stark beeinflusst haben, hängt damit zusammen, dass viele Begriffe metaphorisch verwendet werden. Diese Metaphorik füllt die klinische Theorie der Psychoanalyse. Es wurden nun Versuche unternommen, verschiedene Ebenen der Theoriebildung hinsichtlich ihrer klinischen und experimentellen Prüfbarkeit zu unterscheiden.

Der Einfluss Waelders

Als Antwort auf die Kritik von Philosophen im Rahmen des ersten bedeutenden Symposiums zur philosophischen Grundlegung der Psychoanalyse (Hook 1959; ▶ Band 3, Vorbemerkungen Kap. 2) skizzierte Waelder (1962) verschiedene Ebenen der psychoanalytischen Theorie und ihrer Begriffsbildung:

- Daten der Beobachtung. Das sind die Daten, die der Psychoanalytiker von seinem Patienten erfährt und die in der Regel anderen nicht zugänglich sind. Diese Daten bilden die Stufe der Beobachtung. Sie werden dann das Ziel von Deutungen hinsichtlich ihrer Verbindung untereinander und ihrer Beziehung zu anderen Verhaltensweisen oder bewussten und unbewussten Inhalten. Hier bewegen wir uns auf der Ebene der **individuellen klinischen Deutung** (individuelle »historische« Deutung, Freud 1916–17, S. 278).
- Ausgehend von den individuellen Daten und ihren Interpretationen werden Verallgemeinerungen vorgenommen, die zu bestimmten Aussagen in Bezug auf Patientengruppen, Symptomformationen und Altersgruppen führen. Dies ist die Ebene der **klinischen Verallgemeinerung** (Freuds typische Symptome).
- Die klinischen Deutungen und ihre Verallgemeinerungen erlauben die Formulierung von theoretischen Konzepten, die auch in den Deutungen schon enthalten sein können oder zu denen die Interpretationen führen, wie z. B. Verdrängung, Abwehr, Wiederkehr des Verdrängten, Regression usw. Hier haben wir die **klinische Theorie** der Psychoanalyse vor uns.
- Jenseits dieser klinischen Theorie befinden sich, ohne dass man eine scharfe Grenze ziehen könnte, abstraktere Konzepte wie Besetzung, psychische Energie, Eros, Todestrieb: die psychoanalytische Metapsychologie. Besonders in der Metapsychologie bzw. auch hinter ihr liegt Freuds persönliche Philosophie (s. hierzu Wisdom 1970).

Das Schema macht eine Hierarchie der psychoanalytischen Theorien sichtbar, deren wissenschaftstheoretische Bewertung einen recht unterschiedlichen empirischen Gehalt trifft.

Waelder misst den aufsteigenden Abstraktionsebenen eine abnehmende Bedeutung für die psychoanalytische Praxis zu. Wäre dem so und könnte die klinische Theorie von den metapsychologischen Annahmen getrennt und als unabhängiges System betrachtet werden, wäre die Theoriekrise gut einzugrenzen. In Wirklichkeit ist es nicht leicht auszumachen, welche Ideen zum spekulativen Überbau gehören und welche unerlässlich sind, um den Beobachtungen einen Zusammenhang zu geben – sei es nun im Sinn des Verstehens oder des Erklärens. Die psychoanalytische Untersuchungsmethode ist besonders auf die Erkenntnis unbewusster seelischer Prozesse gerichtet. Die Beobachtung der Auswirkung vorbewusster und unbewusster Wünsche und Absichten in Fehlhandlungen und Symptomen – die Wiederkehr des Verdrängten – gehört zur untersten Ebene des Gebäudes ebenso wie zu einer höheren Etage. Der Analytiker schaut aber nicht vom oberen Stockwerk hinunter, sondern er benützt den einen oder anderen dort von Waelder untergebrachten metapsychologischen Gesichtspunkt auch zu ebener Erde. Der topisch-strukturelle Gesichtspunkt, die Einteilung des psychischen Apparates in Unbewusstes, Vorbewusstes, Bewusstes, in Es, Ich und Über-Ich, kann als Beispiel dafür dienen, dass die Etagen durch

Treppen miteinander verbunden sind, die in beiden Ebenen, von unten nach oben und umgekehrt begangen werden.

Die Auffassung Waelders muss mit Farrell (1981) korrigiert werden, der die Beziehung zwischen den unteren und den oberen Ebenen der Theorie (»low and high level«) dadurch gekennzeichnet hat, dass er die **Funktion** psychoanalytischer Begriffe janusgesichtig nannte. Er erläutert die notwendigerweise doppelgesichtige Funktion von Begriffen auf allen Etagen durch die folgende Beschreibung: Bei der täglichen Arbeit benutze der Analytiker die Begriffe nicht dazu, Einzelheiten des psychischen Apparates zu erfassen. Er bemühe sich darum, die Mitteilungen des Patienten zu ordnen. Solange funktionierten die Begriffe auf der unteren Theorieebene. Aber wenn er theoretisch denke, benütze der Analytiker Begriffe wie Regression und Verdrängung, um zu klären, wie der seelische Apparat eines Patienten funktioniert. Zur unteren Ebene gehören nach Farrell einfache Aussagen über einen Zusammenhang von der Art: Wenn eine Person eine Frustration erleidet, neigt sie zur Regression auf eine frühere Entwicklungsstufe. Als Muster für die Verdrängung wird die Beobachtung eines regelmäßigen Zusammenhangs von Sexualängsten erwachsener Patienten mit vergessenen (verdrängten) kindlichen Erfahrungen und deren Wiederbelebung in der Therapie genannt. Mit Hilfe solcher Generalisierungen ordnet der Analytiker die Mitteilungen (das Material) des Patienten. Diese ordnende Feststellung von Zusammenhängen enthält »schwache Erklärungen«:

> Wenn der Analytiker sich aber mit Erklärungen darüber befasst, wie und warum überhaupt diese Phänomene (das Material) produziert werden, dann benützt er Regression und Verdrängung, um die Bedingungen in dem System zu spezifizieren und zu beschreiben, auf welche sich diese Begriffe beziehen. Dann haben diese Begriffe eine Funktion auf höherer Theorieebene (Farrell 1981, S. 38; Übersetzung durch die Autoren).

Schon auf der unteren Ebene der Beobachtung sind die Begriffe also doppelgesichtig, weil sie in einem funktionalen Zusammenhang stehen, der sich nach unten im fiktiven Grenzbegriff des Triebes im Unbewussten verliert. Man kann allerdings bei der beschreibenden Feststellung der **beobachtbaren Abfolge** von Ereignissen die an die Phänomene herangetragene **Idee des Zusammenhangs** dann vernachlässigen, wenn es um die reine Registrierung von Daten geht. So sind zwar Assoziationsstudien von der Idee geleitet, dass es zwischen den Elementen Zusammenhänge gibt, aber bei der Datensammlung geht es zunächst nur darum, die Abfolge der Einfälle vollständig zu protokollieren. Auch in der psychoanalytischen Situation sind Beobachtungen deskriptiv zu erfassen.

Ausweg aus der Theoriekrise

Da sich mit der Metapsychologie in den Augen vieler Analytiker der naturwissenschaftliche Status der Psychoanalyse als erklärende Theorie verbindet und ein kausaler Ansatz der Therapie beansprucht wird, ist der Psychoanalytiker von der Krise als Wissenschaftler wie auch als Therapeut betroffen. Als Ausweg bietet sich an, ganz auf erklärende Theorien zu verzichten und sich mit der psychoanalytischen Deutungskunst, die in der Praxis den großen Raum einnimmt, zu begnügen. Die Gegenüberstellung der verstehenden Geistes- und Humanwissenschaften und der erklärenden Naturwissenschaften, die im deutschen Sprachraum seit Dilthey und Rickert geläufig ist, und die Hartmann (1927) bezüglich der Psychoanalyse zugunsten der Naturwissenschaften geklärt zu haben glaubte, wurde im angloamerikanischen Sprachraum nun neu aufgelegt. In England wurde der Historiker Collingwood (1946) durch die Veröffentlichung von Klauber (1968) zum Gewährsmann einer verstehenden Psychoanalyse, für die auch Home (1966) plädiert hatte. In den USA und Kanada wurde frühzeitig das Werk des französischen Philosophen Ricoeur (1969) rezipiert, der Freud als Hermeneutiker vorstellte. Aus dem Buch von Habermas (1968) *Erkenntnis und Interesse* wurde der Satz vom »szientistischen Selbstmissverständnis«, dem Freud anheim gefallen sei, bei uns zum Schlagwort. Habermas bezog sich hierbei auf die metapsychologischen Erklärungen, ohne in Abrede zu stellen, dass der Psychoanalytiker eine erklärende Theorie ebenso benötige wie Generalisierungen, um tiefentherapeutisch arbeiten, d. h. deuten zu können.

Exkurs zur Hermeneutik

Um dem Leser den Zugang zu den hier diskutierten Problemen zu erleichtern, entnehmen wir einer früheren eigenen Arbeit (Thomä u. Kächele 1973, S. 208ff.) einige Anmerkungen zur Hermeneutik. Die Bezeichnung leitet sich von dem griechischen Wort »hermeneuo« ab (»ich bezeichne meine Gedanken durch Worte, ich lege aus, deute, erkläre, dolmetsche, übersetze«). Nicht selten wird angenommen, dass auch eine etymologische Beziehung zwischen Hermeneutik und Hermes besteht; denn Hermes, der Gott des Handels, hatte als Bote der Götter Aufgaben eines Dolmetschers, er hatte ihre Botschaften zu übersetzen. Die Verbindung von Hermes und Hermeneutik beruht auf einer zufälligen Ähnlichkeit der Wörter, die etymologisch verschiedene Ursprünge haben. Hermeneuo ist auf eine Wurzel zurückzuführen, die soviel wie sprechen bedeutet. Die Bezeichnung Hermeneutik wurde im frühen 17. Jahrhundert für das Verfahren, Texte zu interpretieren, geprägt (eine Kunstlehre der Auslegung von Texten). Die Entwicklung der Hermeneutik wurde wesentlich durch die Exegese der Bibel beeinflusst. Die Auseinandersetzung der Theologen mit der Kunstlehre der Hermeneutik dokumentiert sich u. a. auch in dem Schleiermacherschen Prinzip, dass man gewöhnlich zunächst kein Verstehen, sondern eher ein Missverstehen erziele, wodurch sich das Problem des Verstehens als ein Thema der Epistemologie (Wissenslehre und Erkenntnistheorie) darstellte: Wir müssen bereits etwas wissen, d. h. ein Vorverständnis haben, um etwas untersuchen zu können.

Die klarste Ausprägung erhielt der hermeneutische Ansatz in den Geisteswissenschaften, den Textinterpretierenden Philologien. Ihre Grundfrage ist: Welchen Sinn, d. h. welche Bedeutung, hatte und hat dieser Text? Von der philologischen, theologischen und historischen Hermeneutik führt eine Linie zur verstehenden Psychologie. Die Forderungen des Sich Einfühlens, Sich Hineinversetzens – in den Text oder in die Situation des anderen – verbindet die verstehende Psychologie mit den Geisteswissenschaften. Die Erlebnisse des anderen nachzuvollziehen, ist auch eine der Voraussetzungen, die den psychoanalytischen Behandlungsverlauf ermöglichen. Introspektion und Empathie sind wesentliche Merkmale der sich ergänzenden technischen Regeln der »freien Assoziation« und der »gleichschwebenden Aufmerksamkeit«. Der Satz: »Jedes Verstehen schon ist eine Identifikation des Ichs und des Objekts, eine Aussöhnung der außerhalb dieses Verständnisses Getrennten; was ich nicht verstehe, bleibt ein mir Fremdes und Anderes« könnte, in zeitgemäßes Deutsch übertragen, von irgend einem Psychoanalytiker stammen, der sich mit dem Wesen der Empathie befasst (s. z. B. Greenson 1960; Kohut 1959). Der zitierte Satz stammt von Hegel (s. Apel 1955, S. 170). Kohut (1959, S. 464) betont, dass Freud Introspektion und Empathie als wissenschaftliche Instrumente für systematische Beobachtungen und Entdeckungen nutzbar gemacht habe. Die Interpretation beginnt dort, um mit Gadamer zu sprechen,

> … wo sich der Sinn eines Textes nicht unmittelbar verstehen lässt. Interpretieren muss man überall, wo man dem, was eine Erscheinung unmittelbar darstellt, nicht trauen will. So interpretiert der Psychologe, indem er Lebensäußerungen nicht in ihrem gemeinten Sinn gelten lässt, sondern nach dem zurückfragt, was im Unbewussten vor sich ging. Ebenso interpretiert der Historiker die Gegebenheiten der Überlieferung, um hinter den wahren Sinn zu kommen, der sich in ihnen ausdrückt und zugleich verbirgt (1965, S. 319).

Gadamer scheint hier einen psychoanalytisch tätigen Psychologen im Auge zu haben; seine Beschreibung kennzeichnet die tiefenpsychologische Fragestellung. War es doch gerade das Unverständliche, das scheinbar Sinnlose psychopathologischer Phänomene, das durch die psychoanalytische Methode auf seine Entstehungsbedingungen zurückgeführt und verstanden werden konnte. Nun ist es mehr als ein nebensächliches Detailproblem, dass nach Gadamer das verstellte oder verschlüsselte Schreiben eines der schwierigsten hermeneutischen Probleme aufwirft. Wahrscheinlich gerät hier die philologische Hermeneutik an eine ähnliche Grenze, wie sie auch von der nur verstehenden Psychologie – weil ihr eine erklärende Theorie fehlt – nicht überschritten werden kann. Nicht zu übersehen ist ein grundlegender Unterschied: Psychoanalytische Deutungen beziehen sich nicht auf einen Text, sondern auf das Erleben eines leidenden Menschen mit therapeutischer Zielrichtung. Was dabei herauskommt, hat zwei Autoren, die im Entstehungsprozess beide präsent sind. Diese »Autorenpräsenz« muss sich nach Meyer im Interaktionsbericht niederschlagen (Meyer 1990).

Metapsychologie und Theoriekrise

Die Einschätzung der Theoriekrise und ihrer Ausdehnung über die verschiedenen Stockwerke hinweg hängt ganz wesentlich davon ab, welche Position man der Metapsychologie zuschreibt. Provokative Titel vermitteln einen Eindruck von der brisanten Diskussion:

- »Die Metapsychologie ist keine Psychologie«, argumentiert Gill (1976, dt. 1984).
- »Zwei Theorien oder eine?«, unter diesem Thema kritisiert G. Klein (1970) die Libidotheorie.
- »Metapsychologie, wer braucht sie?«, fragt Meissner (1981).
- Frank (1979) scheint in seiner ausführlichen Besprechung der Bücher von G. Klein (1976), Gill u. Holzman (1976) und Schafer (1976) der Resignation zumindest im Titel nahe zu kommen: »Zwei Theorien oder eine – oder keine?«.
- Modell (1984b) beantwortet die Frage »Gibt es die Metapsychologie noch?« mit einem »Jein«: die charakteristischen metapsychologischen Gesichtspunkte seien irreführend und deshalb aufzugeben. Was Modell von der traditionellen Metapsychologie übrig lässt, ist ihre weitgehend inhaltsleere Idee.
- Schließlich glaubt Brenner (1980), die Verirrungen und Verwirrungen seiner Kollegen durch seine Exegese der einschlägigen Texte Freuds klären zu können, indem er feststellt, dass die Metapsychologie mit Freuds Theorie unbewusster Prozesse und mit der ganzen Tiefenpsychologie gleichzusetzen sei (S. 196).

Freuds metapsychologische Schriften lassen verschiedene Auslegungen zu, von denen in den gegenwärtigen Kontroversen ausgegangen wird (Schmidt-Hellerau 1995; Thomä 2003). Der Rückgriff auf die Exegese Freuds steht immer noch am Anfang jeder ernsthaften psychoanalytischen Diskussion. Aber jene kann nicht das letzte Wort haben. Aus unseren Ausführungen dürfte deutlich geworden sein, dass die Theoriekrise die psychoanalytische Methode deshalb trifft, weil es um die Frage geht, welche Ideen an das Material herangetragen werden und inwieweit diese das Verstehen und ggf. auch das Erklären fördern. Im Zusammenhang seiner Entdeckungen – im »context of discovery« – machte Freud aufgrund seiner Ideen aus der Beobachtung hysterischer Anfälle und anderer psychopathologischer Syndrome eine neue Erfahrung. Dann entwickelte er eine Methode, um seine Ideen anhand weiterer Beobachtungen überprüfen zu können. Niemand kann ohne Theorie handeln: »Wenn man mit einem Problem konfrontiert ist, muss man zuerst eine Theorie haben.« Diesen Satz entnehmen wir einem bedeutenden Beitrag Wisdoms (1956, S. 13; Übersetzung durch die Autoren), der an dieser Stelle deutlich macht, dass die verschiedenen Techniken der Psychoanalyse durch Theorien hervorgebracht wurden.

Hypothesen zur Metapsychologie

Die Beantwortung der aufgeworfenen brisanten Fragen hängt selbstverständlich davon ab, was die Autoren unter Metapsychologie verstehen und wie sie Freuds diesbezügliche Textstellen interpretieren. Nach eigenen Studien kommen wir zu dem Ergebnis, dass Rapaport u. Gill (1959) in ihrer Interpretation der Metapsychologie und ihrer Stellung in Freuds Werk gerecht werden. Die verschiedenen metapsychologischen Gesichtspunkte wurden gleichrangig behandelt. Später wurde besonders von Gill (1976) dem ökonomischen, also dem biologischen Erklärungsansatz Freuds, die zentrale Position zugeschrieben. Die Meinungsverschiedenheiten darüber haben verschiedene Ursprünge. Zum einen lassen sich diesbezügliche Textstellen unterschiedlich interpretieren. Zum anderen haben alle metapsychologischen Gesichtspunkte in der Anwendung durch Analytiker natürlich auch eine irgendwie geartete Beziehung zum Erleben des Patienten. Insofern ist die Metapsychologie auch Psychologie. Schließlich scheinen der dynamische und der topische Gesichtspunkt dem Erleben und den menschlichen Konflikten näher zu liegen als die ökonomischen Vorstellungen über nichterlebbare quantitative Prozesse. Diese Ausgestaltung der Metapsychologie täuscht u. E. aber darüber hinweg, dass Freud nicht nur stets dem ökonomischen Gesichtspunkt die Treue hielt, sondern auch die Theorie vom Trieb und von der Biologie her aufzubauen versuchte und in quantitativen Faktoren auch die zukünftige Lösung offener Probleme erwartete.

So kam es zum »falschen Gebrauch quantitativer Begriffe in der dynamischen Psychologie« (Kubie 1947).

Wenn man freilich die Metapsychologie ihres speziellen Inhalts entleert, wie dies Meissner tut, kann alles beim Alten bleiben. Er distanziert sich von den metapsychologischen Gesichtspunkten und sieht in ihnen nichts anderes als eine Leitidee, die jeder Wissenschaftler neben einer Methode benötige – eine unbestreitbare Binsenwahrheit. Auch Modell entkleidet Freuds Metapsychologie ihrer physikalistischen Merkmale. Er sieht in der Hexe, als welche Freud die Metapsychologie einmal bezeichnete, das Sinnbild fruchtbaren Spekulierens und Phantasierens. »Ist dies die Art, mit Hexen umzugehen?«, muss man da mit Mephisto (*Faust I*, »Hexenküche«) fragen. In welchem Zusammenhang hat Freud Rat beim Hexeneinmaleins gesucht? Er wollte in seiner Spätschrift (1937c) in der Frage weiterkommen, ob es möglich ist,

> einen Konflikt des Triebs mit dem Ich oder einen pathogenen Triebanspruch an das Ich durch analytische Therapie dauernd und endgültig zu erledigen (S. 68).

Er suchte Rat bei der Hexe.

> Man muss sich sagen: »So muss denn doch die Hexe dran.« Die Hexe Metapsychologie nämlich. Ohne metapsychologisches Spekulieren und Theoretisieren – beinahe hätte ich gesagt: Phantasieren – kommt man hier keinen Schritt weiter (S. 69).

Nachdem Freud die Hexe konsultiert hatte, glaubte er, die Antwort in quantitativen Faktoren der Triebstärke oder der Relation zwischen Stärke des Triebs und Stärke des Ich gefunden zu haben. Freud erklärte das Erleben von Lust und Unlust durch das ökonomische Prinzip. Er nahm an, dass Lust und Unlust als seelische und körperliche Erfahrungen und Erlebnisse dadurch zustande kommen, dass affektive Vorstellungen durch seelische Energie besetzt werden und Lust in der Abfuhr dieser Energie besteht. Besetzung und Abfuhr sind die von Freud angenommenen Regulationsmechanismen. Die Hexe Metapsychologie führt also nicht in imaginäre Gefilde, sondern zu handfesten Quantitäten, die Freud allerdings dort lokalisiert, wo die psychoanalytische Methode niemals hingelangen kann: im biologischen Substrat, in zerebralen neurophysiologischen Prozessen – kurz: im Körper.

Brenner (1980) beansprucht, zur wahren Exegese gelangt zu sein, als deren Ergebnis die Metapsychologie mit der Psychologie des Unbewussten und der gesamten psychoanalytischen Psychologie gleichgesetzt wird. Dass Freud nicht nur im Spätwerk, sondern durchgängig die quantitativen, ökonomischen Faktoren hervorhebt, wird nicht bestritten und dem Einfluss Brückes und damit der Helmholtzschen Schule zugeschrieben, so als ob die Herkunft des ökonomischen Prinzips etwas daran ändern würde, dass in der psychoanalytischen Theorie – und damit selbstverständlich auch in der Lehre vom Unbewussten – Abfuhr und Besetzung, also der ökonomisch-energetische Gesichtspunkt, ausschlaggebend ist. Auch Brenner muss davon ausgehen, dass Freud den Anspruch hatte, seelische Phänomene dynamisch, topisch und ökonomisch zu erklären. Rapaport u. Gill (1959, S. 153) haben diese Annahmen als Grundlage der psychoanalytischen Theorie bezeichnet. Es handelt sich im Sinne Freuds um »Kräfteverhältnisse zwischen den von uns erkannten, wenn man will, erschlossenen, vermuteten Instanzen des seelischen Apparates« (1937c, S. 70). Nimmt man den genetischen und adaptiven Gesichtspunkt hinzu, dann enthalten die fünf metapsychologischen Gesichtspunkte das gesamte theoretische Spektrum der Psychoanalyse.

Verhältnis von Theorie und Methode

Das Problem liegt nun nicht darin, wie viele Hypothesen gebildet und auf welcher Abstraktionsebene diese angesiedelt werden, sondern welche theoretischen Annahmen überhaupt durch die psychoanalytische Methode oder durch psychologische Experimente geprüft werden können. In seiner Diskussion der Beziehung zwischen Theorie und Methode lässt Brenner ein wesentliches Problem außer Acht. Es ist genau jenes, das dazu geführt hat, dass gerade der ökonomische Gesichtspunkt der Metapsychologie ins Kreuzfeuer der Kritik geriet und damit auch alle in irgendeiner Weise mit ihm verbundenen theoretischen Annahmen: Freuds Anleihen bei der Biologie seiner Zeit, die das tiefenpsychologische Verständnis und psychoanalytische Erklärungen einschränkten oder so deformierten, wie es zutreffend von Modell aufgezeigt wird. Die Daten, die durch die psychoanalytische Methode gewonnen werden, sind hochgradig von den durch den Analytiker vermittelten Ideen beeinflusst. Deshalb ist es nicht gleichgültig, wie man die Kräfte benennt, denen in der seelischen Dynamik eine Rolle zugeschrieben wird (Rosenblatt u. Thickstun, 1977). Brenner (1980, S. 211) glaubt demgegenüber, es mache keinen Unterschied, ob man von psychischer Energie, von motivationalem Drang spreche oder hierfür eine Chiffre wie **abc** verwende. Da sich das Unbewusste der psychoanalytischen Methode nur insoweit eröffnet, als der Trieb im Seelischen repräsentiert ist, ist es sogar entscheidend, ob von anonymen Chiffren oder von bedeutungsvollen und zielstrebigen Motiven gesprochen wird.

Modell (1981, S. 392, dt. 1894b, S. 216) unterstreicht, dass die Metapsychologie die klinische Theorie nicht erkläre, sondern dass letztere sich von der Metapsychologie ableite. Modell nennt als Beispiel A. Freuds (1936) Buch *Das Ich und die Abwehrmechanismen,* das nicht hätte geschrieben werden können, wenn Freud nicht die Metapsychologie revidiert und ein neues Modell zur Verfügung gestellt hätte, in dem unbewusste Kräfte als Teil des Ich betrachtet werden. Trotz aller Veränderungen hielt Freud am **materialistischen** Monismus stets fest. Zugleich jedoch war er ein methodenbewusster Erforscher des menschlichen Seelenlebens. Er ging also dualistisch vor, wenn er die **psychologische** Erforschung unbewusster Prozesse und die Entstehung von Verdrängungen sowie deren Auswirkungen beschrieb. Sein Genius setzte sich gegen die metapsychologischen Pseudoerklärungen durch und ermöglichte die großen Entdeckungen der 20er-Jahre in den psychoanalytisch-sozialpsychologischen Schriften *Das Ich und das Es* (1923b) sowie *Massenpsychologie und Ich-Analyse* (1921c).

Gleichzeitig erreichte der Versuch der metapsychologischen Fundierung des Seelenlebens in der Schrift *Jenseits des Lustprinzips* (1920g) einen Höhepunkt. Im Gegensatz zu Freuds Deklaration, dass die wissenschaftliche Psychoanalyse jene sei, die sich auf psychologische Hilfsvorstellungen stütze (1927a, S. 294), und seiner pädagogischen Forderung, Analytiker hätten zu lernen, »sich auf psychologische Denkweisen zu beschränken« (Freud 1932, in einem Brief an V. von Weizsäcker, zit. nach von Weizsäcker 1977 [1954], S. 125), behielten die scheinbar naturwissenschaftlichen (metapsychologischen) Erklärungen ein hohes Prestige. Deshalb bewirkte der Titel Gills (1976, dt. 1984): »Metapsychology is not Psychology«, eine so große Erschütterung.

Der ökonomische Gesichtspunkt in der Kritik

Die innere Seite der Krise ist deshalb so brisant, weil sie von Psychoanalytikern kommt, die es sich nicht leicht gemacht haben. Einer der Repräsentanten dieser Gruppe ist Gill. Nach der Erweiterung der Metapsychologie gemeinsam mit Rapaport (Rapaport u. Gill 1959) markierte die Untersuchung von Freuds *Entwurf einer Psychologie* (1950a) zusammen mit Pribram (Pribram u. Gill 1976) einen Wendepunkt seines Denkens. Wie man der Besprechung Weiners (1979) und der Würdigung durch Holt (1984) entnehmen kann, wurde es unausweichlich, den ökonomischen Gesichtspunkt als Grundlage der Metapsychologie aufzugeben. Die tiefen**psychologische** Methode kann keine Aussagen über neuro**physiologische** oder andere biologische Prozesse machen. Dass Freud trotzdem immer wieder gerade zum ökonomischen Gesichtspunkt und zu spekulativen Annahmen über die Energieverteilung im Organismus zurückkehrte, hat die folgenden weiteren Gründe.

- Der Psychoanalytiker hat ständig mit Prozessen zu tun, die das körpernahe Erleben des Menschen betreffen. Die subjektiven Theorien des Patienten über sein körperliches Befinden sind anthropomorph: in ihnen spiegeln sich infantile Körpervorstellungen wider. In der Sprache der Metapsychologie ist nicht nur veraltetes biologisches Gedankengut konserviert, durch ihre Metaphorik werden Phantasien von Patienten über ihren Körper, also über das Bild, das sie bewusst und unbewusst von sich haben, auf eine abstrakte Ebene angehoben. Gill (1977) hat darauf aufmerksam gemacht, dass die Metapsychologie voll von Bildern ist, die ihre Herkunft aus infantilen Sexualvorstellungen verraten. Freud wollte durch das metapsychologische System **Projektionen**, die vordem zur Bildung metaphysischer Vorstellungen geführt hatten, **erklären**.

Wenn sich nun herausstellt, dass in die metaphorische Sprache der Metapsychologie infantile Vorstellungen ebenso hinein verwoben sind wie veraltete biologische Auffassungen, dann wird es verständlicher, warum diese Begriffe so vital geblieben sind, obwohl sie als Teile einer wissenschaftlichen Theorie unhaltbar geworden sind. Hält man sich wie Gill an Freuds Definitionen und ihre speziellen Inhalte, muss die Metapsychologie als wissenschaftliche Theorie aufgegeben werden. Stellt man die Definition freilich in das Belieben des jeweiligen Autors, kann jeder neu anfangen und doch alles beim Alten lassen. In diesem Sinne rechnet Modell (1981) alle universalen psychologischen Phänomene – wie den Wiederholungszwang, Identifikation und Verinnerlichung, Ursprung und Entstehung des Ödipuskomplexes, die Entwicklung von Über-Ich und Ich-Ideal – zur Metapsychologie. Er ist der Auffassung, dass Prozesse, die allen Menschen gemeinsam sind, also den höchsten Grad der Verallgemeinerung erlauben, per Definition als biologische aufzufassen seien.

- Die universalen Phänomene wie Identifikationen und ödipale Konflikte, Inzestwünsche und Inzesttabus der Humanbiologie zuzuschreiben, weil sie in allen Kulturen, wenn auch mit recht unterschiedlichen, soziokulturell bestimmten Inhalten, auftreten, halten wir nur für eine Seite der Lösung (Bischof 1985). Denn diese **psychosozialen Prozesse** arbeiten zwar mit der Symbolisierungsfähigkeit, die nur der Spezies Mensch in vollem Umfang zugeschrieben werden kann. Sie gab dem frühen Homo sapiens ein wie auch immer geartetes Wissen um den genetischen Vorteil der Exogamie bzw. der Vermeidung der Inzucht. **Aber**, wir sollten sozialwissenschaftliche Erklärungsansätze nicht außer Acht lassen, die psychosoziale und soziokulturelle Auffassungen heranziehen (Parsons 1964, S. 57ff.). Die Spannung zwischen inzestuösen Wünschen und Tabu manifestiert sich in der Verletzung desselben bei den in unserer Zeit anscheinend zunehmenden Grenzüberschreitungen zwischen den Generationen. Bischof (1985, S. 372ff.) selbst trägt relevantes Material zum Ausschluss gemeinsam erlebter früher Brutpflegeerfahrung und Sexualität zusammen; dies trifft jedoch nicht den Kern des Freudschen Ödipus-Themas.
- Es ist hervorzuheben, dass psychosoziale und soziokulturelle Phänomene eine Eigenständigkeit haben und weder ihre Entstehung noch ihre Veränderung auf biologische Prozesse zu reduzieren sind. »Der kulturelle Hintergrund beeinflusst das Leben unserer Patienten«, schreibt Vikar (2001, S. 34) und illustriert diese These mit zwei Fallvignetten. In diesem Zusammenhang halten wir im Gegensatz zu Rubinstein (1980) die zugegebenermaßen spekulative Argumentation zugunsten einer interaktionistischen Auffassung des Leib-Seele-Problems durch Popper u. Eccles (1977) auch für die Psychoanalyse für ungemein fruchtbar. Popper u. Eccles schreiben seelischen Prozessen mächtige evolutionäre Wirkungen zu, wenn sie annehmen, dass der Mensch, nachdem er das Sprechen erlernt und Interesse an der Sprache gefunden hat, sich auf den Weg begeben hat, sein Gehirn und seinen Geist zu entwickeln (S. 13).
- Uns interessieren hier nicht die Wirkung der seelischen Innenwelt auf die Evolution des Menschen und Spekulationen von Popper u. Eccles darüber, sondern die im philosophischen Interaktionismus enthaltene Befreiung und Verselbständigung der Psychoanalyse als psychosoziale Wissenschaft vom materialistischen Monismus als Grundlage der Metapsychologie. Die philosophischen und neurophysiologischen Argumente von Popper u. Eccles sind heuristisch fruchtbar und zudem weit weniger spekulativ, als Rubinstein annimmt. Denn die neurophysiologische Grundlagenforschung geht von der Plastizität des Gehirns aus, also von der Umweltabhängigkeit. Kandels (1979, 1983) neurophysiologische – oder sollte man richtiger sagen: psychoneurophysiologische – Experimente an einer Meeresschneckenart (*Aplysia*) implizieren einen Interak-

Box

Die Kritik an der Metapsychologie, wie sie von Gill, Holt, G. Klein und Schafer vorgebracht wird, ist u. E. überzeugend begründet. Modell glaubt, das Problem entschärfen zu können, indem er lediglich die veralteten biologischen, heute nicht mehr gültigen Erklärungsprinzipien Freuds kritisiert. Die Verdinglichung des Energiebegriffs, die zur falschen Abfuhrtheorie der Affekte geführt habe, wird von Modell als Beispiel hierfür herangezogen. Wir sehen in der Konfusion von Biologie und Psychologie, die auf Freuds letztlich auf einen Isomorphismus von Seelischem und Körperlichem hinauslaufenden materialistischen Monismus beruht, die Ursache der Krise und plädieren deshalb für eine Theorie der Psychoanalyse, die sich primär auf psychologische und tiefenpsychologische Hilfsvorstellungen stützt (Thomä 2002). Hierfür sprechen methodologische Gründe, weil erst dann psychophysiologische Korrelationsuntersuchungen fundiert durchgeführt werden können. Diese sind allerdings häufig von der Utopie geleitet, man könnte mit neurophysiologischen Techniken psychologische Theorien prüfen. Bei diesem Irrtum wird übersehen, dass sich die neurophysiologischen Techniken auf einen ganz anderen Gegenstandsbereich beziehen als die psychologischen Theorien, sodass von daher die Frage nach Kompatibilität oder Inkompatibilität von psychologischen und neurophysiologischen Theorien sinnlos ist. So sehr uns an der Suche nach externaler Kohärenz (Strenger 1991) gelegen sein muss, so sehr ist auch vor einer Überschätzung zu warnen. So geht es für die Psychoanalyse beim Dialog mit den Neurowissenschaften primär um die Vorgabe von Fragestellungen, die die Blickrichtung des Neurowissenschaftlers anregen können (Walter et al. 2002). Aus diesem Grunde sind rein molekularbiologische Fragestellungen für Psychoanalytiker kaum interessant. Umgekehrt ist es für Psychoanalytiker hoch relevant, welche »constraints« sich aus neurowissenschaftlich fundierten Emotionstheorien ergeben. In diesem Sinne plädiert Panksepp (1999) für eine wechselseitige Anregung:

> Psychoanalytische Theorie kann nun das neurowissenschaftliche Denken bezüglich vielfältiger emotionaler Dynamiken leiten, die sich im neuralen Substrat ausbreiten. Umgekehrt kann die Neurowissenschaft die Fakten zur Verfügung stellen, die es der psychoanalytischen Theorie erlauben, sich fest mit objektiven Zugangweisen zu verknüpfen (S. 15).

In diesem kritisch-neugierigen Sinne fragt deshalb Gabbard (2001) »What can neuroscience teach us about transference?« Bei vollständiger methodischer Eigenständigkeit und Unabhängigkeit können Neurobiologie und Psychoanalyse, als eine Psychotherapie, die sich schon seit 100 Jahren mit unbewussten Prozessen befasst, sich wechselseitig befruchten. Diese interdisziplinäre Kooperation scheint Birbaumer (2004) so zu irritieren, dass er die Hirnforscher insgesamt vor der »Psychoanalyse«! schützen zu müssen glaubt. Zugleich warnt er die Hirnforschung in scharfsinniger, dreiseitiger Argumentation vor der Übernahme grandioser Welterklärungsansprüche. Die von ihm geforderte Ablösung des angeblich verjährten Berufstandes der Psychoanalytiker durch Neurowissenschaftler dürfte kaum erfolgreich sein, wie die Etablierung einer Internationalen Gesellschaft für Neuro-Psychoanalyse und einer korrespondieren Zeitschrift »Neuro-Psychoanalysis« belegt.

tionismus, dem die Plastizität des Gehirns zugrunde liegt. Systematische sensorische Reizungen der Tastorgane dieser Meeresschnecken führen nämlich zu strukturellen Veränderungen von Gehirnzellen der entsprechenden zerebralen Abbildungsregion. Einzelheiten dieser bahnbrechenden Entdeckung, für die Kandel den Nobelpreis 1999 erhielt, sind bei Kandel et al. 1996, S.689 gut verständlich nachzulesen. Abgekürzt kann man diese Experimente per Analogieschluss für folgende Aussage anwenden: Kognitive (seelische) Prozesse führen zu strukturellen (zellulären) Veränderungen (s. auch Fonagy 2004; Dornes 2005).

Motivationale Erklärungen

Die Psychoanalyse wird v. a. deshalb verwandelt aus der Theoriekrise hervorgehen, weil sich Analytiker nun nicht mehr mit pseudowissenschaftlichen metapsychologischen Erklärungen über Energietransformationen usw. herumplagen müssen. Nun werden zunehmend mehr wissenschaftliche Fragestellungen dorthin gebracht, wo die Methode den Boden ihrer Erkenntnis, ihrer praktischen Reichweite und wissenschaftlichen Bedeutung hat: in die analytische Situation, wie der zu Unrecht vergessene ungarische Analytiker Hermann schon vor langer Zeit betont hat (Hermann 1934).

Diese Forschung hat große praktische Relevanz, weil sie sich auf das wichtigste Gebiet der Anwendung bezieht: auf die Therapie. Dass die Krise diese Wendung genommen hat, zeichnet sich erst seit kürzerer Zeit ab. Denn zunächst schien es so, als ob mit dem Verzicht auf die Metapsychologie auch der Anspruch auf eine erklärende Theorie aufgegeben werden müsse. Kausale Erklärungen wurden von vielen Analytikern mit Naturwissenschaft gleichgesetzt, und in der Metapsychologie, der alle Merkmale einer nachprüfbaren naturwissenschaftlichen Theorie fehlen, wurde diese Verankerung gesehen. Das zum Schlagwort gewordene Verdikt von Habermas vom »szientistischen Selbstmissverständnis« Freuds, das sich auf metapsychologische Pseudoerklärungen bezieht, ließ übersehen, dass Habermas neben der Deutung auch der erklärenden Theorie unbewusster Prozesse im Gesamtgebäude der Psychoanalyse einen großen Raum zuweist. Wir haben diese Probleme in der Veröffentlichung über methodologische Probleme der klinisch-psychoanalytischen Forschung eingehend erörtert (Thomä u. Kächele 1973). Dort haben wir versucht, die eminente Rolle der Deutung in der therapeutischen Arbeit, die die psychoanalytische Methode als eine besondere Form der Hermeneutik ausweist, mit dem Anspruch Freuds zu verbinden, in der psychoanalytischen Theorie Erklärungen menschlichen Erlebens, Handelns und Verhaltens systematisiert zu haben. Da die erklärende Theorie der Psychoanalyse jedoch mit der Metapsychologie gleichgesetzt worden war und Rapaports groß angelegter Systematisierungsversuch zu der Erkenntnis geführt hatte, dass diese Ideen wissenschaftlich weder in der analytischen Situation noch in Experimenten geprüft werden können, schien die von vielen Analytikern innerhalb und außerhalb des Rapaport-Kreises vollzogene hermeneutische Wendung ein Ausweg zu sein.

Wir erläutern die hermeneutische Wendung am Werk G. Kleins, weil dieser allzu früh verstorbene Forscher die Hermeneutik mit der klinischen Theorie verbunden hat. Im Unterschied zu Waelders (1962) Etagengebäude nimmt G. Klein zunächst am Beispiel der Sexualität (1969), dann verallgemeinernd (1970, 1973), eine Trennung des Gebäudes in zwei Theoriesysteme vor, die sich durch die Art ihrer Fragestellung unterscheiden. Klinische Theorie und Metapsychologie werden voneinander getrennt und, wie G. Klein im Rekurs auf den Bruch in Freuds Traumdeutung geltend macht, durch die Warum-und-wieso-Frage unterschieden. Die klinische Theorie wird auf die Frage der Bedeutung, des Zwecks und der Absicht zentriert. Nur weil sich mit den metapsychologischen Pseudoerklärungen die Idee der naturwissenschaftlichen Grundlage der Psychoanalyse verknüpft hat, scheint G. Klein zu einer Dichotomie gelangt zu sein, die der analytischen Praxis das Verstehen zuweist und das Erklären auf sich beruhen lässt. Es geht hier um die Frage, ob motivationale Erklärungen prinzipiell einen anderen erkenntnistheoretischen Status haben als kausale.

In der philosophischen Diskussion halten sich die Argumente bezüglich der Frage, ob Ursache und Grund kategorial verschieden sind und ob sich kausale Erklärungen von Begründungen menschlichen Denkens und Handelns unterscheiden, die Waage. Die Logik psychoanalytischer Erklärungen und deren Stellung zwischen Beschreibung, motivationalem und funktionalem Zusammenhang ist ein Problem für sich, das hier nicht abgehandelt werden kann (Rubinstein 1967; Sherwood 1969; Eagle 1973; Moore 1980). Die Diskussion über Grund und Ursache ist, wie wir der Literatur entnehmen, unentschieden (Beckermann 1977; Wollheim u. Hopkins 1982; Grünbaum 1984, 1993; Davidson 2004; Stephan 1999). Für die therapeutische Praxis ist festzustellen, dass hier sowohl auf motivationale Erklärungen als auch auf Bedeutungszusammenhänge zurückgegriffen wird. Wir erläutern diesen Punkt, indem wir folgende wichtige Argumentation aus unserer früheren Veröffentlichung wiedergeben:

> Im Hinblick auf Symptome haben Konstruktionen die Form erklärender Hypothesen ... Aus ihnen leiten sich Prognosen ab, und zwar derart, dass durch den therapeutischen Prozess den Entstehungsbedingungen der Boden entzogen wird, wobei der Wegfall dieser angenommenen Bedingungen sich an den Veränderungen von Symptomen und von Verhalten ablesen lässt (Thomä u. Kächele 1973, S. 320).

Diese These enthält nichts anderes als Freuds Theorie der Verdrängung, an die sich auch Habermas hält. Im Gegensatz zu Habermas und noch entschiedener zu Lorenzer (1974) halten wir allerdings daran fest, dass die Feststellung von Veränderungen über subjektive Evidenzgefühle hinausgehen kann und muss. Ansonsten bliebe das hermeneutische Verstehen der Gefahr der Verrücktheit zu zweit, der »folie à deux«, ausgesetzt. Wir nehmen mit Freud einen kausalen Zusammenhang zwischen einer bestimmten Bedingung – der Verdrängung eines triebhaften Impulses – und den Folgen – der Wiederkehr des Verdrängten – im Symptom an. Diese These ist bei Freud metapsychologisch wie folgt eingerahmt:

> Wir sind aber zum Terminus oder Begriff des Unbewussten auf einem anderen Weg gekommen, durch Verarbeitung von Erfahrungen, in denen die seelische **Dynamik** eine Rolle spielt. Wir haben erfahren, das heißt annehmen müssen, dass es sehr starke seelische Vorgänge oder Vorstellungen gibt – hier kommt zuerst ein quantitatives, also ökonomisches Moment in Betracht –, die alle Folgen für das Seelenleben haben können wie sonstige Vorstellungen, auch solche Folgen, die wiederum als Vorstellungen bewusst werden können, nur werden sie selbst nicht bewusst. Es ist nicht nötig, hier ausführlich zu wiederholen, was schon so oft dargestellt worden ist. Genug, an dieser Stelle setzt die psychoanalytische Theorie ein und behauptet, dass solche Vorstellungen nicht bewusst sein können, weil eine gewisse Kraft sich dem widersetzt, dass sie sonst bewusst werden könnten und dass man dann sehen würde, wie wenig sie sich von anderen anerkannten psychischen Elementen unterscheiden. Diese Theorie wird dadurch unwiderleglich, dass sich in der psychoanalytischen Technik Mittel gefunden haben, mit deren Hilfe man die widerstrebende Kraft aufheben und die betreffenden Vorstellungen bewusst machen kann. Den Zustand, in dem diese sich vor der Bewusstmachung befanden, heißen wir **Verdrängung**, und die Kraft, welche die Verdrängung herbeigeführt und aufrecht gehalten hat, behaupten wir während der analytischen Arbeit als **Widerstand** zu verspüren (Freud 1923b, S. 240f.; Hervorhebungen im Original).

Die Kraft des hier metapsychologisch beschriebenen Widerstands lässt sich u. E. tiefenpsychologisch begründen und ohne Rückgriff auf die angenommene Ökonomik psychoanalytisch untersuchen. Im Zuge der Auflösung durch die Deutungsarbeit werden die Randbedingungen verändert, durch welche die Verdrängung (und damit die Symptome) aufrechterhalten werden. Schließlich können auch die speziellen unbewussten Ursachen der Verdrängung wegfallen, d. h. unwirksam werden. Diese Veränderung löst die determinierten Abläufe auf und nicht den Kausalnexus als solchen; dieser wird, wie Grünbaum (1984) betont, durch die Auflösung sogar als richtig vermuteter Zusammenhang bestätigt. Es ist bemerkenswert, dass Grünbaum selbst uns diese Zusammenhangsbehauptung bestätigt hat. Damit hat er – im Gegensatz zu seiner grundsätzlichen Position – die Möglichkeit der klinischen Überprüfung psychoanalytischer Hypothesen bejaht.

Es geht uns hier darum, zu zeigen, dass die **erklärende Theorie** der Psychoanalyse sich auf unbewusste seelische Prozesse bezieht, die der **Deutung** zugänglich werden. Die systematische Erforschung der psychoanalytischen Situation muss sich deshalb sowohl auf das Verstehen wie auch auf das Erklären beziehen. Hierbei geht es besonders darum, welche Ideen der Analytiker im Kopf hat, auch wenn er von der Empathie her interpretiert. Unseres Erachtens ist besonders darauf zu achten, welchen Einfluss die theoretischen Vorentwürfe auf das Handeln haben. Zu den bedenklichen Erscheinungen gehört in diesem Zusammenhang, dass bei Ricoeur (1969) und am ausgeprägtesten bei Lorenzer (1974) in der Tiefenhermeneutik besonders auch das ökonomische metapsychologische Prinzip weiterlebt, das nach allem, was wir heute wissen, unangemessen und deshalb auch nicht als Rahmen für Interpretationen geeignet ist (s. hierzu Thomä et al. 1976; ▶ Band 3, Kap. 2).

Metapsychologie als Metapher

Nun ist nicht zu übersehen, dass vielen Analytikern der Abschied von der Metapsychologie sehr schwer fällt. Die metapsychologischen Metaphern haben nämlich im Lauf der Jahrzehnte **tiefenpsychologische** Bedeutungen angenommen, die weit entfernt vom ursprünglichen physikalischen Bedeutungsgehalt sind. Als Beispiel erwähnen wir den Übergang von Fechners Konstanzprinzip, das im ökonomischen Gesichtspunkt enthalten ist, zum Nirwanaprinzip. Auch die tiefe menschliche Wahrheit, die in Nietzsches Versen

> Doch alle Lust will Ewigkeit –, – will tiefe, tiefe Ewigkeit (F. Nietzsche, *Also sprach Zarathustra*, Dritter Teil, Der Genesende, 3)

enthalten ist, lässt sich zur Not als anthropomorpher Ausdruck des Konstanzprinzips und der Abfuhrtheorie verstehen.

Nun sind es gerade die von G. Klein als »vital pleasures« bezeichneten Erfahrungen, die wie keine anderen eine körperliche Grundlage haben. Hunger und Sexualität haben die Qualität dessen, was aus gutem Grund als Trieb bezeichnet und phänomenologisch von anderen Erfahrungen unterschieden wird. Der sexuelle Höhepunkt der Lust ist ein exquisites, körpergebundenes Erlebnis, bei dem man zugleich außer sich gerät. Die Ekstase scheint die Ewigkeit zu berühren, aber sie im Höhepunkt auch bereits wieder zu verlieren, um sie in der Sehnsucht aufs Neue zu suchen und wieder zu finden. Auf dem Weg dorthin sind prosaische Prozesse der positiven und negativen Rückkopplung, also motivationale Abläufe mit ihren bewussten und unbewussten Ebenen zu untersuchen, die in Freuds nach dem Reflexbogenmodell konstruierter Triebtheorie **nicht** enthalten sind. Deshalb kommt Holt (1976) nach ausführlicher positiver Würdigung der klinischen Daten der Libidotheorie, also der psychosexuellen Entwicklung des Menschen, zu dem Ergebnis, dass der Trieb als **metapsychologischer** Begriff tot und durch den **Wunsch** zu ersetzen sei. Wir können die sorgfältige, mit klinischen und experimentellen Befunden überzeugend belegte Untersuchung Holts hier nicht ausführlich zusammenfassen. Hervorzuheben ist, dass der Rückgriff auf Freuds Wunschtheorie allen Elementen der **Psychosexualität** voll gerecht wird. Die sich im Aufbau befindliche psychoanalytische Motivations- und Bedeutungslehre kann ja nur dann als positive Wende der Theoriekrise aufgefasst werden, wenn sie die beobachteten und bekannten Phänomene besser in einen überzeugenderen Verstehens- und Erklärungszusammenhang mit unbewussten Prozessen zu bringen in der Lage ist als die bisherige Mischmaschtheorie.

Tatsächlich treten am Ende von philosophischen und psychoanalytischen Untersuchungen, die mit so provozierenden Titeln beginnen, wie »Was bleibt von der psychoanalytischen Theorie übrig?« (Wisdom 1984) oder die »Vom Tod und von der Verklärung der Metapsychologie« (Holt 1981) handeln, einige tiefenpsychologische Prinzipien über die Bedeutung des dynamischen Unbewussten deutlicher hervor als im schwer durchschaubaren Mischmasch der Metapsychologie. Aufgrund dieser Überzeugung haben wir uns die Freiheit genommen, das Wort »transfiguration« im Titel Holts altmodisch und in Anspielung auf die biblische Geschichte in Matthäus 17 als »Verklärung« zu übersetzen. Am Ende kehrt man – verwandelt – zu den frühesten Erkenntnissen Freuds über das unbewusste menschliche Seelenleben zurück: am Anfang war der Wunsch. Triebhafte Wünsche bewegen unser Leben. Das Suchen von Lust und das Vermeiden von Unlust sind die stärksten Motive menschlichen Handelns, zumal dann, wenn man diese Prinzipien mit umfassenden Inhalten lustvollen und unlustvollen Erlebens ausstattet. Das Lust-Unlust-Prinzip ist ein regulatives Schema ersten Ranges. Deshalb verlöre die Psychoanalyse ihre Tiefe, wenn ihre Motivationstheorie nicht beim dynamischen Unbewussten ihren Ausgang nähme.

Hier begegnen wir freilich einer großen methodischen Schwierigkeit, auf die Wisdom (1984) hingewiesen hat:

> Denn das Unbewusste [gemeint ist das dynamische Unbewusste, das nicht bewusstseinsfähig ist und auch nicht durch Deutungen bewusst gemacht werden kann] ist wie die Wurzel eines Baumes. Wie viele Triebe man auch freilegen mag, die Wurzel kann nicht mit der Summe der Triebe gleichgesetzt werden, die durch die Erde treten. Das Unbewusste hat immer ein größeres Potential, und es ist mehr als seine Erscheinungen. Sein wissenschaftlicher Status ist den hochabstrakten Begriffen in der Physik ähnlich, die **niemals** durch die direkte Beobachtung geprüft werden können (Wisdom 1984, S. 315; Hervorhebung im Original; Übersetzung durch die Verfasser).

Freilich waren es schon in der **Traumdeutung** die ins Vorbewusste **übertragenen** Gedanken, die Freud zum Rückschluss auf unbewusste Wünsche veranlassten. Hierbei handelte es sich seit eh und je um Schlussfolgerungen aufgrund einer tiefenpsychologischen Wunschtheorie, die weder durch Freuds zeitbedingte noch durch moderne Annahmen über neurophysiologische Prozesse bestätigt oder widerlegt werden kann. Der Trieb im Sinne von Freuds metapsychologischer Definition ist u. E. nicht deshalb für tot zu erklären, weil tierische und menschliche Grundbedürfnisse wie Hunger, Durst und Sexualität anders reguliert werden als durch Abfuhr. Die von Holt (1976, 1982) aufgeführten Beweise sind gewiss für die Psychoanalyse relevant, aber nur, sofern Freuds Metapsychologie als ihre naturwissenschaftliche Erklärungsgrundlage angenommen wird. Es war genau dieser Glaube, der verhindert hat, die Unangemessenheit der alle Stufen der Theorie und Praxis durchziehenden dualistischen Triebtheorie zu erkennen.

Die erklärende Theorie der Psychoanalyse blieb gebunden an die Biologie des letzten Jahrhunderts, anstatt an die Erfahrungen der analytischen Situation. Dort und in der metaphorischen Sprache der Praxis hat sich die Metapsychologie freilich schon längst transfiguriert, wenn auch erst in unserer Zeit anlässlich der ordentlichen Beisetzung die Ordnung des Nachlasses möglich geworden ist. Hierbei legen wir aus methodischen Gründen im Gegensatz zu Rubinstein (1976) und Holt (1976) deshalb ein Bekenntnis zum psychophysischen Interaktionismus im Sinne von Popper u. Eccles (1977) ab. Die gegenwärtige Hirnforschung gibt nämlich psychosozialen Einflüssen auf neurophysiologische Abläufe insbesondere während der frühen prä- und postnatalen Entwicklung erhebliches Gewicht (Roth 2001). Dann aber verkehrt sich die Gewichtung; zunehmend führen solche Erfahrungen zu sehr spezifischen Veränderungen der neuronalen Vernetzungen (Spitzer 2004, S. 89). Auf der psychologischen Ebene erkennen wir dies an der Verfestigung von innerseelischen Schemata (z. B. Sterns RIGs). In neurobiologistischer Verkürzung werden nun Verhaltensweisen, die ursprünglich interaktionell entstanden sind, auf zerebrale Prozesse reduziert. Beispielsweise werden nun panische Ängste, die mit der Aktivierung der Amygdala korrelieren – kausal auf die Mandelkerne zurückgeführt. Der gesamte Funktionskreis der Angst, zu dem situative Bedingungen ebenso gehören wie autopoetische sich selbst erzeugende und sich verstärkende unbewusste Prozesse, wird hierbei auf die Aktivität der Mandelkerne verkürzt. Rhetorisch gefragt, ob die Angst in den Mandelkernen sitzt, gibt Thomä (2002) die beruhigende Antwort:

> Die Angst sitzt nicht in den Mandelkernen. Soweit neurophysiologische Veränderungen in der Amygdala bei Angstsyndromen zu finden sind, handelt es sich nicht um deren Ursache, sondern um die Folge einer neurophysiologischen Anpassung an die ständige subliminale Wahrnehmung von Gefahren (S. 118).

Die Identitätstheorien münden trotz der Betonung der Eigenständigkeit von seelischer und körperlicher Ebene innerhalb der Einheit regelmäßig in einen monistischen Materialismus ein, dem auch Freud anhing. Die ubiquitäre Neigung zur Identitätstheorie scheint auf unbewusste Wurzeln zurückzugehen. Mit unserem Körper sind wir identisch, aber er ist uns auch fremd, weil wir in ihn – als einen Gegenstand – nicht selbst hineinschauen können. Die Faszination der bildgebenden Verfahren dürfte darauf zurückgehen, dass wir nun ins Gehirn hinein schauen können. Der Philosoph

Feigl (1957) hat schon vor einem halben Jahrhundert ein fiktives Zerebroskop erfunden, mit dessen Hilfe menschliches Erleben in numerische Werte transformiert werden kann. Hierdurch würde dann endlich eine Einheitssprache der Wissenschaft entstehen, eine Art Esperanto. Doch inzwischen scheint klar zu sein, dass auch die bildgebenden Verfahren diesem Feiglschen Wunschtraum keine Substanz zu verleihen vermögen. Das Innere des Körpers, und speziell das des Gehirns, gibt uns insgesamt mehr Rätsel auf als die äußeren Objekte, die wir zerlegen und untersuchen können. Schließlich können wir zum Körper eine exzentrische Position einnehmen und uns gedanklich von ihm trennen. Damit dürfte die unbewusste Sehnsucht nach Einheit zusammenhängen, die alle Wissenschaften durchzieht: auf irgendeinem sehr hohen Abstraktionsniveau könnten doch dieselben Begriffe gelten, so lautet ein vielfach variiertes und stets wiederkehrendes Argument.

Auswirkungen und Bewertung

Wir glauben, dass die Kritik an der Triebenergetik der wissenschaftlichen Tiefenpsychologie neue Dimensionen eröffnet hat. Gegen diese Auffassung scheint zu sprechen, dass von der Triebtheorie abweichende psychoanalytische Richtungen nicht selten verflachen (Adorno 1952). Dieser Verlust an Tiefe ist vermeidbar. Er hängt wahrscheinlich damit zusammen, dass im Denken vieler Analytiker das Unbewusste mit Trieb oder Energie gleichgesetzt wird. Diese Gleichsetzung führt dann dazu, dass der Verzicht auf die triebökonomische Betrachtungsweise den Phantasien des Analytikers über das Unbewusste seiner Patienten den Wind aus den Segeln nimmt. Der therapeutische Prozess ist eben von vielen Bedingungen abhängig, und unsere Ideen über die Triebkraft wirken belebend auf das Unbewusste. Eine psychoanalytische Heuristik kann sich am Lustprinzip, an der Dynamik unbewusster Wünsche orientieren, auch wenn sich der ökonomische Gesichtspunkt der Triebtheorie erschöpft hat. Denn die in Freuds Triebmythologie verborgenen und metaphorisch zum Ausdruck gebrachten Wahrheiten scheinen darin zu liegen, dass das Es als unerschöpfliche Quelle menschlichen Phantasierens verstanden werden kann, das über die einengenden Realitäten, über Raum und Zeit hinausweist. Libido gilt ihr, der Psychoanalyse, so hat Adorno (1952, S. 17) gezeigt, als »die eigentliche psychische Realität«. Verallgemeinert man die Libido zur Intentionalität, so nimmt man ihr auch die elementare – man ist versucht zu sagen: die in der körperlichen Existenz verankerte – Triebkraft. Man hat also guten Grund, bei der Kritik des ökonomischen Gesichtspunkts der Libidotheorie das Kind nicht mit dem Bad auszuschütten. Die revidierte, die soziologisierte Psychoanalyse hat die Neigung, in Adlers Oberflächlichkeit zurückzufallen: sie ersetzt Freuds dynamische, auf das Lustprinzip gegründete Theorie durch bloße Ich-Psychologie (1952, S. 2).

Das ökonomische Prinzip und die Annahmen über die Regulation von Lust- und Unlusterlebnissen durch die psychische Energie sind aus neurophysiologischen wie aus klinisch-psychoanalytischen Gründen sowie angesichts der Ergebnisse der Kind-Mutter-Interaktionsforschung unhaltbar geworden. In der eindrucksvollen, bildhaften Theoriesprache Freuds werden Ähnlichkeiten zwischen körperlichen und seelischen Prozessen nahe gelegt, die nicht bestehen. Folgt der Analytiker der suggestiven Kraft von Metaphern in Bereiche, wo der Vergleich nicht mehr stimmt, gelangt auch sein therapeutisches Handeln auf einen Irrweg. Die Theoriekrise reicht tief in die Praxis hinein.

Der Bedeutungsverlust der Triebtheorie muss nicht zwangsläufig mit einem Verzicht auf eine psychoanalytische Motivationstheorie, die biologisch tradierten Grundbedürfnissen unterschiedlicher Art Rechnung trägt, einhergehen. Beispielsweise hat Lichtenberg (1983a,b) Motivationssysteme beschrieben, welche an die Stelle der Triebtheorie treten können. Befreit vom unhaltbaren Dualismus (Libido vs. Selbsterhaltung; später Lebenstrieb vs. Todestrieb) entwirft Lichtenberg eine pluralistische Motivationstheorie mit fünf Systemen:

1. Bedürfnis nach psychologischer Regulierung physiologischer Homöostase,
2. Bedürfnis nach Bindung,
3. Exploration und Selbstbehauptung,
4. Bedürfnis, aversiv zu reagieren,
5. sinnlicher Genuss und sexuelle Erregung.

Die »systemische« Redefinition dieser Bedürfnisse erlaubt eine stärkere Berücksichtigung der Einbettung in die Umwelt (s. auch Poscheschnik 2001, S. 244f.)

1.4 Metaphern

Freuds Gebrauch von Metaphern

Von der Neuroanatomie und der zeitgenössischen Neurophysiologie herkommend, benutzte Freud Vergleiche, um sich auf dem neuen, unvertrauten Gebiet orientieren zu können. Wir sollten heutzutage seine Warnung aufgreifen und

> der Versuchung widerstehen, mit der Endokrinologie und dem autonomen Nervensystem zu liebäugeln, wo es darauf ankommt, **psychologische Tatsachen durch psychologische Hilfsvorstellungen** zu erfassen (1927a, S. 294; Hervorhebung durch die Autoren).

Dieses Zitat findet sich im *Nachwort zur Frage der Laienanalyse,* und zwar dort, wo Freud die »Scheidungsgrenze zwischen der **wissenschaftlichen** Psychoanalyse und ihren **Anwendungen** auf medizinischem und nichtmedizinischem Gebiet« S. 295; Hervorhebungen durch die Autoren) zieht und wo der berühmte Satz über das Junktim steht. Es sei nicht korrekt, so heißt es im Kontext, eine ärztliche, d. h. therapeutische Analyse von anderen Anwendungen zu unterscheiden.

Insofern sich **metaphorische** Beschreibungen auf **nichtpsychologische** Hilfsvorstellungen stützen – und dies trifft auf weite Strecken der Metapsychologie zu -, bewegt man sich also außerhalb der Forderungen, über deren Verbindlichkeit sich der geniale Gründer in Pionierzeiten freilich selbst hinweggesetzt hat.

Freuds **Metaphorik** – wie Erregungssumme, Abfuhr, Besetzung, Bindung etc. – entstammt der Neurophysiologie des letzten Jahrhunderts. Selbstverständlich ist nicht der Gebrauch von Metaphern als solcher zu kritisieren. Denn jede wissenschaftliche Theorie lebt von und mit ihrer metaphorischen Sprache (Grossman u. Simon 1969; Haverkamp 1983; Wurmser 1977, dt. 1983). Viele Publikationen der jüngeren Zeit befassen sich mit der bilderreichen Sprache der psychoanalytischen Praxis (Arlow 1979; Buchholz 1993, 1996; Haesler 1991). Durch Metaphern werden Bedeutungen von einem primären (vertrauten) Gegenstand auf ein sekundäres (fremdes) Objekt dem Wortsinn entsprechend **hinübergetragen**, wie Grassi (1979, S. 51ff.) an der Geschichte des Begriffs aufgezeigt hat. Durch die dabei gezogenen Vergleiche wird, wie Freud (1933a, S. 79) einmal sagte, nichts entschieden, aber sie tragen dazu bei, dass man sich im neuen, noch unbekannten Gebiet heimischer fühlen kann. Es war also nahe liegend, dass sich Freud beim Vorstoß in Neuland auf die Neurologie seiner Zeit stützte und beispielsweise den psychischen Apparat mit dem Reflexbogen verglich oder das Unbewusste, das Es, als ein »Chaos, einen Kessel voll brodelnder Erregungen« (1933a, S. 80) beschrieb und viele andere ökonomisch-quantitative Gleichnisse prägte.

Problematik von Metaphern

Aus praktischen und wissenschaftlichen Gründen ist es aber entscheidend zu klären, wie weit die Ähnlichkeit reicht, die durch Metaphern abgedeckt wird. Es kommt darauf an, Gemeinsamkeiten und Unterschiede der durch die Metapher miteinander verbundenen Gegenstandsbereiche voneinander zu differenzieren, d. h. die positiven und v. a. die **negativen Bereiche der Analogie** zu bestimmen (Hesse 1966; Cheshire 1975). Ein treffendes Gleichnis deckt die Ähnlichkeit besser ab als ein unpassendes. Eindrucksvolle Metaphern lassen aber auch vergessen, die Unähnlichkeit – also den Bereich der Verschiedenheit – zu präzisieren, und sie täuschen einen hohen Erklärungswert vor. Freud hat viele Metaphern geschaffen, in denen sich Psychoanalytiker bis heute heimisch fühlen (s. J. Edelson 1983). Unpassende Metaphern wurden aufgegeben, als die Theorie modifiziert wurde. Aber der Bereich der »negativen Analogie«, also die Verschiedenheit, blieb häufig ungeklärt. Es ist sogar wahrscheinlich, dass viele der von Freud geprägten Metaphern vom Glauben an einen Isomorphismus, d. h. an eine Gleichheit der miteinander verbundenen Bereiche, getragen wurden. Sonst hätte er nicht davon gesprochen, ja geradezu die Hoffnung geäußert, dass eines Tages die psychologischen Termini durch eine physiologische und chemische Einheitssprache im Sinne des materialistischen Monismus ersetzt würden (1920g, S. 65).

Erschwerend kommt hinzu, dass nicht wenige psychoanalytische Metaphern, die ihre primäre Bedeutung in der Neurophysiologie des letzten Jahrhunderts hatten, eine wissenschaftliche Reputation mit sich tragen, die sie in ihrem ursprünglichen Feld längst verloren haben (Roth 2001), ohne dass sie in ihrem sekundären Gegenstandsbereich eine zureichende empirische Begründung gefunden hätten. Die alte Bildersprache deformiert sogar die gewonnene psychoanalytische Erfahrung und ihre Interpretation. Die Metaphern, von denen die Metapsychologie lebt, hatten einmal eine nützliche integrative Funktion, weil sie eine Brücke vom bekannten zum unbekannten Ufer geschlagen haben. Danach trug die Bildersprache dazu bei, in der psychoanalytischen Bewegung die Identität des Psychoanalytikers zu formen. Neue Metaphern sind denkbar. Cox u. Theilgaard (1987) spielen mit dem überraschenden Gedanken, das Seelenleben in Begriffen der Musik – wie Dissonanz, Kontrapunkt, Harmonie – usw. zu beschreiben. Wenn es sich als nützlich erweisen sollte, wieso nicht?

> Gute Kliniker haben längst ein Repertoire von solchen frischen Metaphern parat … Wir brauchen dazu die Fähigkeit, Wert und Begrenztheiten der Metaphern der traditionellen Theorie zu sehen, und wir brauchen Mut, frische Metaphern an deren Stelle zu setzen,

schreibt Buchholz (2000, S. 64), und wir geben ihm Recht.

Schaffung von Kunstwörtern

Wir kommen nun von den Metaphern zu einem weiteren Sprachproblem. Brandt (1961, 1972, 1977), Bettelheim (1982) und Pines (1985) behaupten, die meisten Probleme der gegenwärtigen Psychoanalyse seien darauf zurückzuführen, dass Strachey die metaphorische und anthropomorphisierende Sprache Freuds durch eine mechanistische englische Kunstsprache ersetzt habe, um ihr eine wissenschaftliche Aura zu verleihen. Dass Stracheys Übersetzung viele Schwächen und Fehler hat, haben schon viele deutschsprachige Psychoanalytiker festgestellt. Kann man freilich die tief in die Praxis eingreifenden theoretischen Probleme darauf zurückführen, dass Strachey treffsichere Wortprägungen Freuds durch Termini ersetzte, die allenfalls dem Altphilologen etwas sagen?

Wir erläutern Bettelheims Kritik an der Übersetzung von Besetzung und Besetzen in »cathexis« und »to cathect«, was dem Laien nichts sagt, während sich jedermann unter den von Freud gewählten Bezeichnungen sehr viel vorstellen kann. Doch was hat sich Freud unter Besetzung vorgestellt? In der 13. Ausgabe der *Encyclopaedia Britannica* schrieb er 1926 einen Beitrag: »Psychoanalysis: Freudian School«. Die deutsche Fassung erschien 1934 unter dem Titel »Psycho-Analysis«.

> Die ökonomische Betrachtung nimmt an, dass die psychischen Vertretungen der Triebe mit bestimmten Quantitäten Energie besetzt sind (**Cathexis**) und dass der psychische Apparat die Tendenz hat, eine Stauung dieser Energien zu verhüten und die Gesamtsumme der Erregungen, die ihn belastet, möglichst niedrig zu halten. Der Ablauf der seelischen Vorgänge wird automatisch durch das Lust-Unlust-Prinzip reguliert, wobei Unlust irgendwie mit einem Zuwachs, Lust mit einer Abnahme der Erregung zusammenhängt (1926f, S. 302; Hervorhebung im Original).

Es ist nebensächlich, dass Freud hier selbst von Kathexis spricht. Wesentlich ist, dass sich Psychoanalytiker aufgrund von Freuds ökonomischer Hypothese – deutsch, englisch oder in welcher Sprache auch immer zum Ausdruck gebracht – darum bemühten, die Besetzung nachzuweisen und hierfür groteske Formeln anzugeben (wie Bernfeld u. Feitelberg 1929, 1930) oder verzwickte Transformationen der Libido zu beschreiben (wie Hartmann et al. 1949). Noch entscheidender ist, dass bis in die jüngste Vergangenheit Analytiker dem Begriff »Besetzung« wegen seiner scheinbaren Präzision eine erklärende Kraft zuschreiben und dass auch die psychoanalytische Deutungspraxis, einschließlich der von Habermas (1968) und Ricoeur (1969) beschriebenen Tiefenhermeneutik, oft unbemerkt von der unhaltbaren Abfuhrtheorie gesteuert wird. Von den Übersetzungsfehlern abgesehen, sind es also gerade die Kunstwörter, die die Probleme offen legen können. Freud, dem unnötige technische Bezeichnungen missfielen, war zwar unzufrieden, als Strachey im Jahr 1922, im Interesse der Klarheit das erfundene Wort Kathexis (griechisch für besetzen) als Übersetzung einführte. Freud könnte, so kommentiert Strachey im Band 3 der *Standard Edition* S. 63, am Ende vielleicht mit dieser Übersetzung versöhnt gewesen sein, da man die Bezeichnung im Originalmanuskript des Artikels für die *Encyclopaedia Britannica* (Freud 1926f, S. 302) finde. Natürlich kann sich der deutsche Leser unter Besetzen etwas vorstellen, weil er die Bedeutung der verschiedenen umgangssprachlichen Verwendungen auf das neue Gebiet überträgt, also die Bezeichnung metaphorisch versteht. Das Kunstwort Kathexis bietet sich nur dem Altphilologen, der den Wortstamm kennt, als Metapher an (Ornston 1985a,b).

Umgang mit Substantiven: Das »Es«

Es spielt gewiss eine Rolle, was wir unter dem »Es« verstehen und ob diese Frage, die Hayman (1969) zum Titel der Veröffentlichung »What do we mean by 'Id'?« gemacht hat, auf dem Hintergrund des englischen, französischen, spanischen oder deutschen Kulturkreises zu beantworten ist. Aber ein Substantiv ist es allemal, und die von Breuer in seinem Teil der gemeinsamen Arbeit mit Freud betonte Gefahr ist in allen Sprachen gleich groß:

> Wenn uns, wie bei Binet und Janet die Abspaltung eines Teiles der psychischen Tätigkeit im Mittelpunkte der Hysterie zu stehen scheint, so sind wir verpflichtet, über dieses Phänomen möglichst Klarheit zu suchen. Allzu leicht verfällt man in die Denkgewohnheit, hinter einem Subs-

Box

Strachey hat durch die Einführung von Kunstwörtern wie »cathexis« oder durch die Latinisierung der deutschen Begriffe »Ich« und »Über-Ich« zu »Ego« und »Super-Ego« keineswegs, wie Bettelheim (1982) und Brandt (1961, 1972, 1977) meinen, neue Probleme geschaffen, sondern trug gerade dazu bei, dass schon bestehende offenkundig wurden. Es geht hierbei um die Frage der Beziehung der erklärenden psychoanalytischen Theorie zum Erleben des Patienten. Programmatisch formulierte Freud den Schritt von der beschriebenen Phänomenologie des Erlebens zur psychoanalytischen Erklärung in den *Vorlesungen* (1916–17, S. 62):

> Wir wollen die Erscheinungen nicht bloß beschreiben und klassifizieren, sondern sie als Anzeichen eines Kräftespiels in der Seele begreifen, als Äußerung von zielstrebigen Tendenzen, die zusammen oder gegeneinander arbeiten. Wir bemühen uns um eine **dynamische Auffassung** der seelischen Erscheinungen. Die wahrgenommenen Phänomene müssen in unserer Auffassung gegen die nur angenommenen Strebungen zurücktreten (Hervorhebung im Original).

In dieser Hinsicht macht es keinen Unterschied, ob von Ich und Über-Ich oder von Ego und Super-Ego gesprochen wird, denn weder das eine noch das andere ist mit dem erlebenden Ich gleichzusetzen. Strachey stellte in seiner Einleitung zu Freuds Schrift *Das Ich und das Es* (»The Ego and the Id«) zutreffend fest:

> Das deutsche Wort »das Ich« hat zwei Bedeutungen. Freud verwendet es in umgangssprachlicher Bedeutung synonym für Person oder für das persönliche Selbst als Ganzes einschließlich des Körpers und in der psychoanalytischen Theorie als Teil des psychischen Apparates, der durch seine Eigenschaften und Funktionen charakterisiert wird (*Standard Edition*, Bd. 19, S. 7f.; Übersetzung durch die Autoren).

Zweifellos versuchte Freud, das Erleben und Handeln einer Person durch die Theorie des seelischen Apparates zu erklären. Deshalb ist auch keine Verbesserung der Übersetzung des deutschen Originals in der Lage, Probleme der Theorie zu lösen.

> tantiv eine Substanz anzunehmen, unter »Bewusstsein«, »conscience« allmählich ein Ding zu verstehen; und wenn man sich gewöhnt hat, metaphorisch Lokalbeziehungen zu verwenden, wie »Unterbewusstsein«, so bildet sich mit der Zeit wirklich eine Vorstellung aus, in der die Metapher vergessen ist und mit der man leicht manipuliert wie mit einer realen. Dann ist die Mythologie fertig (Breuer u. Freud 1895 S. 199).

Dass Breuers Warnungen so wenig beachtet werden, hat mit der unzureichenden Berücksichtigung philosophischer Gesichtspunkte zu tun, die Dilman (1984, S. 11) herausgestellt hat.

Das unpersönliche Fürwort als Homunkulus

Hört er »Es«, klingt beim deutschen Hörer das unpersönliche Fürwort mit:
- »**es** fällt mir ein«,
- »**es** stößt mir etwas zu«,
- »**es** hat mir geträumt«,
- »**es** hat mich überwältigt«.

Das unpersönliche Fürwort übernimmt in diesen Beschreibungen von Gefühlszuständen die aktive Rolle: es vollzieht sich etwas an mir, es ekelt mich, es drängt mich, es überwältigt mich, es ängstigt mich, es reizt mich – die Impersonalien sind zur Darstellung innerer Gefühlszustände besonders geeignet. Wir entnehmen einer Veröffentlichung von Kerz (1985), dass sich auch Nietzsche trotz aller Kritik am Denken in Substanzen nicht scheute, von Willen, Macht, Leben, Kraft usw. zu sprechen, wenn es darum ging, die Enge des Ich-Bewusstseins aufzuheben. Allen Warnungen zum Trotz werden die Substantive immer wieder reifiziert, weshalb auch das psychoanalytische Es mit einer Fülle von Eigenschaften ausgestattet und zum Homunkulus wurde.

Anthropomorphe Erklärungen sind eben Teil einer Metaphorik, bei der sich der Mensch unbewusst zum Maß aller Dinge macht und demgemäß auch in der verborgenen, in der noch unbewussten menschlichen Natur, im Es, das Ich bzw. seine Wünsche und Absichten zu finden versucht. Trotz Freuds physikalistischer Sprache bewahrten ihn die anthropomorphisierenden Metaphern, die reichlich zur Erklärung unbewusster Prozesse verwendet wurden, sowie sein Festhalten an der psychoanalytischen Untersuchungsmethode als einer rein tiefenpsychologischen davor, dem substantivierten Es eine körperliche Substanz zu geben. Kommt es zu solchen Grenzüberschreitungen, fehlt nur noch ein winziger Schritt, und schon ist man bei Krankheiten des Es, bei seiner Gleichsetzung mit körperlichen Prozessen und ihrer Pathologie: das philosophische Es der Romantik und der Lebensphilosophie, das Es Nietzsches werden dann zum psychosomatischen Es Groddecks, und die mystische Einheitswissenschaft, das Ziel einer unstillbaren Sehnsucht, scheint nahe gerückt zu sein: nachzulesen bei Groddecks Psychosomatik und ihrer Verwandten.

Geistesgeschichtlicher Hintergrund

Was meinen wir mit *Es – Id?* Diese Frage lässt sich gewiss gründlicher beantworten, wenn man auch die geistesgeschichtlichen Hintergründe kennt, die Freud bis hin zur Wortwahl in Anlehnung an Nietzsches Es beeinflusst haben. Eine gebildete deutschsprachige Person wird mit dem Es andere geistesgeschichtliche Zusammenhänge verbinden als der englische Leser der *Standard Edition* mit dem Id. Aber die englische, französische oder deutschsprachige psychoanalytische Theorie des psychischen Apparates ist von dem Patienten, der frei zu assoziieren versucht, gleich weit entfernt. Bettelheim (1982) macht die Latinisierung einiger Grundbegriffe und den Bildungsmangel vieler heutiger Patienten, die im Vergleich zum Wiener Bildungsbürgertum keinen Zugang zur klassischen Mythologie und zur Ödipussage hätten, dafür verantwortlich, dass die Psychoanalyse heutzutage Freuds Humanismus eingebüßt habe und abstrakt geworden sei.

Da Freuds Theorie wie jede andere auch vom Erleben abgehoben ist und die praktische Anwendung der Methode stets unabhängig davon war, ob der Patient jemals etwas von Sophokles' Drama gehört hatte oder nicht – je weniger er weiß, desto überzeugender sind therapeutische und wissenschaftliche Entdeckungen -, sind die Argumente Bettelheims abwegig. Seine Kritik kann weder die Theorie noch den durchschnittlichen heutigen Patienten treffen, sondern die Art und Weise, wie Analytiker die Theorie über Es und Id benützen. Gewiss können Theorien mehr oder weniger mechanistisch sein, und Freuds Theorie von der Verschiebung und Verdichtung sowie der bildhaften Darstellung als den wichtigsten unbewussten Prozessen ist vielleicht mechanistischer als Lacans (1978) These, das Unbewusste sei wie eine Sprache strukturiert. Theoretische Fragestellungen über unbewusste Prozesse bei der Verdrängung als Bedingung für die Symptombildung haben primär überhaupt nichts mit dem Thema der humanen Einstellung des Analytikers zu tun. Dieses wird freilich sofort aktuell, wenn es um die therapeutische Anwendung der psychoanalytischen Methode geht. Dann gebietet es die professionelle Verantwortung, Lösungen der Probleme zu suchen, die wir am Ende von ► Kap. 10 zusammengefasst haben.

Verbindung von Konkretem mit Abstraktem

Schließlich ist hervorzuheben, dass im psychoanalytischen Dialog Metaphern eine hervorragende Rolle spielen (Wurmser 1977, dt. 1983), weil in dieser Sprachfigur auch Konkretes mit Abstraktem verbunden werden kann. Außerdem geht es in der Therapie fortlaufend um die Klärung von Ähnlichkeiten und Unterschieden (Carveth 1984b). Arlow (1979) bezeichnete die Psychoanalyse als ein metaphorisches Verfahren. Er beruft sich darauf, dass die Übertragung als typisches Phänomen auf einen metaphorischen Prozess zurückgehe, nämlich auf das Hinübertragen der Bedeutung von einer Situation in eine andere. Die behandlungstechnischen Konsequenzen dieser Auffassung werden wir bei der Diskussion über die Übertragungsdeutung (► Abschn. 8.4) skizzieren.

1.5 Ausbildung

Praxisorientierung verdrängt Grundlagenforschung

An den psychoanalytischen Instituten wird entgegen der Forderung Freuds das Erbe überwiegend durch die Ausbildung von Therapeuten bewahrt, ohne dass dort in nennenswertem Umfang systematische Forschung und poliklinische Krankenversorgung betrieben würde. So war Stagnation vorprogrammiert, die zunächst wegen der unerwarteten Ausdehnung der Psychoanalyse in den USA nach dem 2. Weltkrieg verborgen blieb (s. hierzu Sabshin 1985). In der Bundesrepublik Deutschland vollzog sich seit den 50er-Jahren ein Kampf um die Anerkennung der Psychoanalyse, der verschiedene Phasen hatte:

- Zuerst wurde die sozialrechtliche Anerkennung der Neurosen als Krankheit im Sinne der Reichsversicherungsordnung, die auf Bismarck zurückgeht, erreicht. Damit war die Kostenübernahme von analytischer Psychotherapie durch die Pflichtkrankenkasse prinzipiell möglich.
- Zum zweiten führte diese Anerkennung dazu, dass ärztliche und nichtärztliche Psychotherapeuten einen Berufstand bilden konnten.
- Zum dritten mussten medizinische Fakultäten eigenständige Abteilungen für Psychosomatische Medizin und Psychotherapie einrichten, um psychotherapeutisches Denken und Handeln in die Medizin einzuführen (Görres et al. 1964).

Formal war dieser Kampf 1967 durch zwei gesetzliche Regelungen abgeschlossen.

- Die ärztliche Approbationsordnung in Vorklinik und Klinik wurde entsprechend geändert. Psychosoziale Fächer gehören seitdem zum Pflichtkanon des Medizinstudiums.
- 1967 wurde die Leistungspflicht der Krankenkasse sichergestellt.

Diese gesellschaftliche Anerkennung motivierte in den 70er-Jahren viele junge Ärzte und Psychologen zur psychoanalytischen Weiterbildung. Neue Institute blühten auf. Alexander Mitscherlichs universitäre Position in Westdeutschland und Thure von Uexkülls Einfluss bei der Änderung der medizinischen Approbationsordnung trugen wesentlich dazu bei, dass die Psychoanalyse zusammen mit der sozialwissenschaftlichen Thematisierung des »Kranken in der modernen Gesellschaft« (Mitscherlich et al. 1967) einen Einfluss in der Medizin gewinnen konnte. In West-Berlin hatte schon kurz nach Kriegsende die Gründung des Zentralinstitutes für seelische Erkrankungen an der Allgemeinen Ortskrankenkasse durch W. Kemper und H. Schultz-Hencke entscheidende Signalwirkung für die Anwendung der analytischen Psychotherapie in der zu 90% pflichtversicherten Bevölkerung. Annemarie Dührssen überzeugte durch ihre katamnestischen Untersuchungen die Krankenkassenvertreter von der Effektivität dieses Verfahrens. All dies führte in der Bundesrepublik Deutschland zur gesellschaftlichen Anerkennung der Psychoanalyse.

Psychotherapeutengesetz

Schließlich ist mit dem lange umkämpften Psychotherapeutengesetz (1998) in den letzten Jahren eine neue Situation entstanden, deren Auswirkungen auf die Psychoanalyse noch nicht genau abgeschätzt werden können. Nun gibt es neben Ärzten und Heilpraktikern einen dritten eigenständigen Heilberuf. Innerhalb kurzer Zeit stellen Psychologische Psychotherapeuten die überwiegende Majorität der Psychotherapeuten. Die Etablierung eines Wissenschaftlichen Beirats Psychotherapie (WBP), vom Gesetz vorgeschrieben, der der Bundesärztekammer bzw. Bundespsychotherapeutenkammer beigeordnet ist, wird Auswirkungen auf die bisherige Gestaltung der Aus- und Weiterbildung haben. Denn für Psychologen handelt es sich nun um eine Ausbildung; für ärztlich Vorgebildete wie bisher um eine Weiterbildung. Evidenzbasierte Anforderungen bilden nun die Grundlagen für die Zulassung neuer Verfahren. Die Evidenz für die psychoanalytischen Therapieverfahren fasst eine Stellungnahme der DGPT (Gerlach 2004; Hau u. Leuzinger-Bohleber 2004) zusammen. Dieser Beirat hat mehrheitlich den Namen des Verfahrens zu »Psychodynamischer Therapie« statt »Psychoanalytischer Therapie« abgeändert; dies zeigt eine neue Problemstellung an. Es wurde nämlich argumentiert, dass psychoanalytische Konzepte zwar die theoretische Grundlage bilden, dass aber psychodynamische Psychotherapie in der Krankenversorgung dominiere. »Analytische Psychotherapie« wird damit zu einem Spezialfall, obwohl sozialrechtlich nach wie vor der Oberbegriff »psychoanalytisch begründete Verfahren« lautet, dem »tiefenpsychologisch fundierte Psychotherapie« und »analytische Psychotherapie« untergeordnet sind (Rüger et al. 2005). Diese politisch motivierten Auseinandersetzungen tangieren unser Konzept von »psychoanalytischer Therapie« nicht; im Gegenteil, es ist das erklärte Ziel dieses Lehrbuchs, Gemeinsamkeit in allen psychoanalytischen Situationen (Stone 1961) zu identifizieren und auf optimale Problemlösungen hinzuarbeiten.

Medikozentrismus

Schon Eissler (1965) kritisierte die Einengung der psychoanalytischen Ausbildung auf die Gruppe der Psychiater. Ebenso beklagten Parin u. Parin-Matthèy (1983a) den »Medikozentrismus« und die Vernachlässigung der Kulturtheorie. Beide Kritiken erweisen sich als reine Symptombeschreibungen, denen zudem eine recht eingeengte Vorstellung von Medikozentrismus zugrunde liegt. Richtig ist, dass das Ausbildungsziel überall die gleiche vereinheitlichende Wirkung ausübt. Auch in Ländern, in denen die psychoanalytische Ausbildung auch sog. Laien offen steht, d. h. auch nichtärztlichen akademischen Bewerbern, bilden die Institute psychoanalytische Therapeuten aus.

Es ist eine Tatsache, dass nahezu alle Psychoanalytiker die enge Verbindung zu dem früheren Beruf aufgeben und nur ganz wenige im Bereich ihres akademischen Herkunftsgebietes verbleiben oder dort interdisziplinär forschen (Thomä 1983b). Eine rühmliche Ausnahme bildete z. B. eine kleine Gruppe nichtärztlicher Psychoanalytiker, die als qualifizierte Wissenschaftler im Rahmen der American Psychoanalytic Association (Amerikanische Psychoanalytische Gesellschaft) ausgebildet waren. Günstige äußere Gründe trugen dazu bei, dass einige Analytiker aus dieser Gruppe (z. B. Luborsky, Holt, Pine, Schachter, Spence) später wissenschaftlich produktiv wurden und die mitgebrachte Kompetenz zum Besten der Psychoanalyse aufrechterhielten. Es ist also das Ausbildungsziel, das Einengung und eine Orthodoxie mit sich bringt, die den Zusatz »medical« zu unrecht trägt. Die Medizin fördert sonst überall Grundlagenforschung; es ist die Praxisorientierung der psychoanalytischen Ausbildung, die mit dem plakativen Begriff des Medikozentrismus versehen wird.

Allgemeine und spezielle wissenschaftliche Fragestellungen, also auch die psychoanalytische Therapieforschung, sprengen jede Art von Orthodoxie, und sie führen in der Psychoanalyse zur Kooperation mit den **Human- und Sozialwissenschaften**. Freud (1923a) unterstrich,

> … dass sie als die einzige unter den medizinischen Disziplinen die breitesten Beziehungen zu den Geisteswissenschaften hat und im Begriffe ist, für Religions- und Kulturgeschichte, Mythologie und Literaturwissenschaft eine ähnliche Bedeutung zu gewinnen wie für die Psychiatrie. Dies könnte Wunder nehmen, wenn man erwägt, dass sie ursprünglich kein anderes Ziel hatte als das Verständnis und die Beeinflussung neurotischer Symptome. Allein es ist leicht anzugeben, an welcher Stelle die Brücke zu den Geisteswissenschaften geschlagen wurde. Als die Analyse der Träume Einsicht in die unbewussten seelischen Vorgänge gab und zeigte, dass die Mechanismen, welche die pathologischen Symptome schaffen, auch im normalen Seelenleben tätig sind, wurde die Psychoanalyse **zur Tiefenpsychologie** und als solche der Anwendung auf die Geisteswissenschaften fähig … (Freud 1923a, S. 228; Hervorhebungen im Original).

Interdisziplinarität

Die Medizin, sofern sie dem kranken Menschen in seiner leib-seelischen Einheit gerecht zu werden versucht, hat prinzipiell **alle** Wissenschaften einzubeziehen, die geeignet sind, menschliches Leiden zu erforschen, zu heilen und zu lindern, und insofern ist auch die psychoanalytische Methode eine unter vielen Mägden, die keiner Fachdisziplin, wohl aber dem Kranken zu dienen hat. Sie hatte und hat mehr als etablierte Fachrichtungen um ihr gutes Recht zu kämpfen, ihren Tätigkeits- und Forschungsbereich zum Wohl der Kranken und der Gesellschaft selbst zu bestimmen und auszufüllen.

Dass die Psychoanalyse lange Zeit eine der minderen Mägde geblieben ist und sich Freud dagegen wehren musste, dass sie einem Dienstherrn – der Psychiatrie – untergeordnet wurde, hat ihre praktische und wissenschaftliche Entfaltung erschwert. Gerade die einst von Eissler (1965) begrüßte Trennung der psychoanalytischen Institute von den medizinischen Fakultäten und von den Universitäten überhaupt ist aber eine der Ursachen der beklagten **medizinischen Orthodoxie**. Denn Orthodoxien hätten in der wissenschaftlichen Medizin auf längere Sicht keine Überlebenschance. »Medikozentrisch« in dem Sinne, dass die Therapie ihr Mutterboden – und auch der Entstehungsort ihrer Kulturtheorie – ist, war die Psychoanalyse freilich aus gutem Grund immer und ist es geblieben. Besonders bei allen wissenschaftlichen Fragestellungen erweist sich die interdisziplinäre Position der Psychoanalyse ebenso wie ihre Abhängigkeit vom Austausch mit den Nachbarwissenschaften. Psychoanalytische Gesichtspunkte sind in den Humanwissenschaften – Philosophie (M. Cavell), Literatur (S. Marcus), Geschichtswissenschaften (P. Löwenberg), Linguistik (D. Flader) – fruchtbar geworden. Jede interdisziplinäre Zusammenarbeit führt aber auch zur Relativierung globaler Ansprüche der Psychoanalyse, sei es als therapeutische Disziplin oder als Kulturtheorie. Überall dort, wo sich an psychoanalytischen Instituten oder an Universitäten in den letzten Jahrzehnten Forschungsgruppen gebildet haben, werden Ideologien jedweder Herkunft untergraben (Cooper 1984b; Thomä 1983b). Als entschiedener Verfechter der notwendigen Verbindung von Ausbildungsinstituten und Universitäten plädierte Cooper beim 50jährigen DPV-Jubiläum in Frankfurt für einen angemessenen Platz der Psychoanalyse im universitären Leben:

> Das explosive Anwachsen neuer und alternativer Theorien stellt potentiell einen Fortschritt dar. Es ist durchaus möglich, dass wir uns am Ende in so disparate Schulen aufgeteilt wieder finden wie in der Frühzeit die von Adler, Jung und Freud oder wie die unterschiedlichen Schulen heute. Das ist keine schlechte Nachricht, aber wie ich schon gesagt habe, ist die Psychoanalyse kein Zweig der Philosophie, und unsere Zukunft wird von der Fähigkeit abhängen, eine unsere verschiedenen Schulen übergreifende intellektuelle Schärfe zu entwickeln. Das kann nur mit Hilfe der Herausbildung wissenschaftlicher Methodologien bewerkstelligt werden, die alle noch am Anfang stehen (Cooper 2001, S. 76).

Folgen der Institutionalisierung

Nicht die Institutionalisierung als solche hat zu Rigidität geführt, sondern deren Einseitigkeit, die schon von Anna Freud (1971, dt. 1980) beklagt wurde und die Kernberg in einer Reihe von Arbeiten (1986,1996, 2000a) recht kritisch bewertet hat: In ihrer Struktur und Funktion gleichen psychoanalytische Institutionen eher Berufsschulen und theologischen Seminaren als Universitäten und Kunstakademien. Diese ungünstige Situation findet man überall, also auch dort, wo außerhalb der Internationalen Psychoanalytischen Vereinigung bei scheinbar liberaler Ausbildung ohne Zulassungsverfahren neben Ärzten auch Laienanalytiker ausgebildet werden. Anna Freuds Kritik gilt überall, wo die Forschung während der Ausbildung vernachlässigt wird und die praktische Erfahrung auf einige wenige Kontrollfälle beschränkt bleibt; die Verlängerung der Behandlungsdauer im Laufe der letzten Jahrzehnte und die damit verbundene Intensivierung der Kontrollarbeit ändert nichts Wesentliches an der Einschränkung.

Ohne hier auf das komplexe Thema der Lehr- und Kontrollanalysen näher eingehen zu können (Streeck u. Wertmann 1992), muss eine aufschlussreiche Beobachtung erwähnt werden: Die Therapien von Patienten verlängern sich in Abhängigkeit von der Dauer der Lehr- und Kontrollanalysen. Diese bestimmen also das, was die unabgeschwächte, die strenge und eigentliche Analyse in ihrer schulspezifischen Besonderheit ausmacht. Auf die narzisstischen Komponenten dieser ganz ungewöhnlichen Hochschätzung einer **Quantität**, nämlich der Zahl von Sitzungen und der Dauer von Analysen in Jahren und Jahrzehnten und ihre Folgen, hat Glover (1955, S. 382) schon vor langer Zeit aufmerksam gemacht. In einem Lehrbuch der psychoanalytischen Therapie kann dieses Problem nicht unerwähnt bleiben. Denn die Lehr- und Kontrollanalysen beeinflussen die Praxis und die Berufsgemeinschaft stärker als alle anderen Aspekte der Ausbildung. Deren Verlängerung als einzige wesentliche Veränderung der Ausbildung während eines halben Jahrhunderts bringt schwerwiegende Probleme mit sich (A. Freud 1971, dt. 1980; 1983; Arlow 1982; Laufer 1982; Beland 1992; Kächele u. Thomä 2000; Thomä 1991, 1992; Target 2003; Thomä u. Kächele 1999; Thomä 2005a,b).

Aussicht auf Änderungen

Die Auswirkungen des schon genannten Pluralismus auf die Ausbildung werden Änderungen initiieren. Die gegenwärtigen Kontroversen über Theorie, Praxis und Zulassungsbedingungen zur Ausbildung reflektieren nach Meinung vieler ein Ende eines Autoritarismus (Eisold 2003; Kernberg 2000a; Renik 2003; Richards 2003; Wallerstein 1993, 2003).

Es ist viel versprechend, dass sich innerhalb und außerhalb der Internationalen Psychoanalytischen Vereinigung viele mit diesen Problemen befassen. So gibt Kernberg seinem jüngsten Beitrag zu einem Panel bei der Mid-Winter-Tagung der American Psychoanalytic Association den Titel »Coming Changes in Psychoanalytic Education« (Kernberg 2005b). Ist man optimistisch, so kann man auf längere Sicht mit Veränderungen rechnen, die geeignet sind, die von Freud angestrebte Trias von Ausbildung, Krankenversorgung und Forschung zu verwirklichen. Diese auf Humboldt zurückgehende universitäre Trias lag dem Eitington-Freud-Modell des Berliner Instituts zugrunde. Mit der Auflösung dieses Instituts durch den Nationalsozialismus ging sowohl die wissenschaftliche Zielsetzung als auch die soziale Anwendung der Psychoanalyse weltweit verloren. Balint (1948, 1953) hat hellsichtig auf die fatalen Konsequenzen dieses Verlustes hingewiesen. Dass Kurse am Abend, wie sie an den traditionellen Instituten stattfinden, hierfür nicht ausreichen, liegt auf der Hand (A. Freud 1966; Redlich 1968; Holzman 1976). Es dürfte kein Zufall sein, dass dort, wo die Psychoanalyse sich an universitäre Strukturen anlehnen kann, eine offenkundige Lebendigkeit und Kreativität zu konstatieren ist. Als Beispiel nennen wir hier das Columbia Psychoanalytic Institute an der Columbia University New York, wo Kernberg, Michels, Cooper u.a. tätig sind. In unserem Land wurde A. Mitscherlich durch seine akademische Position zum zweiten Gründungsvater der deutschen IPV-Nachkriegsanalyse (Hermanns 2001). Gegenwärtig sind die speziellen Talente psychoanalytischer Hochschullehrer in den psychoanalytischen Fachgesellschaften nicht mehr hoch im Kurs. Sobald es um Vorhaben der empirischen Forschung geht, wird jedoch die Zusammenarbeit mit Hochschullehrern unerlässlich, wie die DPV-Studie (Leuzinger-Bohleber et al. 2001a,b, die PAL-Studie (Rudolf et al. 2002; Grande et al. 2003), die München-Psychotherapie-Studie (Huber et al. 2001), oder die Göttingen-Studie (Leichsenring et al. 2005) zeigen (▶ Band 2, Abschn. 9.11).

Psychoanalytische Kompetenz

Besonders erfreulich ist aus unserer Sicht, dass endlich die Frage der psychoanalytischen Kompetenz und ihrer angemessenen Erfassung zu einem wissenschaftlichen Gegenstand erhoben werden (Sandell 2001a,b; Sandell et al. 2001c). Wenn wir die Ausbildungskandidaten nicht durch ihre Ausbildungszeit – und d. h. im Wesentlichen durch Dauer und Stundenfrequenz der Lehranalysen – kennzeichnen müssten, sondern wie Musiker durch belegbare, d. h. hörbare Kompetenz definieren könnten, wie dies Spence (1981b) schon lange konzipiert hatte und auch jüngst Kernberg (2005b) aufgegriffen hat, dann würden Freiheitsgrade für die jeweils individuelle Gestaltung entstehen. Die durchweg erfreulichen Erfahrungen, die eine rasche Entwicklung der Psychoanalyse in Ost-Europa ermöglichten, gefördert durch vielfältige flexible Gestaltung der Lehrsituation einschließlich der Lehranalysen, belegt die Möglichkeit funktionaler Anpassungen der psychoanalytischen Ausbildung ohne substanzielle Qualitätseinbußen. Der Vorschlag von Tuckett (2005a), eine systematische Bewertung der Supervision und Ausbildungsberichte zu entwickeln, geht in diese Richtung. Er plädiert für einen Bezugsrahmen für die Beurteilung von Ausbildungsprogrammen innerhalb eines disziplinierten psychoanalytischen Pluralismus.

1.6 Richtungen und Strömungen

Zwischen Ich-Psychologie, Kleinianern und Objektbeziehungstheoretikern

Je mehr sich die Psychoanalyse ausdehnte, desto schwieriger wurde es, einen schulübergreifenden Konsens bezüglich ihrer wesentlichen Merkmale zu finden. Pine (1990) nennt vier psychoanalytische Psychologien: Trieb-, Ich-, Objektbeziehungs- und Selbstpsychologie; weitere Versionen wie intersubjektive oder interpersonelle (relational) sind dazugekommen.

Dies führte zu Polarisierungen, die wir an der Beziehung der beiden führenden Orientierungen exemplarisch abhandeln. Es sollte jedoch berücksichtigt werden, was Gabbard (2005) anlässlich des Berichts über ein Panel ausspricht: Persongebundene Unterschiede der Handhabung theoretischer Konzepte seien für mehr »disagreement« verantwortlich als die sog. Schulzugehörigkeit. Auf der einen Seite blieben nach Rapaport (1960, S. 140) die psychosozialen Implikationen und die Objektbeziehungen in der psychoanalytischen Ich-Psychologie theoretisch ungeklärt. Auf der anderen Seite bezeichnet derselbe Autor die Objektbeziehungstheorie Kleins (1945, 1948) ironisch als Es-Mythologie. Die Stellung des Es in Theorie und Praxis ist hierbei der entscheidende Punkt. Die Ich-Psychologie ist im Einflussbereich Lacans in den Verdacht geraten, oberflächlich zu sein (Kernberg 2002, S. 16), wiewohl Freud (1923b) das Ich tief im Es verwurzelt hatte. So hat Pontalis (1968, S. 150) die Frage aufgeworfen, ob nicht die amerikanische Ich-Psychologie grundlegende Begriffe wie das Unbewusste zerstöre und in eine Lernpsychologie einmünde.

Erikson erweiterte die Ich-Psychologie durch seine Anknüpfung an amerikanische Philosophen wie James, Cooley und Mead und ihre Beiträge zur Bildung der psychosozialen Identität und des Selbstgefühls (Cheshire u. Thomä 1986). Das weitere Schicksal des Eriksonschen Konzeptes in seiner speziellen Bedeutung für die Adoleszenz hat Bohleber (1992) ausgeführt. Für eine Wiedereinbindung akademisch-psychologischer Konzepte in die psychoanalytische Diskussion dieser Lebensphase plädiert kenntnisreich Helbing-Tietze (2004, S. 198).

Durch die Theorien Kleins über die frühe kindliche Entwicklung und wegen der von ihr empfohlenen tiefen Deutungen unter Umgehung der Widerstandsanalyse waren beträchtliche Gegensätze zur Ich-Psychologie entstanden, repräsentiert in der Schrift A. Freuds (1936) *Das Ich und die Abwehrmechanismen.* Zwischen den Polarisierungen bildete sich in London eine Mittelgruppe. Die nordamerikanische Psychoanalyse folgte noch lange der Ich-psychologischen Tradition (Kernberg 1972), aber die Kontroversen zwischen Kleinianern und Ich-Psychologen haben ihre polemische

Schärfe verloren. Die Mehrheit befindet sich in der Mitte eines breiten Spektrums theoretischer und behandlungstechnischer Auffassungen (Schafer 1990). So hat Kernberg (2000b) bei einer kritischen Diskussion von M. Gill bei einem DGPT-Kongress darauf hingewiesen, dass Gills Kritik an der kleinianischen Position sich nur auf die kleinianische Technik vor dreißig Jahren bezieht. Die heutigen kleinianischen Autoren würden nach Gill die Notwendigkeit sehen, tiefe unbewusste Bedeutung im Hier und Jetzt zu analysieren (S. 314). Bei erneuter Betrachtung hat Thomä (1999) darauf hingewiesen, dass sich das kleinianische Verständnis des Hier und Jetzt von dem, das Gill vertritt, doch erheblich unterscheidet; allerdings ist dieses ohne Tonbandaufzeichnungen, die es von kleinianischen Autoren überhaupt nicht gibt, schwer zu belegen.

Unter dem wachsenden Einfluss der Bindungstheorie (Fonagy 2001), wie wir später noch aufweisen, ist eine kritische Revision zu erwarten. Frühe Objektbeziehungen werden in der normalen und pathologischen Entwicklung als entscheidende Stellgrößen gesehen (Person et al. 2005, S. XV). Hierbei kommt es unbemerkt zu einem Bedeutungswandel: Dass sich während des ersten Lebensjahres depressive Reaktionen ereignen, wird auch von Autoren angenommen, die nicht von der depressiven Position im engeren Sinn als normaler Durchgangsphase überzeugt sind.

Dieser Bedeutungswandel betrifft auch die Rolle der Aggression. Durch Klein (1935) wurde diese vom Todestrieb abgeleitet und als Motor seelischer Entwicklung in den frühen Entwicklungsphasen inthronisiert. Durch die entwicklungspsychologischen Untersuchungen von Parens (1979, 1993) ist die Frustrationstheorie der Aggression im Kontext von Trennungserlebnissen entschieden plausibler gemacht, als es die kleinianische Ableitung erlaubt, die keinerlei empirische Belege überhaupt vorzuweisen vermag. Auch die therapeutische Wirksamkeit der am Todestrieb orientierten Analysen ist wegen des Mangels an vergleichenden Untersuchungen offen. Trotzdem bleibt das Verdienst der kleinianischen Schule, die Aufmerksamkeit auf aggressive Phänomene in der Entwicklung und Symptombildung gerichtet zu haben. Allerdings wird auch genau dieses kritisch gesehen (Scharff 2002). Unter Berücksichtigung des bereits erwähnten Bedeutungswandels haben kleinianische Erkenntnisse sich auch dort Geltung verschafft, wo spezielle, auf die Todestriebhypothese zurückgehende Thesen abgelehnt werden. Die Frühgeschichte der Über-Ich-Bildung und die Bedeutung der frühen Über-Ich-Strukturen für die spätere seelische Entwicklung werden beispielsweise auch von Jacobson (1964) im 2. Lebensjahr angesetzt. Auch die Vordatierung ödipaler Konflikte auf das 2. und 3. Lebensjahr und der Einfluss präödipaler Faktoren und Konflikte auf die psychosexuelle Entwicklung und Charakterbildung sind weithin akzeptiert.

Es scheint in der Natur der Sache zu liegen, dass schulspezifische Einseitigkeiten bei ihrer Übernahme in die allgemeine psychoanalytische Theorie entschärft werden. Bei Legierungen ist eine gegenseitige Beeinflussung und Durchdringung der Elemente unvermeidlich. In der Behandlungstechnik haben sich Kleins Annahmen über frühe Abwehrprozesse fruchtbar ausgewirkt. Hierbei handelt es sich nach Kernberg besonders um die Deutung der Spaltungsvorgänge, die beispielsweise die Entstehung negativer therapeutischer Reaktionen als eine Folge unbewussten Neides verständlicher machen und Freuds Auffassung ergänzen (► Abschn. 4.4.1).

Gibt es eine englische Schule?

Semantische Konfusionen schaffen manchmal Gemeinsamkeiten, die zu einflussreichen Begriffen mutieren können, wie dies mit der Bezeichnung der »englischen Schule« geschehen ist. Klein und ihre Mitstreiter beeinflussten zwar Balint, Fairbairn, Guntrip und Winnicott; deren Unabhängigkeit von Klein wurde jedoch von Sutherland (1980) unterstrichen, indem er von den vier **britischen Objektbeziehungstheoretikern** sprach. Balint gebührt das Verdienst, die Zwei- und Dreipersonenpsychologie für die Behandlungstechnik nutzbar gemacht zu haben, nachdem er bereits 1935 die Bedeutung der Beziehung für die kindliche Entwicklung betont hatte. Im Gegensatz zu Klein, in deren Konzeption das Objekt, die mütterliche Person, sich v. a. durch kindliche Phantasien und deren Projektion konstituiert, ging Balint von der Wechselseitigkeit als Grundlage der Objektbildung aus.

Wir geben Balints Zwei- und Dreipersonenpsychologie den Vorzug vor anderen Interaktionstheorien aus einer Reihe von Gründen, die wir durch den Vergleich mit scheinbar ähnlich lautenden Auffassungen erläutern.

- Balint (1935) lässt offen, was sich zwischen zwei Personen jeweils abspielt. Er geht davon aus, dass es persönlichkeitsspezifische Übertragungen und Gegenübertragungen ebenso gibt wie Einflüsse der jeweiligen theoretischen Auffassungen auf die analytische Situation.
- Dass sich die intrapsychische Konfliktwelt des Erwachsenen in der Beziehung darstellt, unterscheidet Balints Zweipersonenpsychologie von Sullivans (1953) interpersonaler Theorie mit ihrer Vernachlässigung der Innenwelt und der triebhaften Bedürfnisse.
- Der wesentliche Unterschied zum »bipersonalen Feld« von Langs (1976) besteht u. a. darin, dass es für Langs eine ausgemachte Sache zu sein scheint, dass sich dieses Feld besonders durch die Prozesse der projektiven und introjektiven Identifikation konstituiert und strukturiert.
- Balint lässt vieles offen, wo Langs und mit ihm andere Autoren schon alles zu wissen glauben, was sich in der analytischen Situation abspielt, und v. a. warum es sich so abspielt. Natürlich ist niemand frei von theoretischen Auffassungen. Balint hat aber stets die Vorläufigkeit seiner Aussagen und die Bedeutung des Standorts des Beobachters betont. Diese Relativierung ist einer der Gründe dafür, dass Balint als Antidogmatiker gewirkt und keine Schule begründet hat. Balints Zweipersonenpsychologie korrespondiert mit allgemeinen und speziellen wissenschaftlichen Entwicklungen.

Veränderungen in der psychoanalytischen Technik

Wir kommen nun noch zu einem weiteren wichtigen Thema, das die Veränderung der psychoanalytischen Praxis anzeigt. Im Aufkommen der Objektbeziehungspsychologie kann man auch ein Anzeichen dafür sehen, dass Patienten wegen der um sich greifenden basalen Verunsicherung im Analytiker einen Rückhalt suchen, der nicht nur als Wiederholung infantiler Erwartungen und Enttäuschungen angesehen werden sollte. Hierbei eröffnen sich Möglichkeiten, die interpretative Technik der Psychoanalyse in Bereiche auszudehnen, die noch ungenügend erschlossen sind, weil lange Zeit zu wenig auf die Beziehung im Hier und Jetzt geachtet wurde. Da wir selbst aus der Kenntnis der Entwicklung von Polarisierungen großen Gewinn gezogen haben, wollen wir den Leser nun anhand markanter Beispiele darüber informieren, wie die psychoanalytische Technik in ihre gegenwärtige Lage hineingeraten ist.

Die beiden herausragenden internationalen Konferenzen über die Theorie der therapeutischen Resultate in Marienbad 1936 und in Edinburgh 1961 markieren einen Zeitraum, innerhalb dessen sich nicht nur die Behandlungstechnik verändert hat. Friedman (1978) hat das Konferenzklima in Marienbad mit dem von Edinburgh verglichen. Uns scheint dieser Vergleich sehr aufschlussreich zu sein.

Bestand in den 30er-Jahren noch eine große Offenheit, so charakterisiert Friedman das Konferenzklima des Jahres 1961 mit dem Bild eines Belagerungszustands:

> Über dieser Konferenz hing die Atmosphäre einer belagerten Stadt, und sie unterschied sich damit radikal von den Schriften Freuds und vom Klima der Marienbader Konferenz. … Die Teilnehmer in Marienbad bemühten sich nicht darum, einen verbotenen Weg zu vermeiden. Sie fühlten sich sogar recht wohl dabei, wenn sie sich auf unbekannte Wechselwirkungen zwischen Patienten und Analytikern bezogen. Was war also geschehen, dass die Teilnehmer in Edinburgh so vorsichtig auftraten? Warum war die Interpretation zum Kampfruf geworden? (S. 536; Übersetzung durch die Autoren).

Den Kampfruf »Deutung« führen auch wir darauf zurück, dass »the widening scope of psychoanalysis« die Festlegung psychoanalytischer Identität notwendig zu machen schien (Gitelson 1964). Die Psychoanalyse trat über die Ufer des Hauptstromes (»mainstream«) hinaus. Verhaltenstherapie und die »client-centered therapy« von Rogers waren als konkurrierende Verfahren entstanden. Der Psychotherapieboom kam ins Rollen.

Die doppelte Beunruhigung führte nach innen und außen zu Abgrenzungen, die sich v. a. in Eisslers (1953) **normativer Idealtechnik** (»basic model technique«) als der genuinen psychoanalytischen Methode vollzogen. Aufschlussreich ist, dass Eissler (1949) in der Festschrift für Aichhorn die Therapie von Delinquenten noch als authentische Psychoanalyse bezeichnet hatte. Auch in seiner gegen die damalige, von Alexander gegründete Chicagoer Schule gerichtete Streitschrift deklarierte Eissler (1950) jede Technik als psychoanalytische Therapie, die mit psychotherapeutischen Mitteln strukturelle Veränderungen anstrebe oder erreiche, ganz gleichgültig, ob sie tägliche oder unregelmäßige Gespräche notwendig mache und ob sie die Couch benütze oder nicht (Gill 1994).

Es ist klar, dass es hier nicht um den Nachweis irgendeiner beliebigen Veränderung ging, die durch irgendwelche, beispielsweise suggestive Faktoren zustande gekommen sein könnte. Nein, Eisslers Forderung impliziert im Nachweis der therapeutischen Wirksamkeit der Methode auch die Bewährungsprobe für die psychoanalytische Theorie. Denn diese richtet sich ja auf die Entstehung innerseelischer Strukturen. Über den Weg der kausalen psychoanalytischen Therapie und durch den Nachweis von Veränderungen lassen sich auch Rückschlüsse auf die Entstehung seelischer und psychosomatischer Erkrankungen ziehen. Trotz heftiger Kritik an Alexanders manipulativer korrektiver emotionaler Erfahrung vertrat Eissler also zunächst noch eine Offenheit im Geiste des Marienbader Symposions. Erst 1953 wurde die normative Idealtechnik geboren, deren einziges Mittel die Deutung ist (Eissler 1953, S. 110). Die klassische psychoanalytische Technik ist demnach »eine Therapie, bei welcher das Deuten das ausschließliche bzw. das führende oder vorherrschende Mittel der Wahl darstellt« (Eissler 1958, dt. 1960, S. 611). Es ist beachtlich, dass die normative Idealtechnik eine Erfindung von Eissler ist. Freud hat ganz anders gearbeitet, als Eissler vorschreibt (Cremerius 1981).

Einschränkungen durch die normative Idealtechnik

Nun waren Grenzlinien gezogen, die scheinbar eine klare Unterscheidung dessen zuließen, was die klassische Technik vom Rest der psychoanalytischen und psychotherapeutischen Welt trennt. Hierbei wird von allen Variablen abgesehen, die es in der psychoanalytischen Praxis gibt. Eissler geht nämlich von Symptombildungen und Persönlichkeitsstrukturen aus, die eine »reine Psychoanalyse« zulassen. Unter den durchschnittlichen Bedingungen der analytischen Praxis sind auch nach Eisslers Meinung Variationen der Technik notwendig (1958, dt. 1960, S. 610). Die normative Idealtechnik hat alles außer der Deutung beseitigt: sie hat eine reine Fiktion geschaffen. Dies räumte Eissler (1958, dt. 1960,) selbst ein, als er in der Diskussion mit Loewenstein sagte: »dass niemals ein Patient mittels einer reinen Deutungstechnik analysiert worden ist« (S. 612). Von Blarer u. Brogle (1983) haben Eisslers Thesen mit der Gesetzestafel verglichen, die einst Moses vom Heiligen Berg gebracht hat. Nun wäre zumindest unter wissenschaftlichen Gesichtspunkten gar nichts gegen einen Methodenpurismus einzuwenden, wie er in der normativen Idealtechnik Eisslers gefordert wird. Doch es blieb im Großen und Ganzen bei der Kodifizierung, ohne dass gründlich untersucht wurde, wie sich die Gesetze auf die Praxis auswirken, inwieweit sie eingehalten und wo sie übertreten werden. Nur eine Funktion erfüllte die normative Idealtechnik vorzüglich: die der Demarkation, ohne dass diese durch empirische Untersuchungen gestützt worden wäre.

Die gegenwärtige Situation

»Wohin steuert die Psychoanalyse«, fragt Altmeyer (2004, S. 1111). Seit über zwanzig Jahren herrscht eine Stimmung des Aufbruchs. Wohin die Reise geht, hat J. Sandler mit sicherem Gespür ins Auge gefasst und in dem zirkulären Satz zum Ausdruck gebracht, dass Psychoanalyse das ist, was Psychoanalytiker in ihrer Praxis tun (1982, S. 44). Die Einfachheit dieses Gedankens ist frappierend, und sie wird der Vielfalt dessen gerecht, was die psychoanalytische Praxis ausmacht. Tatsächlich gilt in der Öffentlichkeit und für den jeweiligen Kranken weithin diese pragmatische Definition. Wir sind also nun bei der Praxis, wie sie ist und auch wie sie von außen gesehen wird, und nicht mehr bei formalen Kriterien oder idealen Forderungen, wie diese Praxis sein sollte. Sandler begründet seine These damit, dass ohnedies ein guter Analytiker in jedem Fall seine Technik modifiziere und diese den Patienten anpasse, weil das, was angemessen sei, von Patient zu Patient variiere. Wenn ein Patient nur ein- oder zweimal in der Woche kommen könne, dann stelle sich der Analytiker darauf ein und modifiziere die Behandlungstechnik. Die psychoanalytische Einstellung (»psychoanalytic attitude«) wird nun zum entscheidenden Kriterium, womit die stets unbefriedigenden Diskussionen über formale Merkmale wie Häufigkeit der Sitzungen, Liegen oder Sitzen und Dauer der Analyse aufgegeben werden könnten.

Bildung der psychoanalytischen Haltung

Man gelangt somit notwendigerweise zu der Frage, was ein Analytiker ist und wie sich die psychoanalytische Haltung (Schafer 1983) bildet. Nun verlagert sich das Problem auf die Ausbildung. Sandler glaubt, dass die Unterweisung in der klassischen Analyse die beste Voraussetzung für die Bildung der analytischen Einstellung schaffe. Die Verinnerlichung der Psychoanalyse und den eigenen Stil finde der Analytiker ohnedies erst nach vielen Jahren in der eigenen Praxis. Die eigenen Erfahrungen sind gewiss durch nichts zu ersetzen, aber wenn Flexibilität den guten Analytiker ausmacht, dann müssen die Vorbereitungen auf die Praxis auf dieses Ziel hin ausgerichtet werden. Man wird kaum sagen können, dass die normative Idealtechnik, die beispielsweise dem Analytiker vorschreibt, keine Fragen an den Patienten zu stellen, eine analytische Einstellung impliziert, die nach Sandler den guten Praktiker auszeichnen sollte. Selbstverständlich werden mit Sandlers Betonung qualitativer Gesichtspunkte rein quantitative Gesichtspunkte nicht völlig nebensächlich. Die Zeit, die Regelmäßigkeit, Dauer und Frequenz von Sitzungen bleiben wichtige Größen, von denen vieles abhängt, die aber nicht darüber bestimmen können, was in der Zeit **qualitativ** geschieht. Deshalb können sie auch nicht zum Maß des Unterschieds zwischen analytischer Psychotherapie und Psychoanalyse werden.

Sieht man die psychoanalytische Standardtechnik und die analytische Psychotherapie mit Wyatt (1984) nicht als Alternativen, dann wird genau das Thema wesentlich, das dieser Autor am Ende einer längeren Studie aufwirft: Wenn sich nämlich in vielen Fällen erst recht spät im Verlauf beurteilen lässt, »ob es sich hier um eine **eigentliche** Analyse oder eine **wirkliche** Psychotherapie handelt« (Wyatt 1984, S. 96; Hervorhebungen im Original), möchte man gerne wissen, was den Unterschied zwischen »eigentlich« und »wirklich« ausmacht. Wir glauben, dass die weitere Klärung dieser Frage durch die Vermischung berufspolitischer und sachlicher Interessen kompliziert wird. Die institutionalisierte Psychoanalyse neigt zur Orthodoxie, die von Abgrenzungen am grünen Tisch lebt. Dann scheinen empirische Untersuchungen überflüssig zu sein, die das Wissen darüber, was die »eigentliche« Psychoanalyse auszeichnet, präzisieren könnten.

In der Praxis bewegt man sich auf einem Kontinuum, das keine scharfen Abgrenzungen zulässt. Denn mit der normativen Idealtechnik konnte noch nie ein Patient behandelt werden: Sie wurde als Fiktion für einen Patienten konstruiert, den es nicht gibt. Die speziellen Mittel, allem voran die Deutung von Übertragung und Widerstand, sind in ein Netzwerk von supportiven und expressiven – d. h. konfliktaufdeckenden – Techniken eingebettet, auch wenn durchaus Schwerpunkte bestehen, wie die Menninger-Studie zeigt. Aufgrund seiner Erfahrungen im Rahmen dieser Studie hat Kernberg (1984, S. 151) vorgeschlagen, zwischen Psychoanalyse, konfliktaufdeckender (expressiver) und unterstützender Psychotherapie anhand folgender Dimensionen und ihrer graduellen Ausprägung zu unterscheiden:

- bezüglich der hauptsächlichen technischen Mittel wie Klärung, Deutung, Suggestion und Eingriffe in die soziale Umwelt,
- hinsichtlich der Intensität der Deutung der Übertragung und schließlich
- im Hinblick auf den Grad der aufrechterhaltenen technischen Neutralität.

Doch auch dieser Unterscheidungsversuch dürfte an der Empirie scheitern, wie wir in ▶ Band 2 diskutieren.

Hat man sich von den scharfen Grenzziehungen befreit, eröffnet sich ein weites Feld, das durchaus **Unterscheidungen** notwendig macht. Es ist eine Herausforderung, Analysen oder schulgebundene Techniken miteinander und mit analytischen Psychotherapien zu vergleichen. Solche Vergleichsuntersuchungen halten wir für unerlässlich (Thomä u.

Kächele 2006b). Sieht man in der nachhaltigen therapeutischen Veränderung die Rechtfertigung therapeutischen Handelns, dann verlieren alle Methoden und Techniken ihre Selbstherrlichkeit und müssen es sich gefallen lassen, dass ihr wissenschaftlicher Erkenntnisgewinn am praktischen Nutzen, den ein bestimmter Patient aus der Therapie gezogen hat, relativiert wird. Deshalb plädieren wir für qualifizierende Unterscheidungen, die den Patienten nur zugute kommen können. Diese sind – mit Ausnahme der Ausbildungskandidaten – primär nicht an der Frage interessiert, ob sie sich nun in Analyse oder in Psychotherapie befinden. Patienten suchen die bestmögliche Hilfe. Die Unterscheidungen entstehen zunächst im Kopf von Analytikern. Wir vermuten, dass die Häufung guter Stunden im Sinne von Kris (1956a) oder die Häufigkeit mutativer Deutungen (▶ Abschn. 8.4) dem Analytiker das Gefühl verleiht, zur Eigentlichkeit gelangt zu sein. Andere Merkmale hängen mit der Intensität der Fokussierung und den Zielsetzungen zusammen (▶ Kap. 9). Diese subjektiven Erfahrungen des Analytikers sind durch Verlaufs- und Ergebnisuntersuchungen bezüglich der Auswirkungen auf den Patienten zu überprüfen. Deshalb unterstreichen wir Kernbergs einige Jahre zurückliegende Ansicht (1982),

> dass die strikte **Trennung** der Psychoanalyse als Theorie und Technik von der Erforschung der Theorie und Technik der psychotherapeutischen Praxis aus vielen Gründen der psychoanalytischen Praxis selbst Schaden zufügen könnte (S. 8; Hervorhebung im Original, Übersetzung durch die Autoren).

Bedauerlicherweise teilen diese Ansicht nur wenige; selbst Kernberg (1999) zieht es an anderer Stelle vor, die Unterscheidung von »psychoanalysis proper«, »supportive-expressive psychotherapy« und »supportive psychotherapy« unnötig zu akzentuieren. Das von uns favorisierte Modell der Technik wird von einem dimensionalen Denken bestimmt (▶ Abschn. 8.9): in jeder Sitzung wird interaktiv – ob bewusst oder unbewusst – reguliert, welche behandlungtechnischen Elemente (Dimensionen) für die Integration unbewusster Konflikt des Patienten dienlich sind.

Box

Wir lokalisieren den Schaden auf zwei Ebenen: Die strikte Trennung, wie sie am entschiedensten in der normativen Idealtechnik vollzogen wurde, förderte eine orthodoxe, neoklassische Einstellung, die das Indikationsgebiet immer enger werden ließ. Damit wurde auch die Basis für neue Erkenntnisse schmaler. Da die therapeutische Effektivität mit Sicherheit nicht nur vom Deutungsinstrumentarium des Analytikers abhängig ist, ergaben sich auch in diesem Bereich Einschränkungen. Auf der anderen Ebene, nämlich der Ebene der analytischen Psychotherapie, wurde viel experimentiert, variiert und modifiziert, ohne dass die gesammelten Einsichten und Erkenntnisse den ihnen zustehenden Einfluss auf die Weiterentwicklung der gesamten Psychoanalyse gefunden haben. Allerdings hat auch die IPV die Zeichen der Zeit erkannt und mit der Etablierung eines Komitees zur Forschung seit mehr als zehn Jahren ein Zeichen gesetzt. Ein öffentlich zugängliches Weißbuch – der »Open Door Review of Psycholanalysis« informiert über den aktuellen Stand der evaluativen Forschung zur breit definierten »psychoanalytischen Therapie«, die in den letzten zehn Jahren beträchtlich an Qualität gewonnen hat (Fonagy et al. 2002). Für die bundesdeutsche Psychoanalyse ist die von der DGPT-Initiierte Stellungnahme von sicherlich weit reichender Bedeutung (Hau u. Leuzinger-Bohleber 2004).

1.7 Soziokulturelle Veränderungen

Auflösung traditioneller Strukturen

Die Lösung der heutigen behandlungstechnischen Probleme kann nicht durch die Nachahmung von Freuds großzügiger und natürlicher psychoanalytischer Einstellung zu seinen Patienten gefunden werden, auch wenn wir darin ein willkommenes Antidot gegen Stereotypien sehen. Die praktischen und theoretischen Problemlösungen, die Freud gefunden hat, können in der Gegenwart nur insofern als Vorbild dienen, als Ähnlichkeiten oder Übereinstimmungen zwischen damals und heute bestehen.

Die tief greifenden Veränderungen der Welt seit dem 2. Weltkrieg und die geopolitische Veränderung durch den Niedergang des Sowjetsystems sowie die globalen Verunsicherungen des Atomzeitalters wirken über den Weg der Auflösung von sozialen und familiären Strukturen auf den Einzelnen ein. Hierbei ergeben sich einerseits große zeitliche Verschiebungen. Es zieht sich oft über Generationen hin, bis historische und psychosoziale Prozesse sich so auf das Familienleben auswirken, dass seelische oder psychosomatische Erkrankungen des Einzelnen daraus erwachsen (Cierpka 2003). Die transgenerationale Vermittlung pathologischer Familienstrukturen ist in den letzten Jahrzehnten in der Aufarbeitung des Holocausts besonders untersucht worden. Diese Transmission von Holocaust-Erfahrungen von der ersten Opfergeneration zu den nachfolgenden wurde von Kestenberg (1989) mit einem spezifischen Begriff belegt: Transposition. Laub (2002) skizziert die spezifischen Transmissionsvorgänge bei israelischen Soldaten im Yom-Kippur-Krieg, die Kinder von Holocaust-Überlebenden waren. Er betont besonders, dass die Zusammenarbeit von Analytikern mit Wissenschaftlern anderer Disziplinen, insbesondere mit Historikern, keine Einbahnstraße ist« (Laub 2003, S. 940). Allerdings zeigen sorgfältige Nachuntersuchungen, dass die Befundlage nicht für eine durchgängige Transmission spricht (Kellermann 2001). Sagi-Schwartz et al. (2003) stellen bei den unmittelbar Betroffenen, die nun Großeltern sind, mit Untersuchungen mit dem Erwachsenen-Bindungsinterview nach wie vor mehr Anzeichen von traumabedingtem Stress fest, aber diese Menschen zeigen doch eine relativ geglückte Anpassungsleistung. Sie konnten ihren Töchtern protektive, schützende Erfahrungen vermitteln. Es dürfte kennzeichnend sein, dass die psychoanalytische Diskussion verfügbare epidemiologische Untersuchungen (Schepank 1987) oder entwicklungspsychobiologische Befunde nicht ausreichend zur Kenntnis nimmt. So betont Kagan (1982) die Bedeutung der kindlichen Fähigkeit, traumatische Erfahrungen zu bewältigen, was als »resilience« eingedeutscht wurde (s. auch Fonagy et al. 1994).

Es besteht zunehmend Übereinstimmung darüber, dass seelische und körperliche Gesundheit/Krankheit durch protektive Faktoren wie biologische Konstitution, Eltern-Kind-Beziehung und sozioökonomische Bedingungen nachhaltig beeinflusst werden. Weiterhin spielen Risikofaktoren wie biologische Konstitution, Eltern-Kind-Beziehung und sozioökonomische Bedingungen eine erhebliche Rolle. Hinzu kommen aktuelle Belastungen, Gesundheitsfehlverhalten, seelische Konflikte und Lebenskrisen. Betrachtet man unser Wissen über protektive biographische Faktoren für die Entstehung psychischer und psychosomatischer Erkrankungen so sind nach Hoffmann und Egle (1997) folgende Einflussgrößen zu nennen:

- Dauerhafte gute Beziehung zu mindestens einer primären Bezugsperson,
- Großfamilie/kompensatorische Elternbeziehungen/Entlastung der Mutter,
- gutes Ersatzmilieu nach frühem Mutterverlust,
- robustes, aktives und kontaktfreudiges Temperament,
- soziale Förderung (z. B. Jugendgruppen, Schule, Kirche).

Weiterhin sind verlässliche unterstützende Bezugspersonen auch im Erwachsenenalter in ihrer protektiven Bedeutung nicht zu unterschätzen (Buchheim u. Kächele, im Druck).

Unbewussten Einstellungen, wie sie mit ihren jeweils typischen Inhalten in Familien tradiert werden, folgen den Mustern des **Familienromans**. So ergeben sich ausgesprochene Asynchronen zwischen der Änderungsgeschwindigkeit in familiären Traditionen und historischen und soziokulturellen Prozessen.

Die sexuelle Revolution hat die Verdrängung der Sexualität insgesamt verringert, und die Pille hat die Emanzipation der Frau entscheidend gefördert und ihr mehr Selbstbestimmung in der Geschlechtsrolle ermöglicht. Hysterische Erkrankungen sind – der Voraussage der psychoanalytischen Theorie entsprechend – seltener geworden. Ödipale Konflikte scheinen heutzutage eher zu persisieren, als dass sie sich komplexhaft zum Über-Ich strukturieren.

Auswirkungen

Da die psychoanalytische Untersuchungsmethode sich hauptsächlich mit der typischen familiären Entstehungsgeschichte seelischer Erkrankungen unter besonderer Berücksichtigung der Kindheit befasste, wurden die psychosozialen Einflüsse auf die Adoleszenz, die dem Jugendlichen eine »zweite Chance« (Blos 1985, S. 138) geben, bis zu Eriksons Werk unterschätzt (Bohleber 1996). Auch die Faktoren, durch welche Symptome aufrechterhalten werden, kamen lange behandlungstechnisch zu kurz. Diese Vernachlässigungen wirkten sich nur wenig aus, weil die frühe Es-Analyse und die spätere Ich-psychologisch begründete Widerstandsanalyse von stabilen, ja von rigiden, früh erworbenen Strukturen ausgehen konnten. Der Analytiker verhalf dem Patienten zu größerer innerer Freiheit: die strengen Inhalte der Über-Ich-Gebote aus der Identifizierung mit dem unterdrückenden Patriarchen wurden gegen menschenwürdigere Wertsetzungen ausgetauscht. Strachey (1934, dt. 1935) beschrieb diesen therapeutischen Vorgang vorbildlich.

Ungefähr gleichzeitig kam freilich ein Thema auf, das seit zwei Jahrzehnten in den Mittelpunkt gerückt ist und das als Kontrapunkt zur Auflösung psychosozialer und historisch gewordener Strukturen angesehen werden kann – das Thema der Sicherheit. Es ist kein Zufall, dass im Zeitalter von Narzissmus und Ideologien (Lasch 1979; Bracher 1982) das Thema der Sicherheit einen so bedeutenden Platz in der Diskussion über die psychoanalytische Behandlungstechnik einnimmt, obwohl es ein Leichtes ist, die Anfänge über die 30er-Jahre zu Freud und zu Adler zurückzuverfolgen. Die Wirkung der Innovationen Kohuts ist wohl auch darin begründet, dass Patienten und Analytiker gleichermaßen mit der aufgliedernden Konfliktpsychologie unzufrieden sind und nach Ganzheit und Bestätigung, nach narzisstischer Sicherheit suchen.

Aspekte der Gegenwart

Da erst in unserer Zeit epidemiologische Untersuchungen über die Häufigkeit von Neurosen durchgeführt werden (Häfner 1985; Schepank 1987) können naturgemäß keine exakten Vergleiche mit früheren Zeiten gezogen werden. Man ist auf die Einschätzung von Eindrücken angewiesen, die auch deshalb unzuverlässig sind, weil es bei den diagnostischen Bezeichnungen starke Modeströmungen gibt. Ohne Zweifel ist aber der Psychoanalytiker heute mit Problemen konfrontiert, die nicht im Mittelpunkt von Freuds Praxis standen (Thomä u. Kächele 1976).

Die meisten Menschen in den westlichen Demokratien leben in einem sozialen Netz, das sie gegen Schicksalsschläge und nicht zuletzt gegen die Risiken bei Erkrankungen absichert. In der Praxis deutscher Psychoanalytiker gibt es so gut wie keine unversicherten Selbstzahler mehr. Kranke aus allen Bevölkerungsgruppen können nun auf Kosten der Krankenkasse und damit der Gemeinschaft der Versicherten eine psychoanalytische Behandlung finden. Damit erfüllt sich in Westdeutschland und in anderen Ländern die Vorhersage Freuds (1919a). Mehr noch als früher geht es heute um die therapeutische Effektivität der Psychoanalyse. Auch bestätigt sich die Annahme Eisslers, dass

> die sozialisierte Medizin eine große Rolle bei ihrer [der Psychoanalyse] zukünftigen Entwicklung spielen wird. Wir können nicht erwarten, dass die Gesellschaft große Geldbeträge aufbringt, die für die Analyse eines einzelnen notwendig sind, wenn Symptomheilungen bei einer großen Zahl von Patienten möglich sind (Eissler nach Miller 1975, S. 151; Übersetzung durch die Autoren).

Wir vertreten die Auffassung, dass die wissenschaftliche Begründung der Psychoanalyse und ihre therapeutische Effektivität viel enger zusammenliegen, als gemeinhin angenommen wird. Der soziale Druck und die zunehmende Konkurrenz haben zu Recht die Anstrengungen von Psychoanalytikern, die Wirksamkeit ihres Tuns wissenschaftlich zu begründen, intensiviert (► Band Praxis, Abschn. 9.11).

1.8 Konvergenzen und Divergenzen

Bei der Abfassung der ersten Auflage des Lehrbuchs vor mehr als 20 Jahren sprachen wir von Konvergenzen zwischen den psychoanalytischen Schulen.

Die Kritik von innen und außen hatte wesentliche Veränderungen eingeleitet. Dabei waren deutliche Trends zur Annäherung und zur Integration der verschiedenen Strömungen zu erkennen (M. Shane u. E. Shane 1980). Wir glaubten damals von **Konvergenzen** sprechen zu können, die sich zwischen den psychoanalytischen Schulen, aber auch in der Beziehung zwischen der Psychoanalyse und ihren Nachbardisziplinen abzeichnen. Nancy Andreasen hat uns in ihrer Besprechung (1988, S. 884, ▶ Vorwort) zu Recht den wunscherfüllenden Charakter dieser Feststellung vorgehalten, sodass wir heute auch Divergenzen nicht außer Acht lassen werden. Damals haben wir bereits auf die bestehende revolutionär-anarchische Situation hingewiesen. Wie wir im Vorwort erwähnt haben, hat Wallerstein mit seinem Vortrag »One psychoanalysis or many« den Pluralismus innerhalb der IPV endlich benannt. Jedoch Fonagy (2003c) spricht von Fragmentierung und hält die Bezeichnung »Pluralismus« für einen Euphemismus. Eine freundlichere Einschätzung findet Williams (2005): »We live, psychoanalytically, in an age of multiple conceptual systems that have emerged from interpretations and developments of the classic paradigm« (S. 189). Es ist vermutlich eine Frage des Standpunktes, ob man jeden nach seiner Façon selig sein lassen will oder ob man die Herausforderungen annimmt, die mit der Vielzahl von konzeptuellen Neuerungen als wissenschaftliches Problem verbunden sind.

Erweiterte Objektbeziehungstheorien

Wie die für die Zwei- und Dreipersonenpsychologie unerlässlichen Objektbeziehungstheorien bliebe auch die **Ich-Psychologie** ohne das »dialogische Leben«, ohne das Du (Buber 1923), auf sich selbst beschränkt (s. auch Bohleber 2004, S. 100ff.). In der Ich-psychologischen Richtung wurde die Behandlungstechnik zunächst nach dem Modell des innerseelischen Konflikts systematisiert. Vorbildlich wurden A. Freuds (1936) Hervorhebung der Bedeutung der **Abwehrmechanismen**. Hier führte sie »Gesichtspunkte für die psychoanalytische Therapie« auf, die deren Reichweite am **innerpsychischen Konflikt** (S. 74f.) festlegten. Gleichzeitig brachte Hartmanns (1939) bahnbrechender Beitrag »Ich-Psychologie und Anpassungsproblem« einen stärkeren Austausch mit den Sozialwissenschaften mit sich, wobei die Sozialpsychologie eine vermittelnde Rolle spielen sollte. Fürstenau (1964) und Carveths (1984a) kritische Studien machen freilich den Mangel an echter interdisziplinärer Zusammenarbeit deutlich.

Die **Objektbeziehungstheorien** sind seit der Erkenntnis, dass der Analytiker als »neues Objekt« (Loewald 1960) wirksam wird, auf dem Weg zur Anerkennung des Subjekts und der Intersubjektivität in der analytischen Situation. Hierfür ist die Diskussion über die Erweiterung des Übertragungsbegriffs charakteristisch (▶ Kap. 2). Wir sehen heute klarer, dass die psychoanalytische Methode ihre Grundlage von jeher in der Bipersonalität hatte. Gerade die unbewussten Anteile der Objektbeziehungen erschließen sich erst durch eine Interaktionelle Betrachtungsweise. Alles spricht dafür, dass die großen therapeutischen und wissenschaftlichen Probleme der Intersubjektivität, von Übertragung und Gegenübertragung, nun lösbar geworden sind. Ausgehend von einem an Merton M. Gill angelehnten sozialwissenschaftlichen Verständnis der psychoanalytischen Methode als einzigartiger Form einer intersubjektiven Praxis und unter Zugrundelegung der »Bifokalität der Übertragung« (Thomä 1999) und der damit gegebenen gegenseitigen Einflussnahme von Analytiker und Patient lassen sich die vorherrschenden Theorien hinsichtlich der Konzepte von Übertragung und Gegenübertragung ordnen. Wir setzen uns dabei von einer totalistischen Sicht der Übertragung (Joseph 1985) ebenso ab wie vom übersteigerten Subjektivismus eines absolut gesetzten Gegenübertragungskonzepts (Thomä 2000, 2001a). Es kann nicht übersehen werden, dass die Modernisierung der Psychoanalyse fundamentalistische Gegenströmungen erzeugt. Ihre Vertreter stützen sich vor allem auf das idiosynkratische Wissenschaftsverständnis von Green und Bion. Weiß (1999) betont beispielsweise unter Berufung auf Bion (1962, 1963), dass die psychoanalytische Forschung im engeren Sinn als ein Nachdenken über emotionale Erfahrungen zu verstehen sei, »wie sie sich in der analytischen Situation ergeben. Ihre Aufgabe besteht darin, Modelle zu generieren über das, was zwischen Analytiker und Analysand vor sich geht.« (Weiß 1999, S. 895).

Behandlungstechnisch ist die Identifizierung des Patienten mit den Funktionen des Analytikers

(Thomä 1981b) wesentlich. Diese Funktionen werden nicht als abstrakte Prozesse wahrgenommen. Der Patient erlebt sie im persönlichen therapeutischen Kontext. Die Identifikationen mit den Funktionen des Analytikers sind also im Sinne Loewalds an beispielgebende Interaktionen mit ihm gebunden und nur künstlich von diesen zu isolieren. Der Mitmensch, mit dem man sich identifiziert, wird nicht als Objekt introjiziert und innerseelisch isoliert abgebildet. Loewald betonte, dass es nicht zur Introjektion von Objekten, sondern von *Interaktionen* komme (Loewald 1980, S. 48). An diese sind neue Erfahrungen gebunden, die also aus Übertragungen herausführen. Im Spannungsfeld zwischen Übertragung (Wiederholung) und Begegnung (Emergenz) vollziehen sich therapeutische Veränderungen.

Tatsächlich geht es bei den psychoanalytischen Beschreibungen der unbewussten Anteile von Objektbeziehungen um Handlungsaspekte und deren Abbildung in der (unbewussten) Phantasiewelt. Was sich als »inneres Objekt« niederschlägt, ist kein isolierter Gegenstand, sondern ein Erinnerungsbild, das von einem Handlungskontext eingerahmt ist. Es ist folgerichtig, dass Schafer (1976) zur Handlungssprache gelangte, nachdem schon Kris (1947) die Aktionsforschung als die der Psychoanalyse gemäße wissenschaftliche Annäherungsweise bezeichnet hatte. Die Objektabbildungen vollziehen sich von Geburt an innerhalb eines qualitativ vielfältigen Handlungskontextes, der durch familiäre und nichtfamiliäre Kontexte angereichert wird (Akhtar 2005). Durch wiederholte kommunikative Akte entstehen unbewusste Schemata, die eine große Stabilität erreichen können. Solche zeitüberdauernden Strukturen gehen mit Übertragungsbereitschaften einher, die sich mehr oder weniger rasch und leicht auslösen lassen.

Diese Prozesse bilden den Kern des tradierten Übertragungskonzeptes, für das auch empirisch eine Fülle von Belegen existiert (Luborsky u. Crits-Christoph 1998; (Albani et al. 2002, 2003). Natürlich deckt diese erfolgreiche Operationalisierung nicht den ganzen Reichtum der klinischen Handhabung ab, wie Dreher (1999) polemisch kritisiert; sie ist aber gut genug, um ein Desiderat der Therapieforschung zu erfüllen, wenn es um die Genauigkeit von Interpretationen geht (Crits-Christoph et al. 1998). Ob es bereits an der Zeit ist, das Konzept der Übertragung aufzugeben, und bescheidener nur von »habitual relationship pattern« zu sprechen, wie Schachter (2002) vorschlägt, wollen wir hier offen lassen.

Die Mutter-Kind-Beziehung

In den psychoanalytischen Objektbeziehungstheorien waren interaktionelle Kontexte von Anfang an impliziert. Ihre Bedeutung ist nicht zuletzt durch die ständig wachsenden Erkenntnisse über die Kind-Mutter-Beziehung in den Mittelpunkt geraten. Emde (1981) betonte in seinem Übersichtsreferat »Über sich verändernde Modelle der Kindheit und der frühen Entwicklung, die geeignet sind, die Grundlagen [der Psychoanalyse] umzugestalten« die Bedeutung der **sozialen** Wechselseitigkeit, indem er die Forschungsergebnisse folgendermaßen zusammenfasst:

> Das Kind ist von Anfang an für soziale Interaktion ausgestattet, und es nimmt am wechselseitigen Austausch mit den Pflegepersonen teil. Wir können die Mitmenschen nicht als statische Triebziele betrachten, und aus diesem Blickwinkel sind Begriffe wie die Objektbeziehung wegen ihres Bedeutungshofes unpassend (S. 218; Übersetzung durch die Autoren).

Schon der Säugling konstruiert seine Erfahrung in aktiver Weise. Bei diesen interaktionellen Prozessen spielen Affekte eine hervorragende Rolle (Emde 1999). Die Libidotheorie deckt diese Prozesse affektiver Wechselseitigkeit nicht ab. Spitz (1976) hatte aufgezeigt, dass Freud das libidinöse Objekt ganz vorwiegend vom Standpunkt des Kindes (und seiner unbewussten Wünsche) aus und nicht vor dem Hintergrund der wechselseitigen Beziehung zwischen Mutter und Kind betrachtet hat. Diese Tradition hat sich jedoch so tief eingegraben, dass selbst Kohut die Selbstobjekte aus der hypothetischen narzisstischen Sicht- und Erlebnisweise des Säuglings abgeleitet hat.

In diesem Zusammenhang ist an die bahnbrechenden Experimente von Harlow (1958, 1962) zu erinnern. Er zog Rhesusaffen mit Surrogatmüttern aus Draht und Frotteestoff auf, also mit unbelebten Objekten. Diese Affen konnten weder spielen noch Sozialbeziehungen entwickeln. Sie unterlagen unkontrollierbaren Ängsten und Ausbrüchen heftiger Erregung, Feindseligkeit und Zerstörungswut. Dabei waren die Drahtäffchen noch gestörter als die Frotteeäffchen. Die erwachsenen Tiere zeigten kein sexuelles Verhalten. Spitz hat diese experimentell erzeugten schweren Fehlentwicklungen der Äffchen auf den Mangel an **Gegenseitigkeit** zwischen Muttersurrogat und Rhesuskind zurückgeführt. Gegenseitigkeit ist für Spitz die Grundlage des Dialogs zwischen Mutter und Kind. Obwohl er noch am Begriff der Objektbeziehung festhält (Spitz 1965, dt. 1973, S. 701 und 710), ist offensichtlich, dass seinen Beschreibungen ein intersubjektives, ein interaktionelles Verständnis zugrunde liegt.

Emde (1981) als Nachfolger von Spitz in Denver kritisierte schon früh die weit verbreitete Voreingenommenheit, dass der Säugling passiv und undifferenziert sei und sein Verhalten durch Triebspannungen und deren Abfuhr reguliert werde. Der Mythos vom Säugling als passivem Organismus, der auf Reize reagiere und primär auf Reizerniedrigung eingestellt sei, ist unhaltbar geworden.

Das Ende der Mythen

Die Implikationen dieser Erkenntnisse sind nach den Zusammenfassungen von Sander (1980) und Peterfreund (1980) so beträchtlich, dass drei Mythen zu Grabe getragen werden müssen:

1. der adultomorphe Mythos (Der Säugling ist so, wie ich bin),
2. der theoretikomorphe Mythos (Der Säugling ist so, wie meine Theorie ihn konstruiert) und
3. der pathomorphe Mythos (Der Säugling fühlt und denkt so wie mein psychotischer Patient).

Da Freud die Triebtheorie einmal als »unsere Mythologie« bezeichnete (1933a, S. 101) und in Mythen tiefe Wahrheiten über den Menschen enthalten sind, löst die Entmythologisierung unter Analytikern eine tiefe Beunruhigung aus. Dass die psychoanalytische Triebtheorie mythologische Elemente bewahrte, liegt nicht zuletzt an dem Bedeutungsgehalt bestimmter Metaphern, die – wie beispielsweise das Konstanzprinzip – die menschliche Ewigkeitssehnsucht, die Liebes- und Todesmystik mit physikalistischen Annahmen verbindet, sodass eine umfassende psychobiologische Erklärung vorgetäuscht wird.

Die Reichweite dieses entwicklungspsychobiologischen Denkens reicht jedoch über die frühe postnatale Phase weit hinaus. Emde (1988a,b) formuliert fünf basale Entwicklungsprinzipien – Aktivität, Selbst-Regulation, soziale Adaptivität, affektives Monitoring und kognitive Assimilation –, deren Relevanz für die Klinik unabweisbar ist:

> Es scheint evident, dass diese früh sich zeigende motivationale Aspekte der Entwicklung biologisch vorbereitet sind und während des ganzen Lebens bestehen. Diese entwickeln sich im adaptiven Kontext der Säuglings-Pflegeperson-Beziehung und können als basale Motive der Entwicklung betrachtet werden. Als solche können sie durch empathisches Eingehen aktiviert werden (Emde 2005, S. 123).

Freuds Auffassung, dass das Spannungsabfuhr-Prinzip, das Lust-Unlust-Prinzip das fundierende Moment der frühen Entwicklungsvorgänge darstellt, ist nicht mehr aufrechtzuerhalten. Entwicklungspsychologen betonen heute, dass das Neugeborene mit einer fundamentalen Aktivität ausgestattet ist, die in sich die Tendenz hat, den Organismus zu wachsender psychologischer Komplexität anzuregen. Das Neugeborene kommt mit einem beträchtlichen Repertoire von Verhaltensmöglichkeiten in die Welt, die von der Evolution bereitgestellt wurden, und das ihn für eine interaktive Beziehung mit der pflegenden Umwelt bereit macht. Statt die Entwicklung unter dem Aspekt des Entropiemodells zu sehen, wie es das Triebabfuhr-Modell tat, arbeitet die heutige Entwicklungsbiologie mit der Vorstellung, dass die schon neurobiologisch gesicherte Komplexität, bei einer Zahl von 10^{10} Neuronen mit Tausenden von Querverbindungen, für Unbestimmtheit, Ungewissheit und beschränkte Vorhersagbarkeit von Verhalten sorgt (Spitzer 1996). Ein solcher Grad von Komplexität bürgt für Individualität und sichert zugleich Selbst-Bestimmung. Komplexität wächst im Laufe der Entwicklung, und dem Menschenwesen wird zugesprochen, dass es sich selbst in die es umgebende unbelebte und belebte Welt hinein sozialisiert. Endogen generierte Aktivität stellt damit ein fundamentales Prinzip dar, das an die Stelle der Triebabfuhr-Hypothese getreten ist. Gleichermaßen kritisch müssen Vorstellungen betrachtet werden, die das Kleinkind als Wesen betrachten, das als psychologisches Nichts auf die Welt kommt und durch die elterlichen Sozialisierungspraktiken erst geformt wird.

> Vielmehr erkennen wir, dass das Verhalten eines Babys von Anfang an Ordnung und Organisation zeigt, und dass das brodelnde Durcheinander, ..., ein Ausfluss unseres eigenen Denkens und unserer Aufzeichnungstechniken war, aber nicht im Kleinkinde selbst zu suchen ist (Schaffer 1982, S. 50).

Die Entdeckung dieser Komplexität verdanken wir der detaillierten Untersuchung einzelner Verhaltensbereiche, die jeder für sich ihre je eigene Komplexität aufweisen.

Die »Revolution in der Kleinkind-Forschung« (Stern 1985, S. 38) wurde nicht zuletzt durch methodische Innovationen ermöglicht. Das Problem, welche Fragen man stellen könne, wurde durch eine Umkehrung des Vorgehens gelöst. Man fragt heute, welche Reaktionen ein Säugling zeigt, die als Antwort auf die den Forscher interessierenden Fragen verwendet werden können.

Schon das Neugeborene ist bereits so organisiert, dass es sofort eine komplexe Interaktion mit der belebten wie unbelebten Welt aufnehmen kann. Die dieser Interaktion innewohnende Regulation prägt die Muster der Verteilung von Schlaf und Wachsein, der Nahrungsaufnahme und des sozialen Austauschs. Die Etablierung dieser frühen Regulation vollzieht sich vor allem in den ersten zwei Monaten in der Form sich ablösender Phasen von wacher Aufmerksamkeit, ruhiger Wachheit, Erregtheit, Schreien, REM- und Nicht-REM-Schlaf wie auch in der Suche nach Stimuli verschiedenster Art (Greenspan 1991). Mit dem Konzept der Selbst-Regulation als einem basalen Entwicklungsmotiv ist auch das gut belegte Wissen über die Fähigkeit des Organismus verbunden, durch Forderungen oder Störungen verursachte Defizite wieder auszugleichen.

Ein weiteres starkes Motiv der Entwicklungsagenda des Kleinkindes ist die angeborene Bereitschaft zur sozialen Einpassung. Die entwicklungspsychologische Forschung überrascht den Unkundigen mit dem Ausmaß dieser Voreinstellung für eine Teilnahme an sozialer Interaktion. Viele dieser Fähigkeiten sind bereits bei der Geburt verfügbar und schließen z. B. eine Neigung zum Augenkontakt ein oder eine zustandsabhängige Empfänglichkeit für die Aktivierung und Beruhigung durch mütterliches Gehalten-, Berührt- und Gewiegt-Werden. Auch in der Wahrnehmung von Schallereignissen ist das Baby von vornherein besonders auf menschliche Reize eingestellt.

»Soziale Präadaption« findet sich in einer Vielzahl von kommunikativen Kanälen. Nach Papousek (1981) gründet die soziale Präadaption in einer Fähigkeit, Kontingenzen im Reizangebot zu entdecken und zu meistern, die auf eine biologische Verankerung schließen lässt. Ergänzend zu einer Beschreibung des kindlichen Verhaltens ist jedoch das von Papousek und Papousek als »intuitives Elternverhalten« beschriebene Eingehen der Eltern auf die kindlichen Angebote zu nennen, welches artspezifisch, nicht bewusst und nicht das Produkt individueller Erfahrung zu sein scheint (Papousek u. Papousek 1983). Synchronie des Verhaltens ist das Stichwort, unter dem viele Befunde der Mikro-Interaktion von Mutter und Kind subsumiert werden können.

Das psychoanalytische Lust-Unlust-Prinzip hat seinen spekulativ-ökonomischen Charakter verloren; es wird heute als affektives Monitoring konzipiert. Es stellt ein basales Motivationssystem dar, welches affektive Erfahrungen nach der analogen Qualität von lustvoll oder unlustvoll bewertet (Emde 1981). Säuglinge klassifizieren ihre Welt nicht in zwei Kategorien, sondern abstrahieren täglich eine Fülle von abgestuften lustvoll-unlustvollen Erfahrungen; diese veranlassen sie zur allmählichen Bildung von Schemata im Sinne Piagets, bei denen kognitive Elemente eine nicht minder große Rolle zu spielen scheinen als die emotionale Qualität. Dieses Prinzip leitet sowohl die Handlungen der Mutter als auch die des Kindes. Schon im Alter von drei Monaten lassen sich konsistente Organisationsformen für Emotionen beschreiben, deren drei Dimensionen hedonische Qualität, Aktivierung und internale/externale Orientierung umfassen. Aus der frühen Kohärenz der emotionalen Erfahrungen bildet sich der affektive Kern des Selbstgefühls (Emde 1983), was die große Bedeutung unterstreicht, die der emotionalen Zuwendung der pflegenden Person in der frühen Kindheit zukommt. In diesen Gefühlsaustauschprozessen nimmt die Abstimmung (»attunement«) eine spezielle Bedeutung ein; schon von Geburt an sorgt eine Folge von dialogischen Sequenzen in verschiedenen Kommunikationskanälen für diese Abstimmung, bei der der mütterlichen affektdifferenzierenden Antwort eine bedeutsame Rolle zukommt (Fonagy et al. 2002). Dabei geht es um mehr, als es das von der Kohutschen Behandlungstechnik her bekannte Spiegeln (Kohut u. Wolf 1978) meint. Es geht dabei, so Fonagy et al., um eine wirkliche Geburtshelferfunktion für die Entstehung des persönlichen Selbst.

Damit wird eine fundamentale Position der Triebtheorie der klassischen Psychoanalyse aufgegeben, deren Kritik schon lange in den psychoanalytischen Objektbeziehungspsychologien (Balint, Winnicott) vorbereitet war. Die Libidotheorie deckt diese Prozesse affektiver Wechselseitigkeit nicht ab. Freud betrachtete das libidinöse Objekt ganz vorwiegend vom Standpunkt des Kindes (und seiner unbewussten Wünsche) aus und nicht auf dem Hintergrund der wechselseitigen Beziehung zwischen Mutter und Kind. Diese Tradition hat sich so tief eingegraben, dass Kohut (1973) die Selbstobjekte aus der hypothetischen narzisstischen Sicht- und Erlebnisweise des Säuglings abgeleitet hat. Demgegenüber liegt es aus heutiger Sichtweise nahe, das »innere Objekt« nicht als isolierten Gegenstand zu sehen, sondern als ein Erinnerungsbild, das von einem Handlungskontext eingerahmt ist. Die Objektabbildungen vollziehen sich von Geburt an innerhalb eines qualitativ vielfältigen Handlungskontextes. Durch wiederholte kommunikative Akte entstehen unbewusste Schemata, die eine große Stabilität erreichen können.

Neonatologische Forschung und intersubjektive Psychoanalyse

Diese Ergebnisse der **neonatologischen Forschung reichen noch weiter.** Trevarthen (1977) spricht schon lange von »primärer Intersubjektivität« (»primary intersubjectivity«). Diese Idee hat D. Stern soweit vorangetrieben, dass er von einem intersubjektiven Bedürfnis (»need«) spricht, dem er den Status eines psychobiologischen verankerten motivationalen Systems gibt (Stern 2005, S. 82). In klarer Abgrenzung von dem Sexualtrieb und dem Bindungssystem verweist er auf die evolutionäre Funktion einer angeborenen Fähigkeit zur Intersubjektivität, die mit der Entdeckung der »Spiegelneuronen« durch Rizzolati et al. (2001) eine starke neurobiologische Fundierung erhalten hat (Bauer 2005). Primäre Intersubjektivität und Getrenntheit bilden den größten und wichtigsten gemeinsamen Nenner der Ergebnisse der neonatologischen Forschungen und der neueren Erkenntnisse über die therapeutische Dyade.

Wesentlich ist die oben erwähnte These Emdes (2005), dass angeborene biologische Schemata einerseits die Beziehung zwischen Mutter und Säugling als menschliche Interaktion regulieren. Andererseits konstituiert deren spezielle Ausprägung zugleich die Individualität: jeder Säugling und jede Mutter sind für sich allein ebenso einzigartig wie als Dyade. Beide realisieren artspezifische, d. h. allgemeinmenschliche Mechanismen, also biologische Grundmuster, in unverkennbarer persönlicher Einzigartigkeit. Mahlers Begriff der »koenästhetischen Empathie« (Mahler 1971, S. 404, dt. 1975, S. 1078), der sich, der Herkunft der Bezeichnung entsprechend, auf die Allgemeingefühle, auf gemeinsame und tiefe Empfindungen und Wahrnehmungen bezieht, ist aus der Mutter-Kleinkind-Beobachtung entsprungen. In Korrespondenz hierzu geht es in der Therapie um die Ausgewogenheit von Gemeinsamkeiten und Eigenständigkeit, von Ich-Bildung und Wir-Bildung.

Durch die Erforschung des affektiven Austauschs zwischen Mutter und Kind wurde im letzten Jahrzehnt im Einzelnen aufgezeigt, was in der Auffassung Winnicotts enthalten ist, der feststellte:

> Der Säugling und die »Mutterpflege« bilden zusammen eine Einheit … Ich habe ein-

mal gesagt: »Es gibt den Säugling gar nicht« (engl.: The infant and the maternal care together form a unit … I once said: »There is no such thing as an infant«; Winnicott 1965, S. 39, dt. 1974, S. 50).

Winnicott fügt hinzu, mit diesem Satz meine er natürlich, dass zum Kind die mütterliche Pflege gehöre und dass ohne diese kein Kind existieren könne. Damit hat sich Winnicott von Freuds Annahmen über den primären Narzissmus bzw. über den Übergang vom Lustprinzip zum Realitätsprinzip distanziert. Er hat auch darauf aufmerksam gemacht, dass Freud selbst Einwendungen gegen seine eigenen Ausführungen vorbrachte:

> Es wird mit Recht eingewendet werden, dass eine solche Organisation, die dem Lustprinzip frönt und die Realität der Außenwelt vernachlässigt, sich nicht die kürzeste Zeit am Leben erhalten könnte, so dass sie überhaupt nicht hätte entstehen können. Die Verwendung einer derartigen **Fiktion** rechtfertigt sich aber durch die Bemerkung, dass der Säugling, wenn man nur die **Mutterpflege** [Hervorhebung durch die Autoren] hinzunimmt, ein solches System nahezu realisiert (1911b, S. 232).

Nimmt man die Mutterpflege hinzu, fällt praktisch die Fiktion eines primären Narzisssmus (Altmeyer 2000a,b) in sich zusammen, und man wird stattdessen von der Mutter-Kind-Einheit im Sinne Winnicotts ausgehen. Innerhalb dieser Einheit sind freilich Mutter und Kind unzweifelhaft voneinander verschieden, auch wenn der Säugling noch nicht in der Lage ist, sich als unabhängige Person abzugrenzen. Die Ich-Autonomie Hartmanns (1939) ist biologisch angelegt, und dies führt innerhalb der Mutter-Kind-Einheit dazu, dass sich auch die Selbstwahrnehmung über die Sinnesorgane im Austausch mit speziellen Fremdwahrnehmungen selektiv vollzieht. Deshalb wird die mütterliche Person von jedem Säugling aus zwei Gründen anders wahrgenommen:

- einmal deshalb, weil sich keine Mutter zu jedem ihrer Kinder genau gleich verhält,
- zum anderen deshalb, weil jedes Kind individuelle Reaktionsbereitschaften mitbringt, die sich innerhalb der Einheit ausbilden.

Wäre es anders, könnte Winnicott (1965) nicht neben der Betonung der Einheit von Kind und Mutter auch vom wahren und falschen Selbst sprechen. Denn das **wahre** Selbst bezieht sich auf das Grundgefühl, eigene Möglichkeiten verwirklichen und sich aus den Einengungen befreien zu können, die aus dem Einfluss von außen entstanden sind und im **falschen** Selbst ihren Niederschlag gefunden haben (Altmeyer 2005a).

Auswirkungen auf die klinische Psychoanalyse

Die neueren Theorien über die kindliche Entwicklung haben inzwischen neben der Integration interdisziplinärer Kommunikations- und Handlungstheorien erhebliche Auswirkungen auf die klinische Psychoanalyse gehabt. Aufgrund der Erfahrungen, die in der entwicklungspsychologischen Mutter-Säuglings-Interaktionsforschung gemacht wurden (Stern 1985), werden nun auch kleinste Aktivitätseinheiten in therapeutischen Prozessen untersucht. Jenseits des expliziten Wissens wird therapeutische Veränderung im impliziten Bereich lokalisiert, das »aus interaktionalen, subjektiven Prozessen zwischen Analytiker und Patient resultiert«(Boston Change Process Study Group 2004, S. 936). »Nicht-Deutende Mikro-Mechanismen« erhalten eine Wertschätzung (▶ Abschn. 2.5), die im Bereich der Affektforschung schon lange bestätigt wurde (Krause 1997, 1998). Der Durchbruch dieser neuen Perspektive ist mit der Monographie von Daniel Stern (1985) verknüpft. Fonagy (2005) nennt dieses Werk einen »milestone in psychoanalytic theorization« (S. 139), das nach der deutschen Übersetzung von 1992 zur breit rezipierten Verbindung von Säuglingsforschung und Psychoanalyse führte (Kächele et al. 1999a). Der kompetente Säugling« wurde populär (Dornes 1993). Es darf erwartet werden, dass auch das viele Forschungsstränge zusammenfassende Werk der Londoner Gruppe zur Bedeutung der »Affektregulierung, Mentalisierung und Entwicklung des Selbst« (Fonagy et al. 2002) eine große Wirkung auf die grundlegende Theoriebildung ausüben wird.

Kritische Diskussionen

Im Gegensatz zu psychoanalytisch inspirierten Säuglingsforschern, wie Cramer, Emde, Fonagy, Greenspan, Osofsky, Stern, deren Beobachtungen u. E. große Bedeutung für psychoanalytische Rekonstruktionen und auch für die Behandlungstechnik haben, hat P. Wolff (1996) deren Bedeutungslosigkeit für die Psychoanalyse behauptet. Dieser uns unverständlichen Position liegt eine eingeschränkte Definition von Psychoanalyse zugrunde. Wolff schränkt Psychoanalyse auf die freien Assoziationen des Patienten und die Gleichschwebende Aufmerksamkeit des Analytikers zur Entdeckung »unbewusster Ideen, verborgener Motive und Verdrängung« ein (1996, S. 370). Weder werden die Zuverlässigkeit der Erfassung des Fremdpsychischen, insbesondere der unbewussten Anteile, noch die therapeutischen Zielsetzungen von ihm thematisiert. Zutreffend ist u. E. nur, dass wesentliche praktische und wissenschaftliche Fragen weder von der Säuglingsbeobachtung noch von der Ethologie, weder von der Neurophysiologie und noch viel weniger von der Molekularbiologie gelöst werden können, auf welche die Psychoanalyse angewiesen ist. Wolff konnte seine Position in einer ausführlichen Diskussion mit namhaften psychoanalytischen Kleinkindforschern (z. B. Fonagy 1996; Osofsky 1996) auch nicht aufrechterhalten. Alle genetischen Interpretationen beruhen auf Rekonstruktionen der Kindheit. Diese beziehen sich auf Annahmen über frühkindliche Erfahrungen, mit denen sich die psychoanalytisch inspirierte Säuglingsforschung direkt befasst.

Es geht hier um die generelle Frage, ob die empirischen Entwicklungspsychologien eine Rahmenkonzeption für die klinische Theorie der Psychoanalyse bilden. Insgesamt hält Green (2000) den Säuglingsforschern in seiner Kontroverse mit Stern (2000) vor, dass sie (wie einst Heinz Hartmann) die Illusion haben, eine vernünftigere, d. h. wissenschaftliche psychoanalytische Theorie aufbauen zu können. Beispielsweise konstatiert Green in der Auseinandersetzung mit Stern eine prinzipielle Gleichwertigkeit aller Theorien. Gegen diese Auffassung spricht nichts, solange keine Anforderungen an einen empirischen Gehalt gestellt werden, der auf Beobachtung angewiesen ist.

Auch die aktuelle Neuauflage dieser Kontroverse zwischen Green (2005) und Wallerstein (2005a,b) führt nicht weiter. Wir sind entschieden der Auffassung, dass es sich die konstruierten Säuglinge aller psychoanalytischen Schulen gefallen lassen müssen, mit den Kleinkindern aus der Perspektive psychoanalytisch inspirierter Entwicklungspsychologen verglichen zu werden. Mit dieser Position stehen wir in unüberbrückbarem Gegensatz zu Green (2004) als Exponent eines autokratisch psychoanalytischen Denkens, der dieses von jeder Form empirischer Untersuchung unabhängig macht. Er beruft sich auf Wolff und erwähnt mit keinem Wort, dass dessen Position widerlegt wurde.

Green ist Repräsentant einer beobachtungsfreien Psychoanalyse.

> Seine Argumentationsstrategie besteht im Wesentlichen darin, sein idiosynkratisches Verständnis von Psychoanalyse zum einzig richtigen zu erklären (Poscheschnik 2005).

Nach ihm gibt es keine »Wissenschaft der Psychoanalyse«, sondern nur »psychoanalytisches Denken«. Diese Auffassung jedoch kommt ohne die »Qualität der Bewusstheit« nicht aus:

> Sie bleibt das einzige Licht, das uns im Dunkel des Seelenlebens leuchtet und leitet. Infolge der besonderen Natur unserer Erkenntnis wird unsere wissenschaftliche Arbeit in der Psychologie darin bestehen, unbewusste Vorgänge in bewusste zu übersetzen, solcher Art die Lücken in der bewussten Wahrnehmung auszufüllen (Freud 1940a, S. 147).

Die gleichschwebende Aufmerksamkeit charakterisiert ja nur einen Teil des Denkens, bevor es sich in irgendeiner Weise durch die Annahme von Zusammenhängen in den freien Assoziationen bewährt hat (► Kap. 3 und 7). Wir halten eine beobachtungsfreie Psychoanalyse für eine absurde Konzeption, die eine Wiederentdeckung des Spiegelstadiums von Freuds Beobachtung seines

▼

Enkels beim Fort-da-Spiel durch Lacan unmöglich gemacht hätte. Die Gegensätze gehen weit über die Bedeutung der Beobachtung hinaus. Green ist eine der wortgewaltigen Galionsfiguren einer großen Gruppe von Psychoanalytikern, die ohne die Qualität der Bewusstheit auszukommen glauben und sich einen direkten Zugang zum Unbewussten zuschreiben (▶ Abschn. 7.3).

Bindungstheorie und -forschung

Bowlbys Beitrag zur grundlegenden Veränderung der psychoanalytisch relevanten Grundlagen, die er in seiner Trilogie (1969, 1973, 1980) darstellte, wurde zunächst von Anna Freud (1960) heftig als unpsychoanalytisch zurückgewiesen; erst später wurde ihre klinische Bedeutung wieder entdeckt (Strauss et al. 2002). Die Bindungstheorie, die Bowlby ursprünglich für therapeutisches Handeln formuliert hatte, wie er in seinem letzten Buch schreibt (Bowlby 1988), bezieht sich auf die biologischen und sozialen Bedürfnisse des Menschen nach Nähe und Regulation zu vertrauten Bindungspersonen. Sie gibt dem Schutz- und Fürsorgebedürfnis des jungen Menschen und seinem Bedürfnis nach Rückversicherung und Erreichbarkeit während starker Belastungen eine hohe Priorität. Der Umgang mit den Gefühlen Angst, Ärger und Trauer ist ein zentrales Thema der Bindungstheorie und -forschung und ein Kennzeichen für den Grad seelischer Gesundheit. Die Bindungstheorie geht davon aus, dass auf der Basis der (realen) Erfahrungen mit Bindungsfiguren internale Arbeitsmodelle oder Bindungsrepräsentationen entstehen, und dass diese als Variationen unterschiedlicher Versuche des Kindes (und des Erwachsenen) zu verstehen sind, sich sicher zu fühlen.

Die Gründe dafür liegen, wie Target (2005) zusammenfasste, in der evolutionsbiologischen Perspektive der Bindungstheorie, in ihrem reduktiven Ansatz, der nur ein einziges motivationales System »Sicherheit und Erkundung« kennt, sowie dem Ausschluss eines dynamisch Unbewussten. Besonders wurde der frühen Bindungsforschung angekreidet, dass sie spätere psychosexuelle Entwicklungsphasen nicht berücksichtigte (S. 162). Vieles dieser frühen Kritik war berechtigt und ist durch die neuere »Klinische Bindungsforschung« (Strauss et al. 2002) korrigiert worden.

Lotte Köhler kommt in der Bundesrepublik Deutschland das Verdienst zu, die klinische Relevanz des »Adult Attachment Interviews« für das psychoanalytische Verstehen betont zu haben (Köhler 1988, 1992); eine ähnliche Position hinsichtlich der Fruchtbarkeit bindungsinformiertem psychoanalytischen Handelns vertritt in den USA Arietta Slade (1999, 2000). Exemplarische Diskurse, die auch Grenzen dieses »new look in psychoanalysis« thematisieren, helfen die Relevanz einer klinisch gewendeten Bindungstheorie weiter zu spezifizieren (Buchheim u. Kächele 2002). Die Psychoanalyse steuert in allen Bereichen Erkenntnisse über die unbewussten Dimensionen menschlichen Verhaltens bei, wie Fonagy (2003a) in seiner vergleichenden, Psychoanalyse und Bindungstheorie aufeinander beziehende Monographie aufzeigt. Das erheblich gewachsene Verständnis für geistige Prozesse im frühen Kindesalter und seine Bedeutung für die Entwicklung des Selbst bereichert das klinische Vorgehen besonders bei traumatisierten Patienten (Fonagy 1999b). Umgekehrt steht eine psychoanalytische Rezeption selbst auch genetischer Aspekte für das Verständnis seelischer Prozesse an, wie Fonagy (2003b) vorwärts blickend anmahnt.

Neurobiologie der Bindung

In einer neueren Übersicht von Fonagy (2004) werden die oben erwähnten Bindungskonzepte um die neurowissenschaftliche Dimension erweitert. Die Bindungstheorie als primär humanbiologische Theorie definiert Bindung als angeborenen Instinkt, um das Überleben des Säuglings zu sichern. Das sich in späteren Lebensphasen daraus herausbildende sog. »affiliative« System umfasst Freundschaftsbeziehungen, romantische Liebe und auch die therapeutische Beziehung. Neurowissenschaftliche Befunde mittels der funktionellen Kernspintomographie (fMRT) (Bartels u. Zeki 2004) weisen nach, dass bei entsprechender Stimulierung mittels Bildmaterial (Fotos von eigenen versus unbekannten Babies, Fotos des geliebten Partners vs.

guten Freundes) im Scanner sowohl mütterliche Liebe als auch romantische Liebe als Bereiche des Bindungssystems mit Deaktivierungen bzw. Unterdrückung von spezifischen Gehirnarealen (u. a. mittlerer präfrontaler, inferior parietaler und mittlerer temporaler Kortex) assoziiert werden, die für die Beurteilung von sozialen Situationen verantwortlich gemacht werden. Sie schlussfolgern, dass »Liebe blind macht«, also Bindung neuronal einen Belohnungsmechanismus in Gang setzt, der soziale Distanz verhindert und kritisches soziales Urteilsvermögen sowie negative Emotionen unterdrückt. Was bedeutet dies für die therapeutische Beziehung? Nach Fonagy (2004) werden in der therapeutischen Dyade zwei sich gegenseitig hemmende Systeme stimuliert:

- einerseits aktiviert die therapeutische Beziehung das Bindungssystem;
- andererseits aktiviert die therapeutische Beziehung Systeme, die mit negativen Gefühlen, sozialem Urteilsvermögen und Mentalisierung in Zusammenhang stehen.

Durch die therapeutische Beziehung wird also das Bindungssystem aktiviert und die soziale Distanz zum Therapeuten verringert. Das Bedürfnis des Patienten, die Person des Therapeuten kritisch zu betrachten, wird vermindert (»Übertragungsliebe ist blind«). Die vom Patienten in die Beziehung mitgebrachten, alten dominanten interpersonellen Einstellungen werden reduziert. Diese Mischung aus Altem und Neuem erlaubt einen Neubeginn im umfassenden Sinn des Wortes. Das gemeinsame Nachdenken über diese negativen bindungsrelevanten Gefühle und Überzeugungen kann dazu führen, dass die Hemmungen aufgehoben werden und neuer Raum zum Überdenken und Re-Konfigurieren im Kontext eines intersubjektiven Beziehungsnetzwerkes geschaffen wird (Altmeyer u. Thomä 2006).

Bedeutung für die Theorie der Behandlungstechnik

Die empirischen Befunde der Mutter-Kind-Interaktionsforschung sind geeignet, eine Polarisierung zu überbrücken, die sich in den letzten Jahrzehnten in der Theorie der psychoanalytischen Behandlungstechnik zwischen den konservativen Strukturtheoretikern und den Objektbeziehungstheoretikern gebildet hat. Auch in Balints Zweipersonenpsychologie (1966) kann nicht darüber hinweggesehen werden, dass man es jeweils mit einem unverwechselbaren und einzigartigen Patienten zu tun hat. Die Aufgabe der therapeutischen Dyade als Einheit zweier voneinander ebenso abhängiger wie auch unabhängiger Personen besteht darin, den Patienten die größtmögliche Autonomie zu ermöglichen (▶ Abschn. 2.9).

Die Einpersonenpsychologie ist nach dem naturwissenschaftlichen Modell konstruiert worden, und sie ist der Psychoanalyse weder therapeutisch noch wissenschaftlich angemessen. Insofern stimmen wir Balint zu, wenn er die Theorie der psychoanalytischen Technik und auch die psychoanalytische Entwicklungstheorie wegen ihrer Überbetonung intrapsychischer Prozesse kritisiert. Nichtsdestoweniger hat der Psychoanalytiker die Aufgabe, die bestmöglichen Voraussetzungen dafür zu schaffen, dass sich der Patient von innen heraus verändern kann – und nicht umgekehrt. Deshalb muss eine Seite der Einpersonenpsychologie hervorgehoben werden, der die Psychoanalyse auch nach der Kritik verpflichtet ist: Das Ideal der Aufklärung ist am einzelnen orientiert, wenn auch die Selbsterkenntnis, die unbewusste Persönlichkeitsanteile einschließt, an die Zweipersonenpsychologie gebunden ist.

Psychoanalytische Säuglingskonstruktionen – Pluralismus in der Krippe

Die durch die neonatologische Forschung nahe gelegte Remodellierung des psychoanalytischen Kleinkinds hat erhebliche Konsequenzen für die Behandlungstechnik (Stern 1985, dt. 1992; Emde 2005; Greenspan u. Shanker 2005). Denn die Deutungen und v. a. die Rekonstruktionen der frühen Kindheit orientieren sich an der einen oder anderen psychoanalytischen Entwicklungstheorie. Deshalb haben wir oben kurz vom **psychoanalytischen Kleinkind** oder vom **psychoanalytischen Säugling** als theoretische Konzeption, als Modell, gesprochen. Die Remodellierung des psychoanalytischen Kleinkinds, das in vielen mehr oder weniger prägnanten Abbildern existiert, steht erst am Anfang.

Bei diesen Abbildern handelt es sich um Konstruktionen, die von kreativen Vätern und Müttern wie Freud, Abraham, Klein, Ferenczi und A. und M. Balint, Winnicott, Mahler und Kohut geschaffen wurden. Dass sich die verschiedenen psychoanalytischen Babys wesentlich voneinander unterscheiden, weiß jedermann. Die Modellbauer müssen es sich gefallen lassen, dass ihre Schöpfungen miteinander verglichen werden. Darüber hinaus vertreten wir die Auffassung, dass Rekonstruktionen der Entstehung mit neurobiologischen und entwicklungspsychologischen Befunden verträglich sein müssen. Anders gesagt: Retrodiktionen des Kleinkinderlebens müssen mit den Befunden der neonatologischen Forschung kompatibel sein. Hierbei besteht durchaus ein Spielraum für eine phantasievolle Ausgestaltung des frühen Erlebens, wie dies exemplarisch Stern im »Tagebuch eines Babys«(1990) getan hat.

Der tragische Mensch Kohuts liegt in der Krippe als ein Säugling, dessen angeborener Narzissmus von der Umgebung (den sog. Selbstobjekten) nur unvollkommen zurückgespiegelt wird. Hier wiederholt sich das Lust-Unlust-Prinzip Freuds, bei dem auch erst die Versagung die Entwicklung befördert. Freuds Narzissmustheorie hat bei der Taufe Pate gestanden und macht die Tragik nahezu unvermeidlich. Doch ist diese in ein vergleichsweise mildes Licht getaucht: das Böse ist keine primäre Kraft, und ödipale Schuldgefühle sind in Kohuts Theorie vermeidbar, wenn sich die frühe Tragik in Grenzen gehalten und sich das narzisstische Selbst im Spiegel der Liebe gefunden hat (Kohut 1984, S. 13). Der schuldige, der ödipale Mensch Freuds mit seinen innerseelischen Konflikten ist in Kohuts Theorie das Produkt einer frühkindlichen narzisstischen Störung. Läge diese nicht vor, wären die ödipalen Konflikte der Drei- bis Fünfjährigen vorwiegend lustvolle Durchgangsphasen, die keine nennenswerten Schuldgefühle hinterlassen würden, wenn sich vorher ein gesundes Selbst entwickelt hätte. Kohuts Theorie eröffnet dem Menschen eine nicht durch ödipale Konflikte belastete Zukunft. Bei guter Empathie der Selbstobjekte hält sich auch die menschliche Tragik in Grenzen, so dürfen wir Kohuts Spätschriften entnehmen.

Ganz anders hat Klein (1948, 1957) ihren psychoanalytischen Säugling an die mütterliche Brust gelegt. Freuds Todestrieb stand Pate und sorgte für eine Bösartigkeit, deren frühe Manifestationen ihresgleichen suchen und die von beiden Seiten nur so ausgehalten werden kann, dass die Welt aufgespalten wird in eine gute und in eine böse Brust. Das weitere Leben ist deshalb wahrhaftig tragisch. Diese Tragik ist nicht von der milden Art Kohuts, die zu selbstironischem Humor führen kann. Kleins erwachsener Mensch ist als Sisyphus geboren worden, und seine Tragik besteht darin, dass seine Versuche der Wiedergutmachung der imaginären Schäden, die durch Hass und Neid verursacht wurden, eher zum Scheitern als zum Gelingen verurteilt sind. Lebenslänglich bleiben die Prozesse der projektiven und introjektiven Identifikation sowie ihre Inhalte die basalen Träger zwischenmenschlicher Prozesse im Zusammenleben von Familien und zwischen Gruppen und Völkern.

Indem wir unsere Beschreibung auf die wesentlichen Merkmale von zwei einflussreichen psychoanalytischen Säuglingskonstruktionen beschränkt haben, werden Unterschiede und Gegensätze besonders hervorgehoben. Darin lag unsere Absicht. Denn es geht uns im Augenblick nicht darum, einem pragmatischen Eklektizismus das Wort zu reden und die Empfehlung auszusprechen, allen psychoanalytischen Theorien über die frühe Kindheit die jeweils plausibelsten Bestandteile zu entnehmen und diese mit Stücken aus der allgemeinen Entwicklungspsychologie oder aus der Theorie Piagets zu amalgamieren. Wir glauben nämlich, dass es erst dann zu einem fruchtbaren Eklektizismus innerhalb der Psychoanalyse wie auch der neonatologischen Interaktionsforschung kommen kann, wenn wir den Blick auch auf die vernachlässigten Seiten der jeweiligen Konstruktion richten. Ist es doch beunruhigend, dass mit der gleichen empathisch-introspektiven Methode – Kohut betont in diesem Punkt seine Nähe zu Klein – ganz verschiedene Rekonstruktionen der frühen Kindheit zustande kommen.

Nun könnte es ja sein, dass sich widersprechende Rekonstruktionen auf die Therapie unterschiedlicher Krankheitsbilder zurückgehen. Die zugänglichen Veröffentlichungen unterstützen diese Vermutung nicht. Eine solche wird übrigens von den Vätern und Müttern typischer psychoanalytischer Säuglinge selten erwogen. Früher oder später wird die theoretikomorphe Schöpfung zum uniformen Erklärungsmuster der tiefsten Schichten aller seelischen Störungen: Selbstdefekte aufgrund gescheiterten Spiegelns und die schizoid-paranoide wie auch die depressive Position auf dem Boden angeborener Destruktivität scheinen die Wurzel allen Übels zu sein.

Es ist die Triebmythologie, die den Säuglingen und Kleinkindern der jeweiligen psychoanalytischen Familie den besonderen narzisstischen (bei Kohut) oder destruktiven (bei Klein) Geist einhaucht. Deshalb haben wir bei der Beschreibung des Kohutschen Kleinkinds auf die Narzissmustheorie hingewiesen, und bei der Bösartigkeit des Kleinianischen Babys war die Todestriebhypothese zu erwähnen. Entzieht man den jeweiligen Konstruktionen ihren triebmythologischen Untergrund, verlieren die psychoanalytischen Babys keineswegs ihre Vitalität und die vis a tergo, durch die sie angetrieben werden.

Deshalb berufen wir uns mit Freud (1923a, S. 230) noch immer auf Schillers Verse aus dem Gedicht *Die Weltweisen:*

> Einstweilen, bis den Bau der Welt Philosophie zusammenhält, erhält sie [die Natur] das Getriebe durch Hunger und durch Liebe.

Übertragung und Beziehung

2.1 Die Übertragung als Wiederholung

Übertragungen stellen sich in allen menschlichen Beziehungen ein. Diese Tatsache gibt Freuds Entdeckung eine umfassende Bedeutung. Zunächst definierte er die Übertragung allerdings aufgrund von Beobachtungen in der Therapie (1905e, S. 279–280):

> Es sind Neuauflagen, Nachbildungen von den Regungen und Phantasien, die während des Vordringens der Analyse erweckt und bewusst gemacht werden sollen, mit einer für die Gattung charakteristischen Ersetzung einer früheren Person durch die Person des Arztes. Um es anders zu sagen: eine ganze Reihe früherer psychischer Erlebnisse wird nicht als vergangen, sondern als aktuelle Beziehung zur Person des Arztes wieder lebendig. Es gibt solche Übertragungen, die sich im Inhalt von ihrem Vorbilde in gar nichts bis auf die Ersetzung unterscheiden. Das sind also, um in dem Gleichnisse zu bleiben, einfache Neudrucke, unveränderte Neuauflagen. Andere sind kunstvoller gemacht, ... indem sie sich an irgendeine geschickt verwertete reale Besonderheit an der Person oder in den Verhältnissen des Arztes anlehnen. Das sind also Neubearbeitungen, nicht mehr Neudrucke.

Später wird verallgemeinert:

> Die Übertragung stellt sich in allen menschlichen Beziehungen ebenso wie im Verhältnis des Kranken zum Arzt **spontan** her, sie ist überall der eigentliche Träger der therapeutischen Beeinflussung, und sie wirkt um so stärker, je weniger man ihr Vorhandensein ahnt. Die Psychoanalyse schafft sie also nicht, sie deckt sie bloß dem Bewusstsein auf, und bemächtigt sich ihrer, um die psychischen Vorgänge nach dem erwünschten Ziele zu lenken (Freud 1910a, S. 55; Hervorhebung durch die Autoren).

Die Übertragung ist also ein Gattungsbegriff im doppelten Sinn des Wortes: Da Personen die Gegenwart ganz wesentlich unter dem nachhaltigen Eindruck vergangener Erfahrungen erleben, finden wir die Übertragung bei der Gattung Mensch universal vor. Als Genusbegriff umfasst die Übertragung zahlreiche typische Phänomene, die bei jedem Menschen ihre ganz individuelle und einzigartige Ausgestaltung finden. In der Psychoanalyse werden spezielle Übertragungsformen beobachtbar, die wir später diskutieren werden. Im vorliegenden Kapitel wollen wir die Abhängigkeit der Übertragungsphänomene einschließlich des Widerstands von der analytischen Situation und ihrer Gestaltung durch den Analytiker anschaulich machen – angefangen bei den Äußerlichkeiten seines Sprechzimmers, seinem Verhalten, seiner Geschlechtszugehörigkeit, seiner Gegenübertragung, seiner persönlichen Gleichung, seiner Theorie, seinem Menschenbild, seiner Weltanschauung etc. Wir erproben die Leitidee dieses Buches also am Kernstück der Psychoanalyse, an der Lehre von Übertragung und Widerstand, und untersuchen, wie weit der Einfluss des Analytikers auf die Phänomene reicht, die traditionell allein dem Patienten zugeschrieben werden. Da wir für Leser unterschiedlichen Wissensstandes schreiben, wollen wir durch die folgenden Ausführungen zunächst die Verständigungsbasis sichern.

Grundlagen

Erfahrungsgemäß ist es nicht leicht zu begreifen, wie die Übertragung vom Haupthindernis der Therapie zu ihrem mächtigsten Hilfsmittel werden konnte. Die verwirrende Vielfalt der Übertragungs- und Widerstandsphänomene bestand bei der grundlegenden Entdeckung natürlich noch nicht. Deshalb gehen wir auf den Anfang der Geschichte der Übertragung zurück.

Entdeckung

Zuerst wurde beim Erinnern und bei der Annäherung an unbewusste Konflikte ein Widerstand (als Assoziationswiderstand des Patienten) entdeckt, der seine Stärke der Wiederbelebung unbewusster Wünsche und ihrer Übertragung auf den Analytiker verdankte. Durch die Übertragung werden Konflikte also in ihren Entstehungszusammenhang gebracht, und das Hindernis, das sich davor aufrichtet, wurde als Übertragungswiderstand bezeichnet, wiewohl man zutreffender vom Widerstand gegen die Übertragung sprechen sollte (Gill 1982, 1993). Die Bezwingung dieser Übertragungsphänomene bereite dem Psychoanalytiker die größten Schwierigkeiten, aber man dürfe nicht vergessen,

> dass gerade sie uns den unschätzbaren Dienst erweisen, die verborgenen und vergessenen Liebesregungen der Kranken aktuell und Manifestmachen, denn schließlich kann niemand in absentia oder in effigie erschlagen werden.

Mit diesen berühmten Worten kennzeichnete Freud (1912b, S. 374) die Aktualität der Übertragung im Hier und Jetzt, die durch ihre Unmittelbarkeit und Echtheit überzeugt: »in absentia«, d. h. durch Sprechen über die Vergangenheit, oder »in effigie«, durch eine bildhafte indirekte Darstellung, lässt sich nichts erledigen.

Übertragung als Widerstand

Nun richten sich gegen die Entfaltung der Übertragung, sei es mit positiven, sei es mit negativen Inhalten, nicht nur Schritt für Schritt die verschiedensten Widerstandsformen. Die Übertragung kann selbst zum Widerstand werden, wenn ein Missverhältnis zwischen der Wiederholung im gegenwärtigen Erleben und der Fähigkeit oder Bereitwilligkeit des Patienten besteht, die Übertragungen durch Erinnerungen zu ersetzen oder wenigstens zu relativieren. Da der Patient genötigt ist, das »Verdrängte als gegenwärtiges Erlebnis zu wiederholen« (Freud 1920g, S. 16), ergibt sich hieraus ein Übertragungswiderstand eigener Art, nämlich ein Festhalten an der Übertragung. Um allzu positiven oder allzu negativen Übertragungen entgegenzuwirken, betonte Freud in einer Phase seines Denkens die Notwendigkeit, »... möglichst viel in die Erinnerung zu drängen und möglichst wenig zur Wiederholung zuzulassen« (1920g, S. 17). Zur unvermeidlichen Wiederholung sollte der Analytiker wenigstens keinen Anlass geben, um den Erinnerungen ihre Originaltreue zu belassen oder diese nicht mit realen Eindrücken zu vermischen: Die Echtheit der Übertragung im Hier und Jetzt liegt idealiter in der unbeeinflussten Reproduktion von Erinnerungen, die sich lebhaft durchsetzen und als gegenwärtige Erlebnisse aktualisiert werden.

Spontaneität und variable Reaktionsbereitschaft

Der gemeinsame Nenner für alle Übertragungsphänomene ist die Wiederholung, die sich im Leben wie in der Therapie anscheinend **spontan** einstellt. Freud betont die Spontaneität der Übertragungen, um dem Einwand zu begegnen, sie würden durch die Psychoanalyse **geschaffen**. Tatsächlich kennen wir alle bei uns selbst wie bei unseren Mitmenschen Übertragungen. Frau X oder Herr Y geraten immer wieder in die gleichen konfliktreichen Beziehungsmuster. Automatisch scheinen sich Neuauflagen oder Nachbildungen zu wiederholen, obwohl auf bewusster Ebene große Anstrengungen zur Verhaltensänderung gemacht werden.

Freud ging es darum, die psychoanalytische Praxis auf eine wissenschaftliche Grundlage zu stellen. Deshalb betonte er, dass Übertragungen zu den natürlichen Erscheinungen des menschlichen Lebens gehören und kein psychoanalytisches Kunstprodukt sind. Aus dem gleichen Grund richten sich alle einschlägigen Behandlungsregeln darauf, das **spontane** Auftreten der Übertragung zu sichern. Doch was heißt spontan? Wir können uns gerade unter wissenschaftlichen Gesichtspunkten nicht damit begnügen, dass Übertragungen im Leben wie in der Analyse von selbst auftreten. Die Spontaneität ihres Auftretens erweist sich, genauer besehen, als bedingt durch unbewusste **innere** Erwartungen und ihre **äußeren** Auslöser. Aus wissenschaftlichen Gründen muss es also darum gehen, die günstigsten Bedingungen für das Auftreten von Übertragungen zu schaffen, und praktische Erwägungen zwingen uns, diese Bedingungen an ihrem therapeutischen Potenzial auszurichten.

Die Auffassung Freuds von der Spontaneität der Übertragung entpuppt sich als variable Reaktionsbereitschaft, die im Wechselverhältnis mit Objekten und den von ihnen ausgehenden Reizen ausgelöst wird. Nun kann man sich eine Art von Selbstauslösung unbewusster Reaktionen ohne positiven äußeren Reiz vorstellen, wie sie beispielsweise bei Nahrungs- und Flüssigkeitsentzug mit nachfolgenden »halluzinatorischen Wunschbefriedigungen« (Freud 1900a) auftreten. (Ihre Ähnlichkeit zu den Leerlaufaktivitäten, wie sie 1963von Lorenz bei Tieren beschrieben wurden, sei nebenbei erwähnt.) Solche endopsychischen Selbstauslösungen (scheinbare Unabhängigkeit von außen) zu ermöglichen, schien nicht nur wissenschaftlich erstrebenswert zu sein, um den Vorwurf der Einflussnahme zu entkräften. In einem tieferen Sinn geht es in der Psychoanalyse um die Spontaneität des Patienten: Es geht darum, dass er im Austausch mit einem »bedeutungsvollen Anderen« (Mead 1934) zu sich selbst findet. So ist uns, dem damaligen wissenschaftlichen Zeitgeist entsprechend, einerseits Freuds Anspruch überliefert, die Übertragungserscheinungen in ihre reinste Form zu bringen und sie **nicht** zu beeinflussen, sodass sie scheinbar von selbst auftreten. Andererseits ist für die Therapie entscheidend, günstige Bedingungen für die Spontaneität des Patienten zu schaffen.

Der Widerspruch zwischen diesen beiden Gesichtspunkten wurde bisher oft so umgangen, dass viele Psychoanalytiker glaubten, durch Nichtbeeinflussung die Selbstauslösung ebenso zu fördern wie die Spontaneität ihrer Patienten im tieferen Sinn. Man glaubte sogar weithin, damit den wissenschaftlichen Anspruch mit therapeutischen Zielsetzungen verbinden zu können, obwohl man so keiner der beiden Seiten gerecht wird. Diese Behauptungen hoffen wir im weiteren Fortgang ausreichend belegen zu können.

Die Übertragung und das Hier und Jetzt

Wissenschaftliche Postulate haben dazu beigetragen, dass im idealen psychoanalytischen Prozess die Übertragungsneurose als scheinbar unabhängig vom teilnehmenden Beobachter konzeptualisiert wurde: sie entwickelt sich in der Spiegelung des Analytikers, der idealiter von allen blinden Flecken der Gegenübertragung befreit ist. Im Hier und Jetzt soll sich die Entstehungsgeschichte der Neurose umso reiner und vollständiger wiederholen, je weniger der Analytiker diese Neuauflage stört. Soweit es sich nicht um Neuauflagen handelt, sondern um Neubearbeitungen, weil der Psychoanalytiker durch Alter, Aussehen oder Verhalten, durch irgendein zunächst unbekanntes X den idealen Verlauf stört, wird dieses X durch die Erinnerungen des Patienten auf seine eigentliche Bedeutung in der früheren Lebensgeschichte zurückgeführt. Es scheint keine Eigenständigkeit zu haben. Freuds (1905e) Ausführungen im Fall *Dora,* deren Abbruch der Behandlung damit erklärt wurde, dass das X in der Übertragung nicht erkannt wurde, sind wegweisend geworden und haben dazu geführt, dass die realen Wahrnehmungen in der therapeutischen Beziehung vernachlässigt wurden. Dem idealen Modell des psychoanalytischen Prozesses wurden Behandlungsregeln zugeordnet, die eine reine Wiederholung der Pathogenese ermöglichen sollten.

Die Beobachtung der Wiederholung in der möglichst vollständigen Übertragungsneurose führt einerseits – in der Ursachenforschung – zur Rekonstruktion der Entstehungsgeschichte der Erkrankung und andererseits – in der Therapie – zur Betonung der Erinnerung als kurativem Faktor. Die Übertragungsneurose soll durch die Einsicht des Patienten aufgelöst werden, dass die Wahrnehmungen, die er in der analytischen Situation macht, mehr oder weniger grobe Verzerrungen darstellen. Schuld daran tragen Projektionen, durch die frühere Wünsche und Ängste mit ihren Auswirkungen in die Gegenwart transformiert werden.

Das Modell dieses analytischen Prozesses ist in der Freudschen Trias »Erinnern, Wiederholen und Durcharbeiten« zusammengefasst. Zum Leitbild wurde diese Trias durch ihre Verbindung mit Freuds behandlungstechnischen Ratschlägen, die er selbst allerdings nicht dogmatisch, sondern souverän und flexibel anwandte. Freud hat den Einflussmöglichkeiten der Suggestion anlässlich von Übertragungen in seinen Therapien immer einen großen Raum gegeben – was seinen technischen Schriften freilich nicht zu entnehmen ist (Thomä 1977b; Cremerius 1981b). Er hielt diesen Einfluss nur in dem Maße für möglich, wie der Patient in der Abhängigkeit von den Eltern gute Erfahrungen gemacht hat und damit zu der sog. **unanstößigen Übertragung** fähig ist. Darin liegt nach Freud die Wurzel für die Suggestibilität, auf die der Analytiker ebenso angewiesen sei wie der Erzieher. Es ist kaum zu bezweifeln, dass die Beeinflussbarkeit im Sinne von Offenheit für neue Erfahrungen eine gewisse Bereitschaft zum Vertrauen voraussetzt, das lebensgeschichtlich verwurzelt ist. Vertrauen und Beeinflussbarkeit haben aber auch eine Aktualgenese, die sich für Freud allzusehr von selbst verstand. In der Theorie der Behandlungstechnik wurde die Aktualgenese weithin vernachlässigt. Die Entstehungsgeschichte der Übertragung stellte die Gegenwart und den situativen und aktuellen Einfluss des Analytikers lange Zeit in den Schatten.

Die Bereitwilligkeit, mit der das Hier und Jetzt, und zwar im Sinne von neuer Erfahrung – im Unterschied zur Wiederholung-, vernachlässigt wurde, wird verständlicher, wenn wir einige Problemlösungen zusammenfassen, die durch die Entdeckung der Übertragung erreicht schienen:

- Die Entstehung seelischer und psychosomatischer Erkrankungen konnte im zwischenmenschlichen Feld der Übertragung rekonstruiert werden.
- Die Diagnose typischer neurotischer Reaktionsbereitschaften und sog. dispositionelle Erklärungen wurden möglich, weil verinnerlichte Konflikte, die sich als Denk- und Verhaltensschemata in Wiederholungen manifestieren, in der Beziehung zum Arzt, in der Übertragung, beobachtbar werden.
- Verinnerlichte, also strukturgewordene Konfliktmuster können durch Übertragung in Objektbeziehungen verwandelt und in statu nascendi beobachtet werden.

Die ursprünglichen Entstehungsbedingungen der Neurose möglichst vollständig zu ergründen und hierfür standardisierte Bedingungen zu schaffen, war das wissenschaftliche Ziel. Dass die ätiologische Aufklärung idealiter auch die Auflösung der Neurose mit sich bringen würde, entsprach Freuds kausalem Therapieverständnis. In der Übertragung sollten sich demgemäß vergangene, verjährte, aber in den Symptomen wirksame Wunsch- und Angstbedingungen in reiner Form, d. h. unbeeinflusst vom Analytiker, wiederholen. Schon diese unvollständige Skizzierung der Problemlösungen, die durch die Entdeckung der Übertragung erreicht wurden, lässt vermuten, warum die Aktualgenese des Erlebens und Verhaltens des Patienten vernachlässigt wurde und das Hier und Jetzt in seiner Eigenständigkeit, ja als entscheidender Drehpunkt der Therapie, in der offiziellen Genealogie der psychoanalytischen Technik keinen angemessenen Platz gefunden hat. Die erreichten wissenschaftlichen und praktisch-therapeutischen Problemlösungen des revolutionären Paradigmas müssten relativiert werden, und zwar genau hinsichtlich jenes Einflusses, den der Analytiker ausübt:

- durch die von seiner Theorie gesteuerte individuelle Technik,
- durch seine »persönliche Gleichung« und seine Gegenübertragung sowie
- durch sein latentes Menschenbild.

2.2 Übertragung als unbewusstes Schema

Exkurs

In den zwei Jahrzehnten seit dem Erscheinen des ersten Bandes ist uns die theoretische und praktische Bedeutung der Übertragung immer deutlicher geworden. Seit 1999 sprechen wir von der »Bifokalität der Übertragung«. Gleichzeitig haben wir als polaren Begriff den der »Begegnung« gewählt, mit dem wir die neuen, in der analytischen Situation gewonnen Erfahrungen zusammenfassen. Wir übernehmen die entsprechenden Abschnitte aus einer früheren Veröffentlichung (Thomä 1999).

Jeder Mensch hat durch das Zusammenwirken von mitgebrachter Anlage und von Einwirkungen auf ihn während seiner Kinderjahre bestimmte Eigenarten erworben:

> Das ergibt sozusagen ein Klischee (oder auch mehrere), welches im Laufe des Lebens regelmäßig wiederholt, neu abgedruckt wird, insoweit die äußeren Umstände und die Natur der zugänglichen Liebesobjekte es gestatten, welches gewiss auch gegen rezente Eindrücke nicht völlig unveränderlich ist (Freud 1912b, S. 364f.).

Aufgrund unbewusster Schemata konstruiert der Mensch seine Welt. Ausdrücklich bezeichnete Freud das ödipale Schema, das sich anlässlich der Wahrnehmung der Differenz der Geschlechter bildet, als das wichtigste. Übertragung, Klischees und Schema verweisen auf den übergeordneten Begriff der erworbenen Disposition, die sich durch Wiederholungen gebildet und verfestigt hat. Anhand von »Übertragungen« werden diese beobachtbar und veränderbar. Die Diagnose von Klischees oder Schemata ist längst nicht mehr nur ein Kennzeichen der psychoanalytischen Methode (Caspar 1989).

Durch Verinnerlichung typischer Interaktionsmuster und deren unbewusste Verankerung anlässlich von Wiederholungen bilden sich Klischees, die wir mit Freud auch als Schemata bezeichnen können,

> die wie philosophische »Kategorien« die Unterbringung der Lebenseindrücke besorgen. Ich möchte die Auffassung vertreten, sie seien Niederschläge der menschlichen Kulturgeschichte. Der Ödipuskomplex, der die Beziehung des Kindes zu den Eltern umfasst, gehört zu ihnen, ist vielmehr das bestgekannte Beispiel dieser Art (Freud 1918b, S. 155).

Bei ontogenetischer Betrachtung sind Schemata lebensgeschichtlich entstandene Reaktionsbereitschaften, die bei passenden Anlässen als »Übertragungen« ausgelöst werden. Der interessanten Spekulation, inwieweit die hereditäre Seite das Schema und die Assimilation von Lebenseindrücken determiniert, kann hier nicht nachgegangen werden. Wesentlich ist allein, dass Übertragungen von innen und von außen entstehen, weshalb wir von der **Bifokalität der Übertragung** sprechen (▶ Abschn. 2.9). Unbewusste Klischees oder Schemata bestimmen die subjektive Realität.

Schemata sind ebenso wenig direkt zugänglich wie unbewusste Phantasien. Wir erkennen sie an ihren Auswirkungen und im Augenblick der Auslösung typischer interaktioneller Muster. Anlässlich von Übertragungen können Rückschlüsse auf unbewusste Dispositionen gezogen werden. Therapeutisch und wissenschaftlich entscheidend ist der indirekte Nachweis der Veränderung von Schemata. Sind beim Patienten Verhaltens- oder Symptomveränderungen eingetreten, denen eine Variation von Übertragungen vorausging, ist es wahrscheinlich, dass sich die seelischen Bedingungen zumindest partiell aufgelöst haben. Schemata erlauben also dispositionelle Erklärungen (Thomä u. Kächele 1973, S. 328f.). Dass es sich hierbei, wie man dem Werk Stegmüllers entnehmen kann, nur um sogenannte schwache Erklärungen handelt, ist kein ernstes Handikap. Wie sich Schemata gebildet haben, was angeboren ist und was wie, warum und wann erworben wurde, ist therapeutisch von geringerem Interesse, als der Nachweis von beobachtbaren Veränderungen, die einen Rückschluss auf die strukturellen Bedingungen zulassen. Nimmt man hinzu, dass die Eingriffe des Analytikers an den Übertragungen ansetzen, zeigt sich die fundamentale und umfassende Bedeutung dieses Begriffs für die diagnostische und therapeutische Praxis. Weil sie, wenn auch scheinbar ziellos, mit mehr oder weniger klaren Absichten in ein System eingreifen, haben Analytiker das Gefühl, ursächlich zu wirken, ohne sich um die philosophisch umstrittene Unterscheidung von Gründen und Ursachen zu kümmern.

Exkurs

Als Luborsky vor mehr als 20 Jahren in Ulm seine CCRT-Methode vorstellte, sagte Thomä schon nach wenigen Minuten, dass damit die Übertragung als unbewusstes Schema, als dispositionelle Erklärung, verifiziert sei. Grünbaum hat diese Verifikation mit dem Vergleich lächerlich gemacht, dass ihr ein sehr permissives Kausalitätsverständnis zu Grunde läge. Da könne man auch das Atmen als Ursache der Neurose ansehen (Grünbaum 1993, S. 158). Dispositionelle Erklärungen sind gewiss schwach, aber stark genug, um zu verhindern, dass Grünbaum das letzte Wort hat (▶ Band 3, Vorbemerkungen zu Kap. 2) Wir ziehen vor, einem anderen Kritiker der Psychoanalyse hier das Wort zu geben. Popper kann nämlich nicht umhin, seine Übereinstimmung mit der Psychoanalyse bezüglich dispositioneller Erklärungen mit folgenden Worten auszusprechen:

> Psychoanalytiker behaupten, dass Neurotiker und andere Menschen die Welt gemäß eines persönlichen und festgelegten Schemas interpretieren, das nicht leicht aufgegeben werden kann und das oft auf die frühe Kindheit zurückgeführt werden kann. Aufgrund eines Verhaltensmusters oder Schemas, das sehr früh im Leben erworben und fortwährend beibehalten wird, werden neue Erfahrungen nach demselben Modus interpretiert.

Das Verhaltensmuster verifiziert sich sozusagen selbst, was es noch rigider macht (Popper 1965, S. 49).

Uns genügt es, dass der »interventionistische Kausalitätsbegriff« im Sinne von Wright (zitiert nach Katzenbach 1992) unser Handeln als kausales ausweist. Anhand von Übertragungen Einblicke in unbewusste Dispositionen und deren Entstehung als verinnerlichte Konfliktmuster nehmen und ursächlich eingreifen zu können, vermittelt tiefe Überzeugungen. Man sollte diese Auffassung nicht dahingehend missverstehen, als wäre die Genese unwichtig. Zum einen ist bei dispositionellen Erklärungen die Entstehung impliziert, wenn diese auch inhaltlich bis zum mehr oder weniger plausiblen Nachweis offen bleibt. Zum anderen betonen wir die Bedeutung seelischer Veränderungen als Beweis für die angenommenen kausalen Zusammenhänge (Brenner 1976, S. 57). In der Theorie der Technik wurde das Änderungs- oder Veränderungswissen gegenüber dem Bedingungswissen, das sich auf die Entstehung von Symptomen bezieht, vernachlässigt. Die Unterscheidung dieser beiden zusammengehörigen Wissensmodi stammt von dem Verhaltenstheoretiker Kaminski (1970). Psychoanalytiker vergeben sich nichts, wenn sie von anderen Schulen »Änderungswissen« übernehmen. Der eminente diagnostische Stellenwert der Wiederholung in Übertragungen hat die ebenso große therapeutische Bedeutung neuer Erfahrungen in und außerhalb der analytischen Situation übersehen lassen. Übertragungsdeutungen werden überbewertet, wenn der komplexe Hintergrund unberücksichtigt bleibt, der die therapeutische Wirksamkeit von Übertragungsdeutungen ermöglicht.

In den letzten Jahren sind eine größere Zahl von Methoden entwickelt worden, die allesamt am unbewussten Schema orientiert sind, auch wenn die Bezeichnungen diese Herkunft und Verwandtschaft nicht erkennen lassen. Einige seien genannt:

- »Core Conflictual Relationship Themes« (CCRT; Luborsky 1977),
- Personschema (Horowitz 1991),
- FRAMES (Akronym für »Fundamental Repetitive and Maladaptive Emotional Structures«; Dahl 1988),
- »Cyclical Psychodynamic Pattern« (Strupp u. Binder 1984),
- Stolorow und Atwood (1992) nennen unbewusste kognitive und affektive Schemata »unconscious organizing principles«.

Fosshage (1994) verwendet »den Begriff Übertragung, um damit die primären organisierenden Muster oder Schemata zu bezeichnen, mit denen der Analysand seine Erfahrung der analytischen Situation konstruiert und assimiliert. Schemata können von innen (mit Wendungen der Motivation und der Selbstzustände) oder von außen durch den Analytiker und andere Menschen aktiviert werden« (S. 271).

In Lichtenbergs Wahrnehmungs-Affekt-Handlungsmustern und in Sterns generalisierten Interaktionsrepräsentanzen (RIG: »Representations of Interactions Generalized«) hat Piagets Schemabegriff Eingang gefunden. Es ist bemerkenswert, dass statt von Objektrepräsentanzen heute mehr und mehr von RIGs gesprochen wird, weil Objekte im Kontext repräsentiert sind und nach Handlungskategorien im Gedächtnis deponiert werden.

2.3 Suggestion, Suggestibilität und Übertragung

Das Verhältnis von Übertragung und Suggestion ist zweideutig.

- Zum einen wird die Suggestion von der Übertragung abgeleitet. Der Mensch ist suggestibel, weil er überträgt. Die übertragungsbedingte Suggestibilität wird nämlich von Freud auf ihre entwicklungsgeschichtlichen Vorbilder zurückgeführt und aus der kindlichen Abhängigkeit von Vater und Mutter erklärt. Die ärztliche Suggestion wird dementsprechend als Abkömmling der elterlichen Suggestion verstanden.
- Zum anderen wird die Suggestion als eigenständiges Werkzeug angesehen, um die Übertragung zu steuern. Das Vertrauen in die Kraft dieses Werkzeugs fußt auf Erfahrungen bei der hypnotischen Suggestion.

Insofern geht die Doppeldeutigkeit der Suggestion auf die Differenz zwischen hypnotischer und analytischer Therapie zurück. Freud bemerkt hierzu:

> Die analytische Therapie greift weiter wurzelwärts an, bei den Konflikten, aus denen die Symptome hervorgegangen sind, und bedient sich der Suggestion, um den Ausgang dieser Konflikte abzuändern. Die hypnotische Therapie lässt den Patienten untätig und ungeändert, darum auch in gleicher Weise widerstandslos gegen jeden neuen Anlass zur Erkrankung ... In der Psychoanalyse arbeiten wir an der Übertragung selbst, lösen auf, was ihr entgegensteht, richten uns das **Instrument** zu, mit dem wir einwirken wollen. So wird es uns möglich, aus der Macht der Suggestion einen ganz anderen Nutzen zu ziehen; wir bekommen sie in die Hand; nicht der Kranke suggeriert sich allein, wie es in seinem Belieben steht, sondern wir lenken seine Suggestion, soweit er ihrem Einfluss überhaupt zugänglich ist (Freud 1916–17, S. 469; Hervorhebung durch die Autoren).

Die hervorgehobene Stelle lässt mehrere Interpretationen zu. Nahe liegend ist es, im Instrument, das wir uns zurichten, die Übertragung zu sehen, die demnach vom Psychoanalytiker geformt und instrumentalisiert würde. Es bedarf jedoch eines Standortes außerhalb der Übertragung, der es ermöglicht, diese zum Instrument zu machen. Neben der Einsicht des Patienten sah Freud in der Suggestion jene Kraft, die an der Übertragung arbeitet. Die Suggestion wird so das Instrument, das auf die Übertragung einwirkt und sie formt.

Die Doppelgesichtigkeit der Suggestion und ihre Vermischung mit der Übertragung, die bis heute das Verständnis der psychoanalytischen Therapie belastet, hat zwei Hauptgründe:

1. Erstens hat sich die psychoanalytische Beeinflussung aus der hypnotischen Suggestion heraus entwickelt. Es war also nahe liegend, dass Freud die neue und andersartige Form der therapeutischen Einwirkung hervorhob, indem er sie der bisher geübten Suggestion gegenüberstellte: Die Suggestibilität wurde lebensgeschichtlich erklärt und als Regression in passive Abhängigkeit begriffen, die naturgemäß bedeutet, dass man stark oder ausschließlich von außen abhängig ist und aufnimmt, was eingeflößt oder eingeflüstert wird. Indem Freud die Wirkung der Suggestion auf die Übertragung zurückführte, wurde auch die Launenhaftigkeit der Erfolge der Hypnose verständlich. Denn nur die positive Übertragung schafft das blinde Vertrauen, sich dem Hypnotiseur zeitweise zu überlassen, als befände man sich in Mutters oder Abrahams Schoß. Die Grenzen der Hypnotisierbarkeit und die Erfolglosigkeit suggestiver Therapien sind also mit Hilfe der psychoanalytischen Theorie der Übertragung erklärbar geworden (Thomä 1977b).
2. -Der zweite Grund, der zur Ableitung der psychoanalytischen Einflussnahme auf den Patienten aus seiner Übertragungsfähigkeit führte, klang bereits an: Die lebensgeschichtliche Entstehung von Vertrauen/Misstrauen, von Zuneigung/Abneigung, von Sicherheit/Unsicherheit in der Beziehung zu den Eltern und zu den nächsten Angehörigen während der präödipalen und ödipalen Entwicklungsphasen und während der Adoleszenz begründet die persönlichen Reaktionsbereitschaften, die nach typischen unbewussten Dispositionen klassifiziert werden können. Diese unbewussten Dispositionen wirken sich so aus, dass gegenwärtige Erfahrungen gemäß unbewussten Erwartungen, also nach einem mehr oder weniger festgelegten alten Klischee, erlebt werden.

Übertragungen sind als Reaktionsbereitschaften an die Vergangenheit gebunden, in der sie entstanden sind. Auch die ärztliche Suggestion, d. h. die Einflussnahme des Psychoanalytikers, wird nicht durch ihre eigenständige, an der Veränderung orientierten Funktion bestimmt, sondern aus der Lebensgeschichte des Patienten abgeleitet. Im Unterschied zu suggestiven Therapien beansprucht die Psychoanalyse, die Übertragung aufzudecken und aufzulösen.

In der **Selbstdarstellung** beschreibt Freud (1925d, S. 52) Erfahrungen mit der Anwendung der Hypnose im Dienste der Katharsis und begründet seine Abwendung damit,

> dass selbst die schönsten Resultate plötzlich wie weggewischt waren, wenn sich das persönliche Verhältnis zum Patienten getrübt hatte. Sie stellten sich zwar wieder her, wenn man den Weg zur Versöhnung fand, aber man wurde belehrt, dass die **persönliche affektive Beziehung** doch mächtiger war als alle kathartische Arbeit, und gerade dieses Moment entzog sich der Beherrschung (Hervorhebung durch die Autoren).

Die hierfür nötige Beeinflussung und Beeinflussbarkeit wird indes von der Übertragung abgeleitet. Die Übertragung, so könnte man sagen, scheint sich wie Münchhausen selbst aufzuheben. Der Schein trügt. Münchhausen teilte sich auf, indem er eine Ich-Spaltung vornahm und seine Hand zum Zentrum seiner selbst und seinen Körper zum Objekt machte. Auch die Übertragung zieht sich nicht selbst am eigenen Schopf heraus. Freud teilte sie in zwei Klassen ein. Der **unanstößigen Übertragung** ist Münchhausens Hand vergleichbar. Ihr werden die Kräfte zugeschrieben, die aus der triebhaften **positiven** oder **negativen Übertragung** herausführen. Die unanstößige Übertragung ist ein eigenartiges begriffliches Mischgebilde aus der präödipalen, präambivalenten kindlichen Entwicklung, in der sich die Basis von Vertrauen gebildet hat. Insofern bleibt auch die Konzeption der unanstößigen positiven Übertragung der Vergangenheit verhaftet. Sie wird freilich nur als Reaktionsbereitschaft mitgebracht und bildet einen gewissen Anteil dessen, was wir seit Zetzel (1956, dt. 1974, S. 184ff.) und Greenson (1965) **therapeutische Allianz** oder **Arbeitsbündnis** nennen. Wir haben hier ebenso wenig wie in der therapeutischen **Ich-Spaltung** Sterbas (1934) feste Größen vor uns, sondern Dispositionen, die sich durch situative Einflüsse unterschiedlich manifestieren können (▶ Abschn. 2.5).

Die diskutierten Übertragungstheorien besagen also, wie es zur Bildung von Klischees oder, allgemeiner gesagt, unbewusster Reaktionsbereitschaften gekommen ist. Aber sie lassen offen, was der Analytiker zu ihrer besonderen Manifestation beiträgt, und vor allem klären Freuds Beschreibungen nur unzureichend, was aus ihnen herausführt. Denn mit der aus der Übertragung abgeleiteten Suggestion bliebe man ja in dem nach rückwärts gewendeten Kreisgeschehen verhaftet. Zur Klärung dieses Problems interpretieren wir eine wenig beachtete These Freuds zur psychoanalytischen Therapie:

> Der neue Kampf um dieses Objekt [gemeint ist die ärztliche Person] wird aber mit Hilfe der ärztlichen Suggestion auf die höchste psychische Stufe gehoben, er verläuft als normaler seelischer Konflikt (Freud 1916–17, S. 473).

Der Rückgriff auf die **ärztliche Suggestion** wird der tief greifenden momentanen und neuartigen Einwirkung des Analytikers nicht gerecht. Der Ausgang dieses Kampfes unterscheidet sich deshalb von früheren Konflikten, weil er von beiden Seiten mit neuen Mitteln geführt wird, die eine Anhebung auf die höchste psychische Stufe erleichtern. Es handelt sich um ein anspruchsvolles Ziel, mit dem wir uns in ▶ Kap. 8 befassen werden. Besonders die »mutative« Deutung Stracheys (1935) gilt deshalb als typisch psychoanalytisches Werkzeug der Veränderung, weil sie sich am weitesten von der herkömmlichen Form der Suggestion entfernt hat.

2.4 Die Abhängigkeit der Übertragungsphänomene von der Technik

Flexibilität

Im Unterschied zur idealisierten Theorie der Technik, die standardisierte Versuchsbedingungen herzustellen versuchte, zeichnet sich die psychoanalytische Praxis von jeher durch eine Flexibilität aus, die sich an der therapeutischen Zielsetzung orientierte und die Handhabung von Regeln an der angestrebten Veränderung ausrichtete. Eine Umfrage, über die Glover (1937, S. 49) erstmals beim Marienbader Symposion berichtete, bestätigte, dass 24 englische Analytiker sich in der Handhabung wesentlicher technischer Regeln stark unterschieden. Die kritische Auseinandersetzung mit den Auswirkungen der flexiblen Anwendung von Regeln auf die Übertragung wurde durch die politischen Ereignisse unterbrochen. Erst in den Nachkriegsjahren wurde das therapeutische Paradigma der Psychoanalyse im Hinblick auf den entscheidenden Anteil des Psychoanalytikers wesentlich erweitert. Drei im gleichen Jahr erschienene Arbeiten von Balint u. Tarachow (1950), Heimann (1950), Macalpine (1950) und – unter einem bestimmten Gesichtspunkt – auch Eisslers (1950) Veröffentlichung markieren einen Wendepunkt nach dem 2. Weltkrieg (▶ Kap. 3).

In ihrem Beitrag über »Die Entwicklung der Übertragung« stellt Macalpine nach gründlichem Literaturstudium fest: Trotz fundamentaler Meinungsunterschiede über die Natur der Übertragung bestehe eine überraschende Übereinstimmung über ihre Verursachung. Es werde angenommen, dass diese spontan im Analysanden entstehen. Ihre abweichende Auffassung, dass die Übertragung in einem übertragungsbereiten Patienten durch die Gestaltung der therapeutischen Situation induziert werde, begründet die Autorin mit der Aufzählung von 15 Faktoren. Sie bezeichnet damit die typischen technischen Prozeduren, die allesamt zur Regression des Patienten beitragen, sodass sein Verhalten als eine Antwort auf das rigide infantile Setting aufgefasst werden könne, dem er ausgesetzt werde. Macalpine beschreibt den typischen Ablauf wie folgt:

Der Patient komme mit der Hoffnung und der Erwartung in die Analyse, dass ihm geholfen werde. Er erwarte also irgendeine Gratifikation, aber seine Erwartungen würden nicht erfüllt … Er arbeite schwer und erwarte vergebens Anerkennung. Er beichte seine Sünden, ohne dass ihm Absolution oder Bestrafung gewährt werde. Er erwarte, dass die Analyse in eine Freundschaft einmünde, aber er werde allein gelassen (Macalpine 1950, S. 527).

Aus den 15 Faktoren, die noch ergänzt werden könnten, ergeben sich vielfältige Kombinationsmöglichkeiten, die zu einem unterschiedlichen Bild dessen führen, wie ein Patient die therapeutische Beziehung erlebt bzw. wie sein Analytiker die Übertragung durch die Handhabung der Regeln induziert. Die Autorin möchte zeigen, dass sich die Übertragung **reaktiv** bildet. Es ist also folgerichtig, zu erwarten, dass jede Variation der situativen Auslöser auch zu anderen Übertragungen führen wird. Die Feldabhängigkeit der Übertragung wird offensichtlich, wenn man die Kombinationsmöglichkeiten bedenkt, die sich schon bei 15 Merkmalen durch die selektive Vernachlässigung des einen oder anderen Faktors ergeben – von der schulbedingten Bevorzugung bestimmter Deutungsinhalte ganz abgesehen. So wird verständlich, dass Kohut (1979a; dt. 1979b, S. 172ff.) in der zweiten Analyse des Mr. Z. andere Übertragungen hervorbrachte als in der ersten Behandlung (Cremerius 1982). Die überzeugende Argumentation Macalpines hat sich nur wenig durchgesetzt. Nach wie vor sehen viele Analytiker in der Übertragung noch immer einen »endopsychischen, zwangsläufigen Prozess«. Offensichtlich geht von der Anerkennung des Einflusses des Analytikers auf die Übertragung eine solche Beunruhigung aus, dass überzeugende theoretische Argumentationen ebenso wenig ankommen wie eindeutige Beobachtungen, die schon Reich (1933, S. 57) folgendermaßen zusammengefasst hat:

> Die Übertragung ist immer auch ein getreuer Spiegel des Verhaltens und der analytischen Arbeitstechnik des Therapeuten.

Exkurs

In Kohuts Biographie lüftet Strozier (2001, S. 308ff) das bis dahin weitgehend unbekannte Faktum, dass Mr. Z eine »pure Autobiographie« war. Vergeblich ist Milchs (2001) Mühe, die auffallende Ähnlichkeit des Fallmaterials von Mr. Z mit Kohuts Lebensumständen wegzudiskutieren:

> Allerdings ist es nach eingehendem Studium der Fallgeschichte für mich kaum vorstellbar, dass Kohut mit Herrn Z. identisch ist, zumal in der Beschreibung nicht nur Diskurse, sondern auch ein Übertragungsprozess geschildert werden, ohne den der gesamte Behandlungsverlauf nicht verstanden werden kann …Wenn die Fallgeschichte von Herrn Z. nicht eine konstruierte, didaktische Fallbeschreibung darstellt, was die Authentizität Kohuts allerdings in Frage stellen würde, muss es sich um einen Patienten gehandelt haben, der biographisch und psychologisch Kohut sehr nahe stand (S. 174).

Eisslers normative Idealtechnik

Eissler gilt als einer der einflussreichsten Vertreter der **normativen Idealtechnik** (Thomä 1983a). Durch seine Veröffentlichung über Modifikationen der Standardtechnik und die Einführung des sog. »Parameters« (Eissler 1958) hat er wesentlich zur Bildung der neoklassischen Stilform und zum psychoanalytischen Purismus beigetragen. Eisslers (1950) Auseinandersetzung mit Alexander und der Chicagoer Schule diente der Abgrenzung der klassischen Technik gegenüber deren Variationen. Deshalb wurde kaum bemerkt, dass in dieser Arbeit ein Gesichtspunkt enthalten ist, der dem Einfluss des Psychoanalytikers auf die Übertragung einen größeren Spielraum einräumt, als seine normative Idealtechnik eigentlich zulässt.

Worum ging es damals? Nach dem Tod Freuds und der Konsolidierung der Psychoanalyse nach dem 2. Weltkrieg erhielt die Frage, welche technischen Variationen noch innerhalb der richtig verstandenen Psychoanalyse liegen, in den theoretischen Kontroversen ein großes Gewicht, obwohl sich auch orthodoxe Psychoanalytiker in ihrer Praxis auf einem breiten Spektrum bewegen. Auf der anderen Seite kann man durch die saubere Definition von Regeln maßregeln und scharfe Grenzlinien ziehen. Die unerwartete Ausdehnung der Psychoanalyse brachte in den 50er-Jahren eine Fülle von Problemen mit sich. Die Entstehung zahlreicher, von der Psychoanalyse abgeleiteter psychodynamischer Psychotherapien führte zur nahe liegenden Reaktion, die psychoanalytische Methode streng zu definieren, um sie rein zu erhalten (Blanck u. Blanck 1974, S. 1). Am einfachsten ist eine Methode durch handlungsbestimmende Regeln zu definieren, so als würde ihr Befolgen nicht nur die Identität des Psychoanalytikers sichern, sondern auch eine optimale, besonders tief greifende Therapie gewährleisten.

So wurde Eisslers (1950) praktisch und wissenschaftlich fruchtbarer Vorschlag kaum beachtet. Er hat die psychoanalytische Methode von ihrem Ziel her definiert und damit gegenüber den technischen Modalitäten einschließlich der Handhabung der Übertragung eine große Offenheit und zielorientierte Flexibilität befürwortet: Er sagte nämlich, jede Technik sei als psychoanalytische Therapie zu bezeichnen, wenn sie mit psychotherapeutischen Mitteln strukturelle Veränderungen der Persönlichkeit anstrebe oder erreiche, ganz gleichgültig, ob sie tägliche oder unregelmäßige Gespräche notwendig mache und ob sie die Couch benütze oder auch nicht.

Neue Ansätze

Die Methode kann von ihrer Zielsetzung her kaum ausreichend definiert werden, es sei denn, man setze stillschweigend voraus, dass nur die strenge Psychoanalyse eine Strukturveränderung anstrebe oder erreiche – wie dies Eisslers Position wohl auch ist. Immerhin gab Eissler hier einen frühen – und seiner normativen Idealtechnik zuwiderlaufenden – Hinweis, dass statt Methodenzensur eine Untersuchung der von der Therapie angestrebten und erreichten Veränderungen der sinnvollere Weg ist, um eine angemessene Theorie der psychoanalytischen Technik zu entwickeln und ihre Praxis zu verbessern. Denn ob die durch die Standardtechnik hergestellte Regression mit ihren speziellen Übertragungsinhalten der bestmögliche Weg zur Struktur- und damit Symptomveränderung ist, kann bezweifelt werden (▶ Kap. 8). Man kann die Augen nicht davor verschließen, dass es ungünstige Therapieverläufe gibt (von Drigalski 1979; Strupp 1984; Wallerstein 1986; Strupp et al. 1994; Fäh 2002). Sie auf die falsche Indikationsstellung zurückzuführen, d. h. darauf, dass der Patient nicht analysierbar sei, ist Augenwischerei. Zwar hat die Standardtechnik die Analysierbarkeit eingeengt und immer höhere Ansprüche an die Stärke der Ich-Funktionen des hierfür geeigneten Patienten gestellt. Dass aber auftretende Komplikationen bis hin zu sog. Übertragungspsychosen nicht der falschen Indikationsstellung, sondern der Herstellung bestimmter Regressionen mit übermäßiger »sensory deprivation« zugeschrieben werden könnten, wird nicht ausreichend problematisiert (Thomä 1983a). Solche Unterlassungen wiegen umso schwerer, wenn gleichzeitig versäumt wird, den Nachweis zu erbringen, dass bestimmte Handhabungen der Übertragung tatsächlich zu Struktur- und Symptomveränderungen führen.

Wie sehr das gesamte Feld der psychoanalytischen Praxis und Theorie in Bewegung geraten ist, zeigt z. B. Bachrachs (1983, S. 201) gründliche und umfassende Diskussion des Konzepts der

Analysierbarkeit. Statt der üblichen einseitigen und in vieler Hinsicht problematischen Frage nach der Eignung des Patienten müsse nunmehr gefragt werden: Welche Veränderungen vollziehen sich in welchem Analysanden mit welchen Schwierigkeiten, wenn das psychoanalytische Verfahren in welcher Weise durch welchen Analytiker zur Anwendung gebracht wird? Was die Übertragung und ihre Handhabung anbelangt, so befinden wir uns nun in einem offenen Feld, dessen Grenzen durch selbstkritische Fragen im Sinne Bachrachs trotz gleichzeitig bestehender Rigidität ständig erweitert werden. Die Psychoanalyse ist also seit Längerem zu einem neuen Verständnis der Übertragung unterwegs. Die Variationen der behandlungstechnischen Bedingungen in der Praxis schaffen spezielle Übertragungen, die operational verstanden werden müssen.

2.5 Die Übertragungsneurose als operationaler Begriff

Bei der Diskussion der Probleme der Übertragung, die anlässlich des IPA-Kongresses 1955 stattfand, betonte Waelder (1956, S. 367) in seiner Einführung als Chairman den Einfluss des Analytikers auf die Übertragung:

> Da die volle Entwicklung der Übertragung eine Folge der analytischen Situation und der analytischen Technik ist, führen Veränderungen der Situation und der Technik auch zu beträchtlichen Variationen der Übertragungsphänomene.

Auch Glover (1955, S. 130) hat hervorgehoben, dass »die Übertragungsneurose in erster Linie von Übertragungsinterpretationen genährt wird« und dass »die Übertragung, in fragmentarischer Form beginnend, sich selbst auf der Grundlage der Übertragungsinterpretation aufbaut.« Balint (1957, S. 291) sagte noch deutlicher:

> Weiß der Himmel, welcher Anteil an den Übertragungsphänomenen, die sich unter den Augen des Analytikers bilden, durch ihn selbst hergestellt worden ist. Die Übertragungen können beispielsweise Reaktionen auf die psychoanalytische Situation im allgemeinen sein oder in ihrer jeweiligen »besonderen« Form durch die korrekte oder nicht so korrekte Technik des jeweiligen Analytikers erschaffen werden.

Betrachtet man die wesentlichen Ergebnisse des Symposiums »On the Current Concept of the Transference Neurosis« der American Psychoanalytic Association mit Beiträgen von Blum (1971) und Calef (1971), so findet man eine Bestätigung des schon von Macalpine und Waelder hervorgehobenen Gesichtspunktes. Im Grunde bringt die Einführung der Bezeichnung **Übertragungsneurose** Freuds Erkenntnis zum Ausdruck, dass sich die allgemeine menschliche Übertragung unter dem Einfluss der analytischen Situation und bei Vorliegen spezieller neurotischer Übertragungsbereitschaften in eine Übertragungsneurose transformiert. Allerdings unterschätzte Freud diesen Einfluss bzw. glaubte, ihn durch standardisierte Bedingungen festlegen zu können.

Loewald (1971) unterstrich die Feldabhängigkeit der Übertragungsneurose, indem er sagte, die Übertragungsneurose stelle weniger eine Größe dar, die man im Patienten vorfinde, sie sei vielmehr ein operationaler Begriff. Mit Blum (1971, S. 61) stimmen wir überein, dass es nach wie vor sinnvoll ist, von der Übertragungsneurose zu sprechen, wenn man darunter alle Übertragungsphänomene auf dem Hintergrund einer modernen Theorie der Neurose versteht. In diesem Sinne sind flüchtige Übertragungsphänomene ebenso wie die symptomatische Übertragungsneurose operationale Begriffe. Wir treffen deshalb keine Unterscheidung zwischen speziellen Phänomenen wie beispielsweise situativen Übertragungsphantasien und der übertragungsneurotischen Transformation von Symptomen irgendeiner nosologischen Klasse (Krankheitsgruppe) einschließlich narzisstischer Neurosen, die Freud mit Psychosen gleichsetzte. Die Übertragungsneurose ist also eine Art künstlicher Neurose. In den *Vorlesungen* heißt es:

> Wir wollen doch nicht vergessen, dass die Krankheit des Patienten, den wir zur Analyse übernehmen, nichts Abgeschlossenes,

> Erstarrtes ist, sondern weiter wächst und ihre Entwicklung fortsetzt wie ein lebendes Wesen. … Alle Symptome des Kranken haben ihre ursprüngliche Bedeutung aufgegeben und sich auf einen **neuen** Sinn eingerichtet, der in einer Beziehung zur Übertragung besteht … (Freud 1916–17, S. 461f.; Hervorhebung durch die Autoren).

Der Kontext dieses Zitats setzt dem »neuen Sinn« enge Grenzen. Auch andere Textstellen, in denen von der Übertragungsneurose als »neuem Zustand«, der die »gemeine Neurose« ersetzt und allen Symptomen der Krankheit eine neue Übertragungsbedeutung verleiht, die Rede ist, beschränken die innovative Seite des realen Erlebens auf die günstigen Bedingungen bei der Erweckung von Erinnerungen anlässlich der Wiederholungsreaktionen (1914g, S. 135). Da Freud das Wachstum, die Entwicklung der Übertragungsneurose, die wie ein lebendes Wesen weiter wächst, nicht konsequent als zwischenmenschlichen Prozess innerhalb einer therapeutischen Zweipersonenbeziehung betrachtet, blieb der große Anteil des Psychoanalytikers an dieser »neuen künstlichen Neurose« (Freud 1916–17, S. 462) verdeckt. Wie groß diese Probleme sind, zeigt sich an der Wahl strenger Worte, wenn es Freud um die Überwindung der Übertragungsneurose geht. Sie passen nicht zum Freiheitsideal, und sie verraten eher Hilflosigkeit. So heißt es:

> Wir überwinden die Übertragung, indem wir dem Kranken nachweisen, dass seine Gefühle nicht aus der gegenwärtigen Situation stammen und nicht der Person des Arztes gelten, sondern dass sie wiederholen, was bei ihm bereits früher einmal vorgefallen ist.

Nachdrücklicher noch gebraucht Freud dann ein in seinem Sprachschatz unübliches Wort:

> Auf solche Weise **nötigen** wir ihn, seine Wiederholung in Erinnerung zu verwandeln (1916–17, S. 461; Hervorhebung durch die Autoren).

Hinweis zur Begriffsklärung

Eine weitere, veraltete Verwendung der Bezeichnung Übertragungsneurose muss noch kurz erwähnt werden. Die nosologische Verwendung der Bezeichnung Übertragungsneurose im Freudschen Sinne kann nicht aufrechterhalten werden. Denn auch Menschen, die wegen sog. Ich-Defekte oder anderer Defizite, wegen Perversionen, Borderlinezuständen oder Psychosen therapiert werden, bilden Übertragungen aus. Wegen Freuds theoretischer Annahmen über den Narzissmus konnten die besonderen Übertragungen von Grenzfällen und Psychotikern zunächst nicht erkannt werden. So kam es zur verwirrenden nosologischen Abgrenzung der **Übertragungsneurosen** gegenüber den **narzisstischen Neurosen**. Tatsächlich sind alle Patienten übertragungsfähig. Deshalb ist es hinfällig, hysterische, phobische und zwangsneurotische Syndrome tautologisch als Übertragungsneurosen zu definieren und sie den narzisstischen Neurosen gegenüberzustellen. Die verschiedenen Krankheitsgruppen unterscheiden sich in Form und Inhalt der Übertragung voneinander und nicht dadurch, dass einige keine Übertragung aufweisen (Etchengoyen 1991).

Seit einigen Jahrzehnten hat sich besonders in der kleinianischen Schule der Begriff »Übertragungspsychose« eingebürgert. Wir halten die Unterscheidung zwischen Übertragungsneurose und Übertragungspsychose (Little 1958, 1981) hauptsächlich aus folgenden Gründen für problematisch: Die Bezeichnung Psychose legt nahe, dass es sich um Erkrankungen des schizophrenen bzw. zyklothymen Formenkreis handelt, also um Psychosen in psychiatrischer Diagnostik. In der psychoanalytischen Literatur versteht man unter Übertragungspsychose umschriebene extreme Formen der Realitätsverleugnung in der analytischen Situation. Man sieht darin auch Anzeichen einer malignen Regression. Die Funktionsfähigkeit im Alltag ist davon oft nicht wesentlich betroffen. Das Auftreten solcher Regressionen und ihr oft jahrelanges Bestehen wird in der kleinianischen Schule als spontanes Ereignis, also ohne Zusammenhang mit der Behandlungstechnik, betrachtet. Dass es Übertragungspsychosen in diesem Sinne gibt, ist nicht zu bezweifeln, wohl aber die Erklärung als mitgebrachte Reaktionsbereitschaft, die zwangsläufig auftritt. Balint (1970, S. 172) hat nämlich nachdrücklich darauf aufmerksam gemacht, dass maligne Regressionen als Folge des Verhaltens und der Deutungen des Analytikers auftreten und in diesem Kontext besonders kleinianische Deutungsmuster kritisiert. Insgesamt ist festzustellen, dass alle Übertragungsformen in hohem Maß vom Beitrag des Analytikers zur Heilung abhängig sind.

2.6 Eine zerstrittene Begriffsfamilie: reale Beziehung, therapeutische Allianz, Arbeitsbündnis und Übertragung

Die Mitglieder der Begriffsfamilie

Wir sind dem Vater dieser Begriffsfamilie bereits begegnet, wenngleich er sich dort nicht bereits als solcher ausgewiesen hat. Wir finden ihn in Freuds Werk als Person des Arztes, an den sich der Patient »attachiert«, ebenso wie in der »realen Beziehung«, deren Stabilität ein Gegengewicht gegen die Übertragung bildet. Doch was wäre eine Familie ohne Mutter! Wir finden sie in der »unanstößigen Übertragung« vor, die den stillen, lebensgeschichtlich früh angelegten tragfähigen Vertrauenshintergrund bildet. Die unanstößige Übertragung ist also nicht nur die Mutter der Begriffsfamilie, mit der wir uns nun befassen. Den realen mütterlichen Beziehungspersonen schreiben wir den größten Einfluss beim Aufbau vertrauensvoller Einstellungen zur Umwelt zu. Überwiegt bei einem Patienten das Vertrauen gegenüber seinem Misstrauen, kann man eine stabile unanstößige Übertragung im Sinne der Terminologie von Freud erwarten.

Wenn es also bereits den Vater und die Mutter der Begriffsfamilie gab, warum wurden dann doch neue Bezeichnungen eingeführt, die sich voneinander unterscheiden und wie leibliche Kinder einmal mehr der Mutter und einmal mehr dem Vater nachschlagen?

Sandler et al. (1973) haben hervorgehoben, dass bis zur Einführung des Behandlungsbündnisses (»treatment alliance«) eine Konfusion bestanden habe, weil Freud unter der positiven Übertragung sowohl die unanstößige als auch die libidinöse Übertragung verstanden habe. Diese Autoren zeigen, dass das Behandlungsbündnis recht verschiedenartige Elemente enthält. Tatsächlich versteht Zetzel (1956) die therapeutische Allianz nach dem Modell der frühen Mutter-Kind-Beziehung. Nach ihrer Auffassung entsprechen die frühen Phasen einer Analyse in mancher Hinsicht den frühkindlichen Entwicklungsphasen. Für die therapeutische Allianz zog Zetzel daraus die Folgerung, dass der Analytiker besonders zu Beginn der Therapie sein Verhalten nach dem der guten Mutter modellieren sollte. Demgegenüber umfasst das Arbeitsbündnis Greensons (1965) v. a. die realen oder realistischen Beziehungsanteile, die Fenichel (1941) noch als rationale Übertragung bezeichnet hatte.

Umstrittene Verhältnisse und Hierarchien

Eine zerstrittene Familie: Worum wird gestritten, und wer streitet mit wem? Gestritten wird um die Verhältnisse und die Hierarchien innerhalb der Familie. Es geht um die Bedeutung der Übertragung gegenüber der realen Beziehung. Es geht überhaupt um die vielen Elemente, die in der analytischen Situation, in der Interaktion zwischen Patient und Analytiker, bewusst oder unbewusst gegenwärtig und wirksam sind und die nicht nur in der Vergangenheit entstanden sein können.

Der Leser wird uns hoffentlich nachsehen, wenn wir die Begriffe wie menschliche Wesen betrachten, die miteinander streiten. So verkürzen und vereinfachen wir die Darstellung. Später nennen wir einige Autoren, die den Begriffen den streitbaren Geist einhauchen. Es ist bisher zu wenig bedacht worden, dass die Begriffe sich deshalb so schlecht miteinander vertragen, weil sie verschiedenen Praxisauffassungen angehören. Die monadischen Begriffe streiten mit ihren dyadischen Brüdern und Schwestern. Die Übertragung ist ebenso wie die Ich-Spaltung Sterbas und das fiktive Normal-Ich Freuds monadisch konzipiert, alle Beziehungsbegriffe sind dyadisch angelegt und ausgerichtet. Schon beginnt der Streit: Aber wir sprechen doch von der Übertragungsbeziehung als einer Objektbeziehung? Ja, das tun wir, ohne die Einpersonenpsychologie deshalb schon zu verlassen, wie die Theorie Kleins zeigt. Also machen wir Ernst mit der Zwei- und Dreipersonenpsychologie Balints. Dagegen wehrt sich die Übertragung, aus Sorge, dass dadurch der Familie liebstes Kind, dessen Geburt wir unser berufliches Dasein verdanken, ebenso Schaden erleiden könnte wie der Patient und wir selbst.

Erweiterung der Begriffsfamilie

Wir brauchen nicht zu wiederholen, dass und warum Freud die Übertragung monadisch konzipiert hat und die interaktionell-dyadischen Mitglieder der Begriffsfamilie lange namenlos blieben, um im Untergrund unerkannt eine um so größere Wirksamkeit zu entfalten. Deshalb musste die Begriffsfamilie ergänzt werden, und zwar um solche Mitglieder, die schon immer vorhanden, aber nur mit umgangssprachlicher Ausführlichkeit beschrieben worden waren. Wir empfehlen dem Leser, Freuds Kapitel *Zur Psychotherapie der Hysterie* (1895d, S. 285) zur Hand zu nehmen. An der angegebenen Stelle findet sich eine wunderbare Beschreibung, wie man den Patienten zum »Mitarbeiter« für die Therapie gewinnen kann. Alle Zeugnisse sprechen dafür, dass Freud auch später in erster Linie versucht hat, sich mit dem Patienten »zu verbünden« und mit ihm eine »Partei« zu bilden. Wir unterstreichen, dass nicht »jede gute Beziehung zwischen Analytiker und Analysiertem, während und nach der Analyse, als Übertragung einzuschätzen [sei]« (Freud 1937c, S. 66). Aber inzwischen ist die positive Übertragung nicht nur das stärkste Motiv für die Beteiligung des Analysierten an der gemeinsamen Arbeit geworden (1937c, S. 78). Die Beziehung wird nun im »Vertrag« oder »Pakt« formalisiert. Wie die »Bündnistreue« gepflegt wird, blieb unausgesprochen. Die in Anführungszeichen gesetzten Wörter stammen aus Freuds Spätwerken (1937c, 1940a). Besonders aufschlussreich ist, dass Freud sich nun eher an monadisch konzipierten Diagnosen orientiert, an Ich-Veränderungen, die das Einhalten des Vertrags nicht zulassen. Es wird freilich nach wie vor betont, dass der Analytiker als »Vorbild«, als »Lehrer« wirkt (Loch 1974), und »dass die analytische Beziehung auf Wahrheitsliebe, d. h. auf die Anerkennung der Realität gegründet ist« (Freud 1937c, S. 94). Der Kontext macht deutlich, dass es zumindest auch um die Realität des Analytikers als Person geht. Doch wie diese die Übertragung beeinflusst, bleibt offen.

Objektive und subjektive Wahrheit

Wir könnten uns die Diskussion in ▶ Abschn. 2.7 und 2.8 ersparen, wenn die Anerkennung von Wahrheiten behandlungstechnisch gelöst wäre. Stattdessen ergeben sich Gegenüberstellungen, die den Familienstreit kennzeichnen: zwischen den monadischen Begriffen wie »unanstößige Übertragung«, »Ich-Spaltung« (Sterba 1934), »fiktives Normal-Ich« (Freud 1937c) und den dyadischen Konzepten, die ihre umgangssprachlichen Vorformen in Freuds Werk haben: die »Wir-Bildung« (Sterba 1929), die »therapeutische Allianz« (Zetzel 1956, dt. 1974, S. 184ff.) und das »Arbeitsbündnis« (Greenson 1965). Innerhalb der Familie wird nicht nur darüber gestritten, wer mit wem ein besonders enges Verhältnis hat und ob nicht doch alle von der unanstößigen Übertragung, also von der frühen Mutter-Kind-Beziehung, abstammen. Ganz wesentlich ist für das Verständnis der Kontroversen, dass die Übertragung stolz auf ihre subjektive, seelische Wahrheit ist, die nichtsdestoweniger Verzerrungen enthält. Wenn die negativen Übertragungen die Oberhand gewinnen, können diese die analytische Situation völlig aufheben, so heißt es. Dann wird die Existenzbedingung der Kur, nämlich die realistische Beziehung, untergraben. Hier führte Freud eine scheinbar objektive oder äußere Wahrheit – Patient und Analytiker sind an die reale Außenwelt angelehnt (1940a, S. 98) – ein, die, genauer betrachtet, freilich nicht weniger subjektiv ist als jene, die der Übertragung entspringt. Die Einführung der realen Person, des Subjektes, in das Arbeitsbündnis tut der Wahrheitsfindung keinen Abbruch, im Gegenteil: die Subjektivität unserer Theorien wird dadurch nur offenkundig. Umso größer ist die Verantwortung des einzelnen Analytikers, und umso mehr muss man erwarten, dass er seine Praxis wissenschaftlichen Untersuchungen, die mit der kritischen Reflexion über das eigene Denken und Handeln, also mit **kontrollierter** Praxis beginnen, öffnet.

Ich-Spaltung und Wir-Bildung

Wir betrachten nun den Stammbaum der Familienmitglieder genauer und beginnen mit der Ich-Spaltung als Prototyp der monadischen Konzeption, um dann zur Wir-Bildung und ihren Abkömmlingen zu gelangen.

In der Fähigkeit zur therapeutischen Ich-Spaltung brachte Sterba folgende Beschreibung Freuds auf einen einprägsamen und einflussreichen Begriff: Die Situation, in der die Analyse allein ihre Wirksamkeit erproben könne,

> sieht in ihrer idealen Ausprägung bekanntlich so aus, dass jemand, der sonst sein eigener Herr ist, an einem inneren Konflikt leidet, den er allein nicht zu Ende bringen kann, dass er dann zum Analytiker kommt, es ihm klagt und ihn um seine Hilfeleistung bittet. Der Arzt arbeitet **Hand in Hand** mit dem einen Anteil der **krankhaft entzweiten** Persönlichkeit gegen den anderen Partner des Konflikts. Andere Situationen als diese sind für die Analyse mehr oder weniger ungünstig … (Freud 1920a, S. 275; Hervorhebungen durch die Autoren).

Aus der Entzweiung wurde die Spaltung, und die Fähigkeit des Patienten, innere Konflikte als Bedingung seiner Erkrankung anerkennen zu können, wurde zu einem besonders wichtigen Indikationskriterium der Technik. Schließlich schienen nur noch solche Personen für eine Psychoanalyse geeignet zu sein, deren innerseelische Konflikte auf der ödipalen Ebene liegen. Es dürfte genügen, hier darauf hinzuweisen, dass Kohut die Selbstpsychologie und die Behandlungstechnik narzisstischer Persönlichkeitsstörungen ausdrücklich als Ergänzung der klassischen Therapie ödipaler Konflikte verstanden hat (1987), um deutlich zu machen, welche Folgen die Ich-Spaltung als missverstandenes Schlagwort hatte. Sicher ist es einfacher, wenn der Patient ein Konfliktbewusstsein bereits mitbringt, aber notwendig ist es in jedem Fall, dass der Analytiker seine Hand zum Aufbau einer tragfähigen therapeutischen Beziehung reicht. Bei der späteren Rezeption der Ich-Spaltung ist weitgehend verlorengegangen, wie man die Wir-Bildung unter Einbeziehung der nichtübertragungsbedingten Beziehungselemente fördert, obwohl Sterba (1929, 1934) ebenso wie Bibring (1937) die Identifizierung mit dem Analytiker, die Wir-Bildung, als Grundlage der Therapie hervorgehoben hatte.

Durch die einseitige und eher negative Konzeptualisierung der psychoanalytischen Kur werden die genuinen und ungemein lustvollen Erfahrungen bei der Entdeckung neuer Lebensbereiche anlässlich von Einsichten und Wir-Bildungen unterschätzt, sofern sie nur als Sublimierungen verstanden werden. Deklariert man das Verhältnis von Analytiker und Patient wie Fürstenau (1977) als »Beziehung einer Nichtbeziehung«, bleibt man innerhalb eines Therapieverständnisses, das die Bedeutung des Psychoanalytikers eher negativ und paradox bestimmt. Auf der anderen Seite ist die Rede von Beziehung, Partnerschaft oder Begegnung irreführend, wenn unklar bleibt, wie diese Dimensionen therapeutisch gestaltet werden. Freud hat uns die Analyse der Übertragung gelehrt, die Beziehung verstand sich für ihn von selbst, was allerdings auch dazu führte, dass Übertragung und Beziehung in seiner Behandlungsführung unverbunden nebeneinander herliefen. Heutzutage geht es um die Erkenntnis ihrer gegenseitigen Beeinflussung und deren Interpretation. Deshalb halten wir es für verfehlt, die analytische Situation und die sie konstituierende besondere zwischenmenschliche Beziehung negativ zu definieren, sei es als Beziehung einer Nichtbeziehung, sei es nach ihrer Asymmetrie, so als wären natürliche menschliche Beziehungen (als Tisch-, Bett- und Berufsgemeinschaften) deckungsgleich-symmetrisch wie geometrische Figuren. Die Interessengemeinschaft zwischen Analytiker und Analysand hat gewiss auch Ungleichheiten. Wesentlich ist, wovon ausgegangen wird: von den ungleichen Positionen oder von der Aufgabe, die nur durch gemeinsame, wenn auch wiederum unterschiedliche Anstrengungen zu lösen ist. Es ist u. E. ebenso verfehlt, aus der Interessengemeinschaft eine Partnerschaft zu machen, wie es sich andererseits antitherapeutisch auswirken muss, wenn man die Asymmetrie so betont, dass Identifikationen erschwert oder sogar verhindert werden.

So vieldeutig die diskutierte Begriffsfamilie auch schillern mag, sicher ist jedenfalls, dass es aus praktischen und theoretischen Gründen unerlässlich wurde, den ebenfalls multiformen Übertragungen ein ergänzendes Konzept beizugesellen. Denn die Theorie der Übertragung versucht das gegenwärtige Verhalten des Patienten und seine sog. Analysierbarkeit von der Vergangenheit her zu erklären. Letztlich ginge die Fähigkeit des Patienten, seine negativen und positiven Übertragungen bzw. Übertragungswiderstände zu überwinden, auf die milde positive und unanstößige Übertragung zurück, die in der frühen Kind-Mutter-Beziehung erworben wurde. Man sieht daran, dass der Einfluss des Analytikers hierbei im Wesentlichen sekundärer Natur, also nur abgeleitet wäre.

Es waren nicht nur therapeutische Erfahrungen, denen diese Theorie der Übertragung nicht gerecht zu werden vermochte. Bei genauerer Betrachtung zeigt sich, dass die psychoanalytische Ich-Psychologie mit Sterbas therapeutischer Ich-Spaltung als einem frühen Mitglied der Begriffsfamilie in das Arbeitsbündnis als behandlungstechnischem Pendant zur Theorie der autonomen Ich-Funktionen einmünden musste. Sobald der Patient mit Hilfe der Interpretationen des Analytikers oder von sich aus über seine Mitteilungen reflektiert oder sich selbst beobachtet, tut er dies nicht von einem leeren Standort aus. Das Ich des Analytikers mag hinsichtlich seiner Normalität als Fiktion zu denken sein. Was er, der Analytiker, aber über seinen Patienten denkt und fühlt und wie er dessen Übertragung wahrnimmt, ist keine fiktive Angelegenheit. Ebenso wie der Patient, aus seinen Übertragungen heraustretend, nicht in ein Niemandsland gerät, so fällt auch der Analytiker nicht ins Leere, wenn er über die unbewussten Phantasien seines Patienten spekuliert oder seine Gegenübertragung zu ergründen versucht. Was er an den Patienten heranträgt, ist von seinen Ansichten über die Übertragung ebenso beeinflusst wie von seinen Auffassungen über die realistischen Wahrnehmungen des Patienten. Wir kommen mit genetischen Herleitungen nicht aus. Man benötigt immer einen Platz außerhalb derselben, der es uns ermöglicht, Übertragungsphänomene als solche zu erkennen und zu benennen. Auch der Patient befindet sich partiell außerhalb der Übertragung, sonst hätte er nicht die Möglichkeit, neue Erfahrungen zu machen, die der Analytiker durch seine innovativen Gesichtspunkte fördert. Die Übertragung bestimmt sich also von der Nichtübertragung her – und umgekehrt.

Übertragung und Arbeitsbündnis

Dass es etwas außerhalb der Übertragung gibt, nämlich die Identifikationen mit dem Analytiker und seinen Funktionen, zeigt der Aufbau der therapeutischen Beziehung, die sich nach Beendigung der Behandlung nicht auflöst. Das Ideal der Auflösung der Übertragung entsprang einem monadisch konzipierten Behandlungsprozess, und so ist es nicht weiter verwunderlich, dass man sie in Wirklichkeit nicht findet (▶ Kap. 8). Freilich wurden hier schon immer bewertende Unterscheidungen getroffen: Die unanstößige Übertragung war jedenfalls bei Freud nicht Gegenstand der Analyse und stand somit außerhalb der Auflösbarkeit.

Um das Verständnis zu erleichtern, wiederholen wir, dass Zetzel die Beziehungsfähigkeit des Patienten lebensgeschichtlich im Sinne der unanstößigen Mutterübertragung begründete. Zetzels therapeutische Allianz wird also abgeleitet; sie fügt sich in die traditionelle Theorie der Übertragung ein. Am weitesten hat sich Greensons Arbeitsbündnis über die Jahre hin von der Übertragungstheorie unabhängig gemacht. Es hat praktische und wissenschaftsgeschichtliche Hintergründe, dass Greensons Unabhängigkeitserklärungen sich über Jahre hinzogen und die Verbindung zum Vater- oder Mutterland, zur Übertragung, unklar blieb. So sprach Greenson (1967, S. 207–216) vom Arbeitsbündnis als einem Übertragungsphänomen, obwohl er zugleich betont, dass es sich um parallele antithetische Kräfte handle.

Wie lässt sich dieser Widerspruch lösen? Sofern man Übertragungen mit Objektbeziehungen (im analytischen Sinn) in der therapeutischen Situation gleichsetzt, ist auch das Arbeitsbündnis eine Objektbeziehung mit unbewussten Anteilen und damit interpretationsbedürftig (Deserno 1990; Hanly 1994).

Erweiterung des Übertragungsbegriffs

Gleichzeitig mit der Vergrößerung der eben vorgestellten Begriffsfamilie wurde in den letzten Jahrzehnten der Übertragungsbegriff wesentlich erweitert. Dem Leser wird es nicht leicht fallen, diese beiden Richtungen, die einerseits zur Betonung der nichtübertragungsbedingten Elemente (therapeutische Beziehung) und andererseits zur Erweiterung des Übertragungsbegriffes führten, unter einen Hut zu bringen.

Die Anerkennung nichtübertragungsbedingter Elemente und das Verständnis der Übertragung als umfassende Objektbeziehung (Übertragungsbeziehung) sind aus unterschiedlichen Traditionen der psychoanalytischen Praxis entstanden, die auf gemeinsame Wurzeln zurückgehen: So hat Sterba (1936, S. 467) schon vor 75 Jahren festgestellt, dass die Übertragung in ihrem wesentlichen Anteil eine Objektbeziehung wie jede andere sei. Er hat allerdings gleichzeitig die Notwendigkeit der Unterscheidung betont. Den wesentlichen Beitrag zur Erweiterung des Übertragungsbegriffes leisteten Klein und die »britischen Objektbeziehungstheoretiker« Balint, Fairbairn, Guntrip und Winnicott. Um deren Unabhängigkeit und Originalität innerhalb der Englischen Schule zu betonen, bezeichnete Sutherland (1980) diese Autoren als britische Objektbeziehungstheoretiker. Da den unbewussten objektgerichteten Phantasien durch Klein eine ahistorische, also nahezu unwandelbare Qualität zugeschrieben wird, sind sie zu jeder Zeit gegenwärtig und außerordentlich wirksam. Im Hier und Jetzt lassen sich also auch sofort tiefe Interpretationen unbewusster Phantasien geben (Heimann 1956; Segal 1982).

Die Übertragung erhielt in der Schule Kleins einen einzigartigen Platz im Rahmen ihrer speziellen Objektbeziehungstheorie. Die Ablehnung des primären Narzissmus hatte zunächst fruchtbare therapeutische Konsequenzen. Unbewusste Übertragungsphantasien richten sich dieser Theorie zufolge sofort auf das Objekt, auf den Analytiker, und – wichtiger noch – sie scheinen nicht durch Widerstände verdeckt und somit sofort interpretierbar zu sein. Während man sich in der ichpsychologischen Richtung den Kopf über Deutungsstrategien zerbricht, die durch die Schlagworte: Oberfläche, Tiefe, positive oder negative Übertragung, Widerstandsdeutung etc. zu kennzeichnen sind, legt die Theorie Kleins und ihrer Schule nahe, vermutete unbewusste Phantasien sofort als Übertragungen zu interpretieren. A. Freud (1936, S. 27) bezog Übertragungsdeutungen fast ganz auf die Vergangenheit und räumte nur dem Widerstand eine situative Genese ein. In der strengen Widerstandsanalyse, wie sie in der Nachfolge Reichs von Kaiser (1934) vertreten und von Fenichel (1935a) kritisiert wurde, unterbrach der Analytiker sein Schweigen nur noch durch gelegentliche Deutungen des Widerstandes. Klein brachte also Bewegung in die erstarrte Front der Widerstandsanalyse und ersetzte das Schweigen durch ein neues Stereotyp: durch sofortige Übertragungsdeutungen unbewusster und objektgerichteter Phantasien und ihrer typischen Kleinianischen Inhalte der »guten« und v. a. der »bösen« Brust.

In der Theorie M. Kleins wird das Hier und Jetzt gänzlich als Übertragung im Sinne ahistorischer Wiederholungen begriffen (Segal 1982). Nun ist es fraglich, ob man den unbewussten Anteilen des Erlebens eine zeit- und geschichtslose Sonderexistenz zuschreiben kann – so eindrucksvoll die Speicherungen latenter Traumgedanken im Langzeitgedächtnis auch sein mögen. Denn das Unbewusste hat keine Sonderexistenz, es ist an die menschliche Existenz in ihrer Geschichtlichkeit gebunden. In der Kleinianischen Auffassung der Übertragung nimmt die Wiederholung einen so großen Raum ein, dass die Zeitlichkeit, also Vergangenheit, Gegenwart und Zukunft aufgehoben zu sein scheinen. Deshalb wurde die Frage der Veränderung durch neue Erfahrungen in dieser Theorie lange Zeit vernachlässigt (Segal 1964). Der Patient muss sich aber mit dem Analytiker und dessen Auffassung über Gegenwart und Vergangenheit und ihrer seelischen Wirklichkeit verständigen, um sich von der Übertragung befreien zu können und für die Zukunft offen zu werden. Das Hier und Jetzt kann höchstens partiell auch ein Dort und Damals sein – sonst gäbe es keine Zukunft, die sich, aufschlussreich genug, nicht durch ähnlich griffige Adverbien lokalisieren lässt.

Deshalb beschränkte die traditionelle Definition die Übertragung ja auf alles, was **nicht neu** in der analytischen Situation entsteht, also auf die sich wiederholenden, aus vergangenen Objektbeziehungen stammenden Neuauflagen von intrapsychischen Konflikten und ihren automatischen Auslösungen in der Behandlungssituation. Da jedoch in der Therapie Neues vermittelt wird, wurde es unerlässlich, diese Seite der Beziehung zwischen Analysand und Analytiker durch besondere Bezeichnungen hervorzuheben, die wir in den dyadischen Mitgliedern der Begriffsfamilie des Arbeitsbündnisses vorgestellt haben.

Zugleich blieb aber die ichpsychologische Deutungstechnik der Vergangenheit und dem intrapsychischen Konfliktmodell verhaftet. Da die Übertragung als umschriebene Wahrnehmungsverzerrung aufgefasst wurde, stellt sich der ichpsychologisch arbeitende Analytiker die Fragen:

- Was wird momentan mir gegenüber wiederholt?
- Welche unbewussten Wünsche und Ängste werden jetzt inszeniert?
- Wie werden sie abgewehrt?
- Und – vor allem: Wem haben sie gegolten?

Welche Mutter- oder Vaterübertragung wird jetzt an mir abgebildet? Es ist offensichtlich, dass diese Fragen primär der Vergangenheit gelten, die sich, für den Patienten unbemerkt, wiederholt. Um die Wiederholung möglichst eindrucksvoll werden zu lassen und um sie überzeugend auf unbewusst konservierte, dynamisch aktiv gebliebene Erinnerungen zurückführen zu können, ergeben sich behandlungstechnische Verhaltensregeln. Der Analytiker verhält sich passiv und wartet solange ab, bis die milde positive Übertragung zum Widerstand angewachsen ist. Er gibt schließlich Widerstandsdeutungen.

> Das Hier und Jetzt ist hauptsächlich deshalb wichtig, weil es in die Vergangenheit zurückführt, von der es abstammt.

Diese Feststellung Rangells (1984, S. 128) charakterisiert u. E. sehr gut eine Deutungstechnik, die sich primär an Erinnerungen wendet und die gegenwärtige Beziehung, also die interaktionelle Betrachtungsweise, auf den zweiten Platz verweist. Übertrieben könnte man sagen, dass hierbei von der dyadischen Natur des therapeutischen Prozesses nur die Übertragungsanteile zur Kenntnis genommen werden und rasch auf die Vergangenheit und auf Erinnerungen zurückgegangen wird. Rangell erkennt zwar die Bedeutung der Arbeitsbeziehung an, wenn er feststellt, dass erst Deutungen gegeben werden können, nachdem sich eine solche zufriedenstellend gebildet habe, aber er betont, dass es hierzu keiner besonderen Pflege durch den Analytiker bedürfe (1984, S. 126). Sterba (1934, S. 69) war da noch anderer Ansicht, indem er zur Wir-Bildung ermutigte:

> Von Anfang an wird der Patient zu »gemeinsamer« Arbeit gegen etwas aufgefordert. Jede einzelne Analysestunde gibt dem Analytiker wiederholt Gelegenheit, das Wort »Wir« auf sich und den realitätsgerechten Anteil des Ichs des Patienten anzuwenden.

Auslöser Tagesrest

Es geht also um behandlungstechnische Prioritäten. Dass Übertragungen objektbezogen sind, ist unbestritten. Denn die vom Unbewussten ins Vorbewusste aufsteigenden Wünsche sind primär mit Objekten verbunden, auch wenn diese am Anfang des Lebens noch nicht mental repräsentiert sind. Dieser intrapsychische Ablauf bildet nach Freuds **topographischer** Theorie der Übertragung, wie sie in der Traumdeutung aufgestellt wurde, die Grundlage der klinischen Übertragungsphänomene. Die theoretischen Annahmen entsprechen der Erfahrung, dass die Übertragungen – wie die Traumbildung »von oben« – durch einen realen Tagesrest ausgelöst werden. Die realistischen Wahrnehmungen, die unterschiedlich ablaufen, betreffen also den Analytiker. Es ist ein schweres und oft folgenreiches Versäumnis, wenn in Übertragungsdeutungen dieser Tagesrest und damit die Interaktion vernachlässigt wird. Die allgemeine Vernachlässigung des Tagesrestes bei Übertragungsdeutungen ist theorieimmanent, und sie hängt außerdem damit zusammen, dass die **realistischen Verknüpfungen** mit der Person des Analytikers vermieden werden, weil sie dem behandlungstechnischen Paradigma der Spiegelung zuwiderlaufen.

So erklärt sich aus der bisherigen klinischen Theorie und Praxis der Übertragung die auffällige Diskrepanz zwischen der üblichen Traumdeutung von oben, die am Tagesrest anknüpft, und dem Übergehen des Tagesrestes bei Übertragungsdeutungen.

Behandlungstechnische Veränderungen und Kontroversen

Auch außerhalb der Kleinianischen Psychoanalyse hat die Erweiterung der Theorie der Übertragung zu erheblichen behandlungstechnischen Veränderungen geführt, die wir anhand einer Kontroverse zwischen Sandler und Rangell zusammenfassen. Das folgende Zitat enthält Sandlers wesentliche Gesichtspunkte:

> Es scheint klar zu sein, dass die Einführung und Beschreibung dieser objektbezogenen Prozesse, insbesondere der objektgerichteten Abwehrprozesse, eine wesentlich neue Dimension der analytischen Arbeit und des Übertragungsbegriffs erkennen lassen. Die Analyse des Hier und Jetzt der analytischen Interaktion hat hinsichtlich des Zeitpunktes von Deutungen gegenüber der Rekonstruktion der infantilen Vergangenheit den Vorrang erhalten. Wenn der Patient in der analytischen Situation Abwehrprozesse zeigte, die sowohl ihn selbst wie den Analytiker betrafen, wurde dies als Übertragung betrachtet und rückte mehr und mehr in den Mittelpunkt der Aufmerksamkeit des Analytikers. Die Frage: »Was geht jetzt vor sich?« wurde vorrangig gestellt, und dann erst wurde die Frage aufgeworfen: »Was zeigt das Material des Patienten über seine Vergangenheit auf?« Mit anderen Worten: die analytische Arbeit wurde, zumindest in England, mehr und mehr darauf fokussiert, wie der Patient in seinen unbewussten Wunschphantasien und Gedanken den Analytiker im Hier und Jetzt benützt, d. h. in der Übertragung, wie sie ausgesprochen oder unausgesprochen von den meisten Analytikern verstanden wird – trotz der eingeengten offiziellen Definition des Begriffs (Sandler 1983, S. 41).

In seiner Kritik wurde Rangell (1984) grundsätzlich. Er wirft die Frage auf:

> Geht Widerstand und Abwehr immer noch vor, wie bei Freud, A. Freud, Fenichel und vielen anderen? Oder bewegen wir uns in die von vielen propagierte Richtung: Zuerst die Übertragung, oder sogar nur noch die Übertragung?

Alles scheine auf eine neue Polarisation hinauszulaufen: die Bevorzugung des Hier und Jetzt im Vergleich zu Rekonstruktion und Einsicht sei unter Psychoanalytikern überall weit verbreitet. So stellt Rangell fest,

> Schlussendlich müssen wir uns wohl zwischen dem intrapsychischen und dem interaktionellen oder transaktionellen Übertragungsbegriff entscheiden. Die gleiche Wahl müssen wir auch zwischen dem intrapsychischen und dem interaktionellen Modell des therapeutischen Prozesses treffen (Rangell 1984, S. 133; Übersetzung durch die Autoren).

Wir glauben, die Entscheidungen sind gefallen und die Kontroversen dogmatischer Herkunft. Es liegt nämlich in der Natur des Übertragungsbegriffs, dass er ergänzungsbedürftig ist, um der therapeutischen Praxis und einer umfassenden Theorie der Heilung gerecht werden zu können. Das Gleiche gilt auch für die Alternative zwischen dem intrapsychischen und dem interaktionellen Modell der Therapie. Es geht übrigens nicht um ein Entweder-oder, sondern um ein Sowohl-als-auch. Soll ein fauler Kompromiss geschlossen werden? Keineswegs. Die Psychoanalyse lebt als Ganzes von der Integration, während die einzelnen Schulrichtungen ihre Einseitigkeiten zu behaupten versuchen. Hierauf gehen die fortlaufenden Kontroversen zurück, die wir sogleich an einigen typischen Beispielen erläutern werden. Die Erkenntnis ihres dogmatischen Hintergrunds muss u. E. der psychoanalytischen Praxis schon deshalb zugute kommen, weil wir daran glauben, dass Aufklärung auch zu Veränderungen führt – nicht nur in der Therapie.

Die folgenden Beispiele machen einige Probleme deutlich:

- Bis hin zu persönlicher Polemik kritisierte Rosenfeld (1972) die Betonung des persönlichen Einflusses des Analytikers durch Klauber (1972a).
- Eissler (1958) wollte im Gegensatz zu Loewenstein (1958) die Deutung streng von der Person getrennt wissen.
- Brenner (1979a) glaubte an einigen Fällen von Zetzel exemplarisch zeigen zu können, dass sich die Einführung der therapeutischen Allianz und andere Hilfsmittel völlig erübrigten, wenn man nur die Übertragung gut analysiere. Dieser Autor meint, dass man zu solchen oder ähnlichen Krücken nur greifen müsse, wenn

man die Analyse der Übertragung vernachlässigt. Und es gelingt ihm unschwer, an den Fällen von Zetzel Versäumnisse nachzuweisen.

- In seiner ausgewogenen Stellungnahme hebt Curtis (1979, S. 190) hervor, worin die Gefahr gesehen wird: Sie liege darin, in der therapeutischen Allianz (und der ganzen Begriffsfamilie, die Verfasser) ein Ziel an sich zu sehen, nämlich eine neue und korrektive Objektbeziehung zu schaffen – anstatt ein Mittel zum Zweck der Analyse von Widerstand und Übertragung.
- Im Lichte dieser Argumentation wird verständlich, warum Stein (1981) selbst an Freuds unanstößiger Übertragung etwas auszusetzen hat: Denn jedes Verhalten hat unbewusste Seiten, die u. U. im Hier und Jetzt interpretiert werden können oder sogar müssen – auch wenn sie unanstößig sind und wo immer sie ihren Ursprung haben mögen. Immer wird in der analytischen Situation etwas vernachlässigt.
- Befasst man sich mit dem Beitrag des Analytikers zur Entstehung des »Widerstandes gegen die Übertragung« wie Gill u. Hoffman (1982), kann man die unbewusste Genese aus dem Auge verlieren, wie Stone (1981b) zu Recht kommentiert hat.

Kohuts Theorie der Selbstobjekte

Der jüngste Zweig der Begriffsfamilie ist Kohuts umfassendes Verständnis der Übertragung im Rahmen seiner Theorie der Selbstobjekte. Es ist umfassend in dem Sinne, dass Kohut (1971, 1984) die zwischenmenschlichen Beziehungen und den Lebenszyklus als die Geschichte unbewusster Prozesse des Suchens und Findens von Selbstobjekten betrachtet. Bei diesen handelt es sich um archaische Objektbeziehungen, bei denen Selbst und Gegenstand, Ich und Du miteinander verschmolzen sind. Die Objekte werden als Teil des Selbst und das Selbst als Teil der Objekte beschrieben. Deshalb wird die Bezeichnung Selbstobjekt auch ohne Bindestrich geschrieben. Entsprechend sind die speziellen Übertragungen, die Kohut beschrieben hat, beispielsweise die Zwillings- und Verschmelzungsübertragung, Variationen innerhalb einer interaktionellen Einheit. Kohuts Theorie unterscheidet sich von anderen Objektbeziehungstheorien durch die außergewöhnliche Betonung der grandios-exhibitionistischen Erwartungen, die dem Kleinkind zugeschrieben werden. Von der Erwiderung und Anerkennung dieser Erwartungen ist nach Kohut die Entwicklung eines stabilen Selbstgefühls abhängig. Kohuts Theorie der Selbstobjekte bringt also Objektbeziehungsstörungen mit Selbstgefühlsstörungen in einen genetischen Zusammenhang, wobei die eidetische Komponente, das Sichzeigen und das Gespiegeltwerden im Auge der mütterlichen Beziehungsperson, eine ganz hervorragende Rolle spielt.

Da die menschliche Abhängigkeit von der Umgebung lebenslänglich erhalten bleibt, hat Kohuts Theorie der Selbstobjekte eine allgemeine und eine spezielle behandlungstechnische Konsequenz. Alle Patienten sind wegen ihrer Selbstunsicherheit auf Anerkennung angewiesen, und sie übertragen entsprechende Erwartungen auf den Analytiker. Kohut hat außerdem spezielle Selbstobjektübertragungen beschrieben und deren Interpretation genetisch, d. h. auf ihre Entstehung hin begründet. Wir stützen uns auf die Zusammenfassung durch Brandchaft u. Stolorow (1984, S. 108f.):

> Diese Selbstobjektbeziehungen sind notwendig, um Stabilität und Kohäsion des Selbst aufrechtzuerhalten, während das Kind Schritt für Schritt die seelische Struktur erwirbt, die es zur Selbstregulation befähigt. Die Entwicklung der Selbstobjektbeziehungen reflektiert die Kontinuität und Harmonie der Entwicklungsprozesse durch ihre verschiedenen hierarchisch organisierten Stufen. In der »Omnipotenz«, die als charakteristisch für die Pathologie archaischer Objektbeziehungen beschrieben wurde (Klein, Rosenfeld, Kernberg), können wir das Persistieren einer vertrauensvollen Erwartung erkennen, dass die Bedürfnisse der Selbstobjekte erfüllt werden (Winnicott 1965; Mahler et al. 1975). Wo solche archaischen Selbstobjektbedürfnisse bestehen bleiben, ist die Differenzierung, Integration und Konsolidierung von Selbststrukturen und die Entwicklungslinie der Selbstobjektbeziehungen unterbrochen

> worden. Dann werden weiterhin archaische, ungenügend differenzierte und integrierte Selbstobjekte benötigt und als Ersatz für die fehlende seelische Struktur benutzt (Übersetzung durch die Autoren).

Die Beziehung zum Analytiker ist also von umfassenden unbewussten Erwartungen geprägt, die eine ganz andere Art von Spiegelung erforderlich zu machen scheinen als jene, die Freud mit der Spiegelanalogie einführte. Obwohl Kohut (1984, S. 208) betont, dass er die psychoanalytische Methode sogar noch in strengerem Sinn anwendet, als es Eisslers normative Idealtechnik vorschreibt, scheint bei den Deutungen der Selbstobjektübertragungen sehr viel Anerkennung vermittelt zu werden.

Momente der Begegnung

Noch radikaler präsentiert sich der Vorschlag der Boston Change Process Study Group, die, von Untersuchungen der frühen Beziehungsorganisation angeregt, ein prozedurales, »implizites Beziehungswissen« in die Diskussion einbringen (Boston Change Process Study Group 1998, dt. 2002). Das »Etwas-Mehr« als Deutung meint nicht die bewusstseinsfähige Ebene der Arbeitsbeziehung,

Diskussion der Kontroversen

Unsere Zusammenstellung repräsentativer Kontroversen enthält Bedenken, die jeweils berechtigt sein mögen, weil es ein Leichtes ist, einem Analytiker verpasste Chancen zu Übertragungsdeutungen nachzuweisen. Auf eine fruchtbare Diskussionsebene können diese Kontroversen u. E. dann angehoben werden, wenn ihre verschiedenen theoretischen Voraussetzungen erkannt und schulspezifische Orthodoxien überwunden werden.

Die Vertreter der Schule von Klein und Anhänger der normativen Idealtechnik Eisslers sowie Kohut und seine Schüler unterscheiden sich durch die jeweils typischen Übertragungsinhalte. Zugleich halten sie an ihrem puristischen Übertragungsverständnis fest.

Obwohl gerade die Tatsache, dass die jeweiligen Schulen typische Übertragungen beschreiben, für den Einfluss des Analytikers auf deren Inhalte spricht, werden daraus in den Schulen selbst keine Konsequenzen gezogen. Es ist kaum zweifelhaft, dass eine Relativierung unvermeidlich wäre, und zwar auf den Standpunkt hin, den der jeweilige Analytiker einnimmt. Das Feld der Übertragung wird von den Theorien eben unterschiedlich abgesteckt und behandlungstechnisch recht verschieden beackert und bestellt. Übertragungen werden von der Nichtübertragung her definiert und umgekehrt.

Theoretisch und praktisch ist es also unabdingbar, die an der Vergangenheit ausgerichteten Übertragungstheorien zu ergänzen. Dass demgegenüber in den strengen Schulen das übertragungsunabhängige Arbeitsbündnis zu kurz kommt, ist ebenso verständlich wie aufschlussreich. Denn damit wäre ein intrapsychisches Übertragungs- und Therapiemodell durch eine interpersonale Konzeptualisierung ersetzt.

In der schulunabhängigen psychoanalytischen Praxis sind die Entscheidungen längst in diesem Sinne gefallen. Und auch bei der zwischen Sandler und Rangell geführten Kontroverse über das Hier und Jetzt der Übertragungsdeutung geht es um weit mehr als um Prioritäten der Deutungstechnik. Die scheinbar harmlose Umkehrung der Fragestellung, die der Analytiker vollzieht, wenn er nunmehr zuerst fragt: »Was geht jetzt vor sich?«, hat enorme therapeutische und wissenschaftliche Konsequenzen, die beispielsweise den Stellenwert von Konstruktion und Rekonstruktion betreffen. Wenn von der gesamten gegenwärtigen Beziehung ausgegangen wird, anerkennt man die interaktionelle, bipersonale Betrachtungsweise und damit auch den Einfluss des Analytikers auf die Übertragung. Es ist deshalb missverständlich, nur von einer Erweiterung des Übertragungsbegriffes zu sprechen. Es handelt sich um eine veränderte Sichtweise, die sich unauffällig in der psychoanalytischen Praxis längst vorbereitet hat. Denn schon immer ging es um die Beziehung zwischen Hier und Jetzt und Damals und Dort, wiewohl erst in unserer Zeit voll realisiert wird, wie sehr das, was jetzt vor sich geht, von uns beeinflusst wird.

sondern hat jene Prozesse der stillen Interaktionsregulierung im Auge, die unvermeidlich in der therapeutischen Beziehung wirksam sind. Diese wurden durch klinische Berichte ehemaliger Patienten erkannt, von denen die meisten neben entscheidenden Deutungen spezifische Momente erinnern, in »denen sie eine persönliche, authentische Verbindung zum Therapeuten erlebten« (Boston Change Process Study Group dt. 2002, S. 975). Diese Momente der Begegnung können mit Deutungen zusammenwirken, müssen es aber nicht. Entscheidend an diesem neuen Verständnis ist eine strikt bidirektionale, wechselseitige Regulierung, die der von Lachmann u. Beebe (1996) beschriebenen Sichtweise ähnelt. Bedeutsam ist die Lokalisierung entscheidender Veränderungsprozesse auf der lokalen Mikroebene in der analytischen Situation (Boston Change Process Study Group 2004), womit auch eine Betrachtsweise ins Spiel kommt, die in den üblichen klinischen Diskussionen nicht ausreichend gewürdigt wird. Vermutlich sind dort auch die therapeutisch günstigen Phänomene situiert, die Kantrowitz (1993, 1995, 1998) bei ihren Untersuchungen zum Zusammenpassen (»matching«) herausgefunden hat. Die klinische Brauchbarkeit dieses Denkens glaubt Ermann (2005) zur Differenzierung zwischen klassischer psychoanalytischer Technik und der Technik bei Entwicklungsstörungen heranziehen zu können, womit er aber nur die Zwei Klassen Dichotomie »ödipal versus präödipal« in ein neues Gewand fasst. Momente der Begegnung (»moments of meeting«) spielen in allen Behandlungen eine wesentliche Rolle. Es ist auch bedauerlich, dass auf dem Umweg über die Säuglingsforschung Phänomene wieder entdeckt werden, die im deutschsprachigen Raum in der philosophischen Anthropologie längst beschrieben wurden (Bohleber 2001).

Vorrangige Stellung des Analytikers

Neurotische, psychotische und psychosomatische Symptome haben sich lebensgeschichtlich gebildet, und die Beobachtung von Wiederholungen und konflikthaften Verstärkungen liefert wesentliche Einblicke in psychogenetische und psychodynamische Zusammenhänge. Therapeutisch ist es wesentlich, wie lange und wie intensiv die retrospektive Brille getragen wird, wann die Nahbrille aufgesetzt wird und worauf der Blick des Analytikers besonders lange ruht: Das Verhältnis der Sichtweisen zueinander bestimmt in hohem Maße, was als Übertragung betrachtet wird. Wie steht es mit dem umfassenden Übertragungsverständnis, bei dem die Beziehung zum Analytiker in den Mittelpunkt rückt?

Übertragungsdeutungen gelten verschiedenen Ebenen dieser Objektbeziehung, die dem Patienten vorbewusst oder unbewusst sind. Seine Sichtweise wird dadurch vertieft und erweitert, dass er sich mit den Ansichten des Analytikers auseinandersetzt. Obwohl es idealiter um die gegenseitige Verständigung geht, kann der Einfluss des Analytikers beim erweiterten, umfassenden Übertragungsverständnis (Übertragungsbeziehung) besonders groß werden. So kritisierte Balint (1968) die stereotypen Übertragungsdeutungen, die den Psychoanalytiker in eine allmächtige und den Patienten in eine extrem abhängige Position bringen. Diese Kritik galt der Kleinianischen Technik, in der die Übertragungsbeziehung ausschließlich als Wiederholung verstanden wird. Je mehr Übertragungsdeutungen gegeben werden, desto wichtiger ist es, die realen Auslöser im Hier und Jetzt zu beachten und die äußere Realität des Patienten nicht aus den Augen zu verlieren.

Verhältnis Arbeitsbündnis – Übertragungsneurose

Wir hoffen aufgewiesen zu haben, dass es notwendig ist, das Arbeitsbündnis (die reale Beziehung Freuds) als therapeutisch wesentlichen Anteil der analytischen Situation zu erkennen und systematisch zu berücksichtigen (Tahka 1993). Sonst bliebe man in dem Paradox gefangen, dass sich die Übertragung wie Münchhausen am eigenen Zopf aus dem Sumpf ziehen müsste. Schimek (1983, S. 439) hat in diesem Sinne von einem klinischen Paradox gesprochen, nämlich dass man die Kraft der Übertragung benütze, um eben diese Kraft aufzulösen, worauf bereits Ferenczi u. Rank aufmerksam gemacht haben (1924, S. 22). Es wäre eine Contradictio in adjecto, ein Ding der Unmöglichkeit, so lesen wir in dem Buch *Entwicklungsziele der Psychoanalyse,* den Patienten mit Hilfe der Liebe zum Arzt dazu zu bringen, auf diese Liebe zu verzichten.

Abschließend möchten wir betonen, dass es sich bei den Fähigkeiten des Patienten zum Aufbau eines Arbeitsbündnisses nicht um konstante Persönlichkeitsmerkmale handelt. In der therapeutischen Dyade kann durch den Beitrag des Analytikers das Arbeitsbündnis positiv verstärkt oder negativ geschwächt werden. Auf das Wechselverhältnis von Arbeitsbündnis und Übertragungsneurose haben besonders E. u. G. Ticho (1969) hingewiesen. Dass die Arbeitsbeziehung Verlauf und Ausgang entscheidend beeinflusst, ist durch die zusamenfassenden Darstellungen von z. B. Luborsky (2000) und im deutschen Sprachraum jüngst von Hentschel (2005) inzwischen empirisch bestens belegt. Der Nachweis der Veränderung, den Freud (1909b) aus praktischen und wissenschaftlichen Gründen forderte, rechtfertigt und begrenzt den Spielraum der psychoanalytischen Methode und den Einfluss, den der Psychoanalytiker bei der Handhabung der Übertragung als wesentlichem Bestandteil des analytischen Prozesses nimmt.

2.7 Das neue Objekt als Subjekt. Von der Objektbeziehungstheorie zur Zweipersonenpsychologie

Freud hat vom »neuen Objekt« und vom »neuen Kampf« gesprochen, der aus der Übertragung herausführe. Er beschreibt als

1. Phase die Entstehung der Übertragung durch Entbindung der Libido von den Symptomen und als
2. Phase der therapeutischen Arbeit den Kampf um das neue Objekt, den Analytiker (Freud 1916–17, S. 473).

Es ist klar, was die innovative Seite des Kampfes ausmacht: das neue Objekt. Die Qualitäten des neuen Objekts wurden besonders von Loewald (1960) herausgearbeitet. Es spricht für den produktiven psychoanalytischen Zeitgeist, dass fast gleichzeitig Stones (1961) einflussreiches Buch über die psychoanalytische Situation erschienen ist. Wir glauben, dass der Weg vom **neuen** Objekt unvermeidlich zur Anerkennung des **Subjekts** als Träger der theoriegeleiteten, teilnehmenden Beobachtung und Interpretation führen muss. Die therapeutische Arbeit wird nicht vom neuen Objekt getragen, sondern von der Person, vom Psychoanalytiker. Durch seine Deutungen zeigt der Analytiker dem Patienten Schritt für Schritt, wie er ihn sieht, und ermöglicht ihm so, andere und neue Ansichten und Einsichten über sich selbst zu entwickeln und sein Verhalten zu ändern. Das neue Subjekt wirkt auf den Patienten innovativ.

Wie könnten suggestive Mittel, die Teil der Übertragung sind, um deren Aufhebung es geht, Veränderungen herbeiführen? Wiederholungen werden nicht dadurch unterbrochen, dass sie dem Patienten in sublimer, interpretativer Suggestion ausgeredet werden. So müsste man aber die therapeutischen Veränderungen erklären, wenn man den Einfluss des Psychoanalytikers in die Analogie von Übertragung und Suggestion stellen würde.

Freud hat solche Analogien hergestellt und damit zu Einseitigkeiten beigetragen, die das tiefere Verständnis der therapeutischen Funktion des neuen Subjekts verlangsamt haben. Die Person des Arztes, an die sich der Patient in ordentlichem Rapport in leistungsfähiger Übertragung attachiert, ist in Freuds Theorie der Technik nur eine der »Imagines jener Personen, von denen der Patient Liebe zu empfangen gewohnt war« (Freud 1913c, S. 473–474). Gewiss, das Subjekt wird auch als Objekt benützt, um mit Winnicott (1973, S. 101–110) zu sprechen. Am Objekt spielen sich die Übertragungen ab. Das therapeutische Problem besteht in der Auflösung der Wiederholung, in der Unterbrechung des neurotischen, sich selbst verstärkenden Teufelskreises. Nun geht es um zwei Personen, die sich kritisch zu sich selbst und zueinander verhalten können, also um Intersubjektivität (Altmeyer u. Thomä 2006). Zur Unterbrechung des Teufelskreises, also des Wiederholungszwanges, gehört ganz wesentlich, dass der Patient, wie es Loewald ausgedrückt hat, Neues am Objekt entdecken kann. Als Person entspricht der Analytiker gerade nicht oder nur partiell den Erwartungen, die sich bisher für den Patienten aufgrund unbewusster Steuerungen in bestimmten Bereichen, insbesondere im Bereich seiner Symptome oder speziellen Lebensschwierigkeiten, immer wieder erfüllt hatten. Das Neue wird von Freud regelmäßig durch Zurückführung auf lebensgeschichtliche Muster, auf den kindlichen Glauben, erklärt. Als Beispiel hierfür zitieren wir:

> Dieser persönliche Einfluss ist unsere stärkste dynamische Waffe, er ist dasjenige, was wir **neu** in die Situation einführen und wodurch wir sie in Fluss bringen ... Der Neurotiker macht sich an die Arbeit, weil er dem Analytiker **Glauben** schenkt ... Auch das **Kind** glaubt nur dem Menschen, dem es **anhängt**. (Freud 1926e, S. 255–256; Hervorhebungen durch die Autoren)

Veränderungen in Theorie und Praxis

Da die psychoanalytische Triebtheorie vom Objekt spricht und sich dieser Sprachgebrauch auch in der Objektbeziehungspsychologie fortgesetzt hat, wird leicht übersehen, dass wir es mit lebenden Wesen, mit Personen zu tun haben, die aufeinander einwirken. Der Psychoanalytiker bietet zumindest implizite Problemlösungen an, und zwar unausgesprochen auch dort, wo er glaubt, über nichts anderes zu reden als über die Übertragung. Wir wissen heute aufgrund vieler gründlicher Studien über Freuds Praxis, die Cremerius (1981b) kritisch gesichtet und interpretiert hat, dass der Gründer der Psychoanalyse ein umfassendes, pluralistisches Therapieverständnis hatte und ein breites Spektrum therapeutischer Mittel einsetzte. Die revolutionäre Bedeutung der Einführung des Subjekts in Beobachtung und Therapie blieb aber verdeckt, weil mit ihr erhebliche praktische und wissenschaftliche Probleme verbunden waren, deren Gewicht schwer auf der Psychoanalyse lastete. Diese sind erst in den letzten Jahrzehnten lösbar geworden (s. z. B. Polanyi 1958). Freud versuchte sogleich, das Subjekt wieder zu eliminieren und es in den Raum außerhalb der »psychoanalytischen Technologie« (Wisdom 1956) zu verlagern (▶ Kap. 10). In den Diskussionen über die Behandlungstechnik taucht das Subjekt, auf die Gegenübertragung verkürzt, die der Objektivität wegen niedergehalten werden sollte, wieder auf. Freud ließ das Subjekt im extratechnischen Bereich, und dort ist die reale Person des Analytikers in der Theorie der Technik bis in die jüngste Zeit geblieben.

Nun vollziehen sich Wandlungen, die das therapeutische und wissenschaftliche Paradigma Freuds verändern. In seiner wegweisenden Veröffentlichung »The point of view of psychoanalysis: energy discharge or person?« hat Gill (1983) überzeugend für die Integration der zwischenmenschlichen und der innerseelischen Interaktion und für die Synthese von Triebtheorie und Objektbeziehungstheorien plädiert. Dass ein Autor, der vor drei Jahrzehnten zusammen mit Rapaport (1959) die metapsychologischen Gesichtspunkte erweitert hatte, nun die Person gegenüber der Triebabfuhr (»energy discharge«) in den Mittelpunkt stellt und ihr alles unterordnet, sollte allein schon zu denken geben. Wesentlicher ist selbstverständlich, dass und wie sich psychoanalytische Beobachtungsdaten unter dem Primat der Person verändern, richtiger: unter dem Gesichtspunkt der Interaktion von Personen, um die es Gill geht.

Probleme und Verwirrungen

Die Grundpfeiler der Psychoanalyse – Übertragung und Widerstand – wurden auf der Grundlage eines idealisierten wissenschaftlichen »detachment« (Polanyi 1958, S. VII) errichtet, deshalb haften ihnen Konstruktionsfehler an, deren Beseitigung ihrer Tragfähigkeit nur zugute kommen kann.

Wie wir von Lampl-de Groots Erfahrung als Analysandin (1976) wissen, bewegte sich Freud als Therapeut auf zwei Ebenen – hier Beziehung, dort Übertragung. Ihr war jeweils deutlich, wann Freud als reale Person und wann er als Objekt der Übertragung zu ihr sprach. Die Zweigleisigkeit muss sehr ausgeprägt gewesen sein, denn Beziehung und Übertragung sind nicht nur in sich selbst komplexe Systeme, sondern eng miteinander verflochten. Diese Verflechtung brachte vielfältige wissenschaftliche und praktische Probleme mit sich, für die Freud im idealen Therapiemodell eine monadische und praktisch eine dyadische Lösung fand.

Die pluralistische Auffassung im wissenschaftlichen Paradigma zu verankern und sie nicht nur zu praktizieren, hieße die Auswirkungen aller Einflüsse des Psychoanalytikers auf den Patienten (und umgekehrt) zu untersuchen. Hierfür wurde kein Modell geschaffen. Wie Freud Psychoanalyse praktizierte, wurde in den letzten Jahren publik. Tradiert wurde das monadische Modell, das in der Nachfolge Freuds mit dem Ziel kultiviert wurde, die

Übertragung in ihre reinste Form zu bringen. Tatsächlich gibt es in Freuds Werk keine eingehende Erörterung der aktuellen »realen Beziehung«. Die therapeutische Einflussnahme wird auf ihre lebensgeschichtlichen Vorläufer, auf die Eltern, zurückgeführt und als unanstößige Übertragung bezeichnet, was zur Verwirrung führen musste (Sandler et al. 1973). Die reale Beziehung erscheint in Gegenüberstellung zur Übertragung und von ihr bedroht: Durch eine intensive Übertragung könne der Patient aus der realen Beziehung zum Arzt herausgeschleudert werden (Freud 1912b, S. 371–373; 1916–17, S. 461).

Verbleibende Unklarheit bei Freud

Bei solchen globalen Beschreibungen oder negativen Kennzeichnungen (Verzerrung der realen Beziehung durch die Übertragung) ist es geblieben. So wird später eingeräumt, dass nicht jede gute (therapeutische) Beziehung als Übertragung aufzufassen sei, sie könne auch real begründet sein (Freud 1937c, S. 65). Für alles Neue, also auch für die innovativen Anteile bei Problemlösungsstrategien, fehlt uns die Sprache. Alles, was *nicht* neu ist in der analytischen Situation, so lesen wir bei A. Freud (1936), bezeichnen wir als Übertragung. Deshalb wird immer wieder die Spontaneität der Übertragungsneurose, die nicht durch den Arzt geschaffen werde, unterstrichen. Ihre »Aufhebung«, ihre »Vernichtung« (Freud 1905e, S. 281), soll, ja muss notwendigerweise zur Beseitigung der Symptome führen. Denn, so heißt es später (1916–17, S. 471), wenn die Übertragung »zersetzt« oder »abgetragen« ist, dann ist es ja der Theorie zufolge zu jenen inneren Veränderungen gekommen, die den Erfolg unabdingbar machen. Nur selten klingt in Freuds Werk an, wie viel der Psychoanalytiker zu den Problemlösungen des Patienten und damit auch zu seinen neuen Möglichkeiten, zu seiner Entscheidungsfreiheit beiträgt.

2.8 Die Anerkennung aktueller Wahrheiten

Anhaltende Probleme mit der Handhabung der Übertragung

Die tief greifende Beunruhigung, die durch die Entdeckung der Übertragung im Menschen, Arzt und Wissenschaftler Freud entstanden war, hat angehalten. Nach der Entdeckung 1895 (s. *Entwurf einer Psychologie* in: Freud 1950a) hat Freud die Bedeutung der Übertragung als wesentlichem therapeutischem Faktor im Nachwort zur *Dora* unterstrichen. Dass wir die Übertragung durch Bewusstmachen »vernichten«, entstammt dem Nachwort zur *Dora,* zum *Bruchstück einer Hysterie-Analyse* (Freud 1905e), die im Dezember 1900 beendet und als Krankengeschichte im Januar 1901 geschrieben worden war. Später heißt es in den *Vorlesungen* (1916–17), dass wir den Patienten »nötigen« müssen, um ihn vom Wiederholen zum Erinnern zu bringen.

Das ist eines der vielen Anzeichen dafür, dass die Beunruhigung angehalten hat. Die zwischenzeitlich formalisierten Behandlungsregeln, deren Ziel nicht zuletzt darin lag, die Handhabung der Übertragung zu erleichtern, hatten die Probleme nicht lösen können. Die aggressive Bedeutung der von Freud gewählten Metaphern (Zersetzung, Vernichtung) lässt vermuten, dass die aktuelle, situative Wahrheit, also der realistische Anteil jeder Übertragung, auch Freud schmerzlich berührte.

Es gibt viele Möglichkeiten, die realistischen Beobachtungen des Patienten abzuweisen. Hierzu können, so paradox es klingt, auch Übertragungsdeutungen eines weit verbreiteten Typus beitragen, die gegeben werden, wenn der Patient realistische, prinzipiell also zutreffende Beobachtungen einschlägiger Art gemacht hat. Anstatt von der Plausibilität einer Wahrnehmung auszugehen oder sich mit den Auswirkungen einer realistischen Beobachtung auf das Unbewusste und auf seine Inszenierung in der Übertragung zu befassen, werden häufig Deutungen gegeben, die allein die Wahrnehmungsverzerrung berücksichtigen:

> Sie meinen, ich würde mich von Ihnen zurückziehen wie Ihre Mutter ..., ich könnte mich ärgern wie Ihr Vater.

Zwar kann es auch entlastend wirken, wenn eine Regung in die Vergangenheit zurückversetzt wird, weil der Patient dadurch von einem Ich-fremden Impuls in der Gegenwart befreit wird, wie das A. Freud (1936, S. 24) beschrieben hat. Wesentlich ist aber, ob die Übertragungsdeutung so angelegt ist, als bilde sich der Patient im Hier und Jetzt alles nur ein. Dadurch wird die situative Wahrheit der Wahrnehmung des Patienten übergangen, und es ergeben sich oft schwer wiegende Zurückweisungen und Kränkungen mit nachfolgenden Aggressionen.

Werden diese dann wiederum als Nachdrucke, als Neuauflagen alter Klischees (Freud 1912b, S. 364), als Übertragung interpretiert, haben wir jene Situation vor uns, die A. Freud zur Diskussion stellte. Sie warf die Frage auf, ob die zu Zeiten völlige Vernachlässigung der Tatsache, dass Analytiker und Patient zwei Menschen sind, die, in gleicher Weise erwachsen, »sich in einer realen persönlichen Beziehung zueinander befinden«, für einige der aggressiven Reaktionen verantwortlich sei, »die wir bei unseren Patienten auslösen, und die wir möglicherweise nur als Übertragung betrachten« (A. Freud 1954a, S. 618). Auch nach den Beschreibungen von Artefakten im Sinne reaktiv verstärkter Wiederholungen, wie sie uns durch Balint (1968) gegeben wurden, können wir uns heute nicht mehr mit dem vorsichtigen Aufwerfen von Fragen begnügen. Es geht nicht nur um die Auswirkungen der realen persönlichen Beziehungen auf den Behandlungsprozess, sondern um die Anerkennung der ungemein tief greifenden situativen Wirkung des Psychoanalytikers auf die Übertragung. Dass die »Hypokrisie der Berufstätigkeit«, für die uns Ferenczi (1933) die Augen geöffnet hat, sogar übertragungsneurotische Deformierungen herzustellen vermag, ist nicht mehr von der Hand zu weisen. Freud hat angenommen, dass selbst jeder psychotischen Realitätsverkennung eine »historische [lebensgeschichtliche] Wahrheit« zugrunde liegt (Freud 1937d).

Umgang mit aktuellen Wahrheiten

Diese **historischen** Wahrheiten sind in ihrer lebensgeschichtlichen Relevanz bestenfalls zu rekonstruieren. Die **aktuellen** Wahrheiten aber können ad oculos demonstriert werden. Durch ihre Anerkennung wird der Anteil der Übertragung, der durch den Analytiker berührt oder ausgelöst wird, umso deutlicher. Die Sorge, dass die Anerkennung der realistischen Wahrnehmungen, zu denen der Patient gelangt, die Übertragung verunreinigen und unkenntlich machen könnte, ist unbegründet. Im Gegenteil: tiefere Wahrheiten können dann durch den Patienten zur Sprache gebracht werden. Werden die realistischen, situativen Wahrnehmungen als solche, d. h. als zunächst eigenständige Elemente, in die Deutungstechnik aufgenommen, verfährt man nicht anders, als wenn man in der Traumdeutung von den Tagesresten ausgeht und diese ernst nimmt. Der Analytiker enthüllt nichts über sein Privatleben, er macht keine Geständnisse (s. Heimann 1970, 1978; Thomä 1981, S. 68). Indem ganz selbstverständlich eingeräumt wird, dass der Patient mit seinen Beobachtungen im Hier und Jetzt und im Umfeld des Sprechzimmers Recht haben könnte und im Zweifelsfall ganz zutreffende Beobachtungen gemacht hat, ändert sich die Atmosphäre grundlegend.

Es ist nach Gill wesentlich, im Zweifelsfall zumindest von der Plausibilität der Beobachtungen des Patienten auszugehen, und zwar aus folgenden Gründen: Niemand ist in der Lage, sich in vollständiger Selbsterkenntnis auszuloten oder die Auswirkungen seines Unbewussten zu kontrollieren. Man sollte sich deshalb dafür offen halten, dass Patienten etwas wahrnehmen, was der eigenen Aufmerksamkeit entgangen ist. Schließlich würde es auf ein argumentatives Rechthaben hinauslaufen, und der Patient würde sich wegen seiner Abhängigkeit wahrscheinlich zurückziehen und als Erfahrung bei sich verbuchen, dass er mit Bemerkungen ad personam nicht willkommen ist. Der Psychoanalytiker hätte kein gutes Beispiel von Gelassenheit gegeben und keine Bereitwilligkeit gezeigt, die kritische Meinung eines anderen als Ausgangspunkt selbstkritischer Überlegungen zu nehmen. Die Untersuchungen von Gill u. Hoffman (1982) zeigen, dass der Einfluss des Psychoanalytikers auf die Gestaltung der Übertragung systematischer Forschung zugänglich gemacht werden kann.

Kritik an der Spiegelung

Das Ideal der reinen Spiegelung ist nicht nur deshalb aufzugeben, weil es unerreichbar ist und in erkenntniskritischer Sicht nur in die Irre führen kann. Aus psychoanalytischer Sicht muss es therapeutisch sogar schädlich sein, dieser Fata Morgana nachzustreben, weil der Patient das reine Zurückspiegeln von Fragen als Abweisung erleben kann. Manchmal bilden sich Patienten nicht nur ein, dass ihre Beobachtungen oder Fragen zumindest unbequem sind (▶ Abschn. 7.4). Das Zurückspiegeln wird als Ausweichen erlebt. Die aktuellen Wahrheiten werden umgangen. Bei hierfür disponierten Patienten kommt es zu malignen Regressionen, bei denen auch die historischen Wahrheiten deformiert werden, weil die gegenwärtigen realistischen Wahrnehmungen verstellt wurden. Es scheint zwar, als sage der Patient alles, was ihm einfällt, aber unbewusst gesteuert vermeidet er gerade die vorbewusst registrierten empfindlichen Stellen des Analytikers. Es ist oft keine Einbildung, es ist kein übertragenes Gefühl, der Patient fühlt nicht nur, dass er mit dieser oder jener Frage oder Beobachtung unwillkommen sein könnte – er **ist** aufgrund seiner kritischen und realistischen Beobachtungen oft unwillkommen.

Man wird diesen Problemen nicht gerecht, wenn der eigene Narzissmus verhindert, dass die Plausibilität realistischer Beobachtungen anerkannt wird. Bemüht man sich hingegen darum, in der Deutungstechnik von den situativen Realitäten und ihrer Auswirkung auf die Übertragung auszugehen, ergeben sich wesentliche Veränderungen, die nicht nur das Klima betreffen. Es baut sich dann leichter eine therapeutisch wirksame Beziehung auf, weil neue Erfahrungen im Hier und Jetzt gemacht werden, die zu den Übertragungserwartungen kontrastieren. Es liegt nahe, nun jener oben zitierten Aussage Freuds, derzufolge Konflikte in der Therapie auf die höchste psychische Stufe gehoben und so aufgehoben werden, einen bestimmten Sinn zu geben: Die Anerkennung realistischer Wahrnehmungen durch den Analytiker ermöglicht es dem Patienten, seelische Akte zu Ende zu bringen und mit dem Subjekt/Objekt eine Übereinstimmung zu erreichen, die eine der wichtigsten Voraussetzungen für die Bildung von Objektkonstanz und Selbstfindung darstellt. Psychische Akte in dieser Weise erledigen zu können, kennzeichnet die genuinen und therapeutisch wirksamen Erfahrungen in der psychoanalytischen Situation.

Folgen von Abweisung oder Verzerrung

Ungünstige Auswirkungen auf die neue »künstliche Neurose«, wie Freud die Übertragungsneurose auch nannte, entstehen hingegen, wenn der Psychoanalytiker die gegenwärtigen realitätsgerechten Wahrnehmungen in seinen Deutungen durch genetische Reduktion überspringt oder sie letztlich auf Verzerrungen zurückführt. Es handelt sich um nichts Geringeres, als um einen Verstoß gegen die Wahrheitsliebe, die Freud (1937c, S. 94) durch die Anerkennung der Realität praktiziert wissen wollte. Doch gerade dieses Problem, wie der Analytiker realistische Wahrnehmungen anerkennt, ist behandlungstechnisch bisher ungelöst geblieben. Wie am Boden psychotischer Prozesse verleugnete historische Wahrheiten liegen, können chaotische Übertragungsneurosen oder gar Übertragungspsychosen dadurch entstehen, dass aktuelle Wahrheiten nicht anerkannt werden. Aus der Summation unendlich vieler unbewusst registrierter Abweisungen realitätsgerechter Wahrnehmungen kann sich der psychoanalytischen Theorie zufolge ein partieller Realitätsverlust ergeben. Es kann also kaum bezweifelt werden, dass die Gestaltung der Übertragungsneurose durch den Analytiker auch die Beendigung der Behandlung und die mehr oder weniger problemreiche Auflösung der Übertragung mitbestimmt. Die grundsätzlichen, über den Einzelfall hinausgehenden Schwierigkeiten der Auflösung der Übertragung hängen wahrscheinlich damit zusammen, dass die Auswirkungen der therapeutischen Zweipersonenbeziehung auf den Verlauf weit unterschätzt wurden.

2.9 Das »Hier und Jetzt« in neuer Perspektive

Mit den bisherigen Ausführungen sollte gezeigt werden, dass wir es in der analytischen Situation mit komplexen Prozessen gegenseitiger Beeinflussung zu tun haben. Systematische Untersuchungen sind methodisch entsprechend schwierig und aufwändig. Wie die reale Person durch ihre persönliche Gleichung, durch ihre Gegenübertragung, durch ihre Theorien und durch ihre latente Anthropologie auf den Patienten einwirkt, lässt sich weder klinisch noch wissenschaftlich ganzheitlich erfassen. Deshalb ergibt sich immer wieder das typische Dilemma. Mit der komplexen realen Person kann behandlungstechnisch nicht operiert werden, und die Untersuchung eines Ausschnittes des Hier und Jetzt wird auf der anderen Seite der Komplexität nicht gerecht. Freilich: In der Beschränkung zeigt sich erst der Meister!

Das »Hier und Jetzt« bei Gill u. Hoffmann

Die qualitativen und quantitativen Studien von Gill u. Hoffman (1982) orientieren sich am Thema des Widerstands gegen die Übertragung und am Beitrag des Analytikers zu seiner Entstehung und zu seiner Veränderung im Hier und Jetzt. Es ist zu beachten, dass beide Aspekte dieses Widerstands gegen die Übertragung zu unterstreichen sind. Das Hier und Jetzt versteht sich von selbst, weil die therapeutische Veränderung sich nur im jeweiligen Augenblick vollziehen kann – in der Gegenwart. Die Entstehung des Widerstands (und der Übertragung) geht natürlich auch in der Theorie Gills partiell auf die Vergangenheit zurück. Gill u. Hoffman betonen die situativen, aktualgenetischen Aspekte des Widerstands, und sie stellen die rekonstruktive Erklärung aus folgenden Gründen zurück: In der psychoanalytischen Technik wurde der Beitrag des Analytikers zur Übertragung und zum Widerstand des Patienten vernachlässigt. Auch ihre genetische Rekonstruktion muss vom Hier und Jetzt ihren Ausgang nehmen. Zu den weiter zurückliegenden Bedingungen der Entstehung neurotischer, psychosomatischer und psychotischer Erkrankungen kann man u. E. in therapeutisch wirksamer und wissenschaftlich überzeugender Weise nur gelangen, wenn man auch mit den kausalen Verknüpfungen bei den Faktoren beginnt, die im Hier und Jetzt die Erkrankung **aufrechterhalten**. Genau darum geht es in der Konzeption von Gill.

Es ist eine bemerkenswerte Tatsache, dass das Hier und Jetzt als der wesentliche therapeutische Drehpunkt erst in unseren Tagen voll den ihm gebührenden hervorragenden Platz einnimmt. Die gleichzeitige Erweiterung des Übertragungsbegriffs, der nun von vielen Analytikern als umfassende Objektbeziehung des Patienten zum Analytiker verstanden wird, haben wir bereits als Anzeichen einer tief greifenden Wandlung beschrieben (▶ Abschn. 2.5). Der Rückblick und das Wiederbeleben von Erinnerungen dienten schon immer ihrer Auflösung, um die Perspektive für die Zukunft zu erweitern. Obwohl im traditionellen Verständnis der Übertragung die Wiederholung dominiert hat, wollen wir aus Freuds Werk zwei eindrucksvolle Stellen zitieren, deren Inhalt u. E. erst heute voll therapeutisch und wissenschaftlich nutzbar gemacht wird. In *Erinnern, Wiederholen und Durcharbeiten* heißt es:

> Die Übertragung schafft so ein Zwischenreich zwischen der Krankheit und dem Leben, durch welches sich der Übergang von der ersteren zum letzteren vollzieht. Der neue Zustand hat alle Charaktere der Krankheit übernommen, aber er stellt eine artifizielle Krankheit her, die überall unseren Eingriffen zugänglich ist (1914g, S. 135).

Und in den *Vorlesungen zur Einführung in die Psychoanalyse* lesen wir:

> Der Beginn der Behandlung macht dieser Entwicklung [der Krankheit des Patienten] kein Ende, aber wenn die Kur sich erst des Kranken bemächtigt hat, dann ergibt es sich, dass die gesamte Neuproduktion der Krankheit sich auf eine einzige Stelle wirft, nämlich auf das Verhältnis zum Arzt. Die Übertragung wird so der Kambiumschicht zwischen Holz und Rinde eines Baumes vergleichbar, von welcher Gewebsneubildung und Dickenwachstum des Stammes ausgehen. Hat sich die Übertragung erst zu dieser Bedeutung aufgeschwungen, so tritt die Arbeit an den Erinnerungen des Kranken weit zurück. Es ist dann nicht unrichtig zu sagen, dass man es nicht mehr mit der früheren Krankheit des Patienten zu tun hat, sondern mit einer neugeschaffenen und umgeschaffenen Neurose, welche die erstere ersetzt (1916–17, S. 462).

Es ist kein Wunder, dass die enormen Implikationen dieser Vergleiche für den Psychoanalytiker beunruhigend geblieben sind. Setzt man nämlich den Sinngehalt dieser Metaphern in die Praxis um und sieht man in der Übertragung das Kambium, also ein zeitlebens teilungsfähig bleibendes Pflanzengewebe, dann wird das Wachsen und Wuchern der Übertragung in all ihren Formen und Inhalten eine auch von den Einflüssen des Analytikers abhängige Größe.

Tatsächlich gehen alle Analytiker praktisch-therapeutisch von der Gegenwart, vom Hier und Jetzt aus. Sie konstruieren oder rekonstruieren, sie interpretieren die Vergangenheit im Lichte gegenwärtig gewonnener Einblicke. Wir rekonstruieren den Anteil der Übertragung, dessen Entstehung wir in der Vergangenheit vermuten, indem wir vom Hier und Jetzt ausgehen. Aus diesem Grund ist unsere Zeit durch die Diskussion über das psychoanalytische Narrativ gekennzeichnet, bei der Schafer (1982) und Spence (1982a) extreme Standpunkte einnehmen (s. auch Spence 1987).

Die Übertragung als therapeutischer Prozess

Da der Mensch auch als Säugling umweltbezogen ist und wir psychoanalytisch auch in narzisstischen Phantasien noch Objekte finden – und seien es Kohuts Selbstobjekte auf gänzlich unbewusster Stufe –, kann auch die Übertragung nichts anderes sein als eine Objektbeziehung. Früher wurde solcher Binsenwahrheiten wegen kein Aufheben gemacht (s. Sterba 1936). Selbst Nunberg, der das analytische Setting sehr stark in Analogie zum hypnotischen Attachement des Patienten an den Arzt her verstand, gab nichtsdestoweniger der Übertragung einen eigenständigen Objektbezug, wenn er sagt:

> Insoweit … als in der Übertragung Wünsche und Triebe sich auf Objekte in der äußeren Welt richten …, ist die Übertragung vom Wiederholungszwang unabhängig. Der Wiederholungszwang weist in die Vergangenheit, die Übertragung hingegen auf die Aktualität (Realität) und deshalb in einem bestimmten Sinn auch in die Zukunft (Nunberg 1951, S. 5; Übersetzung durch die Autoren).

Der Beitrag des Analytikers zur Übertragung macht diese zu einer prozessualen Größe. Bei ihrem Entstehen wie bei ihrem Vergehen sind die auslösenden und innovativen Umstände der analytischen Situation sogar noch ernster zu nehmen als die Vergangenheit und ihre partielle Wiederholung, weil nur in der Gegenwart die Chance für Veränderungen und damit für die zukünftige Entwicklung des Patienten und seiner Erkrankung liegen. Beim Ausbau des therapeutischen Prozessmodells der Psychoanalyse in den letzten Jahrzehnten geht es besonders um die Lösung eines Problems, das Gill (1982, S. 106) wie folgt beschrieb:

> So wesentlich es auch ist, zwischen den technischen und persönlichen Rollen des Analytikers zu unterscheiden, so glaube ich, dass die gegenwärtige Tendenz, diese Unterscheidung vollständig aufzulösen, der Ausdruck eines viel grundlegenderen Problems ist: Es wurde nämlich versäumt zu klären, wie man der Bedeutung des realen Verhaltens des Analytikers und den realistischen Einstellungen des Patienten behandlungstechnisch gerecht wird (Übersetzung durch die Autoren).

Die Rekonstruktion wird nun zu dem, was sie in der Praxis immer gewesen ist: Mittel zum Zweck. Die Handhabung der Übertragung am Ziel des psychoanalytischen Prozesses, an der Strukturveränderung und der von ihr logisch abhängigen Symptomveränderung auszurichten, ist eine Conditio sine qua non dieser Argumentation. Denn die Beeinflussung des Patienten macht die Objektivität unserer Befunde zwar zweifelhaft, wie wir, Freud folgend (1916–17, S. 470), abschließend feststellen möchten. Diesem Zweifel kann jedoch abgeholfen werden. Freud sah im Nachweis der therapeutischen Wirksamkeit den Beweis für die Wahrheit seiner theoretischen Annahmen: Wenn die Aufhebung von Widerständen gelingt, dann ist die Symptomveränderung die notwendige und empirisch prüfbare Folge. Sie geht über die Evidenzgefühle rein subjektiver Wahrheitsfindung der beiden am psychoanalytischen Prozess Beteiligten hinaus. Durch den erbrachten Nachweis der theoretisch begründbaren Veränderung rechtfertigt sich die psychoanalytische Beeinflussung, besonders dann, wenn sie ihrerseits zum Gegenstand der

Reflexion und Interpretation gemacht wird. Beim intersubjektiven Prozess des Deutens, der sich auf bewusste und unbewusste »Erwartungsvorstellungen« des Kranken (Freud 1916–17, S. 470) bezieht, die vom Analytiker aufgrund von Indizien vermutet werden, kann von der Einflussnahme prinzipiell gar nicht abgesehen werden: sie ist als zielgerichtete Absicht Bestandteil jeder therapeutischen Intervention. Leistet der Analytiker seinen Beitrag zur Übertragung von Anfang an im Bewusstsein seiner Funktion als **neues Subjekt-Objekt**, ergibt sich eine wesentliche Vertiefung und Erweiterung des therapeutischen Paradigmas der Psychoanalyse, die in vollem Gang ist.

Um der Intersubjektivität, der Zweipersonenpsychologie, in der **psychoanalytischen Technik** voll gerecht zu werden, ist es erforderlich, über die traditionellen Objektbeziehungstheorien ebenso hinauszugehen wie über das Modell der Triebabfuhr. Denn alle für den Menschen wesentlichen Objekte bilden sich von Anfang an in einem intersubjektiven Raum, der von vitalen Lustgefühlen (»vital pleasures«, G. Klein 1969) durchströmt wird, ohne dass diese eng mit dem Triebabfuhrmodell verbunden werden können. Nachdem Greenberg u. Mitchell (1983) in ihrer hervorragenden Untersuchung gezeigt haben, dass das Trieb- und das Beziehungsmodell der Psychoanalyse widerspruchsvoll sind, hat Mitchell (1988, 2003, 2005) in der »relationale Psychoanalyse« einen solchen Integrationsversuch gemacht (Altmeyer 2003a,b).

Wir werden die hier diskutierten grundsätzlichen Gesichtspunkte bei der Darstellung typischer Übertragungs- und Widerstandsformen einschließlich ihrer schulspezifischen Ausprägungen in ► Kap. 4 anwenden und für das Verständnis des psychoanalytischen Prozesses (► Kap. 9) und der Übertragungsdeutung (► Abschn. 8.4) nutzbar machen. Zwar lässt sich schon aus theoretischen Erwägungen ableiten, dass zumindest die sogenannte unanstößige Übertragung gar nicht auflösbar sein kann. Aber erst die neueren Forschungen belegen auch empirisch, wie entscheidend die Handhabung der Übertragung von Anfang an den Ausgang bestimmt. Inzwischen liegen gut begründete, systematische Untersuchungen zu den Auswirkungen der Technik der Übertragungsdeutung für den Bereich psychodynamischer Therapien vor (Henry et al. 1994). Erste eigene, vergleichende Untersuchungen von alter und neuer Technik am Ulmer Psychoanalysekorpus weisen in die gleiche Richtung (Laux 1987).

2.10 Intersubjektivität, Bifokalität der Übertragung und der, die, das »Dritte«

Seit vielen Jahren steht das intersubjektive Verständnis der psychoanalytischen Praxis im Mittelpunkt der Diskussion und korrespondiert mit einem um sich greifenden Pluralismus. Wegen der Bedeutung dieser Entwicklung fügen wir dem Übertragungskapitel diesen neuen Abschnitt 2.10 hinzu.

Die moderne Psychoanalyse ist durch die Anerkennung der Intersubjektivität als ihrer Erfahrungsgrundlage gekennzeichnet (Inderbitzin u. Levy 2000). Rapaport sprach schon 1944 von der »Interpersonalen Methode« der Psychoanalyse (s. hierzu Shevrin 1984; Bachrach 2000). Seit Jahrzehnten vollzieht sich ein Paradigmawechsel, der tiefgreifender ist, als die oft kleinlichen Kontroversen über technische Details wie Inszenierung, Bereitschaft zur Rollenübernahme, Selbstenthüllung, Gegenseitigkeit versus Asymmetrie etc. vermuten lassen.

Die Lage ist deshalb verwirrend, weil die Annerkennung der Intersubjektivität über die Erweiterung des tradierten Begriffspaares von Übertragung und Gegenübertragung vollzogen wird, so als ob die interpersonale Methode darauf zu reduzieren sei.

Deshalb müssen wir zunächst über diese Erweiterungen, zu denen die Bifokalität der Übertragung gehört, sprechen. Auch die ganzheitliche Auffassung der Übertragung enthebt den Analytiker nicht von der Erfüllung der unvermeidlichen und verantwortungsvollen Aufgabe, Unterscheidungen auf vielen Ebenen zu treffen. Es hat einen guten Sinn, dass sich Sigmund Freuds Definition der Übertragung an der Wiederholung stereotyper Verhaltensweisen orientierte und Anna Freud das »Neue«, das in der therapeutischen Beziehung ermöglicht wird, der Übertragung gegenüberstellte. Da die vom Patienten gesuchte Befreiung von neurotischen Einschränkungen als Ziel der Therapie allgemein nur trivial beschrieben werden könnte, ist es verständlich, dass Anna Freud das jeweils individuell »Neue« inhaltlich offen ließ. Wohl aber trägt das fallspezifisch wirksame Veränderungswissen von Analytikern wesentlich dazu bei, ob diese individuellen Ziele vom Patienten erreicht werden oder nicht.

Die Diagnose der Übertragung anhand von Wiederholungen ist die Sache des Analytikers. Wie Neues entsteht und wie der Analytiker Veränderungen erleichtert, also zur Auflösung von krankhaften Wiederholungen beiträgt, ist die faszinierendste therapeutische Frage.

Die soziokulturelle Ausformung des »Realitätsprinzips« führt zu recht unterschiedlichen Lebensformen. Patienten und Analytiker vergleichen ihre Ansichten fortlaufend. Bei der »Realitätsprüfung« gehen Patienten und Analytiker in ähnlicher Weise vor und verständigen sich darüber, was wahr und was falsch ist. Auch ohne philosophische Klärung des Wahrheitsproblems (Hanly 1990) werden therapeutisch hilfreiche Übereinstimmungen erreicht. Aus der »Bifokalität der Übertragung« ergibt sich zwangsläufig, dass die Wahrnehmungen des Patienten durchaus realistisch sein können. Die aktualgenetische Verknüpfung der stets »bifokalen« Übertragung mit irgendwelchen Besonderheiten des Analytikers verbindet innen und außen miteinander. Insofern ist die Übertragung stets »intersubjektiv«. Die frühe Beobachtung (Freud 1905e, S. 279), dass sich die Übertragung an reale Besonderheiten der Person oder der Verhältnisse des Arztes anschließe, wurde später häufig übergangen. Mit der Bezeichnung »Bifokalität der Übertragung« möchten wir diese in Vergessenheit geratene Erkenntnis Freuds kennzeichnen und auf die Intersubjektivität hin verallgemeinern.

Es gibt u. E., um Freuds Gleichnis aufzugreifen, keine »unveränderten Nachdrucke«. Die Übertragungen sind stets veränderte Neudrucke. In die alten Klischees, in die alten Druckvorlagen, Schemata oder Models prägen sich aktuelle Veränderungen ein. Die Neuauflagen haben zwei Autoren, den Patienten und den Psychoanalytiker. Die Anerkennung des Wahrheitsgehalts von Wahrnehmungen ist therapeutisch ausschlaggebend. Freud hat die Bifokalität beispielhaft an paranoiden Wahrnehmungen beschrieben:

> … sie projizieren sozusagen nicht ins Blaue hinaus, nicht dorthin, wo sie nichts Ähnliches findet … [sie] verwerten in ihrem »Beziehungswahn« die kleinsten Anzeichen, die ihnen diese Anderen, Fremden geben« (Freud 1922b, S. 199).

Durch die einseitige Beachtung der intrapsychischen Konflikte ging das interaktionelle, interpersonale Verständnis der Therapie und der Übertragung verloren, das nun in der »relationalen Psychoanalyse« von vielen Analytikern wieder gefunden wird (Altmeyer u. Thomä 2006). In seiner *Allgemeinen Verführungstheorie* hat Laplanche (1988) den Anderen voll eingesetzt und, dem Titel nach, *Die unvollendete kopernikanische Revolution in der Psychoanalyse* (Laplanche 1992) erneut auf den Weg gebracht:

> Die Verführungstheorie behauptet den Vorrang des Anderen in der Bildung des menschlichen Wesens und seiner Sexualität. Nicht den Lacanschen Anderen, sondern den konkreten Anderen: den Erwachsenen gegenüber dem Kind (S. 218).

Unklar ist, wie wörtlich man die bildende Kraft der Verführung durch die Eltern in der Theorie von Laplanche nehmen muss. Im Grunde lässt Laplanche wie Sophokles den Ödipuskomplex beim Verhalten von Laios und Jokaste beginnen. Besonders Devereux (1953) hat darauf hingewiesen,

> dass der Ödipuskomplex des Kindes **in erster Linie** eine Antwort auf die präexistierenden inzestuösen und/oder mörderischen Triebe der Eltern ist (Devereux 1967, S. 119).

Insofern können wir Popper (1969, S. 11) durchaus zustimmen, wenn er vom Ödipus-Effekt spricht.

Die Ausblendung der realen Auslöser der Übertragung erschwert, dass neue Erfahrungen gemacht werden können. Assimilation und Akkommodation, also Veränderungen unbewusster Schemata oder Strukturveränderungen, sind an affektiv-kognitive Prozesse gebunden. Entscheidend für Strukturveränderungen sind die Aktualgenese und ihr Ablauf. In der Aktualgenese handelt es sich nicht um »falsche«, sondern um durchaus zutreffende »Verknüpfungen«. Überspringt man diese Verknüpfungen durch die übliche Übertragungsdefinition als Verzerrung, kann es zu schwer wiegenden Zurückweisungen, also zur Retraumatisierung, kommen.

Das behandlungstechnische Übersehen der **Bifokalität** der Übertragung belastete die psychoanalytische Behandlungstechnik und die wissenschaftliche Fruchtbarkeit der Methode nachhaltig. Polemiken über den Einfluss der realen Person sind ebenso darauf zurückzuführen wie die gegenwärtigen Schwierigkeiten beim Paradigmenwechsel. Es besteht nämlich die unbegründete Sorge, dass durch das Ernstnehmen von Interaktion und Interpersonalität die »seelische Realität« zu kurz komme. Das Gegenteil trifft zu: Von den unbewussten Schemata ausgehend, können durch die psychoanalytische Methode tiefere Wahrheiten des dyadischen Austausches und gruppendynamischer Prozesse erschlossen werden. Gill formulierte prägnant: Die gegenwärtige Tendenz, die Unterscheidung zwischen den technischen und persönlichen Rollen des Analytikers vollständig aufzulösen,

> [ist] der Ausdruck eines viel grundlegenderen Problems: Es wurde nämlich versäumt zu klären, wie man der Bedeutung des realen Verhaltens des Analytikers und den realistischen Einstellungen des Patienten behandlungstechnisch gerecht wird (Gill 1982, S. 206; Übersetzung durch die Autoren).

Versteht man alles, was in der analytischen Situation vorkommt oder vom Patienten eingebracht wird, als reine Wiederholung im blanken Spiegelbild des Analytikers, führt dies zu vollkommener Asymmetrie, auf deren ungünstige Folgen Balint nachdrücklich aufmerksam gemacht hat. Eine entsprechende Deutungstechnik bringt es mit sich,

> dass der hauptsächliche Bezugsrahmen, innerhalb dessen fast jede Deutung formuliert wird, eine Beziehung zu einem hochwichtigen, allgegenwärtigen Objekt, dem Analytiker, und einem ihm nicht ebenbürtigen Subjekt, dem Patienten, ist, der jetzt eben scheinbar nichts fühlen, denken oder erleben kann, was nicht mit dem Analytiker in Beziehung steht (Balint, 1968, S. 205).

Mit der Extremisierung der Asymmetrie gehen die innovativen, therapeutisch wirksamen Aspekte der Begegnung verloren. Wäre alles nur Übertragung, müsste sich diese wie einst Münchhausen am eigenen Zopf aus dem Sumpf ziehen. Zur Rettung bedarf es also eines »neuen Objekts« (Loewald 1960), das als Subjekt einen »exterritorialen Haltepunkt«, und zugleich eine exzentrische Position einnimmt (Thomä 1981, S. 65; 1983, S. 40) Um von der Gegenüberstellung zwischen Übertragung und Beziehung wegzukommen, schlagen wir mit Klauber (1980) vor, die Einzigartigkeit des Verhältnisses von Patient und Analytiker als besondere Form einer **Begegnung** zu bezeichnen. Bubers »dialogisches Prinzip« ist in der psychoanalytischen Begegnung durch eingeschränkte Gegenseitigkeit gekennzeichnet. Buber selbst hat das erzieherische und therapeutische Verhältnis als Sonderfälle charakterisiert, denen »die volle Mutualität versagt ist« (Buber 1957, S. 155). Diese Einschränkungen sind für die besondere Form und die Aufgaben und Ziele der psychoanalytischen Methode konstitutiv. Wir möchten nachdrücklich darauf hinweisen, dass fundamentale Komponenten der Begegnung – neben der Einsicht anlässlich von Deutungen – für die Therapie konstitutiv sind. Wir halten es therapeutisch und wissenschaftlich für entscheidend, dass der Analytiker sich in selbstkritischer Weise aus der Spannung von Übertragung und Gegenübertragung in der Stunde und vor allem auch außerhalb herauszieht, um darüber nachzudenken, auf Grund welcher diagnostischer Überlegungen er seinen Patienten, wenn auch noch so unabsichtlich, beeinflusst.

Exkurs

Bei »Begegnung« denke ich (H. Thomä) an meine Lehrjahre zurück. Unter dem Einfluss des »dialogischen Prinzips« des jüdischen Religionsphilosophen Martin Buber und seiner therapeutischen Nutzanwendung in der Psychoanalyse durch Felix Schottlaender verstand man die Übertragung in Kontrapunktik zur Begegnung. Schottlaenders Rezeption und Rezension (1952b) der Ideen von Hans Trüb, die in dessen Buch

Heilung aus der Begegnung (1951) zusammengefasst sind, beeinflussten meine Lehrjahre ganz wesentlich. Die Titel vieler Publikationen aus den ersten Jahrgängen der *Psyche* kreisen um das Problem von Begegnung und Übertragung. Unter Berufung auf L. Binswanger und H. Trüb betonte beispielsweise Schottlaender (1952a) das »eigenständige Kommunikative Novum geschlossen im Verhältnis von Patient und Arzt als Gegensatz zur bloßen Wiederholung als Übertragung und Gegenübertragung bzw. als Widerstand und Gegenwiderstand in orthodoxer psychoanalytischer Auffassung« (1952a, S. 500). Im angloamerikanischen psychoanalytischen Schrifttum wurde Buber kaum rezipiert. Unseres Wissens hat lediglich Ticho (1974) Bubers Bedeutung für die Psychoanalyse in einem Vergleich zu Winnicott gewürdigt. In der intersubjektiven Theorie ist Bubers dialogisches Prinzip wiederentdeckt worden. Der psychoanalytisch orientierte Entwicklungspsychologe Forscher L. Sander (1995) ist mit seinem Begriff »des Augenblicks der Begegnung« (»moment of meeting«) von der Ich-Du-Beziehung Bubers ausgegangen. Psychoanalytische Beobachtungen der Mutter-Kind-Interaktion und Untersuchungen therapeutischer Dialoge bringen anthropologische und existenzphilosophische Betrachtungen zwischenmenschlicher Begegnungen auf den Boden des therapeutischen Alltags (Tronick 1998, 1995; Beebe u. Lachmann 2004).

Die Einführung des Subjekts, die V. von Weizsäcker (1935) für die Medizin proklamiert hat ist in der Psychoanalyse in den letzten Jahrzehnten realisiert worden. Die Anerkennung der Intersubjektivität als Erfahrungsgrundlage ist allerdings mit der Gefahr verbunden, dass die Psychoanalyse im Subjektivismus persönlicher Gegenübertragungen versinkt. Der gegenwärtig modische Subjektivismus scheint sich gegen die positivistische Auffassung von Objektivität zu richten, die glaubte, die Methode von der Person unabhängig machen zu können. Die Kritik an diesem Verständnis von Objektivität, die von vielen Autoren geführt wird (s. Renik 1998, S. 497; Aron 1996; Mitchell 1997; Gabbard 1997), gilt einem Strohmann, der heutzutage kaum mehr ein Streichholz verdient. Für die Psychoanalyse als Therapie und Wissenschaft ist hingegen von größter Bedeutung, in welcher Weise der persönliche Austausch und seine Folgen auf den Patienten, der Hilfe sucht, objektiviert wird. Es gibt eine Vielzahl von Positionen darüber, bis zu welchem Grade es einem Analytiker allein oder in der Berufsgemeinschaft möglich ist, trotz seiner Verwicklungen Rechenschaft zu geben.

Auch Vertreter einer extremen Intersubjektivität benötigen Idealvorstellungen über Objektivität und Wahrheit. Die philosophisch gebildete Analytikerin Marcia Cavell (1998) hat kürzlich in Ergänzung zu ihrem 1993 erschienenen Buch überzeugend begründet, dass man ohne die Idee einer objektiven Realität draußen, über welche Analytiker und Patient sich mehr oder weniger **gut** verständigen könnten, bei der Einpersonenpsychologie verbliebe.

Jedes Gespräch zwischen zwei Personen und auch das Selbstgespräch hat einen Bezug zu einem Dritten. Deshalb bezeichnen wir (▶ Abschn. 1.1) die analytische Dyade als Triade minus eins. Der oder die abwesende »Dritte« enthält die gesamte unabhängig existierende Lebenswelt eines Patienten. So hat Zwiebel (2004) unsere Position zutreffend interpretiert.

Cavell stellt eine Beziehung her zwischen dem von dem Philosophen Davidson beschriebenen Triangulierungsprozess der Kommunikation von Kind und Erwachsenem und ihrer eigenen Position. Ihre Diskussion der Triangulation bringt wichtige Unterscheidungen mit sich. Man sollte von ödipaler Triangulierung sprechen, wenn mit dem »Dritten« der Vater gemeint ist, oder von präödipaler Triangulierung, die Abelin (1971) thematisiert hat und die in der deutschsprachigen Literatur besonders durch Rotmann (1978) rezipiert wurde. Die Bezeichnung Triangulation im Sinne Cavells bezieht sich nämlich auf eine dritte Dimension, die über die Intersubjektivität hinausgeht und an der Analytiker und Analysand teilhaben. Mit dem Vater hätte die Triangulation Cavells nur dann viel zu tun, wenn man Lacans Phallussymbol mit allen gesellschaftlichen Normen und der gesamten Wertewelt ausstatten würde, was nicht im Sinne der Autorin wäre.

Exkurs

Die ödipale Triangulation wird in der psychoanalytischen Entwicklungspsychologie heutzutage mit wenigen Ausnahmen u. E. vernachlässigt (von Klitzing et al. 1999; Bürgin u. von Klitzing 1995; Greve u. Roos 1996).

Um Missverständnisse zu vermeiden, übersetzen wir Cavells Triangulation mit Dreigliedrigkeit. Irreführend ist u. E., dass Cavell im Zusammenhang mit der von ihr beschriebenen Dreigliedrigkeit auf scheinbar ähnliche Ideen von Psychoanalytikern hinweist. Cavell erwähnt Ogdens (1994) Begriff und Theorie des »analytischen Dritten« (»the analytic third«), sodass man bei flüchtigem Lesen den Eindruck gewinnen könnte, ihr philosophisches Verständnis der zur Objektivierung gehörenden Dreigliedrigkeit sei mit der Triangulierung Ogdens verwandt. Vertieft man sich in die einschlägigen Veröffentlichungen Ogdens (1992a,b, 1994, 1998) und berücksichtigt man weitere Stellungnahmen von Cavell (1998), kann man sich vom Gegenteil überzeugen. »The analytic third«, ob männlichen, weiblichen oder sächlichen Geschlechts, hat mit der »objektiven« dritten Dimension Cavells ebenso wenig zu tun wie mit Dasers (1998) »triadischer Struktur der Erkenntnis«. Der Dernier Cri der Psychoanalyse lässt vieles offen, wie man der folgenden Beschreibung von Ogden entnehmen kann:

> Der intersubjektive analytische Dritte wird als ein drittes Subjekt aufgefasst, das durch das unbewusste Zusammenspiel von Analytiker und Analysand geschaffen wird; zugleich werden Analytiker und Analysand qua Analytiker und Analysand im Akt der Erschaffung des analytischen Dritten erzeugt (es gibt keinen Analytiker, keinen Analysanden, keine Analyse außerhalb des Prozesses, durch den der analytische Dritte geschaffen wird). Die neue Subjektivität (der analytische Dritte) steht im dialektischen Spannungsverhältnis zu den individuellen Subjektivitäten von Analytiker und Analysand (Ogden 1998, S. 1071).

Ogden bezieht sich hier auf Winnicotts paradoxe Analogie, dass es den Säugling ohne Mutter nicht gibt. Dieser verführerische Aphorismus übersieht allerdings, dass der Patient kein absolut abhängiger Säugling mehr ist, der ohne mütterliche Beziehungsperson sterben würde. Insofern fördert diese Analogisierung u. U. maligne Regressionen. Ganz abgesehen von diesen behandlungstechnischen Auswirkungen bestehen grundsätzliche Bedenken, die Intersubjektivität als das vom analytischen Paar »gemeinsam erzeugte Unbewusste« zu definieren, wie dies Ogden in einer seiner letzten Publikationen tut (Ogden 2004). Der Faszination solcher Mystifikationen kann man nachhaltig u. E. nur dann erliegen, wenn man auf eine kritische Sicht der Beschreibungen Ogdens verzichtet. Er lässt nämlich offen, welche Wahrnehmungen und Assoziationen seiner »rêverie« mit den Einfällen des Patienten korrespondieren und welche rein narzisstischen Ursprungs sind. Wir orientieren uns deshalb an der Idee, dass Ogdens »dialektisches Spannungsverhältnis« in der analytischen Begegnung etwas Neues im Sinne therapeutischer Ziele hervorbringt: Das **Dritte** ist nach Hegel das Erzeugte, das sich von den beiden Charakteren, die es hervorbringen, unterscheidet (Hegel 1931, S. 202). Bei Hegel erreicht das Erzeugte, das Ergebnis, eine Unabhängigkeit vom Prozess der Erzeugung. Es wird zum Dritten und kann auch von Dritten kritisch betrachtet werden. Deshalb ist es für die Psychoanalyse als Therapie schädlich, wenn der Behandlungsverlauf zum Selbstzweck wird, so als ginge es nur um das Analysieren (»just analyzing«) und nicht um das Produkt, um das Ergebnis, um das Erzeugte. Insofern ist es höchst bedenklich, dass der, die oder das Dritte anscheinend nirgendwo als Ergebnis verstanden und diskutiert wird. Heißt es doch schon im Matthäus-Evangelium 7, 16: »An ihren Früchten sollt ihr sie erkennen.«

Die unendlich vielen Aspekte des »Dritten« werden wohl in den kommenden Jahren modisches Diskussionsthema bleiben. Das *Psychoanalytic Quarterly* hat kürzlich (2004) im ersten Heft des 73. Jahrgangs diesem Thema acht psychoanalytische Beiträge gewidmet, die abschließend von Hanly (2004) philosophisch beleuchtet wurden. Ogdens Idee einer »dritten Subjektivität« scheint Furore zu machen. Diese wird als Produkt einer einzigartigen Dialektik zwischen zwei getrennten Personen innerhalb der analytischen Situation aufgefasst (Ogden 2004, S. 169). In welcher Beziehung dieses Dritte zu therapeutischen Zielen steht, bleibt völlig ungeklärt. So wesentlich das Nachdenken des Analytikers über die eigenen emotionalen Erfahrungen ist, es steht im Dienste seiner therapeutischen Funktion. Deshalb ist die Erforschung des intersubjektiven Austausches kein Selbstzweck, sondern stets auf die Untersuchung von Veränderungen im Patienten ausgerichtet.

Die Dreigliedrigkeit Cavells führt hingegen über die Intersubjektivität hinaus und zur Objektivierung von Ergebnissen. Ihre philosophischen Interpretationen der Triangulation vertiefen das Verständnis des psychoanalytischen Dialogs. Beispielsweise würde es nach Cavells Auffassung zu einer Konfusion über die Natur der Empathie führen, wenn man das Erleben des Patienten, weil es zweifellos stets subjektiv sei, unreflektiert hinnähme. Bei der Einfühlung in die Welt eines anderen beziehe man sich auf dessen besonderen Standpunkt. Man habe gerade diesen im Sinn, halte aber gleichzeitig an der eigenen Sicht der Welt fest und am eigenen Bemühen, andere Sichtweisen auszuprobieren. Würde der Analytiker jedoch alle Phantasien und Überzeugungen des Patienten auf derselben Ebene lokalisieren und in der Einfühlung seine eigenen Positionen vergessen, käme es zu einer Kollusion, welche die Konstruktionen des Patienten unangetastet ließen. Dann wäre der Analytiker unfähig, dem Patienten aufzuzeigen, dass es zwischen den verschiedenen Anschauungen Konflikte gibt. Würde der Analytiker in der Empathie seine eigene Sicht verlieren, könnte er den Patienten auch nicht dazu ermutigen – im Dialog oder im Selbstgespräch – sich mit den eigenen Gefühlen, Stimmungen und Gedanken auseinanderzusetzen. Diese ungleiche, also asymmetrische, Intersubjektivität dient dem Ziel des analytischen Dialogs, nämlich der Autonomie des Patienten. In ▶ Band 2, Abschn. 1.3 haben wir diesen zentralen Aspekt der Begegnung mit den Worten beschrieben: »So viel Gemeinsamkeit wie nötig und so viel Eigenständigkeit wie möglich«.

Gegenübertragung

3

3.1 Die Gegenübertragung als Aschenputtel und die Geschichte seiner Verwandlung

Negative Bedeutung der Gegenübertragung

Schon bei ihrer Entdeckung wurde die Gegenübertragung von Freud (1910d) in einen dynamischen Zusammenhang mit der Übertragung des Patienten gestellt: sie stelle sich »durch den Einfluss des Patienten auf das unbewusste Fühlen des Arztes« ein. Er betont, »dass jeder Psychoanalytiker nur so weit kommt, als seine eigenen Komplexe und inneren Widerstände es gestatten« (1910d, S. 108). Daraus ergibt sich für den Analytiker die Notwendigkeit, sich einer Lehranalyse zu unterziehen, um von seinen blinden Flecken befreit zu werden.

Im Zusammenhang mit den wörtlich genommenen behandlungstechnischen Empfehlungen Freuds, die in wirkungsvollen Metaphern (»reflektiere wie ein **Spiegel**«, »sei wie ein **gefühlskalter Chirurg**«) ihren Ausdruck fanden, behielt die Gegenübertragung über Jahrzehnte hinweg eine negative Bedeutung: An der »psychoanalytischen Purifizierung« (1912e, S. 382) mit dem Ziel, den Patienten unvoreingenommen und wertfrei verstehen zu können, musste dem Gründer der Psychoanalyse aus Sorge um die Gefährdung der psychoanalytischen Methode durch Missbrauch ebenso gelegen sein wie aus wissenschaftlichen Gründen. Dass auch nach Bewältigung des entstellenden Einflusses der Gegenübertragung, idealiter also ihrer Beseitigung, noch die **persönliche Gleichung** des Analytikers verbleiben würde, wurde mit Bedauern in Kauf genommen. Freud konnte sich damit trösten, dass auch in der Astronomie, wo sie entdeckt wurde, die persönliche Gleichung beim Beobachten nicht zu eliminieren ist. Allerdings erhoffte er sich von der Lehranalyse eine so weitgehende Egalisierung der persönlichen Gleichung, dass eines Tages befriedigende Übereinstimmungen unter Analytikern zu erreichen sein würden (Freud 1926e, S. 250).

Exkurs

Freud war die Herkunft des Begriffs »persönliche Gleichung« aus der Astronomie bekannt. Der berühmte Fall, der zur Entdeckung der persönlichen Gleichung führte, betraf die Astronomen Maskelyne und Kinnebrook. Maskelyne entließ seinen Assistenten 1796, weil dieser permanent das Passieren der Sterne mehr als eine halbe Sekunde später beobachtete als er, sein Chef. Maskelyne, der Leiter der Sternwarte, konnte sich nicht vorstellen, dass ein gleichermaßen wachsamer Beobachter mit derselben Methode systematisch unterschiedliche Zeiten registrieren würde. Erst 26 Jahre später wurde diese Möglichkeit durch Bessel erkannt, die Diskrepanz aufgelöst und Kinnebrook schließlich später rehabilitiert.

Diese Gründe trugen entscheidend dazu bei, dass die Begriffsgeschichte von Übertragung und Gegenübertragung so unterschiedlich verlief. Die getrennten Wege mündeten sehr spät in die Erkenntnis ein,

> dass wir es mit einem Beziehungssystem zu tun haben, wobei der eine Faktor die Funktion des anderen ist (Loch 1965a, S. 15).

Diese Besonderheit reflektiert Neyraut (1974) in seiner Studie *Die Übertragung* in ähnlicher Weise. Kemper (1969) etablierte den heute hoch geschätzten Sprachgebrauch der »funktionalen Einheit« von Übertragung und Gegenübertragung. Zuvor war Fliess (1953) schon so weit gegangen, in manchen Übertragungserscheinungen eine Reaktion auf die Gegenübertragung des Analytikers zu sehen.

Während die Übertragung innerhalb kurzer Zeit von einem Haupthindernis zum mächtigsten Hilfsmittel der Behandlung wurde, behielt die Gegenübertragung fast 40 Jahre lang ihr negatives Geburtsmerkmal. Sie lief dem altehrwürdigen Wissenschaftsideal zuwider, dem Freud verpflichtet war und an dessen Erfüllung ihm aus Überzeugung und um der Reputation der umstrittenen Methode wegen gelegen sein musste. Wissenschaftsgeschichtlich findet man die **Spiegelanalogie** bereits in der Idolenlehre von Francis Bacon (1620 [1961]), und zwar schon dort verbunden mit der Objektivitätsvorstellung, dass nach der Reinigung des beobachtenden, reflektierenden Spiegels und der Beseitigung aller subjektiven Elemente die wahre Natur zum Vorschein komme. Daraus leitete sich die Forderung ab, die Gegenübertragung, also die blinden Flecken des Spiegels und andere Verunreinigungen zu beheben. Aus der Forderung, die eigenen neurotischen Konflikte und insbesondere ihre Manifestation in der Gegenübertragung dem Patienten gegenüber zu überwinden, entwickelte sich eine geradezu phobische Einstellung den eigenen Gefühlen gegenüber.

Freud wendet sich mit seinen Empfehlungen besonders an den jungen und ehrgeizigen Psychoanalytiker, der sich auf den Weg begibt, gerade nicht durch Suggestionsbehandlung zu heilen, sondern eben durch die richtige Psychoanalyse, und warnt ihn, zu viel von der eigenen Individualität einzusetzen, wiewohl dies gewiss verlockend sei:

> Man sollte meinen, es sei durchaus zulässig, ja zweckmäßig, für die beim Kranken bestehenden Widerstände, wenn der Arzt ihm Einblick in die eigenen seelischen Defekte und Konflikte gestattet, ihm durch vertrauliche Mitteilungen aus seinem Leben die Gleichstellung ermöglicht. Ein Vertrauen ist doch das andere wert, und wer Intimität vom anderen fordert, muss ihm doch auch solche bezeugen ... Die Erfahrung spricht nicht für die Vorzüglichkeit einer solchen affektiven Technik. Es ist auch nicht schwer einzusehen, dass man mit ihr den psychoanalytischen Boden verlässt und sich den Suggestionsbehandlungen annähert. Man erreicht so etwa, dass der Patient eher und leichter mitteilt, was ihm selbst bekannt ist, und was er aus konventionellen Widerständen noch eine Weile zurückgehalten hätte. Für die Aufdeckung des dem Kranken Unbewussten leistet diese Technik nichts, sie macht ihn nur noch unfähiger, tiefere Widerstände zu überwinden, und sie versagt in schwereren Fällen regelmäßig an der rege gemachten Unersättlichkeit des Kranken, der dann gerne das Verhältnis umkehren möchte und die Analyse des Arztes interessanter findet als die eigene. Auch die Lösung der Übertragung, eine der Hauptaufgaben der Kur, wird durch die intime Einstellung des Arztes erschwert, so dass der etwaige Gewinn zu Anfang schließlich mehr als wettgemacht wird. Ich stehe darum nicht an, diese Art der Technik als eine fehlerhafte zu verwerfen. Der Arzt soll undurchsichtig für den Analysierten sein und wie eine Spiegelplatte nichts anderes zeigen, als was ihm gezeigt wird. Es ist allerdings praktisch nichts dagegen zu sagen, wenn ein Psychotherapeut ein Stück Analyse mit einer Portion Suggestivbeeinflussung vermengt ..., aber man darf verlangen, dass er selbst nicht im Zweifel darüber sei, was er vornehme, und dass er wisse, seine Methode sei nicht die der richtigen Psychoanalyse (Freud 1912e, S. 384).

Wendepunkt: Positive Seiten der Gegenübertragung

Was der Psychotherapeut darf, aber der Analytiker nicht darf, was Psychotherapie und Psychoanalyse unterscheidet, ist heute so aktuell wie ehedem, und Unterschiede lassen sich am einfachsten anhand von Regeln festlegen. An der Gegenübertragung blieb der ganze Komplex der Beeinflussung hängen – ein erhebliches praktisches und wissenschaftliches Problem. Bei der Angst vor der Gegenübertragung handelt es sich also nicht nur um eine persönliche Angelegenheit. Das berufliche Verantwortungsgefühl gebietet es, ungünstige Einwirkungen zu vermeiden. Die Gegenübertragung wurde ihr Inbegriff. Sie war das Aschenputtel der psychoanalytischen Technik. Andere Qualitäten konnte man auch diesem Aschenputtel erst nach der Verwandlung zur Prinzessin ansehen. Zwar gab es ein vorbewusstes Ahnen über ihre verborgenen Schönheiten schon geraume Zeit vor der offiziellen Anerkennung. Aber das Raunen konnte sich kein Gehör verschaffen, sodass sich die Verwandlung scheinbar über Nacht vollzog. Die Bewunderung, die der Prinzessin nun gezollt wird, lässt vermuten, dass sich viele Psychoanalytiker sofort ähnlich befreit fühlten wie nach der glanzvollen Rehabilitation des Narzissmus durch Kohut. Wie stark sich die phobische Vermeidung auswirkte, ist daran zu erkennen, dass erst etwa 30–40 Jahre nach Freuds Entdeckung der Gegenübertragung (1910d, S. 108) dieses Thema durch die Veröffentlichungen von A. u. M. Balint (1939), Berman (1949), Winnicott (1949), A. Reich (1951), Cohen (1952), Gitelson (1952) und

Little (1951) in eine neue Perspektive gerückt wurde. Besonders Heimanns (1950) origineller Beitrag wurde im Nachhinein als Wendepunkt verstanden, weshalb wir diese Veröffentlichung später eingehend besprechen werden.

Vorläufer der positiven Bewertung

Die Begriffsgeschichte (Orr 1954; Tower 1956) zeigt, dass die eben genannten Veröffentlichungen der 50er-Jahre einige Vorläufer hatten. Wie verborgen sich die positiven Seiten der Gegenübertragung freilich gehalten hatten, kann an der Veröffentlichung von Deutsch gezeigt werden, die in der sonst vollständigen Studie von Orr fehlt. Deutsch (1926) veröffentlichte ihre zukunftsweisenden, von Racker (1968) fortgeführten Überlegungen zur Beziehung zwischen Gegenübertragung und Einfühlung unter dem Titel »Okkulte Vorgänge während der Psychoanalyse«. Kein Wunder, dass diese Ideen im Verborgenen blieben! Die Veröffentlichungen von Ferenczi (1919), Stern (1924), Ferenczi u. Rank (1924), Reich (1933) und A. Balint (1936) blieben ohne nennenswerten Einfluss.

Fenichel (1941) stellte schon relativ früh fest, dass die Angst vor der Gegenübertragung den Analytiker dazu bringen könne, jede menschliche Natürlichkeit in seinen Reaktionen dem Patienten gegenüber zu unterdrücken. Häufig hätten Patienten, die früher bei einem anderen Analytiker in Behandlung gewesen seien, ihre Überraschung über Fenichels Freiheit und Natürlichkeit geäußert. Sie hätten geglaubt, ein Analytiker sei etwas Besonderes, und es sei ihm nicht gestattet, menschlich zu sein. Dabei sollte gerade der gegenteilige Eindruck überwiegen. Der Patient sollte sich immer auf die Humanität seines Analytikers verlassen können (Fenichel 1941, S. 74). Auch Berman (1949) betont, dass die negative Einschätzung der Gegenübertragung zu rigiden, antitherapeutischen Einstellungen geführt hätte. Das optimale emotionelle Klima werde durch klinische Anekdoten gekennzeichnet, denen zu entnehmen ist, wie groß die therapeutische Bedeutung der erlebten Fürsorge und des genuinen und warmherzigen Interesses des Analytikers sei. Diese Seite des psychoanalytischen Prozesses, zu der viele namhafte Analytiker durch ihr Beispiel beigetragen haben, lebe aber eher in der persönlichen und inoffiziellen Überlieferung weiter.

Dieser nur mündlich tradierte Erfahrungsschatz ist nicht fruchtbar geworden, weil Freuds Spielregeln ritualisiert wurden. Da sich die besonderen Belastungen des Berufs von Generation zu Generation nicht verändern, ist es verständlich, dass sich das diskutierte Thema in der Geschichte der Psychoanalyse bei allen repräsentativen Symposien der Internationalen Psychoanalytischen Vereinigung über die psychoanalytische Technik seit einem halben Jahrhundert an hervorragender Stelle finden lässt. Regelmäßig wiederholen sich Auseinandersetzungen über Freuds behandlungstechnische Ratschläge, exemplifiziert und eindrucksvoll gemacht an **Spiegelanalogie**, **Gefühlskälte**, **Neutralität** und **Inkognito** deshalb, weil jeder Psychoanalytiker immer wieder aufs Neue den vielfältigen Beunruhigungen einer komplexen Situation ausgesetzt ist. Deshalb scheinen all jene Lösungen einen hohen Kurswert zu erreichen, die Sicherheit und leichte Handhabung versprechen. So verständlich es also ist, dass gerade Anfänger sich starr an das Wort halten, so sollte darin kein unvermeidbarer Wiederholungszwang gesehen werden, der jede Generation von Psychoanalytikern in ihrem Rückgriff auf den Buchstaben – statt auf dessen zeitbedingen Sinn – neu trifft.

Durchsetzung entscheidender Veränderungen

Die weitere Klärung der Grundlagen der Therapie trug dazu bei, die Gegenübertragung in ein neues Licht zu rücken. Dass gleichzeitig mehrere Autoren unabhängig voneinander in derselben Richtung wirkten, zeigt, dass die Zeit für tief greifende Veränderungen reif war.

Balint u. Tarachow (1950) stellten fest, dass die psychoanalytische Technik in eine neue Phase ihrer Entwicklung eintrat: Bisher sei man hauptsächlich mit der Analyse der Übertragung, also mit dem Beitrag des Patienten zum therapeutischen Prozess, befasst gewesen. In der sich damals ankündigenden Phase trat der Anteil des Analytikers, insbesondere im Hinblick auf seine Gegenübertragung, in den Mittelpunkt des praktischen Interesses.

Folgende Gründe veranlassen uns, hier die Beiträge Heimanns (1950, 1960) exemplarisch in den Mittelpunkt zu stellen.

- Ihr Vortrag (1950) markiert den Wendepunkt zur **ganzheitlichen** Auffassung, die **alle** Gefühle des Analytikers seinen Patienten gegenüber als Gegenübertragung betrachtet.
- Heimann betonte wie kein anderer Autor den positiven Wert der Gegenübertragung als wesentliches diagnostisches Hilfsmittel, ja als psychoanalytisches Forschungsinstrument, und sie erklärte die Gegenübertragung als **Schöpfung des Patienten**.
- Damit wurden die Gegenübertragungsgefühle in gewisser Weise entpersönlicht. Sie entstehen zwar im Analytiker, aber als **Produkte des Patienten**. Je vollkommener sich der Analytiker für die Gegenübertragung öffnet, desto besser eignet sie sich als diagnostisches Hilfsmittel. Denn die **Entstehung** der Gegenübertragung wurde auf den Patienten zurückgeführt und anfänglich von Heimann als projektive Identifikation im Sinne Kleins erklärt.
- Heimann hat die ganzheitliche Auffassung der Gegenübertragung in die Wege geleitet, aber nach 1950 selbst mehrfach kritisch zu Missverständnissen Stellung genommen. Zur weiteren Klärung, die zu Veröffentlichungen über den Erkenntnisprozess des Analytikers (1969, 1977) führte, war Heimann auch durch Diskussionen angeregt worden, die in Heidelberg/Frankfurt im Rahmen der von Thomä (1967) initiierten Untersuchungen des Deutungsprozesses stattgefunden hatten. Während sie selbst schließlich von ihrer These, dass die Gegenübertragung eine Schöpfung des Patienten sei, soweit Abstand genommen hatte, dass sie sich in einem persönlichen Gespräch mit B. und H. Thomä (am 3. August 1980) darüber wunderte, eine solche Behauptung überhaupt aufgestellt zu haben, hatte sich diese Idee längst verselbstständigt.

Wir glauben, dass solche persönlichen Erinnerungen hier erwähnt werden dürfen. Denn die meisten Analytiker durchlaufen einen konfliktreichen Lernprozess, der mit der zunehmenden Verlängerung von Lehranalysen immer schwieriger wird. Heimanns Werk ist hierfür ein Musterbeispiel. Erst in einer ihrer letzten Veröffentlichungen (1978) begründete sie die therapeutische Verwendung der Gegenübertragung ohne Rückgriff auf die projektive Identifikation und unabhängig von den Theorien Kleins.

Anknüpfung an Freud

Um Aschenputtel von den Geburtsmerkmalen zu befreien, die ihm der geistige Vater zugeschrieben hatte, bedurfte es einer besonderen Hebammenkunst. Denn unter Analytikern führen konzeptuelle Änderungen zu tief greifenden professionellen und persönlichen Konflikten. Sie können abgemildert werden, wenn eine interpretative Anknüpfung an Freud plausibel gemacht werden kann. Heimann hatte guten Grund, die Gegenübertragung mit Samthandschuhen anzufassen. Heute wissen wir durch King (1983), dass ihr sowohl von Hoffer als auch von Klein dringend abgeraten wurde, ihren Vortrag »On Counter-Transference« (1950) beim Internationalen Psychoanalytischen Kongress in Genf überhaupt zu halten. Verständlich, dass sie einen Kunstgriff anwandte! Eigentlich, so heißt es in solchen Fällen, habe Freud die Sache auch schon so ähnlich gesehen oder zumindest in seiner Praxis schon immer nach dieser Ansicht gehandelt, er sei bloß missverstanden worden. So wies Heimann (1950) diplomatisch auf Missdeutungen (»misreadings«) hin, zu denen Freuds Auffassungen zur Gegenübertragung und seine Spiegel- und Chirurgenanalogie geführt hätten. Nerenz (1983) geht noch weiter und behauptet, Freud sei aufgrund einer Legende missverstanden worden, die sein umfassendes Verständnis der Gegenübertragung zu der allseits akzeptierten negativen Auffassung umgedeutet hätte.

Ferenczis drei Phasen der Gegenübertragung

Richtig ist, dass bereits Ferenczi (1919) vom **Widerstand** des Analytikers gegen die Gegenübertragung gesprochen hat. Ferenczi beschrieb drei Phasen der Gegenübertragung.

- In der ersten Phase erreiche der Analytiker, dass er in seinem Tun und Reden, ja auch in seinem Fühlen alles **kontrolliere**, was zu Verwicklungen Anlass geben könnte.
- Dann verfalle er in der zweiten Phase in den Widerstand gegen die Gegenübertragung, und es drohe ihm die Gefahr, allzu schroff und

ablehnend zu werden, wodurch das Zustandekommen der Übertragung hintangehalten oder gar unmöglich gemacht würde.
- Nach Überwindung dieses Stadiums erreicht man vielleicht die dritte Phase: die Bewältigung der Gegenübertragung (S. 53).

In derselben Veröffentlichung hat Ferenczi die optimale Einstellung des Analytikers als »fortwährende Oszillation zwischen freiem Spiel der Phantasie und kritischer Prüfung« (S. 54) treffend beschrieben.

Der Leser wird überrascht sein, gerade bei Ferenczi nach Würdigung der Intuition den Satz zu finden:

> Anderenteils muss der Arzt das von seiner und des Patienten Seite gelieferte Material logisch prüfen und darf sich in seinen Handlungen und Mitteilungen ausschließlich vom Erfolg dieser Denkarbeit leiten lassen (S. 53).

Im Nachhinein ist es verständlich, warum auch Ferenczis Beschreibungen der drei Phasen der Bewältigung der Gegenübertragung an der übergroßen Ängstlichkeit, die er als unrichtige Einstellung kennzeichnete, nichts änderten: Die zunächst zu erlernende Gefühlskontrolle und ihre Übertreibung im Widerstand gegen die Gegenübertragung können nicht durch die unbestimmte Feststellung, dies sei nicht die richtige Einstellung, korrigiert werden. Führt man nämlich die strenge Gefühlskontrolle als erste Lernerfahrung ein, braucht man sich nicht zu wundern, dass am Schluss übergroße Ängstlichkeit herauskommt und erhalten bleibt, auch wenn man sie wieder abschaffen möchte. Jedenfalls hat Ferenczis Beschreibung der Gegenübertragung ihre Handhabung kaum positiv beeinflusst. Psychoanalytiker folgten den behandlungstechnischen Empfehlungen Freuds, deren Wortlaut sehr genau genommen wurde.

3.2 Die Gegenübertragung im neuen Gewand

Heimanns »Schöpfung des Patienten«

Die Verwandlung vom Aschenputtel zur strahlenden Prinzessin könnte nicht vollkommener beschrieben werden als durch den folgenden Satz Heimanns mit seinen tief greifenden Implikationen und Konsequenzen:

> Die Gegenübertragung des Analytikers ist nicht nur das A und O der analytischen Beziehung, sondern sie ist die **Schöpfung** (»creation«) des Patienten. Sie ist ein Teil der Persönlichkeit des Patienten (1950, S. 83; Hervorhebung im Original).

War die Gegenübertragung bis dato eine mehr oder weniger starke neurotische Reaktion des Analytikers auf die Übertragungsneurose des Patienten, die tunlichst vermieden werden sollte, so wird sie nun zum A und O der analytischen Beziehung und später zur »ganzheitlichen« Gegenübertragung (Kernberg 1965).

Heimann (1950) versteht unter Gegenübertragung alle Gefühle, die der Analytiker seinem Patienten gegenüber erlebt. Ihre These ist,

> dass die gefühlshafte Antwort des Analytikers auf seinen Patienten in der analytischen Situation eines der wichtigsten Mittel seiner Arbeit darstellt. Die Gegenübertragung ist ein Forschungsinstrument für die unbewussten Prozesse des Patienten … Es wurde nicht genügend betont, dass die analytische Situation in einer Beziehung zwischen zwei Personen besteht. Was diese Beziehung von anderen unterscheidet, ist nicht das Vorhandensein von Gefühlen beim einen Partner, nämlich beim Patienten, und ihre Abwesenheit beim anderen, dem Analytiker, sondern vor allem der Grad der Gefühlserlebnisse, die der Analytiker hat, und der Gebrauch, den er von seinen Gefühlen macht. Diese beide Faktoren hängen miteinander zusammen (S. 81; Übersetzung durch die Autoren).

Wesentlich ist, dass der Analytiker seine Gefühle aushält, statt sie wie der Patient abzureagieren. Die im Analytiker ausgelösten Gefühle werden der analytischen Aufgabe untergeordnet, in welcher er als Spiegel für den Patienten funktioniert.

> Zugleich mit der Gleichschwebenden Aufmerksamkeit benötigt der Analytiker eine leicht ansprechbare emotionelle Sensibilität, um den Gefühlsregungen des Patienten und seinen unbewussten Phantasien folgen zu können. Unsere Grundannahme ist, dass das Unbewusste des Analytikers das des Patienten versteht. Dieser Rapport auf einer tiefen Ebene kommt in der Form von Gefühlen zur Oberfläche, die der Analytiker als Antworten auf seinen Patienten bemerkt, eben in seiner Gegenübertragung. Es gibt keinen dynamischeren Weg, in welchem die Stimme des Patienten den Analytiker erreicht. Im Vergleich zwischen den eigenen Gefühlen mit den Assoziationen und dem Verhalten des Patienten besitzt der Analytiker das beste Mittel, um prüfen zu können, ob er seinen Patienten verstanden oder nicht verstanden hat (S. 82; Übersetzung durch die Autoren).

Verschiedene Theorieansätze

Da Heimann später selbst ihre Auffassung beträchtlich einengte und ihren Gültigkeitsbereich durch Kriterien geprüft wissen wollte, können wir dieses Thema auf sich beruhen lassen. Theorien dienen in der Psychoanalyse nicht nur der sachlichen Problemlösung. Sie sind in die Genealogie, in die Familientradition eingebettet. Es ist sehr wahrscheinlich, dass Heimann in der neuen Gegenübertragungstheorie versuchte, Reik mit M. Klein, die als ihre Lehrer zweifellos Pate standen, unter einen Hut zu bringen. Durch seine Gegenübertragung hört der Analytiker mit dem »dritten Ohr« Reiks, und die Schöpfung des Patienten gelangt angeblich in ihn über die von Klein beschriebenen Mechanismen hinein.

In der Theorie Kleins und ihrer Schule wird die Einfühlungsfähigkeit des Analytikers davon abhängig gemacht, dass er die der Psychopathologie zugrunde liegenden projektiven und introjektiven Identifikationsprozesse, die beim Patienten unbewusst ablaufen, bei sich selbst wahrnehmen kann. Hierfür werden folgende Begründungen gegeben:

Die paranoid-schizoide und die depressive Position werden als notwendige Dispositionen der allgemeinen und, unter zusätzlichen Bedingungen, auch der speziellen Psychopathologie angesehen. Die Übergänge von normal zu pathologisch sind fließend. Wegen der angenommenen angeborenen Triebpolarität und der sekundären Bedeutung der Erfahrung sind alle Menschen den Abläufen der beiden Positionen (als unbewusstem »psychotischem Kern«) und ihren Auswirkungen auf die projektiven und introjektiven Identifizierungen unterworfen:

> Der Fixierungspunkt psychotischer Erkrankung liegt in der paranoid-schizoiden Phase und am Beginn der depressiven Position … Wird dagegen die depressive Position erreicht und zumindest teilweise durchgearbeitet, sind die im Verlauf der späteren Entwicklung des Individuums auftretenden Schwierigkeiten nicht psychotischer, sondern neurotischer Natur (Segal 1964, dt. 1974, S. 102).

Da die depressive Position unbewusst erhalten bleibt (S. 109), muss die Neurose zur universalen Erscheinung werden. Wegen der allgemeinen Präsenz dieser Positionen läuft der psychoanalytische Prozess gleichmäßig gemäß dem Überwiegen der einen oder anderen Position ab, sofern sich der Analytiker als **reiner Spiegel** verhält und die Entwicklung der Übertragungsneurose im Sinne der Entfaltung der projektiven und introjektiven Identifizierung fördert. Diese beiden Prozesse bestimmen die Art der Objektbeziehung sowohl zu den inneren wie zu den äußeren Objekten, gleichermaßen bei Patient und Analytiker. Der Austausch zwischen Patient und Analytiker bezieht sich fast ausschließlich auf die Bewegung zwischen der paranoid-schizoiden und der depressiven Position (Schoenhals 1994). Die gegenwärtigen Londoner Kleinianer präsentieren nach Schafer (1997) ihr Material, einschließlich ihrer Gegenübertragung, als seien sie in der Position des unabhängigen objektivierenden Betrachters.

3

Die Einfühlungsfähigkeit des Analytikers wird formal und inhaltlich durch die beiden Aspekte der Identifizierung erklärt (Segal 1964; dt. 1974). Die metaphorische Darstellung der Empathie als Receiver wird mit der Gegenübertragung gleichgesetzt (Rosenfeld 1955, S. 193). Durch Selbstwahrnehmung wird der Analytiker fähig, ein bestimmtes Gefühl auf die Projektion des Patienten zurückzuführen. So schließt Bion (1955) die Darstellung einer Vignette mit folgenden Worten ab:

> Es wird bemerkt worden sein, dass meine Deutung aus der Theorie der projektiven Identifikation Kleins abgeleitet ist, zunächst um meine Gegenübertragung zu erhellen, um dann die Deutung zu verbalisieren, die ich dem Patienten gab (1955, S. 224; Übersetzung durch die Autoren).

Money-Kyrle hat den glatten, normalen Ablauf von Übertragung und Gegenübertragung als ziemlich rasches Oszillieren zwischen Introjektion und Projektion beschrieben:

> Während der Patient spricht, identifiziert sich der Analytiker sozusagen introjektiv mit ihm, und nachdem er ihn von innen her verstanden hat, wird er ihn reprojizieren und interpretieren. Aber ich glaube, dass der Analytiker sich besonders der projektiven Phase bewusst ist, d. h. jener Phase, in welcher der Patient einen früheren unreifen oder beschädigten Teil von ihm selbst repräsentiert, den er [der Analytiker] nun begreifen und in der äußeren Welt durch Interpretation behandeln kann (Money-Kyrle 1956, S. 361; Übersetzung durch die Autoren).

Grinberg (1979) beschreibt die unbewussten Antworten des Analytikers auf die Projektionen des Patienten als **projektive Gegenidentifikation**.

Die inhaltliche und formale Bindung der Empathie an die Prozesse der projektiven und introjektiven Identifizierung machen nur den Analytiker voll erkenntnisfähig, der die paranoide-schizoide und die depressive Position lebensgeschichtlich und psychoanalytisch durchgearbeitet hat. Für die Konstituierung des Objekts nach Form und Inhalt schreibt die Kleinianische Objektbeziehungstheorie den realen Personen der Umgebung gegenüber den unbewussten Phantasien als den Triebabkömmlingen eine recht untergeordnete Bedeutung zu (s. Guntrip 1961, S. 230; 1968, S. 415; 1971, S. 54–

Diskussion

Unter wissenschaftlichen Gesichtspunkten ist es bedrückend, dass die psychoanalytischen Familienbande zu neuen Auffassungen nur auf dem Weg der Ausklammerung wohlbegründeter Kritik führen. So hatte Heimann beispielsweise Grotjahns (1950) Kritik an den Ideen Reiks ebenso außer Acht gelassen wie Bibrings (1947) und Glovers (1945) Kritik an der Lehre Kleins. Immerhin kann man nicht hoch genug einschätzen, dass gerade die Entschiedenheit, mit der Heimann die Gegenübertragung als Schöpfung des Patienten vertrat, eine befreiende Wirkung ausübte. Zehn Jahre später musste Heimann einige Missverständnisse zurechtrücken, die v. a. darin lagen, dass nunmehr »einige« Ausbildungskandidaten Deutungen nach dem »Gefühl« gaben und sich dabei auf ihren Artikel beriefen. Als Heimann Kritik äußerte, beriefen sich die Kandidaten auf ihre neue Konzeptualisierung der Gegenübertragung und schienen nicht geneigt zu sein, Deutungen an den tatsächlichen Ereignissen in der analytischen Situation zu kontrollieren (1960; dt. 1964, S. 485). Zwar hatte die Autorin ihr Hauptanliegen erreicht, »das Gespenst des gefühllosen, inhumanen Analytikers zu bannen und die Verwendbarkeit der Gegenübertragung zu zeigen« (S. 485). Da jedoch dieses Gespenst in jeder jungen Generation von Psychoanalytikern aufs Neue umgeht, muss sich auch seine Vertreibung wiederholen. Dies ist zweifellos heutzutage einfacher geworden, weil man sich nun auf ein großes Vorbild berufen kann. Doch nun sind weitere Fragen zu lösen, die sich in Freuds Theorie der Gegenübertragung nicht stellten, weil sie nach der von ihm vorgeschlagenen Bewältigung gegenstandslos schienen.

66). Demgemäß erfüllt der Analytiker seine Aufgabe dann am besten, wenn er sich als unpersönlicher Spiegel, als neutraler Deuter verhält (Segal 1964; dt. 1974, S. 156). Der Kleinianische Psychoanalytiker verbindet seine rein interpretative Technik mit der größtmöglichen Neutralität. Der Spiegel hat sozusagen keine blinden Flecken mehr, sofern der Analytiker die tiefsten Einblicke in seine eigenen projektiven und introjektiven Identifizierungen erreicht hat. Weiterhin kann systemimmanent von der Kleinianischen Richtung beansprucht werden, eine rein psychoanalytische Technik auch bei Patienten anwenden zu können, bei denen andere Psychoanalytiker Variationen oder Modifikationen als notwendig ansehen (Thorner 1975).

3.3 Folgen und Probleme der ganzheitlichen Auffassung

Die Problematik

Der Weg zur Integration der Gegenübertragung scheint mit Missverständnissen gepflastert zu sein, die nicht nur bei Ausbildungskandidaten auftreten und sich nicht nur auf die von Heimann monierten Versäumnisse, die aus der Gegenübertragung heraus gegebenen Deutungen in der analytischen Situation zu kontrollieren, beziehen. Durch das neue Verständnis der Gegenübertragung wurden grundlegende Probleme der psychoanalytischen Technik berührt, die in der Folge zu unterschiedlichen Lösungsversuchen geführt haben: Es handelt sich um nichts weniger als um den Erkenntnisprozess im Analytiker selbst, also um den Entstehungs- und Begründungszusammenhang seines therapeutischen Handelns und insbesondere seines speziellen Interpretierens (Ramzy 1974; Meyer 1988). Beruft man sich nämlich auf die nach dem Gefühl gegebenen Deutungen im oben angeführten Sinn, ohne sich um die Überprüfung in der analytischen Situation und die tatsächlichen Ereignisse zu kümmern, wird impliziert, dass bei der Entstehung eo ipso auch schon die Begründung, d. h. also ihre Gültigkeit, gegeben sei. Wird die Gegenübertragung zur wesentlichen Wahrnehmungsfunktion erhoben, liegt die Gefahr nahe, ihr auch eine verlässliche Urteilskraft zuzuschreiben.

Die durch Heimann verwandelte Gegenübertragung scheint mit der **Gleichschwebenden Aufmerksamkeit** (► Abschn. 7.3) eine enge Verbindung eingegangen zu sein. Doch wie kommt man vom absichtslosen Zuhören zum zuverlässigen Wissen darüber, dass die eigenen körperlichen Empfindungen, Gefühle, Phantasien und rationalen Überlegungen den unbewussten Prozessen des **Patienten** entsprechen, sei es in Wechselseitigkeit, sei es in Komplementarität? Indem Heimann die Gegenübertragung in den Rang eines Forschungsinstruments erhoben hat, wurde der naiven Vorstellung Vorschub geleistet, durch die Klärung der **Entstehung** von Phantasien im Analytiker auch schon zuverlässige und gültige Schlüsse über unbewusste Prozesse im Patienten in der Hand zu haben. Wie kommt es aber, dass Heimanns »Gegenübertragung« und Kohuts »Empathie«, die als Werkzeuge eng miteinander verwandt sind und als Organe ihre Abkunft vom »dritten Ohr« Reiks (1976) nicht verleugnen können, zu ganz unterschiedlichen Aussagen über das Unbewusste ihrer Patienten gelangen? Wir werden uns mit diesem in der Psychoanalyse weithin vernachlässigten Thema des Entstehungs- und Begründungszusammenhangs gesondert befassen (► Kap. 10).

Lösungswege

Von der Behauptung, die Gegenübertragung sei das A und O der analytischen Beziehung und die Schöpfung des Patienten, bis zu ihrer Begründung ist ein weiter Weg zurückzulegen. Statt hier voranzuschreiten, wird so getan, als sei Heimanns These, die ja weit über die Bannung des Gespenstes, weit über die Rehabilitation der Gegenübertragung hinausreicht (einschließlich ihres Erklärungsmodus, der projektiven Identifikation), bereits gut begründet, und zwar im Hinblick auf ganz bestimmte im Einzelfall auftretende Gedanken und Phantasien des Analytikers. Unsere eigenen Untersuchungen zur **Entstehung** von Phantasien im Analytiker und zu ihrer **Begründung** bei der Transformation in Deutungen einschließlich der von Heimann geforderten Kontrolle in der analytischen Situation, fassen wir am Schluss dieses Kapitels zusammen. Wird die Gegenübertragung als Wahrnehmungsinstrument verwendet, geht es u. a. um die Lösung jenes Problems, das Heimann als **Kontrolle** in der therapeutischen Situation bezeichnet hat. Diese Kontrolle im Sinne der Überprüfung ist umso dringender zu fordern, weil es leicht ist,

> in die Versuchung [zu geraten], was er [der Psychoanalytiker] in dumpfer Selbstwahrnehmung von den Eigentümlichkeiten seiner eigenen Person erkennt, als allgemeingültige Theorie in die Wissenschaft hinauszuprojizieren (Freud 1912e, S. 383)

oder im konkreten Fall dem Patienten statt sich selbst zuzuschreiben. Gerade weil es in der Psychoanalyse darum geht, von der Subjektivität vollen Gebrauch zu machen, wie wir mit Loch (1965a) hervorheben möchten, gilt es auch, sie bewusst zu machen.

Um Subjektivität intersubjektiv zur Diskussion stellen zu können, ist es erforderlich, drei Quellen der Gegenübertragung zu unterscheiden:

1. die blinden Flecke des Analytikers,
2. das Echo der unbewussten Prozesse des Patienten in der emotionalen Erfahrung des Analytikers (Bion 1962; Josef 1989) und
3. die Auswirkungen der bewussten und unbewussten theoretischen Auffassungen des Analytikers.

Es ist erstaunlich, dass diese dritte Komponente jahrzehntelang übersehen wurde. Erst seit Kurzem wird die Bedeutung persönlicher Theorien auf die Wahrnehmung der eigenen Gegenübertragung überhaupt zur Diskussion gestellt (Stein 1991; Purcell 2004).

Sandler (1983) hatte die Augen der psychoanalytischen Öffentlichkeit für die unausgesprochene, unbewusste Annahme geöffnet, die psychoanalytische Theorie sei idealiter ein durchorganisiertes Denksystem und hatte für die Akzeptanz elastischer Konzepte plädiert. Darüber hinaus plädierte er für »die Untersuchung der Bedeutungsdimension einer theoretischen Idee oder eines Begriffes im Verständnis eines einzelnen Analytikers« (S. 580), um »mögliche Entwicklungen, die die Kluft zwischen den offiziellen Theorien und dem impliziten, privaten, klinischen Formulierungen des praktizierenden Analytikers verringern könnten« (S. 594), zu fördern. Meyers (1988) empirische Untersuchungen zum jeweils individuellen Aufbau von Mini-Modellen im Prozess des analytischen Zuhörens, den er an drei tonbandaufzeichnenden Psychoanalytikern und deren Stundenprotokolle studierte, belegte diese Verschiedenheit des inneren Modellbaus bei den drei Analytikern. In Fortsetzung dieser Forschungsperspektive diskutiert König (1996) die unterschwellig operierenden Entscheidungsprozesse während der sogenannten »Gleichschwebenden Aufmerksamkeit« und erwähnt Thomäs Hinweis auf theoriegesteuerte Vorurteile, die den Beobachtungshorizont für neue Erfahrungen einschränken können (Thomä 1981, S. 53f.). Nach wie ist davon auszugehen, dass die sog. Schulzugehörigkeit als chronifizierte Denk- und Gefühlshaltung die Wahrnehmung der stillschweigend erlernten (»tacit knowing« nach Polanyi 1958), meist vorbewusst-prozedural operierenden Denkmuster einschränkt. Ein überzeugendes Beispiel für die Verbreitung dieses schulischen Denkens liefert Hamiltons Erhebung zum Vorbewussten der Analytiker verschiedener Richtungen (1996). Gegenwärtig werden diese »Vorurteile« gerne als persönliche, subjektive Theorien neu bewertet, was z. B. Michels (1999) in Weiterführung des Sandlerschen Ansatzes entwickelt. Er schreibt neben anderen Funktionen den privaten Theorien auch einen Sicherheit gebenden Aspekt zu:

> A theory can be seen as a kind of transitional object: it links the psychoanalyst to a teacher or mentor; it provides a sense of security, a reassurance that someone knows and understands; and it gives refuge when the going is difficult. Moreover, as with some other transitional objects, analysts may cling to a particular theory all the more when others ridicule it or try to take it away and replace it with a cleaner, more modern substitute. Old theories, like old teddy bears, are not less beloved because they are torn or perhaps a little smelly (S. 197).

Folgt man der heutzutage weithin akzeptierten Auffassung Theorien seien Brillen, ohne die man nichts sieht – so müssen auch Psychoanalytiker Brillenträger sein. Aus historischen, institutionsgeschichtlichen Gründen entstand ein überindividuelles Skotom, das heute durch einen extremen Subjektivismus abgelöst wurde. Empirische Untersuchungen zur Gegenübertragung, die eine Hilfe geben können, um hier einen goldenen Mittelweg zu finden, waren (Singer u. Luborsky 1977) und sind nach wie vor rar (Bouchard et al. 1995).

Auswirkungen der ganzheitlichen Auffassung

Die ganzheitliche Auffassung der Gegenübertragung scheint besonders folgende theoretische und praktische Auswirkungen zu haben:

- Unbeschadet der nach wie vor gültigen Forderung, die blinden Flecke der Gegenübertragung im Sinne Freuds zu überwinden, führte die ganzheitliche Auffassung dazu, **eine Verknüpfung mit Freuds Receiver-Modell der psychoanalytischen Wahrnehmung** herzustellen (► Abschn. 7.3). Die ganzheitliche Auffassung belebte also eine Tradition, die besonders von Reik gepflegt worden war.
- Eine Nebenerscheinung dieser Tradition ist die mit ihr verbundene Idee, dass die vom Unbewussten zum Unbewussten gehende empathische Wahrnehmung keiner weiteren Begründung bedürfe, womit ein eigenes psychoanalytisches Wahrheitsverständnis beansprucht wird. Es ist bemerkenswert, dass diese Tradition schulübergreifend in der Psychoanalyse gepflegt wird (Shapiro 1981).
- Als eine weitere Folge der ganzheitlichen Betrachtung der Gegenübertragung kann der Versuch von Psychoanalytikern der Kleinianischen Richtung gelten, die patientenbezogenen Phantasien des Psychoanalytikers auf einige typische Mechanismen zu reduzieren und so auch seine Empathie zu erklären.

Übernahme in Ausbildungsseminare

Heimann glaubte, dass das Unbewusste des Patienten in der Gegenübertragung teilweise zum Ausdruck kommt. Diese Auffassung blieb bei ihr an die Zweipersonenbeziehung der Analyse gebunden. Die Idee, dass die eigenen Empfindungen denjenigen des Mitmenschen entsprechen können, durch den sie ausgelöst wurden, wurde alsbald ins Feld der angewandten Psychoanalyse transportiert. Dort schoss sie voll ins Kraut, weil die angewandte Psychoanalyse die von Heimann geforderte Kontrolle sehr erschwert. Besonders beliebt ist es heutzutage, in den Phantasien von Teilnehmern behandlungstechnischer Seminare Spiegelungen des Unbewussten des Patienten zu sehen. Je einfallsreicher die Diskussionsteilnehmer sind und je überzeugender es v. a. dem Leiter gelingt, in der Vielfalt der Gesichtspunkte einen roten Faden auszumachen, desto produktiver verlaufen solche Veranstaltungen. Sie machen mit Phantasien und unbewussten Wünschen vertraut, die hinter den manifesten Phänomenen liegen. Das gemeinsame Phantasieren über einen Patienten hat also eine didaktische Funktion ersten Ranges, die irgendwie auch der Behandlung zugute kommen kann. Beim Irgendwie liegt freilich der Pferdefuß, denn nur höchst selten werden prüfbare Thesen aufgestellt, und Rückmeldungen fehlen in der Regel. Wahrscheinlich ist eine genauere klinische Nachprüfung aus prinzipiellen Gründen gar nicht möglich, weil unendlich viele Variationen der Themen denkbar sind.

Entstehung der Resonanzbodenidee

Wir haben also eine paradoxe Situation vor uns:

- Einerseits ist es lehrreich, wenn in kasuistischen Seminaren viel spekuliert und phantasiert wird.
- Andererseits ist die Entfernung zu den Problemen des abwesenden Patienten und deren unbewusste Motivation oft sehr groß.

An diesem Paradox scheiden sich die Geister. Man kann am gemeinsamen Phantasieren nur solange eine reine Freude haben, bis man die Frage aufwirft, in welcher Beziehung die Einfälle der Seminarteilnehmer zu den unbewussten Gedanken des abwesenden Patienten stehen. Wir haben die Abwesenheit des Patienten hervorgehoben, um daran zu erinnern, dass die Seminarteilnehmer über ihn nur aus zweiter Hand und nur so viel wissen, wie der behandelnde Analytiker mitgeteilt hat. Die Seminarteilnehmer schauen durch ein Teleskop, dessen Linsensystem zu vielfachen Brechungen des Gegenstands geführt hat.

Unsere Analogie macht deutlich, dass es unmöglich ist, den Strahlengang ohne genaue Kenntnis der einzelnen Systeme nachzuzeichnen. Um wenigstens die Sichtweise des behandelnden

Analytikers möglichst genau kennen lernen zu können, wurde deshalb in den 60er-Jahren an der Psychosomatischen Klinik der Universität Heidelberg eine Protokollierung psychoanalytischer Sitzungen eingeführt, die einen guten Einblick in den verbalen Austausch erlaubte (Thomä u. Houben 1967; Thomä 1967). Auch Klüwer (1983) stützt seine Untersuchungen über das Verhältnis von Übertragung und Gegenübertragung in Seminardiskussionen auf ausführliche Protokolle des Stundenverlaufs. Die jeweiligen thematischen Schwerpunkte färben Stimmung und Voten der Seminarteilnehmer. Depressive Stundenverläufe lösen andere Reaktionen aus als solche, in denen der Patient den Analytiker an seinen Erfolgen teilnehmen lässt und seine Zustimmung sucht. Insofern kann man die Seminargruppe durchaus mit einem Resonanzkörper vergleichen. Doch wie weit reicht diese Analogie? Klüwer behauptet, dass sich im Resonanzkörper der Seminargruppe

> Phänomene der Übertragungs-Gegenübertragungs-Beziehung über die Protokolle und direkten Äußerungen in der Konferenzbesprechung in die Gruppe hinein [fortsetzen] und [sie] können dort meist rascher fassbar werden, als es dem Behandler möglich ist (1983, S. 134).

Diese Behauptung wird durch eine Annahme gestützt, die selbst erst bewiesen werden müsste – eine Petitio principii also. Klüwer legt außerdem fest,

> dass grundsätzlich alle auftauchenden Phänomene konsequent auf den **Patienten** hin interpretiert werden und nicht auf den Behandler (S. 134; Hervorhebung im Original).

Dieses Vorgehen sorgt gewiss für die Harmonie im Klangkörper, und es entlastet den berichtenden Therapeuten, der scheinbar nicht in eigener Sache spricht. Man hört auf die Stimme des Patienten, die durch den Analytiker erklingt. Erläutern wir das Schema durch ein fiktives Beispiel: Die kritische Anmerkung eines Seminarteilnehmers wird auf den Patienten zurückgeführt werden, der seine Aggression erst einmal in den behandelnden Analytiker hineingesteckt hatte. Über dessen unbemerkte Gegenübertragung ist die Aggression des Patienten ins Seminar gelangt und wird durch den Resonanzboden verstärkt und somit fassbar.

Unsere schematische Darstellung macht wohl deutlich genug, dass nur eine fast telepathische Wahrnehmungsfähigkeit des Resonanzkörpers in der Lage wäre, die vielen ungeklärten Transformationen zu überspringen, um rückläufig dorthin zu gelangen, wo die Phänomene von Übertragung und Gegenübertragung entstanden sind. Doch der Resonanzkörper hat es in sich! Jedes Instrument des polyphonen Orchesters hat nämlich seinen eigenen. Jeder Seminarteilnehmer verstärkt die Tongebung des Patienten auf seine Weise. Irgendwie geschieht es dann, dass die eine Resonanz mehr mit dem Patienten zu tun zu haben scheint als die andere, und es gibt immer auch solche, die so weit weg von ihm liegen, dass sie praktisch nichts mehr mit ihm zu tun haben. Also hat nicht alles mit dem Patienten zu tun. Doch wer weiß das in der Gruppe? Dirigent, erster Geiger oder andere angesehene Solisten sorgen nun dafür, dass die Resonanz irgendwie zusammenklingt. Hierbei spielen sich gruppendynamische Prozesse eigener Art ab, die sehr weit vom Patienten entfernt sind. Nicht selten gibt die Theorie der projektiven Identifikation den Resonanzideen einen wissenschaftlichen Anstrich, wo nur noch telepathische Kräfte zur Überbrückung der vielen Informationslücken ausreichen würden. Diese kritischen Anmerkungen schränken den didaktischen Wert des skizzierten Seminarstils erheblich ein, der eher Autoritätsgläubigkeit als wissenschaftliches Denken fördert.

Wege der Entmystifizierung

Die Resonanzbodenidee hat sich besonders in Deutschland durch Balint-Seminare ausgebreitet. Balint selbst hat bei der Leitung von Fallseminaren zwar auch die Einfälle der Gruppenmitglieder aus didaktischen Gründen auf den Patienten bezogen, aber als Dirigent auf unauffällige Weise in die Resonanz eingegriffen und das aufgegriffen, was ihm praktikabel erschien. Gegenübertragungsmystik war nicht seine Sache. Sie gedeiht v. a. in unserem Land, und sie ist der pragmatischen »englischen

Schule« ebenso fremd wie den »britischen Objektbeziehungstheoretikern« (Sutherland 1980).

Auch de M'Uzans (1977, S. 164–181) Nutzung der Gegenübertragung ist streng an die analytische Situation und daran gebunden, ob und dass der Patient die Deutungen des Analytikers mit seinem eigenen Erleben verbinden kann. Die Intensivierung der Sensibilität des Analytikers für die unbewussten Vorgänge seines Analysanden ermöglicht manchmal nach de M'Uzan folgenden Prozess: In einem veränderten Bewusstseinszustand, vergleichbar einer leichten Depersonalisation, jedoch paradoxerweise erhöhter Aufmerksamkeit – und ohne rational erkennbaren Zusammenhang mit dem momentan bearbeiteten Material – nimmt der Analytiker Fragmente nie bewusst gewesener oder verdrängter Gedanken des Analysanden in Worten und Bildern wahr. Nach erfolgter Deutung werden diese Inhalte teils in der gleichen Sitzung, teils nachträglich durch Assoziationen oder Träume des Analysanden ergänzt und dadurch bestätigt. Der Analytiker muss freilich das, was der Patient in ihm auslöst, von eigenen unbewussten Konflikten unterscheiden. Als Kennzeichen für vom Patienten ausgelöste Bewusstseinsinhalte kann nach de M'Uzan dienen, dass der Analytiker dabei in der nachträglichen Selbstbeobachtung nicht alltägliche Phänomene registriert, u. a. eine verstärkte Objektzuwendung des Analytikers zu seinem Analysanden, verbunden mit einer Störung des Identitätsgefühls des Analytikers.

Genaue Beschreibungen dieses Ablaufs, bei dem die Assoziationen des Patienten sozusagen die Gegenübertragung bestätigen – oder auch nicht – könnten zur Entmystifizierung beitragen. Diese psychische Aktivität, die weder dem Wachleben noch dem Traum oder dem Schlaf eigen ist, nennt de M'Uzan (1977) »paradoxes Denken« (»pensée paradoxale«). Es erfolgt in einem Augenblick, in dem der psychische Zustand des Analytikers sich dem des Analysanden weitgehend angeglichen hat. Dieses paradoxe Denken wird wegen der teilweise unverständlichen und bruchstückhaften Worte in der Zone zwischen dem Unbewussten und dem Vorbewussten angesiedelt.

Gegenübertragung als psychische Realität

Die ganzheitliche Auffassung der Gegenübertragung wurde schließlich so umfassend, dass nichts mehr sonst übrig blieb: Sie wurde mit der gesamten psychischen Realität des Analytikers identisch. McLaughlin (1981) hat deshalb vorgeschlagen, den Begriff aufzugeben, nachdem er sich so weit ausgedehnt hat, dass er in der »psychischen Realität« aufgeht (s. auch Renik 1998). Nun wird man eingebürgerte sprachliche Gewohnheiten, die jedem Analytiker selbstverständlich sind, ebenso wenig abschaffen können wie die Phänomene, auf die sie sich beziehen. Deshalb wird McLaughlins Vorschlag auch keinen Widerhall finden, obwohl er auf einer tieferen Ebene ernst genommen werden sollte (Tyson 1986). Denn in der Psychoanalyse werden Begriffe nicht nur ausgedehnt, sondern auch umgewertet. Sie erhalten vielfache und gegensätzliche Bedeutungen, was unvermeidlich zu Konfusionen führt. Beispielsweise musste Heimann später nachtragen, dass es durchaus auch habituelle blinde Flecke gibt, die nicht durch den Patienten bedingt sind, also nach der neuen Nomenklatur nicht als Gegenübertragung zu bezeichnen wären. Diese habituelle Gegenübertragung nannte Heimann nun seine, d. h. des Analytikers Übertragung. Nach der Umwertung der Gegenübertragung wurde nicht geklärt, welche der vielen Gedanken und Phantasien, die seine Gleichschwebende Aufmerksamkeit ausmachen, dem Analytiker durch den Patienten aufgedrängt oder – wie es im Jargon heißt – in ihn hineingesteckt wurden.

Heimann hat eben nicht nur ein Gespenst gebannt und auch nicht nur einen Begriff ausgedehnt oder umgewertet, sondern sie hat eine spezielle neue Theorie (zunächst in Anlehnung an Kleins Mechanismen der projektiven und introjektiven Identifikation) geschaffen, der man nicht ansah, dass sie ihre wissenschaftliche Bewährungsprobe noch gar nicht bestanden hatte. Dass die Gegenübertragung die Schöpfung des Patienten ist, war als Tatsache ausgegeben worden. Heimann war also von gläubigen Kandidaten keineswegs missverstanden worden. Erst zehn Jahre später wurde diese Feststellung insofern zur Hypothese zurückgestuft, als nun die klinische Kontrolle gefordert wurde. Während dieses Zeitraums entwickelte Heimann eine kritische Distanz zu den Theorien

3

Box

Wir hoffen nunmehr deutlich gemacht zu haben, warum Konfusionen nicht allein durch definitorische Anstrengungen gelöst werden können und warum der Vorschlag, einen Begriff aus dem Verkehr zu ziehen, wenig bringt. Begriffe haben als solche nämlich eine untergeordnete Bedeutung, sie erfüllen im Wesentlichen eine Funktion innerhalb einer Theorie und innerhalb einer Schulrichtung. M. Shane (1980) hat gezeigt, dass die unwissentliche Übernahme der Verhaltensregeln von Lehr- und Kontrollanalytikern als schulspezifische Gegenübertragung wirksam werden kann. Freuds oder Heimanns Definitionen der Gegenübertragung hatten eine Funktion innerhalb verschiedener Theorien der therapeutischen Interaktion und des von ihr abhängigen analytischen Prozesses. Alles spricht dafür, dass das phobische Vermeiden von Gefühlen, das durch Freuds Theorie nahe gelegt wurde, sich ungünstig ausgewirkt hat – außerhalb der Praxis des Gründers der Psychoanalyse, der seine Regeln flexibel gestaltete (Cremerius 1981; Kanzer u. Glenn 1980). Ebenso sicher ist es, dass Heimanns behandlungstechnische Innovation mehr veränderte und umwertete als einen Begriff.

> Von unserer Subjektivität Gebrauch machen heißt, sie bewusst machen.

Wir pflichten dieser Forderung Lochs (1965a, S. 18) voll bei, die der Autor durch den berühmten Satz aus Freuds Brief an Binswanger (1962, S. 65) bekräftigt hat:
Man muss also seine Gegenübertragung jedes Mal erkennen und überwinden, dann erst ist man frei.

Kleins, und damit veränderte sich auch ihr Verständnis der Gegenübertragung, weil ihr Glaube an die erklärende Kraft der projektiven Identifizierung ins Wanken gekommen war. Beispielsweise glaubte Heimann (1956) noch lange an den Todestrieb und leitete von ihm die Verleugnung und andere Abwehrmechanismen ab (S. 304).

Wo die Theorie der projektiven Identifikation als gültig vorausgesetzt wird, wird auch nach wie vor aufrechterhalten, dass alle Gegenübertragungsantworten durch den Patienten determiniert werden. Solchen Behauptungen ist in Übereinstimmung mit Sandler (1976, S. 46) in aller Entschiedenheit entgegenzutreten, weil sie die weitere Klärung scheinbar überflüssig machen und eine Hypothese für bare Münze ausgeben.

3.4 Konkordanz und Komplementarität der Gegenübertragung

Betrachten wir nun einige Versuche, typische Gegenübertragungen darzustellen: Racker (1968) hat im Rahmen der Theorie von Klein Gegenübertragungsreaktionen des Analytikers aufgrund zweier typischer Identifizierungsformen unterschieden, die er konkordante und komplementäre Identifizierung nennt.

- Bei einer konkordanten Identifizierung identifiziert sich der Analytiker mit dem jeweils entsprechenden Teil des psychischen Apparates des Patienten, also Ich mit Ich, Über-Ich mit Über-Ich, Es mit Es.
- Der Analytiker erlebt also bei sich das Gefühl, wie es der Patient empfindet (s. auch Zeul 2003). Der auf Deutsch (1926) zurückgehende Ausdruck »komplementäre Identifizierung« beschreibt eine Identifizierung des Analytikers mit den Übertragungsobjekten des Patienten. Der Analytiker fühlt dann wie die Mutter oder wie der Vater, während der Patient Gefühle wiedererlebt, wie er sie früher in der Beziehung zur jeweiligen Elternimago empfunden hat. Da sich Deutsch sehr früh für eine Verwendung der Gegenübertragung ausgesprochen hat, zitieren wir wörtlich:

> Ich nenne diesen Vorgang Komplementäreinstellung zum Unterschied von der Identifizierung mit dem infantilen Patienten. Beide zusammen bilden erst das Wesen

der UBW-Gegenübertragung und die **Verwendung** desselben und ihre zweckentsprechende Bewältigung gehören zu den wichtigsten Aufgaben des Analytikers. Diese UBW-Gegenübertragung ist nicht zu verwechseln mit der grob-affektiven bewussten Beziehung zum Patienten (Deutsch 1926, S. 423; Hervorhebung durch die Autoren).

Die Rollentheorie der Komplementarität

Die Komplementaritätseinstellung hat Sandler rollentheoretisch ergänzt, indem er die Interaktion zwischen Patient und Analytiker auf die intrapsychische Rollenbeziehung zurückführte, die jeder dem Anderen aufzudrängen versuche. Die Rollenbeziehung des Patienten bestehe in einer Rolle, in der er sich selbst befindet und in einer **komplementären** Rolle, die er dem Analytiker im gleichen Augenblick zuweist (Sandler 1976, S. 44; Hervorhebung im Original). Obwohl es schwierig ist, die Rollentheorie auf die intrapsychischen und unbewussten Prozesse auszudehnen, wird die Komplementarität in dieser Sicht beobachtungs- und erlebnisnah. Der Analytiker geht in nachdenklicher Weise auf die ihm unbewusst zugeschriebenen oder aufgedrängten Rollen ein, verständigt sich mit dem Patienten darüber und ermöglicht ihm so, zu einer veränderten Inszenierung zu gelangen. Man könnte den therapeutischen Prozess rollentheoretisch als einen Weg beschreiben, der immer mehr zu den eigentlichen Rollen hinführt, die der Patient nicht nur spielen, sondern sein möchte. Die Rollen, die dem Patienten auf den Leib geschrieben sind, werden ihm selbst (seinem »wahren Selbst«) am nächsten. Die ergänzende Funktion des Analytikers ist hierbei wesentlich. Entzöge er sich der Komplementarität, würde die Neuinszenierung erschwert. Die Vermittlung neuer Erfahrung, die durch eine solche Neuinszenierung ermöglicht wird, ist das Ziel der psychoanalytischen Therapie und wird durch die Überwindung von Übertragung Gegenübertragung ermöglicht.

Fortschritte

Wir können mit Hilfe der Komplementarität als Grundprinzip sozialer Interaktion nunmehr auch begreifen, warum schon Ferenczi (1919b) die oben wiedergegebene Beobachtung machte, dass der Widerstand des Analytikers gegen die Gegenübertragung das Zustandekommen der Übertragung erschwere. Denn ein Objekt, das sich vollkommen unpersönlich verhält, wirkt eher abstoßend. Ebenso wäre es ein Irrtum, zu glauben, dass sich ein solches Objekt besonders dafür eigne, alten Imagines zur naturgetreuen Abbildung zu verhelfen und somit die wissenschaftliche Rekonstruktion zu sichern. Wir können rollentheoretisch und aus dem symbolischen Interaktionismus auch ableiten, warum es sich ähnlich fatal auswirken müsste, wenn die ganzheitliche Auffassung der Gegenübertragung das Erleben des Analytikers als Projektion innerer Objekte erklärt. Denn wie soll man durch die Kommunikation mit einem bedeutungsvollen Anderen zu sich selbst finden und sich verändern, wenn das Objekt vorgibt, nichts anderes zu sein als das, was man selbst ist. Genau dies ist in der strengen Kleinianischen Deutungstechnik auf der Basis der Projektions- und Introjektionstheorie aber der Fall. Dass solche Deutungen trotzdem therapeutisch wirksam sein können, liegt auf einer anderen Ebene. Das Sprechen über die Hin- und Herverschiebung guter und böser Ich- oder Selbstanteile erleichtert nämlich die Identifizierung mit der menschlichen Natur im Allgemeinen und mit den persönlichen unbewussten Phantasieanteilen im Besonderen. Melanie Klein und ihrer Schule gebührt das große Verdienst, die Wahrnehmungsfähigkeit von Analytikern für ihre Gegenübertragung erweitert und die Einblicke in die Natur des Bösen im Menschen vertieft zu haben. Soviel der Patient auch immer zur Inszenierung der Gegenübertragung beitragen mag – sie entsteht im Analytiker, und dieser hat sie auch zu verantworten.

Das Bühnenmodell

Unseres Erachtens vollzieht sich die therapeutische Wendung genau am Punkt der Reflexion über »role enactment« und »role reponsiveness«. Baut man die Rollentheorie in ein auf Mead (1913) zurückgehendes Bühnenmodell ein, könnte man auch sagen, dass der psychoanalytische Raum ein fortwährendes Probehandeln ermöglicht, sodass die beiden Beteiligten rasch und leicht von der Bühne in den Zuschauerraum hinüberwechseln und sich selbst beobachten können.

Virtuell befinden sich beide gleichzeitig auf der Bühne und im Zuschauerraum. In der Selbstdarstellung des Patienten kommen bevorzugte Hauptrollen und hintergründige Nebenrollen zum Ausdruck, deren latente Bedeutungen dem Analytiker besonders wichtig sind. Auch als Beobachter bleiben Patient und Analytiker nicht auf demselben Platz sitzen. Mit der Perspektive verändert sich auch das Bild, das gerade auf der Bühne dargestellt wird. Zum Wechsel der Perspektive tragen die Deutungen des Analytikers bei, die das Reden oder Schweigen des Patienten unterbrechen und Metakommunikationen, nämlich Mitteilungen über den sich gerade abspielenden Austausch, enthalten. Betont man den metakommunikativen Aspekt der Deutung aber zu sehr, verkennt man, dass sie sich wie Regieanweisungen auswirken und in das Spiel der Akteure eingreifen. Dass der Regisseur auch selbst auf der Bühne steht, zeigt sich besonders bei den Übertragungsdeutungen, die das Zwiegespräch dramatisch vertiefen.

Die Verantwortung des Analytikers/Regisseurs

Gegen dieses Bühnenmodell des psychoanalytischen Dialogs, das wir in Anlehnung an Habermas (1968) und Loewald (1975) erweitert haben, lässt sich einiges einwenden. Tatsächlich ist keine Analogie geeignet, die genuinen Seiten der psychoanalytischen Situation zum Ausdruck zu bringen: alle Vergleiche hinken. Unsere Analogie hat ihre Schwächen aber nicht dort, wo sie der Leser vermuten wird, der sich vielleicht an der Rollentheorie oder daran stößt, dass die Therapie schwerer seelischer Erkrankungen mit einem Spiel auf der Bühne verglichen wird. Denn Tränen, die dort geweint werden, sind nicht weniger echt und real als jene, die im Leben über die Wangen fließen. Auch die Übertragungs- und Gegenübertragungsgefühle sind echt. Anknüpfend an die tiefsinnigen Bemerkungen Freuds (1915a, S. 315–319) über die Echtheit der Übertragung möchten wir die Verantwortung des Analytikers betonen, der als Regisseur auch für seine Gegenübertragung verantwortlich ist. Durch die ganzheitliche Auffassung wurde aus der Not, nämlich der Unvermeidbarkeit der Gegenübertragung, die Tugend gemacht: je mehr, desto besser! Je mehr Gegenübertragung, hieße dies beispielsweise letzten Endes, desto besser für die Übertragung. Eine absurde Konsequenz der Gegenübertragungseuphorie, die nun manchenorts an die Stelle ihrer früheren Vermeidung getreten ist! Eissler (1963a) hat diese Auswüchse ironisch folgendermaßen kommentiert:

> Die Gegenübertragung wurde durch Freud eindeutig als ein seelischer Vorgang im Analytiker definiert, der für den analytischen Prozess schädlich ist. Es läuft auf nicht weniger hinaus als eine Pervertierung von Theorie und Praxis, wenn die Gegenübertragung nun als höchst wirksamer kurativer Faktor gefeiert wird. Im Witz möchte ich sagen, dass wir nicht weit von dem Punkt entfernt zu sein scheinen, an dem den Kandidaten der Rat gegeben wird, ihre Lehranalyse wieder aufzunehmen, weil sie keine Gegenübertragungen auf ihre Patienten entwickeln (S. 457; Übersetzung durch die Autoren).

Im Sinne des erweiterten Bühnenmodells halten wir daran fest, dass der Analytiker zwar stark vom Patienten affiziert wird (Gegenübertragung), aber seine berufliche Aufgabe nur erfüllen kann, wenn er sich gleichzeitig als Regisseur und Zuschauer bewusst bleibt, wie stark er durch sein Denken und Handeln in der analytischen Situation wirksam ist.

Da er u. a. die »Verliebtheit hervorlockt«, wie Freud (1915a, S. 318) betont hat, geht auf sein Konto partiell auch, welche Vorstellungen der Patient von Echtheit und Realität im Allgemeinen und Speziellen bildet. Im Sinne des Bühnenmodells kommen wir zu dem Ergebnis, dass die analytische Situation dem Patienten mehr Freiheitsgrade gibt als das Leben. Freud ist vom Gegenteil ausgegangen, weil er glaubte, dass die Abhängigkeit der Übertragung von der infantilen Vorlage und ihrer zwangsläufigen Wiederholung die Freiheit einschränke. Obwohl diese Aussage partiell zutrifft, lässt sie außer Acht, dass das »reenactment« (die Neuinszenierung) und die »role responsiveness« (die Antwortbereitschaft) in der analytischen Situation den Freiheitsspielraum vergrößert, weil mit Möglichkeitsformen operiert wird, durch die einengende Klischees aufgelöst werden (Renik 1993a,b).

Die Neuinszenierung erlaubt dem Analytiker von Anfang an eine Mitwirkung, die es dem Patienten erleichtert, auf dem Weg der Therapie »jenes Mehr von seelischer Freiheit zu erwerben«, das Freud (1915a, S. 319–321) als Ziel der »kunstgerechten, unabgeschwächten« Psychoanalyse im Auge hatte.

Die Analogie zum Bühnenmodell scheitert also nicht am Thema der Echtheit. Im Gegenteil: man könnte darüber spekulieren, dass es auf der Bühne wie im Traum sogar echter zugeht, weil wir wissen, dass wir noch einmal davonkommen werden. Wir wissen freilich auch, dass Lust nicht nur Ewigkeit, sondern auch Wirklichkeit will.

Gerade die Einschränkungen der psychoanalytischen Situation ermöglichen einen sicheren Spielraum beim Herausfinden der Rollen, die vom Patienten bisher nur ganz unzureichend **besetzt** werden konnten. Dem analytisch vorgebildeten Leser wird die Doppelsinnigkeit dieser Bezeichnung sofort ins Auge fallen, die wir nicht ohne Absicht heranziehen. Denn die Theorie der Besetzung betrifft die unbewusste Innenwelt und ihre energetische Steuerung, die weit von ihrer Inszenierung, weit von der Ausdrucksebene entfernt ist. Hier findet die Analogisierung ebenso ihre Grenze, wie in der Tatsache, dass in der Psychoanalyse Gestaltung und Bewegung weitgehend auf die Sprachhandlung beschränkt werden. Das Beleben von Bildern, die durch die Gegenübertragung evoziert werden, ist Teil des kognitiven Prozesses auf Seiten des Analytikers. Zum unbewussten Triebwunsch des Patienten kann ein inneres Bild gehören, zu dem ein äußerer Reiz so passt wie ein Schlüssel zum Schloss. Ergänzung, Entsprechung und Übereinstimmung kennzeichnen bestimmte Aspekte eines interaktionellen Geschehens. Ob nun der innere Reiz, der Trieb, das Bild schafft oder das äußere Objekt den endopsychischen Reiz stimuliert – dieses uralte Problem, dem Kunz (1946a) ein zweibändiges Werk gewidmet hat – lassen wir auf sich beruhen. Die »lose Verknüpfung« des Triebes mit dem Objekt konstituiert, wie Freud gezeigt hat, die menschliche Entwicklung.

3.5 Soll man die Gegenübertragung bekennen oder nicht?

Wir ziehen nun Folgerungen, die neue Perspektiven eröffnen und schwer wiegende Probleme der Handhabung der Gegenübertragung einer Lösung näher bringen. Wir meinen das viel umstrittene Thema, ob der Analytiker seine Gegenübertragung dem Patienten eingestehen sollte oder nicht. Die meisten Analytiker lehnen solche Bekenntnisse unter Berufung auf Freuds Erfahrungen und seine daran anknüpfende Inkognitoregel ab. Ausnahmen sind besonders von Winnicott (1949), Little (1951) und Searles (1965, S. 192–215) exemplarisch begründet worden. Heimann hat jahrzehntelang davor gewarnt, realistische Wahrnehmungen des Patienten zu bestätigen. Erst spät entdeckte sie, dass der Analytiker durch die Mitteilung eines Gefühls, das patientenbezogen auftritt, keine persönlichen Geständnisse ablegt oder den Patienten mit eigenen Lebensproblemen belastet.

Genauer besehen bezogen sich Freuds Empfehlungen darauf, den Patienten nicht an den persönlichen Konflikten des Analytikers teilnehmen zu lassen, auch wenn dies in wohlmeinender Absicht geschehen sollte, weil es den Patienten verwirrt oder belastet und ihn davon abhalten kann, seinen eigenen Lebensstil zu finden. In diesem Sinne hat auch Heimann bis zu einer ihrer letzten Arbeiten argumentiert, deren charakteristischer Titel lautet: »Über die Notwendigkeit für den Analytiker, mit seinen Patienten natürlich zu sein« (Heimann 1978). In einer bestimmten therapeutischen Situation hatte Heimann sich nicht nur von einem Gefühl in einer Interpretation leiten lassen, sondern hatte es mitgeteilt. Hierzu gibt sie folgenden Kommentar:

> Die regelwidrige Mitteilung meiner Gefühle erschien mir als etwas ganz Natürliches. Ich war selbst etwas überrascht darüber und dachte später mehr darüber nach. Die Selbstdarstellung durch eine andere Person ist ein wohlbekanntes Strategem unserer Patienten, eine Kompromissbildung aus Wunsch nach Offenheit und Widerstand dagegen, und es ist üblich, dies unseren Patienten zu sagen. Ich hätte dies tun kön-

> nen, ohne meine Gefühle zu erwähnen. Ich versuchte also hinterher, Formulierungen mit Weglassen meiner Gefühle zu finden, aber keine Deutung gefiel mir, alle wirkten etwas krampfhaft. Meine Selbstsupervision produzierte nichts Besseres. Wie an anderen Stellen ausgeführt (Heimann 1964), bin ich dagegen, dass ein Analytiker seinem Patienten seine Gefühle mitteilt und Einblick in sein Privatleben gibt, da dies den Patienten belastet und von seinen eigenen Problemen wegführt. Während ich keine bessere Deutung fand als die, die ich meiner Patientin gegeben hatte, erkannte ich, dass die Mitteilung, dass ich schaudere, wenn eine 15jährige das geistige Kaliber einer 70jährigen hat, **in Wirklichkeit nichts über mein Privatleben enthüllt**, ebenso wenig wie meine Behauptung, dass die Patientin mit dem halbwüchsigen Mädchen identifiziert ist (Heimann 1978, 225).

Wir machen auf die von uns hervorgehobene Stelle aufmerksam. Wesentlich ist, dass die Mitteilung eines Gefühls im Sinne der Komplementarität zu betrachten ist, weshalb die Autorin auch sagen kann, dass sie nichts über ihr Privatleben enthüllt habe. Es handelt sich um ein situationsgebundenes Gefühl, das sozusagen Teil einer Interaktion ist und der Patientin deutlich macht, welche Wirkung sie auf das Objekt hat. Diese Seite möchten wir auf einer allgemeinen Ebene diskutieren, weil wir der Überzeugung sind, dass sich dann noch ein weiterer Weg findet, die Gegenübertragung nutzbar zu machen.

Es ist für alle Patienten unbegreiflich, dass Analytiker scheinbar durch keinen Affekt zu irritieren sind und Hoffnungslosigkeit mit demselben Gleichmut ertragen wie Entwertung und Hass. Auch im Feuer intensiver Übertragungsliebe scheinen Analytiker ihre Neutralität aufrechtzuerhalten. Der Schein trügt – wir wissen es nicht erst seit der ganzheitlichen Auffassung der Gegenübertragung. Doch wie muss es sich auswirken, wenn der Analytiker sich indirekt unglaubwürdig macht, indem er sich jenseits von Gut und Böse stellt und dem Patienten deutet, was dieser aufgrund seiner unbewussten Wünsche mit ihm, dem Analytiker, als Übertragungsobjekt zu machen vorhabe? Zur üblichen Deutungsstrategie gehört außerdem die Intention, dem Patienten zu zeigen, dass er eigentlich ein anderes Objekt – Vater, Mutter, Geschwister etc. – meine. Also kann der Analytiker gar nicht betroffen sein!

Man kommt aus dieser theoretisch und therapeutisch misslichen Lage dann heraus, wenn man prinzipiell einräumt, betroffen und berührt sein zu können. Die Neutralität im Sinne nachdenklicher Zurückhaltung setzt **nach** der erlebten Gegenübertragung ein, und sie ermöglicht unsere professionelle Aufgabe durch Distanzierung von den natürlichen körperlich-sinnlichen Komplementärreaktionen, die durch die sexuellen und aggressiven Regungen des Patienten ausgelöst werden können. Deshalb halten wir es für entscheidend, den Patienten zur Erleichterung seiner Identifizierungen am Nachdenken des Analytikers auch über Kontext und Hintergrund von Deutungen teilnehmen zu lassen. Dadurch reguliert sich das Verhältnis von Nähe und Distanz zum Analytiker als Objekt. Heimann hat diesen Vorgang beschrieben, den wir in eine aktuelle Facette einbetten.

Bemerkungen zur Selbstenthüllung

Es liegt auf der Hand, dass das Thema der Teilhabe des Patienten an der Gegenübertragung des Analytikers zum viel diskutierten Problem erst werden konnte, seitdem die Zweipersonenpsychologie behandlungstechnische Konsequenzen unvermeidlich macht. In der vorherrschenden angloamerikanischen Literatur heißt das Stichwort »self-disclosure«. Als Synonyme werden im »Webster« angeführt: »to uncover, to bring into the open, to reveal, to make known«. Als Übersetzungen bieten sich an: enthüllen, offenbaren, bekanntmachen. Die Bedeutung von »self-disclosure« trägt wahrscheinlich nicht unwesentlich zur zwiespältigen Diskussion und zum Pro und Kontra bei, ob man sich vor dem Patienten enthüllen oder offenbaren soll und unter welchen Bedingungen die Selbstenthüllung schädlich sein könnte.

Wir sprechen bewusst von teilhaben und halten es für wahrscheinlich, dass die Verständigung über die theoretischen und behandlungstechnischen Probleme der Selbstoffenbarung anders verliefe, wenn man sich darauf einigen könnte, dass es um die Partizipation am Fühlen, Denken und Handeln des Analytikers geht, soweit dieses zum Funktions- und Gestaltkreis des Patienten gehört.

Wir meinen damit, dass die Gleichschwebende Aufmerksamkeit und scheinbare Unberührtheit des Analytikers in Patienten eine Selbsttäuschung aufrechterhält. Beispielsweise verleugnen manche Patienten, dass sowohl ihre aggressiven als auch ihre sexuellen Phantasien bei ihren Mitmenschen Folgen haben. Es ist Aufgabe des Analytikers zu helfen, diese Verleugnung zu überwinden durch das Eingeständnis durchaus von den Phantasien des Patienten berührt zu werden. Es ist ratsam, von Anfang an die eigene Emotionalität anzuerkennen und die beruflichen Aufgaben deutlich zu machen, die dem Analytiker abgemilderte, affektive Reaktionsweisen ermöglichen. Gewährt man dem Patienten Einblick in das ihn betreffende Verarbeiten von Emotionen, lässt nach unserer Meinung auch die persönliche Neugierde nach. Die bestehende Ungleichheit verwischen zu wollen, ist hingegen unglaubwürdig. Erleben Patienten, dass Analytiker auf ihrem Recht bestehen, ihre berufliche Rolle von ihrer privaten Lebensgestaltung zu trennen, geben sie ein gutes Vorbild für eines der Behandlungsziele, nämlich nach dem Motto »my home is my castle« zu leben. Die Einseitigkeit der Grundregel, alles mitzuteilen, dient ja dem Ziel, die größtmögliche innere Freiheit zu erlangen und neurotische Einschränkungen zu überwinden. Übrigens ist der Kampf um die Befolgung der Grundregel, worauf es nach A. Freud (1946, S. 19) ankomme, viel leichter zu führen, wenn dieser in den »Kampf um Anerkennung« (Honneth 2001) eingebettet ist. Eine Teilung der Aufgaben und eine gegenseitige Respektierung sind unerlässlich. Deshalb war Ferenczis »mutuelle Analyse« (1988) von vornherein zum Scheitern verurteilt und ein schwerwiegender Missgriff.

Es ist selbstverständlich Sache des Analytikers, in welcher Weise er den Patienten an seiner Gegenübertragung teilhaben lässt. Nach unserer persönlichen Erfahrung genügt es fast immer, prinzipiell die »role-responsiveness« (Sandler 1976) anzuerkennen, aber auch deutlich zu machen, dass die beruflichen Aufgaben die Reaktionsweisen, im Vergleich zu alltäglichen Erfahrungen, verändern. Patienten bemerken, dass Analytiker keine Emotion ganz persönlich nehmen, wozu ihnen eine gewisse Distanzierung verhilft, die sich aus dem Nachdenken über die bewussten und unbewussten Wünsche des Patienten ergibt. Würden beispielsweise aggressive oder sexuelle Phantasien ihr Ziel voll erreichen und wäre der Analytiker nicht zur Transformation auf den Patienten hin in der Lage, käme die Therapie zum Stillstand.

Selbstenthüllung und Offenbarung der Gegenübertragung stehen im Gegensatz zur Neutralitäts- und Abstinenzregel. Die Abstinenzregel hat zwar auch eine behandlungstechnische Fundierung, geht jedoch mehr auf die Frustrationstheorie der Therapie zurück. Die Neutralitätsregel sollte den Patienten vor den Einflüssen des Analytikers schützen und die Objektivität der gewonnenen Beobachtungen sichern. Freuds Empfehlung, der Analytiker möge »Indifferenz« zeigen, wurde von Stracheys als »neutrality« übersetzt und als Neutralitätsregel wieder eingedeutscht.

Die Vermischung der Abstinenzforderung mit dem Neutralitätsgebot und die Erkenntnis, dass beide nicht erfüllt werden können, hat die Geschichte der psychoanalytischen Behandlungstechnik wie kaum etwas anderes belastet. Die Forderung Freuds (1919a, S. 190), der Kranke dürfe »nicht zur Ähnlichkeit mit uns, sondern zur Befreiung und Vollendung seines Wesens erzogen werden«, bleibt als Ideal von unserer Kritik an der Abstinenzregel unberührt.

Die Konnotation von Abstinenz und Neutralität und die Unmöglichkeit, diese Gebote zu erfüllen, haben die Berufsgemeinschaft in einen Dauerkonflikt gebracht. Da Analytiker als Therapeuten fortlaufend beeinflussen müssen, verstoßen sie gegen die selbst auferlegten Regeln, wenn man diese zu wörtlich nimmt. Schlimm daran ist, dass in der psychoanalytischen Bewegung die berufliche Identität an das Einhalten streng verstandener Regeln gebunden wurde. Auch durch die Zufügung eines mildernden Beiwortes wie in Kernbergs »technischer Neutralität« geht diese negative Konnotation nicht verloren.

Ein einschlägiges Beispiel gibt P. Casement, der mit dem initialen Bericht (1982) über die zunächst zugesagte Wunscherfüllung einer Patientin nach einer Berührung, die er dann aber doch zurückgenommen hatte, inzwischen eine Flut von Diskussionsbemerkungen ausgelöst hat – eine wahre »cottage industry« – wie Boesky (2005) spöttisch angemerkt hat. Die professionelle Haltung des Analytikers wird durch die Neutralitätsregel negativ belastet. Glücklicherweise bewahren sich die meisten Analytiker, wenn auch mit schlechtem Gewissen, ihre Spontaneität. Insofern ist die »Indifferenz« des Analytikers ein Mythos, der »dekonstruiert« werden muss (Stolorow u. Atwood 1997, S. 431).

Viele Analytiker, die ihre Ausbildung unter dem Dogma der Einpersonenpsychologie und ihrem behandlungstechnischen Regelwerk durchlaufen haben, bezeugen, wie schwierig es ist, sich innerlich von Freuds – historisch verständlichen – Irrtümern zu befreien. So gibt man Metaphern und eindeutigen Aussagen Freuds durch neue Interpretationen einen anderen Sinn. Hierfür seien zwei Beispiele genannt:

- Bei Poland (1992) wird der reine Spiegel Freuds, der nichts anderes reflektiert als eine »opake Oberfläche«, die den Patienten in der bestmöglichen Weise reflektiere, zu einem Psychoanalytiker, der, als lebendiger Spiegel, den Patienten perspektivisch sehe.
- Hanly (1998) setzt die Fähigkeit zur Neutralität mit der großen Tugend der Aequanimitas (»equanimity«) gleich.

Sich von allen Emotionen des Patienten berühren zu lassen und die Seelenruhe zu bewahren, also gelassen zu bleiben, zeichnet gewiss eine analytische Haltung aus, die erstrebenswert ist. Mit dem üblichen Verständnis von Neutralität (als Übersetzung von »Indifferenz«) hat diese Haltung freilich nichts zu tun. Offensichtlich geht es konservativen Analytikern im gegenwärtigen Chaos, das auch bei den Stellungnahmen zur Selbstenthüllung deutlich wird, darum, ein kostbares Erbe zu bewahren. Wir teilen deren Sorge. Gleichzeitig sind wir davon überzeugt, dass die psychoanalytische Methode als einzigartige Form einer intersubjektiven Praxis erst in jüngster Zeit zu sich selbst findet.

Dieser Selbstfindungsprozess ist ein Neubeginn, der das gegenwärtige Chaos kennzeichnet. Fast jeder Analytiker ist davon betroffen und muss seinen eigenen Weg suchen.

Das große Erbe zu mehren, macht es u. E. unerlässlich, Irrtümer anzuerkennen und zum alten Eisen zu legen. Rettungsversuche, alte und irreführende Wegweiser neu zu beschriften, wie dies Poland und Hanly vorschlagen, verzögern den Fortschritt.

Um die von uns empfohlene Partizipation des Patienten an der Gegenübertragung des Analytikers von schädlichen Selbstenthüllungen abzugrenzen, gehen wir nun auf weitere Seiten des Problems ein. Es ist kein Zufall, dass der Pluralismus als Subjektivismus darauf zurückgeht, dass das Ideal des anonymen Analytikers durch das Paradigma des »participant constructivist« (Hoffman 1991, 1992) ersetzt wurde. Damit geht die Erkenntnis einher, dass alles, was der Analytiker tut oder sagt oder auch nicht tut oder nicht sagt, im weitesten Sinn des Wortes etwas über ihn selbst mitteilt. Unbeabsichtigte oder unwillentliche Selbstoffenbarungen vollziehen sich fortlaufend in allen Therapien. Auch Fallberichte sind zumindest insofern Selbstdarstellungen, als der Analytiker über seine Emotionen, über sein Denken und Handeln spricht, auch wenn alles unter dem Gesichtspunkt der Reaktion auf die Mitteilungen des Patienten betrachtet wird (▶ Band 3, Kap. 2).

Es hat den Anschein, dass immer noch viele Analytiker nur in Ausnahmefällen Patienten an ihrer Gegenübertragung in der von uns vorgeschlagenen Weise teilhaben lassen oder in ihren Übertragungsdeutungen die Anknüpfung am Hier und Jetzt zum Ausgangspunkt nehmen. Eine solche Ausnahme beschreibt beispielsweise Hanly (1998) als Beispiel einer Selbstenthüllung:

> Ein besonders kränkbarer Mann entwickelte nach einer Zurücksetzung mörderische Phantasien. Als Waffensammler malte er sich aus, einen nichts ahnenden Mann von hinten zu erschießen. Schließlich imaginierte sich Hanly, beim Zeitunglesen auf seiner Veranda sitzend, selbst in die Rolle dieses Opfers, und er bemerkte physiologische Zeichen des Erschreckens. Eines Tages brachte der Patient einen Lederkoffer in die Sprechstunde, in dem er ein zerlegbares Gewehr mit Schalldämpfer verpackt hatte. Mörderische Phantasien, Beschreibungen von erlebten Niederlagen und depressive Zustände wechselten

sich ab. Der Inhalt des Lederkoffers beunruhigte den Analytiker. Wochenlang versuchte Hanly, dem Patienten nahe zu bringen, dass der ahnungslose Mann, der gar nicht merke, was ihm passiere, der Analytiker sei. Hanly hoffte, dass diese Erkenntnis dazu führe, dass erforscht werden könne, wofür er in der Erinnerung seines Patienten stehe. Seine am monadischen Modell ausgerichteten Übertragungsdeutungen blieben wirkungslos. Der Patient versuchte ihm Schrecken einzujagen, und er war damit erfolgreich. Die Einführung eines Parameters hätte, so glaubte Hanley, die Analyse ruiniert. Ziemlich am Ende einer Sitzung sagte Hanly zum Patienten: »Ich habe Angst vor Ihnen.« Danach schwiegen beide. Beim Patienten war eine Entkrampfung zu beobachten. Schließlich schien bei ihm ein Triumphgefühl aufzusteigen, das den Analytiker beunruhigte und zur Deutung führte: »Sie machen mir zwar Angst, aber ich bin nicht eingeschüchtert, und ich werde weiterhin all das sagen, was ich glaube sagen zu müssen, um Ihnen zu helfen.« Mit Schweigen wurde die Stunde beendet. Der Patient hörte auf, seinen Koffer zur Sitzung mitzubringen. In der Analyse entfalteten sich die negativ ödipalen und die narzisstischen Ursprünge seines Hanges, ihn zu bedrohen.

Hanlys rückblickende Argumente und Interpretationen dienen der Rechtfertigung seines für ihn ungewöhnlichen Vorgehens. Im Mittelpunkt steht die nachträgliche Erkenntnis, dass sein Patient sich in der Analyse terrorisiert fühlte und er Gleiches mit Gleichem zu vergelten versuchte. Vermutlich hat die Neutralitätsregel auch diesen Analytiker daran gehindert, den Patienten möglichst frühzeitig an der Gegenübertragung partizipieren zu lassen und ihn somit mit der Täter-Opfer-Thematik vertraut zu machen. Für diese Annahme spricht der verkrampfte Versuch Hanlys zu beweisen, dass er trotz Selbstenthüllung die gebotene Neutralität nicht aufgegeben habe. Aus der therapeutischen Nützlichkeit seiner Selbstenthüllung zieht Hanly eine situative Bestätigung seines Vorgehens, ohne dass diese Erfahrung seine prinzipielle Skepsis hätte verändern können.

An einem Einzelfall die »role-responsiveness« zu demonstrieren, könnte für den behandelnden Analytiker sehr viel bedeuten, wenn er seine Erfahrung in der Perspektive der Zweipersonenpsychologie reflektiert. Dann ließe sich verallgemeinern: Das Eingeständnis von Hanly hat einen Teufelskreis unterbrochen, in dem bis zu diesem Augenblick Gleiches mit Gleichem vergolten wurde. Solange Hanly seine Deutungen am Modell der Verzerrung festmachte, blieben sie wirkungslos.

Hanly verliert kein Wort darüber, ob das Eingeständnis seiner Angst spontan oder überlegt erfolgte und warum diese entscheidende Mitteilung im Falle der bewussten Absicht ans Ende einer Sitzung gerückt wurde. Anscheinend blieb dieses Ereignis von großer Tragweite auch danach unerwähnt, obwohl man erwarten würde, dass dieser Wendepunkt eine intensive Durcharbeitung erfahren hätte. Stattdessen stellt Hanly Überlegungen über Fehler seiner Interpretationstechnik an, ohne zu erwägen, dass dieses Beispiel einen prinzipiellen Mangel des an der Vergangenheit orientierten, intrapsychisch-monadisch konzipierten Verständnisses von Übertragung aufzeigt. Durch die wochenlange Verleugnung seiner Angst machte Hanly seinen Patienten vermutlich ohnmächtig, sodass dessen reaktive Größenphantasien immer aggressivere Formen annahmen. Durch das Eingeständnis seiner Angst veränderte sich das Macht-Ohnmacht-Gefälle dieser therapeutischen Dyade ein wenig zugunsten des Patienten.

Die Ungleichheit bleibt auch bei der prinzipiellen Einbeziehung der Gegenübertragung in den therapeutischen Prozess und der eventuellen Partizipation des Patienten an derselben bestehen, denn:

- Erstens teilt der Analytiker nichts Privates mit. Er vermittelt dem Patienten ein freiheitliches Lebensideal, das die Rechte des Individuums und das Privatleben schützt.
- Zweitens liegt es ausschließlich in der Hand des Analytikers, was er nach reiflicher Überlegung und im besten Interesse der Selbsterkenntnis des Patienten von den durch diesen ausgelösten Gefühlen und Gedanken mitteilt, und was er für sich behält.

3

Immer wenn sich die Gleichschwebende Aufmerksamkeit niederlässt und der Analytiker dem Patienten etwas mitteilt, hat eine Auswahl unter vielen Möglichkeiten stattgefunden. Hierbei sind Gegenübertragungen einbezogen worden, und es obliegt der Beurteilung des Analytikers, inwieweit diese explizit gemacht werden sollten, um dem Patienten die Augen dafür zu öffnen, was er durch seine Wünsche und Ängste bei seinen Mitmenschen auslöst. Die größere Flexibilität der dyadischen Therapiekonzeption erhöht die Verantwortung des Analytikers in jeder Hinsicht, weil sein Beitrag zu Verlauf und Ausgang der Behandlung bei der Qualitätssicherung zur Diskussion steht.

Die frühere totale Tabuisierung und Verleugnung der Gegenübertragung hatte eine Schutzfunktion aus der nicht unbegründeten Besorgnis heraus, wo man enden könne, wenn man erst einmal mit dem Offenlegen der eigenen Gefühls- und Gedankenwelt begänne. Patienten an der Gegenübertragung insofern teilhaben lassen als die Interaktion betroffen ist, erfordert eine analytische Haltung, die auch eine gewisse Distanz zur eigenen Triebhaftigkeit und Emotionalität mit sich bringt, weil alles der Aufgabe untergeordnet ist, das Verhalten des Patienten zu begreifen und ihm zu ermöglichen, aus Teufelskreisen herauszufinden. Die Anknüpfung der Übertragung an die Person oder an die Verhältnisse des Analytikers trifft immer auch zumindest auf ein Körnchen Wahrheit, dessen hilfreiche analytische Bearbeitung an die Anerkennung durch den Analytiker gebunden ist. Insofern bewegt sich keine Analyse in einem fiktiven monadischen Raum, sondern in einer gemeinsamen Wirklichkeit, die jede auch für sich selbst besteht und als gemeinsame nicht entstünde, wenn die beiden Beteiligten nicht zusammenkämen und getrennt blieben.

Vertreter der intersubjektivistischen Theorie bewegen sich bezüglich des Verhältnisses von Neutralität versus Selbstenthüllung am extremen Pol. Gerson (1996), Stolorow und Atwood (1997), Orange und Stolorow (1998) schreiben der Intersubjektivitätstheorie einen noch radikaleren Standpunkt zu als Analytiker, die wie Hoffman (1983), Renik (1993a) und Aron (1996) die einseitige Perspektive der klassischen Psychoanalyse kritisiert haben. Man kann die allgemeine Voraussetzung der Intersubjektivisten bejahen, die in der unwiderlegbaren Prämisse liegt, dass im intersubjektiven Feld sich zwei Welten treffen, die sich fortlaufend enthüllen und voreinander verbergen. So weit, so gut. Sollte freilich die Veröffentlichung von Orange und Stolorow (1998) für diese Richtung typisch sein, müssten erhebliche Bedenken angemeldet werden. Denn die Betonung des gleichzeitigen oder wechselseitigen Sichoffenbarens und des Sichverbergens führt zu einer Unterschiede beseitigenden Gleichmacherei. Damit geht einher, dass von manchem Intersubjektivisten behandlungstechnische Verallgemeinerungen zugunsten einer Praxis, die sich ausschließlich auf die jeweils gegebene Dyade bezieht, als unangemessen abgelehnt werden. Es ist zwar richtig, dass es keine allgemeingültige Antwort zur Frage der Selbstenthüllung oder anderen Themen gibt, aber auch die intersubjektive Theorie der Therapie kommt nicht umhin, typische Formen von Interaktionen zu beschreiben, die zu unterschiedlichen behandlungstechnischen Empfehlungen führen, unter welchen Umständen welche Anerkennungen von Gegenübertragungen oder Selbstenthüllungen hilfreich und wann sie schädlich sein können. Die Abwertung behandlungstechnischer Regeln und deren Anwendung im Sinne einer differenziellen psychoanalytischen Therapie verhindern notwendige Verallgemeinerungen und damit die Orientierung in einem komplexen Feld.

Widerstand

4.1 Allgemeine Gesichtspunkte

Das Vokabular über den Widerstand des Patienten ist verwirrend und reich an Metaphern, die ihren primären Bedeutungsgehalt im Daseinskampf, ja in der Kriegführung haben. Es widerspricht im Grunde dem gesunden Menschenverstand, dass ein Patient, der Hilfe wegen seines seelischen oder psychosomatischen Leidens sucht, zugleich Verhaltensweisen an den Tag legt, die von Freud unter der Bezeichnung »Widerstand« zusammengefasst wurden.

Wir können in der Tat zu Beginn dieses Kapitels hervorheben, dass Patienten **primär** in der Beziehung zum Arzt und in der Übertragungsbeziehung zum Psychotherapeuten in besonderer Weise und in erster Linie Hilfe suchen. Widerstandsphänomene treten **sekundär** und als Folgen von Beunruhigungen auf, die allerdings unvermeidlich zum Widerstand in der einen oder anderen Form führen. Es sind die **Störungen** in der therapeutischen Beziehung, die zum Anlass der Beobachtung des Widerstands wurden. So können wir mit Freud immer noch sagen:

> Was immer die Fortsetzung der Arbeit stört, ist ein Widerstand (1900a, S. 521).

Die Arbeit vollzieht sich in der therapeutischen Beziehung. Deshalb ist das Grundmuster des Widerstands **gegen** die zugleich gesuchte Übertragungsbeziehung (▶ Kap. 2) gerichtet.

Der Patient, der Hilfe sucht, macht wie sein Therapeut die Erfahrung, dass der Prozess der Veränderung als solcher beunruhigend ist, weil das erreichte Gleichgewicht, selbst wenn es mit schweren Einbußen der inneren und äußeren Bewegungsfreiheit einhergeht, eine gewisse Sicherheit und Stabilität garantiert. Auf der Grundlage des erreichten Gleichgewichts werden unbewusst Ereignisse erwartet und konstelliert, die auch unangenehmer Natur sein könnten. Es bildet sich ein Kreislauf, der sich selbst aufrechterhält und verstärkt (»self-perpetuating circle«), obwohl der Patient bewusst eine Veränderung anstrebt; denn das Gleichgewicht, so pathologisch seine Folgen auch sein mögen, trägt maßgeblich zur Reduzierung von Angst und Unsicherheit bei. Die vielgestaltigen Formen des Widerstands haben die Funktion, das erreichte Gleichgewicht aufrechtzuerhalten. Daraus ergeben sich verschiedene Aspekte des Widerstands:

1. Er ist auf die bewusst angestrebte, aber aus unbewussten Gründen befürchtete Veränderung bezogen.
2. Die Beobachtung des Widerstands ist an die therapeutische Beziehung gebunden. Fehlleistungen oder andere unbewusst motivierte Phänomene können auch außerhalb der Therapie beobachtet werden. Der Widerstand ist Teil des therapeutischen Prozesses.
3. Da die Fortsetzung der Arbeit vielfältig gestört werden kann, gibt es keine Verhaltensweise, die nicht als Widerstand eingesetzt werden könnte, wenn sie eine bestimmte Stärke erreicht hat. Wird ein gewisser Intensitätsgrad überschritten, leidet die Zusammenarbeit. Der Intensitätsmaßstab lässt sich an die verschiedensten Phänomene anlegen. Die Steigerung der Übertragung zur blinden Verliebtheit kann ebenso zum Widerstand werden wie das exzessive Berichten von Träumen oder das allzu rationale Reflektieren über dieselben.
4. Bei der Einschätzung des Widerstands werden also **qualitative** und **quantitative** Kriterien benützt. Positive oder negative Übertragungen werden beispielsweise zum Widerstand, wenn sie eine Intensität erreichen, die ein nachdenkliches Zusammenarbeiten erschweren oder unmöglich machen.

Mit Glover (1955) kann man zwischen offenkundigen und groben Widerständen einerseits und den unauffälligen andererseits unterscheiden. Die groben Widerstände umfassen

- Verspätung,
- Versäumen von Stunden,
- Schweigen,
- Weitschweifigkeit,
- automatisches Ablehnen oder Missverstehen aller Äußerungen des Analytikers,
- gespielte Dummheit,
- ständige Zerstreutheit,
- Einschlafen und schließlich auch
- Abbruch der Behandlung.

Diese groben Störungen, die den Eindruck bewusster und absichtlicher Sabotage erwecken, treffen den Analytiker an einem besonders empfindlichen Punkt. Denn einige der beschriebenen Verhaltensweisen – wie Verspätung und Versäumen von Stunden – untergraben die Arbeit und legen globale Deutungen nahe, die bestenfalls als pädagogische Maßnahmen zu betrachten sind oder – schlimmstenfalls – zu Machtkämpfen führen. Gerade zu Beginn einer Therapie kann es rasch zu solchen Verwicklungen kommen. Deshalb ist es so wesentlich, stets die eingangs erwähnte positive These im Auge zu behalten, dass nämlich der Patient primär eine hilfreiche Beziehung sucht. Lässt sich der Analytiker nicht in einen Machtkampf verwickeln, so sind auch schon zu Beginn einer Therapie Anzeichen einer positiven Übertragung an den unauffälligen Formen des Vermeidens im Gespräch zu erkennen und auch zu interpretieren. Dann muss es nicht zu einem Machtkampf kommen, zu dem verständlicherweise gerade die genannten Angriffe auf die Existenzbedingungen der Therapie herausfordern.

Aus dem Widerstand als Störung der Arbeit ist der *Widerstand gegen den psychoanalytischen Prozess* geworden, wie Stone (1973) eine große Übersichtsarbeit betitelte. Zwischen 1900 und dem Erscheinungsjahr dieses Werkes sind viele individuelle und typische Widerstandsphänomene beschrieben worden. Diese lassen sich – mit der hierbei unvermeidlichen Verarmung an Anschaulichkeit und Lebendigkeit – nach übergeordneten qualitativen und quantitativen Gesichtspunkten und nach der Genese des Widerstands klassifizieren. Da der Widerstand gegen den psychoanalytischen Prozess als Übertragungswiderstand beobachtet wird, hat diese Widerstandsform in der Praxis stets im Mittelpunkt gestanden. Es ist deshalb angebracht, zunächst zu klären, wie und warum der Übertragungswiderstand auftritt.

4.1.1 Klassifikation der Widerstandsformen

Die Übertragung wurde von Freud zunächst als Widerstand, als **Haupthindernis** entdeckt. Die Patienten – und hier wäre es angebracht, die Genusbezeichnung »Patient« für leidende Menschen beiderlei Geschlechts aufzugeben und speziell auch von Patientinnen zu sprechen – hielten sich nicht an das vorgeschriebene Rollen- und Beziehungsstereotyp Patient-Arzt, sondern bezogen den Therapeuten in ihre persönliche Vorstellungswelt ein. Als Arzt war Freud von dieser Beobachtung irritiert. Wegen ihres schlechten Gewissens und der Beschämung, eine Konvention gedanklich überschritten zu haben, verbargen auf der anderen Seite die Patientinnen ihre Phantasien und entwickelten einen **Widerstand** gegen diese auf Freud übertragenen sexuellen Gefühle und Wünsche. Da Freud zur Aktualgenese dieser Wünsche, also zu deren situativer Auslösung, keinen realen Anlass gegeben hatte, lag es nahe, die Vorgeschichte unbewusster Erwartungsmuster ins Auge zu fassen.

Die Untersuchung der Übertragung als »falsche Verknüpfung« führte in die Vergangenheit unbewusster Wünsche und Phantasien und schließlich zur Entdeckung des Ödipuskomplexes und des Inzesttabus. Als sich der Einfluss des Arztes von den Eltern (und der **unanstößigen** Beziehung zu diesen) ableiten ließ, wandelte sich das Verständnis der Übertragung vom Haupthindernis zum mächtigsten Hilfsmittel der Therapie, sofern es nicht zum Umschlagen in die negative oder allzu positive (erotische) Übertragung kommt.

Das Verhältnis von Übertragung und Widerstand (im Begriff des Übertragungswiderstands) lässt sich schematisch wie folgt darstellen:

- Nach Überwindung des Widerstands **gegen** das Bewusstwerden der Übertragung basiert die Therapie in Freuds Theorie auf der milden, unanstößigen Übertragung, die nun wünschenswert und zum »mächtigsten Hilfsmittel« wird. Wir verweisen den Leser auf ▶ Kap. 2, wenn wir nun ohne weitere Begründung sagen, dass die positive Übertragung im Sinne einer Beziehung sui generis die Grundlage der Therapie bildet.
- Diese Arbeitsbeziehung, wie wir heute sagen würden, ist gefährdet, wenn sich die positive Übertragung intensiviert und sich Polarisierungen ausbilden, die als Übertragungsliebe oder als negative (aggressive) Übertragung bezeichnet werden. Die Übertragung wird also erneut zum Widerstand, wenn sich die Einstel-

lung zum Analytiker erotisiert (Übertragungsliebe) oder in Hass umschlägt (negative Übertragung). Diese beiden Übertragungsformen werden nach Freuds Ansicht zum Widerstand, wenn sie **Erinnern** verhindern.

- Schließlich finden wir im Widerstand gegen die **Auflösung** der Übertragung einen dritten Aspekt. Im Begriff des Übertragungswiderstands sind also vereinigt:
  - der Widerstand gegen das Bewusstwerden der Übertragung,
  - der Widerstand als Übertragungsliebe oder als negative Übertragung und
  - der Widerstand gegen die Auflösung der Übertragung.

Die unterschiedlichen Elemente des Übertragungswiderstands sind in ihrem konkreten Auftreten von der Gestaltung der therapeutischen Situation durch Regeln und Deutungen abhängig. Beispielsweise ist der Widerstand gegen das Bewusstwerden der Übertragung ein regelmäßiger Bestandteil der Einleitungsphase. Das spätere Auf und Ab dieser Widerstandsform weist dyadenspezifische Fluktuationen auf. Ein paranoider Patient wird rasch eine negative Übertragung entwickeln, und bei einer nymphomanen Patientin wird die erotisierte Übertragung nicht lange auf sich warten lassen. Ihre Intensität macht diese Übertragungen zum Widerstand. Zwischen diesen Polen liegt ein breites Spektrum, innerhalb dessen es vom jeweiligen Analytiker abhängig ist, welche Verhaltensweisen er als Widerstand interpretiert.

Diagnostische Anhaltspunkte hierfür liefert Freuds spätere Klassifikation (1926d), die neben

1. dem Verdrängungswiderstand und
2. dem Übertragungswiderstand
3. den Über-Ich-Widerstand und
4. den Es-Widerstand sowie
5. den Widerstand aufgrund des sekundären Krankheitsgewinns

enthält.

Die Bezeichnung dieser fünf Widerstandsformen lässt erkennen, dass die neue Einteilung in zwei Ich-Widerstände, nämlich den Verdrängungs- und den Übertragungswiderstand, sowie in den Über-Ich- und Es-Widerstand auf Freuds Theorierevision in den 20er-Jahren zurückgeht. Da der Übertragungswiderstand seine zentrale Rolle beibehielt, blieben auch in der Strukturtheorie die beiden Grundmuster des Übertragungswiderstands, die allzu positive, erotisierte Übertragung und die negative, die aggressive Übertragung, im Mittelpunkt des therapeutischen Interesses. Deshalb haben wir soeben den Übertragungswiderstand begrifflich weiter differenziert.

In unserer Abhandlung über die Theorie der Übertragung (▶ Kap. 2) sind wir nicht auf die Komplikationen eingegangen, die daraus entstehen, dass der Übertragungswiderstand mit beiden Grundmustern den Heilungsprozess erschweren kann. Bei negativen Übertragungen kann die aggressive Ablehnung die Oberhand gewinnen, und die Therapie kann zum Stillstand oder zur Beendigung kommen (Freud 1912b, 1937c, S. 85).

Es ist bemerkenswert, dass Freud die polare Einteilung des Widerstands als negative (aggressive) und allzu positive (erotisierte) Übertragung beibehalten hat, obwohl zwischen 1912 und 1937 die Modifikation der Triebtheorie und besonders die Einführung der Strukturtheorie zur Klassifikation von fünf Widerstandsformen geführt hatte. Wahrscheinlich hängt dieser konservative Zug in Freuds Denken damit zusammen, dass er behandlungstechnisch an der Polarisierung von Liebe und Hass in der ödipalen Konfliktphase und deren Übertragung festgehalten hat, worauf besonders Schafer (1973) aufmerksam gemacht hat. Daraus und aus der allgemeinmenschlichen Ambivalenz ergibt sich die Unvermeidlichkeit positiver und negativer Übertragungen.

Doch wie steht es mit deren Steigerung, wo sie zum Widerstand werden, sei es in der Übertragungsliebe, sei es im unüberwindbaren Hass? Ohne das menschliche Hasspotential und die Destruktivität auch nur im Geringsten verharmlosen zu wollen, kann nicht bezweifelt werden, dass die auslösende Rolle der Behandlungstechnik auf die negative Übertragung als Widerstand lange Zeit vernachlässigt wurde (Thomä 1981). A. Freud warf schließlich (1954a, S. 618) die Frage auf, ob die zu Zeiten völlige Vernachlässigung der Tatsache, dass Analytiker und Patient zwei Menschen sind, die – in gleicher Weise erwachsen – sich in einer realen persönlichen Beziehung zueinander befinden, für einige der aggressiven Reaktionen verantwortlich sei, die wir bei unseren Patienten auslösen und die wir möglicherweise nur als Übertragung betrachten.

Das Gleiche gilt für die Übertragungsliebe, insbesondere soweit diese als erotisierte Übertragung die Analyse zum Scheitern bringt oder von vornherein unmöglich zu machen scheint. Natürlich kennen auch wir andere Fälle von Übertragungsliebe, wie z. B. die von Nunberg (1951), Rappaport (1956), Saul (1962) und von Blum (1973) beschriebenen. Dass erotisierte Übertragungen zum Widerstand werden können, steht nicht in Frage. Wir wollen jedoch auf die Tatsache hinweisen, dass bis zu den jüngsten Veröffentlichungen der Einfluss des Analytikers und seiner Behandlungstechnik auf die Entwicklung von negativen und erotisierten Übertragungen oft nur am Rande Erwähnung findet, obwohl weithin anerkannt wird, wie stark negative Übertragungen – und das Gleiche gilt für die erotisierten Übertragungen – von der Gegenübertragung, der Behandlungstechnik und der theoretischen Einstellung des Analytikers abhängig sind.

Bei unseren therapeutischen Bemühungen fragen wir mit Schafer:

> Wie können wir verstehen, dass der Patient gerade in dieser und in keiner anderen Weise lebt, warum produziert er gerade diese Symptome, warum leidet er in dieser Weise, warum schafft er sich diese Beziehungen, warum hat er gerade diese Gefühle, warum unterbricht er das tiefere Verstehen gerade an diesem Punkt, gerade in diesem Augenblick? Welcher Wunsch oder welche Art von Wünschen werden bis zu welchem möglichen Ausmaß erfüllt? In diesem Sinne mündet die klinische Analyse in die Untersuchung von Bestätigungen [»affirmations«], von Wunscherfüllungen [»wish fulfilments«].Genau dies ist letztlich mit der Analyse von Widerstand und Abwehr gemeint. Welchem Zweck dienen Widerstand und Abwehr? Wonach strebt dieser Mensch, diese Person? (Schafer 1973, S. 281; Übersetzung durch die Autoren).

Die Frage nach der Funktion von Widerstand und Abwehr hat Schafer zu Recht an den Schluss gesetzt. Denn habituelle Selbstverteidigungen gegen unbewusst imaginierte Gefahren sind die Folge eines lebenslangen Prozesses gescheiterter Versuche, Sicherheit und Befriedigung in zwischenmenschlichen Beziehungen zu finden. Deshalb werden wir im nächsten Abschnitt die beziehungsregulierende Funktion des Widerstands hervorheben.

4.1.2 Die beziehungsregulierende Funktion des Widerstands

Die Betonung dieser Funktion des Widerstands bringt es mit sich, dass wir uns besonders dem Verhältnis von Widerstand und Übertragung widmen. Im Übertragungswiderstand ist nämlich das intrapsychische Konfliktmodell (Verdrängungswiderstand) mit den Objektbeziehungspsychologien und mit dem interpersonalen Konfliktmodell verbunden. Diese Verbindung wurde von Freud anlässlich der Umbildung der Angsttheorie in der Schrift **Hemmung, Symptom und Angst** (1926d) hergestellt, in deren Anhang sich die oben wiedergegebene Klassifikation der fünf Widerstandsformen befindet. Wir erinnern daran, dass Freud **alle** neurotischen Ängste auf Realgefahren, also auf Bedrohungen zurückführte, die von außen kommen.

Die Kastrationsangst und die Angst vor Objekt- und Liebesverlust sind also Produkte, zu deren Entstehung zwei bzw. drei Personen gehören. Trotzdem wurden die innerseelischen Prozesse im psychoanalytischen Konfliktmodell einseitig betont.

- Zum einen legte die Abfuhrtheorie nahe, gerade die schweren Vernichtungsängste von quantitativen Faktoren herzuleiten.
- Auf der anderen Seite wurde der situative Einfluss auf die Angstentstehung im Sinne der Realgefahr vernachlässigt.

Auch bei der Indikationsstellung gelten als besonders für eine Psychoanalyse geeignete Fälle jene, die stabile Strukturen, d. h. verinnerlichte Konflikte aufweisen. Es geht dann um die Frage, wodurch die Homöostase, das innere Gleichgewicht, gestört wird.

Orientiert man sich am intrapsychischen Konfliktmodell, so muss man auf diese Frage mit Brenner (1979b) antworten:

> Jede seelische Aktivität mit dem Zweck, die durch einen Triebabkömmling ausgelöste Unlust zu vermeiden, ist eine Abwehr. Es gibt keinen anderen brauchbaren Weg, um Abwehr zu definieren (S. 558; Übersetzung durch die Autoren).

Bezieht man die Objektbeziehung stärker in die Theorie ein, so ergibt sich eine Auffassung, die Brierley (1937) schon frühzeitig vertreten hat:

> Das Kind ist zunächst mit Objekten nur im Hinblick auf seine eigenen Gefühle und Empfindungen befasst, aber sobald diese Gefühle fest mit Objekten verbunden sind, wird der Prozess der Triebabwehr ein Prozess der Abwehr gegen Objekte. Das Kind versucht dann, seine Gefühle durch das Manipulieren der Personen, die als Objekte fungieren, zu meistern (S. 262; Übersetzung durch die Autoren).

4.1.3 Widerstand und Abwehr

Die Klärung der wechselseitigen Beziehung von Widerstand und Abwehr halten wir für besonders wichtig. Beide Bezeichnungen werden oft synonym verwendet. Widerstandsphänomene können beobachtet, Abwehrvorgänge hingegen müssen erschlossen werden:

> Der pathogene Vorgang, der uns durch den Widerstand erwiesen wird, soll den Namen **Verdrängung** erhalten (Freud 1916–17, S. 304; Hervorhebung im Original).

Bei synonymer Verwendung von Widerstand und Abwehr kann man leicht der Täuschung erliegen, man hätte mit der Beschreibung schon die Erklärung für die Funktion des Widerstands gefunden. So werden im klinischen Jargon psychodynamische Zusammenhänge häufig global zum Ausdruck gebracht: Die negative Übertragung dient als Abwehr positiver Gefühle, mit dem hysterischen Flirten werden frühe Verlassenheitsängste und Selbstdefekte abgewehrt etc.

Die wesentliche Aufgabe besteht indes darin, solche psychodynamischen Zusammenhänge im einzelnen, d. h. am jeweiligen psychischen Akt, zu erkennen und therapeutisch nutzbar zu machen. So ist Freud vorgegangen, als er den Prototyp aller Abwehrmechanismen konstruierte und diesen in Beziehung zu Erlebensweisen des Patienten und zu Symptomen setzte: den Verdrängungswiderstand. Hierbei ist eine Widerstandsform mit dem Prototyp aller Abwehrmechanismen in Verbindung gebracht worden.

Es ist hervorzuheben, dass der Begriff des Widerstands der Theorie der Behandlungstechnik zugehört, während sich der Abwehrbegriff auf das Strukturmodell des psychischen Apparates bezieht (Leeuw 1965).

Typische Abwehrformen – wie beispielsweise die Identifikation mit dem Aggressor – implizieren komplizierte und mehrstufige Abwehrprozesse (Verdrängung, Projektion, Spaltung etc.). Diese unbewussten Prozesse bilden die Grundlage einer Vielfalt von Widerstandsphänomenen (Ehlers 1983).

Der Ausbau der Theorie der Abwehrmechanismen erweiterte somit den therapeutischen Zugang zu den sogenannten Abwehrwiderständen über ihren Prototyp, den Verdrängungswiderstand, hinaus, der formal durch das bekannte Wort Nietzsches (*Jenseits von Gut und Böse,* Viertes Hauptstück, 68) erläutert werden kann:

> »Das habe ich getan«, sagt mein Gedächtnis. »Das kann ich nicht getan haben« – sagt mein Stolz und bleibt unerbittlich. Endlich – gibt mein Gedächtnis nach.

Psychoanalytisch stehen natürlich die **unbewusst** verlaufenden Prozesse der Selbsttäuschung im Mittelpunkt (Fingarette 1977).

Die von A. Freud (1936) vorgelegte Typologie und ihre Anwendung auf klinische Widerstandsphänomene ist die praktisch wichtigste Konsequenz der Strukturtheorie. Die »Übertragung von Abwehr« beispielsweise erweist sich als »Widerstand gegen die Übertragung« im Sinne unserer obigen Darstellung. Dass einmal vom Widerstand und ein anderes Mal von Abwehr gesprochen wird, liegt zum einen an der ähnlichen Bedeutung dieser Worte, zum anderen werden die klinischen Erfahrungen mit typischen Widerstandsformen seit Jahrzehnten vorwiegend in der Terminologie der Abwehrprozesse beschrieben. Schließlich haben unbewusste Abwehrvorgänge einen sprachlichen Bezug zum handelnden Menschen: Der Patient verleugnet, er macht wieder gut, er verkehrt ins Gegenteil, er spaltet, er versucht etwas ungeschehen zu machen, er regrediert.

In der Bevorzugung der Abwehrterminologie kommt vermutlich eine Tendenz zum Ausdruck, die in Schafers **Handlungssprache** (1976) einmündete. Die genaue Untersuchung typischer Widerstandsformen führt freilich über die Theorie der Abwehrmechanismen hinaus und macht es erforderlich, beispielsweise die komplexen Phänomene des Agierens, des Wiederholungszwanges und des Es-Widerstands ins Auge zu fassen. Denn diese dienen ja auf verschiedenen Wegen der Aufrechterhaltung eines Gleichgewichts, und sie bedingen den speziellen Widerstand gegen Veränderungen. In der psychoanalytischen Terminologie wird deshalb kurz vom Widerstand, z. B. durch Regression, Projektion oder Verleugnung, gesprochen. Da die unbewussten Abwehrprozesse vom Widerstand her erschlossen werden, also weder unmittelbar erlebbar noch direkt beobachtbar sind, geht es bei der Beziehung zwischen Widerstand und Abwehr um komplizierte Probleme der Konstruktvalidierung (Hentschel et al. 2004). Wir hoffen, den Leser durch unsere Überlegungen davon überzeugt zu haben, dass die synonyme und globale Verwendung von Widerstand und Abwehr bedenklich ist.

Die bisher berührten allgemeinen Gesichtspunkte betreffen Themen, auf die wir in den weiteren Abschnitten dieses Kapitels genauer eingehen werden. Es liegt nahe, folgende Schwerpunkte zu setzen:

- Da Freud dem Widerstand schon bei der Entdeckung eine beziehungsregulierende Funktion zugeschrieben hat, werden wir seiner Schutzfunktion im Verhältnis zur Angst den nächsten Abschnitt (▶ 4.2) widmen. Hierbei erweist es sich als unerlässlich, auch andere Affektsignale zu berücksichtigen.
- Wegen seiner großen Bedeutung haben wir dem Übertragungswiderstand bereits in diesen einleitenden Bemerkungen einen bevorzugten Platz eingeräumt. Im Zusammenhang mit der Verdrängung werden wir erneut auf den Übertragungswiderstand eingehen (▶ Abschn. 4.3).
- Die Klassifikation Freuds veranlasst uns, den Über-Ich- und den Es-Widerstand unter ▶ Abschn. 4.4 darzustellen. Diese Widerstandsformen verdanken ihre Benennung der tief greifenden Theorierevision Freuds in den 20er-Jahren. Die Umbildung der Triebtheorie und die Ablösung des topographischen Modells (mit den Schichten unbewusst, vorbewusst, bewusst) durch die Strukturtheorie (Es, Ich, Über-Ich) ging u. a. auf Erfahrungen in der analytischen Situation zurück.
- Die Entdeckung unbewusster Schuldgefühle an sogenannten negativen therapeutischen Reaktionen führte zur Annahme, dass wesentliche Teile des Ich und des Über-Ich unbewusst sind. Zugleich war Freud nun tief vom Wiederholungszwang beeindruckt, den er durch die konservative Natur der dem Es zugeordneten Triebe zu erklären versuchte. Die Kräfte des Es schienen nun auch das Beharrungsvermögen der erotisierten Übertragung und der negativen, aggressiven Übertragung sowie den Über-Ich-Widerstand zu erklären. Die Konsequenzen unserer Kritik erläutern wir am heutigen Verständnis der negativen therapeutischen Reaktion (▶ Abschn. 4.4.1).
- In einem weiteren Abschnitt (▶ 4.4.2) diskutieren wir neuere Entwicklungen der Theorien über die menschliche Aggression.
- Nur kurz widmen wir uns dann dem sekundären Krankheitsgewinn (▶ Abschn. 4.5), der in Freuds Einteilung unter den Ich-Widerständen aufgeführt ist. Wir können diese ungemein wichtige Widerstandsform, die in der psychoanalytischen Technik u. E. viel zu wenig beachtet wird, hier vernachlässigen, weil wir der Diskussion der eine Symptomatik aufrechterhaltenden Faktoren – und dazu gehört der sekundäre Krankheitsgewinn – in ▶ Kap. 8 einen hervorragenden Platz einräumen.
- Schließlich wenden wir uns im letzten Abschnitt (▶ 4.6) dem von Erikson beschrie-

> benen Identitätswiderstand zu. Er ist u. E. der Prototyp einer klinisch und theoretisch ungemein bedeutungsvollen Gruppe von Widerstandsphänomenen. Die als Identitätswiderstand beschriebenen Phänomene sind als solche nicht neu. Eriksons Innovation liegt in der theoretischen Umorientierung, durch welche die Funktion des Widerstands (und auch der unbewussten Abwehrprozesse) an die Aufrechterhaltung des psychosozial entstandenen Identitäts- oder Selbstgefühls gebunden wird. Damit wird ein übergeordnetes Regulationsprinzip eingeführt.

Die Lösung des Lust-Unlust-Prinzips von der Bindung an das ökonomische Prinzip und an die Abfuhrtheorie muss keineswegs zur Vernachlässigung der Entdeckungen Freuds über die unbewusste Wunschwelt des Menschen führen. Im Gegenteil, wir glauben mit G. Klein und vielen anderen zeitgenössischen Analytikern, dass die psychoanalytische Motivationstheorie an Plausibilität und therapeutischer Brauchbarkeit gewinnt, wenn das triebhafte Suchen sexuell-ödipaler und prägenitaler Befriedigungen als wesentlicher Bestandteil im Aufbau des **Selbstgefühls** verstanden wird. Die Annahme einer wechselseitigen Abhängigkeit von Selbstgefühlregulation (als Ich- oder Selbstidentität) und Wunschbefriedigung entspringt den Erfahrungen der psychoanalytischen Praxis. Sie führt auch aus dem Dilemma heraus, in das Kohut durch seine zweigleisige Entwicklungstheorie mit voneinander unabhängigen Prozessen der (narzisstischen) Selbst- und der (libidinösen) Objektentwicklung hineingeriet. Dass es ein Unding ist, die (narzisstische) Selbstentwicklung von der (triebhaften) Objektbeziehung zu trennen, lässt sich leicht beweisen: Es gibt keine Störungen der Objektbeziehungen ohne Selbststörungen und umgekehrt.

4.2 Die Schutzfunktion des Widerstands und die Angst

Entdeckung der Widerstandsphänomene

Bei den therapeutischen Versuchen, vergessene Erinnerungen bei hysterischen Patienten wiederzubeleben, ist Freud auf deren Widerstand gestoßen. Als Freud in der voranalytischen Zeit Hypnose und Druckprozedur anwandte, galt das als Widerstand, was sich im Patienten den Beeinflussungsversuchen des Arztes widersetzte. In diesen Gegenkräften, die sich nach außen richteten, also gegen die Beeinflussungsversuche durch den Arzt, sah Freud eine spiegelbildliche Darstellung jener inneren Kräfte, die bei der Entstehung der Symptome zur Dissoziation geführt hatten und diese aufrechterhielten.

> Also eine psychische Kraft, die Abneigung des Ich, hatte ursprünglich die pathogene Vorstellung aus der Assoziation gedrängt [also zur Dissoziation geführt] und widersetzte sich ihrer Wiederkehr in der Erinnerung. Das Nichtwissen der Hysterischen war also eigentlich ein – mehr oder weniger bewusstes – Nichtwissenwollen, und die Aufgabe des Therapeuten bestand darin, diesen **Assoziationswiderstand** durch psychische Arbeit zu überwinden (Freud 1895d, S. 269; Hervorhebung im Original).

Von Anfang an wurde die therapeutische Beobachtung mit einem psychodynamischen Erklärungsmodell verknüpft, und zwar derart, dass von der Größe des Widerstands auf das Ausmaß der Entstellungen von Einfällen und Symptomen geschlossen wurde (1904a). Die Entdeckung unbewusster Triebregungen und ödipaler Wünsche und Ängste vertiefte das Wissen über Widerstandsmotive und vergrößerte deren behandlungstechnische Schlüsselrolle. Zusammenfassend stellen Sandler et al. fest:

> Der Übergang der Psychoanalyse in ihre zweite Phase (Rapaport 1959) und die Entdeckung der Bedeutung innerer Triebregungen und Wünsche (im Unterschied zu schmerzlichen Realerlebnissen) für die Konfliktentstehung und die Abwehrmotivation brachte keine wesentliche Veränderung des Begriffs vom Widerstand. Es wurde nun aber klar, dass sich der Widerstand nicht nur auf die Erinnerung schmerzlicher Erlebnisse, sondern auch gegen das Bewusstwerden unannehmbarer Triebregungen richtete (Sandler et al. 1973, S. 67).

Vom »Nichtwissenwollen« wurde ausgegangen. Das Nichtwissenkönnen, die Selbsttäuschungen und die unbewussten Prozesse, die zur entstellten Wiedergabe von Triebwünschen führten, wurden nun erklärungsbedürftig.

Die beschreibende Erfassung von Widerstandsphänomenen ist heutzutage abgeschlossen. Fast 100 Jahre nach Freuds Entdeckung gibt es wahrscheinlich kaum eine menschliche Regung, die in ihrem Verhältnis zu einem speziellen Widerstand in der Fachliteratur noch nicht beschrieben worden wäre. Dem Leser wird es nicht schwer fallen, sich mit dem Gefühl des Widerstands vertraut zu machen, wenn er sich vorstellt, in einem fiktiven Gespräch einem Zuhörer gegenüber vorbehaltlos alles mitzuteilen, was ihm durch den Sinn geht.

Angst in der Hierarchie der Affekte

Im therapeutischen Gespräch hat der Widerstand eine beziehungsregulierende Funktion. Deshalb standen Freuds Beobachtungen von Anfang an im Kontext der Beziehung des Patienten zum Arzt, sie wurden im Zusammenhang mit der Übertragung verstanden. Wie wir bereits erwähnt haben, wurde später aufgrund des einengenden Konflikt- und Strukturmodells die beziehungsregulierende Funktion, die Grenzwächterfunktion des Widerstands, vernachlässigt. Der Kontext der Entdeckung des Widerstands blieb aber maßgebend für alle späteren Erklärungsversuche: Warum treten Widerstandsphänomene in der therapeutischen Beziehung auf und wozu dienen sie? Auf diese Frage gab Freud später (1926d) die globale Antwort: Alle Erscheinungen des Widerstands sind Korrelate der Angstabwehr. Dem Prototyp der Abwehrmechanismen, der Verdrängung, wurde die Angst als unlustvoller Affekt zugeordnet. In Freuds pauschalierender Ausdrucksweise steht die Angst als Pars pro toto für Scham, Trauer, Schuld, Schwäche, ja letztlich für alle unlustvollen Affektsignale (Krause 1983).

In der Folge wurde die Angst zum wichtigsten Affekt in der psychoanalytischen Abwehrtheorie. Freud konnte nun sagen, dass die Angst wie auch die zu ihr gehörigen Flucht- und Angriffsreaktionen und deren Entsprechungen im Seelischen das Kernproblem der Neurosen sei (1926d). Die unbewussten Abwehrprozesse sind also biologisch verankert. Die Betonung der Angst als Motor seelischer und psychosomatischer Erkrankungen führte freilich auch dazu, dass andere eigenständige Affektsignale zu wenig beachtet wurden. Heutzutage ist aus theoretischen und therapeutischen Gründen eine differenzierte Betrachtungsweise von Affektsignalen zwingend. Bleibt man nämlich beim historischen Prototyp stehen, bei der Angst und ihrer Abwehr also, wird man dem breiten Spektrum beunruhigender Affekte nicht gerecht. Man redet mit Angstdeutungen am Erleben des Patienten vorbei, wenn dieser im gleichen Augenblick eine qualitativ andere Emotion abwehrt. Dass Vieles auf die Angst zuläuft, weshalb wir von Beschämungs-, Trennungs- oder Kastrationsangst sprechen können, ist eine Sache. Eine andere ist es, dass es in der Hierarchie der Affekte über weite Strecken auch Unabhängigkeiten gibt, deren Phänomenologie in der Psychoanalyse erst in den letzten Jahrzehnten zunehmendes Interesse findet (Krause 1988).

Hierfür sind verschiedene Gründe verantwortlich zu machen. Wahrscheinlich ist erst durch die Veröffentlichung von Rapaport (1953) weithin offenkundig geworden, dass es keine systematische psychoanalytische Affekttheorie gibt (Dahl 1978). Die Ableitung des Affekts vom Trieb und Freuds Auffassung, dass jener die Triebenergie repräsentiere, war für eine subtile phänomenologische Beschreibung qualitativ verschiedener affektiver Zustände nicht günstig. Dann wurde durch die Revision der Angsttheorie die Signalangst zum Prototyp von Affektzuständen. Freud löste zwar die Signalangst ein gutes Stück vom ökonomischen Vorgang der Abfuhr (1926d, S. 170); er beschrieb typische Gefahrensituationen und differenzierte Affektzustände voneinander – als Beispiel sei der Schmerzaffekt genannt. Aber der Angstaffekt erhielt in der Psychoanalyse eine exklusive Rolle, nicht zuletzt deshalb, weil tatsächlich viele Affekte eine Angstkomponente haben (Krause 1998, S. 24ff.).

Wir wollen die differenzierte Betrachtung eines Affekts und seiner Beziehung zur Angst an der Scham erläutern, indem wir uns auf Wurmsers (1981) Untersuchungen stützen. Die **Schamangst** lässt sich mit den Worten beschreiben: Ich fürchte, dass Bloßstellung – und damit Erniedrigung – bevorsteht. Ein komplexer Schamaffekt gruppiert sich nach Wurmser um einen depressiven Kern: Ich habe mich bloßgestellt und fühle mich erniedrigt; ich möchte verschwinden; als solch ein Wesen, das sich so bloßstellt, will ich nicht mehr weiter existieren. Die Verachtung kann nur dadurch getilgt werden, dass die Blöße beseitigt wird – durch mein Verstecken, mein Verschwinden, wenn nötig, durch meine Auslöschung.

Weiterhin gibt es die Scham als Schutz, als vorbeugendes Sichverbergen, als eine **Reaktionsbildung**. Es liegt auf der Hand, dass sich die Schutzfunktion des Widerstands besonders auf unerträgliche Beschämungen bezieht. Alle drei Formen der Scham, die Schamangst, die depressive Beschämtheit und das Schamgefühl als Reaktionsbildung, haben, so können wir Wurmser entnehmen, einen Objektpol und einen Subjektpol: Man schämt sich **vor jemandem**, **und** man schämt sich **für etwas**. Behandlungstechnisch ist eine subtile phänomenologische Analyse unterschiedlicher affektiver Zustände besonders deshalb wesentlich, weil dadurch die Möglichkeit einer analytischen Angabe dessen gegeben ist, was in diesem Augenblick **taktvoll** wäre. Ein taktvolles Vorgehen bei der Widerstandsanalyse ist dann nicht nur ein Ergebnis des Mitgefühls und der Intuition. Wir sehen in der heutigen Betonung der Gegenübertragung ein Anzeichen dafür, dass die Vielgestaltigkeit von Emotionen und Affekten ein erhöhtes Interesse findet.

Widerstand gegen Emotionen

Wir erläutern nun die Schutzfunktion des Widerstands noch an anderen Affekten. Krause (1983, 1988) und Moser (1978) haben an aggressiven Emotionen wie Ärger, Zorn, Wut und Hass gezeigt, dass diese in derselben Weise wie die Angst als innere Signale verwendet werden und Abwehrprozesse auslösen können. Gewiss können sich auch aggressive Emotionen zum Angstsignal summieren. Die Angsttheorie ist deshalb auch so bestechend elegant, sparsam und unifizierend. Freuds Genie hat wie Occams Rasiermesser gewirkt und einige zumindest partiell unabhängige affektive Signalsysteme dem Prototyp so untergeordnet, als wären sie Vasallen.

Es ist therapeutisch nicht ratsam, bevorzugt das Angstsignal zu beachten. Die behandlungstechnische Regel, andere Affektsignale in ihrer Eigenständigkeit gelten zu lassen, hat Moser durch folgende Argumente untermauert:

> Diese Affekte [Ärger, Zorn, Wut, Hass etc.] werden in derselben Weise wie Angst als innere Signale verwendet – immer vorausgesetzt, das affektive Erleben hat überhaupt den Entwicklungsstand eines inneren Meldesystems (Signalsystems) erreicht. Bei vielen neurotischen Entwicklungen (z. B. bei neurotischen Depressionen, Zwangsneurosen, charakterneurotischen Störungen) ist das aggressive Signalsystem ganz verkümmert oder schlecht ausgebildet. Es sind dies Patienten, die ihre aggressiven Impulse nicht spüren, sie infolgedessen auch nicht erkennen und in einen situativen Kontext einordnen können. Entweder zeigen sie aggressives Verhalten und bemerken es nicht (und vermögen es auch nachträglich nicht als solches zu sehen), oder sie reagieren auf Aggression auslösende Umweltstimuli mit einer emotionalen Aktivierung, analysieren sie andersartig und interpretieren sie z. B. als Angstsignale. Es vollzieht sich in diesem Falle ein »shifting« vom aggressiven in das Angstsignalsystem … In der Neurosenlehre sind diese Substitutionsprozesse unter den Bezeichnungen »Aggression als Angstabwehr« und »Angst als Aggressionsabwehr« als typische Affektabwehrmechanismen beschrieben worden. Es bestehen also gute Gründe, der Angstsignaltheorie eine »Aggressionssignaltheorie« zur Seite zu stellen. (Moser 1978, S. 236f.)

Waelder hat die Entwicklung der psychoanalytischen Technik anhand einer Reihe von Fragen beschrieben, die sich der Analytiker stellt.

- Zunächst lag ihm ständig die Frage im Sinn: »**Was sind die Wünsche des Patienten?** Was will er (unbewusst)?«
- Nach der Revision der Angsttheorie musste die alte Frage nach seinen Wünschen durch die Frage ergänzt werden: »**Und wovor hat er Angst?**«.
- Schließlich führten die Einblicke in unbewusste Abwehr- und Widerstandsprozesse zur drit-

ten Frage: »**Und wenn er Angst hat, was tut er dann?**« (Waelder 1963, S. 169–170; Hervorhebungen im Original).

Waelder stellte seinerzeit fest, dass bisher keine weiteren Aspekte zur Orientierung des Analytikers bei der Untersuchung des Patienten hinzugekommen seien.

Heutzutage ist es angezeigt, noch eine Reihe weiterer Fragen zu stellen, z. B.: Was tut der Patient, wenn er sich schämt, wenn er sich freut, wenn er überrascht wird, wenn er Trauer, Furcht, Ekel oder Wut empfindet? Das Ausdrucksgeschehen von Gemütsbewegungen variiert auf einer breiten Skala, dem unspezifische Erregungsstadien vorausgehen können. Emotionen und Affekte – wir verwenden die Bezeichnungen gleichbedeutend – können deshalb schon im undifferenzierten Vorstadium, sozusagen an der Wurzel, unterbrochen werden, aber sie können sich auch zur Angst aufsummieren. Behandlungstechnisch ist die breite Skala der Affekte im Auge zu behalten, weil die Benennung qualitativ verschiedener Gemütsbewegungen die Integration erleichtert bzw. die Summation erschwert oder abbaut.

Natürlich gab es zu allen Zeiten eine Reihe anderer Fragen, mit denen sich Waelder hier nicht befasst. Unter therapeutischen und dyadischen Gesichtspunkten – wir dürfen sie nicht aus dem Auge verlieren – stellt sich der Analytiker parallel viele Fragen, die einen gemeinsamen Nenner haben:

- Was tue ich, dass der Patient diese Angst hat und diesen Widerstand zeigt?
- Und vor allem: Was trage ich zu deren Überwindung bei?

Bei den hier diskutierten diagnostischen Überlegungen müssen die verschiedenen Affektsignale differenziert werden. Selbst ein so konservativer Analytiker wie Brenner (1982) lässt depressive Affekte neben den unlustvollen Angstaffekten als gleichberechtigte Auslöser von Konflikten gelten. Dass es fragwürdig ist, gerade den komplexen depressiven Affekten im Signalsystem eine Eigenständigkeit zuzuschreiben, ist für unsere Erörterung nicht wesentlich. Entscheidend ist vielmehr, die Lust-Unlust-Regulation und die Konfliktgenese in umfassender Weise zu begreifen und nicht auf die Angst zu beschränken, so wesentlich dieses prototypische Affektsignal auch ist.

Kommunikative Effekte der Widerstandsaffekte

Aufgrund seiner langjährigen Untersuchungen mit dem Facial Action Coding System von Ekman muss nach Krause (1983) der kommunikative Charakter von Affekten in der Theorie der Abwehrvorgänge (und des Widerstands) berücksichtigt werden. Die Bedeutung des emotionalen Ausdrucksverhaltens hatte Freud in seinen früheren Schriften von Darwin (1872) übernommen. In der späteren Triebtheorie wurden Affekte mehr und mehr als Abfuhr- bzw. Besetzungsprodukte angesehen. Der Trieb findet seine Repräsentanz in der Vorstellung und im Affekt, und er entlädt sich nach innen:

> Die Affektivität äußert sich wesentlich in motorischer (sekretorischer, gefäßregulierender) Abfuhr zur (inneren) Veränderung des eigenen Körpers ohne Beziehung zur Außenwelt, die Motilität in Aktionen, die zur Veränderung der Außenwelt bestimmt sind. (Freud 1915 e, S. 278)

Mit dieser Aussage hat Freud das Verhältnis von Trieb und Affekt in einseitiger Weise festgelegt: Affekte sind nun zu Triebabkömmlingen geworden, und ihr kommunikativer Charakter scheint verloren gegangen zu sein. Tatsächlich ist die Trieb-Affekt-Interaktion, wie wir Krauses origineller Übersicht entnehmen können, eine komplexe Angelegenheit, die nicht nur in einer Richtung – nämlich vom Trieb zum Affekt – abläuft. Wir befassen uns mit diesem komplizierten Problem nur insoweit, als das Verständnis des Widerstands davon betroffen ist.

Es hat selbstverständlich nachhaltige Auswirkungen auf die therapeutische Einstellung, wenn man Angst, Wut, Ekel, Scham – um einige Affektzustände zu nennen – einseitig auf Veränderungen im körperlichen Haushalt zurückführt. Denn damit wird die interaktionelle Entstehung von Ekel, Scham, Wut und Angst ebenso wie deren Signalfunktion vernachlässigt. Gerade diese kommunikativen Prozesse aber machen – wie Modell (1984) feststellte – die ansteckende Wirkung von Affekten verständlich, die Freud in Gruppenprozessen beobachtete. Die Wechselseitigkeit der Auslösung von Affekten im Mitmenschen, wobei ein verstärkendes oder abschwächendes Kreisgeschehen entsteht, bildet die Grundlage von Empathie. Deshalb wird dem Analytiker in der Therapie durch seine Einfühlung in den affektiven Zustand auch spürbar, dass Emotionen einen kommunikativen Charakter haben.

Die Zurückführung von Gefühlen und Affekten auf die dualistische Triebtheorie hat dazu geführt, Trieb mit Affekt, Libido mit Liebe und Aggression mit Feindseligkeit zu verwechseln, worauf besonders Blanck u. Blanck (1979) aufmerksam gemacht haben. Überträgt man diese Verwechslung behandlungstechnisch auf die Signalangst, so engt man auch die Wahrnehmungsfähigkeit für andere Affektsysteme ein.

In den psychoanalytischen Objektbeziehungstheorien gewinnt die Beachtung differenter Affekte und ihrer dyadischen Funktion in der Kommunikation an Boden. Die beziehungsregulierende Funktion der affektiven Kommunikation und die damit verbundene Schutzfunktion des Widerstands möchten wir durch das folgende Zitat erläutern. Krause beschreibt am Vorgang der sexuellen Interaktion die komplizierte Mischung von Affekten und Triebhandlungen, und er stellt fest:

> Ehe es zu einer terminalen Handlung sexueller Art zwischen zwei Personen kommt, müssen sie sicherstellen, dass sie überhaupt zusammenkommen, d. h. die Distanz zwischen den Partnern muss verkleinert und schließlich aufgehoben werden. Dies kann nur geschehen, wenn der Angstaffekt, der solche Vorgänge im allgemeinen begleitet, durch antagonistische Affekte der Freude, der Neugier, des Interesses und der Sicherheit übersteuert wird. Dies geschieht durch wechselseitige positive Affektinduktionen der Partner (Krause 1983, S. 1033).

Wir machen darauf aufmerksam, dass Krause von einer wechselseitigen positiven Affektinduktion und vom Abbau eines Angstaffekts spricht. Dass die terminale physiologische Handlung bei der Impotenz durch die unbewusste Kastrationsangst gestört werden kann oder Frigiditäten aufgrund einer unbewussten Beschämungsangst entstehen, steht nicht in Frage. Worum es geht, ist das Wechselspiel emotionaler Komponenten wie Sicherheit, Vertrauen, Neugier und Freude mit Wollust und Geilheit, also mit sexuellen Erregungen und Handlungen im engeren Sinn. Dieses Ineinandergreifen zielgerichteter, auf den Höhepunkt der Lust zustrebender Wünsche in positiver Rückkoppelung mit Emotionen wird in der Psychoanalyse i. Allg. auf das Schema ödipaler und prägenitaler Triebbefriedigungen und Objektbeziehungen verkürzt. Hierbei verliert man leicht die große Bandbreite qualitativ verschiedener Emotionen aus dem Auge. Balint (1935) hat als einer der ersten dieses Problem am Beispiel der Zärtlichkeit offen gelegt. Wahrscheinlich spielen die Objektbeziehungen und die Gegenübertragung in der gegenwärtigen Diskussion deshalb eine so hervorragende Rolle, weil sich mit diesen Begriffen genuine und qualitativ abgrenzbare emotionale Erfahrungen verbinden, die nicht in den Phasen der Libidoentwicklung aufgehen.

Triebabläufe und Affektsignale

Alltägliche psychoanalytische Erfahrungen zeigen, dass ein Widerstandsverhalten aufgegeben werden kann, wenn sich der Patient sicher fühlt und Vertrauen gefasst hat. Diese Erfahrungen befinden sich in Übereinstimmung mit psychoanalytischen Untersuchungen der Mutter-Kind-Interaktion. Wir nennen hier Bowlbys (1969) Befunde über das Anlehnungs- und Anklammerungsverhalten (»attachment«) und die Bedeutung des affektiven Austauschs mit der Mutter deshalb, weil Harlows (1958) Deprivationsversuche mit Affenkindern eine konvergierende Interpretation nahe legen.

Die Befriedigung des Hungers, des oralen Partialtriebs der Psychoanalyse, ist zwar die notwendige Voraussetzung zum Überleben, aber die emotionale Objektbeziehung ist unerlässliche Bedingung für die sexuelle Reifung. Affenkinder, die lange genug an Drahtattrappen (oder an einem Fellersatz) um den Kontakt mit der Affenmutter gebracht wurden, denen also das Objekt entzogen wurde, das eine Gefühlsbindung ermöglicht und damit, wie wir anthropomorphisierend sagen können, Sicherheit gewährt, können später keine sexuellen Handlungen mehr ausführen. Krause erklärt dies damit, dass durch die Deprivationen die für sexuelle Handlungen notwendigen Affekte der Sicherheit, des Vertrauens, der Neugier und der Freude in Gegenwart eines anderen Artgenossen nicht empfunden werden können. Es fehlt, so interpretierte Spitz (1973) diese Befunde, die Gegenseitigkeit, der Dialog.

Auf der anderen Seite kann durch süchtige Triebbefriedigung in Form von Vielessen ebenso wie in der exzessiven Masturbation ersatzweise affektive Sicherheit gesucht werden. Im Zusammenspiel von Triebabläufen und Affektsignalen kann es zu Kipp- oder Umschlagprozessen kommen, weshalb beispielsweise von der Angstabwehr durch Sexualisierung oder durch Regression auf orale Befriedigungsmuster gesprochen wird. Ihr Auftreten in vielen Krankheitsbildern, insbesondere den Essstörungen, ist unbestritten (Schulte u. Böhme-Bloem 1990).

Besonders eindrucksvoll ist es, wenn beispielsweise eine geradezu süchtige Übertragungsliebe auftritt, ohne dass vorher diagnostische Anhaltspunkte für eine Suchtstruktur vorlagen (Person 1985). Dann taucht die Frage auf, inwieweit der Patient ersatzweise durch exzessive Masturbation den Rückhalt an Sicherheit sucht, den er in der analytischen Situation deshalb nicht finden konnte, weil der Analytiker affektive Resonanz vermissen ließ. Häufig legen sich Psychoanalytiker eine übermäßige Zurückhaltung auf, weil sie Affektsignale mit der Angst in Verbindung bringen und diese wiederum auf Angst vor der Triebstärke zurückführen. Sieht man mit Modell (1984, S. 234) und Green (1977) in Affekten statt Triebabkömmlingen die Träger von Bedeutungen, kann sich die Resonanzfähigkeit des Analytikers freier entfalten, weil Erwiderung nicht mit Befriedigung gleichzusetzen ist.

Affekt und Kognition

Die triebtheoretische Aufteilung in die affektive und die kognitive Repräsentanz lehnte sich an therapeutische Erfahrungen an, die gezeigt hatten, dass affektloses Erinnern fast immer völlig wirkungslos ist;

> der psychische Prozess, der ursprünglich abgelaufen war, muss so lebhaft als möglich wiederholt, *in statum nascendi* gebracht und dann »ausgesprochen werden«(Freud 1895 d, S. 85; Hervorhebung im Original).

In der Theorie der Widerstands- und Abwehrprozesse fand diese Beobachtung ihren Niederschlag in der Annahme einer Aufspaltung von Affekten und Vorstellungen. Die Bedeutung der Spaltungsprozesse liegt aber u. E. nicht darin, dass der Trieb zweifach, nämlich als Vorstellung und als Affekt repräsentiert ist, so als läge eine Art von natürlicher Spaltung vor. Vielmehr sind die interaktionellen affektiven Prozesse zugleich kognitiver Natur, weshalb man auch sagen kann, dass das Ausdrucksverhalten an das Verstehen von Affekten gebunden ist. Freilich kann die Einheit von Affekt und Kognition, von Gefühl und Vorstellung verloren gehen. Welche Affekte an der Konfliktgenese und an der Störung des Sicherheits- und Selbstgefühls auch beteiligt sein mögen, in jedem Fall hat sich im Bereich von Symptomen ein Gleichgewicht gebildet, das sich bei Wiederholungen stabilisiert.

Jedermann weiß, wie schwierig es ist, Gewohnheiten, die einem zur zweiten Natur geworden sind, zu verändern. Patienten suchen zwar im Bereich ihres Leidens eine Veränderung, möchten aber die in ihnen gebundenen zwischenmenschlichen Konflikte möglichst unberührt lassen. Deshalb wird um die Beziehungskonflikte des Übertragungswiderstands in seinen verschiedenen Formen so hart gekämpft. Denn die erreichten Anpassungen haben, wenn auch mit erheblichen Einbußen, eine gewisse Sicherheit mit sich gebracht. Der Vorschlag von Caruso (1972), statt von Abwehrmechanismen von Austauschmechanismen im zwischenmenschlichen Feld zu sprechen, ist deshalb ebenso einleuchtend wie die interaktionelle Interpretation der Abwehrvorgänge durch Mentzos (1976).

Die Abwehrvorgänge schränken den affektiven und kognitiven Austausch ein oder unterbrechen ihn. Durch Definition ist zwar festgelegt, dass sich die Verleugnung als Abwehrvorgang mehr nach außen und die Verdrängung mehr nach innen auswirkt. Aber hierbei handelt es sich um graduelle Unterschiede: Wo Verleugnung und Verneinung auftreten, findet man auch Verdrängung bzw.

ihre Manifestationsformen. Wir betonen die adaptive Funktion des Widerstands besonders deshalb, weil dem widerstrebenden, gegen die Behandlung gerichteten Verhalten von Patienten häufig eine abwertende Bedeutung gegeben wird. Geht man davon aus, dass Patienten mit Hilfe ihres Widerstands die für sie selbst bestmöglichen Konfliktlösungen erreicht haben und damit ihr Gleichgewicht aufrechterhalten, wird man der therapeutischen Aufgabe, die günstigsten Bedingungen für den Abbau dieser Widerstände zu schaffen, besser gerecht.

Patienten können sich ihre Gefühle für den Analytiker nicht eingestehen, sei es aus Selbstachtung oder aus Angst vor ihm. Die alltagspsychologische Bedeutung dieses narzisstischen Schutzes verdeutlicht ein Aphorismus von Stendhal:

> Man muss sich wohl hüten, seine eigene Neigung zu jemandem eher zu verraten, als bis man sicher ist, dass man Teilnahme erregte. Man weckt sonst Widerwillen, der das Aufkommen der Liebe für immer vereitelt und höchstens im Groll der verletzten Eigenliebe Heilung findet (Stendhal 1920, S. 70).

Wann kann ein Patient sich dessen sicher sein, dass er Teilnahme erweckt hat? Wie kann er feststellen, dass er keinen Widerwillen ausgelöst hat? Diese Fragen muss der Analytiker beantworten können, wenn er auf fruchtbare Weise den Übertragungswiderstand bearbeiten will. Der Aphorismus verweist aber auch auf die wichtige Funktion der nonverbalen, eher dem Vorbewussten verhafteten Kommunikation für das Entstehen von Beziehungsgefühlen, sei es Liebe oder Widerstand. In diesem Zusammenhang ist es aufschlussreich, dass Eriksons Beschreibung des Identitätswiderstands, dem alle speziellen Widerstandsformen untergeordnet werden könnten, in der Psychoanalyse nur geringen Widerhall gefunden hat. Wahrscheinlich hängt dies mit der starken psychosozialen Orientierung Eriksons zusammen. Denn die Bindung des Widerstands an das Sicherheitsgefühl (Sandler 1960) oder an das Selbstgefühl (Kohut 1971) zur Vermeidung von Kränkungen sind vom Identitätswiderstand nicht allzu weit entfernt.

4.3 Verdrängungs- und Übertragungswiderstand

Die Funktion und Ausdrucksformen

Am Verdrängungswiderstand hat Freud prototypisch die Wirkung von erschlossenen Abwehrmechanismen erläutert, deren Hauptvertreter er auch nach der Systematisierung der Theorie von den Abwehrmechanismen durch A. Freud geblieben ist. Wir können also die Funktion der auf Abwehrmechanismen zurückgehenden Widerstandsformen mit Sandler et al. (1973) wie folgt beschreiben: Der Patient schützt sich damit vor Triebregungen, Erinnerungen und Gefühlen,

> deren Auftauchen in seinem Bewusstsein einen schmerzlichen Zustand oder die Gefahr eines solchen Zustandes hervorrufen würde. Der Verdrängungswiderstand kann auch als Ausdruck des »primären Krankheitsgewinnes« der Neurose gesehen werden, insofern die neurotischen Symptome Gebilde sind, die die letzte Zuflucht auf der Suche nach Schutz vor dem Bewusstwerden peinlicher oder schmerzlicher Inhalte darstellen. Der Prozess des freien Assoziierens in der Analyse schafft für den Patienten eine ständige potentielle Gefahrsituation, weil dieser Prozess auf das Verdrängte wie ein Stimulus wirkt und dadurch wiederum der Verdrängungswiderstand mobilisiert wird. Je näher das Verdrängte dem Bewusstsein kommt, umso stärker wird der Widerstand, es ist die Aufgabe des Analytikers, durch seine Deutungen das Bewusstwerden solcher Inhalte in einer Form zu ermöglichen, die der Patient ertragen kann (S. 68–69).

Wir wollen anhand dieses Zitats nochmals hervorheben, dass die Annahme unbewusster oder vorbewusster Abwehrvorgänge durch Beobachtungen an der Oberfläche des Erlebens und Verhaltens nahe gelegt wird. Die Art der Selbsttäuschung, der Entstellung, der Verkehrung, kurz der Abwandlung und Unterbrechung, wird zunehmend sichtbar, je näher der Patient im Schutz der analytischen Situation an den Ursprung seiner Gefühle gelangt.

Damit ist Echtheit des Erlebens verbunden. Deshalb wird oft die Oberfläche des Charakters als Fassade oder gar als **Charakterpanzer** (Reich 1933) bezeichnet. Diese negative Bewertung der Oberfläche kann die Selbstbehauptung des Patienten, der diese Einschätzung zunächst nicht teilen kann, verstärken, also den Widerstand erhöhen. Darin sind ungünstige Auswirkungen der von Reich eingeführten Charakteranalyse zu sehen.

Reichs Systematik, die das Form-Inhalt-Problem thematisiert, sollte natürlich nicht an ihren negativen Auswüchsen gemessen werden. Denn die Entdeckung Reichs (1933, S. 65) dass sich der Charakterwiderstand »nicht **inhaltlich**, sondern **formal** in typischer gleich bleibender Weise im allgemeinen Gehabe, in Sprechart, Gang, Mimik und besonderer Verhaltensweise« äußert (Hervorhebungen durch die Autoren), ist von der libidoökonomischen Erklärung des Charakterpanzers unabhängig. Reich hat scharfsichtig das indirekte affektive Ausdrucksverhalten beschrieben, das sich gegen jeden Widerstand irgendwo durchsetzt.

Der Affekt taucht im mimisch-expressiven Bereich auf, sein kognitiver bzw. Phantasieanteil verändert sich, indem er zeitlich abgetrennt oder verdrängt wird. Diese Prozesse bezeichnen wir als Isolierung oder Spaltung. Reich hat gezeigt, dass Abwehrvorgänge auf verschiedene Weise den Affekt von seiner kognitiven Repräsentanz abkoppeln und verändern. Wir stimmen Krause zu, wenn er sagt, dass die Reichsche Sichtweise theoretisch nicht weitergetrieben wurde, und wenn er fortfährt:

> Damit verschwand auch der Einfluss der Darwinschen Affekttheorie auf die Psychoanalyse. Dies lag daran, dass Freud aus der neurologischen Zeit her Affekt nur als motorische Abfuhr zur inneren Veränderung des eigenen Körpers sehen konnte und den sozial-expressiven Anteil des Affektes und seine Verbindung zur Willkürmotorik ignorierte. In der Folge davon wurde übersehen, dass die Affektsozialisierung teilweise über eine automatisierte Dauerkontrolle des motorisch-expressiven Systems geschieht, dass nur so der Affekt am Entstehen gehindert wird und dass dies über weite Strecken gelingen kann, ohne dass es zu einer unbewussten Phantasie kommen muss. (Krause 1985, S. 281f.)

Systematisierung

In den 30er-Jahren war das klinische Wissen so angewachsen, dass eine Systematisierung möglich und nötig wurde. Konnte Freud sich 1926 noch auf die Nennung des Prototyps, nämlich des Verdrängungswiderstands (1926 d), beschränken, war es nach 1936 geboten, in Anlehnung an A. Freuds Aufzählung der Abwehrmechanismen von

- Regressionswiderstand,
- Isolierungswiderstand,
- Projektionswiderstand,
- Introjektionswiderstand oder vom
- Widerstand durch Ungeschehenmachen,
- Widerstand durch Wendung gegen die eigene Person,
- Widerstand durch Verkehrung ins Gegenteil, Sublimierung und
- Widerstand durch Reaktionsbildung zu sprechen.

Tatsächlich hat sich Reich in seiner Charakteranalyse hauptsächlich an den Reaktionsbildungen als Widerstand orientiert. Die Diagnostik der Reaktionsbildungen ist eine wesentliche Hilfe für die Einschätzung des Widerstands in der therapeutischen Situation, was in einer kritischen Aufarbeitung der psychoanalytischen Charakterologie durch Hoffmann (1979) belegt wird. Wir erinnern an die Widerstandsformen, die mit den Reaktionsbildungen des oralen, analen und phallischen Charakters einhergehen.

Nach der Definition von Sandler et al. (1973) ist der Übertragungswiderstand

> zwar seinem Wesen nach dem Verdrängungswiderstand ähnlich, hat aber die besondere Eigenschaft, dass er die infantilen Regungen und den Kampf gegen diese in direkter oder abgewandelter Form in der Beziehung zur Person des Analytikers zur Darstellung bringt … Die analytische Situation hat psychisches Material in Form einer aktuellen Realitätsentstellung wiederbelebt, das verdrängt oder sonst wie bear-

> beitet worden war (beispielsweise durch Abfuhr in das neurotische Symptom). Diese Wiederbelebung der Vergangenheit in der analytischen Situation führt zum Übertragungswiderstand (S. 69).

Die **Entdeckungsgeschichte** des Übertragungswiderstands beim Versuch des freien Assoziierens ist noch immer lehrreich (Freud 1900a, S. 537; 1905e, S. 282; 1912b, S. 366ff.). Dort wird eine Assoziationsstörung beschrieben, die dann auftritt, wenn der Patient unter die Herrschaft eines Einfalls kommt, der sich mit der Person des Arztes beschäftigt. Je intensiver sich der Patient mit der Person des Arztes befasst – was natürlich auch von der Zeit abhängig ist, die man einem Patienten widmet – desto mehr werden auch die unbewussten Erwartungen belebt. Die Hoffnung auf Heilung verknüpft sich mit Sehnsüchten nach Wunscherfüllungen, die nicht zu der sachlichen Arzt-Patient-Beziehung passen. Kommt es also zur Übertragung unbewusster, bereits in der Beziehung zu bedeutungsvollen anderen Menschen verdrängter Wünsche auf den Analytiker, dann können die stärksten Widerstände gegen weitere Mitteilungen hervorgerufen werden, die sich beispielsweise in Verschweigen oder Schweigen äußern.

Widerstand gegen das Bewusstwerden der Übertragung

Wir möchten hervorheben, dass der Übertragungswiderstand als Widerstand **gegen** die Übertragung entdeckt wurde und als solcher von jedem Analytiker bereits im Erstgespräch mit Patienten immer wieder aufs Neue beobachtet werden kann. Warum aber machen wir von einer alltäglichen Geschichte soviel Aufheben, indem wir unterstreichen, dass die primären Beobachtungen als Widerstand gegen die Übertragung aufzufassen sind?

Die behandlungstechnische Regel, von der Oberfläche in die Tiefe voranzuschreiten, bedeutet ja nichts anderes, als den Widerstand gegen die Übertragung **vor** den übertragenen Vorstellungen und Affekten und ihren kindlichen Vorgestalten zu deuten. Vor jeder rigiden und absoluten Anwendung der Regel warnend, hat besonders Glover (1955, S. 121) hervorgehoben, dass wir es **im Allgemeinen** zunächst mit dem Widerstand gegen die Übertragung zu tun haben. Wir legen mit Stone (1973) und Gill (1979) großen Wert darauf, aus der Phänomenologie der Übertragungen den Widerstand gegen die Übertragung und insbesondere gegen das Bewusstwerden der Übertragung terminologisch abzugrenzen. Den Leser hoffen wir auch davon überzeugen zu können, welcher Vorteil in der umständlichen Formulierung »Widerstand gegen das Bewusstwerden der Übertragung« liegt, wenn wir, Stone folgend, im Verhältnis zwischen Widerstand und Übertragung drei Aspekte unterscheiden:

> Unter der Voraussetzung ausreichenden behandlungstechnischen Könnens wird der proportionale Anteil der drei Bereiche zueinander bei jedem Patienten entsprechend der Schwere seiner Psychopathologie variieren. Erstens der Widerstand gegen das Bewusstwerden der Übertragung und dessen subjektive Bearbeitung in der Übertragungsneurose. Zweitens der Widerstand gegen die dynamische und genetische Zurückführung der Übertragungsneurose und die Übertragungsbindung selbst, nachdem sie bewusst geworden ist. Drittens die Art und Weise, wie der Analytiker ... im Erleben des Patienten dargestellt wird, und zwar sowohl als Objekt seines Es als auch als externalisiertes Über-Ich ... (Stone 1973, S. 63; Übersetzung durch die Autoren)

Aus der schillernden Bedeutungsvielfalt des Widerstandsbegriffs den Widerstand gegen das Bewusstwerden der Übertragung hervorzuheben, halten wir – wie gesagt – behandlungstechnisch für besonders wesentlich.

Es wird damit zum Ausdruck gebracht, dass Übertragungen im weitesten Sinne des Wortes die primären Gegebenheiten sind. Das kann gar nicht anders sein, weil der Mensch als soziales Wesen geboren wird. Ein Widerstand kann sich nur gegen etwas schon Vorhandenes richten, also gegen die Beziehung. Es ist klar, dass wir hierbei von einem umfassenden Verständnis der Übertragung als Beziehung ausgehen. Indem der Analytiker dem Patienten da und dort zeigt, wo sich ein Vermeiden, ein Zögern, ein Vergessen gegen eine – tiefere – Objektbeziehung richtet, differenziert sich das Feld.

Behält man die adaptive Funktion im Auge, verringert sich die Gefahr, dass Widerstandsdeutungen als Vorwürfe erlebt werden. Deshalb ist es auch günstig, schon in der Anfangsphase der Therapie Vermutungen darüber zu äußern, wogegen sich der Widerstand richten könnte und wie sich reflexartige Anpassungen bilden. Im Sinne der von Stone schematisierten Schritte ist es wesentlich, mit welcher Geschwindigkeit man vom Hier und Jetzt zum Damals und Dort, von der Gegenwart in die Vergangenheit zurück schreitet. Die Bearbeitung des Verdrängungswiderstands vollzieht sich allemal in der Gegenwart. Im mehrfachen Vergleich zwischen der Retrospektion des Patienten und der Sichtweise des Analytikers und in der Entdeckung, dass der Patient in der therapeutischen Situation Analogieschlüsse zieht, weil er eine Wahrnehmungsidentität herstellen möchte, wo Neues wahrgenommen werden könnte, liegt das therapeutische Potenzial: Mit der Aneignung unbewusster Erinnerungen tritt eigenartigerweise auch eine Distanzierung von der Vergangenheit ein.

Zu diesem tief greifenden affektiven und kognitiven Differenzierungsprozess trägt der Analytiker schon allein dadurch bei, dass er anders ist als die Vergleichspersonen – neben den vielen Ähnlichkeiten, die sich situativ auch durch die Gegenübertragung verstärken können. Er regt die Unterscheidungsfähigkeit des Patienten an, indem er Gefühle und Wahrnehmungen beim Namen nennt. Um nicht missverstanden zu werden: Der Widerstand gegen die Übertragung wird nicht als solcher benannt oder gar definiert; ganz im Gegenteil, es ist zu empfehlen, alle Worte zu vermeiden, die einen Platz in der psychoanalytischen Theoriesprache einnehmen. Es ist wesentlich, mit dem Patienten in seiner Sprache zu sprechen, um damit einen Zugang zu seiner Welt zu finden. Und dies gilt nicht für schwer gestörte schizophrene Patienten, wie Parker (1962) aufzeigt.

Nichtsdestoweniger verleiht der Analytiker den Gefühlen von Hass und Liebe beispielsweise eine ödipale Bedeutung, wenn er sie in diesem Kontext benennt, und das Gleiche gilt für alle anderen Widerstands- und Übertragungsformen und Inhalte. Welche Übertragungen und welche Widerstände im Hier und Jetzt entstehen, hängt gemäß unseren in ▶ Kap. 2 gegebenen Begründungen ganz wesentlich von der Behandlungsführung des Analytikers ab. Ob aus dem anfänglichen Widerstand gegen das Bewusstwerden der Übertragung ein Übertragungswiderstand in dem Sinne wird, dass der Patient in der Beziehung zum Arzt nur etwas wiederholen möchte, anstatt zum Erinnern und Durcharbeiten zurück- und voranzuschreiten, und ob sich dieser Übertragungswiderstand zur Übertragungsliebe und zur erotisierten Übertragung auswächst, um im phasenhaften Wechsel oder gar endgültig in eine negative Übertragung umzuschlagen – diese Schicksale des Übertragungswiderstands sind dyadischer Natur, was immer die Psychopathologie des Patienten dazu beigesteuert haben mag. Im Hinblick auf diese weiteren Übertragungswiderstände erweist es sich, so hoffen wir, als vorteilhaft, dass wir mit dem Widerstand gegen das Bewusstwerden der Übertragung begonnen haben. Diese Widerstandsform begleitet die ganze Behandlung, weil jede Konflikt- oder Problembearbeitung in der therapeutischen Situation zu einem Widerstand führen kann.

Wir haben in ▶ Kap. 2 die wichtigsten Bedingungen aufgeführt, die u. E. aus heutiger Sicht erfüllt werden müssen, um mit Freud (1923a, S. 223) sagen zu können, dass die Übertragung »in den Händen des Arztes zum mächtigsten Hilfsmittel der Behandlung« wird. Im Hinblick auf die Übertragungswiderstände können wir Freud dahingehend paraphrasieren, dass es für die Dynamik des Heilungsvorgangs eine kaum zu überschätzende Rolle spielt, welchen Einfluss der Analytiker auf Entstehung und Verlauf der drei typischen Übertragungswiderstände nimmt, die wir in diesem Abschnitt abgehandelt haben:

- den Widerstand gegen die Übertragung und die Übertragungsliebe
- sowie ihre Steigerungsform als erotisierte Übertragung
- ebenso wie deren Umschlag ins Gegenteil, nämlich in die negative, d. h. aggressive Übertragung

4.4 Es- und Über-Ich-Widerstand

Wir haben in der Einleitung zu diesem Kapitel (▶ Abschn. 4.1) Freuds Typologie der fünf Widerstandsformen im Gefolge seiner Revision der Angsttheorie und im Kontext der Strukturtheorie beschrieben. Die Beobachtung masochistischer Phänomene und die Interpretation schwerer Selbstbestrafungen veranlassten Freud zur Annahme unbewusster Ich-Anteile. Insofern bereicherte die Konzeption des Über-Ich-Widerstands das analytische Verständnis unbewusster Schuldgefühle und negativer therapeutischer Reaktionen wesentlich. Die psychosexuelle und psychosoziale Entstehungsgeschichte des Über-Ich und der Idealbildungen und die Beschreibung von Identifikationsprozessen im Leben des Einzelnen und in Gruppen, wie sie Freud in den Schriften *Das Ich und das Es* (1923 b) und *Massenpsychologie und Ich-Analyse* (1921 c) beschrieben hat, machen den Über-Ich-Widerstand psychologisch verständlich. Durch psychoanalytische Untersuchungen wurde in den letzten Jahrzehnten eine große Zahl unbewusster Motive für das Auftreten negativer therapeutischer Reaktionen entdeckt. Wegen der Bedeutung dieser Erkenntnisse für die Behandlungstechnik widmen wir der negativen therapeutischen Reaktion einen eigenen Abschnitt. Zuvor wollen wir versuchen, den Leser mit Freuds theoretischen Erklärungen des Es- und des Über-Ich-Widerstands vertraut zu machen.

Erklärungen Freuds

Die klinischen Phänomene, die zum Es-Widerstand gehören, sind bereits benannt worden. Es handelt sich um die negative und um die erotisierte Übertragung, sofern diese zu einem unauflösbaren Widerstand werden. Dass manche Patienten weder ihren Hass, noch ihre Übertragungsliebe aufzugeben bereit oder in der Lage sind, führte Freud, wie wir sogleich darstellen werden, auf bestimmte Eigenschaften des Es zurück, die sich nach seiner Auffassung auch im Über-Ich niederschlagen. In ihrem klinischen Erscheinungsbild haben der Es-Widerstand und der Über-Ich-Widerstand freilich nur eines gemeinsam: die Erschwerung oder Verhinderung des Heilungsvorgangs. Freud war aufgefallen, dass neben dem Ich-Widerstand als Schutzmaßnahme, also neben dem Verdrängungswiderstand und dem Widerstand aufgrund des sekundären Krankheitsgewinns (▶ Abschn. 4.5), jene schwer verständlichen Widerstandsformen auftreten, die wir in diesem Abschnitt abhandeln. Die erotisierte Übertragung und die negative therapeutische Reaktion führte Freud nun auf das Widerstreben der Triebe gegen ihre Ablösung von ihren früheren Objekten und Wegen der Libidoabfuhr zurück. Wir wenden uns zunächst den Erklärungen Freuds zu, die er für scheinbar refraktäre erotisierte Übertragungsverliebtheiten und unkorrigierbare negative Übertragungen gab.

Der Leser wird überrascht sein, dass wir Es- und Über-Ich-Widerstand in einem Abschnitt abhandeln. Denn Es und Über-Ich liegen nach der Instanzenlehre an entgegengesetzten Polen. Freilich sind diese beiden Pole durch die von Freud angenommene Triebnatur des Menschen miteinander verbunden. Wegen dieser Verbindung führte Freud die phänomenologisch verschiedenartigen Es- und Über-Ich-Widerstände auf die gleiche Wurzel zurück. Im Auftreten der negativen therapeutischen Reaktion und der unüberwindbaren Übertragungsliebe sah Freud letztlich biologische Kräfte am Werk, die sich in der Analyse ebenso wie im Leben des Einzelnen als Wiederholungszwang manifestieren.

Zwar suchte Freud als Therapeut bis zuletzt auch nach den seelischen Ursachen für maligne Übertragungen und Regressionen. In der Spätschrift *Die endliche und die unendliche Analyse* (1937 c) diskutiert er das Problem der Zugänglichkeit latenter Konflikte, solange diese durch die Lebenssituation zum Zeitpunkt der Therapie ungestört schlummern, und er geht dort auch kurz auf den Einfluss ein, den die Persönlichkeit des Analytikers auf die analytische Situation und auf den Behandlungsprozess haben kann. Aber die psychologische Erklärung von Erfolgen und Misserfolgen, die Klärung kurativer Faktoren, wie sie innerhalb der analytischen Situation wirksam werden können, war an die Peripherie seines Interesses gerückt. Aus der Beobachtung der Wiederkehr von Hass und Liebe, von erotisierter Übertragung und negativer Übertragung als scheinbar unabwendbare Wiederholungen erwuchsen Freuds naturphilosophische Spekulationen über die triebökonomische Grundlage des Es-Widerstands und des Über-Ich-Widerstands.

Die beiden dunklen Es- und Über-Ich-Widerstände schienen sich der tiefenpsychologischen Erklärung zu entziehen. Die Dunkelheit erhellte sich für Freud durch eine Faszination, die sie zugleich besiegelte, nämlich durch die Annahme des Wiederholungszwangs, dessen Grundlage in der konservativen Natur der Triebe gesucht wurde. Die Annahme eines Todestriebs als Bedingung des Wiederholungszwangs war jene Verdunkelung, die sich über die Entdeckung des Über-Ich-Widerstands legte, ebenso wie der Es-Widerstand wegen der konservativen Natur der Triebe unauflösbar schien.

Wir haben erwähnt, dass verschiedene Phänomenbereiche durch den Es- bzw. Über-Ich-Widerstand abgedeckt werden, und es ist uns bekannt, dass Freud ihnen auch unterschiedliche triebökonomische Grundlagen zuschreibt. Der Veränderung des Es-Widerstands **beim Durcharbeiten** (▶ Kap. 8) räumte Freud noch eine größere Chance ein, als der Veränderung des Über-Ich-Widerstands. Im einen Fall geht es – Freud zufolge – mehr um die Auflösung libidinöser Bindungen, die an der Trägheit der Libido scheitert, im anderen Fall um den Kampf gegen die Auswirkungen des Todestriebes. Den gemeinsamen Nenner beider Widerstandsformen suchte Freud in der konservativen Natur des Triebes, und er glaubte, ihn dort auch finden zu können: in der »Klebrigkeit« (1916–17, S. 360), in der »Trägheit« (1918b, S. 151) oder »Schwerbeweglichkeit« (1940a, S. 108) der Libido. Statt mit Hilfe von Erinnerung und Realitätsprinzip auf Befriedigung der erotisierten Übertragung zu verzichten, sucht der Patient nach Freuds Auffassung wegen der Klebrigkeit der Libido die Wiederholung. Und der Hass, die negative Übertragung, ergibt sich aus der Enttäuschung.

Der Patient bringt sich also in Situationen, in denen er nach Freuds Auffassung alte Erfahrungen wiederholt, ohne sich der libidinösen Objekte als Vorbilder seiner Liebe und seines Hasses erinnern zu können. Er hält vielmehr daran fest, dass sich alles in der Gegenwart abspielt: nicht Vater/Mutter wurden geliebt/gehasst. Der Analytiker ist das Objekt von Liebe und Hass, die in der Vergangenheit Vater und Mutter gegolten haben. Diese Wiederholungen bewegen sich innerhalb des Lustprinzips: die enttäuschte Liebe ist das A und O. Beim Wiederholungszwang im Sinne des Über-Ich-Widerstands ist eine andere, negative Kraft am Werk: die vom Todestrieb abgeleitete Aggression.

Wiederholungszwang

Um dem Leser den Zugang zu diesen komplizierten Problemen zu erleichtern, werden wir nun in Anlehnung an Cremerius (1978) die Entdeckung des Wiederholungszwangs beschreiben. Dann erläutern wir an der sogenannten negativen therapeutischen Reaktion die immensen Erweiterungen des genuin analytischen Verständnisses dieses Phänomens wie des Wiederholungszwangs überhaupt, wenn man sich von Freuds metapsychologischen Spekulationen befreit.

Die Phänomenologie des Wiederholungszwangs bezieht sich darauf, dass Menschen mit schicksalhafter Zwangsläufigkeit immer wieder in ähnliche und unangenehme Lebenssituationen hineingeraten. In *Jenseits des Lustprinzips* beschreibt Freud (1920 g) an der Schicksalsneurose und an der traumatischen Neurose die Macht des Wiederholungszwangs. Die Gemeinsamkeit zwischen beiden sah Freud darin, dass sich in der Lebensgeschichte mancher Menschen Zustände des Leidens scheinbar zwangsläufig einstellen. Traumatische Erlebnisse können über Jahre hinweg das Denken und Fühlen eines Menschen in Besitz nehmen, obwohl sie der Vergangenheit angehören. Es ergeben sich dann scheinbar schicksalhaft immer wieder ähnliche, leidvolle und unverschuldete Konstellationen typischer zwischenmenschlicher Enttäuschungen und Katastrophen.

Nun hat Freud gerade aufgrund der Wiederkehr traumatischer Ereignisse im Traum eine sehr plausible psychologische Theorie vorgelegt, die sich an der Problemlösung orientiert. Auch die Behandlung von Patienten mit traumatischen Neurosen zeigt, wie hier die Wiederholung gleichsam im Dienste des Ich mit dem Ziel erfolgt, die traumatische Erfahrung des Kontrollverlusts durch Wiederholung zu meistern. In der Therapie aktualisiert der Patient diese traumatische Erfahrung mit dem Ziel, die begleitenden schmerzlichen Affekte loszuwerden, und in der Hoffnung, dass der Analytiker sie stellvertretend für ihn bewältigen kann.

Der Wiederholungszwang lässt sich somit als ein Versuch verstehen, die traumatische Erfahrung in einen interpersonalen Zusammenhang einzubinden, um sie auf diesem Wege psychisch integrieren zu können. Wir gehen darauf in ► Kap. 5, das den Traum zum Thema hat, näher ein. In der Einführung (► Kap. 1) haben wir bereits auf die prinzipielle Bedeutung der Problemlösung als Orientierungsrahmen der Behandlungstechnik aufmerksam gemacht. Nichts liegt näher, als auch in den scheinbar unverständlichen und zwangsläufigen Schicksalsneurosen die Manifestation unbewusster, also seelischer Verhaltensmuster zu sehen.

Freuds psychoanalytische Untersuchungen schienen aber an diesem Punkt nicht weiterzuführen: Die negative therapeutische Reaktion wurde zum entscheidenden Indizienbeweis für die Annahme eines sich letztlich vom Todestrieb ableitenden Über-Ich-Widerstands. Wir haben zwar der Kürze wegen einige Argumentationsschritte übersprungen, aber Freud gelangte zu dieser Schlussfolgerung und ist bei ihr bis zuletzt geblieben: »Es kann keine Rede davon sein«, heißt es im posthum veröffentlichten *Abriss der Psychoanalyse* (1940a, S. 71–72), »den einen oder anderen Grundtrieb auf eine der seelischen Provinzen einzuschränken, sie müssen überall anzutreffen sein.« In dieser Aussage setzt sich die frühere Annahme fort, dass das Über-Ich bei der Entmischung von Lebens- und Todestrieb den letzteren in Reinkultur darstelle (1923b, S. 283).

4.4.1 Die negative therapeutische Reaktion

In der Krankengeschichte des Wolfsmannes beschrieb Freud (1918b, S. 100) folgende Beobachtung als »passagere negative Reaktion«:

> ... nach jeder einschneidenden Lösung versuchte er für eine kurze Weile deren Wirkung durch eine Verschlechterung des gelösten Symptoms zu negieren. Man weiß, dass Kinder sich ganz allgemein ähnlich gegen Verbote benehmen. Wenn man sie

Box

Die Entdeckung unbewusster Schuldgefühle, der negativen therapeutischen Reaktion sowie insgesamt des Über-Ich-Widerstands stand am Anfang der Theorierevision Freuds. Da wesentliche Teile des Ich unbewusst sind, lag es nahe, die topographische Einteilung in Unbewusstes, Vorbewusstes und Bewusstes durch die **Strukturtheorie** zu ersetzen. Ungefähr gleichzeitig wurden dem Dualismus von Todes- und Lebenstrieb neue Inhalte gegeben. In der konservativen Natur der Triebe, sei es in der Trägheit der Libido, sei es im Todestrieb mit seinem Drang nach Rückkehr ins Unbelebte, wurden nun die Ursachen des **Wiederholungszwangs** gesehen und gesucht. Die Verbindung dieser neuen – dualistischen – Triebtheorie mit der Strukturtheorie schien zu erklären, warum der Es-Widerstand, die unauflösbare erotisierte Übertragung – ebenso wie der Über-Ich-Widerstand – wegen der Besetzung der unbewussten Über-Ich-Bereiche mit destruktiven Triebanteilen der psychoanalytischen Therapie trotzen.

Im Rückblick kann man nicht umhin festzustellen, dass gerade die **triebtheoretischen** Erklärungen des Es- und Über-Ich-Widerstands die therapeutische Nutzbarmachung und das **tiefenpsychologische** Verständnis des unbewussten Schuldgefühls wie auch der negativen therapeutischen Reaktion verzögert haben.
Nicht dass die Überwindung dieser Widerstandsformen eine einfache Sache wäre! Aber erst die naturphilosophischen Spekulationen machen den behandelnden Analytiker zum Don Quichote, der aus Windmühlenflügeln die Riesen macht, gegen die er vergeblich anzukämpfen versucht. Ebenso wenig brauchen wir uns wie Sisyphos zu fühlen; denn auch die kaum beachtete phänomenologische und psychoanalytische Interpretation des Sisyphos-Mythos durch Lichtenstein (1935) kann aus der Sackgasse pseudobiologischer Annahmen über den Wiederholungszwang herausführen.

angefahren hat, weil sie z. B. ein unleidliches Geräusch produzieren, so wiederholen sie es nach dem Verbot noch einmal, ehe sie damit aufhören. Sie haben erreicht, dass sie anscheinend freiwillig aufgehört und dem Verbot getrotzt haben.

In Analogie zur Erziehung spricht Freud hier von Verboten, denen Kinder durch ihr Verhalten trotzen. Wesentlich scheint uns zu sein, dass sich nach einer einschneidenden Lösung eine Verschlechterung des davon betroffenen Symptoms einstellt und Freud das trotzige und negierende Verhalten als Ausdruck von **Eigenständigkeit** betrachtet. Die Lösung wurde eben gemeinsam gefunden – das freiwillige Aufhören ist hingegen Ausdruck der Selbstbehauptung, des Alleinkönnens. Auch in der späteren umfassenden Definition stellt Freud die therapeutische Beziehung in den Mittelpunkt, wenn er folgende Beobachtung anführt:

> Es gibt Personen, die sich in der analytischen Arbeit ganz sonderbar benehmen. Wenn man ihnen Hoffnung gibt und ihnen Zufriedenheit mit dem Stand der Behandlung zeigt, scheinen sie unbefriedigt und verschlechtern regelmäßig ihr Befinden. Man hält das anfangs für Trotz und Bemühen, dem Arzt ihre Überlegenheit zu bezeugen. Später kommt man zu einer tieferen und gerechteren Auffassung. Man überzeugt sich nicht nur, dass diese Personen kein Lob und keine Anerkennung vertragen, sondern dass sie auf die Fortschritte der Kur in verkehrter Weise reagieren. Jede Partiallösung, die eine Besserung oder zeitweiliges Aussetzen der Symptome zur Folge haben sollte und bei anderen auch hat, ruft bei ihnen eine momentane Verstärkung ihres Leidens hervor, sie verschlimmern sich während der Behandlung, anstatt sich zu bessern. Sie zeigen die sog. **negative therapeutische Reaktion.** (Freud 1923b, S. 278; Hervorhebung im Original)
>
> Was hier beschrieben wurde, entspricht den extremsten Vorkommnissen, dürfte aber in geringerem Ausmaß für sehr viele, vielleicht für alle schweren Fälle von Neurose in Betracht kommen. (Freud 1923b, S. 280)

Angesichts der Beobachtung, dass sehr viele Patienten gerade auf die Zufriedenheit des Analytikers mit dem Gang der Behandlung und besonders auf zutreffende Deutungen negativ reagieren, ist es erstaunlich, dass Freud sich schließlich doch vom intrapsychischen Konfliktmodell und von der Konzeption des Über-Ich-Widerstands leiten ließ. Er schloss aus der negativen therapeutischen Reaktion auf ein unbewusstes Schuldgefühl, »welches im Kranksein seine Befriedigung findet und auf die Strafe des Leidens nicht verzichten will« (1923b, S. 279). Diese Erklärung gab Freud später in geringer Modifikation nochmals (1933a, S. 117). Dort heißt es:

> Personen, bei denen dies unbewusste Schuldgefühl übermächtig ist, verraten sich in der analytischen Behandlung durch die prognostisch so unliebsame negative therapeutische Reaktion. Wenn man ihnen eine Symptomlösung mitgeteilt hat, auf die normalerweise ein wenigstens zeitweiliges Schwinden des Symptoms folgen sollte, erzielt man bei ihnen im Gegenteil eine momentane Verstärkung des Symptoms und des Leidens. Es reicht oft hin, sie für ihr Benehmen in der Kur zu beloben, einige hoffnungsvolle Worte über den Fortschritt der Analyse zu äußern, um eine unverkennbare Verschlimmerung ihres Befindens herbeizuführen. Der Nicht-Analytiker würde sagen, er vermisse den »Genesungswillen«; nach analytischer Denkweise sehen sie in diesem Benehmen eine Äußerung des unbewussten Schuldgefühls, dem Kranksein mit seinen Leiden und Verhinderungen eben recht ist.

Schließlich leitet Freud die unbewusste masochistische Tendenz als Motiv der negativen therapeutischen Reaktion vom Aggressions- und Destruktionstrieb, also vom Todestrieb, ab. An ihm und an der auf ihn zurückgeführten konservativen Natur der Triebe scheitert auch die unendliche Analyse, so lesen wir in der Spätschrift *Die endliche und die unendliche Analyse*:

> Einen Anteil dieser Kraft haben wir, sicherlich mit Recht, als Schuldbewusstsein und Strafbedürfnis agnosziert und im Verhältnis des Ich zum Über-Ich lokalisiert. Aber das ist nur jener Anteil, der vom Über-Ich sozusagen psychisch gebunden ist und in solcher Weise kenntlich wird; andere Beträge derselben Kraft mögen, unbestimmt wo, in gebundener oder freier Form am Werke sein. Hält man sich das Bild in seiner Gesamtheit vor, zu dem sich die Erscheinungen des immanenten Masochismus so vieler Personen, der negativen therapeutischen Reaktion und des Schuldbewusstseins der Neurotiker zusammensetzen, so wird man nicht mehr dem Glauben anhängen können, dass das seelische Geschehen ausschließlich vom Luststreben beherrscht wird. Diese Phänomene sind unverkennbare Hinweise auf das Vorhandensein einer Macht im Seelenleben, die wir nach ihren Zielen Aggressions- oder Destruktionstrieb heißen und von dem ursprünglichen Todestrieb der belebten Materie ableiten. (Freud 1937c, S. 88)

Weitere Kritik

Wenn wir heutzutage die negative therapeutische Reaktion und unbewusste Schuldgefühle (als Über-Ich-Widerstand) in der Praxis wiederentdecken, befinden wir uns in einer günstigeren Lage als Freud. Denn inzwischen sind viele Analytiker der Frage nachgegangen, warum gerade die mit einer treffenden Deutung und der Zunahme von Hoffnung verbundene Intensivierung der Beziehung zwischen Patient und Analytiker zu dem Gefühl von »Das habe ich doch nicht verdient« führen kann. Viele Patienten erreichen rasch diese Selbsterkenntnis, und in ihren Beschreibungen findet man Bestandteile dessen, was Deutsch (1930) missverständlich als Schicksalsneurose bezeichnet hat. Nicht das Schuldgefühl als solches ist beispielsweise in der Aussage »Ich habe es nicht besser verdient« unbewusst. Es sind vielmehr die objektbezogenen lustvollen und aggressiven Wünsche, die sich gerade im Augenblick der Verstärkung der Übertragung, also bei der Wiederfindung des Objekts, bei der gedanklichen Annäherung an den Analytiker in den Vordergrund schieben, ins Erleben treten wollen.

Es gibt deshalb in der psychoanalytischen Behandlungstechnik kaum etwas, das sich so gut zur Demonstration der ungünstigen Auswirkungen doktrinärer trieb- und strukturtheoretischer Annahmen eignen würde, wie die negative therapeutische Reaktion. Tatsächlich führt die Auflösung des Über-Ich-Widerstands von Freuds metapsychologischen Annahmen weg und hin zu einer umfassenden interaktionellen Konflikttheorie, die der Über-Ich-Bildung und damit auch dem Über-Ich-Widerstand gerecht werden kann. Die Verinnerlichung von Verboten, also die Über-Ich-Bildung, ist in Freuds Theorie an ödipale Konflikte gebunden. Die Objektbeziehungspsychologien geben tiefer reichende Aufschlüsse darüber, warum gerade die hoffnungsvolle Zuwendung in der Übertragungsbeziehung zu Beunruhigungen führt. In der Selbstbestrafung und in den masochistischen Tendenzen ist eine Fülle von Emotionen enthalten. Deshalb ist es nicht überraschend, dass in den letzten Jahrzehnten viele Beobachtungen veröffentlicht wurden, deren Kenntnis die Auflösung des Über-Ich-Widerstands wesentlich erleichtert.

Grunert (1979) hat dafür plädiert, die vielfältigen Erscheinungsbilder der negativen therapeutischen Reaktion als Wiederkehr des Loslösungs- und Individuationsprozesses im Sinne Mahlers (1969, dt. 1972) aufzufassen und dort die unbewussten Motivationen der negativen therapeutischen Reaktion zu suchen. Grunert weist anhand der bereits zitierten Stellen aus Freuds Werk überzeugend nach, dass das trotzige Verhalten auch positiv als »Verneinung im Dienste des Autonomiestrebens« (Spitz 1957) verstanden werden kann. Bedenkt man, dass zum Loslösungs- und Individuationsprozess auch die Wiederannäherung gehört, also praktisch all das, was sich zwischen Mutter und Kind abspielt, dann ist es nicht überraschend, dass Grunert in dieser Phase und ihrer Wiederbelebung in typischen Übertragungs- und Gegenübertragungskonstellationen den gemeinsamen Nenner findet. Die genauere Untersuchung unbewusster Schuldgefühle führt über das ödipale Rivalisieren hinaus. Der Über-Ich-Widerstand erweist sich nur als Spitze einer Pyramide, die tief in der unbewussten Wunschwelt verankert ist. Die kindliche Entwicklung führt notwendigerweise aus der Symbiose heraus. Das Kind sucht expansiv, neugierig und mit Lust neue Erfahrungen. In der therapeutischen Regression verstärkt die Wiederannäherung an unbewusste Verschmelzungswünsche auch die Abgrenzungstendenzen (Olinick 1964, 1970).

Es ist deshalb entscheidend, welchen Beitrag der Analytiker zu neuen Entdeckungen leistet. Asch (1976) und Tower (s. Olinick 1970, S. 658ff.) haben dem Negativismus im Kontext von Symbiose bzw. primärer Identifikation unterschiedliche Aspekte abgewonnen. Verschiedene Facetten der Loslösungs- und Individuationsproblematik beschreibt Grunert (1979) anhand prägnanter übertragungsneurotischer Äußerungen eines Patienten wie folgt:

- Als Beispiel für die **Trennungsschuld** dient die Äußerung: »Sie oder ich gehen bei der Trennung kaputt.«
- Das **Autarkiestreben** mit gleichzeitiger **Verlustangst** wird an folgenden Sätzen erläutert: »Ich will kontrollieren, was hier passiert, damit sind Sie entwertet; wenn ich zeige, wie gut's mir schon geht, muss ich gehen.«
- Der **passive Machtkampf mit dem Vater** manifestierte sich beispielsweise in der Äußerung des Patienten: »Als Versager zwinge ich ihm/Ihnen meine Bedingungen auf.«

Wie Rosenfeld (1971, 1975) und Kernberg (1975) beobachtete auch Grunert den **Neid auf den Analytiker** als besonders starke Triebfeder der negativen therapeutischen Reaktion.

Schon den frühen Beschreibungen Freuds ist ja zu entnehmen, dass Verschlechterungen dann eintreten, wenn der Analytiker eigentlich mit Dankbarkeit rechnen könnte. Melanie Kleins (1957) Ideen über **Neid und Dankbarkeit** sind deshalb von besonderer Relevanz für das vertiefte Verständnis der negativen therapeutischen Reaktion. Es ist charakteristisch, dass mit der Zunahme von Abhängigkeiten auch deren Verleugnung durch aggressive Omnipotenzvorstellungen wächst. Hierbei handelt es sich freilich um prozessuale Größen, die mit der Technik korrelieren.

Die negative therapeutische Reaktion ist aber auch die Antwort auf ein als pathogen erlebtes Objekt, wie die Analyse masochistischer Charaktere zeigt. Diese Patienten mussten sich in ihrer Kindheit einer Elternfigur unterwerfen, von der sie sich ungeliebt, ja sogar verachtet fühlten. Um sich vor den Folgen dieser Wahrnehmung zu schützen, beginnt das Kind, die Eltern und deren rigide Forderungen zu idealisieren. Es nimmt sich vor, diesen Forderungen nachzustreben, und verurteilt und entwertet sich selbst, um sich auf diese Weise die Illusion bewahren zu können, von den Eltern geliebt zu werden. Wenn diese Form der Beziehung in der Übertragung wiederbelebt wird, **muss** der Patient geradezu mit einer negativen therapeutischen Reaktion auf die Deutungen des Analytikers antworten. Er dreht gewissermaßen den Spieß um, indem er nun die Position der spöttischen Mutter einnimmt, die seine Lebensäußerungen mit Verachtung gestraft hat, und den Analytiker in die Position des Kindes stellt, das ständig ins Unrecht gesetzt wird und dennoch verzweifelt nach Liebe strebt. Parkin (1980) bezeichnet diese Situation als »masochistische Fesselung« zwischen Subjekt und Objekt.

Die skizzierten Erkenntnisse über unbewusste Motivationen der negativen therapeutischen Reaktion haben zu einer positiven Wende der psychoanalytischen Technik beigetragen. Unsere Übersicht macht deutlich, dass sich der gemeinsame Nenner, den Grunert im Loslösungs- und Individuationsprozess Mahlers gefunden hat, als gutes Ordnungsprinzip erweist. Ob Störungen dieser Phase, die immerhin den Zeitraum vom 5. bis zum 36. Lebensmonat umfasst, von spezieller kausaler Relevanz für die negative therapeutische Reaktion sind, muss u. E. freilich offen bleiben. In jedem Fall ist aus unserer Sicht darauf zu achten, was der Analytiker zur therapeutischen Regression beiträgt, und wie er diese aufgrund seiner Gegenübertragung und seiner Theorie interpretiert (Fäh 2002, S. 115).

4.4.2 Aggression und Destruktivität – jenseits der Triebmythologie

Da Freuds biologische Ableitungen des Über-Ich- und des Es-Widerstands falsch sind, hat die psychoanalytische Methode auch nicht dort die

Grenzen ihrer Reichweite, wo Freud sie vermutete. Denn die hereditären und konstitutionellen Gegebenheiten, durch welche die Wachstums- und Entwicklungsmöglichkeiten jedes Menschen entscheidend mitgeprägt werden, liegen nicht dort, wo sie durch Freuds Triebdefinition lokalisiert wurden. Weder der Es-Widerstand (als erotische Übertragung) noch der Über-Ich-Widerstand (als masochistische Wiederholung) beziehen ihre Qualität aus der konservativen Natur des Triebes, die Freud aufgrund seiner metapsychologischen Spekulationen über den Todestrieb annehmen zu müssen glaubte. Die Einführung eines selbstständigen Aggressions- oder Destruktionstriebes und dessen Ableitung aus dem Todestrieb, die in Freuds Veröffentlichung *Das Unbehagen in der Kultur* (1930 a) ihren Abschluss fand, hatte positive und negative Auswirkungen auf die Behandlungstechnik. In *Jenseits des Lustprinzips* hatte Freud (1920 g) den Wiederholungszwang und den konservativen Charakter des Trieblebens beschrieben. 10 Jahre später wunderte er sich darüber,

> … dass wir die Ubiquität der nicht erotischen Aggression und Destruktion übersehen und versäumen konnten, ihr die gebührende Stellung in der Deutung des Lebens einzuräumen … Ich erinnere mich meiner eigenen Abwehr, als die Idee des Destruktionstriebs zuerst in der psychoanalytischen Literatur auftauchte, und wie lange es dauerte, bis ich für sie empfänglich wurde. (Freud 1930a, S. 479)

Tatsächlich hatte Adler dem Aggressionstrieb einen hervorragenden und eigenständigen Platz in seiner Neurosentheorie eingeräumt. Freud (1909d) hatte die Rolle des Hasses lediglich kasuistisch – beispielsweise als Merkmal der Zwangsneurose – beschrieben, aber die Phänomene der Aggression aus den Sexual- und Selbsterhaltungstrieben abgeleitet. Waelder (1963) fasst die Theorierevision in den 20er-Jahren folgendermaßen zusammen:

> Während man bisher vermutet hatte, dass die Phänomene der Aggression und des Hasses aus den Sexualtrieben und den Selbsterhaltungstrieben – der Dichotomie der frühen analytischen Trieblehre – und aus den Aktivitäten des Ichs zu erklären wären, wurden sie nun als Manifestationen eines selbständigen Aggressionstriebes angesehen (S. 124).

Trotz der zwiespältigen Aufnahme, die Freuds neuer Triebdualismus fand, wie die Veröffentlichungen von Bibring (1936), Bernfeld (1935), Fenichel (1935 b), Loewenstein (1940), Federn (1930) zeigen, waren seine indirekten Auswirkungen auf die Behandlungstechnik auch dort erheblich, wo der Theorie als solcher mit Zurückhaltung oder Ablehnung begegnet wurde. Denn auch Analytiker, die nicht an die Hypothese eines Todestriebes glaubten, die also den Aggressionstrieb innerhalb der klinisch-psychologischen und nicht der metapsychologischen Theorie der Psychoanalyse verstanden haben, beeilten sich nach der Beschreibung Waelders, »die neue Theorie um ihrer impressionistischen Plausibilität willen zu akzeptieren«. Waelder führt dies in Anlehnung an Bernfeld (1935) auf folgenden Sachverhalt zurück:

> Die alten Theorien konnten **nicht direkt** auf die Phänomene angewandt werden; diese mussten erst analysiert werden, d. h. ihre unbewusste Bedeutung musste erforscht werden … Aber Klassifizierungen wie »erotisch« oder »destruktiv« konnten direkt auf das Beobachtungsmaterial angewendet werden, ohne jede vorausgehende analytische Destillier- und Raffinierarbeit (oder mit einem Minimumsolcher Bemühungen) … Es ist leicht zu sagen, dass ein Patient feindselig ist, viel leichter als z. B. die Rekonstruktion einer unbewussten Phantasie aus dem Übertragungsverhalten. Könnte ein Teil der Popularität des Konzepts [des Aggressionstriebs] der Leichtigkeit seiner Anwendung (oder Fehlanwendung) entspringen? (Waelder 1963, S. 126; Hervorhebung im Original).

Waelder fordert zum Theorievergleich auf, indem er die Erklärungsmodalitäten der älteren psychoanalytischen Aggressionstheorie zusammenstellt.

Wie der nachfolgenden ausführlichen Wiedergabe zu entnehmen ist, können aggressive und destruktive Phänomene nach Waelders Auffassung anhand der älteren Theorie, also ohne Annahme eines selbständigen Aggressionstriebs, gut erklärt werden. Dies ergibt sich aus der folgenden Zusammenstellung.

> Eine destruktive Haltung, eine destruktive Handlung oder ein destruktiver Impuls kann sein:
> I. die Reaktion auf
> a) eine Bedrohung der Selbsterhaltung oder allgemeiner eine Bedrohung von Zielen und Inhalten, die gewöhnlich dem Ich zugeschrieben werden, oder die Reaktion auf
> b) die Versagung oder drohende Versagung libidinöser Triebe.
> Oder
> II. ein Nebenprodukt einer Ichaktivität wie etwa
> a) der Bemeisterung der Umwelt oder
> b) der Kontrolle über Körper oder Seelenleben;
> III. Teil oder Aspekt eines libidinösen Bedürfnisses, das in mancher Hinsicht Aggressivität gegen das Objekt bedeutet, wie etwa Inkorporierung oder Penetration.
>
> Im ersten Fall können wir Feindseligkeit gegenüber denjenigen empfinden, die unser Leben bedrohen oder unsere Ichambitionen durchkreuzen (I.a), oder gegenüber denjenigen, die mit uns um dasselbe Liebesobjekt konkurrieren (I.b). Im zweiten Fall enthält der normale Versuch des wachsenden Organismus, die Umwelt zu bemeistern, ein gewisses Maß an Zerstörungstendenzen gegenüber unbeseelten Objekten und ein gewisses Maß an Aggression gegenüber Menschen und Tieren (II.a). Oder Zerstörungslust kann sich als Nebenprodukt der allmählich erworbenen Kontrolle über den eigenen Körper manifestieren oder auch als Nebenprodukt des Kampfes um die Kontrolle über unser eigenes Innenleben (II.b), verwandt mit der Angst, von der Stärke des Es überwältigt zu werden. Schließlich kann die Aggression ein Bestandteil eines libidinösen Dranges sein, wie etwa das orale Beißen, die orale Inkorporation, der anale Sadismus, die phallische Penetration oder die vaginale Retentivität (III). In all diesen Fällen tritt Aggression auf, manchmal eine sehr gefährliche Aggression; aber es besteht in diesen Fällen doch kein zwingender Grund, einen angeborenen Trieb zur Zerstörung zu postulieren (Waelder 1963, S. 131–133).

Diese Einteilung Waelders impliziert zwei prinzipielle Aspekte, die wir ausdrücklich hervorheben möchten. Wir können dieses Verhalten unter den Gesichtspunkten von **Spontaneität** und **Reaktivität** betrachten. Im menschlichen Handeln und Erleben sind spontane und reaktive Anteile von Anfang an vermischt. Nutritive, orale und sexuelle Aktivität haben einen vergleichsweise hohen Spontaneitätsgrad. Das Überwiegen rhythmischer körperlicher und endopsychischer Prozesse gegenüber auslösenden Reizen ist eines der Definitionsmerkmale für triebgesteuertes Verhalten. Demgegenüber betont Waelder die reaktive Natur der Aggressivität. Diese wäre freilich gar nicht möglich, gäbe es nicht die spontane Aktivität, die den Menschen ebenso kennzeichnet wie andere lebende Wesen. In diesem Sinne konnte Kunz (1946b, S. 23) sagen, »dass die Spontaneität das ermöglichende Fundament der Reaktivität bildet«.

Da Freud die Entwicklungsgeschichte der menschlichen Spontaneität libidotheoretisch beschrieben hat – und tatsächlich haben Hunger und Sexualität alle Merkmale eines Triebes -, lag es nahe, auch die ebenfalls ubiquitäre Aggressivität als primären Trieb aufzufassen. Wahrscheinlich trägt hierzu bis zum heutigen Tag die Vorstellung bei, dass man der Bedeutung der Aggressivität im Zusammenleben der Menschen nur dann gerecht wird, wenn man ihr einen primären Platz neben der Sexualität einräumt.

Nichttriebhaftigkeit der Aggressivität

Die Annahme ihrer reaktiven Entstehung scheint die Aggressivität zu einem sekundären Phänomen zu machen, ja zu verharmlosen. Da uns nichts ferner liegt als dies, wollen wir zunächst darauf aufmerksam machen, dass die später im Einzelnen zu begründende Annahme der **Nichttriebhaftigkeit** gerade ihre Bösartigkeit konstituiert. Um diese Argumentationslinie einzuleiten, empfiehlt es sich, zwischen aggressiven und destruktiven Handlungen und ihren unbewussten und bewussten Vorgestalten zu unterscheiden. Bei fließendem Übergang von Aggression zu Destruktion lässt sich die Destruktivität eindeutig dahingehend bestimmen, dass es bei ihr um die Zerstörung und Vernichtung, letztlich um die Tötung eines Mitmenschen geht. Im Vergleich hierzu sind expansive und aggressive Aktivitäten nicht notwendigerweise schmerzlich, sondern u. U. luststeigernd.

Betrachten wir daraufhin nochmals die Aufstellung Waelders, so wird ersichtlich, dass er die Manifestationen der Aggressivität als Reaktionen auf Versagung oder Gefahr, als Nebenprodukte der Selbsterhaltung oder als Begleiterscheinungen der sexuellen Triebhaftigkeit sieht. Übrig bleibt für Waelder die besonders bösartige und unbegreifliche »essenzielle Destruktivität«. Er meint damit

> Manifestationen der Aggression, die nicht als reaktiv auf Provokationen angesehen werden können, weil sie in ihrer Intensität oder in ihrer Dauer so ungeheuer sind, dass es schwierig wäre, sie sinnvoll in ein Reiz-Reaktions-Schema einzuordnen; die nicht als Nebenprodukte von Ichaktivitäten angesehen werden können, weil sie weder Begleiter augenblicklicher Ichaktivitäten sind, noch sich als Derivate für Nebenprodukte von Ichaktivitäten erklären lassen; und schließlich nicht als Teil sexueller Triebe angesehen werden können, da keine sexuelle Lust irgendwelcher Art mit ihnen verbunden zu sein scheint. (Waelder 1963, S. 134)

Waelder erläutert die essenzielle Destruktivität an ihrem historisch ungeheuerlichsten Fall, nämlich am unstillbaren Hass Hitlers gegenüber den Juden, und fügt hinzu:

> Es wäre schwierig, diesen Hass als Reaktion erklären zu wollen, dazu war er zu grenzenlos und zu unerschöpflich (S. 135).

Wir stimmen mit Waelder voll darin überein, dass die Unerschöpflichkeit und Grenzenlosigkeit dieses Hasses und ähnlicher Formen von Destruktivität nicht im Reiz-Reaktions-Schema aufgehen. Freilich haben Freuds Entdeckungen unbewusster Reaktionsbereitschaften gerade die unbegreiflichen, von keinem Anlass ausgelösten oder in keinem Verhältnis zu ihm stehenden Aktionen verständlich gemacht. Es ist das Missverhältnis zwischen Auslöser und Reaktion, das unbewusst gesteuerte und besonders wahnähnliche Denk- und Handlungsabläufe kennzeichnet. Der unerschöpfliche und unstillbare Zerstörungswille, der im Falle Hitlers große Teile des deutschen Volkes ergriff, befindet sich weit jenseits dessen, womit wir üblicherweise triebhaftes Geschehen qualifizieren.

Wir erwähnen diesen ungeheuerlichsten Fall von Destruktivität hier deshalb, weil wir glauben, dass auch die extreme Erfahrung des Holocaust zur Revision der psychoanalytischen Aggressionstheorie beigetragen hat. Die zeitgeschichtlichen Gegebenheiten haben aber auch den Glauben an den Todestrieb wiederbelebt, sodass die tief greifenden Revisionen, die zu Beginn der 70er-Jahre einsetzten, weithin unbemerkt blieben. Welche Ereignisse der Verfolgung, welche gegenwärtigen apokalyptischen Bedrohungen und welche eigenständigen Entwicklungen innerhalb der Psychoanalyse auch immer dazu beigetragen haben mögen, in den letzten Jahrzehnten hat sich eine noch kaum zur Kenntnis genommene grundlegende Revision der psychoanalytischen Triebtheorie angekündigt.

Unabhängig voneinander kamen Parens (1979, 1993), Stone (1971), A. Freud (1972), Gillespie (1971), Rochlin (1973) sowie Basch (1984) aufgrund subtiler psychoanalytischer und phänomenologischer Analysen aggressiver und destruktiver Phänomene zu dem Ergebnis, dass gerade der bösartigen menschlichen Destruktivität das mangelt, womit üblicherweise ein Trieb, beispielsweise Sexualität und Hunger, in- und außerhalb der Psychoanalyse gekennzeichnet wird. Zwar macht A. Freud unter Berufung auf Eissler (1971) einen vergeblichen Rettungsversuch für den Todestrieb. Aber ihre klare Argumentation, dass der Aggression die Merkmale eines Triebes – wie Quelle und spezielle Energie – fehlen, lässt auch dem Todestrieb keinen Raum mehr. Dass Tod und Geburt die bedeutungsvollsten Ereignisse des menschlichen Lebens sind und dass jede Psychologie, die diese Bezeichnung verdient, dem Tod einen wesentlichen Platz in ihrem System einräumen muss, wie A. Freud unter Berufung auf Schopenhauer, Freud und Eissler betont, verweist nicht auf den Todestrieb zurück, sondern auf eine Psychologie und Philosophie des Todes (Richter 1984).

Die klinischen Beobachtungen aus Analysen von Kindern und Erwachsenen sowie die von A. Freud erwähnten Direktbeobachtungen von Kindern fallen allesamt in das Gebiet, das Waelder abgesteckt hat. Dass die Konsequenzen aus der Kritik an der Triebtheorie der Aggression bisher nur zögernd gezogen werden, hängt sicher auch damit zusammen, dass wir im gewohnten Vokabular weitersprechen. Auch A. Freud hat nach der Widerlegung des Triebcharakters der Aggression ihre Beschreibungen klinischer Beobachtungen an der Triebtheorie ausgerichtet, wenn sie sagt:

> Kinder können in der Analyse aus einer großen Vielfalt von Gründen ärgerlich, destruktiv, offensiv, zurückweisend oder aggressiv sein. Nur bei einem dieser Gründe handelt es sich um die **direkte Abfuhr genuin aggressiver Phantasien oder Impulse**. Bei allen anderen handelt es sich um aggressives Verhalten im Dienste des Ich, z. B. zum Zweck der Abwehr: als eine Angstreaktion, und um diese zu verdecken; als ein Ich-Widerstand gegen die Schwächung von Abwehr; als ein Widerstand gegen die Verbalisierung vorbewussten und unbewussten Materials; als eine Über-Ich-Reaktion gegen die bewusste Anerkennung von Es-Abkömmlingen sexueller oder aggressiver Natur; als eine Verleugnung jeder positiven, libidinösen Bindung an den Analytiker; als ein Widerstand gegen passiv feminine Strebungen (»ohnmächtige Wut«). (A. Freud 1972, S. 169; Übersetzung und Hervorhebung durch die Autoren)

Doch wie steht es mit den Gründen für die Abfuhr genuin aggressiver Phantasien? Nachdem A. Freud der Aggression eine spezielle Energie abgesprochen hatte, kann selbstverständlich eine solche auch nicht abgeführt werden. Auch die abgekürzte Redeweise über genuine aggressive Phantasien oder Impulse ist ergänzungsbedürftig. Am wahrscheinlichsten ist es, dass die diffusen, ungerichteten oder auch ein zufällig gegenwärtiges Objekt treffenden Explosionen – die berühmte Fliege an der Wand – reaktiv entstanden sind, und zwar aufgrund vorausgegangener Kränkungen bei gleichzeitig bestehender Unfähigkeit, sich aus inneren oder äußeren Gründen zur Wehr zu setzen. Die Befriedigung der Aggressivität geht ja auch nicht mit einer der Stillung des Hungers oder dem Orgasmus vergleichbaren Lust einher. Bei verbalen Auseinandersetzungen bleibt das Gefühl zurück: dem oder der habe ich endlich die Meinung gesagt. Die Befriedigung aggressiv-destruktiver Impulse dient also der Wiederherstellung des beschädigten Selbstwertgefühls. Dass man sich nach einem Affektausbruch wohler fühlt als vorher, soweit nachfolgende Schuldgefühle dies nicht einschränken, hat zwar auch mit der Lösung einer Spannung zu tun; aber diese Spannung ist immer reaktiv entstanden, und zwar aufgrund von Frustrationen im weitesten Sinne des Wortes.

Die Auffassung, dass der menschlichen Aggressivität und Destruktivität die Eigenschaften eines Triebes fehlen, führt keineswegs auf eine Verharmlosung hinaus, im Gegenteil: Gerade der besonders bösartige zeitlose und unerschöpfliche Hass, der keinen Rhythmus und keine Auslösung kennt, wird nun psychoanalytischen Erklärungen zugänglich.

Da A. Freud in ihrer Kritik des Aggressionstriebs zu dem gleichen Ergebnis kommt wie der stets konstruktive, ja geradezu liebevolle Kritiker der Psychoanalyse, Kunz, greifen wir auf dessen Untersuchungsergebnisse zurück. Dass die phänomenologischen Analysen von Kunz der Vergessenheit anheim gefallen sind, ist eines der vielen Symptome des Mangels an interdisziplinärem Austausch. Vor 40 Jahren stellte Kunz (1946 b) fest:

> … es gibt keinen Aggressions-«trieb« in dem Verstande, in welchem wir der Geschlecht-

lichkeit und dem Hunger die Triebhaftigkeit zubilligen (S. 33f.).

Wir streiten deshalb gar nicht etwa um das Wort »Trieb«, denn selbstverständlich kann man allem lebendigen Verhalten und sogar dem kosmischen Geschehen »Triebe« oder »einen Trieb« supponieren, es »in Trieben wurzeln« lassen. Die Frage lautet vielmehr folgendermaßen: gesetzt, man habe sich entschlossen, beispielsweise die der sexuellen Befriedigung und der Hungerstillung dienenden Aktionen »Triebhandlungen« zu nennen und ihnen entsprechende »Triebe« als mindestens mitwirkende dynamische Zuständlichkeiten zu unterstellen – ist es dann noch angemessen, die aggressiv-destruktiven Äußerungen ebenfalls »Triebhandlungen« und das sie bewegende supponierte Moment »Aggressionstrieb« zu heißen, **verglichen** mit den Merkmalen jener erstgenannten Triebhandlungen und Triebe? Oder sind die Differenzen der beiden Erscheinungskomplexe dermaßen ausgeprägt, dass ihre terminologisch einheitliche Zusammenfassung zu missverständlichen, dem Erkennen abträglichen Nivellierungen führen muss? In der Tat teilen wir diese Meinung: die aggressiv-destruktiven Bewegungen sind in ihrem zentralen Wesen verschieden von den der geschlechtlichen Erregung und dem Hunger entspringenden Aktionen, ungeachtet ihrer faktischen vielfältigen Verkoppelungen. (S. 41f.; Hervorhebung im Original)

A. Freud kommt zu dem Ergebnis, dass der menschlichen Aggression alles Spezifische fehle: sowohl das Organ wie die Energie und auch das Objekt. Kunz hob hervor:

… **im Grunde fehlt ihr** [der Aggression] **die Spezifität sowohl im Erleben wie in den Manifestationsformen** … Für die Richtigkeit der These von der Unspezifität der Aggression spricht einmal der Mangel eines ihr primär zugeordneten Organs oder Ausdrucksfeldes. Wir haben zwar bestimmte leibliche, im Lebensverlauf wechselnde Vorzugszonen feststellen können und werden die Möglichkeit einräumen müssen, dass sich solche Koppelungen auch sekundär bilden und verfestigen. Allein eine ursprüngliche, obwohl nicht exklusive Organzugehörigkeit wie die des Hungers zum Mund-Magen-Darm-Traktus oder der Sexualität zur Genitalzone existiert für die Aggressivität nicht. (S. 32; Hervorhebungen im Original)

Kunz belegt die angenommene Unspezifität der Aggression durch ein weiteres Faktum, nämlich durch das Fehlen eines ihres reservierten Objekts.

Die Reaktivität, von der bei Kunz hier die Rede ist, setzt – um dies noch einmal hervorzuheben – die spontane Aktivität als Grundlage der Objektbeziehungen voraus. Wir unterstreichen deshalb mit Kunz, dass die **ungeheuere Wirksamkeit**, die **ständige Sprungbereitschaft** von Aggressivität und Destruktivität nur unter der Voraussetzung ihrer reaktiven Natur ausreichend verständlich wird:

Läge den Aggressionen ein spezifischer Aggressionstrieb zugrunde, so würden sie sich vermutlich wie die übrigen triebverwurzelten Bedürfnisse dem mehr oder minder ausgeprägten, nie ganz fehlenden Rhythmus von Spannung und Entspannung, Unruhe und Ruhe, Mangel und Erfüllung fügen. Gewiss gibt es auch eine Absättigung der aggressiven Impulse, sowohl in der sogleich auf ihre Entstehung folgenden Befriedigung wie nach einer lange aufgeschobenen Entladung; aber sie gehorcht nicht einem autonomen Phasenwechsel, sondern hängt mit dem Auftreten und Absinken jener Tendenzen zusammen, an deren Nichtbefriedigung die Aktualisierung der Aggressionen gebunden bleibt. Eine scheinbare Ausnahme macht die infolge zahlreicher früherer Impulshemmungen entstandene, etwa zu einer charakterlichen Dauerhaltung gewordene gestaute Aggressivität, die sich von Zeit zu Zeit und manchmal ohne (erkennbare) Anlässe entlädt (S. 48f.).

Parens (1979) kommt auf Grund von entwicklungspsychologischen Studien und analytischen Erfahrungen zum gleichen Ergebnis wie Kunz durch seine subtilen phänomenologischen Untersuchungen.

Theoretische und praktische Konsequenzen

Wir ziehen nun die theoretischen und praktischen Konsequenzen der Kritik an der Triebnatur der menschlichen Aggressivität. Ihre Unspezifität macht verständlich, dass eine differenzierte Betrachtung notwendig ist, die zu einer Aufteilung des komplexen Feldes und zu partiellen Theoriebildungen geführt hat. Ihre empirische Gültigkeit ist entsprechend beschränkt. Altehrwürdige Theorien wie die Frustrations-Aggressions-Theorie, an denen z. B. auf Beobachtungen gegründete psychoanalytische Annahmen des Umschlags von positiver Übertragung in Hass experimentell durch Dollard et al. (1967 [1939]) getestet wurden, erklären nur einen Teilaspekt (s. hierzu Angst 1980). Unter psychoanalytischen Gesichtspunkten ist besonders hervorzuheben, dass sich auch in der experimentellen Aggressionsforschung der Grad der **Betroffenheit** durch ein Ereignis, »worunter sich bisher verwendete Konzepte wie Frustration, Angriff, Willkür zusammenfassen lassen« (Michaelis 1976, S. 34) als entscheidend einflussreich auf das Aggressionsverhalten abzeichnet.

Michaelis kommt interessanterweise zu einem **Prozessmodell der Aggression**, und er stellt fest:

> Weder Frustrationsakt noch Angriff noch Willkürakt sind die entscheidenden Einflussgrößen, sondern die **Richtung** des Ereignisses und damit der Grad der **Betroffenheit** (S. 31; Hervorhebung im Original).

Wir glauben, dass das behandlungstechnische Wissen, das uns ermöglicht, Auslöser aggressiver Impulse, Phantasien oder Handlungen zu entdecken, sich am Grad der Betroffenheit, am Grad der Kränkung orientiert. Eine Behandlungstechnik, die sich **jenseits** der Triebmythologie bewegt, hat im Sinne Waelders eine differenzierte phänomenologische und tiefenpsychologische Analyse der situativen Entstehung aggressiver Impulse und Phantasien vorzunehmen.

Plastizität und Fulguration

Die von Freud festgestellte lose Verknüpfung des Triebes mit seinem Objekt unterscheidet die menschliche Triebhaftigkeit wesentlich vom tierischen Instinkt und seiner Regulation durch angeborene Auslösemechanismen. Dieser Unterschied begründet die **Plastizität** der menschlichen Objektwahl. Man wird kaum fehlgehen, wenn man in dieser losen Verknüpfung den Ausdruck eines evolutionären Sprunges sieht, der die Menschwerdung mit sich brachte. Lorenz (1973) hat hierfür die Bezeichnung **Fulguration** gewählt; die Metapher der Helligkeit und Plötzlichkeit, die von einem Blitzschlag ausgeht, bringt auch treffend die Wandlung vom bewusstlosen Leben zum Bewusstwerden von Tag und Nacht zum Ausdruck. Es werde Licht – in Anspielung auf die biblische Schöpfungsgeschichte könnte man auch sagen: die Fulguration hat blitzartig Licht geschaffen, das auch Schatten wirft und Helles und Dunkles, Gutes und Böses erkennen lässt. Wie aber ist es mit dem Donner, der dem Blitz zu folgen pflegt? Sein gewaltig verstärktes Echo erreicht uns heute im Wissen, dass die Fulguration als evolutionärer Sprung die Fähigkeit zur Symbolbildung und damit die Möglichkeit zur Destruktivität im Dienste grandioser Phantasien mit sich gebracht hat.

Die menschliche Aggressivität geht in ihren destruktiven Zielen der Vernichtung des Mitmenschen und ganzer Kollektive – wie im angestrebten Genozid des jüdischen Volkes, im Holocaust – über alles hinaus, was biologisch erklärt werden könnte. Es kommt auch wohl niemand in den Sinn, diese Formen der Aggressivität als das so genannte Böse zu verharmlosen. Es ist aufschlussreich, dass gerade ein Biologe, nämlich von Bertalanffy (1958) die Psychoanalytiker an die Bedeutung der Symbolbildung für die Theorie der menschlichen Aggressivität erinnern musste.

Die Symbolisierungsfähigkeit ermöglichte eben nicht nur die kulturelle Evolution des Menschen. Sie bringt auch mit sich, dass man sich vom Mitmenschen abgrenzen kann und zwischen Gruppen Kommunikationsbarrieren aufgerichtet werden können. Diese Prozesse können dazu beitragen, dass nun Konflikte so ausgetragen werden,

> als würde es sich um **zwischenartliche** Auseinandersetzungen handeln, die auch im Tierreich im allgemeinen auf die Vernichtung des Gegners abzielen (Eibl-Eibesfeldt 1980, S. 28).

Es ist an dieser Stelle notwendig, zwischen **innerartlicher** und **zwischenartlicher Aggression** zu unterscheiden. Ein typisches Merkmal der gegen Mitmenschen gerichteten Destruktivität ist, dass der Andere diskriminiert und zum Unmenschen erklärt wird. Bei der Aggression zwischen Gruppen spielte die wechsel- und gegenseitige Verteufelung schon immer eine wesentliche Rolle. Durch die Massenmedien sind in unserer Zeit die propagandistischen Beeinflussungen ins Unermessliche gewachsen – zum Guten wie zum Bösen. Wir können hier hervorheben, dass Freud in seinem berühmten Brief an Einstein der menschlichen Aggressivität und ihrer destruktiven Entartung besonders die Gefühlsbindung durch Identifizierung gegenüberstellte:

> Alles was bedeutsame Gemeinsamkeiten unter den Menschen herstellt, ruft solche Gemeingefühle, Identifizierungen hervor. Auf ihnen ruht zum großen Teil der Aufbau der menschlichen Gesellschaft (Freud 1933b, S. 23).

Solche Identifizierungsprozesse sind auch die Grundlage der therapeutischen Beziehung, und deshalb ist die negative, aggressive Übertragung eine von vielen Umständen abhängige Größe.

Katharsis und Abfuhr

Im Unterschied zu den eben beschriebenen Prozessen wird das aggressive tierische Verhalten durch rhythmische Prozesse endogen gesteuert. In der Verhaltensforschung hat Lorenz triebverzehrende Entladungen am Objekt beschrieben, die man aggressiv nennen könnte. Zwischen Übersprungshandlungen und aggressiven Entladungen am Objekt der Verschiebung, zwischen Leerlaufaktivitäten und blindem, scheinbar objektlosem Agieren scheinen Analogien zu bestehen (Thomä 1961). Die therapeutischen Empfehlungen, die Lorenz (1963) in seinem bekannten Buch über *Das sogenannte Böse* ausspricht, liegen demgemäß auf der Ebene der altehrwürdigen Katharsis und affektiven Abreaktion. Der Rat von Lorenz geht dahin, die Akkumulation des Aggressionspotenzials, die die Menschheit zum Ende ihrer Geschichte bringen könnte, durch harmlosere Formen von Triebabfuhr, z. B. im Sport, psychohygienisch auf ein erträgliches Maß herabzusetzen. Abfuhrtheorie und Katharsis standen bei diesen Empfehlungen Pate. Manche harmlose negative Übertragung wird so verständlich. Die durch Frustrationen reaktiv erzeugte Aggressivität ist Teil der negativen Übertragung.

Menschliche Destruktivität und tierische Aggression

Folgt man freilich der Argumentation von A. Freud, dann werden alle einfachen Erklärungsmuster und Analogien fragwürdig. Denn die menschliche Aggressivität hat kein eigenes Energiereservoir und kein festgelegtes Objekt. Während sich das zwischenartliche tierische aggressive Verhalten mit dem Finden und Töten der Beute erschöpft, ist die menschliche Destruktivität unerschöpflich. Die der Phantasietätigkeit eigene Entbindung von Raum und Zeit scheint auch dazu geführt zu haben, dass Grenzen nicht wie im Tierreich durch Riten zuverlässig abgesichert und eingehalten werden (Wisdom 1984). Innerhalb derselben Tierart hören aggressive Verhaltensweisen beim sexuellen Rivalisieren und beim Kampf um Rangordnung und Territorium i. Allg. dann auf, wenn der Unterlegene bestimmte Demutsgebärden macht oder die Flucht ergreift (Eibl-Eibesfeldt 1970). Im Tierreich kann die Distanz zwischen Artgenossen den Kampf beenden. Die menschliche Destruktivität wird durch Distanzierung so recht ermöglicht: Das Feindbild wird ins Maßlose verzerrt.

Wie bereits erwähnt, hat von Bertalanffy (1958) die Destruktivität des Menschen auf dessen Symbolisierungsfähigkeit zurückgeführt und sie von der triebhaften Aggressivität in Analogie zum tierischen Verhalten unterschieden. Was der menschlichen Aggressivität ihre Bösartigkeit verleiht und sie so unerschöpflich macht, ist ihre Bindung an bewusste und unbewusste Phantasiesysteme, die sich selbst scheinbar aus dem Nichts generieren und zum Bösen degenerieren. Die Symbolisierungsfähigkeit als solche liegt jenseits von Gut und Böse.

Ursprünge und Anlässe

Als Analytiker kann man sich freilich nicht damit zufrieden geben, dass Allmachtsphantasien und destruktive Zielsetzungen quasi aus dem Nichts entstehen. Wir wissen, dass weit über das Ziel hinausschießende aggressive Reaktionen bei empfindlichen Menschen und besonders bei psychopathologischen Grenzfällen durch ganz banal erscheinende Kränkungen ausgelöst werden können. Solche Auslöser setzen destruktive Prozesse in Gang, weil diese harmlosen äußeren Reize durch unbewusste Phantasien den Charakter einer schweren Bedrohung gewinnen. Die psychoanalytische Untersuchung dieses Zusammenhangs führt regelmäßig zu der Erkenntnis, dass das Ausmaß der Kränkung von außen in einem direkten Verhältnis zur Größe der eigenen Aggressivität steht, von der sich der Träger selbst durch Projektion entlastet hat. M. Klein (1946) gebührt das Verdienst, diesen Prozess im Rahmen der Theorie der projektiven und introjektiven Identifikation als Objektbeziehung beschrieben zu haben.

Bis heute ist freilich das Problem ungelöst geblieben, anlässlich welcher kindlichen Erfahrungen sich grandiose und zerstörerische Phantasien (und deren Projektion mit nachfolgender Kontrolle des Objekts) bilden. Dass heftige aggressive Reaktionen besonders bei Frustrationen im Kleinkindesalter auftreten, gehört ebenso zum Erfahrungsschatz jeder Mutter, wie es andererseits zum Alltagswissen gehört, dass sich die Frustrationstoleranz bei fortlaufender Verwöhnung erniedrigt. Deshalb hat Freud sowohl die übertriebene Versagung wie auch die Verwöhnung als pädagogisch ungünstig bezeichnet.

Phantasiesysteme

Verfolgt man die Entstehungsgeschichte von Phantasiesystemen mit grandiosen Vorstellungsinhalten nach rückwärts, so landet man schließlich bei der Frage, wie gut die Annahme archaischer unbewusster Allmachts- und Ohnmachtsvorstellungen begründet ist. Die Narzissmustheorie beantwortet diese Frage eindeutig: Kohuts angeborenes Größenselbst reagiert auf jede Kränkung mit narzisstischer Wut. Wohlgemerkt, die Phänomenologie erhöhter Kränkbarkeit und narzisstischer Wut – wir ziehen hier vor, von Destruktivität zu sprechen – ist ein alter und unbestrittener Erfahrungsschatz der Psychoanalyse. Worum es heute angesichts der Kritik an der Metapsychologie geht, ist die unvoreingenommene Klärung der Entstehung menschlicher Destruktivität in ihrer Bindung an die Symbolisierungsfähigkeit.

Sieht man in der Selbsterhaltung ein biopsychologisches Regulationsprinzip, das von außen und innen gestört werden kann, gelangt man zu einer Perspektive, die es erlaubt, die reflektorische, orale Bemächtigung des Objekts ebenso der Selbsterhaltung zuzuschreiben, wie das ausgeklügeltste, wahnhafte System der Destruktion im Dienste grandioser Ideen. Die mit Symbolisierungsprozessen im weiteren Sinn des Wortes verbundene Phantasie ist allgegenwärtig. Da sie an die Fähigkeit zur Bildung innerer Vorstellungsrepräsentanzen gekoppelt ist, kann die infantile Aggressivität wohl auch kaum jene archaische Größe haben, die ihr durch die Triebtheorie in der Annahme verliehen wurde, die narzisstische Libido finde ihren Ausdruck in der infantilen Allmacht. Mit den Größenphantasien kommen wir auch zu den bewussten und unbewussten Wünschen, die wegen ihrer losen Verknüpfung und Plastizität unerschöpflich sind.

Selbsterhaltung

Es ist ein bedeutungsvoller Befund, dass sich die orale und die sexuelle Befriedigung erschöpfen, während die instrumentalisierte Aggressivität allgegenwärtig ist. Sie steht im Dienste einer Selbsterhaltung, die vorwiegend durch seelische Inhalte bestimmt wird. Wir greifen also auf die alte Einteilung Freuds zurück und geben ihr einen psychosozialen Bedeutungsgehalt. Freud hat die Aggression zunächst dem Selbsterhaltungstrieb, den er auch Ich-Trieb genannt hat, zugeschrieben und ihm den Sexual- und Arterhaltungstrieb gegenübergestellt. In diesem Einteilungsversuch gehört zu den Ich-Trieben die Bemächtigung des Objekts im Dienste der Selbsterhaltung. Auf dem Wege einer immensen Erweiterung dessen, was Freud als Selbsterhaltung bezeichnet hat, kann man die menschliche Destruktivität als Korrelat der Selbsterhaltung sehen. Beide sind nun nicht mehr als rein biologische Regulationsprinzipien aufzufassen. Sie bleiben freilich aufeinander bezogen, weil Intensität und Umfang der Destruktivität in zirkulärer Abhängigkeit von Größenphantasien und ihrer Erfüllung stehen.

Diese Annahme beinhaltet ein reaktives Moment insofern, als mit der Zunahme von Größenphantasien auch die Gefährdung durch eingebildete Feinde wächst, sodass sich ein Circulus vitiosus bildet, der mehr und mehr realistische Anlässe findet, aus den eingebildeten Feinden wirkliche Gegner werden zu lassen, die nun um ihr eigenes Überleben kämpfen. Diese Spielart der Selbsterhaltung ist nicht mehr biologisch fundiert. Der Kampf geht hier nicht ums animalische Überleben, das durchaus gesichert sein kann, ja in der Regel auch gesichert ist. Man könnte sogar sagen: Erst wenn ein ausreichender Spielraum entstanden ist, wenn also die lose Verknüpfung zwischen Nahrungstrieb und Objekt so stabilisiert ist, dass der Kampf ums tägliche Brot den Menschen nicht mehr ausfüllt oder vorwiegend beherrscht, kann sich der Homo symbolicus voll entfalten und seine Erfindungen in den Dienst der Aggression stellen (Freud 1933a, S. 192). Worum hat Michael Kohlhaas gekämpft? Sicher nicht in erster Linie um die Wiedergutmachung des materiellen Unrechts, das ihm der Junker zugefügt hatte, indem er ihm seine Pferde weggenommen hatte.

Da die Selbsterhaltung im engeren und umfassenden Sinn an die Befriedigung vitaler Bedürfnisse gebunden ist, bleibt das Problem des Zusammenhangs zwischen Deprivation und kompensatorischer Zunahme von Neid, Gier, Rache oder Machtphantasien von größter praktischer Bedeutung. Dass Aggressivität aber nicht nur kompensatorisch entsteht, hat Freud an den Folgen von Verwöhnungen in der Kindheit gezeigt. Sie schaffen ein aggressives Potential im Erwachsenen dadurch, dass später jede durchschnittliche Anforderung als unerträgliche Zumutung erlebt wird: Aus Selbsterhaltung, also um die Verwöhnung aufrechtzuerhalten, werden aggressive Mittel eingesetzt, um den Status quo ante beibehalten zu können.

Die behandlungstechnischen Konsequenzen der Revision der Aggressionstheorie beziehen sich sowohl auf den Über-Ich-Widerstand, also auf die negative therapeutische Reaktion, als auch auf die negative Übertragung. Je stärker die Verunsicherung in der analytischen Situation wird, also je mehr die Selbsterhaltung bedroht ist, desto stärker muss auch die aggressive Übertragung sein. Moser (1978) hat nachdrücklich darauf aufmerksam gemacht, wie sich die analytische Situation zumal dann auswirken kann, wenn die aggressiven Signale nicht schon in statu nascendi begriffen werden:

> Werden die aggressiven Signale (Ärger/ Wut-Affekte) nicht beachtet und werden durch sie keine Verhaltensaktivitäten zur Veränderung der auslösenden Situation eingeleitet, so schreitet die emotionale Aktivierung fort. (Das entspricht der These der Signalsummation bei Freud.) Die Überaktivierung schließlich zeigt sich in einem Zorn- oder Wutzustand, in dem offensichtlich nur ungesteuertes aggressives Verhalten möglich ist … Da die analytische Situation motorisch-aggressive Handlungen durch eine systematische Konditionierung unterbindet, die das Nichthandeln – gekoppelt mit Einsicht – operant verstärkt, besteht die Neigung, affektive Ausbrüche zu somatisieren, sofern sie nicht interaktiv durch eine Deutung des Analytikers aufgefangen werden können (S. 236).

Mit Balint ist freilich auf einen Nachteil aufmerksam zu machen, der sich bei zu frühen Deutungen der negativen Übertragung einstellen kann:

> In diesem letzteren Falle kann der Patient gehindert werden, überhaupt einen richtigen, vollblütigen Hass oder Zorn zu empfinden, da die konsequente Interpretation ihn veranlasst, seine Affekte in kleinen Portionen abzureagieren, so dass nicht mehr als ein Gefühl unbestimmten Ärgers oder Verdrusses übrig bleibt. So kommt auch der Analytiker, wenn er eine sich andeutende negative Übertragung zu früh deu-

> tet, eventuell gar nicht an hochintensive Gefühle heran; die ganze analytische Arbeit geschieht also an bloßen »Symbolen« von Hass, Feindschaft usw. (Balint 1966, S. 340f.)

Kohut versteht die negative Übertragung als Reaktion des Patienten auf Aktionen des Psychoanalytikers, was ihn veranlasst hat, die Triebnatur der menschlichen Aggressivität zu kritisieren und seine Destruktivität im Rahmen einer Theorie des Selbst zu interpretieren.

Kohut hat aus der Unhaltbarkeit der menschlichen Destruktivität als primärem Trieb Konsequenzen gezogen, die das Verständnis der aggressiven Übertragung vertiefen. Wenn wir auch seine Meinung nicht teilen, dass die Destruktivität ein primitives Desintegrationsprodukt (1977; dt. 1979b, S. 114; 1984, S. 137) darstellt, gehört die »narzisstische Wut« doch zu den hier diskutierten Prozessen der Erhaltung wahnähnlicher Selbst- und Identitätssysteme. Diese sind v. a. in persönlichen und kollektiven Ideologien zu finden. Der Unterschied zwischen Aggression und Destruktivität ist beträchtlich. Die laute Aggression, die sich gegen unserer Befriedigung im Wege stehende Personen oder Objekte richtet, klingt bei Erreichen des Zieles rasch ab. Die narzisstische Wut ist demgegenüber unerschöpflich, sie nimmt kein Ende. Die bewussten und unbewussten Phantasien haben sich von den Anlässen der Rivalitätsaggression unabhängig gemacht und wirken nun stetig als unerschöpfliche Kräfte kalter Zerstörung.

Folgen für die Technik

Behandlungstechnisch ist es wesentlich, die vielen Kränkungen aufzusuchen, die der Patient in der analytischen Situation **tatsächlich** erlebt und nicht nur durch das Vergrößerungsglas in übertriebener Weise wahrnimmt. Die aufgrund der Regression in der analytischen Situation wiederauflebende kindliche Ohnmacht führt reaktiv zu Allmachtsvorstellungen, die an die Stelle unmittelbarer Auseinandersetzungen treten können, wenn die realistischen Auslöser im Hier und Jetzt nicht ernst genommen werden. Narzisstische Patienten entziehen sich alltäglichen aggressiven Auseinandersetzungen, weil es bei ihnen sofort um Sein oder Nichtsein geht. Sie bewegen sich wegen ihrer erhöhten Kränkbarkeit im Teufelskreis unbewusster Rachephantasien. Im Falle persönlicher oder kollektiver Ideologien wird ein Feind geschaffen, dessen Eigenschaften Projektionen erleichtern. Wegen dieser Zusammenhänge kann man mit großer Regelhaftigkeit beobachten, dass sich die narzisstische Wut in alltägliche und vergleichsweise harmlose Rivalitätsaggression verwandelt, wenn es gelingt, die Kränkungen in der analytischen Situation auf ihre Wurzeln zurückzuführen.

Wir zitierten vorhin Freuds Brief an Einstein auch aus behandlungstechnischen Gründen. Die negativen, die aggressiven Übertragungen müssen im Zusammenhang mit der Frage betrachtet werden, ob es gelingt, mit einem Patienten bedeutsame Gemeinsamkeiten herzustellen, und zwar im Sinne der Wir-Bildung Sterbas (1929, 1934), auf die wir in ► Kap. 2 eingegangen sind. Da sich Identifizierungen durch Anlehnungen und Aneignungen bilden und dieser zwischenmenschliche Austausch unvermeidlich mit Beunruhigungen verbunden ist, hat die negative, aggressive Übertragung auch eine distanzregulierende Funktion. Gerade bei gefährdeten Patienten, bei denen auf den ersten Blick besonders viel Unterstützung und Einfühlung notwendig erscheint, ist es entscheidend, den optimalen Abstand zu finden, wozu die richtig verstandene professionelle Neutralität, die nichts mit Anonymität zu tun hat, beiträgt (T. Shapiro 1984).

Die behandlungstechnischen Konsequenzen, die wir aus diesen Überlegungen ziehen, gehen ein Stück des Weges mit Kohuts Empfehlungen zusammen. Es ist wesentlich, den realen Auslöser im Hier und Jetzt mit seinem unbestrittenen Bedeutungsgehalt zu verknüpfen. Dieser reale Auslöser kann möglicherweise bereits darin liegen, dass der Patient sich als Hilfesuchender an den Analytiker wendet. Wie rasch man sich vom Hier und Jetzt der Kränkung zum Dann und Damals der Entstehung erhöhter Kränkbarkeit hinbewegt – dieses Thema werden wir in ► Band 2 dieses Lehrbuchs kasuistisch erläutern.

4.5 Sekundärer Krankheitsgewinn

Als eine der fünf Widerstandsformen hat Freud den Ich-Widerstand beschrieben,

> der vom **Krankheits**-gewinn ausgeht und sich auf die Einbeziehung des Symptoms ins Ich gründet (1926d, S. 193; Hervorhebung im Original).

Zur Abschätzung jener Kräfte, die den seelischen Krankheitsverlauf von außen mitbestimmen und aufrechterhalten, ist es nützlich, die von Freud 1923 in einem Zusatz zum *Dora-Fall* zwischen primärem und sekundärem Krankheitsgewinn getroffene Entscheidung zu beachten. Dass eine klare Differenzierung zwischen verschiedenen Motiven zum Kranksein jedoch nicht möglich ist, lässt sich auch theoretisch begründen. Zwischen 1905 und 1923 hatte das Ich bei der Symptomentstehung – nämlich bei den Abwehrvorgängen – eine weit größere Bedeutung in Theorie und Behandlungstechnik bekommen:

> Der Satz, dass die Krankheitsmotive zu Anfang der Krankheit nicht vorhanden sind und erst sekundär hinzutreten, ist nicht aufrechtzuerhalten (1905e, S. 202).

Und in Hemmung, Symptom und Angst heißt es:

> … in der Regel ist der Verlauf ein anderer; nach dem ersten Akt der Verdrängung folgt ein langwieriges oder nie zu beendendes Nachspiel, der Kampf gegen die Triebregung findet seine Fortsetzung in dem Kampf gegen das Symptom (1926d, S. 125).

Gerade die stabilen Symptomgestaltungen zeichnen sich durch einen Verlauf aus, bei dem die primären Bedingungen sich so mit den sekundären Motiven vermischen, dass eine Unterscheidung kaum mehr möglich ist. So heißt es z. B.:

> [Die Symptomgestaltungen der Zwangsneurose und der Paranoia] bekommen einen hohen Wert für das Ich, nicht weil sie ihm Vorteile, sondern weil sie ihm eine sonst entbehrte narzisstische Befriedigung bringen. Die Systembildungen der Zwangsneurotiker schmeicheln ihrer Eigenliebe durch die Vorspiegelung, sie seien als besonders reinliche oder gewissenhafte Menschen besser als andere; die Wahnbildungen der Paranoia eröffnen dem Scharfsinn und der Phantasie dieser Kranken ein Feld zur Bestätigung, das ihnen nicht leicht ersetzt werden kann. Aus all den erwähnten Beziehungen resultiert, was uns als der (sekundäre) **Krankheitsgewinn** der Neurose bekannt ist. Er kommt dem Bestreben des Ichs, sich das Symptom einzuverleiben, zu Hilfe und verstärkt die Fixierung des letzteren. Wenn wir dann den Versuch machen, dem Ich in seinem Kampf gegen das Symptom analytischen Beistand zu leisten, finden wir diese versöhnlichen Bindungen zwischen Ich und Symptom auf der Seite der Widerstände wirksam. (Freud 1926d, S. 127; Hervorhebung im Original)

In den Vorlesungen zur Einführung in die Psychoanalyse heißt es dazu:

> Dies Motiv [ein nach Schutz und Nutzen strebendes Ich-Motiv] will das Ich vor den Gefahren bewahren, deren Drohung der Anlass der Erkrankung ward, und wird die Genesung nicht eher zulassen, als bis die Wiederholung dieser Gefahren ausgeschlossen scheint … Wir haben schon gesagt, dass das Symptom vom Ich gehalten wird, weil es eine Seite hat, mit welcher es der verdrängenden Ichtendenz Befriedigung bietet. (Freud 1916–17, S. 396)

> … Sie [werden] es leicht verstehen, dass alles, was zum Krankheitsgewinn beiträgt, den Verdrängungswiderstand verstärken und die therapeutische Schwierigkeit vergrößern wird … Wenn solch eine psychische Organisation wie die Krankheit durch längere Zeit bestanden hat, so benimmt sie sich endlich wie ein selbständiges Wesen … (Freud 1916–17, S. 398–399)

Der sekundäre Krankheitsgewinn wirkt sich als Verstärker des Circulus vitiosus aus. Deshalb sind die Symptomatik aufrechterhaltende situative Faktoren in und außerhalb der analytischen Situation besonders zu beachten. Wir schreiben dem sekundären Krankheitsgewinn, in umfassendem Sinn verstanden, eine sehr große Bedeutung zu und befassen uns mit diesem Thema in den Abschnitten über das Durcharbeiten und das Umstrukturieren in ▶ Kap. 8.

4.6 Identitätswiderstand und Sicherheitsprinzip

Dem Leser wird nicht entgangen sein, dass neben der Mannigfaltigkeit klinischer Widerstandsphänomene häufig auf ein einheitliches Funktionsprinzip Bezug genommen wurde, das wir nun eigens hervorheben möchten. Neben den Divergenzen, die bei der Komplexität der Phänomene nicht verwunderlich sind, gibt es auch sehr aufschlussreiche Konvergenzen. Analytiker verschiedener Schulrichtungen schreiben unabhängig voneinander den Widerstands- und Abwehrprozessen eine an der Selbstregulation und am Sicherheitsprinzip ausgerichtete Funktion zu. In der Selbstpsychologie Kohuts ist die Triebbefriedigung der Steuerung des Selbstgefühls untergeordnet. Sandler (1960) hat das Lust-Unlust-Prinzip dem Sicherheitsprinzip unterstellt. Bei Eriksons **Identitätswiderstand** ist der mächtigste Regler die Identität, die phänomenologisch gesehen mit dem Selbst ein siamesisches Zwillingspaar bildet. Erikson gibt folgende Beschreibung des Identitätswiderstands:

> Wir sehen hier die extremsten Formen einer Haltung, die man Identitäts-Widerstand nennen könnte, der als solcher keineswegs nur auf die hier beschriebenen Patienten beschränkt ist und eine universale Form des Widerstandes darstellt, die im Verlauf mancher Analyse regelmäßig erlebt, aber selten erkannt wird. Der Identitäts-Widerstand besteht in seiner milderen und häufigeren Form in der Furcht des Patienten, dass der Analytiker, auf Grund seiner besonderen Persönlichkeit, seines Milieus oder seiner Weltanschauung leichtfertig oder absichtlich den schwachen Kern der Identität des Patienten vernichten und an deren Stelle die seinige setzen könnte. Ich würde nicht zögern zu behaupten, dass manche der vieldiskutierten unaufgelösten Übertragungsneurosen bei Patienten und auch bei Ausbildungskandidaten das direkte Ergebnis der Tatsache sind, dass der Identitäts-Widerstand häufig nicht, im besten Falle nur ganz unsystematisch analysiert wird. In solchen Fällen kann der Analysand während der ganzen Analyse jedem möglichen Übergriff der Wertmaßstäbe des Analytikers auf seine eigene Identität Widerstand entgegensetzen, während er sich in allen anderen Punkten unterwirft; oder der Patient nimmt mehr von der Identität des Analytikers in sich auf, als mit seinen eigenen Mitteln verarbeitbar ist; oder er verlässt die Analyse mit dem lebenslangen Gefühl, mit nichts Wesentlichem versorgt worden zu sein, das ihm der Analytiker schuldig war.
> In Fällen akuter Identitäts-Verwirrung wird dieser Identitäts-Widerstand zum Kernproblem der therapeutischen Begegnung. Variationen in der psychoanalytischen Technik haben dies eine Problem gemeinsam: der herrschende Widerstand muss als der Haupthinweis auf die Technik akzeptiert werden und die Deutung muss der Fähigkeit des Patienten angepasst werden, aus ihr Nutzen zu ziehen. In diesen Fällen sabotiert der Patient die Kommunikation, bis er irgendwelche – wenn auch widersprüchliche – Grundprobleme entschieden hat. Er besteht darauf, dass der Therapeut seine negative Identität als real und notwendig akzeptiert – was sie wirklich ist oder mindestens war -, ohne den Schluss zu ziehen, dass diese negative Identität nun alles sei, »was an ihm dran ist«. Wenn der Therapeut geduldig, durch viele ernste Krisen hindurch beweist, dass er Verständnis und Zuneigung für den Patienten aufrechterhalten kann, ohne ihn zu verschlingen oder sich ihm als Totem-Mahlzeit anzubie-

> ten, erst dann können sich die bekannteren Übertragungsformen, wenn auch noch so zögernd, entwickeln (Erikson 1970a, S. 222f.).

Dem Identitätswiderstand muss u. E. eine umfassende, die Definition von Erikson überschreitende Funktion zugewiesen werden. Das erreichte Gleichgewicht, auch wenn es von einem falschen Selbst im Sinne von Winnicott oder von einem narzisstischen Selbst im Sinne von Kohut gesteuert wird, hat ein starkes Beharrungsvermögen. Ein starker Identitätswiderstand ist besonders bei all jenen Menschen zu beobachten, die sich selbst nicht als Patienten fühlen und deren Symptome Ich-synton sind. Bei der Anorexia nervosa ist beispielsweise die neue Lebensform zur zweiten Natur geworden, und der Analytiker wird zum Störenfried, dem ein Identitätswiderstand entgegengesetzt wird (Thomä 1961).

Unterscheidungen

Wir übersehen nicht die Unterschiede der Vorstellungen, die darin bestehen, dass Kohut das Selbstgefühl und seine Regulation von den narzisstischen Selbstobjekten ableitet, während Eriksons Identitätsgefühl und der mit ihm verbundene Identitätswiderstand eher psychosozial begründet sind (kritisch dazu: Keupp et al. 1999, S. 25). Phänomenologisch lassen sich freilich Selbstgefühl und Identitätsgefühl kaum voneinander unterscheiden. Trotzdem wirkt sich die unterschiedliche Ableitung Kohuts und Eriksons auch behandlungstechnisch aus. Das Gleiche gilt für das Sicherheitsprinzip, das Henseler (1974, S. 75) eng mit der Theorie des Narzissmus verknüpft hat. Die **Sicherungen** des neurotischen **Lebensstils** nehmen in der Theorie Adlers einen großen Raum ein. Freud (1914d, S. 98) hielt Adlers Begriff der »Sicherung« für ein besseres Wort als die von ihm gebrauchte Bezeichnung »Schutzmaßregel«.

Wir können hier nochmals auf Freuds Selbsterhaltung »als höchstes Gut« zurückgreifen, um dort den größten gemeinsamen Nenner für Widerstand und Abwehr zu finden. Denn wer wollte bezweifeln, dass die Selbsterhaltung unter den Reglern (»governors«) einen besonders hohen, wenn nicht den höchsten Rang einnimmt, wie Quint (1984) kasuistisch belegt hat. Die Selbsterhaltung im psychologischen Sinn wird als Regulativ durch die unbewussten und bewussten Inhalte wirksam, die sich lebensgeschichtlich zur persönlichen Identität integriert haben. Das interpersonal entstandene Selbstgefühl, die Selbstsicherheit, das Selbstvertrauen usw. sind ihrerseits von der Erfüllung bestimmter innerer und äußerer Bedingungen abhängig.

Im Grunde sind viele dieser gegenseitigen Abhängigkeiten in der psychoanalytischen Strukturtheorie begrifflich erfasst worden. Sobald wir nämlich über die Konzepte von Über-Ich und Ich-Ideal klinisch diskutieren, verwandeln sich diese in als innere Objekte bezeichnete anschauliche Inhalte, obwohl sie sich durch ihre motivationale Kraft ausweisen. Dieser Sprachgebrauch geht auf Freuds Entdeckung zurück, dass bei den depressiven Selbstbeschuldigungen »der Schatten des Objekts« auf das Ich gefallen ist (1917e, S. 435).

Bewertung

Die ausdrucksstarke Metaphorik von Freuds Beschreibung innerer Objekte lässt leicht übersehen, dass diese in einem Handlungskontext stehen: Man identifiziert sich nicht mit einem isolierten Objekt, sondern mit Interaktionen (Loewald 1980, S. 48). Dass durch solche Identifizierungen wiederum intrapsychische Konflikte entstehen können, weil es miteinander unverträgliche Vorstellungen und Affekte gibt, gehört zum ältesten Wissensbestand der Psychoanalyse. Als Freud (1895d, S. 269) von unverträglichen Vorstellungen sprach, gegen die sich das Ich wehre, wurde dieses noch umgangssprachlich verwendet und war mit Person und Selbst gleichzusetzen. Warum also, wird der Leser fragen, wird heutzutage so viel von Selbstgefühlregulation oder vom Sicherheitsprinzip gesprochen, wenn diese schon immer ihren Platz in Theorie und Technik hatten und die Lehre von Widerstand und Abwehr sich an deren Sicherung orientierte, die auch den Hintergrund der Strukturtheorie bildet. Die Ich-psychologische Einschränkung auf intrapsychische Konflikte und deren Ableitung vom Lustprinzip als **Triebabfuhrmodell** hat sich als ein Prokrustesbett erwiesen, das auch für das Austragen der interpersonalen ödipalen Konflikte zu schmal ist – jedenfalls wenn es darum geht, diese umfassend zu begreifen. Die Wiederentdeckung ganzheitlicher Bezugspunkte und Regulationsprinzipien innerhalb einer Zweipersonenpsychologie – wie Sicherheit, Selbstgefühl, Objektkonstanz etc. – macht indirekt deutlich, was durch Aufspaltungen und Aufsplitterungen verloren gegangen war. Nicht dass die narzisstische Lust in der Psychoanalyse je vergessen worden wäre, aber Kohut hat die Lust an der Selbstverwirklichung zum Prinzip erhoben und damit nicht nur etwas Altes wiederentdeckt, sondern dem Narzissmus eine neue Bedeutung verliehen.

Auf der anderen Seite werden die vielfältigen wechselseitigen Abhängigkeiten des Selbstgefühls leicht übersehen, wenn dieses zum obersten Regulationsprinzip gemacht wird. Ganz konsequent wird dann der Widerstand des Patienten als Schutzmaßnahme gegen Kränkungen und letztlich gegen die Gefahr der Selbstauflösung aufgefasst. Kohut hat nicht nur das Triebabfuhrmodell aufgegeben, sondern auch die Abhängigkeit des Selbstvertrauens von der psychosexuellen Befriedigung vernachlässigt. Die neuen Einseitigkeiten wirken sich allerdings therapeutisch in vielen Fällen recht günstig aus. Den Leser wird diese Feststellung nicht überraschen, wenn er bedenkt, dass in der selbstpsychologischen Behandlungstechnik viel Bestätigung und Anerkennung vermittelt wird. Außerdem schafft die Thematisierung von Kränkungen durch Empathiemangel und deren Eingeständnis durch den Analytiker eine therapeutisch günstige Atmosphäre, denn so wird die Selbstbehauptung gefördert, und damit werden indirekt viele Ängste gemildert. So weit, so gut.

Die Kehrseite liegt darin, dass der Widerstand des Patienten nun als Schutzmaßnahme gegen Kränkungen und letztlich gegen die Gefahr der Selbstauflösung aufgefasst wird, so als wäre diese nicht mehr erklärungsbedürftig. Die Selbstauflösung wird ontologisiert, anstatt psychoanalytisch zu erforschen, inwieweit beispielsweise unbewusste Aggressionen in der Angst vor dem Gestaltzerfall (als Untergang der Welt oder der eigenen Person) wirksam werden. Auf die Folgen der Ontologisierung von Phantasien hat der Soziologe Carveth in folgenden Ausführungen aufmerksam gemacht:

> Man hat den Eindruck, dass die Psychoanalyse (wie die Sozialpsychologie) sich fortwährend in der Gefahr befindet, die Phänomenologie (oder Psychologie) mit Ontologie, die Beschreibung dessen, was Menschen als real phantasieren, mit Feststellungen darüber, was tatsächlich der Fall ist, zu vermischen (Carveth 1984a, S. 79; Übersetzung durch die Autoren).

Nachdem Carveth eine solche Vermischung bei Freuds Auffassung über den Penismangel der Frau aufgezeigt hatte, fährt er fort:

> In ähnlicher Weise beobachtete Kohut (1971, 1977), dass viele Analysanden, die narzisstische Probleme haben, ihr »Selbst« unter bestimmten Umständen von Fragmentation, Desintegration und Zerbrechlichkeit bedroht erleben; es ist **eine** Sache, solche Zerfallsphantasien zu beschreiben; eine andere ist es, eine Selbstpsychologie zu entwickeln, in der das »Selbst« als kohäsives oder fragmentiertes »Ding« vorgestellt wird« (Carveth 1984a, S. 79; Übersetzung durch die Autoren).

Carveth beruft sich in seiner Kritik auf Slap u. Levine (1978) sowie auf Schafer (1981), die einen ähnlichen Standpunkt vertreten.

In den Selbstobjektübertragungen betont Kohut besonders die beziehungsregulierende Funktion und v. a. all das, was der Patient im Analytiker sucht, sei es in der idealisierenden Selbstobjektübertragung, sei es in der Zwillingsübertragung oder in der Spiegelübertragung. Die ausgeschickten Signale dienen nach Kohuts Auffassung der Wiedergutmachung von Empathiemängeln. Der Ausgleich von Defekten wird unbewusst vom Patienten gesucht, und der Widerstand hat eine Schutzfunktion, die vor neuen Kränkungen bewahren soll. Die grandiosen oder idealisierenden Übertragungen werden vom Analytiker als Anzeichen für frühe Schädigungen betrachtet. Bei diesen handelt es sich aber nicht in erster Linie um die Frustration von Triebbefriedigungen, sondern um Anerkennungsmängel, von denen das kindliche Selbstgefühl abhängig ist.

Box

Trotz unserer Kritik an Kohuts Theorie geben wir seiner behandlungstechnischen Innovation ein großes Gewicht. Nur auf den ersten Blick ist es überraschend, dass sich in manchen Fällen die Angst vor dem Gestaltzerfall auch bessern kann, ohne dass die oben erwähnten unbewussten Aggressionen in der Übertragungsbeziehung durchgearbeitet wurden. Wahrscheinlich hängt dies damit zusammen, dass sich in der Technik Kohuts durch die Förderung der Selbstbehauptung einerseits indirekt auch aggressive Persönlichkeitsanteile aktualisieren und zum anderen die »Frustrationsaggression« verringert wird.

Inwieweit die Übertragungsdeutungen Kohuts eine spezielle Wirksamkeit haben, muss u. E. offenbleiben. Die Selbstgefühlregulation und der therapeutische Beitrag des Analytikers hierzu haben eine hervorragende Bedeutung – unbeschadet der Gültigkeit einzelner Deutungsinhalte. Den behandlungstechnischen Fortschritt, den Kohuts Ideen gebracht haben, wollen wir an einer selbstpsychologischen Interpretation des von Abraham (1919) beschriebenen und damals unüberwindbaren narzisstischen Widerstands darstellen. Abraham hat eine Widerstandsform bei narzisstischen, also leicht verletzlichen Patienten mit labilem Ich-Gefühl beschrieben, die sich mit dem Arzt identifizieren und sich wie Superanalytiker benehmen, anstatt ihm in der Übertragung persönlich näher zu kommen (S. 176). Der Patient Abrahams sah sich selbst sozusagen mit den Augen seines Analytikers an und gab sich die für ihn vermeintlich zutreffenden Deutungen selbst. Dass solche Identifizierungen indirekte Annäherungsversuche sein können, hat der Autor nicht erwogen; das ist umso erstaunlicher, als wir Abraham die Beschreibung der oralen Inkorporation und der mit ihr einhergehenden Identifizierung verdanken. Offensichtlich konnte Abraham behandlungstechnisch noch nicht fruchtbar machen, dass es primäre Identifizierungen als früheste Form der Gefühlsbindung an ein Objekt gibt (Freud 1921c, S. 116f.; 1923b, S. 257f.). Später hat Strachey (1934) die Identifizierung mit dem Analytiker als Objektbeziehung beschrieben. In unseren Tagen hat Kohut in den verschiedenen Selbstobjektübertragungen primäre Identifizierungen und deren behandlungstechnische Handhabung unserem Verständnis näher gebracht. Freilich scheint Kohut wiederum zu vernachlässigen, dass Identifizierungen eine defensive Funktion haben und somit dem Widerstand gegen die Selbstständigkeit dienen können.

Traumdeutung

5.1 Traum und Schlaf

Die Traumdeutung ist seit Freuds gleichnamigem Buch der wohl populärste Teil der psychoanalytischen Theorie und Technik. Wenn auch unter Psychoanalytikern noch heute die enge, fast unlösbar erscheinende Verbindung von theoretischem Ansatz und Deutungslehre axiomatisch festgehalten wird, so müssen wir doch in diesem Vorspann die wichtigsten Befunde der neueren experimentellen Traumforschung kurz aufführen, um eben jene Axiomatik als fraglich zu kennzeichnen, was zugleich die Deutung von Träumen problematischer erscheinen lässt als bisher. Denn wie der Analytiker Träume deutet, ist von seiner theoretischen Vorstellung von der Funktion des Traumes ebenso abhängig wie von der Theorie über die Entstehung des Traumes und seiner Veränderung bis hin zum manifesten Traumbericht. Auch das Erinnern von Träumen, Art und Zeitpunkt der Traumschilderung im Rahmen der Analyse und der jeweiligen Stunde werden mit in die Traumdeutung einfließen. Nicht zuletzt ist das Interesse für Träume und der mehr oder minder ergiebige Umgang mit ihnen im Behandlungsverlauf für die Traumdeutung und die Behandlungsführung sehr wesentlich.

Die Auffassung Freuds, der Traum sei der Hüter des Schlafes, muss heute als widerlegt gelten: Der Schlaf ist der Hüter des Traumes und nicht umgekehrt (Wolman 1979, S. VII). Diese Feststellung ist eine der fundamentalen Konsequenzen, die aus einer Vielzahl von psychobiologischen Untersuchungen zum Thema Traum und Schlaf gezogen werden müssen. Die Natur der REM-Phasen (»rapid eye movement«) wie auch ihre speziellen biologischen und psychologischen Aufgaben sind jedoch nach wie vor in der wissenschaftlichen Diskussion umstritten; ihre Kennzeichnung als dritte mentale Existenzform durch H. Gill (1982) unterstreicht nach wie vor die Bedeutung von Freuds grundlegendem Ansatz, den Traum als Via regia zu verborgenen Aspekten der menschlichen Existenz zu betrachten. Eine kulturwissenschaftliche Untersuchung kann deshalb die literarische Verarbeitung des Traums als Gegenstand reichhaltiger Darstellung monographisch verwenden (Alt 2002).

Die empirische Traumforschung kreist heute um zwei zentrale Fragen:

- Die eine betrifft die Funktion der Träume im psychischen Haushalt,
- die andere richtet sich auf die kognitiv-affektiven Prozesse der Traumentstehung (Strauch u. Meier 2004).

Seit der Entdeckung des REM-Schlafes (Aserinsky u. Kleitmann 1955) zielte die Traumforschung darauf ab, Beziehungen zwischen dem Traum und physiologischen Prozessen herzustellen (C. Fisher 1965; Thomä 1965). Eine Zeitlang dominierte die von Hobson u. McCarley (1977) aufgestellte sogenannte Papierkorb-Theorie die Diskussion, die dem Traum jegliche psychologische Bedeutung absprach und ihn als reines Epiphänomen einer Hirnstamm-Aktivierung ansah. Neuere Forschung zeigt jedoch, dass Träumen und REM-Schlaf doppelt dissoziative Zustände sind, die von ganz verschiedenen Hirnmechanismen kontrolliert werden. Träumen wird von einem Netzwerk von Frontalhirnstrukturen generiert, die generell komplexe instinkthaft-motivationale Verbindungen darstellen. Es werden Vermutungen angestellt, dass ein biologisch verankertes »Seeking-System« für die Traumgenerierung in Frage kommen könnte (Panksepp 1998), was Freuds Wunscherfüllungstheorie wieder wissenschaftlich salonfähig machen könnte (Solms 2005, S. 544).

Schon länger wird jedoch eine Ernüchterung der korrelativen Forschung konstatiert; eine Rückkehr zu genuin psychologischen Fragestellungen steht an. Es geht darum, dem Traum seine Bedeutung als psychologisches Phänomen zurückzugeben.

> Auch wenn allein der Träumer der Erfinder seines Traums ist, so ist er doch ein unbewusster, nicht wissender Gestalter, da er das Traumthema nicht auswählen und auch das Erinnern seines Traums nicht willentlich herbeiführen kann (Strauch u. Meier 1992, S. 10).

Freuds Weg, um zu seiner **Traumdeutung** zu gelangen hat Schott (1981) in einer vergleichenden Studie nachgezeichnet. Auch wenn wir nicht wieder am gleichen Ausgangspunkt angelangt sind – denn wichtige Postulate der Freudschen Traumtheorie, nicht der Deutung, sind nach wie vor umstritten -, so bleibt doch festzuhalten, dass physiologische Bedingungen einerseits und die psychologischen Bedeutungen andererseits kategorial verschiedenen Dimensionen angehören.

> Es ist wohl auch in Zukunft nicht zu erwarten, dass die bewährte Praxis der Trauminterpretation der verschiedenen psychotherapeutischen Schulen durch die Ergebnisse der Traumforschung beeinflusst wird, da der Traum im therapeutischen Prozess seinen eigenen Stellenwert hat, auch wenn die etwa zugrunde liegenden Traumtheorien modifiziert werden müssen (Strauch 1981, S. 43).

Die Erforschung von Schlaf und Traum in den vergangenen 30 Jahren hat für die Modifikation unserer Vorstellungen vom Träumen schon viel geleistet. Es wird sich zeigen, ob und wie sich daraus ein Einfluss auf die Praxis der Traumdeutung ergibt.

5.2 Traumdenken

Traumsprache und Traumarbeit

Eines der theoretisch schwer zu lösenden Probleme des Träumens und der Träume ist das angemessene Verständnis der Beziehung von Bild und Gedanken, welches Freud in einer der *Traumdeutung* 1925 hinzugefügten Fußnote selbst thematisiert:

> Ich fand es früher einmal so außerordentlich schwierig, die Leser an die Unterscheidung von manifestem Trauminhalt und latenten Traumgedanken zu gewöhnen. Immer wieder wurden Argumente und Einwendungen aus dem ungedeuteten Traum, wie ihn die Erinnerung bewahrt hat, geschöpft und die Forderung der Traumdeutung überhört. Nun, da sich wenigstens die Analytiker damit befreundet haben, für den manifesten Traum seinen durch Deutung gefundenen Sinn einzusetzen, machen sich viele von ihnen einer anderen Verwechslung schuldig, an der sie ebenso hartnäckig festhalten. Sie suchen das Wesen des Traumes in diesem latenten Inhalt und übersehen dabei den Unterschied zwischen latenten Traumgedanken und Traumarbeit. Der Traum ist im Grunde nichts anderes als eine besondere **Form** unseres Denkens, die durch die Bedingungen des Schlafzustandes ermöglicht wird. Die **Traumarbeit** ist es, die diese Form herstellt, und sie allein ist das Wesentliche am Traum, die Erklärung seiner Besonderheit. Ich sage dies zur Würdigung der berüchtigten »prospektiven Tendenz« des Traums. Dass der Traum sich mit den Lösungsversuchen der unserem Seelenleben vorliegenden Aufgaben beschäftigt, ist nicht merkwürdiger, als dass unser bewusstes Wachleben sich so beschäftigt, und fügt nur hinzu, dass diese Arbeit auch im Vorbewussten vor sich gehen kann, was uns ja bereits bekannt ist (Freud 1900a, S. 510f.; Hervorhebungen im Original).

Die phänomenalen Eigenarten des Traumes begreift Freud als Manifestationen der phylogenetisch älteren Arbeitsweisen des seelischen Apparates, die in der Regression des Schlafzustands hervortreten können (1933a, S. 19). Demgemäß zeichnet sich die Traumsprache durch archaische Züge aus, die Freud in der 13. Vorlesung (1916–17) beschrieben hat. Die Traumsprache, die vor der Entwicklung unserer Denksprache bestanden habe, sei eine an symbolischen Beziehungen reiche Bildersprache. Demgemäß weise die menschliche Symbolgemeinschaft über die jeweilige Sprachgemeinschaft hinaus (1923a, S. 218). Verschiebung, Verdichtung sowie plastische Darstellung sind jene Prozesse, die sich formbestimmend auswirken. Gegenüber dem Wachdenken, das sich in Abstufungen und Differenzierungen bewegt und am logischen Unterscheiden in Raum und Zeit orientiert ist, kommt es im Schlaf zur Regression, bei der sich Grenzen verwischen. Diese Grenzverwischung ist beim Einschlafen zu spüren. Der Wunsch zu schlafen wurde von Freud als Motiv für die Einleitung dieser Regression bezeichnet.

Das Problem der Übersetzung

Die formalen Elemente der Traumsprache werden als »Traumarbeit« bezeichnet, deren Wesen folgendermaßen zusammengefasst wird:

> Mit den aufgezählten Leistungen ist ihre [der Traumarbeit] Tätigkeit erschöpft; mehr als verdichten, verschieben, plastisch darstellen und das Ganze dann einer sekundären Bearbeitung unterziehen kann sie nicht (Freud 1916–17, S. 185).

So stellt sich dem Träumer die Welt einschließlich seiner selbst anders dar, als in seinem wachen Denken und in seiner Alltags- und Umgangssprache. Deshalb geht es nicht nur um eine Deskription der formalen Eigenarten der Traumsprache, sondern um das Problem von deren Übersetzung. Gedanken werden in Bilder transformiert, und Bilder werden mit Worten beschrieben (Spence 1982a). Es ist keineswegs gleichgültig, in welcher Richtung die Übersetzung vollzogen wird, d. h., ob man von der Traumsprache in die Denksprache übersetzt oder umgekehrt. Im Gegenteil: Bei Beachtung dieses Gesichtspunkts werden einige Widersprüche verständlich, die das Verhältnis der Bilder zu den latenten Traumgedanken betreffen und die ihren Niederschlag auch in den für die psychoanalytische Traumdeutung relevanten Übersetzungsregeln gefunden haben. Unter den Bedingungen des Schlafes müssen die auch hier noch möglichen inneren Wahrnehmungen wahrscheinlich als visuelle Metaphern interpretiert werden, was auch (und ganz entscheidend) durch die neurologische Ausbreitung der Erregungen im Gehirn bedingt ist.

Diese Übersetzungsregeln betreffen das Thema der Beziehung zwischen Traumelementen und den durch sie vertretenen latenten Bedeutungselementen, die Freud in merkwürdiger Unbestimmtheit als die »Eigentlichen« anspricht (Freud 1916–17, S. 152). Er führte zunächst in den *Vorlesungen* drei derartige Beziehungen an, nämlich

1. die des Teils vom Ganzen,
2. die der Anspielung und
3. die der Verbildlichung, die auch plastische Wortdarstellung genannt wird.

Die vierte dieser Beziehungen ist die symbolische (1916–17, S. 152 und S. 173). Zwischen Symbol und Traumelement bestehe eine konstante Beziehung, was die Übersetzung erleichtere. So heißt es:

> Indem die Symbole feststehende Übersetzungen sind, realisieren sie im gewissen Ausmaße das Ideal der antiken wie der populären Traumdeutung, von dem wir uns durch unsere Technik weit entfernt hatten. Sie gestatten uns unter Umständen einen Traum zu deuten, ohne den Träumer zu befragen, der ja zum Symbol ohnedies nichts zu sagen weiß. Kennt man die gebräuchlichen Traumsymbole und dazu die Person des Träumers, die Verhältnisse, unter denen er lebt, und die Eindrücke, nach welchen der Traum vorgefallen ist, so ist man oft in der Lage, einen Traum ohne weiteres zu deuten, ihn gleichsam vom Blatt weg zu übersetzen (1916–17, S. 152).

Dieser Auffassung liegt die Annahme zugrunde, dass der Träumer selbst zum Symbol deshalb keinen sinnstiftenden Einfall haben kann, weil seine Regression in der therapeutischen Situation nicht ausreicht, um ihm einen direkten Zugang zur Bildersprache zu eröffnen. Jedoch erscheint diese Sicht schon lange problematisch, da ihr ein veralteter Symbolbegriff zugrunde liegt (vgl. Kritik von Langer 1972).

Es geht uns nun um die Art der Beziehung zwischen Traumelementen und ihrem Eigentlichen, wie Freud die Beziehung zwischen manifestem und latentem Traumelement gekennzeichnet hat. Die Schwierigkeiten im Verständnis dieser Beziehung sind von Anfang an groß, was aus folgendem Wortlaut deutlich wird:

> Das manifeste Traumelement ist nicht so sehr eine Entstellung des latenten als eine Darstellung desselben, eine plastische, konkrete Verbindlichkeit, die ihren Ausgang vom Wortlaut nimmt. Allerdings gerade dadurch wieder eine Entstellung, denn wir haben beim Wort längst vergessen, aus welchem konkreten Bild es hervorgegangen ist, und erkennen es darum in seiner Ersetzung

> durch das Bild nicht wieder (Freud 1916–17, S. 119f.).

Wir werden damit auf das grundlegende Problem des Verhältnisses von Wort und Bild aufmerksam gemacht, denn die Traumsprache artikuliert sich vorwiegend bildhaft, und die therapeutische Übersetzungsaufgabe besteht darin, Bilder in Worte und Gedanken zu übertragen. Der Gedanke ist zwar der ursprünglichen Darstellung gegenüber als sekundär anzusehen, aber er erhält unter therapeutischen Gesichtspunkten eine erstrangige Stellung, weil die in Worte gefassten Gedanken einen therapeutischen Dialog ermöglichen. Nun hoffen wir, verständlich machen zu können, warum der »latente Traumgedanke« in Freuds Schriften einen tief greifenden Bedeutungswechsel durchlaufen hat: Er ist zunächst mit dem Tagesrest identisch und wird schließlich zum Eigentlichen des Traumes, das durch die Traumarbeit in den manifesten Traum transformiert wurde und nun durch die Deutungsarbeit sozusagen zurückübersetzt wird – **die Traumarbeit wird durch die Deutungsarbeit rückgängig gemacht**. Im Widerspruch zum Primat der Bildersprache erhält nun der »latente Traumgedanke« in gewisser Weise seinen Platz auf der tiefsten Schicht, wo er wiederum mit dem übersetzungsbedürftigen Wunsch verschmilzt. Mertens (2001) hat sich in diesem Kontext mit der These von Lakoff (1997) befasst, Träume seien allein aufgrund ihrer metaphorischen und metonymischen Potenziale übersetzbar.

Theorie der Traumentstehung

Wir können diese Ausführungen nun zusammenfassend an dem Bedeutungswandel veranschaulichen, den der latente Traumgedanke durchlaufen hat. Als Freud von der Deutungsarbeit ausging, lag es nahe, zunächst an den Tagesresten als Motiv des Traumes anzuknüpfen und sie eben mit den latenten Traumgedanken gleichzusetzen (1916–17, S. 203). Die latenten Traumgedanken werden in der Theorie der Traumarbeit, also der Entstehung des Traumes, unter dem Einfluss der Traumzensur in eine andere Ausdrucksweise überführt. Diese greift auf

> Zustände unserer intellektuellen Entwicklung zurück, die wir längst überwunden haben, auf die Bildersprache, die Symbolbeziehung, vielleicht auf Verhältnisse, die vor der Entwicklung unserer Denksprache bestanden haben. Wir nannten die Ausdrucksweise der Traumarbeit darum eine archaische oder regressive (1916–17, S. 203).

Wir würden heute eher sagen, dass die Bearbeitung des Traumes mit regressiven Mitteln geschieht. Mit dem definitiven Bedeutungswechsel wird all das als latente Traumgedanken bezeichnet, »was wir bei der Deutung des Traumes erfahren« (1916–17, S. 232).

Wie sehr nun die Deutungsarbeit über die Theorie der Traumentstehung dominiert, wird an der Gleichsetzung des Traumzensors mit dem Widerstand gegen die Aufdeckung der latenten Traumgedanken deutlich. Bei diesen wiederum handelt es sich v. a. um unterschiedlich tief verdrängte Wünsche. Dass sich unter den latenten Traumgedanken in erster Linie Wünsche befinden, hängt einerseits mit der universalen Bedeutung der Wunschwelt für den Menschen zusammen, andererseits auch mit der besonderen Aufmerksamkeit, die in der Psychoanalyse gerade der Wunschseite des Traumes von Anfang an entgegengebracht wurde. Freuds übergeordneter Gesichtspunkt, nämlich dass der Traum im Grunde nichts anderes als eine besondere Form unseres Denkens sei (1900 a, S. 510), wurde bis zu Eriksons (1955) originellem Beitrag zum Traummuster der Psychoanalyse vernachlässigt.

Experimentelle Studien

Die experimentelle Untersuchung dieser Vorgänge wird seit einer Reihe von Jahren am Sigmund-Freud-Institut mit einer subliminalen Methodik vorangetrieben (Leuschner 1986; Leuschner et al. 2000). Die Ergebnisse hierzu zusammenfassend führt Leuschner (2004) Folgendes aus:

> Die Analyse der Bearbeitungsschritte optisch und akustisch subliminal induzierten Stimulusmaterials in Traumdarstellungen ließ erkennen, dass die bekannten speziellen Traumbearbeitungsmechanismen Freuds, die Verschiebung und Ver-

> dichtung, durch die Vorgänge ergänzt werden müssen, die man als »Fragmentierung« und als »Sperrung« bezeichnen kann. Bei der Sperrung werden die konzisen Bedeutungen der Einzelfragmente endgültig am weiteren Processing behindert. In kognitionspsychologischer Sicht lassen Sperrung und Verschiebung die Traumbildung als paraphasischen Akt erscheinen, aus der Perspektive der Abwehr betrachtet, erscheint dieser Mechanismus wie eine Miniaturausgabe des Geschehens, das Freud als Urverdrängung bezeichnet hat (S. 333).

5

Aufgrund systematischer Studien lässt sich heute auch eine Entscheidung darüber treffen, ob das Traumdenken komplementär zum Wachdenken gestaltet ist oder ob beide kontinuierlich ineinander übergehen. Es gibt Befunde, die auf eine Entsprechung von Tagträumen und Nachtträumen hinweisen, und es lässt sich zeigen, dass es eine kontinuierliche Zunahme des Affektausdrucks und der Entstellung von Tagträumen über Phantasien in Hypnose bis hin zu den Nachtträumen gibt; es wurde jedoch auch gezeigt, dass bei spezifischen Bedürfnissen Geschlechtsunterschiede festgestellt werden können (Strauch 1981, S. 27). Generell überwiegt derzeit die Vorstellung, dass die Gestaltung der Trauminhalte den wesentlichen Zügen der Persönlichkeit entspricht.

Diese Perspektive wird auch durch die breit angelegten entwicklungspsychologischen Untersuchungen von Foulkes (1977, 1979, 1982) unterstrichen, der die Parallelität der kognitiven und emotionalen Entwicklung von Wachzustand und Traumbericht aufgewiesen hat. Auch Giora (1981) unterstreicht die Gefahr, von dem klinischen Material allein ausgehend die Existenz anderer Traumtypen, z. B. logische und problemlösende Träume, außer Acht zu lassen und in der Theoriebildung zu vernachlässigen (S. 305). Es ist inzwischen bekannt, dass im REM-Schlaf eher irrationale, im Non-REM-Schlaf eher vernünftige Träume gebildet werden, was die Bindung der Primärprozessmechanismen der Traumarbeit an bestimmte physiologische Voraussetzungen nahe legt. Steht im Widerspruch zu Befunden, wonach REM- und NREM-Träume gleiche Qualitäten aufweisen, wenn die NREM-Träume in ihrer Länge korrigiert werden. Fazit: Die Länge der Träume wäre der einzige wirkliche Unterschied (Hau 2004, S. 49f.).

Einen ähnlichen Gedanken finden wir schon bei Ferenczi (1912), der über »lenkbare Träume« berichtet hat. Diese Träume werden nach den Absichten des Träumers umgestaltet, unzureichende Bearbeitungen werden vom Träumer verworfen. Zusammenfassend kann man festhalten, dass gegenwärtig viele Autoren das Traumdenken in allgemeine Prinzipien seelischer Funktionen einzuordnen versuchen und Theorien ablehnen, die dem Traumdenken einen Sonderstatus einräumen:

> Das Denken ist als ein Gestaltungsmittel des Traums anzusehen, das ebenso zum Traum gehört wie die sinnenhaften Traumerfahrungen. Allerdings zeichnet sich das Denken im Traum eher durch Einfachheit und geringe Nachhaltigkeit aus (Strauch u. Meier 2004, S. 24).

Unbewusste und bewusste Funktionsabläufe

Koukkou u. Lehmann (1980) formulierten aufgrund von EEG-Untersuchungen, pharmakologischen Experimenten und theoretischen Überlegungen ein »Zustandswechselmodell«, dessen Hauptgedanke darin besteht, dass das Gehirn zwischen unterschiedlichen funktionalen Zuständen wechselt, in denen jeweils eigene Gedächtnisspeicher selektiv zugänglich sind. Mit den verschiedenen Gedächtnisspeichern sind unterschiedliche Zeitmarkierungen verknüpft, die das veränderte Zeitgefühl des Traumerlebens mit sich bringen könnten. Im Traum stellen sich Ereignisse dar, die zu verschiedenen Lebensphasen gehören, ohne dass im strengen Sinn von einer Zeitlosigkeit des Unbewussten gesprochen werden kann.

In Fortsetzung dieser Arbeiten, die ein systemtheoretisches Modell der Funktionen des Gehirns zusammenfassend darstellen (Koukkou u. Lehmann 1998a) schlagen sie vor,

> dass die formalen Charakteristika der Träume (also das Resultat des Primärprozesses und der Traumarbeit) zustande kommen

I. durch Aktivierung von mnemonischen Repräsentationen, die während der Entwicklung erworben wurden und wegen ihres einfacheren Komplexitätsniveaus von der Erwachsenenwelt entweder nicht aktivierbar sind oder während der weiteren Entwicklung so komplex geworden sind, dass sie nicht mehr in der ursprünglichen Form erkennbar sind und
II. durch die ständige Bildung von neuen Assoziationen im Schlaf, die aber mit den kognitiv-emotionalen Strategien des Schlafes (mit der primärprozessartigen Analyse) weiter interpretiert werden (S. 347).

Im Rahmen ihres Modells ist das Träumen ein kontinuierlicher Prozess, ebenso wie alle mentalen Phänomene. Allerdings bedeutet die physiologische Regression der funktionellen Hirnzustände während des Schlafs und das Phänomen der asymmetrischen Aktivierung der Gedächtnisrepräsentationen,

> dass während des Schlafs ein breiteres Spektrum des individuellen Wissens als in der Wachheit zur Verfügung steht, um für die momentanen Realitäten oder für neu aktiviertes Problemmaterial individuelle Lösungen zu entwickeln (S. 349).

Mit einer solchen Sichtweise kann der therapeutischen Untersuchung des Träumens mehr denn je ein notwendiger Platz in der analytischen Therapie zugewiesen werden.

Diese neurophysiologischen Modelle und ihre Befunde beziehen sich selbstverständlich nicht auf unbewusste seelische Funktionsabläufe. Auf diese richtet sich die psychoanalytische Methode, die an die Leuchte des Bewusstseins gebunden ist, ohne die wir »im Dunkeln der Tiefenpsychologie verloren wären (Freud 1933a, S. 76). Es ist aufschlussreich, dass Freud die Traumdeutung nur als Via regia zum Unbewussten bezeichnete:

> Der Traum ist nicht »Das Unbewusste«, er ist die Form, in welche ein aus dem Vorbewussten oder selbst aus dem Bewusstsein des Wachlebens erübrigter Gedanke dank der Begünstigungen des Schlafzustandes umgegossen werden konnte (1920, S. 294).

Der Königsweg führt also lediglich zum Unbewussten hin. Am »Traummuster der Psychoanalyse«, an seinem Irma-Traum (Erikson 1955), exemplifizierte Freud unbewusste seelische Funktionsabläufe.

5.3 Tagesrest und infantiler Wunsch

Kaum ein anderer Schritt in Freuds Traumtheorie ist kühner als jener, den Versuch der Wunscherfüllung mit dem Postulat zu verbinden, dass dies ein infantiler Wunsch sein müsse:

> … die Einsicht, dass eigentlich alle Träume die Träume von Kindern sind, mit dem infantilen Material, den kindlichen Seelenregungen und Mechanismen arbeiten (1916–17, S. 219).

Im Gegensatz zum infantilen Wunsch gibt Freud in der *Traumdeutung* eine beeindruckende Fülle von Belegen für die operative Wirksamkeit von Wünschen, die aus der Gegenwart stammen, und für Motive, die Kanzer (1955) als »kommunikative Funktion« des Traumes bezeichnete. Darüber hinaus muss die von Freud eingeführte Unterscheidung von Traumquelle und Traummotor bedacht werden, denn die Verwendung von Material »aus jeder Zeit des Lebens« (Freud 1900a, S. 174) und dessen Einführung als kausales Moment der Traumverursachung sind zwei verschiedene Dinge.

Wir glauben, dass Freud aus heuristischen und behandlungstechnischen Gründen am Primat des infantilen Wunsches festgehalten hat, wobei wir dahingestellt sein lassen, wie oft es in der Interpretation gelungen ist, die Traumentstehung von den auslösenden Tagesresten auf die infantilen Wünsche als die tieferen und wesentlicheren Ursachen überzeugend zurückzuführen. Das Verhältnis von Tagesresten und dem (infantilen) unbewussten Wunsch hat Freud durch einen Vergleich veranschaulicht. Die Metapher, dass es bei jeder Unternehmung eines Kapitalisten bedürfe, der den Aufwand bestreite, und eines Unternehmers, der die Idee habe und sie auszuführen verstehe, scheint eine klare Antwort zu erlauben: Der Kapitalist sei immer der unbewusste Wunsch, der die psychische Energie für die Traumbildung abgebe; der Unternehmer sei der Tagesrest. Aber der Kapitalist könne auch selbst die Idee haben oder der Unternehmer das Kapital besitzen. So bleibt die Metapher offen: Das vereinfache die praktische Situation, erschwere aber ihr theoretisches Verständnis (1916–17, S. 232).

Später (Freud 1933 a) wurde die Metapher in die Erklärung der Traumentstehung von oben (vom Tagesrest her) und von unten (vom unbewussten Wunsch her) umgewandelt. Dass im zitierten Vergleich der Kapitalist mit der »seelischen Energie«, die er abgebe, gleichgesetzt wird, verweist auf Freuds ökonomisch-energetische Annahme: Seelische Energie wird dem Reiz als jene Kraft zugrunde gelegt, die den Wunsch hervorbringt und nach seiner Erfüllung drängt – und sei es auch nur durch eine Art von Abreaktion in Form von halluzinierter Befriedigung. Solche Abreaktionen könnte man nach der ethologischen Terminologie auch als Leerlaufaktivität bei Abwesenheit des triebbefriedigenden Objektes bezeichnen.

Aufhebung der Deckerinnerung

Die Konsequenz dieser theoretischen Annahme ist u. a. darin zu sehen, dass es bei der interpretativen Entdeckung des infantilen Wunsches streng genommen um das Wiederauffinden und Reproduzieren jener Situation gehen müsste, in welcher ein Wunsch, ein Bedürfnis, ein Triebreiz entstanden, aber seine Befriedigung ausgeblieben ist, weshalb keine echte Abreaktion am Objekt erfolgen konnte. Wegen dieses hypothetischen Hintergrunds hat Freud, wie wir vom Wolfsmann wissen, auch Patienten gegenüber die Erwartung ausgesprochen, nach Aufhebung der Deckerinnerung werde die ursprüngliche Situation von Wunsch und Versagung (die Urszene) wieder auftauchen. Nach Aussagen des Wolfsmannes erfüllte sich Freuds Erwartung nicht, und die Erinnerung an die Urszene bzw. die Aufhebung der Deckerinnerung blieben aus. Die weitere Lebens- und Krankheitsgeschichte des Wolfsmannes, über die wir nun gut unterrichtet sind (Gardiner 1971), lässt den Schluss zu, dass seine Rückfälle wie überhaupt die Chronifizierung seiner Erkrankung weit mehr durch die Idealisierung Freuds und der Psychoanalyse im Dienste der Abwehr einer rezenten negativen Übertragung zustande kamen als durch die unzureichende Aufhellung infantiler inzestuöser Versuchungs- und Versagungssituationen.

Gedächtnisrekonstruktionen

Diese Annahme infantiler Wünsche als Motor des Traumes enthält auch eine Theorie der Speicherung von Erinnerungsspuren – des Gedächtnisses. Sie wurde von Freud (1900 a) in der *Traumdeutung* (▶ Kap. 7) konzipiert und hatte erhebliche Auswirkungen auf die Gestaltung der psychoanalytischen Therapie, indem sie die Orientierung auf Erinnern und Erregungsabfuhr richtete. Obwohl der infantile Traumwunsch und sein Umfeld nur selten mit einiger Sicherheit affektiv und kognitiv wiederbelebt oder zuverlässig rekonstruiert werden konnte, gilt die Aufhellung der Kindheitsamnesie und besonders jener Zeiten, für die es aus psychobiologischen Gründen wahrscheinlich nur sensomotorische Erinnerungen geben kann, als ideales Ziel gerade der besonders tief greifenden Psychoanalysen. Die Plausibilität solcher Rekonstruktionen ist die eine Seite der Sache, ihre therapeutische Wirksamkeit eine andere, worauf Freud deutlich genug aufmerksam gemacht hat, wenn er sagt:

> Oft genug gelingt es nicht, den Patienten zur Erinnerung des Verdrängten zu bringen. Anstatt dessen erreicht man bei ihm durch korrekte Ausführung der Analyse eine sichere Überzeugung von der Wahrheit der Konstruktion, die therapeutisch dasselbe leistet wie eine wiedergewonnene Erinnerung (1937d, S. 53).

Gelegentlich ist es möglich, die Plausibilität von Rekonstruktionen durch nachträgliche Befragungen der Mütter zu erhöhen, wenn sich hierbei vorweg angenommene und in der Analyse erschlossene Ereignisse tatsächlich bestätigen lassen (s. z. B. Segal 1982). Welchen Stellenwert solche Daten im Zusammenhang mit der subjektiven Wahrheit des Phantasielebens und seiner Veränderung unter dem Einfluss der Therapie haben, ist ein Problem eigener Art, dem wir hier nicht weiter nachgehen können (Spence 1982 a).

Der Nachweis des unbewussten infantilen Traumwunsches hat, wie wir gesehen haben, mehrere Seiten, wobei wir die therapeutische Relevanz nur streifen können. Als Ergebnis können wir zusammenfassen, dass die Wunscherfüllungstheorie hinsichtlich eines Nachweises des unbewussten infantilen Wunschanteils Lücken aufweist, die zu anderen Schwierigkeiten, wie z. B. stereotype Angstträume mit der Theorie zu vereinbaren, hinzukommen.

Wege zum Verständnis des Traums

Der Tagesrest fungiert als affektive Brücke zwischen Wachdenken und Traumdenken. Seine Identifizierung anhand von Einfällen führt meist zu einem ersten, unmittelbaren Verständnis des Traums. Diese Brückenfunktion kann besonders eindrucksvoll bei traumexperimentellen Studien gesehen werden, wenn Patienten im Traumlabor nachts geweckt und über ihre Träume befragt werden. Greenberg u. Pearlman (1975) beobachten diesen Prozess gleichzeitig aus der Perspektive der psychoanalytischen Situation und unterstreichen die »relativ unverstellte Einarbeitung« affektgeladener Ereignisse in den manifesten Traum (S. 447).

Die ergänzenden Mitteilungen von Schur (1966) zum Irma-Traum unterstreichen jedoch, dass ein eingeengtes Konzept des »Tagesrestes« die Verknüpfung mit etwas länger zurückliegenden Ereignissen ausblendet.

> Freuds eigene Assoziationen zum Irma-Traum führen ihn rasch auf die versteckte Kritik durch Freund Otto, der ihn am Vorabend über Irmas nicht ganz befriedigende Lage informiert hatte. Die nur wenige Monate zurückliegende äußerst kritische Situation mit der Patientin Emma, nach einer Operation durch seinen Freund Fliess, hat Freud in der *Traumdeutung* nicht erwähnt.
> Die Verbindung mit Fliess, auf die Freud durch den Hinweis auf die chemischen Formeln hindeutet, steht noch in einem ganz anderen Kontext, dessen bewusste oder nichtbewusste Ausblendung der Biograph R. Clark als »Lücke von der Größe eines Grand Canyon« beschreibt (Clark 1981, S. 177). Die Patientin Irma – ihr wirklicher Name war Emma Eckstein – hatte Beschwerden, die Nase und Hals betrafen; Freud konsultierte seinen Freund Fliess. Dieser reiste aus Berlin an und empfahl eine Operation, führte diese selbst durch und reiste wieder ab. Wegen starker Blutungen war eine chirurgische Nachbehandlung nötig, bei der der dann hinzugezogene Wiener Chirurg gut anderthalb Meter langes Stück Gaze aus der Operationswunde herausbeförderte: Es hatte sich um eine nicht selten vorkommende chirurgische Fehlleistung gehandelt. Schurs Schlussfolgerung in seiner späteren Freud-Biographie macht deutlich, dass »der Hauptwunsch hinter Freuds Irma-Traum nicht war, sich selbst zu entschuldigen, sondern Fliess (Schur 1973, S. 112; s. auch Thomä 1987).

Für Freud steht der Tagesrest an der Kreuzung assoziativer Linien, von denen die eine zum infantilen, die andere zum gegenwärtigen Wunsch führen:

> Da findet man dann kein Element des Trauminhaltes, von dem die Assoziationsfäden nicht nach zwei oder mehr Richtungen auseinander gingen (1901a, S. 661).

Löst man sich aus der Dichotomie von aktueller und infantiler Wunschquelle und setzt stattdessen das Konzept des assoziativen Netzwerks (Palombo 1973, 1984) ein, wonach Vergangenheit und Gegenwart in vielfältige zeitliche Schichtungen verknüpft werden, so gewinnt man einen Zugang zu der These, dass die Hauptfunktion des Träumens die Entwicklung, Aufrechterhaltung (Regulierung) und, wenn nötig, die Wiederherstellung der seelischen Prozesse, Strukturen und Organisation sei (Fosshage 1983, S. 657).

Wir wissen wenig darüber, ob die Regelung dieser Assimilations- und Adaptionsprozesse des seelischen »milieu interne« immer und in jedem Falle den Rückgriff auf infantile, verdrängte Wünsche erfordert oder ob dies nur in ausgesuchten Fällen notwendig ist, nämlich dann, wenn der rezente

Konflikt mit einer ungelösten, infantilen Konfliktsituation in Resonanz gerät. Spekulativ, aber zugleich hochinteressant ist in diesem Zusammenhang die neurophysiologische These von Koukkou u. Lehmann (1998b), dass die Variation der EEG-Muster in den REM-Phasen durchaus die Vermutung nahe lege, der Zugang zu frühen Erinnerungen im Laufe einer Nacht stehe verschiedene Male offen, und Austauschprozesse zwischen Gegenwart und Vergangenheit seien durchaus denkbar, denn »Träume stellen Bemühungen des Gehirns dar, früher erworbenes und kreiertes Wissen zur Interpretation neuerer Erfahrungen anzuwenden« (S. 184) und »Diese Reorganisation des Wissens während des Schlafs wird durch die physiologische Regression der funktionellen Hirnzustände in Richtung auf die Kindheit möglich« (S. 183).

Funktion des Träumens

Ungelöst und nach vorliegenden Forschungsergebnissen eher als unnötige Annahme abzulehnen ist Freuds Idee, dass der infantile Wunsch der Motor der Traumbildung sei; die »Kapitalistenidee« war zu einer Zeit entstanden, in der man noch nicht wusste, dass Träumen eine biologisch fundierte Aktivität ist, die keine energetische Begründung erfordert. Wir müssen die Frage aufwerfen, welche der nur durch »systematische Weckungen im Traumlabor unter kontrollierten Bedingungen« hervorrufbaren und erfassbaren Träume in einer Psychoanalyse eigentlich erinnert worden wären und welche ihre psychologischen Aufgaben erfüllt hätten, weil sie geträumt und **nicht** erinnert worden wären. Klinisch relevant bleibt jedoch, welche Träume erinnert und wem sie erzählt werden. Die kommunikative Funktion des Träumens (Kanzer 1955) bleibt eine rein psychologisch-psychoanalytische Frage, die sich in unterschiedlicher Weise auf die vier für die Funktion des Träumens als wichtig erachteten Bereiche auswirkt:
- Problemlösung,
- Informationsverarbeitung,
- Ich-Konsolidierung und
- Affektregulation.

Dies sind, wie Dallet (1973) zutreffend feststellt, keine sich gegenseitig ausschließenden Gesichtspunkte, und die empirische Unterstützung dieser Sichtweisen ist sehr unterschiedlich. Wie wir im Abschnitt über das Traumdenken gesehen haben, hat in der historischen Entwicklung der Ansichten über die Traumfunktion die Annahme, das Träumen habe überwiegend eine Funktion im Dienst der Realitätsbewältigung, an Gewicht verloren gegenüber der Bedeutung des Träumens für das innerseelische Gleichgewicht des Träumers und für die Aufrechterhaltung seiner psychischen Funktionen. Im folgenden Abschnitt wollen wir einige wichtige Gesichtspunkte in der Entwicklung der Theorie über das Träumen darlegen.

Exkurs

E. Hartmann hat am Beispiel der wiederkehrenden Alpträume dargestellt, wie im Laufe der Zeit (und beschleunigt durch Psychotherapie) Angst- und Bedrohungszustände allmählich eingearbeitet werden in immer mehr alltagsnähere Szenen, bei gleichzeitiger Abnahme der affektiven Erregung. Hartmann weist den Träumen therapeutische Funktion zu. In seinem Modell, das den Alptraum als paradigmatisches Beispiel für die Traumfunktion nimmt, überwindet er den scheinbaren Gegensatz zwischen Wunschträumen und Angstträumen (Hartmann 1998; Bareuther et al. 1999, darin Hartmann, S. 115–158).

5.3.1 Wunscherfüllungstheorie als einheitliches Erklärungsprinzip

Theoretische und begriffliche Anstrengungen

Ganz offensichtlich lag Freud daran, ein einheitliches Erklärungsprinzip zu haben und daran auch festzuhalten, trotz aller theoretischen und praktischen Schwierigkeiten, die wir noch im Einzelnen aufführen werden. Freud versuchte, die Schwierigkeiten dadurch zu lösen, dass er den Wunsch als treibendes Motiv der Traumentstehung theoretisch durch Kräfte mit vielfältigen Motiven aus verschiedenen Quellen ausstattete. Dieser Zug zur Vereinheitlichung wird schon 1905 betont, ohne dass diese Bevorzugung überzeugend begründet worden wäre.

> Ich habe in meinem Buche ausgeführt, jeder Traum sei ein als erfüllt dargestell-

ter Wunsch, die Darstellung sei eine verhüllende, wenn der Wunsch ein verdrängter, dem Unbewussten angehöriger sei, und außer bei den Kinderträumen habe nur der unbewusste oder bis ins Unbewusste reichende Wunsch die Kraft, einen Traum zu bilden. Ich glaube, die allgemeine Zustimmung wäre mir sicher gewesen, wenn ich mich begnügt hätte zu behaupten, dass jeder Traum einen Sinn habe, der durch eine gewisse Deutungsarbeit aufzudecken sei. Nach vollzogener Deutung könne man den Traum durch Gedanken ersetzen, die sich an leicht kenntlicher Stelle in das Seelenleben des Wachens einfügen. Ich hätte dann fortfahren können, dieser Sinn des Traumes erwiese sich als ebenso mannigfaltig wie eben die Gedankengänge des Wachens. Es sei das eine Mal ein erfüllter Wunsch, das andere Mal eine verwirklichte Befürchtung, dann etwa eine im Schlafe fortgesetzte Überlegung, ein Vorsatz (wie bei Doras Traum), ein Stück geistigen Produzierens im Schlafe usw. Diese Darstellung hätte gewiss durch ihre Fasslichkeit bestochen und hätte sich auf eine große Anzahl gut gedeuteter Beispiele, wie z. B. auf den hier analysierten Traum, stützen können. Anstatt dessen habe ich eine allgemeine Behauptung aufgestellt, die den Sinn der Träume auf eine einzige Gedankenform, auf die Darstellung von Wünschen einschränkt, und habe die allgemeinste Neigung zum Widerspruche wachgerufen. Ich muss aber sagen, dass ich weder das Recht noch die Pflicht zu besitzen glaubte, einen Vorgang der Psychologie zur größeren Annehmlichkeit der Leser zu vereinfachen, wenn er meiner Untersuchung eine Komplikation bot, deren Lösung zur Einheitlichkeit erst an anderer Stelle gefunden werden konnte. Es wird mir darum von besonderem Werte sein zu zeigen, dass die scheinbaren Ausnahmen, wie Doras Traum hier, der sich zunächst als ein in den Schlaf fortgesetzter Tagesvorsatz enthüllt, doch die bestrittene Regel neuerdings bekräftigen (Freud 1905e, S. 229f.).

Um am einheitlichen Erklärungsprinzip festhalten zu können, unternahm Freud große theoretische und begriffliche Anstrengungen, die hier in Kürze zusammengefasst werden: Entstehung, Wesen und Funktion des Traumes gründen im Versuch der Beseitigung psychischer Reize auf dem Wege der halluzinierten Befriedigung (1916–17, S. 136). Ein Teil dieser funktional-teleologischen Theorie ist die These, dass der Traum bzw. der Traumkompromiss als Wächter des Schlafes aufzufassen sei, der dem Wunsch diene, den Schlafzustand aufrechtzuerhalten (1933a, S. 19).

Bestrafungsträume und Alptraumerwachen

Durch Begriffserweiterungen von Wunsch und Befriedigung ließen sich auch solche Träume in die Wunscherfüllungstheorie einordnen, die ihr zu widersprechen schienen. So machte es das Verständnis des Traumes als Kompromiss zwischen verschiedenen Tendenzen möglich, einmal dem Schlafwunsch, dann dem Selbstbestrafungswunsch die wesentliche motivationale Kraft für die Gestaltung des manifesten Traumes zuzuschreiben. Diese Erweiterung wurde anhand der sogenannten Bestrafungsträume notwendig, die in scheinbarem Widerspruch zur Wunscherfüllungstheorie standen; sie konnten ihr nun aber dadurch zugeordnet werden, dass das Selbstbestrafungsbedürfnis als Wunsch verstanden und im Über-Ich lokalisiert wurde.

Auch das Aufwachen bei manchen Angstträumen konnte durch eine Zusatzhypothese in das traditionelle Erklärungsschema eingebaut werden. Denn die teleologisch-funktionale Erklärung wurde um die These erweitert, dass bei Alpträumen der Wächter des Schlafes zum Wecker werde, der den Schlaf unterbreche, um noch Schlimmeres als das bereits Geträumte zu verhindern. Im Vorfeld dieser Notfallfunktion können dann theoretisch mannigfaltige Beschwichtigungsversuche untergebracht werden, z. B. die bekannte Abschwächung der Beunruhigung des Träumers durch sein gleichzeitiges bestehendes Wissen: »Es ist ja nur ein Traum«.

Dieser Deutung der Angstträume liegt die Reizschutzannahme und im weiteren Sinn die ökonomisch-energetische Hypothese Freuds zugrunde, die ja auch in der Bezeichnung des Traums als Versuch zur Beseitigung psychischer Reize auf dem Wege der halluzinierten Befriedigung enthalten ist.

Stellenwert der Wunscherfüllungstheorie

Die Widersprüchlichkeiten und Ungereimtheiten der Wunscherfüllungstheorie zur Erklärung des Träumens lassen sich nicht aus der Welt schaffen. Dass Freud trotzdem stets am Wunsch als Triebkraft des Träumens festhielt, hängt vermutlich mit der **psychoanalytischen Heuristik** zusammen. Wir haben in ▶ Abschn. 1.3 hervorgehoben, dass die psychoanalytische Heuristik sich aus gutem Grund am Lustprinzip, also an der Dynamik unbewusster Wünsche, orientiert (▶ Abschn. 8.2 und 10.2). Im Sinne unserer Ausführungen unter 10.2 ist es aber wesentlich, zwischen der **Entdeckung** unbewusster Wünsche, zu denen die psychoanalytische Methode hinführen kann, und der **Erklärung** des Traumes und der Traumarbeit als Ausdruck von Wünschen zu unterscheiden. Auch nach dem Tod der Metapsychologie und ihres basalen ökonomischen Prinzips als der angenommenen Grundlage der Wunscherfüllungstheorie des Traumes werden Wünsche und Sehnsüchte das menschliche Leben bei Tag und Nacht umtreiben.

5.3.2 Selbstdarstellung und Problemlösung

Identifizierung und Traumobjekte

Wir wollen nun der Frage nachgehen, weshalb die Bedeutung der auch in vielen Träumen erkennbaren Identifizierung für die Ich-Bildung gegenüber der Wunschtheorie in den Hintergrund trat. Schon in Freuds *Entwurf einer Psychologie* findet sich der denkwürdige Satz: »Ziel und Ende aller Denkvorgänge ist also die Herbeiführung des **Identitätszustandes** » (1950a, S. 416; Hervorhebung im Original).

> Nehmen wir an, das Objekt, welches die Wahrnehmung liefert, sei dem Subjekt ähnlich, ein **Nebenmensch**. Das theoretische Interesse erklärt sich dann auch dadurch, dass ein **solches** Objekt gleichzeitig das erste Befriedigungsobjekt, im ferneren das erste feindliche Objekt ist, wie die einzig helfende Macht. Am Nebenmenschen lernt darum der Mensch erkennen. Dann werden die Wahrnehmungskomplexe, die von diesem Nebenmenschen ausgehen, zum Teil neu und unvergleichbar sein, seine **Züge**, etwa auf visuellem Gebiet; andere visuelle Wahrnehmungen, z. B. die seiner Handbewegungen, aber werden im Subjekt über die Erinnerung eigener ganz ähnlicher visueller Eindrücke vom eigenen Körper fallen, mit denen die Erinnerungen von selbst erlebten Bewegungen in Assoziation stehen. Noch andere Wahrnehmungen des Objektes, z. B. wenn es schreit, werden die Erinnerung an eigenes Schreien und damit an eigene Schmerzerlebnisse wecken (Freud 1950a, S. 415f.; Hervorhebungen im Original).

Wir greifen auf diese Ausführungen im *Entwurf einer Psychologie* deshalb zurück, weil hier visuelle und motorische Selbst- und Fremdwahrnehmung mit der Befriedigung durch das Objekt verbunden sind. In der Wunscherfüllungstheorie des Traumes hat sich die Befriedigung von den visuell-kognitiven Prozessen gelöst. Da wir deren lange verkannte große Bedeutung für eine empirisch begründete Selbstpsychologie betonen möchten, kommt uns die zitierte Stelle besonders gelegen, die Freud einen Platz in der Genealogie des symbolischen Interaktionismus einräumt. Man denke an den schönen Vers von Cooley (1964 [1902], S. 184): »Each to each a looking-glass reflects the other that doth pass«. Welche Auswirkungen die Einbeziehung dieser Prozesse in Theorie und Praxis der Traumdeutung hat, wird uns in der vergleichenden Diskussion beschäftigen. Wir können hier vorwegnehmen, dass dadurch die Wunscherfüllungstheorie relativiert wird, ohne ihre heuristisch-therapeutische Bedeutung zu verlieren. Die Wunscherfüllungstheorie musste mit immer mehr Zusatzhypothesen versehen werden, wodurch die Bedeutung des Wunsches im Sinne des Triebwunsches eher geringer wurde, ganz abgesehen vom Problem der Erklärungskraft der Theorie für die vielgestaltige Phänomenologie des Träumens (Siebenthal 1953; Strauch u. Meier 1992; Fiss 1995; Schredel 1999; Boothe u. Meier 2000).

Aufdeckung des verborgenen Ichs

Im Gegensatz zur Wunscherfüllungstheorie, deren innere Widersprüche Freud zu mehrfachen Erweiterungen und Korrekturen veranlassten, konnte an der Erfahrung, »von der ich keine Ausnahme gefunden habe, dass jeder Traum die eigene Person behandelt« (Freud 1900a, S. 327), stets festgehalten werden. Fast wörtlich kehren auch später jene Formulierungen wieder, mit denen Freud in der *Traumdeutung* davon spricht, dass der Traum immer die eigene Person behandle. Wir geben deshalb zunächst ihren vollen Wortlaut wieder:

> … Träume sind absolut egoistisch. Wo im Trauminhalt nicht mein Ich, sondern nur eine fremde Person vorkommt, da darf ich ruhig annehmen, dass mein Ich durch Identifizierung hinter jener Person versteckt ist. Ich darf mein Ich ergänzen. Andere Male, wo mein Ich im Traum erscheint, lehrt mich die Situation, in der es sich befindet, dass hinter dem Ich eine andere Person sich durch Identifizierung verbirgt. Der Traum soll mich dann mahnen, in der Traumdeutung etwas, was dieser Person anhängt, das verhüllte Gemeinsame, auf mich zu übertragen. Es gibt auch Träume, in denen mein Ich nebst anderen Personen vorkommt, die sich durch Lösung der Identifizierung wiederum als mein Ich enthüllen. Ich soll dann mit meinem Ich vermittels dieser Identifizierungen gewisse Vorstellungen vereinigen, gegen deren Aufnahme sich die Zensur erhoben hat. Ich kann also mein Ich in einem Traum mehrfach darstellen, das eine Mal direkt, das andere Mal vermittels der Identifizierung mit fremden Personen. Mit mehreren solchen Identifizierungen lässt sich ein ungemein reiches Gedankenmaterial verdichten. Dass das eigene Ich in einem Traume mehrmals vorkommt oder in verschiedenen Gestaltungen auftritt, ist im Grunde nicht verwunderlicher, als dass es in einem bewussten Gedanken mehrmals und an verschiedenen Stellen oder in anderen Beziehungen enthalten ist, z. B. im Satze: Wenn **ich** daran denke, was für ein gesundes Kind **ich** war (Hervorhebungen im Original).

In einer Fußnote gibt Freud einen behandlungstechnischen Ratschlag, der sich auf den Zweifel bezieht, hinter welcher der im Traum auftretenden Personen das Ich zu suchen sei. Er halte sich dabei an folgende Regel: Die Person, die im Traum einem Affekt unterliege, den ich als Schlafender verspüre, die verberge mein Ich.

Auch in den späteren Feststellungen, dass die Person, die in den Traumszenen die Hauptrolle spiele, immer die eigene sei (1916–17, S. 143, und 1917d, S. 413), wird diese Tatsache auf den Narzissmus des Schlafzustands und auf die Abziehung des Interesses von der ganzen Außenwelt zurückgeführt, wobei Narzissmus und Egoismus gleichgesetzt werden. So ist übrigens auch eine Verbindung zur Wunscherfüllungstheorie herzustellen. Denn in der Selbstdarstellung werden Wünsche niemals fehlen. Im Träumer leben also auch immer unerfüllte Wünsche, seien es unbefriedigt gebliebene triebhafte Bedürfnisse, sei es aufgrund der dem Menschen eigenen schöpferischen Phantasie.

Selbstdarstellung durch Identifizierung

Der Narzissmus des Schlafzustands und die regressive Form des Denkens im Traum mag zwar mit einer Abziehung des Interesses von der Außenwelt einhergehen, wenn man das Interesse und die Außenwelt so versteht, wie es die Subjekt-Objekt-Trennung vorzuschreiben scheint. Wir stellen uns jedoch vor, dass das Interesse sich in einem tieferen Sinn mit der Außenwelt verbindet, also die Subjekt-Objekt-, die Ich-Du-Trennung aufhebt, um via Identifizierungen zur Identität zu kommen.

Liest man daraufhin die zitierte Stelle nochmals mit besonderer Aufmerksamkeit, wird einem noch weniger entgehen, dass es um **Selbstdarstellungen** durch **Identifizierung** geht, also um die Herstellung von Gemeinsamkeit. Der Träumer ist allerdings insofern egoistisch, als er seine Gedanken und Wünsche grenzenlos und ohne Rücksicht auf das herangezogene belebte oder unbelebte Objekt spielen lassen kann (das Gleiche gilt für Tagträume). Dass in der Selbstdarstellung im Traum auf andere Menschen ebenso wie auf Tiere oder unbelebte Objekte zurückgegriffen werden kann, ist entwicklungsgeschichtlich gesehen auf die primäre Ungeschiedenheit zurückzuführen. Die Magie der Gedanken ebenso wie die der Gebärden und Handlungen hat hier ihren Ursprung.

Theoretische Abgrenzung gegenüber der Traumtheorie Jungs

Bisher hat die Wunscherfüllung am Objekt und die Objektbeziehung im Traum in der Psychoanalyse eine größere therapeutische und theoretische Bedeutung erhalten als die von uns in den Mittelpunkt gestellte grundlegende These Freuds, dass sich der Träumer immer auch selbst darstelle – oft mittelbar durch andere Personen. Neben den bereits genannten Gründen führen wir diesen Sachverhalt auf wissenschaftsgeschichtliche Momente zurück. Die Wunscherfüllungstheorie diente im Zusammenhang mit den sie fundierenden Triebtheorien auch der Abgrenzung der Psychoanalyse zur Traumtheorie Jungs. Das Selbst führt Jung in seiner Darstellung zunächst als das Subjektive ein, wobei er dessen Verstehen als »konstruktives« dem analytisch-reduktiven entgegenstellte. Diese »konstruktive Methode« fand 1912 ihre wesentliche Erweiterung, die sich auch in der veränderten Bezeichnung niederschlug:

> Ich nenne jede Deutung, in der die Traumausdrücke als mit realen Objekten identisch gesetzt werden können, eine **Deutung auf der Objektstufe.** Dieser Deutung gegenüber steht diejenige, welche jedes Traumstück, zum Beispiel alle handelnden Personen, auf den Träumer selbst bezieht. Dieses Verfahren bezeichne ich als **Deutung auf der Subjektstufe.** Die Deutung auf der Objektstufe ist **analytisch**; denn sie **zerlegt** den Trauminhalt in Reminiszenzkomplexe, welche auf äußere Situationen bezogen sind. Die Deutung auf der Subjektstufe dagegen ist **synthetisch**, indem sie die zugrunde liegenden Reminiszenzkomplexe von den äußeren Anlässen loslöst und als Tendenzen oder Anteile des Subjektes auffasst und dem Subjekt wiederum angliedert. (Im Erleben erlebe ich nicht bloß das Objekt, sondern mich selbst in erster Linie, aber nur dann, wenn ich mir Rechenschaft gebe über mein Erleben.) In diesem Falle sind also alle Trauminhalte als Symbole für subjektive Inhalte aufgefasst.
> **Das synthetische oder konstruktive Interpretationsverfahren** besteht also in der Deutung auf der Subjektstufe (Jung 1912, S. 92; Hervorhebungen im Original).

Für Jung wird die Anwendung der Subjektstufe zum wichtigsten heuristischen Prinzip, und auf diese Stufe seien auch die zunächst nur auf der Objektstufe verstandenen Beziehungen zu heben (S. 96 und 98). Zugleich lässt die Subjektstufe das persönliche Ich und die Darstellung subjektiver Eigenschaften durch andere Personen ebenso hinter sich wie den lebensgeschichtlichen Hintergrund solcher Vertretungen. Denn alles Persönliche wird in archetypische Bezüge eingebettet, deren Deutung nun auch den Objekten ihren tieferen Sinn gibt. Andere Personen im Traum werden dadurch nicht zu Vertretungen des eigenen Ichs, sondern zu Exponenten archetypischer Muster, die als Schemata das Leben beherrschen und die kognitiv-affektiven Abläufe im Menschen ebenso bestimmen wie das zwischenmenschliche Erleben und Handeln. Im Menschenbild Jungs wird der Lebenszyklus als Assimilation unbewusster archetypischer Bilder verstanden. Der Mittelpunkt dieser Assimilation ist das Selbst.

> Die Anfänge unseres ganzen seelischen Lebens scheinen unentwirrbar aus diesem Punkt [dem Selbst] zu entspringen, und alle höchsten und letzten Ziele scheinen auf ihn hinzulaufen … Ich hoffe, es sei dem aufmerksamen Leser hinlänglich klar geworden, dass das Selbst mit dem Ich genau soviel zu tun hat wie die Sonne mit der Erde (Jung 1928, zit. nach 1964, S. 261).

Eine Beziehung zwischen der Archetypenlehre Jungs und der Symbollehre Freuds besteht dort, wo Freud allgemeine überindividuelle Bedeutungsstrukturen annimmt. Da deren Ausgestaltung mit Sicherheit von den individuellen und soziokulturell vermittelten Erfahrungen ausgeht, kann die psychoanalytische Traumdeutung auch Selbstdarstellungen nicht als Emanationen archetypischer

Inhalte ansehen. Es gibt allerdings Auffassungen, die Selbstbilder mit archaischen Inhalten ausstatten. Dies lässt sich an Kohuts Auffassung über den Selbstzustandstraum zeigen.

Kohuts »Selbstzustandsträume« am Beispiel von Flugträumen

Neben dem üblichen, bisher bekannten Traumtypus, der prinzipiell verbalisierbare latente Inhalte hat (wie Triebwünsche, Konflikte und Problemlösungsversuche), glaubt Kohut, einen zweiten Traumtyp gefunden zu haben, den er die »Selbstzustandsträume« nennt. Bei diesen Träumen führen freie Assoziationen zu keinem tieferen Verständnis. Man gelangt bestenfalls zu Bildern, die aber auf der gleichen Ebene verbleiben wie der manifeste Trauminhalt. Die Untersuchung des manifesten Inhalts und der assoziativen Anreicherungen erlauben den Schluss, dass die gesunden Anteile des Patienten mit Angst auf die beunruhigenden Veränderungen im Zustand des Selbst reagieren, z. B. auf dessen bedrohliche Auflösung. Insgesamt sind also Träume dieses zweiten Typs als bildhafte Darstellung der bedrohlichen Selbstauflösung aufzufassen, was Kohut anhand von Flugträumen erläutert.

Als Beispiel seien Träume genannt, auf die Kohut (1977, S. 109; dt. 1979b, S. 103) aufmerksam macht und die sich bereits in seinem früheren Buch finden (1971, S. 4, 149; dt. 1973, S. 21, 175). Kurz gesagt sieht Kohut in Flugträumen höchst bedrohliche Darstellungen des grandiosen Selbst, wobei die Gefahr in der mit dem Auftreten einer Psychose gleichgesetzten Auflösung zu sehen sei. Daraus leitet sich die Interpretation ab, die Kohut von einem supportiven psychotherapeutischen Manöver klar abgegrenzt wissen möchte, dass verschiedene Ereignisse im Leben des Patienten, einschließlich der Unterbrechung der Analyse, alte grandiose Wahngedanken belebt hätten. Der Patient befürchte ihr Auftauchen, lasse aber sogar im Traum deutlich seine Fähigkeit erkennen, die Sache mit Humor meistern zu können (1977, S. 109; dt. 1979, S. 103). Kohut sieht im Humor eine Art von Sublimierung und Überwindung narzisstischer Größenvorstellungen, also eine Art von Distanzierung (s. auch »deanimation« als Abwehr und Erleichterung der Problemlösung bei French u. Fromm 1964; näheres bei Moser u. von Zeppelin 1999a,b).

Bewertung

Nun liegt nichts näher, als auch in Flugträumen Selbstdarstellungen und Wunschträume zu sehen. Im Unterschied zu Ikarus ist für den heutigen Menschen das Fliegen eine realistische Erfahrung, gekoppelt mit dem Wissen, dass die Luft noch viel weniger Balken als das Wasser hat. Wir plädieren dafür, erst einmal die Auswirkungen technischer Entwicklungen auf die Bildung unbewusster Schemata genauer zu untersuchen, bevor wir uns an so feststehende Aussagen wagen sollten, wie dass Flugträume besonders beunruhigende Darstellungen des grandiosen Selbst seien. Über die praktischen, behandlungstechnischen Fragen hinaus zeigt sich an solchen Interpretationsfolien, welche Konsequenzen theoretische Annahmen haben können, wenn sie als bewiesen vorausgesetzt werden. Kohut braucht für die Deutung dieser Träume keine Assoziationen, weil sie angeblich auf einem archaischen Funktionsniveau angesiedelt sind, was wir – wie auch generell die Frage der Symboldeutung – für ein ungeklärtes Problem der psychoanalytischen Traumdeutungstheorie halten.

Lüders Betonung des Selbstaspektes

Lüders (1982) unterscheidet zwischen Selbstträumen und Objektbeziehungsträumen, scheint aber anzunehmen, dass sich auch die Träume, in denen interagierende Personen auftreten, unter dem Selbstaspekt deuten lassen.

Er betont, dass Träume Interpretationen seien, jedoch ohne die Steuerung und ohne die Kontrolle, die im Wachbewusstsein die Tätigkeit des Ichs anzeigt und auch verrät. Es sei der Widerspruch zwischen dem Selbstkonzept und dem realen Selbst, zwischen vorgestellter und realer Handlungsfähigkeit, der die Gestaltung der Träume bedinge. Entweder seien die Selbstvorstellungen modifiziert worden, ohne dass diese Modifikation das reale Selbst erreicht habe, oder aber die reale Handlungsfähigkeit sei einer nicht symbolisierten Modifikation unterzogen worden. Die Veränderungen könnten positiv oder negativ sein, die Handlungsfähigkeit erweitert oder eingeschränkt haben, in jedem Fall erfahre der Träumer durch die Deutung, wie es um sein reales Selbst, um seine Erkenntnis- und Handlungsmöglichkeiten zur Zeit des Traums bestellt sei, wie er sich tatsächlich fühle und wie ihm zumute sei. Ob es sich nun um Flug- oder Fallträume handelt, um Träume vom Sterben oder Geborenwerden, um Träume von Einbruch oder Ausbruch, von der Mutter oder vom Analytiker, der Traum interpretiert auf individuelle Weise die nicht wahrgenommene, nicht symbolisierte Veränderung der Handlungsverfassung, und jede Traumdeutung klärt und differenziert das Bild, das der Träumer von sich selbst entworfen hat.

Mit diesem Verständnis des Selbstaspekts von Träumen unterstreicht Lüders deren problemlösende Funktion, die den manifesten Traum als Interpretation der unbewussten Verfassung des Träumers ansetzt und die integrative Funktion des Traumdeutens (wie schon French 1952, S. 71f.) in den Mittelpunkt stellt (s. auch French u. Fromm 1964). Wir stimmen Lüders insbesondere auch dort zu, wo er kategorisch feststellt, dass

> jede Szene und Person eine Metapher ist, die die unsichtbare und unartikulierte Dynamik veranschaulichen soll und deren Bedeutung sich nur mit Hilfe der Einfälle und Erinnerungen des Träumers ermitteln lässt. Die Sprache des Traumes ist keine Universalsprache, sondern eine private (Lüders 1982, S. 828).

Frenchs Erweiterung der Wunscherfüllungstheorie

In der Traumdeutung seit Freud lässt sich eine zunehmende Erweiterung der dem Traum zugeschriebenen Funktion feststellen, d. h., dass die Wunscherfüllungstheorie um weitere Aspekte bereichert wurde. Eine wesentliche Ausweitung der Sichtweise Freuds war der Ansatz von French (1952), den Traum als Versuch einer Problemlösung zu betrachten und neben dem Wunsch auch die Widrigkeiten in Betracht zu ziehen, die dem Wunsch, der Wunscherfüllung und der Bewusstwerdung des Wunsches entgegenstehen. In der weiteren Ausarbeitung sehen French u. Fromm (1964) zwei wesentliche Unterschiede ihrer Traumtheorie zu der Freuds:

- Der erste Unterschied ist Freuds einseitiges theoretisches Interesse am infantilen Wunsch, den er als den wesentlichen Motor der Traumarbeit ansieht.
- Der zweite Unterschied liegt darin, dass Freuds Technik der Rekonstruktion der Traumarbeit sich im Wesentlichen auf die Verfolgung von Assoziationsketten beschränkt.

French u. Fromm halten im Gegensatz dazu Denkprozesse nicht für eine kettenartige Aneinanderreihung von Einzelbestandteilen, sondern betrachten das Denken als etwas, was in »Gestalten« (die Autoren benutzen hier das deutsche Wort) vor sich geht (S. 89).

Die von French u. Fromm (1964) in den Vordergrund gestellte »Problemlösung« bleibt nicht so allgemein, denn es ist eine allem Lebendigen eigene, ubiquitäre und niemals abzuschließende Aufgabe; sie wird an verschiedenen Stellen des Buches eingeengt auf die soziale Anpassung, und damit bekommt die Problemlösung eine speziellere Bedeutung mit dem Schwerpunkt auf Beziehungskonflikten.

Eine weit reichende und überaus konsequente Weiterentwicklung des kognitiven Ansatzes für ein modernes Verständnis der Traumtheorie und -deutung haben Moser u. von Zeppelin in einer kontinuierlichen Serie von Arbeiten gegeben (Moser u. von Zeppelin 1991; Moser 1992; Moser u. von Zeppelin 1999a,b). Ihr Thema lautet dabei stets: wie Träume entstehen und sich verändern. Nach Moser u. von Zeppelin (1999b) ist die Problematik des manifesten Traumes und dessen Interpretation seit je, dass Träume als eine »Ansammlung von Informationen betrachtet werden, die individualspezifisch interpretiert werden (zum Beispiel nach dem Gesichtspunkt einer Konfliktdynamik)«; dabei muss die Frage aufgeworfen werden: »Was ist der manifeste Traum«?

> »Wir unterscheiden den **erzählten Traum**, den **erinnerten Traum** und den **geträumten Traum** … Wir postulieren, dass der **geträumte Traum in seiner Struktur sensuell, zum größten Teil bildhaft ist, in einer Sequenz von Situationen verläuft, gelegentlich auf eine Ebene des verbalen Geschehens gerät und auch kognitive Denkprozesse enthält.** Das Traumerleben ist primär **konkret**

> und **präsentisch**. Der Träumer gestaltet seine Traumwelt Schritt für Schritt. Was er erlebt, ist unmittelbar (S. 375).

Hierauf haben Moser u. von Zeppelin ein Modell »Traum als Mikrowelt« entwickelt, das in seiner Detaillierung als einmalig, wenn auch nicht gerade einfach zu rezipieren, bezeichnet werden kann. Weitere Ausformulierungen dieser einzigartigen, hoch relevanten Theoriebildung für die klinische Praxis finden sich bei Moser (2003a,b; 2005) und Moser u. von Zeppelin (2004a,b, c).

Traumfunktion und Lösungstheorie bei Freud

Die Beziehung zwischen Traum und Lösungsversuch taucht bei Freud nach 1905 in den *Vorlesungen zur Einführung in die Psychoanalyse* auf (1916–17, S. 228):

> Es ist nämlich ganz richtig, dass der Traum all das vertreten und durch das ersetzt werden kann, was wir vorhin aufgezählt haben: einen Vorsatz, eine Warnung, Überlegung, Vorbereitung, einen Lösungsversuch einer Aufgabe usw. Aber wenn Sie richtig zusehen, erkennen Sie, dass dies alles nur von den latenten Traumgedanken gilt, die in den Traum umgewandelt worden sind. Sie erfahren aus den Deutungen der Träume, dass das unbewusste Denken der Menschen sich mit solchen Vorsätzen, Vorbereitungen, Überlegungen usw. beschäftigt, aus denen dann die Traumarbeit die Träume macht.

Freud beschäftigt sich anschließend noch mit Begriffsklärungen, um dann (S. 229) zu fragen:

> Die latenten Traumgedanken sind der Stoff, den die Traumarbeit zum manifesten Traum umbildet. Warum wollen Sie durchaus den Stoff mit der Arbeit verwechseln, die ihn formt?

In den anschließenden Überlegungen bekräftigt Freud noch einmal die Funktion des Traumes als Wunscherfüllung.

Für die Traumtheorie hatte die naturphilosophische Spekulation über den Wiederholungszwang erhebliche Auswirkungen. Denn die alternative und psychologisch gesehen plausiblere Erklärung, die Freud bei sich wiederholenden Angstträumen ins Auge gefasst hatte und aus der sich im Unterschied zur Todestriebhypothese auch hilfreiche therapeutische Schritte ableiten lassen, wurde an den Rand gerückt. Wir plädieren umso entschiedener für die motivationale Deutung sich wiederholender Angstträume als Versuch der Meisterung oder Bewältigung schwerer traumatischer Situationen.

In der Praxis wirkte sich die Einführung des Todestriebes nur bei den Psychoanalytikern aus, die ihn als latentes Welt- bzw. Menschenbild in die klinische Theorie der Psychoanalyse einbezogen. Die meisten Analytiker folgten Freuds alternativem Verständnis sich wiederholender Angstträume, nämlich ihrer therapeutisch ungemein fruchtbaren und theoretisch plausiblen Interpretation als nachträgliche Bewältigungen und damit im weiteren Sinne als Problemlösungen. In diesem Sinne spricht auch Kafka (1979) in seiner Übersicht über Prüfungsträume von einer beruhigenden Wirkung (»reassuring function«) dieser Träume.

Ausklammerung der sich wiederholenden Angstträume

Ähnlich wie die der einfachen Wunscherfüllungstheorie widersprechenden Bestrafungsträume durch eine Erweiterung des Wunsches und seiner Lokalisation im Über-Ich theoriekonform gemacht wurden, hätten auch sich wiederholende Angstträume dadurch in die erweiterte Wunschtheorie einbezogen werden können, dass man dem Ich ein wunschähnliches Bedürfnis nach Bewältigung oder Meisterung zuschreibt, wie es Weiss (1971) vorgeschlagen hatte. Diese von Freud anvisierte Alternative wurde theoretisch nicht ausgebaut, was umso erstaunlicher ist, als sie von vielen Analytikern intuitiv angewandt wird und auch klinisch ohne allzu große Schwierigkeiten validiert werden kann. Sind nämlich Hand in Hand mit der Zunahme an Selbstsicherheit, d. h. an Ich-Gefühl etc., verjährte Angstbedingungen durchgearbeitet, dann hören erfahrungsgemäß auch stereotype, sich wiederholende Angstträume, die traumatische

Situationen zum Thema haben, ebenso auf, wie sich Symptome bessern können, soweit sie darauf zurückgehen und als Manifestationen dieser speziellen unbewussten Determinanten anzusehen sind (s. auch Kafka 1979).

Obwohl Freud also bei der psychologischen Erklärung der Bestrafungsträume nicht gezögert hatte, den Wunsch und seine Befriedigung in anderen seelischen Bereichen als denen des Trieblebens entstehen zu lassen, scheute er nun davor zurück, die Theorie der Wunscherfüllung noch weiter auszudehnen. Bei den Bestrafungsträumen konnte Freud den Wunsch noch systemimmanent im Über-Ich unterbringen. Die weitere Ausdehnung, der Problemlösung selbst Wunschcharakter zu verleihen, hätte das System gesprengt. Damit wäre die Problemlösung zu einem übergeordneten Prinzip geworden, dem die Triebwünsche als Teile im Ganzen der Selbstdarstellung hätten untergeordnet werden müssen.

Was könnte Freud veranlasst haben, die Angstträume nicht konsequent als Versuch der Wunscherfüllung im Sinne der Meisterung, also als Leistung des Ich, zu betrachten, während er nicht zögerte, die Bestrafungsträume von Motiven im Über-Ich ausgehen zu lassen?

Wir vermuten, dass die Umbildung der dualistischen Theorie und der Umbau des topischen Modells zur Strukturtheorie so viele Probleme mit sich brachten, dass der Einbau der Traumtheorie in die Strukturtheorie zwar versucht (Arlow u. Brenner 1964), jedoch bis heute nicht zu Ende geführt wurde. Von der Strukturtheorie ausgehend hätte es z. B. durchaus nahe gelegen, nun gerade dem Ich eine angstbewältigende Funktion auch im Traum zuzuschreiben und die Wiederholungen als Problemlösungsversuche zu betrachten. Nun hatte Freud bereits im *Bruchstück einer Hysterieanalyse* (1905 e) bei einer Traumdeutung ein überzeugendes Beispiel von Problemlösung gegeben, und in Anmerkungen zu den Auflagen von 1914 und 1925 der *Traumdeutung* (1900a, S. 585 bzw. 510) wird ebenso wie in den *Vorlesungen* (1916–17, S. 243) die Lösung von Problemen im Traum als Fortsetzung des Wachdenkens auf vorbewusster Ebene durchaus positiv gewürdigt.

Bewertung

Allerdings hielt Freud an seiner Skepsis auch solchen Versuchen gegenüber fest, die der Traumarbeit einen schöpferischen Charakter zuschreiben wollten (Freud 1923a, S. 218). Dass er trotzdem insistierte, den Sinn der Träume auf eine einzige Gedankenform, nämlich auf den Versuch der Wunscherfüllung, zu reduzieren, möchten wir auf eine systemimmanente Festlegung zurückführen, die der latenten Anthropologie, also dem Menschen- und Weltbild Freuds, entsprungen ist und die auch seine wissenschaftliche Orientierung festgelegt hat.

Wir meinen, seinen Versuch, seelische Phänomene, und somit auch Entstehung, Sinn und Wesen des Traumes, letztlich auf körperliche Prozesse zurückzuführen. Ohne Zweifel stehen Bedürfnisse und Wünsche dem Trieb als einem Grenzbegriff zwischen Seelischem und Körperlichem besonders nahe, weshalb der Traum ja auch als Abfuhr innerer Reize aufgefasst wurde. Dass Freud in der Praxis, also in der Traumdeutung, eine Bestätigung seines latenten Menschenbildes fand, kann allerdings nicht als das Finden jener Ostereier abgetan werden, die vorher versteckt wurden, oder – anders ausgedrückt – als eine Bestätigung der Voreingenommenheit und der Vorannahmen. Denn auch wenn sich die Wunscherfüllungstheorie im Sinne der Triebabfuhr nicht aufrechterhalten lässt, so bleibt es doch ein heuristisches Prinzip 1. Ordnung, alle seelischen Erscheinungen, also auch den Traum, als Ausdrucksgeschehen von Wünschen und Bedürfnissen zu betrachten. Überall dort, wo von diesem regulativen Prinzip der Erfassung der Phänomene abgesehen wird, geht etwas Wesentliches verloren.

5.4 Selbstdarstellungstheorie und ihre Konsequenzen

Wir fassen nun zusammen und ziehen Folgerungen, mit denen wir die These Freuds, dass jeder Traum die eigene Person darstelle, aufgreifen und fortführen.

Latenter und manifester Traum

Die Widersprüche der psychoanalytischen Theorie des Träumens (der Traumarbeit) sind darauf zurückzuführen, dass bei der therapeutischen Übersetzung (bei der Deutungsarbeit) der manifeste Trauminhalt seinen Sinn nicht ohne Widerstand des Träumers hergibt. Unter den Gesichtspunkten der Deutungsarbeit stellt sich das Problem der Beziehung zwischen den bei der Deutung gewonnenen latenten Traumgedanken zum manifesten Trauminhalt (kurz: zwischen latentem und manifestem Traum).

Widersprüchlichkeiten tauchen bei Übersetzungsversuchen dadurch auf, dass Freud nun eine Art von genetischer Beziehung unterstellte, bei der das entwicklungspsychologisch gesehen Spätere, nämlich der Gedanke, der archaischen bildhaften Ausdrucksweise als zugleich latent wirksamer Wunsch unterstellt wurde. Kennzeichnend ist hierfür z. B. die folgende Aussage:

> Sie sehen auch, dass es auf diesem Wege möglich wird, für eine große Reihe **abstrakter** Gedanken Ersatzbilder im manifesten Traum zu schaffen, die doch der Absicht des Verbergens dienen (1916–17, S. 120; Hervorhebung durch die Autoren).

Es ist ganz offensichtlich, dass es Freud hier – wie überhaupt in seinem ganzen Werk – um die Beziehung von Vorstufen zur Endgestalt geht, also um das Thema der Transformation, um das Problem des Auseinanderhervorgehens seelischer Gestaltungen. Die erwähnten Widersprüche hängen wohl letztlich damit zusammen, dass es sehr schwierig ist, Transformationsregeln und ihre Bedingungen zu erfassen, wenn man Wunsch, Bild und Gedanken oder Affekt und Wahrnehmung, die erlebnismäßig eine Einheit bilden, theoretisch zerlegt hat; man denke z. B. an die Transformation des Wunsches in die »halluzinatorische Wunscherfüllung«.

Da in der theoretisch angenommenen Kette des Ablaufs dem latenten Gedanken ein primärer infantiler Wunsch unterstellt wurde, liegt auch hier in gewisser Weise ein Transformationsproblem vor, das den widerspruchsvollen Aussagen über manifest und latent zugrunde liegen dürfte. Spricht man abgekürzt vom **latenten Traum** und versteht darunter den durch Deutung erschlossenen Sinn des **manifesten Traums**, ohne den Sinn selbst auf einer scheinbar realen Vorstufe zu lokalisieren, so kann man Probleme auf sich beruhen lassen, die zu theoretisch unzureichenden Lösungsversuchen führten, und eine an der besonderen Form des Denkens im Traum orientierte Offenheit zurückgewinnen.

Subjektive Sicht und Verlust des Freiheitsspielraums

Wir haben bereits darauf hingewiesen, welche entwicklungspsychologischen Prozesse die Voraussetzung dafür schaffen, dass die Person des Träumers in jedem Traum enthalten ist. Wählt man die Formulierung, dass der Traum eine Selbstdarstellung sei, in welcher der Träumer zumindest insofern impliziert ist, als er die subjektive Sicht eines Teilausschnittes seiner Welt in der Bildersprache zum Ausdruck bringt, so bleiben Detailfragen noch offen. Die subjektive Sicht seiner selbst und des dargestellten Lebensausschnitts ist – auch unabhängig von der Regression – ichbezogen. Die anderen Dramatis Personae, ihre Reden und Handlungen, sind vom Dramaturgen inszeniert und frei erfunden, zumindest insofern, als sie den Zuschreibungen des Traumautors und seiner szenischen Darstellung nicht tatsächlich widersprechen können.

Dass der Autor in der Wahl des Stoffes und in den Mitteln der Darstellung zugleich unfrei ist, ja sogar in besonders hohem Maße determiniert wird und abhängig ist, ergibt sich aus den folgenden Einschränkungen: Soweit sich nicht auch im Wachzustand und bei neurotischen oder psychotischen Erkrankungen Gedanken in unabweisbarer Stärke aufdrängen, fühlen wir uns als Herr im eigenen Haus und frei genug, zwischen verschiedenen Möglichkeiten auszuwählen. Auch wenn der Entscheidungsspielraum aus äußeren oder inneren Gründen tatsächlich gering ist und sich bei motivationaler Betrachtungsweise die Willensfreiheit in Abhängigkeit aufzulösen scheint, beanspruchen wir dennoch subjektiv zumindest die Möglichkeit, das eine tun und das andere lassen zu können. Anders könnte auch das ideale Ziel der Psychoanalyse, durch Einsicht in die Bedingungen des Denkens und Handelns den Freiheitsspielraum und die

Verantwortungsfähigkeit des Einzelnen für sich selbst und seine Mitwelt zu vergrößern, ihn also von den Zwangsläufigkeiten unbewusster Abläufe hinter dem Rücken des Subjekts zu befreien, nicht erreicht werden.

Das subjektive Gefühl, der Herr im eigenen Haus und zumindest potenziell frei zu sein, geht im Traum verloren, und dieser Verlust wird besonders dann erlebbar, wenn wir ihn beim mühevoll erkämpften Aufwachen aus Angstträumen, denen wir hilflos ausgeliefert sind, überwinden, indem wir die Herrschaft unseres Ich wiederherstellen. Die Herabsetzung des Verdrängungswiderstands und die von Freud beschriebenen formgebenden Prozesse der Traumbildung (Traumarbeit) lassen unbewusste Bereiche des seelischen Lebens hervortreten, die das bewusste Ich von der Anerkennung ausschließen möchten und gegen die Barrieren errichtet werden. Dass sich diese unbewussten Strebungen nichtsdestoweniger und gerade in Symptomen durchsetzen, weil sie durch die Hintertüre wiederkehren und den Herrn des Hauses entmachten und unfrei machen, gehört zum bewährten, unbezweifelbaren allgemeinen Erfahrungsschatz der Psychoanalyse. Die Relevanz dieses allgemeinen Prinzips für das menschliche Leben ist dort umstritten, wo es um spezielle Zusammenhänge geht, sei es in der individuellen Psychopathologie, sei es in der Geschichte von Kollektiven.

Frustrationen und Widerstand

Bei dynamischer Betrachtungsweise liegt es nahe, die Auswirkungen der Herabsetzung des Verdrängungswiderstands im Schlaf besonders auf die Wunschwelt des Träumers zu untersuchen. Da Wünsche von Natur aus auf Objekte gerichtet sind und nach Befriedigung streben und dem menschlichen Erfindungsreichtum keine Grenzen gesetzt sind – d. h., er geht weit über die unmittelbare Befriedigung vitaler Bedürfnisse hinaus -, ergeben sich unvermeidlich Frustrationen. Wegen der grundsätzlichen Bedeutung der Wünsche, die vermutlich selbst im Paradies in ihrer Erfüllung hinter der Phantasie zurückbleiben würden – ganz zu schweigen von den realen Versagungen und dem wahrscheinlich einzigen Tabu, das jenseits aller Unterschiede zwischen soziokulturell verschiedenen Verboten nahezu universale Gültigkeit hat, nämlich dem Inzesttabu (Hall u. Lindzey 1968; Bischoff 1985) –, ist es nicht verwunderlich, dass Freud die praktisch-therapeutische Betrachtung des Sinnes von Träumen auf die Darstellung von Wünschen einschränkte. Dafür spricht nach wie vor, dass die Wunschwelt einerseits unerschöpflich ist, andererseits ihre Erfüllung an Einschränkungen, Verboten und Tabus scheitern muss. An den Wünschen hängen also so viele eingebildete oder tatsächliche schmerzliche Kränkungen, die durch den Phantasieüberschuss des Menschen immer wieder neu genährt werden können, dass sich gegen ihre Anerkennung und Bewusstmachung ein besonders intensiver Widerstand aufbaut. In der Traumtheorie wurde deshalb von Freud dem Traumzensor eine verdeckende, chiffrierende Funktion zugeschrieben, die nur noch den **Versuch** einer Wunscherfüllung zulässt.

Traumsprache und Sprache des Wachdenkens

Nun gibt es den Wunsch oder den Trieb nicht losgelöst vom Subjekt, und auch dort, wo sich dieses noch nicht mit einem Ich- oder Identitätsgefühl erlebt, nämlich als Säugling, wird es als hungriges Wesen behandelt und beim Namen genannt. In gewisser Hinsicht ist das Schreien als Ausdruck des Hungers die altersgemäße Selbstdarstellung, auch wenn diese zwar nicht vom Säugling, wohl aber von der Umgebung als solche verstanden wird. Als Erwachsener kann man sich zwar in das Erleben des Kindes einfühlen, aber unsere Theorien über seine Sicht und Erfahrung der Welt sind stets aus der Sicht des Erwachsenen entstanden. Konstruktionen und Rekonstruktionen der Innenwelt des Kindes, die sich nicht auf introspektiv gewonnene sprachliche Mitteilung stützen können, weil sie die präverbale Entwicklungsphase treffen, werfen deshalb besondere Probleme der wissenschaftlichen Verifizierung auf, die uns hier nicht weiter beschäftigen können, aber zunehmend Gegenstand ernsthafter und spekulativer Veröffentlichungen sind (Stern 2005).

Übersetzungsprobleme

Wir erwähnen dieses Thema der möglichen und häufigen »Sprachverwirrung« zwischen Erwachsenen und Kindern (Ferenczi 1933), weil wir nun die

Beziehung der kindlichen Sicht der Dinge und das Denken der Erwachsenen am Beispiel der Übersetzung der »kindlichen Traumsprache« in die Sprache des Wachdenkens erläutern wollen. Um das Thema der Übersetzung von einer Sprache in die andere geht es übrigens auch dann, wenn der Traum als eine besondere Form des Denkens nicht in dem Maße durch Infantilismen und eigenartig gefärbte Erinnerungselemente ausgezeichnet sein sollte, wie es Freud angenommen hatte. Dass der Mensch in zwei Welten – in der Sprache des Tages und in der Traumsprache der Nacht – lebt, stellt von altersher eine Quelle der Beunruhigung dar (Alt 2002). Die Kunst der Traumdeuter bestand nicht zuletzt darin, die Aneignung der fremden Sprache und Welt des Traumes so zu vermitteln, dass sich sein Inhalt beispielsweise in die bewussten und erwünschten Absichten einfügen ließ.

> Zur Geschichte gehört die Deutung des Traums Alexanders des Großen während der Belagerung von Tyros. Es wird berichtet, dass er von einem tanzenden Satyr träumte, aus dem der Traumdeuter Aristandros: »Sa Tyros«, »Dein wird Tyros sein« machte (Freud 1916–17, S. 243). Man wird kaum bestreiten, dass sich dieser antike Traumdeuter gut in die Wunschwelt Alexanders des Großen eingefühlt hat und intuitiv wohl auch schon etwas von der sich selbst erfüllenden Funktion von Prophezeiungen wusste. Vielleicht hat also die Prophezeiung deshalb Glück gebracht, weil sie Alexander den Großen und sein Heer zielstrebiger machte!

Identitätswiderstand

Die Annäherung an die Nachtseite unseres Denkens löst auch dann Befremden aus, wenn sich der Patient mit seinen Assoziationen um den manifesten Trauminhalt herum bewegt und die Sinnfindung ganz ihm überlassen und seine Auslegung nicht gestört wird. Auch Patienten, die durch große Neugierde motiviert werden oder die aufgrund lebensgeschichtlicher Vorerfahrungen dem Träumen eine schöpferische Funktion zuzuschreiben geneigt sind, bleibt das Befremden am Unheimlichen mancher Träume nicht erspart. Oft ist es möglich, das Befremden im Kontext der einen oder anderen Widerstandsform zu verstehen und somit hilfreiche Vermittlungen zur Überwindung anzubieten.

Wegen des regelmäßigen, generellen Auftretens der Beunruhigung, die durchaus nicht auf die initiale Behandlungsphase beschränkt zu sein braucht, möchten wir hierfür einen übergeordneten Begriff benützen und von einem »Identitätswiderstand« (► Kap. 4) sprechen, der durch das Festhalten am bewussten Selbst- und Weltbild, also an der bisherigen Identität, motiviert wird.

Der Identitätswiderstand richtet sich indes nicht nur nach außen und gegen Meinungen und Einflüsse anderer Menschen – speziell des Psychoanalytikers -, sondern auch nach innen und insbesondere auf die andersartige Selbst- und Weltdarstellung des Traumes. Diese Innenseite meint Erikson, wenn er vom Identitätswiderstand und der Angst vor Veränderungen des Identitätsgefühls spricht (1970a, S. 222f.).

Er beschrieb den Identitätswiderstand besonders im Zusammenhang mit der Phänomenologie der Identitätsverwirrung der Pubertät und des frühen Erwachsenenalters. Anders motiviert ist der Identitätswiderstand bei Kranken, die sehr rigide an ihrer bewussten Sicht der Dinge festhalten und die deshalb der andersartigen Selbstdarstellung im Traum mit großen Vorbehalten gegenüberstehen. Dass diese beiden so verschiedenartigen psychopathologischen Gruppen, die sich nicht auf ein Lebensalter oder ein Krankheitsbild eingrenzen lassen, unterschiedliches behandlungstechnisches Vorgehen erforderlich machen, liegt auf der Hand. Schon der gesunde Menschenverstand sagt einem, dass man sich anders verhalten sollte, wenn es bei Vermischungen und Verwirrungen um den Aufbau stabiler Abgrenzungen geht, als – um den anderen Pol zu nennen – beim Abbau von Grenzen, die zu starren, kaum überwindbaren Mauern geworden sind. Dieses unterschiedliche therapeutische Vorgehen lässt sich theoretisch ableiten und begründen.

Ohne Zweifel hat die Wunscherfüllung am Objekt und die Objektbeziehung im Traum in der Psychoanalyse eine größere therapeutische und theoretische Bedeutung erhalten als die von uns in den Mittelpunkt gestellte grundlegende These

Freuds, dass sich der Träumer immer auch selbst darstelle, oft mittelbar durch andere Personen.

Vergleichende Identifizierung

Die vorangegangenen Gedanken über Identität und Identitätswiderstand machen nun eine Beschäftigung mit dem Begriff der Identifizierung im Sinne des »Gleichwie« notwendig. Freud (1900a, S. 325) weist darauf hin, dass eine Traumperson aus Anteilen verschiedener Personen zusammengesetzt sein kann, er spricht von »Mischpersonbildung«, die von der Identifizierung nicht scharf abgrenzbar ist. Wenn die Bildung einer Mischperson misslingt (S. 326), dann tritt eine weitere Person in den Traum ein.

Wir haben die Annahme Freuds (1923c, S. 314), dass das Ich des Träumers zwei- oder mehrmals im Traum erscheinen könne – in eigener Person und hinter anderen Personen verdeckt -, darauf zurückgeführt, dass die Traumsprache Gemeinsamkeiten oder Gleichheiten unmittelbar ins Bild umsetzt: Statt den Gedanken »Ich bin ähnlich wie …« oder »Ich möchte so sein wie …« sprachlich zu äußern, wird die Person, mit deren Schönheit, Kraft, Aggressivität, sexueller Potenz, Klugheit, Raffinesse etc. sich der Träumer identifizieren möchte, szenisch dargestellt. Dieser Vorgang mit seinen vielgestaltigen Inhalten ermöglicht die menschliche Entwicklung und das Lernen am Modell. Die Triebbefriedigung, so könnte man sagen, sichert das animalische Überleben, die Identifizierung erst gewährleistet die Menschwerdung im jeweiligen soziokulturellen Kontext. Wir geben also Freuds These Recht, die primäre Identifizierung habe als unmittelbare oder ursprüngliche und zugleich frühzeitiger als jede Objektbeziehung auftretende Form der Gefühlsbindung an ein Objekt (1921c, S. 118; 1923b, S. 259) grundlegende, die menschliche Entwicklung konstituierende Bedeutung.

Dass sich im Traum eigene Ansichten, Absichten oder Handlungen so mühelos auf mehrere Personen verteilen lassen, hängt mit der wohl nicht weiter reduzierbaren formalen Struktur dieser besonderen Sprache zusammen, die der Komposition von Bilderrätseln nahe kommt, ein Genre, das übrigens im Wien des letzten Jahrhunderts eine Blütezeit hatte. Dieses Lokalkolorit mag Freuds Vergleich von Traumstruktur und Bilderrätsel beeinflusst haben.

Keine klare Abgrenzung von Subjekt und Objekt

Es liegt nahe, die Vertretung durch eine andere Person als Projektion zu bezeichnen. Die Tiefendimension der Selbstdarstellung in anderen würde u. E. aber eingeschränkt, wenn man diesen Vorgang allein auf die Projektion im Allgemeinen und besonders der Abwehr zurückführen würde. Es ist allerdings nicht selten, dass Träumer Schwierigkeiten haben, sich selbst in anderen zu erkennen, oder dort nur den Splitter, nicht aber den Balken im eigenen Auge zu erkennen fähig sind. Die entwicklungspsychologische Basis, auf die im Traum regrediert werden kann, ermöglicht die Austauschbarkeit von Subjekt und Objekten. Die Abgrenzung von Ich und Nicht-Ich, von Subjekt und Objekt, die übrigens auch beim gesunden Erwachsenen glücklicherweise stets unvollständig bleibt – sonst gäbe es kein gegenseitiges und gemeinsames Glück, vom »ozeanischen Gefühl« ganz zu schweigen -, hat sich in dieser Phase noch nicht vollzogen (s. hierzu Thomä 1981, S. 99f.).

Wir erinnern in diesem Zusammenhang an die bereits zitierten gründlichen Untersuchungen von Foulkes (1982), die zeigen, dass in den Traumberichten 3- bis 4-jähriger Kinder 40% der Träume Tiere beinhalteten; Personen wurden nur in jedem fünften Traum wahrgenommen. Vertraute Figuren und Dinge standen im Vordergrund. Falls überhaupt Handlungen vorkamen, wurden sie von anderen Personen ausgeführt. Das Traum-Ich war entweder gar nicht erwähnt oder stellte sich passiv dar (zit. nach Strauch u. Meier 1992, S. 172). In diesem Alter leben also Kinder auf der Traumebene vorwiegend aus der Identifizierung, nicht aber aus der Projektion.

5.5 Technik der Traumdeutung

5.5.1 Allgemeine Gesichtspunkte

Wir möchten mit dem Verständnis des Traumes als Mittel der Selbstdarstellung einem erweiterten Traumverständnis den Weg bahnen, das uns aus dem unauflösbaren Widerspruch der Wunschtheorie herausführt. Wir sehen in den latenten Traumgedanken und -wünschen unbewusste Selbstan-

Diskussion: Wunscherfüllungs- und Selbstdarstellungstheorie

Im Unterschied zur stets festgehaltenen Annahme, der Sinn des Traumes bestehe in der Darstellung von Wünschen, hat Freud (1923c, S. 314) später die These, dass **alle** Personen Abspaltungen oder Vertretungen des eigenen Ich seien, als Spekulation zurückgewiesen. Doch von welcher Seite wurde die Annahme vertreten, die Freud als Spekulation zurückweist? Unsere Meinung ist, dass sich Freuds Kritik gegen Jungs Deutung auf der Subjektstufe gerichtet haben könnte. Alternativ wäre denkbar, dass diese Meinung auch von anderen Psychotherapeuten vertreten wurde oder dass sie innerhalb der Psychoanalyse zum damaligen Zeitpunkt aufgekommen sein könnte. Schließlich ist es auch möglich, dass Freud ohne jeden äußeren Anlass eine Warnung aussprach gegen eine Radikalisierung oder Verabsolutierung dieses Gesichtspunktes innerhalb der Psychoanalyse. In seinem Werk wird durchgängig daran festgehalten, dass der Träumer mehrmals im Traum erscheinen und sich hinter anderen Personen verstecken könne. Diese Verabsolutierung wäre auf Kosten des allumfassenden heuristischen Prinzips gegangen, nach Möglichkeit die infantile Wurzel als Ursache des motivierenden Traumwunsches aufzufinden. Die verabsolutierte Selbstdarstellungsthese wäre so in Rivalität zur Wunscherfüllungsthese als leitender Idee der psychoanalytischen Traumdeutung geraten. Nun war die praktisch-therapeutische Traumdeutung zu Beginn der 20er-Jahre von der Realisierung dieser Idee ebenso weit entfernt wie zum Zeitpunkt von Freuds Jahrhundertwerk, und in der *Traumdeutung* wurden bereits all jene Gesichtspunkte berücksichtigt, die sich auch für das Traumverständnis im Falle der Dora bewährt hatten. Mit anderen Worten: Im Bemühen, latente Wünsche und zumal **den** infantilen Traumwunsch zu finden, wurden immer auch andere Seiten des Traums und seiner Bedeutung entdeckt, also auch die problemlösende oder die konfliktbewältigende Funktion. In der praktischen Traumdeutung gab es stets eine bunte Vielfalt, allerdings ohne dass jemals die Tendenz bestanden hätte, die Wunscherfüllungstheorie durch eine ebenso umfassende Selbstdarstellungstheorie zu ersetzen.

Es ist auch wichtig, nochmals darauf hinzuweisen, dass Freud die Möglichkeit der Selbstdarstellung in mehreren Personen im Traum auf die Regression im Schlaf zurückführte. Dadurch wird der Grenzverkehr zwischen Ich und Du, Subjekt und Objekt erleichtert und deren Austauschbarkeit im Sinne einer wechselseitigen Identifikation in der szenischen Dramaturgie möglich; das Hervortreten magischer Wünsche lässt auch Objekte im Traum so wie im Märchen ad libitum umgestalten. Sein und Haben, Identifizierung und Wunsch sind hierbei keine Gegensätze, sondern zwei Aspekte des Traumprozesses.

Angesichts dieser Sachlage liegt es nahe, den Adressaten der Kritik außerhalb der Psychoanalyse zu suchen und ihn in Jungs Traumdeutung auf der Subjektstufe zu finden. Sollten wir uns in dieser Annahme irren, so hoffen wir doch wenigstens, einem für die Erörterung unseres Themas fruchtbaren Irrtum zu verfallen. Denn aus historischen und sachlichen Gründen war es bei der Diskussion der Selbstdarstellung im Traum unerlässlich, sich mit der Subjektstufendeutung, die in engem Verhältnis mit dem Jungschen Selbstbegriff steht, zu befassen, ebenso wie auf die narzisstisch-selbstpsychologische Interpretation Kohuts eingegangen werden musste.

teile, die in besonderem Maße am Konflikt beteiligt sind und eine Problemdarstellung, wenn nicht sogar den Versuch einer Problemlösung im Traum enthalten, ebenso wie Vorstellungen des Träumers über sich selbst, über seinen Körper, über seine Verhaltensweisen usw.

Die Beziehung zwischen aktuellen und lebensgeschichtlichen Problemlösungen zeigt nicht nur verdrängte Wünsche und Konflikte, sondern auch zukunftbezogene Probehandlungen. Wenn der Traum als Selbstdarstellung mit allen denkbaren Aspekten verstanden wird, wird der deutende Analytiker offen sein für das jeweils im Vordergrund stehende Anliegen des Träumers und wird seine Deutungen daran messen, inwieweit sie nicht nur zum Verständnis des gegenwärtigen Funktionierens des jeweiligen Patienten beitragen, sondern auch und vor allem, inwieweit sie neue und bessere Sicht- und Verhaltensweisen ermöglichen können.

So notwendig und wichtig die Vergangenheit des Träumers mit seinen lebensgeschichtlichen Entwicklungshindernissen auch ist, sein Leben spielt sich im Hier und Jetzt ab und ist auf die Zukunft orientiert. Die Traumdeutung kann einen wesentlichen Beitrag zur Veränderung von Gegenwart und Zukunft eines Menschen leisten.

Aspekte der Traumerinnerung und des Traumberichts

Bevor wir uns der Traumdeutung im engeren Sinne zuwenden, wollen wir noch einige Fragen aufwerfen, die sich auf die Erinnerung von Träumen und auf die Traumberichte des Patienten beziehen. Die therapeutische Nutzung von Träumen beschränkt sich ja nicht nur auf ihre Deutung mit Hilfe von Assoziationen des Träumers, also auf die Erschließung des latenten Traumgedankens. Monchaux (1978) möchte die Funktion des Träumens und des Berichtens der Träume für den Träumer (im Sinne von unbewusstem Wunsch und Abwehr in der Übertragungsbeziehung) genauso wichtig genommen wissen wie den Traum selbst.

Zunächst eine ganz praktische Frage: Sollen wir die Patienten ermuntern, sich Träume – z. B. nach dem Erwachen – aufzuschreiben?

- Freud (1911 e) hat sich klar gegen eine solche Empfehlung entschieden im Vertrauen darauf, dass Träume dann nicht mehr vergessen werden, wenn der zugrunde liegende unbewusste Inhalt bearbeitbar wird.
- Abraham (1913) hat sich dieser Ansicht angeschlossen und sie mit einer z. T. amüsanten Kasuistik begründet.
- Slap (1976) beschreibt in einer kurzen Mitteilung, dass er eine Patientin aufgefordert habe, ein schwer beschreibbares Traumdetail aufzuzeichnen und schildert die für das Traumverständnis günstigen Auswirkungen dieser Handlung.

Die Tatsache, dass die Traumberichte des Patienten – wie gelegentlich kritisch angemerkt – eine deutliche Ähnlichkeit zur theoretischen Ausrichtung des Analytikers haben oder bekommen, ist kein Beweis gegen die jeweilige Theorie, sondern dafür, dass Patient und Therapeut sich gegenseitig beeinflussen. Allerdings zeigt Fischer (1979), dass im Verlauf von Behandlungen diese Ähnlichkeit abnimmt. Doch wen könnte es wundern, wenn berichtete, gemeinsam erforschte und verstandene Träume beide Beteiligten einander näher bringen? So wird die Produktivität eines Patienten hinsichtlich seiner Traumberichte natürlich wesentlich mit dadurch bestimmt sein, wie der Analytiker darauf reagiert und ob der Patient das Gefühl bekommt, dass sein Therapeut sich dafür interessiert. Dass die erwähnte Annäherung nicht etwa ein Ergebnis therapeutischer Suggestion ist, hat Thomä (1977b) ausführlich dargelegt. Damit ein Patient einen Traum berichten kann, muss er sich in der therapeutischen Beziehung sicher genug fühlen. Eine kurze Darstellung des Wechselspiels von Übertragungskonstellation und Möglichkeiten des Patienten, sich mit Träumen zu beschäftigen, geben Hohage u. Thomä (1982). Insgesamt liegen jedoch merkwürdig wenige Verlaufsstudien zu Mitteilungshäufigkeit und Regularität von Traumberichten in analytischen Behandlungen vor, wie wir bei der Untersuchung der Traumserie von Amalia X diskutiert haben (Kächele et al. 1999).

Grunert (1982) wendet sich gegen die von Freud nahe gelegte Einschränkung in der Traumdeutung, der manifeste Trauminhalt sei nicht ohne weiteres für die Deutung desselben zu nutzen, gegebenenfalls ohne weitere Hinzuziehung von Assoziationen des Träumers. Sie schreibt (1982, S. 206):

> Der Analytiker sollte sich deshalb nicht scheuen, entgegen Freuds Umgang mit Träumen gegebenenfalls auch das manifeste Traumbild und Traumgeschehen sowie die begleitenden oder symbolisierten Gefühle und Affekte ernst zu nehmen.

Woraus folgt, dass er auch so deuten sollte.

5.5.2 Freuds technische Empfehlungen zur Traumdeutung und einige Erweiterungen

Nach den vielfältig verstreuten Formulierungen der Deutungstechnik in der *Traumdeutung* (1900 a) fasste Freud seine technischen Empfehlungen wiederholt zusammen; wir geben hier seine *Bemerkungen zur Theorie und Praxis der Traumdeutung* (1923c, S. 301f.) wieder:

> Bei der Deutung eines Traumes in der Analyse hat man die Wahl zwischen verschiedenen technischen Verfahren.
>
> Man kann a) chronologisch vorgehen und den Träumer seine Einfälle zu den Traumelementen in der Reihenfolge vorbringen lassen, welche diese Elemente in der Erzählung des Traumes einhalten. Dies ist das ursprüngliche, klassische Verhalten, welches ich noch immer für das beste halte, wenn man seine eigenen Träume analysiert.
>
> Oder man kann b) die Deutungsarbeit an einem einzelnen ausgezeichneten Element des Traumes ansetzen lassen, das man mitten aus dem Traum herausgreift, z. B. an dem auffälligsten Stück desselben oder an dem, welches die größte Deutlichkeit oder sinnliche Intensität besitzt, oder etwa an eine im Traum enthaltene Rede anknüpfen, von der man erwartet, dass sie zur Erinnerung an eine Rede aus dem Wachleben führen wird.
>
> Man kann c) überhaupt zunächst vom manifesten Inhalt absehen und dafür an den Träumer die Frage stellen, welche Ereignisse des letzten Tages sich in seiner Assoziation zum erzählten Traum gesellen.
>
> Endlich kann man d), wenn der Träumer bereits mit der Technik der Deutung vertraut ist, auf jede Vorschrift verzichten und es ihm anheim stellen, mit welchen Einfällen zum Traum er beginnen will. Ich kann nicht behaupten, dass die eine oder die andere dieser Techniken die vorzüglichere ist und allgemein bessere Ergebnisse liefert.

Diese Empfehlungen enthalten alle wesentlichen Elemente der Traumdeutung, wobei sie in der Gewichtung und der Reihenfolge dem Analytiker weitgehende Freiheit lassen. Ähnlich sind die 10 Jahre später (1933a) ausgesprochenen Empfehlungen, die jedoch dem Tagesrest ein neues Gewicht geben.

Nun ist das Material bereitgestellt, mit dem der Analytiker arbeiten kann. Doch wie weiter? Obwohl die Literatur zum Traum inzwischen fast unübersehbar geworden ist, sind elaborierte technische Empfehlungen zur Traumdeutung eher selten.

Die Traumdeutung Frenchs und Fromms

Bei ihrer Sichtweise des Traumes als Problemlösung stellen French u. Fromm für die Traumdeutung drei Forderungen auf:

1. Die verschiedenen Bedeutungen des Traumes müssen zusammenpassen.
2. Sie müssen zur emotionalen Situation des Träumers »at the moment of dreaming« passen.
3. Es muss eine widerspruchsfreie Rekonstruktion der Denkprozesse möglich sein.

Dies bezeichnen sie als »kognitive Struktur« des Traumes, sie sei der entscheidende Prüfstein für die Validität der Rekonstruktion und damit der Traumdeutung (French u. Fromm 1964, S. 66). Die Autoren heben hervor, dass das Ich im Traum nicht nur die Aufgabe der Lösung von Problemen habe, sondern auch eine zu heftige Verwicklung in den fokalen Konflikt vermeiden müsse, was am ehesten als Distanzierung zu bezeichnen sei, weil eine Verwicklung die Problemlösung erschwere. Ein probates Mittel für diese Distanzierung nennen die Autoren »deanimation«: Ein Konflikt mit Personen wird versachlicht oder technisiert, um für das nun als technisches Problem erscheinende Hindernis leichter Lösungswege auffindbar zu machen. Als »kognitive Struktur« des Traumes bezeichnen French u. Fromm »die Konstellation von eng miteinander verknüpften Problemen« (S. 94); sie beziehen sich damit auf die Situation des Träumers sowohl in seinen aktuellen Lebensbezügen als auch auf die aktuelle Beziehung zum Analytiker und die Verbindung zwischen beiden.

Die Traumdeutung muss damit, wie andere vollständige Deutungen auch, drei Komponenten haben:

1. die Übertragungsbeziehung,
2. die aktuelle Außenbeziehung und
3. die historische Dimension,

denn das Problem – wenn es ein neurotisches ist – ist eben in allen drei Bereichen scheinbar unlösbar für den Patienten. Die Autoren sind sehr streng in dem Bemühen, einen erkennbaren, sinnvollen Bezug (»evidence«) zum Material derselben (und vorangegangener) Stunden herzustellen. Lücken und Widersprüche sind dabei nützliche Hinweise, andere, eventuell bessere Hypothesen zu überprüfen. Obwohl sie keineswegs Gegner der Intuition sind, misstrauen sie der intuitiven Traumdeutung, da diese meist nur einen Teilaspekt des Traumes erfasse und zur »Prokrustesbettechnik« (S. 24) verführe, d. h., dass der Analytiker in die Versuchung gerate, das Material der Hypothese anzupassen und nicht umgekehrt. Die Berücksichtigung von Teilaspekten ist ihrer Meinung nach die häufigste Ursache für Meinungsverschiedenheiten bei der Traumdeutung. Interessant ist die Forderung von French u. Fromm (S. 195), für historische Interpretationen mehrere Träume zu analysieren. Die Forderung nach der Untersuchung von Traumserien wird auch von anderen Autoren erhoben (z. B. Greenberg u. Pearlman 1975; Greene 1979; Geist u. Kächele 1979; Kächele et al. 1999b).

Zur besseren Übersicht sollen die Anforderungen an die Traumdeutung nach French u. Fromm (1964) nochmals aufgelistet werden:

1. Die verschiedenen Bedeutungen eines Traumes müssen zusammenpassen.
2. Sie müssen zur emotionalen Situation des Träumers im Augenblick des Träumens passen.
3. **Cave**: einen Teil für das Ganze zu nehmen.
4. **Cave**: Prokrustesbettechnik.
5. Zwei Schritte,
6. aktuelles Problem,
7. gleichartiges historisches Problem (nicht zu vergessen: Übertragungsaspekt).
8. Prüfbarkeit: Rekonstruktion der kognitiven Struktur des Traumes; Widersprüche als wichtige Hinweise für neue Ideen (Analogie: Puzzlespiel).
9. Mehrere Träume sind nötig für »historical interpretations«.

Beiträge anderer Analytiker

Auf eine Einschränkung der Deutungsaktivität macht Lowy (1967) aufmerksam. Für den Träumer hilfreiche und stützende Aspekte werden von ihm nicht gedeutet; dies entspricht etwa dem Vorgehen, die milde positive Übertragung nicht zu deuten, solange sie nicht zum Widerstand wird. Er spricht eine eindringliche Warnung vor übereilten Deutungen aus (Lowy 1967, S. 524):

> Aber der einschränkende Einfluss unüberlegter Interpretationen ist real, dieser kann dazu führen, dass der Träumer der Möglichkeit beraubt wird, selbst geschaffene Figuren und Szenen zu erleben (Übersetzung durch die Autoren).

Häufiger Gegenstand der Diskussion ist die Symboldeutung, die aufgrund der Allgemeingültigkeit von Symbolen eine Sonderstellung einnimmt. Diese wird jedoch relativiert durch eine aufschlussreiche Definition von Holt (1967b, S. 358), der Symbole als Spezialfall von Verschiebung betrachten will. Wenn man ihm hierin folgt, dann sind Symbole wie Verschiebungen anderer Art zu behandeln.

> Ich schlage vor, dass wir Symbole als Spezialfall von Verschiebung mit folgenden Charakteristika betrachten: ein Symbol ist ein in der Gesellschaft allgemeiner und strukturierter Ersatz für eine Verschiebung. Die erste Charakteristik, nämlich dass er bei einer großen Zahl von Leuten in Gebrauch ist, impliziert die zweite und hilft sie erklären: Wenn ein spezieller Verschiebungsersatz lediglich ein ad hoc oder vorübergehend entstandenes Phänomen wäre, müsste man in der Tat so etwas wie ein Unbewusstes der Rasse annehmen oder einen ande-

> ren Typus von vorbestehender Übereinstimmung, um der Tatsache Rechnung zu tragen, dass viele Menschen zu derselben Verschiebung greifen (Übersetzung durch die Autoren).

Die Assoziationen sind für den Analytiker Voraussetzung und Grundlage der Deutung. Sie sind die Bausteine, aus denen er sein Traumverständnis, sein Problemverständnis und alternative Problemlösungen für den Träumer konstruiert, und ein wichtiger Teil dessen, was man den »Kontext« des Traumes nennt. Auf die Bedeutung des » Kontexts« hat Sand unter wissenschaftlichen Gesichtspunkten hingewiesen. Reis (1970) hat die Formen der freien Assoziation zu Träumen untersucht und anhand eines Fallbeispiels auf die mögliche spezifische Schwierigkeit hingewiesen, dass Patienten u. U. gerade zu Träumen nicht assoziieren können.

Freud (1916–17) setzt den Bedarf an Assoziationen, der für das Verständnis eines Traumelements erforderlich ist, in Bezug zum Widerstand und nimmt eine quantitative Beziehung an:

> Es bedarf nämlich manchmal nur eines einzigen oder einiger weniger Einfälle, um uns vom Traumelement zu seinem Unbewussten zu bringen, während andere Male lange Ketten von Assoziationen und die Überwindung vieler kritischer Einwendungen dazu erfordert wird. Wir werden uns sagen, diese Verschiedenheiten hängen mit den wechselnden Größen des Widerstandes zusammen, und werden wahrscheinlich Recht behalten. Wenn der Widerstand gering ist, so ist auch der Ersatz vom Unbewussten nicht weit entfernt; ein großer Widerstand bringt aber große Entstellungen des Unbewussten und damit einen langen Rückzug vom Ersatz zum Unbewussten mit sich (S. 115).

Freies Assoziieren

Die Technik der freien Assoziation wurde besonders bei der Traumdeutung ausgebaut und verfeinert (▶ Abschn. 7.2). Sie erfuhr zugleich ihre theoretische Begründung durch die zwischen der Traumarbeit und der Entstehung freier Assoziationen angenommene Symmetrie, und zwar im Sinne einer Umkehrung. So wird die freie Assoziation definiert als »ungewollte Gedanken« (Freud 1900a, S. 107). Wir können daran festhalten, dass der Traum als Ergebnis eines regressiven Prozesses aufgefasst wird, durch den der Traumgedanke in ein Bild verwandelt wird.

Freud nahm an, dass sich der frei assoziierende Patient im Liegen in einer ähnlichen Regression befindet wie der Träumer. Deshalb sei der Patient in einer besonders günstigen Lage, die Traumbilder zu beschreiben und sie auch zu interpretieren. Durch den Prozess der Assoziation wird im Wachzustand Stück für Stück verständlich, was im Traum zusammengesetzt wurde. Das heißt, der Patient ist in der Lage, das auseinander zu nehmen, was die Traumarbeit zusammengefügt hat (Freud 1901a, S. 649–655).

Da die Methode der freien Assoziation heute nicht mehr als einfache Umkehrung der Traumarbeit aufgefasst werden kann, ist es angebracht, eine pragmatische Einstellung zum freien Assoziieren einzunehmen und nicht zu übersehen, welche bedeutungsvolle Rolle der Analytiker durch sein aktives Zuhören bei den Verknüpfungen spielt, die er interpretativ herstellt. Wie stark sich die theoretischen Annahmen auswirken, haben wir an den Trauminterpretationen von Kohut deutlich gemacht.

Themenzentriertes Assoziieren

Als themenzentriertes Assoziieren bezeichnen wir Einfälle, welche die klassische Traumdeutung kennzeichnen und die der Patient, durch den Analytiker angeregt, zu den einzelnen Elementen des Traumes äußert. Obwohl das themenzentrierte Assoziieren wohl noch da und dort zur Anwendung kommt und die Deutungsarbeit von der Themenzentrierung einiges gewinnen kann, ist die Literatur arm an solchen Traumanalysen. Wir sind in dieser Hinsicht gern altmodisch und glauben nicht, dass die fokussierte Traumdeutung, die sich auf themenzentrierte Assoziationen stützt, den Freiheitsspielraum des Patienten einengt. Auch beim themenzentrierten Assoziieren taucht natürlich bald die Frage auf, welche Einfälle des Patienten noch etwas mit dem manifesten Traum und v. a. mit seinen latenten Gedanken und seinen speziellen unbewussten Wünschen zu tun haben. Aber der umschrieben auftretende Assoziationswiderstand gibt einen gewissen Anhaltspunkt, wo es weitergehen könnte – und zwar im Kontext des Traumes.

Hier wollen wir lediglich noch ein Faktum feststellen, nämlich dass die spezielle Technik der Traumdeutung, die Freud (1923c, S. 301) als die »klassische« bezeichnet hat, fast in Vergessenheit geraten ist. In seiner Monographie gibt Kris (1982) kein einziges Beispiel einer klassischen Traumdeutung. Die Methode und der Prozess der freien Assoziation werden umfassend verstanden; es ist ein gemeinsamer Prozess, wobei der Patient versucht, alle seine Gedanken und Gefühle in Worte zu fassen, und der Analytiker, von seinen eigenen Assoziationen geleitet, dem Patienten bei der Erfüllung dieser Aufgabe hilft (Kris 1982, S. 3 und 22).

Die Intervention des Analytikers

Frei oder freier assoziieren zu können, kann als Ausdruck innerer Freiheit und damit als erstrebenswertes Behandlungsziel betrachtet werden. Doch es sind ja nicht die Begleitassoziationen des Analytikers oder seine Gleichschwebende Aufmerksamkeit als solche, die dem Patienten die Entfaltung erleichtern. Wesentlich ist, wie im Analytiker hilfreiche Deutungen entstehen und welche Auswirkungen diese auf den Patienten haben. Denn unmittelbar nach jeder Intervention, die der etymologischen Herkunft des Wortes entsprechend den Redefluss des Patienten unterbricht, geht es zunächst themenzentriert weiter: selbst wenn die Deutung links liegen gelassen wird, ist das eine Reaktion, die den Analytiker nachdenklich stimmen wird. Seine Gleichschwebende Aufmerksamkeit wird nun themenzentriert ebenso in Beschlag genommen, wie Patienten im Allgemeinen Interventionen des Analytikers nicht übergehen, sondern darauf reagieren, also ebenfalls themenzentriert nachdenken.

Wie der Analytiker von den Assoziationen des Patienten zu seinen Deutungen gelangt, wie er die rechten Worte findet, die psychoanalytische Heuristik also, ist nicht das Thema dieses Abschnitts (► Kap. 8). Je vielgestaltiger die Assoziationen des Patienten sind und je mehr er vom Hundertsten zum Tausendsten kommt, desto schwieriger wird es für den Analytiker, zu einer Selektion zu gelangen und diese anhand von Mustern oder Konfigurationen des Materials zu begründen. Es ist deshalb zweckmäßig, die Mitteilungen von Patienten einerseits unter dem Gesichtspunkt der Kontinuität zu betrachten – Welches Thema der letzten Stunde setzt sich heute fort? – und andererseits die jetzige Sitzung als Einheit – Welches Problem versucht der Patient zu lösen? – anzusehen.

Primäre und sekundäre Assoziation

Es kann sinnvoll sein, eine Unterteilung der Assoziationen in primäre und sekundäre vorzunehmen, um zu Übersetzungsregeln (»transforming rules«) zu gelangen. Die Grundlage für die Verwendung von Assoziationen ist das schon erwähnte »Korrespondenzpostulat« (Spence 1981a, S. 387): Die Assoziationen korrespondieren mit dem Traumgedanken, weil die Regression im Zustand des Assoziierens der »benignen Regression« im Schlaf oder in der Verliebtheit entspricht. Primäre Assoziationen sind solche, die ursächlich verknüpft sind mit der Traumbildung, sie führen auf die Traumdetails hin. Sekundäre Assoziationen sind solche, welche lediglich durch den Traum, so wie er geträumt wurde, angeregt worden sind, sie führen vom Traum weg. Wegen der Bedeutung dieser Unterscheidung und um sein Vorgehen zu verdeutlichen, möchten wir Spence (1981, S. 391) ausführlich zitieren:

> 1. Wir müssen die Assoziationen des Träumers unterteilen in einen primären Satz (die vermutete Ursache des Traumes) und einen sekundären Satz (ausgelöst durch den Traum, wie er geträumt wurde ohne bedeutsame Beziehung zur Ursache des Traumes). Die primären Assoziationen sollten alle aus derselben Zeit im Leben des Patienten kommen – als Arbeitshypothese können wir die Vierundzwanzigstundenperiode vor dem Traum nehmen. Je eingeschränkter diese Zeitspanne, umso mehr Vertrauen können wir haben, dass wir echte primäre Assoziationen identifizieren. Wenn andererseits die Zeitspanne, in der wir suchen, nennenswert ausgeweitet wird (wenn z. B. das ganze Leben des Patienten mit einbezogen wird), reduzieren wir hiermit die Möglichkeiten etwas zu finden, das eine bedeutsame

> Beziehung zur **Ursache** des Traumes hat, und wir vergrößern die Chance, nur sekundäre Assoziationen zu erhalten.
> 2. Wir müssen die primären Assoziationen als Minimalvorschlag formulieren. Der Zweck dieses Schrittes ist es, dass jede Assoziation durch eine standardisierte Form repräsentiert wird, um es uns damit leichter zu machen, deren zugrunde liegende Ähnlichkeit zu entdecken und den Weg zu bahnen für die Erkennung der Transformationsregel.
> 3. Wir müssen die begründenden Vorschläge auf einen beschränkten Satz von einer oder mehreren Übertragungsregeln begrenzen. Jede Regel (oder Regeln), die auf den Regelentwurf angewandt wird, sollte eines oder mehrere Details des aktuellen Traums erzeugen; der komplette Satz von Regeln zusammen mit dem kompletten Satz von Vorschlägen sollte **alle** Details in dem Traum erfassen. Auf diese Weise haben wir am Ende der Prozedur den manifesten Traum reduziert a) auf eine Reihe von Grundgedanken und b) einen Satz von einer oder mehreren Übersetzungsregeln. Die Übersetzungsregeln könnten etwas mit demselben Primärprozessmechanismus gemeinsam haben (Spence 1981a, S. 391ff.; Hervorhebungen im Original, Übersetzung durch die Autoren).

Einschränkung der Deutungsmöglichkeiten

Grundsätzlich geht es um die Reduktion der Bedeutungsvielfalt, die Specht (1981) in seiner nun zu besprechenden Arbeit zu der Frage veranlasste: Wodurch unterscheidet sich die Traumdeutung von der Astrologie und der Orakeldeutung einerseits und einer schematisierten Symboldeutung andererseits, wie sie Traumdeutungsbüchern für Laien zugrunde liegt. Zunächst zur Frage der Beliebigkeit. Diese Sichtweise erhält scheinbare Unterstützung aus den eigenen Reihen. In seiner Arbeit über *Das Prinzip der mehrfachen Funktion* schreibt Waelder (1930) über die Neurosentheorien:

> Geht man nun zu solchen möglichen Neurosentheorien über, welche in der Neurose die gleichzeitige Lösung von drei oder mehr Aufgaben sehen, und erwägt man hinzu die Möglichkeit, immer eine der anderen zu subordinieren, so ergibt sich, wie in einer müßigen Stunde ausgerechnet werden kann, dass der Reichtum der möglichen Neurosentheorien, die auf psychoanalytischen Boden aufgestellt werden können, in viele Zehntausende geht (S. 294).

An anderer Stelle (S. 297) fährt er fort:

> Schließlich werden wir die Wirksamkeit dieses Prinzips [der mehrfachen Funktion] auch im Traumleben erwarten dürfen; der Traum ist ja das Gebiet, auf dem die Überdeterminierung ursprünglich zuerst entdeckt wurde. Dabei bleibt der allgemeine Charakter des Traumes, die Reduktion des psychischen Geschehens sowohl nach seiner inhaltlichen Seite (Nachlassen des Über-Ichs, Nachlassen der aktiven Aufgaben des Ichs) wie in Bezug auf die Arbeitsweisen (Ersatz der Arbeitsweise Bw in den **Lösungsversuchen** durch die Arbeitsweise Ubw) wie schließlich im zeitlichen Sinne (Zurücktreten des Aktuellen gegenüber dem Vergangenen). Unter Berücksichtigung aller dieser Reduktions- oder Regressionserscheinungen, welche eine Veränderung in den Aufgaben und einen Rückfall in der spezifischen Lösungsmethode von der Arbeitsweise Bw in die Arbeitsweise Ubw bedeuten, werden dann auch die Traumphänomene durch das Prinzip der mehrfachen Funktion dargestellt. Alles Geschehen im Traum erscheint dann ebenso in achtfacher Funktion, bzw. in acht Gruppen von Bedeutungen deutbar. Der Unterschied des Traumes ist nur durch die Veränderung bzw. die Verschiebung in den Aufgaben und durch den Rückfall in der Arbeitsweise gekennzeichnet (Hervorhebung durch die Autoren).

Hierin ist implizit enthalten, dass die Möglichkeiten der Traumdeutung, unter Berücksichtigung mehrerer Faktoren, grundsätzlich »in viele Zehntausende geht«. Der Traum enthält demnach ein den Möglichkeiten nach unendliches Sinnpotenzial als »Verdichtung« zahlreicher Strebungen. Gleichwohl sind nach Specht (1981) nicht beliebig viele Deutungsentwürfe für einen Traum möglich. Er stellt in seiner Arbeit die Aufstellung und Überprüfung einer Traumdeutung dar, wobei er darauf verweist (S. 776), dass psychoanalytische Begriffe und Deutungsregeln einen »Horizont von Unschärfe« haben und behalten, und in Übereinstimmung mit ähnlichen wissenschaftstheoretischen Problemen vorschlägt (S. 783), »auch Traumdeutungen als rekommendative Interpretationen und nicht als deskriptive Aussagesätze aufzufassen«. Er macht den Vorschlag, den Traum im Sinne des supponierten Wunsches zu verstehen, auch wenn dieser Wunsch dem Träumer nicht bewusst ist.

Als Wunsch versteht Specht eine »in der konkreten Lebenssituation angelegte Tendenz, die der Träumer bisher nicht akzeptieren konnte« (S. 784). Der Autor arbeitet mit dem Begriff »Antezedenskonstellation« (S. 765), worunter er »die dem Traum vorausgehende psychische Situation« versteht. In Anlehnung an Roland (1971) betont er – ebenso wie unabhängig von ihm Sand (s. oben) – die entscheidende Wichtigkeit des »relevanten Kontextes«. Beide Begriffe lassen die zeitliche Dimension – wie wir meinen zu Recht – völlig offen, wobei darin sowohl der Tagesrest als auch Jahrzehnte zurückliegende Traumatisierungen enthalten sein können.

Specht kommt nun zu folgenden Eingrenzungen der Traumdeutungsmöglichkeiten: Sie sind gegeben

1. durch die Deutungsregeln,
2. durch die freie Assoziation des Träumers und
3. durch die Zahl der in der Antezedenskonstellation angelegten Wünsche, deren Bewusstwerdung durch (genau anzugebende) Gegenmotive verhindert wird.

Wenn in der Mehrzahl der Träume keine Korrespondenz zwischen möglichen Deutungsentwürfen für einen Traum und den in der Antezedenskonstellation angelegten Wünschen feststellbar sind, dann würde Specht die Theorie als falsifiziert zurückweisen.

> Die Traumtheorie ist also prinzipiell falsifizierbar, und das unterscheidet sie eindeutig von der Orakeldeutung (S. 775).

Box

Specht gelangt zu folgenden Kriterien einer wissenschaftlichen Traumdeutung:

1. Beschreibung der Antezedenskonstellation,
2. Anwendung der Interpretationsregeln,
3. Bericht über die freien Einfälle des Patienten,
4. Beschreibung der Gegenmotive (mit Psychogenese?),
5. Erörterung verschiedener Traumwünsche,
6. Begründung für die Auswahl der »richtigen« Interpretation,
7. Verarbeitung zu Deutungen, deren Wirkung (unter Berücksichtigung der Kriterien für die »richtige Deutung« – u. a. Auftauchen neuen Materials).

Über wissenschaftstheoretischen Auseinandersetzungen dürfen wir jedoch nicht vergessen, dass die Traumdeutung einen lebenspraktischen Ursprung hat, der im Deutungswunsch des Patienten (Bartels 1979) wurzelt. Dieser möchte den Bruch zwischen Traumgeschehen und individuellem Lebenszusammenhang schließen.

Das Erstinterview und die Dritten im Bunde

6.1 Problemlage

Persönlich begegnen sich Patient und Analytiker i. Allg. zum ersten Mal bei der Begrüßung im Wartezimmer. Beide haben sich aufgrund ihrer Erwartungen schon ein mehr oder weniger vages Bild voneinander gemacht. Für die folgenden Überlegungen stellen wir uns einen Patienten vor, der sich telefonisch oder schriftlich angemeldet hat. Er hat seine Probleme kurz erwähnt oder einen langen Lebenslauf geschrieben, um die Dringlichkeit einer Konsultation zu betonen. Vielleicht hat er auch seine Zweifel und Hoffnungen ausgedrückt, dass der lange hinausgeschobene Entschluss nun bald in eine erfolgreiche Behandlung seiner chronischen Symptomatik einmünden und er als Patient gerade von diesem Analytiker, über den er schon Gutes gehört hatte, angenommen werden würde. Dem Anmelde- und Überweisungsmodus, dem Inhalt des Briefes und seiner Form hat der Analytiker bereits viel über die Lebenssituation des Patienten in spe entnommen. Bereits vor der ersten Begegnung sind also Prozesse von Übertragung, Gegenübertragung und Widerstand in Gang gekommen; in diesem Sinne sprechen Krause u. Merten (1996) von einer »vorbewussten Diagnose«. In Erwartung des ersten Gesprächs hat unser fiktiver Patient in der vorausgegangenen Nacht von einem Haus geträumt, dessen Ähnlichkeit mit dem Gebäude, in dem sich die Praxis des Analytikers befindet, ihm selbst beim Aufwachen aufgefallen war. Auch der Analytiker hatte bei sich Anzeichen bemerkt, die zu einer positiven Gegenübertragung im weiteren Sinn des Wortes gezählt werden könnten. Da der Patient seine berufliche Situation so beschrieben hatte, dass eine große zeitliche Flexibilität angenommen werden konnte, hatte der Analytiker seinen Stundenplan dahingehend geprüft, welches Angebot er dem Patienten machen könnte.

Dieser kurzen Beschreibung einer erfundenen Situation kann der Leser zweierlei entnehmen:

- Die Entstehung von Übertragung, Gegenübertragung und Widerstand gehen der ersten Begegnung voraus,
- und die hoffnungsvollen Erwartungen beeinflussen das Traumdenken schon, bevor es zum Erstinterview kommt.

Deshalb hatten diese Themen in vier umfangreichen Kapiteln die Priorität. Im Blick auf Übertragung, Gegenübertragung und Widerstand möchten wir hervorheben, wie wesentlich die Einstellung des Analytikers ist, von der das erste Gespräch und alle weiteren Begegnungen getragen werden. Wir betonen dies besonders für solche Leser, die mit der Lektüre dieses Kapitels, das in die Praxis einführt, beginnen. Den schon etwas Fachkundigen wird unsere Skizze des Vorstadiums zu der Vermutung führen, dass der Ausgang des Erstgesprächs mit diesem fiktiven Modellpatienten schon aufgrund dieser wenigen Daten mit ziemlicher Sicherheit vorausgesagt werden kann. In einem solchen Fall bedarf es keines besonderen diagnostischen Scharfblicks, und die Weichen für den Beginn einer Psychoanalyse sind beinahe schon gestellt worden, bevor sich der Analytiker über spezielle Indikationskriterien den Kopf zerbrochen hat. Das Erstinterview oder gar eine längere Phase der Klärung kann bei einigen wenigen Patienten übersprungen werden. Für beide Beteiligten – Patient und Analytiker – ist alles soweit klar, dass das Erstinterview sogleich der Einleitung der Behandlung dienen und entsprechend umgestaltet werden kann. Jeder Analytiker kennt solche rasch ablaufenden Entscheidungsprozesse, die nichts mit phantasievollen Faszinationen einer wechselseitigen Attraktivität zu tun haben, sondern deshalb so konsequent zur Behandlung auf der Couch drei-, vier- oder fünfmal wöchentlich führen, weil sich schon die wenigen Indikatoren auf beiden Seiten zu einer guten Gestalt abrunden. Es passt sozusagen alles zusammen: das Alter, der Bildungsgrad, die Schwere der Symptomatik, die berufliche Position mit zeitlicher und finanzieller Unabhängigkeit auf der einen und beruflichem Interesse auf der anderen Seite.

Kein Wunder, dass in der psychoanalytischen Literatur Abhandlungen über die Einleitung der Behandlung gegenüber Veröffentlichungen über das Erstinterview weit überwiegen. Auch uns wäre es lieber, wenn wir das Interviewkapitel überspringen und sogleich zu den psychoanalytischen Behandlungsregeln und zur Einleitung der Behandlung übergehen könnten. Wir können leider nicht so tun, als hätten wir es hauptsächlich mit dem von allen Therapeuten hochgeschätzten idealen Patienten zu tun, der gut motiviert eine Behandlung sucht und sich des Zusammenhangs seiner Beschwerden mit Lebensproblemen und -konflikten bewusst ist, also eine psychoanalytisch erwünschte Krankheitseinsicht bereits mitbringt. Dies ereignet sich selten genug. Unsere Praxis jedenfalls sieht ganz anders aus. Sobald Kranke mit den verschiedensten seelischen und körperlichen Leiden, also aus einem breiten nosologischen Spektrum, den Analytiker aufsuchen und sich die Klientel nicht einseitig aus wohlhabenden und gebildeten Bürgern zusammensetzt, erhält das Erstinterview eine entscheidende Funktion. Schreibt man ihm nicht mehr die zweifelhafte Alibifunktion zu, den angeblich für die Psychoanalyse geeigneten Patienten herauszufinden, kann man an der Experimentierfreudigkeit und am Pioniergeist Freuds anknüpfen.

Flexible Methodik

Wir betrachten das Erstinterview als die erste Möglichkeit für eine flexible Anwendung der psychoanalytischen Methode auf die Gegebenheiten des jeweiligen Kranken. Auf den ersten Begegnungen lastet ein hoher Verantwortungsdruck. Die Informationen, die in wenigen Gesprächen gewonnen werden müssen, bleiben unvollständig und unzuverlässig. Aus prinzipiellen Gründen kann nur in ganz klaren Fällen die sichere Aussage gemacht werden, dass einem Kranken mit psychoanalytischen Mitteln **nicht** geholfen werden kann. Denn diese Methode richtet sich auf der Grundlage des Aufbaus einer besonderen zwischenmenschlichen Beziehung an den Patienten als Person, um **seelisch** verursachte oder mitbedingte Störungen, Symptome und Erkrankungen therapeutisch zu beeinflussen. Deshalb benützen wir ein prätentiöses Wort und sprechen von einer **Begegnung**, in der alle technischen Regeln und fachlichen Bezeichnungen verankert sind.

Beim Allgemeinen kann man freilich nicht stehen bleiben. Je vollkommener therapeutische Methoden und Techniken entwickelt sind, desto klarer sind ihre Beziehungen zur Theorie der Ursachen des jeweils behandelten Krankheitsbildes und desto genauer ist ihre Wirksamkeit durch prognostische Wahrscheinlichkeitsaussagen festzulegen: Je besser die Entstehungsbedingungen eines Leidens bekannt und je genauer die Wirkungsmechanismen eines Heilmittels geklärt sind, desto höher wird der Wahrscheinlichkeitsgrad prognostischer Aussagen. In der Medizin stellen deshalb Standardisierung und Generalisierbarkeit einer Technik – die Möglichkeit ihrer Anwendung beim typischen Fall unter Berücksichtigung individueller Abweichungen – das wissenschaftliche und praktische Ideal dar. Somit können behandlungstechnische Fehler als Abweichung von einer bewährten Norm bezeichnet werden, was sich in seiner ganzen Tragweite bei der Feststellung von Kunstfehlern erweist.

»Informed consent«

Lässt sich dieses Ideal an der psychoanalytischen Therapie anlegen und können wir erwarten, dass uns das Erstinterview die diagnostischen Daten liefert, die eine positive Indikationsstellung ermöglichen? Das heißt so viel wie: Indikation und Prognose sind einander zugeordnet, wie leicht an der Frage abzulesen ist, die jeder Patient seinem Arzt ebenso stellt wie seinem Analytiker: »Welche Besserungs- oder Heilungschancen habe ich, wenn ich eine Analyse mache? Sind die Erfolgsaussichten geringer, wenn ich nur zweimal wöchentlich zu Ihnen kommen kann?« Dem Leser wird es bei solchen Fragen ebenso ungemütlich werden wie uns selbst. Solche Fragen werden in der Medizin unter dem Stichwort »informed consent« abgehandelt werden (von Uexküll 2003, S. 1346). Sachgemäße Aufklärung des Patienten ist gerade unter den wenig diskutierten ethischen Aspekten ein vernachlässigtes Thema (Ehl et al. 2005, S. 579; Wallwork 2005)). Deshalb haben wir oben freimütig angemerkt, dass auch wir uns unter standardisierten Bedingungen wohlfühlen: Dann nämlich, wenn die Diagnose eine gut überschaubare Psychogenese impliziert, sodass sich Indikation und Prognose begründen lassen.

Ginge es beim Erstinterview nur darum, die für die psychoanalytische Standardtechnik geeigneten Patienten herauszulesen, könnten wir uns, so scheint es, sogleich der Therapie, dem psychoanalytische Prozess zuwenden, von dessen Gestaltung die Prognose abhängig ist. Doch der Anschein trügt: Die am sogenannten geeigneten Fall ausgerichteten behandlungstechnischen Standards bleiben als formale Kriterien außerhalb des wesentlichen inneren und inhaltlichen Prozesses und können diesen sogar behindern. Deshalb müssen wir gerade bei der Darstellung des Erstinterviews so viele Gesichtspunkte berücksichtigen und den Leser bitten, diese Vielfalt im Zusammenhang mit den umfassenden Aufgaben zu sehen, die zu lösen sind. Durch das Aufzeigen einiger Entwicklungslinien möchten wir die Perspektive erweitern und das Erstinterview aufgrund unserer psychoanalytischen Einstellung von verschiedenen Seiten beleuchten. Wir betonen die **Einstellung** beispielsweise in der Beachtung von Übertragung, Gegenübertragung und Widerstand. Denn oft lässt sich das psychoanalytische Handwerkszeug im engeren Sinne noch nicht anwenden, sodass die Einstellung des Analytikers und seine Art, mit den Mitteilungen des Patienten umzugehen, wesentlich ist. Deshalb hat sich erst spät eine eigene psychoanalytische Interviewtechnik entwickelt, während der Einfluss der Psychoanalyse auf das psychiatrische Interview in den USA und die Anamnesenerhebung in der deutschen psychosomatischen Medizin früh einsetzte.

Unser Ziel in diesem Kapitel ist es, sowohl den allgemeinen Erfordernissen der Interviewführung als auch speziellen psychoanalytischen Gesichtspunkten gerecht zu werden. Wir müssen den Leser v. a. deshalb mit einer breiten Palette vertraut machen, weil das medizinische Modell der positiven Indikationsstellung für die psychoanalytische Standardmethode zwar übernommen wurde, aber niemand praktisch in der Lage ist – außer bei den erwähnten seltenen klaren Fällen -, aufgrund einiger Gespräche zu einer sicheren Entscheidungsbildung zu gelangen.

Es ist einleuchtend, dass sich solche Patienten für eine Psychoanalyse unter Standardbedingungen eignen, mit denen man schon das erste Gespräch in Annäherung an die normative Idealtechnik führen zu können glaubt. Natürlich halten auch wir es für wichtig, wie Patienten beispielsweise auf Probedeutungen reagieren, weil hierbei aus nahe liegenden Gründen gute Anhaltspunkte für Einsichtsfähigkeit und Konfliktbewusstsein gewonnen werden können. Noch höheres Gewicht hat freilich die Erfahrung, dass die Reaktion von Patienten auf Probedeutungen und andere spezielle Mittel der psychoanalytischen Diagnostik von sehr vielen Bedingungen, beispielsweise vom Zeitpunkt, abhängig sind. Es hängt von vielen Faktoren ab, wie viel Zeit ein Patient braucht, bis er mit dem psychoanalytischen Dialog, wie er vom jeweiligen Psychoanalytiker geführt wird – und die Variationsbreite ist groß – so vertraut geworden ist, dass er den Sinn von Probedeutungen begreifen kann. Ceteris paribus gilt das Gleiche für alle Kriterien, und unsere Überzeugung, dass sich die Führung des Erstinterviews an die Gegebenheiten des jeweiligen Kranken anpassen sollte, schlägt sich in unserer Darstellung nieder.

6.2 Diagnostik

Praxis Freuds

Diagnostische Vorgespräche dienten in Freuds Praxis dem Ausschluss körperlicher Erkrankungen und Psychosen. Die Reichweite der psychoanalytischen Methode schien beträchtlich und eher durch die Gegebenheiten einer ambulanten Praxis ohne stationäre Behandlungsmöglichkeiten begrenzt als durch erwiesene Beschränkungen der Technik. Mit der Möglichkeit vorübergehender stationärer Aufnahme von Notfällen sah Freud, der ohnedies nicht zögerte, Schwerkranke in Analyse zu nehmen, eine sehr breite Anwendbarkeit der psychoanalytischen Methode (Freud 1905a). Waren elementare Voraussetzungen gegeben und Absprachen über Honorierung und Termine getroffen, dann wurde der Patient mit der Grundregel vertraut gemacht, und die Analyse begann. Damals wie heute waren allgemeine psychosoziale Faktoren wie Vorbildung, Alter und Motivation wichtige Vorbedingungen für die Einleitung einer psychoanalytischen Behandlung. Die ausführliche Erhebung der Lebensgeschichte verlegte Freud bereits in die erste Behandlungsphase; was wir heute als Vorgespräch verstehen, war damals knapp und bündig, wie an Freuds Schilderung des Erstgesprächs mit dem Rattenmann ersichtlich wird (1909d, S. 384).

Freuds Patienten waren »in Analyse«; er machte, nachdem er die Hypnose aufgegeben hatte, keine Unterschiede zwischen verschiedenen Formen der psychoanalytischen Therapie: Es gab nur die von ihm vertretene psychoanalytische Methode. Er behandelte vorwiegend Schwerkranke, Existenzunfähige, an denen und für die die psychoanalytische Therapie geschaffen worden ist (Freud 1905a, S. 20).

Erst als sich ein Spannungsverhältnis von Angebot und Nachfrage entwickelte, entstand das uns seitdem begleitende Problem der Selektion, wie es Fenichel von der Berliner Poliklinik berichtete:

> Das Missverhältnis zwischen Zahl der Konsultationen und der möglichen Analysen machte eine unangenehme Siebarbeit notwendig. Dass dabei die überhaupt für die analytische Indikationsstellung geltenden Rücksichten in erster Linie herangezogen wurden, versteht sich von selbst. Daneben gab die Rücksicht auf die beiden Bestimmungen des Institutes den Ausschlag über Zulassung oder Nichtzulassung eines Falles zur psychoanalytischen Behandlung, nämlich die der wissenschaftlichen Forschung und die des Unterrichts (Fenichel 1930, S. 13).

Probeanalyse

Das Verhältnis zwischen der Zahl der Konsultationen und der Behandlungsaufnahmen betrug damals ca. 2,5:1. Die am Berliner Institut vorherrschende experimentierfreudige Einstellung zu der Entscheidung, einen psychoanalytischen Behandlungsversuch zu unternehmen, wird durch den hohen Anteil abgebrochener Fälle (241 von 721) unterstrichen:

> Die relativ große Zahl der nach kurzer Zeit abgebrochenen Analysen erklärt sich so; es handelt sich meist um Fälle, deren analytische Zugänglichkeit zweifelhaft war, die aber dennoch einer »Probeanalyse« unterzogen wurden, nach deren Beendigung der Analytiker sich negativ aussprechen musste (Fenichel 1930, S. 14).

Die Probeanalyse diente der erweiterten Indikationsstellung, und sie war von Anfang an durch folgende Frage der Patienten belastet: »Wenn sich am Ende der Probeanalyse herausstellt, dass ich kein geeigneter Fall bin, wofür eigne ich mich dann?« Dieser nahe liegenden und die Tiefen der Existenz erschütternden Frage könnte man scheinbar entgehen, wenn die Probeanalyse nicht ausdrücklich vereinbart wird und der Analytiker nur für sich selbst eine derartige Prüfungszeit ins Auge fasst. Dieses Vorgehen ist aber mit der analytischen Einstellung nicht zu vereinbaren. Es kommt hinzu, dass die Probeanalyse als Eignungstest nur unter den Bedingungen einer standardisierten Technik gelten kann, die dieser Analytiker auch später anwenden würde. Das Verhalten des Patienten während der Probeanalyse wurde also aus dem Blickfeld eines bestimmten Regelverständnisses betrachtet. Eine Probeanalyse im Sinne der normativen Idealtechnik würden nur wenige Patienten bestehen, die heutzutage eine psychoanalytische Ambulanz oder eine Praxis aufsuchen. Es ist also verständlich, dass die Probeanalyse abgeschafft wurde, denn die Ablehnung am Ende führt zumal dann zu den schmerzlichsten Kränkungen, wenn das Verdikt »für die Psychoanalyse ungeeignet« nicht durch eine gute Alternative abgemildert oder ergänzt wird.

Das Erstinterview in Ambulanzen

Die Abschaffung der Probeanalyse hat freilich das Problem nicht lösen können, sondern auf das Erstinterview verschoben. Wie wir später zeigen werden, wird die Bürde, die auf ihm lastet, erst dann geringer und für die beiden Beteiligten tragbar oder konstruktiv lösbar, wenn eine adaptive Indikationsstellung zur diagnostischen und therapeutischen Grundeinstellung geworden ist. Zunächst möchten wir hervorheben, dass die Probleme, die in der Ambulanz des alten Berliner Psychoanalytischen Instituts im Erstinterview zu lösen waren, bis zum heutigen Tag in allen poliklinischen Einrichtungen bestehen. Die psychoanalytische Kassenpraxis ist davon weniger betroffen. Deshalb stammen auch die meisten Veröffentlichungen über das Erstinterview aus Erfahrungen, die Analytiker in Institutionen gesammelt haben (Leuzinger-Bohleber 1985a). Erfreulich ist, dass inzwischen an den meisten psychoanalytischen Ausbildungsinstituten Interviewtechnik eigens gelehrt wird.

Aus der Vogelperspektive sind folgende Hauptlinien zu erkennen:

- In der allgemeinen Diagnostik hat sich die Psychoanalyse an das nosologische System der Psychiatrie im Wandel der Zeiten angelehnt.

- Die diagnostischen Leitbilder der psychosomatischen Medizin waren und sind an der körperlichen Symptomatik ausgerichtet.
- Das psychoanalytische Erstinterview ist eine relativ späte Errungenschaft und wurde in poliklinischen Einrichtungen entwickelt.

Interdisziplinäre Einflüsse

Groß war der Einfluss der psychoanalytischen Einstellung und des psychoanalytischen Denkens auf die psychiatrische Explorationstechnik in den USA. Obwohl hier wie auch sonst in der Geschichte Asynchronien von Jahrzehnten bestehen können und es oft lange dauert, bis der interdisziplinäre Einfluss anerkannt wird, kann doch kein Zweifel darüber bestehen, dass sich durch die Aufnahme psychoanalytischen Gedankenguts durch Bleuler (1910) auch die psychiatrische Diagnostik verändert hat. Über die Schule Bleulers am Burghölzli lernten z. B. Brill, Putnam und andere Psychiater die psychoanalytische Untersuchungstechnik kennen und trugen zu deren Verbreitung in der dafür bereits durch die sozialhygienischen und psychotherapeutischen Ideen A. Meyers vorbereiteten Psychiatrie der USA bei (s. auch Burnham 1967, S. 18f.). Schon in den 30er-Jahren lassen sich dort Einflüsse des pychodynamischen Denkens auf das psychiatrische Erstgespräch erkennen; die einzelnen Schritte haben Gill et al. (1954) aufgezeichnet. Ihr wesentlicher Beitrag besteht in der **Präzisierung der psychodynamischen Interviewtechnik**. Der traditionellen psychiatrischen Exploration wird das »dynamische Interview« gegenübergestellt, das sich an drei Zielen orientiert:

> Das erste Ziel ist es, eine **Beziehung** zwischen zwei Fremden herzustellen, von denen der eine eine professionelle Person und der andere ein menschliches Wesen ist, das seelisch leidet und oft andere leiden macht …
> Das zweite Ziel ist eine **Einschätzung** der psychosozialen Situation des Patienten …
> Das dritte Ziel ist es, den Patienten darin zu **bestärken**, falls angezeigt, eine Behandlung aufzugreifen und mit ihm weitere Schritte zu planen (Gill et al. 1954, S. 87f.; Hervorhebungen im Original; Übersetzung durch die Autoren).

Beiträge verschiedener Autoren

Die psychiatrische Diagnose wird in die Einschätzung (»appraisal«) der Gesamtsituation eingebettet und entspricht Balints Begriff der Gesamtdiagnose. Einen wesentlichen Schritt auf dem Wege vom rein diagnostischen Interview zum therapeutischen Handeln sehen wir auch darin, dass Gill et al. (1954) in den Verantwortungsbereich des Erstinterviews auch die Entwicklung und Unterstützung des Patienten auf dem Wege in eine Behandlung einschließen (Kächele 2000).

Die Betonung des Beziehungsaspekts erhielt eine entscheidende Prägung durch Sullivans Verständnis der Psychiatrie als einer »interpersonalen Theorie« (1953). Ob Sullivan tatsächlich eine wahrhaft interpersonale Psychotherapie begründet hat, wie Greenberg u. Mitchell (1983) meinen, oder ob er zu einem weitgehend intrapsychisch orientierten Ansatz zurückgekehrt ist, wie Wachtel (1982) kritisiert, mag offen bleiben. Die Klärung dieser Frage hängt davon ab, wie die Rolle des Analytikers als teilnehmender Beobachter praktisch realisiert wird.

Die psychodynamisch orientierten Interviewstrategien wurden in den 50er-Jahren vielfältig variiert; dies unterstreicht, dass die Ausarbeitung systematischer, lehr- und lernbarer Interviewtechniken bei der Rezeption der Psychoanalyse durch die amerikanische Psychiatrie notwendig wurde (s. auch Cantor 1957). So entstand auch F. Deutschs Darstellung der »assoziativen Anamnese« im Rahmen seiner Lehraufgaben:

> Die Methode der **assoziativen Anamnese** besteht darin, nicht nur festzuhalten, was der Patient gesagt hat, sondern auch wie er die Information gegeben hat. Es ist wichtig, nicht nur dass der Patient seine Beschwerden mitteilt, sondern auch in welcher Phase des Interviews und in welcher Verbindung er seine Vorstellungen, Beschwerden und Erinnerungen seiner körperlichen und seelischen Beschwerden einbringt (Deutsch u. Murphy 1955, Bd. 1, S. 19; Übersetzung durch die Autoren).

Anstelle einer auf die Exploration und Beschreibung der Psychopathologie zentrierten Einstellung tritt eine die Dynamik des Geschehens beobachtende Haltung, bei der die Beziehungskomponente nicht übermäßig betont, sondern nur zur Herstellung der Untersuchungssituation benutzt wird. Es ist lohnend, diese Integration von Psychiatrie und Psychoanalyse, wie sie z. B. im Lehrbuch von Redlich u. Freedmann (1966) angestrebt wird, daraufhin zu betrachten, welche Mischungsverhältnisse von Deskription und Beziehungsanalyse sich jeweils gebildet haben.

Das »strukturelle Interview«

Kernbergs »strukturelles Interview« (1977, 1981) ist ein gutes Beispiel für die »zweite Generation« eines psychoanalytisch orientierten psychiatrischen Erstgesprächs in der Nachfolge des »dynamischen Interviews«. Das strukturelle Interview ist eine klinische Beurteilungsmethode, die sich auf die Symptome des Patienten in der Gegenwart und in der Vergangenheit, auf sein Selbstkonzept sowie auf die Interaktion zwischen ihm und dem Therapeuten im »Hier und Jetzt« konzentriert (Clarkin et al. 2000, S. 89). Seine technischen Leitlinien empfehlen ein zirkuläres Vorgehen. Durch das ständige Zurückkehren auf Problem- und Symptombereiche des Patienten wird einerseits der psychopathologische Status präzisiert, andererseits wird im psychoanalytischen Sinn auf die Patienten-Therapeuten-Interaktion geachtet, und es werden im Hier und Jetzt Interpretationen und auch Übertragungsdeutungen gegeben. Der Hauptzweck ist die Klärung der Integration von Ich-Identität oder Identitätsdiffusion, der Qualität der Abwehrmechanismen und der An- oder Abwesenheit einer Fähigkeit zur Realitätsprüfung. Hierdurch ergibt sich die Differenzierung der Persönlichkeitsstruktur in Neurosen, Borderlinepersönlichkeit, funktionelle (»endogene«) Psychosen und organisch bedingte Psychosen. Der Interviewer versucht gleichzeitig mit den Mitteln der Klarifikation, Konfrontation und Interpretation Material zu sammeln, um wichtige prognostische und therapeutische Informationen zu erhalten. Insbesondere geht es ihm dabei um die Abschätzung der Motivation des Patienten, seiner Introspektionsfähigkeit, seiner Fähigkeit, mit dem Therapeuten zusammenzuarbeiten, seines Potenzials zum »acting out« und der Gefahr der psychotischen Dekompensation. Im Einzelfall werden dem neurotischen Patienten unbewusste Zusammenhänge gedeutet, oder der Borderlinepatient wird mit Aufspaltungen in seinen Selbstrepräsentanzen bekannt gemacht. Aus den Reaktionen des Patienten lassen sich dann Schlussfolgerungen für weitere diagnostische und therapeutische Maßnahmen treffen.

Die differenzialdiagnostische strukturelle Abklärung folgt dem nosologischen System der Psychiatrie mit den drei Hauptgruppen, endogenen und exogenen Psychosen und Neurosen. Zusätzlich nimmt Kernberg die Borderlinestörungen als vierte hinzu. Auch der Interviewleitfaden, den er durch bestimmte Fragen in der Anfangs-, Mittel- und Schlussphase des Interviews konkretisiert, folgt, trotz des kreisförmigen Gesprächsstils, dem psychiatrisch-phänomenologischen Konzept, zuerst auf organische Psychosen, dann auf funktionelle Psychosen und erst danach auf Borderlinestörungen und Neurosen zu achten. Durch den Gebrauch von Termini wie »Diagnostik«, »Exploration«, »Kardinalsymptome« zeigt Kernberg, dass er mit einem Bein fest auf dem Boden der deskriptiven Psychiatrie steht. Die strukturierende Aktivität des Interviewers geht natürlich in die Interaktion ein. Um den notwendigen Informationsgewinn für die differenzialdiagnostische Abklärung zu erreichen, wird eine gewisse Einschränkung der Freiheit in der Gestaltung der Beziehungsaufnahme zwischen Patient und Therapeut in Kauf genommen (Buchheim et al. 1987).

Das »strukturelle Interview« weist jedoch ein ausgewogenes Mischungsverhältnis von psychopathologischer Beschreibung und Beziehungsanalyse auf. Es wird den diagnostischen, therapeutischen und prognostischen Aufgaben des Erstgesprächs gerecht. Auch deckt es ein breites Spektrum von Erkrankungen ab, die in der Praxis oder in Institutionen dann anfallen, wenn keine einschränkenden Vorselektionen zustande kommen, die dazu führen, dass der Analytiker fast ausschließlich mit Neurosen zu tun hat.

Sicherlich angeregt durch Kernbergs Vorgehen und, nach Hoffmann (1998, S. 100), direkt stimuliert durch die Entwicklung des Stockholmer »Karolinskaja Psychodynamic Profile« (Weinryb u. Rössel 1991; Weinryb 1998), hat sich in der Bundesrepublik Deutschland der Arbeitskreis »Operationalisierte Psychodynamische Diagnostik« (OPD) das Ziel gesetzt, psychoanalytische Konstrukte so zu operationalisieren, dass das sich im Erstinterview bietende klinische Material des Patienten beobachtungsnah eingeschätzt und klassifiziert werden kann. Mit der OPD soll eine psychodynamische Diagnose formuliert werden, die für den Psychotherapeuten relevant und handlungsleitend sein kann (Cierpka et al. 1995; Arbeitskreis OPD 1996; 2006). Über bisherige praktische Erfahrungen und Anwendungen und Einsatz bei Forschungsprojekten berichten Schauenburg et al. (1998).

Sehr verdichtet könnte man sagen, dass die psychoanalytische Einstellung und das psychoanalytische Denken in die psychodynamischen Interviewtechniken eingingen und diese wiederum die psychoanalytische Praxis beeinflussten (Buchheim et al. 1994). Im Rahmen dieser wechselseitigen Beeinflussungen gibt es bestimmte Knotenpunkte, die die Hauptaufgaben des Erstinterviews kennzeichnen. Bei der nun folgenden Typisierung sind wir uns bewusst, dass unsere Hervorhebungen die jeweiligen Einseitigkeiten künstlich vergrößern.

Typisierung

Zunächst wenden wir uns der **biographischen Anamnese** zu, weil die Frage nach dem lebensgeschichtlichen Zusammenhang von Beschwerden in jedem Erstinterview eine Rolle spielt. Will man von der auslösenden Situation – psychoanalytisch ausgedrückt: von der Versuchungs- und Versagungssituation – ausgehend zur Klärung der Psychogenese im Sinne von Freuds Ergänzungsreihe gelangen, so ist es unerlässlich, auch etwas über die Kindheitsgeschichte zu erfahren. Um aber diese Daten in ihrer möglichen emotionalen Relevanz begreifen zu können, ist ihre Einbeziehung in eine Psychopathologie des Konflikts, also im weiteren Sinn in eine Persönlichkeits- und Strukturtheorie, wesentlich (Hohage 2004, S. 56ff.). Deshalb ist schon hier anzumerken, dass eine Wurzel des psychoanalytischen Erstinterviews auf die in den 20er- und 30er-Jahren vorangetriebenen Systematisierungsversuche der Therapietheorie zurückgeht. Schließlich kommen wir auf das interaktionelle Interviewschema, das Balint an der Tavistock Clinic unter dem Eindruck der Objektbeziehungspsychologie und der Bedeutung des Austauschs zwischen Arzt und Patient im Hier und Jetzt entwickelt hat. Auch die Anfänge der psychosomatischen Medizin in Heidelberg nach dem Kriege wurden stark durch die Frage von Weizsäckers (1943) bestimmt: »Warum tritt **jetzt** eine Krankheit auf, und warum tritt sie gerade **hier** an diesem Organ oder Organsystem auf?« Thomä (1978) hat die Entwicklung der mit dieser Fragestellung verbundenen Interviewtechnik der »biographischen Anamnese« und ihre Weiterentwicklung zur »systematischen Krankengeschichte« dargestellt:

> Die lebensgeschichtliche Situation beim Auftreten von Symptomen durch Fragen zu erhellen und genau zu beschreiben stand im Mittelpunkt der »biographischen Anamnese«, wie sie G. Ruffler (1957) exemplarisch dargestellt hat … Außerdem war die »biographische Anamnese« nicht primär auf ein psychotherapeutisches Ziel, auf Veränderung ausgerichtet, sondern an der Vergangenheit und ihrer Diagnostik orientiert. Die Bedeutung der Arzt-Patient-Beziehung und ihrer speziellen Ausformung in Übertragung und Gegenübertragung wurde bei dieser Anamnesetechnik nicht eigens berücksichtigt (Thomä 1978, S. 254).

Die zeitlichen Zusammenhänge zwischen situativen Umständen, lebensgeschichtlichen Ereignissen und Symptomentstehungen oder Schwankungen von Beschwerden bilden verständlicherweise den Ausgangspunkt für viele mehr oder weniger systematisierte Interviewtechniken. Die von Engel u. Schmale (1969) beschriebene Triade »Objektverlust, Hoffnungslosigkeit und Hilflosigkeit«, die bei vielen Erkrankungen beobachtet werden kann, bildet den theoretischen Hintergrund für die von Engel (1970) empfohlene Gesprächsführung. Adler (2003) kennzeichnet sie als eine Technik der Anamneseerhebung, die den Arzt aufgrund seiner Kenntnisse in Entwicklungspsychologie und Neurosenlehre in die Lage versetzt, psychische, soziale und somatische Daten in einem Arbeitsgang zu erfassen und ihre Bedeutung zu erkennen.

Generell gilt es festzuhalten, dass es die Handhabung dieser informationssuchenden und verständnisherstellenden strukturierenden Interviewtechniken ist, die weitgehend über ihre therapeutische Zweckmäßigkeit entscheidet. Gelingt es, anhand typischer Konfliktabläufe in seinem Leben dem Patienten ad oculos etwas von der ihm verborgenen Dynamik und den Zusammenhängen zu zeigen, so ermöglicht dieses Verfahren einen Zugang besonders zu jenen Patienten, denen ein unmittelbarer Einblick in die Psychogenese ihrer Symptome sonst versperrt bliebe.

Die diagnostische Komponente

Die Diagnostik lehnte sich dabei an eine mehr oder weniger gut ausgebaute Neurosentheorie an, – an deren psychoanalytischer Relevanz wir trotz der ICD-10-Klassifikation (s. Schneider u. Freyberger 1990; Hoffmann 1985, 1993) festhalten – und die praktische Gesprächsführung orientierte sich an der Systematik der psychoanalytischen Behandlungstechnik, wie sie in den 20er- und 30er-Jahren entwickelt worden war. Hierbei wurden Erfahrungen maßgebend, die an psychoanalytischen Ambulanzen gewonnen werden konnten. Die Poliklinik des alten Berliner Psychoanalytischen Instituts stellte an die diagnostischen Fähigkeiten der dort tätigen Analytiker besondere Anforderungen, und es wurde notwendig, die erhobenen Befunde vergleichbar zu machen. Lehre und Forschung förderten die Entwicklung einer Systematik. Die frühen Arbeiten Alexanders sind hierfür beispielhaft. Seine spätere Spezifitätsforschung in der psychosomatischen Medizin am Chicagoer Psychoanalytischen Institut wäre ohne ein diagnostisches Interviewschema nicht möglich geworden (Alexander 1950).

Schultz-Henckes (1951) »gezielte Anamnese«, die der Diagnostik von auslösenden Versuchungs- und Versagungssituationen diente, vernachlässigte den Beziehungs- und Übertragungsaspekt des Erstinterviews. Die symptomauslösenden Versuchungs- und Versagungssituationen, die Freud (1916–17) in Praxis und Terminologie der Psychoanalyse eingeführt hatte, bezog Schultz-Hencke auf die von ihm ausgearbeitete Konflikt- und Strukturtheorie. Der spätere Ausbau dieser Interviewtechnik wurde von Dührssen (1972, 1981) ausführlich als »biographische Anamnese« beschrieben.

In den letzten Jahren reduzierten sich die Erwartungen, typische und hochgradig charakteristische Konfliktkonstellationen zu finden, wie sie von Alexander u. French (1946) unter dem Stichwort der spezifischen Hypothesen diskutiert worden waren. Die Variabilität und die nur lockere Verbindung von psychodynamischen Konfliktmustern zu Krankheitsbildern im Sinne der »Unspezifität« (Thomä 1980) hat die diagnostische Komponente des Erstinterviews relativiert (Kordy et al. 1991).

Das Tavistock-Schema als Leitfaden

Das mit Balints Wirken eng verknüpfte Tavistock-Schema betont die therapeutische Beziehung im Hier und Jetzt, also die Funktionseinheit von Übertragung und Gegenübertragung. Dieses Schema wurde durch Mitscherlich in den späten 50er-Jahren in der Psychosomatischen Universitätsklinik Heidelberg eingeführt. Es wirkte sich auf die Praxis ungemein fruchtbar aus, weil es die Aufmerksamkeit des Analytikers auf die aktuellen Austauschprozesse zwischen ihm und dem Patienten lenkt, und zwar vom ersten Augenblick des Gesprächs an (Künzler u. Zimmermann 1965). Einige wichtige Punkte, die bei der schriftlichen Zusammenfassung zum besonderen Nachdenken über das erfolgte Gespräch auffordern, lauten nach dem genannten Schema:

- Wie entwickelt sich die Arzt-Patient-Beziehung?
  1. Wie behandelt der Patient den Arzt? Dabei irgendwelche Änderungen? Lässt sich daraus auf Verhaltensgewohnheiten oder auf sein Verhältnis zur Krankheit schließen?
  2. Wie behandelt der Arzt den Patienten? Irgendwelche Änderungen während des Interviews?
     a) War der Arzt an den Problemen des Patienten interessiert?
     b) Hat er das Gefühl, etwas für ihn tun zu können?
     c) Spürte er am Patienten irgendwelche menschlichen Qualitäten, die er trotz all seiner Fehler schätzte?
- Wichtige Augenblicke im Interview
  Hier handelt es sich um die Entwicklung der

Ereignisse innerhalb des Interviews, also um Ergebnisse von Übertragung und Gegenübertragung.
   1. Überraschende Mitteilungen oder Gefühlsäußerungen des Patienten, Fehlleistungen etc., deutlich werdende Aussparungen von Lebensepochen oder Personen seiner Umwelt und Ähnliches.
   2. Welche Deutungen wurden im Laufe des Interviews gegeben, und welche Reaktionen kamen von Seiten des Patienten?
- Ergebnisse und Beurteilung
   1. Wie äußert sich die Störung im Leben des Patienten (Aufzählung der Symptome, die das Interview gezeigt hat, einschließlich dessen, was der Interviewer vorläufig nur vage ahnt)?
   2. Vermutliche Bedeutung der Störung, psychodynamisch ausgedrückt.
   3. Therapiewahl:
      a) Eignung für Kurztherapie (Fokalpsychotherapie) mit Begründung,
      b) eventuelle Gegengründe,
      c) Eignung für Psychoanalyse; Begründung,
      d) Ablehnung jeder Form von Psychotherapie; Begründung.
      e) Welche andere Behandlung kommt in Frage?
   4. Nächste Ziele.
      a) Was hält der Arzt für das wesentliche Symptom, das er zunächst angehen will?
      b) Wie könnte sich dessen Behandlung eventuell auch auf weitere Symptome auswirken?
      c) Vorstellungen über Dauer und Häufigkeit der Behandlung.

Dem Leser wird im nächsten Abschnitt noch deutlicher werden, wie sich der Geist von Balints Schema auf das Verständnis der therapeutischen Aspekte des Erstinterviews auswirkte. Ohne mit einem Copyright versehen zu sein, sodass sein Ursprung vielen ganz unbekannt ist, ist das Schema in der originalen (Balint u. Balint 1962, S. 100; Balint et al. 1973, S. 26f.) oder in veränderter Form an vielen Orten zu einem Leitfaden für das Erstinterview geworden (Eckstaedt 1991).

6.3 Therapeutische Aspekte

Balints Betonung der therapeutischen Aufgabe

Die Einführung des Tavistock-Schemas veränderte das Erstinterviewverständnis. Denn damit wurde die Psychoanalyse als therapeutische Methode in das Erstinterview eingebracht und die Diagnostik der Therapie untergeordnet. Vielleicht sollten wir vorsichtiger sagen, dass diagnostische und therapeutische Funktion des Erstgesprächs nun als gleichrangig angesehen werden konnten (Hohage et al. 1981). Wir handeln diese qualitative Änderung ab, indem wir uns auf das Werk Balints stützen. Selbstverständlich haben viele Analytiker neben ihm dazu beigetragen, dass die therapeutische Funktion des Erstinterviews einen angemessenen Raum in der ersten Begegnung von Analytiker und Patient gefunden hat. Wir haben aber gute Gründe, gerade auf das Werk Balints zurückzugreifen. Denn im Bereich der Interviewgestaltung ist sein Einfluss auf deutsche Psychoanalytiker besonders prägend. Die Betonung der therapeutischen Aufgabe schafft genau jene Flexibilität, die uns notwendig erscheint, wenn man zu einer adaptiven Indikationsstellung gelangen will. Dass dieser Interviewstil ursprünglich für eine spezielle Therapieform, nämlich für die **Fokaltherapie**, entwickelt wurde, ändert nichts an seiner Brauchbarkeit für die Psychoanalyse schlechthin – im Gegenteil: Wenn es gelingt, schon in kurzer Zeit zu echten Problemlösungen zu gelangen, hat man das sicherste Kriterium in der Hand, dass es auch bei längeren Analysen gelingen könnte, weitere und tiefere Konflikte in therapeutisch nützlicher Weise zu erreichen.

Tatsächlich hat die im Rahmen der Fokaltherapie entwickelte Interviewtechnik die analytische Gesprächsführung wie kaum eine andere Größe beeinflusst. Balints Überlegungen wenden sich oft gleichsinnig an den Arzt und an den Psychoanalytiker; dies unterstreicht die weit reichende interaktionelle Orientierung des Interviews, die eine Erweiterung für viele Situationen ermöglicht. Zentral ist dabei die von Balint hervorgehobene Beobachtung des **bipersonalen Geschehens** für das Verständnis der Lebensgeschichte des Patienten. Das Konzept der Zweipersonenpsychologie beinhaltet, dass der Analytiker zwischen dem, was der Patient erzählt, und dem, wie er sich zusammen mit dem Analytiker verhält, eine Beziehung herstellt und diese sowohl **diagnostisch** wie auch **therapeutisch** verwendet. Entsprechend hängt das Untersuchungsergebnis davon ab, wie sich der Analytiker in dieser professionellen Beziehung verhält und was er daraus entnimmt. Weil letztlich nur die Beiträge des Kranken diagnostiziert werden, diese aber als die

> Summe der Reaktion auf diesen Arzt, in diesem Moment, in dieser Umgebung (Balint u. Balint 1962, S. 210)

verstanden werden müssen, gerät der Arzt und Psychoanalytiker in eine theoretisch interessante, aber praktisch schwer lösbare Situation. Die Funktions- und Aufgabendifferenzierung führt zu dieser einseitigen Lesart einer Wechselwirkung. Die sich entwickelnde Objektbeziehung wird behandlungstechnisch als vorwiegend durch die inneren Objektbeziehungsbedürfnisse des Patienten bestimmt verstanden Das dies empirisch nur bedingt zutrifft, belegen die sorgfältigen Untersuchungen von Beckmann (1974).

Vielfältige Gesprächsformen

Versuchen wir, den Kern dessen zu fassen, was Balint durch seine Schriften für Ärzte auch den Psychoanalytikern nahe gebracht hat, so ist es der Versuch, die

> potentielle Fähigkeit des Patienten, eine mitmenschliche Beziehung aufzunehmen und aufrechtzuerhalten (Balint u. Balint 1962, S. 229)

als Entscheidungskriterium zu verwenden. Die Rezeption des Balintschen Gedankengutes ermöglichte es, das Erstinterview als psychoanalytische Situation in vielfältiger Weise zu gestalten und in vielen beruflichen Feldern zu konkretisieren (Junker u. Waßner 1984). Die jeweils notwendige Reflexion der Rahmenbedingungen eines Interviews erlaubte zugleich auch eine innovative Entwicklung, die dazu beitrug, dass das Erstgespräch sich in verschiedenen Typen und Gestalten (Visitengespräch, Hausarztgespräch, psychoanalytisches Beratungsgespräch etc.) entwickeln konnte.

Sprechstundeninterviews, wie sie am Sigmund-Freud-Institut zunächst aus praktischen Gründen eingeführt wurden, schaffen unversehens neue Formen, die zeigen, wie sehr die Bedingungen, unter denen ein Interview stattfindet, seinen Gehalt beeinflussen (Argelander et al. 1973). Das Sprechstundeninterview kommt der Erwartung des Patienten, der sich in einer Not befindet, entgegen; der Analytiker sieht den Patienten im Augenblick krisenhafter Zuspitzung, aus der sich umschriebene und begrenzte therapeutische Möglichkeiten ergeben. Ungewohnt, aber vielleicht deshalb wichtig, ist für den Analytiker die Erfahrung – analog zum praktischen Arzt –, auch in kurzer Zeit eine therapeutische Hilfestellung leisten zu können, die einen Vertrauensvorschuss für die spätere Analyse zu schaffen vermag. Überall wo Analytiker – sei es in eigener Praxis oder, was eher üblich ist, in Institutionen – Zeit freihalten, um auch kurzfristige Gespräche anbieten zu können, ergeben sich Chancen für Patienten, die nicht in den festen Rahmen der analytischen Praxis passen. Eben deshalb tragen sie zu einer Bereicherung der analytischen Erfahrung bei.

Wartezeit

Je länger die Wartezeit auf ein psychoanalytisches Erstinterview dauert, desto größer wird die Selektion der Patienten, die der Analytiker dann noch zu sehen bekommt. Die Wartezeit weist psychodynamisch zwei Seiten auf:

- mit dem Schritt zur Anmeldung ist einerseits für den Patienten schon eine therapeutische Situation entstanden, in der er bereitliegende Übertragungsmuster auf den ihm noch unbekannten Analytiker in seiner bewussten und unbewussten Phantasie erprobt,
- andererseits wird auch der unbewusste Widerstand durch die Frustration zwangsläufig verstärkt.

Werden in Institutionen im Vorfeld des Interviews **Fragebogen** und **Testerhebungen** durchgeführt, so ergeben sich besondere Belastungen und verständliche Erwartungen für den Patienten, der dann mit Spannung ins Erstinterview geht und oft mehr erwartet, als der Analytiker zu geben in der Lage ist. Da durch den unterschiedlichen situativen Rahmen bei Institutionen und bei niedergelassenen Analytikern verschiedene Vorerwartungen gesetzt werden, ist es unerlässlich, diese frühzeitig ins Gespräch einzubeziehen.

Die von Ort zu Ort verschiedene Versorgungslage, die der Analytiker im Rücken hat, dem Patienten jedoch meist nicht genau bekannt ist, schafft zusätzliche Unterschiede der Erwartungen an das Erstinterview. Um Enttäuschungen zu vermeiden, ist deshalb eine angemessene Vorbereitung auf die Ziele des Gesprächs ein wichtiger erster Schritt in der Einleitungsphase des Interviews (**Empfehlung 1**). Die meisten fehlerhaften Schlussfolgerungen aus dem Verhalten der Patienten in der ihnen ungewohnten Interviewsituation entstehen durch ihre mangelnde Vorbereitung (Schubart 1985). Dies wird z. B. durch die Kritik von Cremerius an der Interviewtechnik und ihrer situativen Ausgestaltung der französischen psychosomatisch-psychoanalytischen Schule deutlich (Cremerius 1977a).

Bedingungen für ein geglücktes Erstinterview

Das **Vorwissen der Patienten** aus gebildeten oder ungebildeten Schichten über Psychoanalyse, mit dem sich Cremerius in seinem Aufsatz beschäftigt hat, variiert so beträchtlich, dass sich die Gesprächsführung darauf einstellen muss. Treffende Beispiele für dieses Vorverständnis der Patienten und dessen fehlerhafte Interpretation durch den Psychoanalytiker gibt – wohl eher unabsichtlich – Schröter (1980) in einem Aufsatz über »spezifische Reaktionen auf das Behandlungsverfahren und die soziale Distanz zum Therapeuten«:

> Es scheint jedoch so zu sein, dass Patienten aus der Unterschicht durch die Eigenarten des psychoanalytischen Dialoges typischerweise in stärkerem Maße irritiert werden als andere Patienten (S. 60).

Für uns ist irritierend, dass hier ein soziologisch geschulter Autor eine Normalform des analytischen Dialoges postuliert, die keine Variationen im Hinblick auf die alltäglichen Kommunikationsbedingungen des Patienten hin zu kennen scheint. Diese Rigidität – als ob sich das Unbewusste nur via eines am Standard der »upper middle class« orientierten psychoanalytischen Dialogs erschließen ließe – können wir nicht unkritisiert stehen lassen, zumal wir gute Vorbilder haben, uns bei der Interviewführung an den Möglichkeiten des Patienten zu orientieren (Deutsch u. Murphy 1955).

Es dürfte hilfreicher sein, sich stattdessen mit den Balintschen Empfehlungen hinsichtlich der notwendigen Bedingungen für ein geglücktes Interview zu beschäftigen, die wir im Wesentlichen aufführen wollen (Balint u. Balint 1962, S. 234ff.). Die erste **Empfehlung** – nämlich die einer angemessenen Gesprächsvorbereitung -, die im Hinblick auf die sozialen Erwartungsdifferenzen besonders relevant ist, haben wir bereits oben wiedergegeben. Die Schaffung und Erhaltung einer geeigneten Atmosphäre (**Empfehlung 2**), in welcher der Patient imstande ist, sich so weit zu öffnen, dass ihn der Therapeut verstehen kann, ist ein Test auf die aktive empathische Kompetenz des Interviewers, sich jeweils neu auf den Patienten einzustellen.

Schwierigkeiten sind auch hier unvermeidlich und erfordern eine kontinuierliche Reflexion des Beitrags, den der Analytiker im Ablauf des Gespräches leistet. Balint u. Balint unterstreichen dies an dem Beispiel, dass ein Arzt, der seinen Patienten immer beruhigt, sobald er merkt, dass dieser sich unter einem Druck befindet, andere Mitteilungen gewinnt als einer, der nur passiv zuhört und den Patienten »schmoren« oder ihn das Interview selber steuern lässt.

Aussagen über den Patienten erfordern deshalb immer die Angabe der vom Interviewer hergestellten situativen Bedingungen, die als »Reize« im Balintschen Sinne auf den Patienten eingewirkt haben (**Empfehlung 3**).

Von großer Wichtigkeit für den Psychoanalytiker ist eine Vorstellung von der weiteren Entwicklung der Beziehung, bevor er diese im Interview gestaltet. Der konkrete Interviewplan (**Empfehlung 4**) hängt davon ab, ob schon eine Weiterentwicklung der Interviewbeziehung in eine therapeutische Beziehung abzusehen ist oder ob von vornherein sicher ist, dass mit dieser einen Begegnung auch die Beziehung vorläufig beendet sein wird, weil entweder dem Patienten die Warteliste droht oder die Überweisung an einen Kollegen zu erwarten ist.

Die **Dauer eines Interviews** gehört ebenfalls zu jenen Rahmenbedingungen, die sowohl von äußeren praktischen Bedürfnissen bestimmt werden wie auch der interaktionellen Verwicklung ausgesetzt sind. Die wissenschaftliche und emotionale Neugier des Therapeuten steht auf der einen Seite, auf der anderen sein Sicherheitsbedürfnis, das zu sehr unterschiedlicher Ausgestaltung des Interviews führt.

Zu den oft übergangenen praktischen Problemen gehört die Information des Patienten darüber, mit welcher Dauer des Gesprächs er rechnen kann. Schließlich findet das erste Interview des Patienten häufig nach einer meist enttäuschenden und oft kurzen Reihe von Unterredungen mit Ärzten statt; woher soll der Patient wissen, dass er nun mit der Sicherheit gebenden Dauer von zumindest 45 Minuten rechnen kann? Auch die Frage, ob der Patient gleich zu Beginn über die Möglichkeit eines zweiten Gesprächs informiert werden soll oder ob dies erst am Ende als Resultat des bisherigen Interviewverlaufs erwogen wird, ist zu bedenken.

Umgekehrt halten wir es für unerlässlich, dass sich besonders Anfänger in der Interviewtechnik einen festen Rahmen für die Gestaltung des Interviews geben und nicht beliebig viele Sitzungen entsprechend dem Grad ihrer persönlichen Unsicherheit durchführen (**Empfehlung 5**).

All diese technischen Detailfragen, die sich leidenschaftlich mit Für und Wider erörtern lassen, gehören zu jenem Bereich, den Balint unter dem Begriff **elastische Interviewtechnik** zu fassen sucht. Damit ist die **Empfehlung 6** ausgesprochen, auf verschiedene Patienten auch unterschiedlich zu reagieren und nicht durch Stereotypien im Sinne des traditionellen Verständnisses von Gegenübertragung festgelegt zu sein. Wir können von einer Fähigkeit zur Gegenübertragung sprechen, wenn diese vom Analytiker erkannt und dadurch diagnostisch nutzbar gemacht werden kann (s. auch Dantlgraber 1982). Die entscheidende Frage lautet: In welcher Hinsicht hat sich diese Flexibilität zu bewähren? Balint steuert auch in diesem Punkt geradlinig auf die kaum prinzipiell entscheidbaren, sondern nur im Einzelnen lösbaren Probleme zu:

> Ist es ratsam oder wünschenswert, dass eine Konsultation sich auf so etwas wie eine diagnostische Untersuchung beschränkt, oder darf sie etwas Therapie enthalten, etwa eine sehr milde Form von Psychoanalyse? (Balint u. Balint 1962, S. 244).

Wir meinen, dass ein Patient im Erstgespräch erfahren soll, was eine Behandlung für ihn bedeuten kann; dies ist gewiss schon eine therapeutische Erfahrung. Das Erstgespräch bereits als Modell der Therapie anzusehen, bringt einen Anspruch mit sich, der nicht eingelöst werden kann. Die Interviewführung sollte sich dahingehend orientieren, dass der Patient aufgrund seiner Erfahrung im Erstinterview selbst eine Entscheidung treffen kann, ob er eine psychotherapeutische Behandlung aufgreifen will und fähig ist, sich mit den unvermeidlichen Realisierungsproblemen auseinanderzusetzen. Diese Einstellung löst den Patienten aus seiner passiven Haltung. Wenn auch ein gewisses Ausmaß an diagnostisch-explorativem Vorgehen unerlässlich ist und nicht phobisch vermieden werden sollte, so besteht doch das Ziel des psychoanalytischen Interviews darin, zu erfahren, was im Patienten vorgeht oder vorgegangen ist und welche Beiträge er selbst zu seinem Schicksal geleistet hat. Dieses Ziel kann mit einer angemessenen Technik erreicht werden, wie sie Rosenkötter (1973) u. E. gut und einfühlsam beschrieben hat:

> Wenn ein Patient wegen neurotischer Symptome oder anderer seelisch bedingter Lebensschwierigkeiten einen Psychotherapeuten aufsucht, so spielt sich der erste Kontakt zwischen beiden grundsätzlich nicht anders als bei anderen ärztlichen Beratungen ab; der Patient berichtet über seine Probleme und der Therapeut versucht, so viel wie möglich über deren Auftreten und Vorgeschichte sowie über die Lebensgeschichte des Patienten im allgemeinen zu erfahren, um ein Urteil über Indikation und Prognose der Behandlung zu gewinnen; Berufserfahrung und Begabung zum einfühlenden Verstehen wiegen hierbei nicht gering. Der Therapeut muss sich genügend Zeit nehmen, um dem Patienten

> einen spontanen und selbständigen Einstieg in den Dialog zu ermöglichen; er soll mit etwaigen Fragen vorsichtig den Bericht des Patienten begleiten und ergänzen und sich dabei um eine wohlwollend neutrale, zurückhaltende Einstellung bemühen und es vermeiden, den Patienten durch gezielte Befragung, prononcierte Stellungnahmen und Anweisungen zu jener passiv-magischen Erwartungshaltung zu verführen, die Kranke sonst dem Arzt entgegenzubringen geneigt sind (Rosenkötter 1973, S. 989f.).

Der Beitrag Argelanders

Die Balintschen Ausführungen zum Erstinterview, die auch für den Analytiker und nicht nur für die Psychotherapie in der ärztlichen Praxis relevant sind, hat Argelander aufgegriffen. In einer Reihe von Arbeiten (Argelander 1966, 1967, 1970; Argelander et al. 1973) beschäftigt er sich mit der Wechselwirkung zwischen Patient und Untersucher:

> Für den bereits sachkundigen Psychotherapeuten besagt diese Feststellung Balints, dass jedes Interview auch als eine analytische Situation aufgefasst und von spezifischen Übertragungsmomenten zu diesem Interviewer und zu dieser Umgebung in diesem Moment geprägt wird. Die verschiedenartigen Mitteilungen des Patienten wie verbale Informationen, Verhaltensangebote, induzierte Vorstellungen des Interviewers usw. gruppieren sich um oder besser, kristallisieren sich an dieser zwischenmenschlichen Beziehung, dem Herzstück der Untersuchung, wie Balint es nennt, aus und erhalten von diesem Aktionszentrum eine Anordnung, die dazu führt, dass das Problem des Patienten sich in charakteristischer Weise vor den Augen dieses Untersuchers entfaltet (Argelander 1966, S. 40).

Diese in der ersten Arbeit bereits thematisierten Gesichtspunkte werden in den folgenden Untersuchungen vielfältig variiert und ausgearbeitet. In einer Zuspitzung der Balint-Thesen wird das Interview als eine »analytische Situation« aufgefasst, »in der wir unser psychoanalytisches Instrument auch zu diagnostischen Zwecken einsetzen« (Argelander 1966, S. 42). Obwohl als selbstverständlich vorausgesetzt wird, dass sich das psychoanalytische Instrument der besonderen äußeren Struktur dieser zunächst begrenzten analytischen Situation anpasst – es muss im Einklang mit der aktuellen Realität und den Ich-nahen Prozessen verbleiben – fordert diese Interviewtechnik oft mehr, als Analytiker und Patient zu leisten imstande sind. Argelander geht von zwei Erfahrungsbereichen aus, die er aufeinander zu beziehen sucht; er unterscheidet die Erfassung objektiver Tatbestände und die Entwicklung subjektiven Erlebens im Interview (s. auch Argelander 1967).

Mit der Verschmelzung beider Erfahrungsbereiche, wobei der objektive dem subjektiven untergeordnet wird, konstituiert sich der spezifisch psychoanalytische Zugang zu der Grenzsituation. Die Beobachtung des Verhaltens, die Befragung nach »objektiver« Information und eine spezifische Form der Wahrnehmung, die sich als empathisches Verstehen der unbewussten Objektbeziehung erweist, kennzeichnen die drei wichtigen Arbeitsschritte in dieser Konzeption. Mit der dritten Funktion ist genau jenes Verstehen von prozesshaftem Geschehen gemeint, welches sich in langen Analysen vollzieht:

> Aus der psychoanalytischen Erfahrung wissen wir, dass innere seelische Abläufe in einer Objektbeziehung (nach außen) projiziert werden und in dieser wahrgenommen und erlebt werden können. Dazu ermöglichen wir dem Patienten in der Erstinterviewsituation den Ansatz zu einer Objektbeziehung und lassen diese in Form, Inhalt und Dynamik von seiner spezifischen Persönlichkeit gestalten. Seine Spontaneität wird in dieser Richtung voll gewahrt. Unser Aussehen, Alter, Geschlecht, Charakter, Temperament u. a. m. sind konkrete situative Stimuli, die den Untersuchten anregen, bereitliegende innere Gefühle, Erwartungen, Konflikte, Vorstellungen und Phantasien auf den Untersucher zu übertragen (Argelander 1967, S. 431).

Diese »**Übertragungstheorie**« des Erstinterviews verdankt ihre unbestreitbare Faszination dem Umstand, dass hier die mühseligen, nur langsam sich entwickelnden Verstehens- und Verständigungsvorgänge des analytischen Prozesses scheinbar schon im ersten Ansatz, bei der ersten Begegnung, begriffen werden.

In der weiteren Ausarbeitung dieser Position hat Argelander (1970) die drei Quellen der Information als objektive, subjektive und szenische Information voneinander abgegrenzt, etwas willkürlich, wie er selbst schreibt, aber praktisch brauchbar.

> Bei der szenischen Information dominiert das Erlebnis der Situation mit all seinen Gefühlsregungen und Vorstellungsabläufen ... (1970, S. 14).

Die spezifische Verstehensleistung, die im szenischen Erkennen vollzogen wird, erfuhr ihre besondere Schulung und Ausgestaltung sowohl in der in den Balint-Gruppen betriebenen Arbeit als auch in den Falldiskussionen der Sprechstundeninterviews (Argelander et al. 1973). Die dort gesammelten Erfahrungen unterstreichen, dass sich in einem Interview meist relativ schnell Material ansammelt, »um die analytische Wahrnehmung und das analytische Denken bis zu einer operationalen Basis voranzutreiben« (S. 1004). Die Erfahrungen aus der Balint-Gruppen-Arbeit wurden in diesem anderen und doch durch die Kürze der Gespräche ähnlich strukturierten Setting bestätigt. Trotz des großen Anklangs und der guten Aufnahme des Argelanderschen Erstinterviewmodells im deutschen Sprachraum werden seine Mahnungen und selbstkritischen Hinweise nicht entsprechend berücksichtigt:

> Die Übungen im szenischen Verstehen sollen also dazu dienen, die vorbewussten Wahrnehmungs- und Denkprozesse stärker zur Geltung zu bringen und auf diesem Wege das natürliche kreative Potential des Analytikers zu mobilisieren (Argelander et al. 1973, S. 1009f.).

Die Wahrnehmungsfähigkeit für vorbewusste Prozesse kann durch Übung verbessert werden.

> Ohne diese Lernvoraussetzung kann man nicht mehr erwarten als blühende Phantasien und wildes Spekulieren ... Diese Tatsache kann man nicht oft genug betonen, weil gerade in unserem Fach in dieser Hinsicht viel gesündigt wird. Die missglückten Versuche werden dann leichtfertig dem bis ins Unerträgliche strapazierten subjektiven Faktor angelastet und schließlich wird die ganze Methode diskreditiert (Argelander et al. 1973, S. 1010).

Bewertung

Unsere Bewertung dieses psychoanalytischen Interviewstils kann an Argelanders eigene Bedenken anknüpfen. Es ist eines, dass eine Gruppe unter der Anleitung eines dafür speziell begabten Psychoanalytikers sich der Entwicklung eines hochdifferenzierten Interviewstils verschreibt; ein anderes ist es, die Lehr- und Lernbarkeit dieses Verfahrens zu bewerten. Darüber hinaus bezweifeln wir, dass die Methode, wenn sie zu puristisch angewandt wird, jene spezielle Leistung erbringt, für die sie entwickelt worden ist, nämlich die Wahl eines spezifischen therapeutischen Verfahrens zu ermöglichen, »das sich an der aktuellen inneren Konfliktsituation des Patienten orientiert (z. B. Kurztherapie), oder an seiner aktuellen Übertragungseinstellung mit ihren Bedürfnissen, Konflikten und Ausdrucksformen (z. B. Gruppentherapie)« (Argelander 1966, S. 41). Die Indikationsstellung für bestimmte Behandlungsverfahren lässt sich aus der Diagnostik unbewusster Konfliktkonstellationen nur begrenzt ableiten, wie die nachfolgende Diskussion der Indikationsproblematik zeigen wird.

Es ist in den letzten Jahren zunehmend deutlich geworden, dass zwar die Leistungsfähigkeit des Erstinterviews für die subjektive Indikation (Dantlgraber 1982) ausreicht, dass aber eine differenzierte Indikationsstellung weitere Aspekte berücksichtigen muss; sie kann nicht beim rein subjektiven Gefühl stehen bleiben, »es mit diesem Patienten zu können« (Hohage 2004, S. 111).

6.4 Entscheidungsprozesse

Wir haben uns bislang auf eine kritische Beschreibung historischer und gegenwärtiger Auffassungen vom Erstinterview als einem diagnostischen und zugleich therapeutischen Geschehen konzentriert. Am Ende des vorigen Abschnitts sind wir mit der Frage konfrontiert worden, welche Schlussfolgerungen sich für die Frage der Indikation aus einer bestimmten Technik ziehen lassen. Den dort anklingenden Zweifel werden wir in den folgenden Ausführungen vertiefen müssen, denn eine umfangreiche klinische Literatur hat nur wenig substanzielle Ergebnisse erbracht.

Das Problem der Indikationskriterien

Freuds eigene Indikationskriterien waren im wesentlichen Ausschlusskriterien: Auszuschließen waren Kranke, die nicht einen gewissen Bildungsgrad und einen einigermaßen verlässlichen Charakter besitzen, wie auch Personen, die sich nicht selbst durch ihr Leiden zur Therapie gedrängt fühlen, sondern nur infolge des Machtgebotes ihrer Angehören sich einer Behandlung unterziehen.

> Wenn man sicher gehen will, beschränke man seine Auswahl auf Personen, die einen Normalzustand haben, da man sich im psychoanalytischen Verfahren von diesem aus des Krankhaften bemächtigt (1905a, S. 21).

Das Alter galt ihm als weiteres begrenzendes Kriterium sowie die Notwendigkeit, drohende Erscheinungen rasch zu beseitigen, wie z. B. bei der »hysterischen Anorexie«.

Wichtiger als die negativen Kriterien erscheint uns nach wie vor Freuds positive Indikationsformulierung, die weit weniger bekannt geworden ist:

> Die psychoanalytische Therapie ist an dauernd existenzunfähigen Kranken und **für solche** geschaffen worden (1905a, S. 20; Hervorhebung durch die Autoren).

Insofern ein gewisser »Normalzustand« im eben beschriebenen Sinn besteht, sieht Freud in der Schwere einer Erkrankung selbst keine Einschränkung. Dieser Standpunkt unterscheidet sich wesentlich vom Ergebnis mancher Rundtischgespräche über Analysierbarkeit (s. z. B. Waldhorn 1960), die sich in folgender Beschreibung des geeigneten Patienten zusammenfassen lassen: »sick enough to need it and healthy enough to stand it«. Daran lässt sich ermessen, wie weit sich die neoklassische Stilform von Freuds Konzeption der Behandlungstechnik entfernt hat.

Wir müssen nach wie vor davon ausgehen, dass sich in der Psychoanalyse die Frage der Indikation nicht – oder nur selten – aus der Art der Erkrankung ableiten lässt. Zwar wurde lange an der Unterscheidung von Übertragungsneurosen – die damit zugleich als behandelbar gekennzeichnet wurden – und narzisstischen Neurosen festgehalten, aber diese Unterscheidung konnte nicht verdecken, dass mit der Feststellung einer Übertragungsneurose noch relativ wenig hinsichtlich der Frage der Behandelbarkeit ausgesagt war. Bevor wir im Folgenden die schwer entwirrbare Diskussion um die Entwicklung der Indikationskriterien nachvollziehen, die durch die Einführung variierender Gesichtspunkte wie Eignung, Zugänglichkeit und – last, not least – Analysierbarkeit seit Jahrzehnten kompliziert wurde, möchten wir darauf hinweisen, dass wir damit eine Denktradition darstellen, die ihren Ursprung nicht in Freuds Praxis hatte.

Diskutiert man den anstehenden Fragenkomplex aus der von Tyson u. Sandler (1974) angelegten Perspektive: Probleme der Auswahl von Patienten **für** eine Psychoanalyse, so befindet man sich von vornherein in einer u. E. falschen Ausgangslage, die von einem berechtigten Kerngedanken ausgehend zu einem Tanz um das Goldene Kalb der normativen Idealtechnik (► Kap. 1) geführt hat.

Der harte Kern, der in vielen Diskussionen um die Auswahl von Patienten für eine psychoanalytische Behandlung steckt, liegt darin, dass die intensive psychoanalytische Behandlung sowohl vom Patienten wie vom Analytiker hohe Investitionen an persönlichem Engagement, finanziellen Verpflichtungen und Zeit verlangt. Nicht von ungefähr wurde die psychoanalytische Kur mit einer Expedition verglichen, für die die Teilnehmer auch sorgfältig ausgewählt werden müssen. Verknüpft man diesen Gesichtspunkt mit Freuds ursprünglicher Beschreibung, dass die psychoanalytische Behandlung für »dauernd existenzunfähige Kranke« geschaffen wurde, so ergibt sich aus der Zuordnung beider Gesichtspunkte, dass möglicherweise nicht für alle dieser Schwerstkranken die Methode Erfolg versprechend ist und es deshalb im Interesse des Patienten und des Arztes liegen muss, die Brauchbarkeit der Methode für einen bestimmten Patienten vorher abzuschätzen. Aus diesem Verständnis heraus ist die folgende Diskussion zu lesen, in der die Entwicklung der Indikationsproblematik für die hochfrequente psychoanalytische Standardtechnik dargestellt wird.

Diagnostische Kategorien und prognostische Aussagen

Hatte Freud eher enthusiastisch Patienten mit allen Varianten schwerer und komplizierter Neurosen, die nicht durch »bequemere Heilmethoden« (1905a, S. 19) zu behandeln waren, als potenzielle Kandidaten für sein neues Verfahren betrachtet, so führte Jones (1921) die Verbindung von diagnostischen Kategorien und prognostischen Aussagen ein. In seinem Indikationskatalog finden wir folgende Diagnosen:

1. Hysterie,
2. Angsthysterie,
3. Zwangsneurose,
4. Hypochondrie,
5. Fixierungshysterie.

Die Gruppen 4 und 5 wurden mit einer schlechteren Prognose versehen. Fenichel (1945) nahm den Gedanken auf, die prognostische Frage mit der Schwere der Neurose zu verbinden:

> Im Allgemeinen entspricht daher die Schwierigkeit einer Analyse der Tiefe der pathogenen Regression. Unter Berücksichtigung des analytischen Wissens über die Tiefe der entscheidenden Fixierungen bei den einzelnen Neurosen können diese nach ihrer analytischen Zugänglichkeit … angeordnet werden (Fenichel 1945, dt. 1977, S. 176).

In der Formulierung »analytische Zugänglichkeit« steckt die inzwischen festgeschriebene Methode. Allerdings hebt Fenichel (1945, zit. nach 1977, S. 177) hervor:

> Zahlreiche andere Details müssen bei einer Prognose in Rechnung gestellt werden: die dynamische Beziehung zwischen den Widerständen und einem Heilungswunsch, der sekundäre Krankheitsgewinn und die allgemeine Flexibilität einer Person.

Glover (1955) greift das Konzept der »Zugänglichkeit« auf und ordnet die diagnostischen Kategorien nach

- »zugänglich«,
- »leidlich zugänglich« und
- »unbehandelbar«.

Kriterien der individuellen »Eignung«

Tyson u. Sandler (1974) unterstreichen, dass mit dem Symposion über »The Widening Scope of Psychoanalysis« das Schwergewicht nicht mehr auf diagnostische Kriterien, sondern auf Kriterien der »Eignung« gelegt wurde. Wie A. Freud (1954b, dt. 1980, S. 1378) feststellte, gibt es keine Garantie dafür, dass zwei Personen mit der gleichen Symptomatik auf dieselbe technische Maßnahme gleich reagieren. Damit wurde der nosologisch orientierten Indikationsdiskussion der Boden entzogen. Die Erkenntnis, dass die Wirkung einer Behandlung aufgrund nosologischer Kriterien nicht vorhergesagt werden kann, führte jedoch noch lange nicht zu der Konsequenz, nach jenen Faktoren zu suchen, die eine positive Auswirkung auf die Entwicklung eines psychoanalytischen Prozesses haben. Noch wurde das Problem auf die vertraute Formel vom »Einblick in die Struktur der Neurose« gebracht. Das Konzept einer »Probeanalyse«, von Freud (1913c) empfohlen, wurde von Fenichel (1945) noch elaboriert, aber ist im Grunde genommen nicht wirklich rezipiert worden. Stattdessen finden sich im oben bereits beschriebenen Erstinterviewprozess zunehmend Elemente der »Probeanalyse«, bei denen die Fähigkeit des Patienten, mit Deutungen umzugehen, erprobt werden soll (Alexander u. French 1946, S. 98). Wenn wir auch sehr eindrucksvolle positive Beispiele kennen, so bleibt die Befürchtung, dass die Gefahr einer Überlastung dieser initialen Situation entsteht, die sich negativ auf die Indikationsentscheidungen auswirken kann.

In Mitscherlichs Formulierung kommt ein Minimalkonsens zum Ausdruck, der einer größeren Zahl von Patienten einen Zugang zu psychoanalytischen Behandlungsverfahren ermöglichen dürfte:

> Die Fähigkeit [des Patienten], auf ein verstehendes Angebot affektiv einzugehen, scheint uns das sicherste prognostische Zeichen dafür, dass, mit Freud zu sprechen, das Symptom nicht den besten Ausgang darstellt, der für den Kranken erreichbar war (Mitscherlich 1967, S. 149).

Neben der »Fähigkeit des Patienten« ist hier auch die Fähigkeit des Therapeuten gemeint, ein »verstehendes Angebot« zu machen. Das Problem des Erstinterviews und der damit verbundenen Indikationsfragen wird damit angereichert durch die technische Frage, wie wir Patienten dafür gewinnen können, unsere »Fragerichtung« (Mitscherlich 1967, S. 141) aufzugreifen. Die weitergehende Überlegung muss sich dann damit beschäftigen, wofür wir den Patienten gewinnen wollen. Da unsere Darstellung der Probleme nicht auf die traditionelle Schiene einer dichotomen Betrachtungsweise von Standardtechnik und analytischen Psychotherapieformen hinauslaufen soll, reicht die Feststellung, dass der Patient im Erstinterview über ein verstehendes Angebot für eine Mitarbeit gewonnen werden soll, noch nicht aus. Für welche Ziele können wir Patienten gewinnen? Unter diesem Gesichtspunkt lassen sich nun die von Tyson u. Sandler (1974) aufgeführten Eignungskriterien näher beleuchten, denn sie implizieren, wie wir meinen, Verständigungsprozesse über Zielvorstellungen.

Wir schlagen vor, von unterschiedlich weit oder umschrieben gefassten Therapiezielen zu sprechen. Psychoanalyse als Verfahren zur besseren Selbsterkenntnis kann ihren weit reichenden Anspruch nur dann erfüllen, wenn sich Selbsterkenntnis in verändertes Erleben infolge Angstverminderung umsetzt und dadurch eine Veränderung des Handelns im Sinne frei gewählter Ziele ermöglicht. Wenn Freud (1909b) schreibt,

> Es ist aber nicht der therapeutische Erfolg, den wir an erster Stelle anstreben, sondern wir wollen den Patienten in den Stand setzen, seine unbewussten Wunschregungen bewusst zu erfassen (S. 354),

so ist hierin ein Veränderungspostulat impliziert, das nur künstlich von medizinisch eng gefassten Erfolgskriterien geschieden werden kann. Denn die psychoanalytische Theorie postuliert, dass die Aufhebung der Verdrängung und die Bewusstwerdung von bis dato unbewussten Wünschen notwendigerweise eine Veränderung der seelischen Prozesse nach sich ziehen muss.

Die Diskussion um Indikationen für verschiedene psychoanalytische Behandlungsverfahren ist deshalb im Grunde genommen eine Diskussion um verschiedene Ziele der Veränderung, die angestrebt werden können. Die Entscheidung, einem Patienten eine hochfrequente Analyse vorzuschlagen, enthält die Zielvorstellungen, dass dieser mit einer gewissen Wahrscheinlichkeit eine gründliche, tief gehende Form der Veränderung seiner seelischen Prozesse erreichen kann, von der wir annehmen, dass sie sich in vielfältiger Form auf die verschiedensten Lebensbereiche auswirkt. Bei dieser Zielsetzung ist es legitim, die für einen solchen Veränderungsprozess notwendigen Vorbedingungen kritisch zu diskutieren. Die Motivation, die persönliche Orientierung des Patienten, seine psychologische Neugierde, seine Fähigkeit, Objektbeziehungen zu nutzen, und anderes mehr spielen deshalb eine entscheidende Rolle in der gegenwärtigen Diskussion um Indikationen zur Psychoanalyse.

Die Patienteneigenschaften

Behandelbarkeit

Die diskutierten notwendigen oder gar hinreichenden Eigenschaften von Patienten, die in klassische psychoanalytische Behandlung genommen werden können, die zugänglich oder gar analysierbar sind, erweisen sich allzu oft als Eigenschaften, die zugleich Zielkriterien des Behandlungsprozesses selbst sind:

> Der Patient soll ein ausreichendes Maß an Intelligenz besitzen, quälende Affekte ertragen und sublimieren können. Seine Objekt-

Diskussion der Standardtechnik

Kuiper (1968) bekennt sich zu einer restriktiven Handhabung der Indikationsstellung und unterstreicht zu Recht, dass die Begeisterung junger Analytiker für die von ihnen erlernte Standardtechnik dazu führt, dass sie diese unkritisch anwenden. Höchst ungünstige Folgen kann es z. B. haben, wenn ein Analytiker meint, dass stereotypes Nichtbeantworten von Fragen oder Schweigen wesentliche Bestandteile der Standardtechnik sind und er diese Mittel bei Patienten einsetzt, für welche diese Technik ungeeignet ist. Der Leser beachte bitte, dass wir die Technik, nicht aber den Patienten als ungeeignet bezeichnen.
Wir stimmen also Kuiper zu, dass die Standardtechnik ein sehr beschränktes Anwendungsgebiet hat, aber wir heben auch dort die Notwendigkeit der Modifizierung und Anpassung an den einzelnen Kranken hervor.
Kuiper nennt auch ein Motiv, warum Analytiker an der Standardtechnik festhalten und diese exzessiv anwenden: Schließlich hätten sie viel Energie, Zeit und Geld in das Erlernen dieser Technik gesteckt, und nun wollten sie das Erlernte ausschließlich und intensiv bei möglichst vielen Kranken anwenden. Dann seien Enttäuschungen unvermeidbar, die via Reaktionsbildung zu einer Abwertung anderer »nichtanalytischer« Hilfestellung führen (S. 261). Gleichzeitig werden die eigenen Zweifel an der Standardtechnik durch deren Idealisierung gelöst: Der schwarze Peter wird dem Patienten zugewiesen, der sich eben im Nachhinein als ungeeignet erwiesen hat, anstatt der Frage der Modifikation der Technik nachzugehen.

beziehungen sollen relativ gut entwickelt und seine Fähigkeit zur Realitätsprüfung mehr oder weniger gut ausgebildet sein. Sein Leben soll sich nicht um die Analyse drehen, damit er nicht übermäßig abhängig von ihr wird, Charakter und Bildungsstand sollen ihm eine gute Position im Leben und entsprechende Anerkennung verschafft haben. Es könnte sein, dass wir uns in der paradoxen Lage befinden, dass der Patient mit idealen Voraussetzungen für eine Analyse keine benötigt! (Tyson u. Sandler 1974, S. 555f.).

Anstatt nun hieraus die Schlussfolgerung zu ziehen, dass eben kleinere Abweichungen von diesem Idealkatalog toleriert werden müssen, scheint es uns nahe liegender, die interaktionelle Qualität dieser »Eigenschaften« ins Auge zu fassen. »Strong enough to stand it« verweist doch auf die psychoanalytische Situation, die von Patient und Analytiker hergestellt und aufrechterhalten werden muss. Die Frage, »wer wie wen wozu« analysiert, kann nach Kuiper nicht ernsthaft genug aufgeworfen werden. Welchen Beitrag der Analytiker jeweils leisten muss und kann, um einen analytischen Prozess zu ermöglichen, stellt die eigentliche Drehscheibe dar, die der anhaltenden Diskussion über Analysierbarkeit eigentlich ein Ende bereiten sollte.

Analysierbarkeit

Bachrach (1983, S. 199f.) reduziert das Problem der Analysierbarkeit auf letztlich drei Klassen von Patienten:

1. Jene normal begabten Patienten, die mit jedem durchschnittlich qualifizierten Analytiker eine produktive Arbeit leisten können.
2. Jene Ich-schwachen Patienten, die einen infantilen Charakter aufweisen und sich nicht für die psychoanalytische Arbeit gewinnen lassen.
3. Jene Patienten, die Bachrach als »Grenzfälle« (nicht im diagnostischen Sinne) anspricht, bei denen das Schicksal der analytischen Arbeit überwiegend von der Person und den speziellen Fähigkeiten des Analytikers abhängt.

Wenn auch nachvollziehbar ist, was Bachrach mit der Kennzeichnung »durchschnittlich begabt für die analytische Arbeit« auszudrücken sucht, so halten wir es doch für vorteilhafter und strategisch angemessener, die interaktionelle Ausgestaltung in allen therapeutischen Situationen ins Auge zu fassen. Die Durchschnittlichkeit, von der Bachrach hier spricht, ist gleichermaßen eine Fiktion wie auch Hartmanns »durchschnittlich zu erwartende

Umgebung«, die die Ich-Psychologie theoretisch in eine Sackgasse führte (Fürstenau 1964).

In dem Maße nämlich, wie sich die Leitsymptomatik von umschriebenen Störungen zu diffuseren Persönlichkeitsproblemen hin verschoben hat (Thomä u. Kächele 1976), ist die Fähigkeit des Psychoanalytikers, variabel auf Bedürfnisse und Konflikte einzugehen, immer wichtiger geworden. Die Verwirklichung zweier komplementärer Techniken, die Cremerius (1979) nur aus didaktischen Gründen einander polar gegenübergestellt hat, führt nun zu der Formulierung,

> dass die Grenzen der Analysierbarkeit nicht die Grenzen des Patienten, seiner Psychopathologie seien, wie Freud (1937c) festgestellt hatte, sondern dass sie die Grenzen des Analytikers seien (Cremerius 1979, S. 587).

Wir glauben, dass das Konzept »Analysierbarkeit« den letzten Rest von Spezifität verloren hat und besser durch »Behandelbarkeit« zu ersetzen wäre. Wenn »analysierbar« zu dem wird, was ein Psychoanalytiker tun kann und aushält, dann kann über Indikation nur noch im Rahmen der bipersonalen Fundierung des therapeutischen Geschehens gesprochen und geforscht werden.

Adaptive Indikation

Der Indikationsprozess im Erstinterview wandelt sich dann von dem statischen Konzept einer prognostischen Indikation zu dem dynamischen Konzept der **adaptiven Indikation** (Baumann u. von Wedel 1981), durch das Patient und Analytiker ausdrücklich aufeinander verwiesen werden. Ein geglücktes Beispiel für dieses Denken gibt S. Shapiro (1984), der einen genuin psychoanalytischen Ansatz zur Ermittlung der geeigneten Behandlungsmethode vorschlägt. Anstelle des Konzepts der Probeanalyse, die auch wir aus vielen Gründen für nicht mehr zeitgemäß halten, setzt er eine explorative Phase ein, in der er den Patienten mit der Methode der freien Assoziation vertraut macht. Wir stimmen S. Shapiro zu, wenn er die Möglichkeiten einer **diagnostischen Therapiephase** aufzeigt, die sich nicht als Probeanalyse im herkömmlichen Sinne versteht, an deren Ende die Entscheidung über die Eignung steht, sondern deren Ziel es ist, herauszufinden, welche Veränderungen unter welchen therapeutischen Bedingungen erreichbar sind. Der konzeptuell weite Rahmen der heutigen psychoanalytischen Therapieformen erlaubt vielfältige Überlegungen, die nicht einmal auf den Bereich psychoanalytischer Therapieformen sensu strictiori eingeschränkt sein müssen (s. Kächele u. Kordy 2003).

Wenden wir Balints Empfehlungen an Hausärzte auf die psychoanalytische Erstinterviewsituation an und entwickeln das Konzept einer längerfristigen, über den einmaligen Kontakt hinausreichenden Beziehungsstruktur zum Patienten, so öffnen sich viele Möglichkeiten der patientenorientierten Indikation für verschiedene Wege der Veränderung, die ein Patient jetzt oder zu einem späteren Zeitpunkt begehen kann (Hohage et al. 1981).

Die Analyse der vielfältigen Faktoren in der Indikationsfrage umfasst sowohl die Anerkennung subjektiver Aspekte im Entscheidungsprozess (Leuzinger 1984; Dantlgraber 1982) als auch die Berücksichtigung institutioneller Momente, unter denen sich die psychoanalytische Tätigkeit vollzieht. Die Wechselwirkung beider ist oft besonders schwer auszumachen, da sie durch Rechtfertigungsstrategien des beteiligten Analytikers leicht verdeckt wird.

Soziale Strukturen und Krankenkassenregelungen

Die Bedeutung theoretischer Vorannahmen für den Entscheidungsprozess ist hoch zu veranschlagen; noch größeres Gewicht haben praktische Randbedingungen, die unverändert wie zu Freuds Zeiten Indikationsentscheidungen beeinflussen. Die Veränderung von Randbedingungen – wie die Einführung der Kassenregelung – vergrößert den Kreis der Patienten, die eine Behandlung verwirklichen können. Bei den Entscheidungsprozessen spielen aber unterschwellig klassenspezifische Momente eine große Rolle. Dies zeigen alle empirischen Untersuchungen über Faktoren des Indikationsprozesses. Die einseitige Auswahl wird mit hochgespielten Eignungskriterien kaschiert, wodurch die Reichweite der Psychoanalyse vielerorts iatrogen eingeschränkt wird.

Durch die sozialen Veränderungen und die Krankenkassenregelung sind wir dem Ziel näher gekommen, über flexibel gestaltete Erstinterviews Patienten aus einem breiten sozialen und nosologischen Spektrum für eine analytische Behandlung zu gewinnen. Es ist ein Leichtes, mit hochmotivierten Menschen eine Analyse einzuleiten, so schwierig dann die Therapie auch werden mag. Die Kunst des Erstgesprächs (Eckstaedt 1991) liegt dort, wo es darum geht, in einem zögernden Patienten das Interesse für eine dringend erforderliche Therapie zu wecken. Die Entwicklung der vielfältigen psychoanalytischen Therapieformen hat Freuds Bild vom Gold und Kupfer revisionsbedürftig gemacht. Sie können heute patientenorientiert konzipiert und ausgestaltet werden. Vielleicht trifft dies den Kern der gegenwärtigen Erstinterviewproblematik, dass wir uns in einer Entscheidungssituation mit dem Patienten befinden, die nicht mehr von der vertrauten Dichotomie Psychoanalyse versus analytische Psychotherapie bestimmt wird, sondern in der wir bedenken müssen, in welcher Weise und durch welchen Psychoanalytiker einem Patienten die für seine Entwicklung günstigste Voraussetzung zu schaffen ist. Spätestens am Ende des ersten Gesprächs taucht die Frage auf: Wie geht es weiter, und welche äußeren Bedingungen sind bei einer Therapie zu erfüllen? Wie lässt sich die Durchführung einer Therapie mit den persönlichen und beruflichen Lebensumständen des Patienten in Einklang bringen?

Die unseren heutigen Erkenntnissen angemessene und deshalb von uns vertretene adaptive Indikationsstellung ändert zwar nichts an der großen Verantwortung, die mit der Übernahme einer Therapie, gleich welcher Dauer und Frequenz, einhergeht. Es fallen aber jene besonderen Belastungen weg, die dann bestehen, wenn zusammen mit der Analysierbarkeit auch weit reichende zeitliche und finanzielle Festlegungen getroffen werden. Wir plädieren auch bei der Verabredung von Analysen dafür, die Dauer nicht in runden Jahren oder Sitzungszahlen anzugeben, sondern von vornherein auf die Beziehung zu den erwünschten erreichbaren und erreichten Zielen aufmerksam zu machen. Dann verlieren Angaben über die Dauer von Analysen ihre deprimierende Wirkung, und der Patient kann die Hoffnung schöpfen, dass nicht erst nach ein, zwei oder x Jahren Besserungen oder Heilungen eintreten können. Da Verschlechterungen, Besserungen und Heilungen, also der analytische Prozess insgesamt, auch von der beruflichen Kompetenz des Analytikers abhängig sind, ist natürlich auch seine Dauer eine dyadisch regulierte Größe, die sich aus vielen Bestandteilen zusammensetzt.

Es ist davon auszugehen, dass es in der Freiheit des Patienten liegt, die Behandlung stets unterbrechen oder beenden zu können. Deshalb ist auf suggestive Untertöne zu achten, die mit Feststellungen über Frequenz und Dauer einhergehen. Auf der anderen Seite wissen die Beteiligten, dass der ideale Freiheitsspielraum des Patienten real eingeengt ist:

- durch die äußeren Verhältnisse,
- durch Selbsttäuschungen aufgrund unbewusster Motivationen und
- durch die Beziehungs- und Übertragungskonflikte des analytischen Prozesses.

Wie lange eine Behandlung idealiter dauern sollte, und wie lange sie tatsächlich dauert, ist also von sehr vielen Faktoren abhängig (Kächele 1990, 1994; Kordy u. Kächele 1995).

Am Übergang vom Erstinterview zur Therapie

Am Übergang vom Erstinterview zur Therapie muss uns an einer Weichenstellung gelegen sein, die möglichst viel offen lässt und einen Freiheitsspielraum schafft, der Hoffnungen weckt (Luborsky 1984). Zugleich ist ein Rahmen herzustellen, der gute Arbeitsbedingungen gewährleistet. Eine einfache Lösung dieses Problems kann es nicht geben. Wir können aber von einer scheinbar banalen Erfahrung ausgehen: Patienten kommen im Allgemeinen so lange, wie sich das Verhältnis von Aufwand und Ertrag positiv gestaltet. Gute Gründe sprechen dafür, das persönliche Abwägen, das sich auf das Verhältnis von Aufwand und Ertrag reduzieren lässt, in den Mittelpunkt zu stellen und damit den Entscheidungsprozessen des Patienten den ihnen gebührenden Vorrang zu geben. Auf diese Weise wird ein idealer Entfaltungsspielraum ins Auge gefasst, auch wenn sich bei dessen Verwirklichung vielfältige Einschränkungen ergeben. Denn es bleibt ja niemals beim rein subjektiven Abwägen. Selbst ein Multimillionär, der sich als moderner Robinson mit seinem Analytiker Dr. Freitag auf eine Südseeinsel mit dem Ziel der unendlichen Analyse zurückzöge, müsste damit rechnen, dass sein Analytiker die Relation von Aufwand und Ertrag anders einschätzt als er selbst. Wir brauchen uns von dieser fiktiven Situation nicht zu weiteren Phantasien anregen lassen. Denn nirgendwo in dieser Welt hat allein der Patient das Sagen über Aufwand und Ertrag, über Frequenz und Dauer der Behandlung. Der Analytiker redet mit, und die abwesenden Dritten im Bunde äußern ihre Meinung direkt oder indirekt und – bei der Fremdfinanzierung – in einer recht einschneidenden Weise.

Zeit und Geldaufwand

Es kann enorme Unterschiede in der Einschätzung dessen geben, was wir hier kurz als Aufwand und Ertrag bezeichnen. Zu viele Kombinationen sind denkbar, als dass wir hier darüber im Einzelnen sprechen könnten. Zur ökonomischen Ausdrucksweise haben wir freilich in voller Absicht gegriffen, obwohl wir mit einem Befremden des Lesers rechnen. Wir dürfen aber trotz der Begeisterung über die oft befreiende Wirkung der Psychoanalyse den nüchternen Blick auf die Verwicklungen mit den Angehörigen sowie auf die Investition von Geld und Zeit nicht verlieren. Klauber (1972b; dt. 1980, S. 159f.) hat besonders darauf aufmerksam gemacht, wie eingreifend der Aufwand an Zeit und Geld neben den Verwicklungen mit den abwesenden Dritten, den Angehörigen, sein kann. In der Bundesrepublik Deutschland sind durch die gesetzlichen Krankenkassen die Kosten ohne Selbstbeteiligung bei der großen Majorität von Patienten abgedeckt. Auch bei den sogenannten Privatpatienten erfolgt in der Regel eine Fremdfinanzierung durch private Krankenkassen und staatliche Beihilfen. Die einzigen Analysanden, die aus der eigenen Tasche bezahlen, sind die Lehranalysanden. Da über 90% der Bevölkerung pflichtversichert sind, gibt es für die meisten Patienten, die sich in analytischer Psychotherapie befinden, keine finanziellen Belastungen. Schon zum Erstinterview bringen diese Patienten einen Überweisungsschein mit, der die Bezahlung durch die Krankenkasse garantiert.

Wir werden uns mit diesem Thema im übernächsten Abschnitt befassen und uns nun den Angehörigen zuwenden, die auf jeden Fall virtuell und nicht selten auch real beim Erstinterview anwesend sind. Die Einstellung des Analytikers zu den Angehörigen färbt die Gesprächsführung, sodass auch in dieser Hinsicht von Anfang an oft gänzlich unbemerkt Weichenstellungen erfolgen.

6.5 Die Angehörigen

Im Hinblick auf den nun folgenden Abschnitt über die Angehörigen und auf den späteren über die Fremdfinanzierung (▶ Abschn. 6.6) haben wir in der Überschrift am Anfang dieses Kapitels auf Schillers Verse aus *Die Bürgschaft* angespielt; im Geist der Versöhnung spricht Dionys, der Tyrann von Syrakus, die zum geflügelten Wort gewordenen Verse:

> Ich sei, gewährt mir die Bitte, in Eurem Bund der Dritte.

Die virtuelle Anwesenheit des abwesenden Dritten, die wir in diesem Abschnitt besprechen, weckt ebenso wie die Fremdfinanzierung eine Fülle von Assoziationen, die unsere Anspielung auf Schillers Gedicht nicht zuletzt wegen des versöhnlichen Ausgangs nahe legen. Dass sich Patient und Analytiker auf die Bürgschaft der Pflichtkrankenkasse zur Kostenübernahme verlassen können, ist die prosaische Seite. Zugleich erschwert oder verdirbt die Einmischung der Dritten die gute und versöhnliche Beendigung der Therapie – aber genug der Anspielungen.

Mit dem »Studium der individuellen Entwicklung des menschlichen Wesens« (Freud 1940a, S. 67) kennzeichnet Freud den Beginn psychoanalytischer Bemühungen. In der Tradition der bürgerlichen Aufklärung stehend suchte er, die Zusammenhänge zwischen den verschiedensten Handlungen eines Patienten und seinen inneren Nöten zu ergründen und durch Selbsterkenntnis zu heilen. Durch Einsicht ins unbewusste Seelenleben wollte er eine individuelle Bewusstseinserweiterung erreichen. Darin sah Freud einen wesentlichen Beitrag der Psychoanalyse zur Aufklärung.

Ethische und juristische Grundlagen

Der Behandlungsauftrag für eine Psychoanalyse wird allein vom Patienten erteilt. Wenn eine

Absprache zwischen Therapeut und Patient getroffen wird, sind ethische und juristische Fragen berührt. Diskretion und Schweigepflicht tragen zur Schaffung der Vertrauensgrundlage zwischen beiden Beteiligten bei. Bei der Frage, ob und wann Angehörige zugezogen werden, müssen wir Entscheidungen zum Wohle des Patienten treffen. Ohne seine Zustimmung dürfen wir deshalb Angehörige nur in Notfällen hinzuziehen, beispielsweise wenn der Kranke nicht selbst in der Lage ist, verlässliche Angaben zu machen, die dem Arzt die nötigen anamnestischen Daten für eine Diagnose und eine entsprechende Therapie liefern. Wenn ein Patient psychotisch oder suizidal ist, also nicht Herr seiner selbst, liegt eine solche Ausnahmesituation vor. Ansonsten gilt der Grundsatz, dass die Angehörigen vom Analytiker keine Informationen über den Patienten erhalten dürfen.

Entbehrlichkeit der Angehörigen

Im Allgemeinen macht die psychoanalytische Methode die Einbeziehung der Angehörigen nicht erforderlich. Der Psychoanalytiker verlässt sich auf seine Beobachtungen in den Sitzungen. Es wird davon ausgegangen, dass ein Patient innerhalb der Analyse ähnliche Beziehungskonflikte mit dem Analytiker wiederholt, wie sie sich mit seinen nächsten Bezugspersonen inszenieren. Der Analytiker kann auf den Kontakt mit den Angehörigen verzichten, weil er, spätestens mit der Entwicklung der Übertragungsneurose, an sich selbst erfahren kann, wie der Patient mit seinen Bezugspersonen umgeht und Handlungen und Einstellungen gegen oder für sich unbewusst provoziert.

Das interaktionelle Verständnis von Übertragung und Gegenübertragung bringt es mit sich, dass der Analytiker sich einerseits in die Sichtweisen des Patienten einfühlen, andererseits auch die Verhaltensweisen der Angehörigen nachvollziehen kann, weil diese Verhaltensweisen Ähnlichkeiten mit seinen Gegenübertragungsreaktionen haben können. Seine Einfühlung in die eine und das Nachvollziehen der anderen Seite hat mindestens noch eine weitere Dimension, nämlich die des Analytikers mit seinem professionellen Wissen über zwischenmenschliche Interaktionen.

Umgang mit den Angehörigen

Aus der psychoanalytischen Methode ergeben sich spezielle Fragen hinsichtlich des Umgangs mit den Angehörigen des Patienten. Die Methode ist auf die dyadische Beziehung angewiesen. Technisch gesehen wird die Modellsituation, das »reine, aseptische Operationsfeld«, durch das tatsächliche Eintreten einer dritten Person kompliziert. Die Festlegung auf eine Zweipersonenbeziehung zieht eine Differenzierung von Innen- und Außenverhältnis nach sich. Die psychoanalytische Methode ist zwar dyadegebunden, dennoch ist sie richtiger als »Triade minus eins« zu bezeichnen. Ein Dritter ist immer irgendwie anwesend, auch wenn kein Angehöriger real an der Behandlung teilnimmt. Die reale Abwesenheit des Dritten und seine virtuelle Anwesenheit haben erhebliche Konsequenzen für alle Beteiligten.

> Aus der Umfrage von Glover bei 29 englischen Psychoanalytikern 1938 erfahren wir, wie über das Angehörigenproblem gedacht wird und wie damit umgegangen wird. Glover fragte, ob die Analytiker mit oder ohne Wissen des Patienten Kontakte mit Familienangehörigen haben. Die Auswertung der Antworten ergab: »Alle [befragten Analytiker] sprechen, die meisten widerwillig, auf Wunsch des Patienten mit Familienangehörigen. Mit wenigen Ausnahmen (schwere Psychosen, Kinder) werden Interviews im Einvernehmen mit dem Patienten arrangiert« (Glover 1955, S. 322; Übersetzung durch die Autoren).

Seitdem findet man nur spärliche Hinweise zum technischen Umgang mit Angehörigen in der Literatur, obwohl dieses Problem breite klinische Relevanz hat. Es spielt in jeder Therapie und auch in Lehranalysen eine wichtige Rolle. Die meisten Angehörigen von Lehranalysanden haben keinen direkten Kontakt zum Lehranalytiker oder zum Ausbildungsinstitut, obwohl sie innerlich und äußerlich an der Ausbildung sehr stark beteiligt sind. Nicht selten gehen die Partner selbst in Therapie oder bilden eigene Gesprächskreise.

Standpunkt Freuds

Freud teilte seine »völlige Ratlosigkeit« mit, was die Behandlung der Angehörigen betrifft. Seine diesbezüglichen Ratschläge lauten:

> Am dringendsten möchte ich davor warnen, um die Zustimmung und Unterstützung von Eltern, Partnern oder Angehörigen zu werben, indem man ihnen ein – einführendes oder tiefergehendes – Werk unserer Literatur zu lesen gibt. Meist reicht dieser wohlgemeinte Schritt hin, um die naturgemäße, irgendeinmal unvermeidliche Gegnerschaft der Angehörigen gegen die psychoanalytische Behandlung der Ihrigen vorzeitig losbrechen zu lassen, so dass es überhaupt nicht zum Beginne der Behandlung kommt. Ich gebe der Hoffnung Ausdruck, dass die fortschreitende Erfahrung der Psychoanalytiker bald zu einer Einigung über die Fragen der Technik führen wird, wie man am zweckmäßigsten die Neurotiker behandeln solle. Was die Behandlung der »Angehörigen« betrifft, so gestehe ich meine völlige Ratlosigkeit ein und setze auf deren individuelle Behandlung überhaupt wenig Zutrauen (Freud 1912e, S. 386f.).

Wie wir wissen, erwartete Freud später von seinen Analysanden, dass sie seine Werke bereits gelesen hatten. Dieselben Informationen wollte er den Angehörigen der Patienten nicht zukommen lassen. Freud fand sich mit der »naturgemäßen, irgendeinmal unvermeidlichen Gegnerschaft der Angehörigen« ab. 1917 war er kaum optimistischer geworden:

> Die psychoanalytische Behandlung ist einem chirurgischen Eingriff gleichzusetzen und hat wie dieser den Anspruch, unter den für das Gelingen günstigsten Veranstaltungen vorgenommen zu werden. Sie wissen, welche Vorkehrungen der Chirurg dabei zu treffen pflegt: geeigneter Raum, gutes Licht, Assistenz, Ausschließung der Angehörigen usw. Nun fragen Sie sich selbst, wie viele dieser Operationen gut ausgehen würden, wenn sie im Beisein aller Familienmitglieder stattfinden müssten, die ihre Nasen in das Operationsfeld stecken und bei jedem Messerschnitt laut aufschreien würden. Bei den psychoanalytischen Behandlungen ist das Dazwischenkommen der Angehörigen geradezu eine Gefahr, und zwar eine solche, der man nicht zu begegnen weiß (Freud 1916–17, S. 477f.).

Diese Äußerungen sind teilweise auf dem Hintergrund seiner damaligen Technik zu verstehen, die sich auf die Entdeckung des Unbewussten und der infantilen Sexualität konzentrierte. Die Analogie der psychoanalytischen Situation mit dem »reinen, aseptischen Operationsfeld« führt konsequenterweise zur Beschreibung der Angehörigen als **Gefahrenquelle**. Deutlich ist, wie sich das Ideal des »reinen, aseptischen Operationsfeldes« in der Beschreibung der Parameter von Eissler (1953) ausdrückt. Das Eintreten eines Angehörigen in die duale Situation wäre für ihn eine Abweichung von der »Modelltechnik«. Die Angehörigen werden in der normativen Idealtechnik zu Faktoren, die ein scheinbar ideales Gleichgewicht zwischen Arzt und Patient durcheinander bringen und stören.

Ursachen des widerwilligen Umgangs

In einer früheren Arbeit zum Angehörigenproblem (Thomä u. Thomä 1968) haben wir den Standpunkt vertreten, dass der »widerwillige« Umgang mit den Angehörigen der Patienten auf eine allgemeine und eine spezielle Ursache zurückzuführen ist.

Die allgemeine Ursache für den widerstrebenden Umgang mit Angehörigen sehen wir in dem Wunsch, das Arbeitsbündnis mit dem Patienten zu schützen. Das »Arbeitsteam« von Arzt und Patient, um eine dem Arbeitsbündnis von Greenson (1967) analoge Bezeichnung von Heimann (1966, S. 333ff.) zu benützen, ist nur dann funktionsfähig, wenn sich die Einmischung der Angehörigen in Grenzen hält. Um die Diskretion und das Vertrauen der Patienten zu sichern, werden die Angehörigen zu sehr an die Peripherie gedrängt. Richter (1970) weist auf weitere Aspekte des allzu starren Festhaltens an der Zweipersonenbeziehung hin:

> Die Psychotherapeuten wiederum wissen, dass die Behandlung eines einzelnen Men-

> schen im Allgemeinen weniger mühsam ist als die Arbeit mit dem gebündelten Problem einer ganzen Familiengruppe. Über die Schwierigkeiten eines einzelnen Patienten gewinnt man leichter Übersicht als über das Knäuel von Interaktionskonflikten mehrerer Familienmitglieder. Und im Übrigen ist es leichter, die Gefühlsübertragung eines Einzelpatienten auszuhalten und zu bearbeiten als das komplexe Gestrüpp der Emotionen einer ganzen Gruppe, die durch neurotische Spannungen beunruhigt ist (S. 122).

Wir haben diskutiert, ob die Persönlichkeit des Analytikers spezielle Ursache dafür ist, dass er die Zweiersituation bevorzugt. Die **überindividuelle, professionelle Gegenübertragung** kann zu einem allzu rigiden Festhalten an der Zweiersituation führen. Die Patienten spüren den Unwillen des Analytikers gegenüber Veränderungen des Settings. Dadurch kommt es zu spezifischen Übertragungs-/Gegenübertragungsphänomenen. Die Angehörigen fühlen sich dann erst recht ausgeschlossen, und ihr Misstrauen steigert sich als Reaktion darauf. Sie fühlen sich als ausgeschlossene Dritte und neigen entweder zu Reaktionen der Idealisierung oder der vollständigen Ablehnung des Analytikers. Dies ist wiederum abhängig davon, was der Patient aus der Analyse berichtet oder verschweigt. Da die Entwicklung der Übertragungsneurose in hohem Maße von der analytischen Technik abhängt, ist es sehr wahrscheinlich, dass stark außerhalb agiert wird. Vermutlich reagiert der betroffene Personenkreis mit Gegenoffensiven. Die sich daraus entwickelnde professionelle Gegenübertragung der Abgrenzung von den Angehörigen kann als spezielle Ursache für den widerstrebenden Umgang der Analytiker mit Angehörigen angesehen werden.

6.5.1 Die Belastung der Angehörigen

Der Biographieforscher Hans Thomae (1968, S. 89) betont, dass für Freud und seine Nachfolger die Art eines bestimmten Individuums v. a. durch das Zusammentreffen eines Bedürfnisses mit einer spezifischen Umweltkonstellation innerhalb einer mehr oder minder umgrenzten kritischen Phase bestimmt sei. Der Zusammenhang zwischen dem **individuellen Schicksal** des Patienten und seinen Auswirkungen auf die Umwelt beschreibt das Spannungsverhältnis zwischen Patient und Angehörigen. Eine psychoanalytische Behandlung wirkt nicht nur auf den Patienten, sondern auch auf seine Angehörigen. Wir können diese Auswirkungen des psychoanalytischen Prozesses auf die Angehörigen des Patienten nicht ernst genug nehmen.

Entsprechend stark ist das Interesse der Angehörigen an der Behandlung des Familienmitglieds. Nichts ist nahe liegender als ihr Wunsch, den Analytiker zu sehen und näher kennen zu lernen oder wenigstens etwas über ihn zu erfahren. Es gibt Patienten, die in der Anfangsphase einer Analyse ihren nächsten Angehörigen, also meistens den Ehepartner, ohne Vorankündigung und mit spürbarem Zögern mit ins Sprechzimmer bringen, um wenigstens ein oberflächliches gegenseitiges Kennenlernen zu erreichen. Zu vermuten ist, dass viel mehr Angehörige als wir annehmen, den Therapeuten gesehen oder etwas über ihn gehört haben.

Das Interesse der Angehörigen am Analytiker und an der Behandlung geht auf das Wissen zurück, dass es nicht nur beim Patienten zu Veränderungen kommen wird, sondern auch bei ihnen selbst. Manche Angehörigen versuchen sich diesen Veränderungen zu entziehen, indem sie das Problem ganz beim Patienten lassen und diesen »in Therapie geben«. Meist spüren sie jedoch, dass die Entwicklungsprozesse des einen sich beim anderen auswirken und die Beziehung sich verändert. Grunberger (1958) veranschaulicht diese miteinander verbundenen Entwicklungslinien an der Umstrukturierung des Über-Ichs beim Patienten. Die Modifikationen der Über-Ich-Struktur, die der psychoanalytische Prozess notwendigerweise mit sich bringt, führen zu einer Störung der Übereinkünfte, die bisher das Zusammenleben der Familie geregelt hatten.

Wie eng die psychischen Konflikte von schwer gestörten Patienten mit den psychischen Schwierigkeiten der Familienangehörigen verschränkt sind, haben z. B. Lidz et al. (1965) eindrucksvoll beschrieben. Gerade wenn die Angehörigen selbst psychisch krank sind oder zumindest die Neurose des Patienten mit unterhalten, werden sie aus unbewusstem Zwang heraus dazu neigen, die Behandlung nur partiell zu unterstützen. In einem solchen Fall ist zu überlegen, ob der interpersonelle Konflikt zum Ziel der Veränderung gemacht werden soll. Allerdings stellt sich dann die Frage, ob die Angehörigen nur in einer bestimmten Phase der Therapie herangezogen werden oder ob eine Paar- oder Familientherapie indiziert erscheint und das therapeutische Zweiersetting verlassen werden sollte.

Oftmals trifft der Patient aufgrund seiner Erkenntnisse durch die Analyse wichtige und seine Angehörigen mitbetreffende Entscheidungen für sein Berufsleben und seine private Situation. Es ist also wesentlich, den Angehörigen das Gefühl zu vermitteln, dass der Analytiker um ihre Belastungen weiß und ihr Mitbetroffensein von den Auswirkungen des psychoanalytischen Prozesses beim Patienten zur Kenntnis nimmt. In unserem Verständnis bedeutet dies, dass wir nicht nur an die innerseelischen Konflikte denken, sondern versuchen, die interpersonalen Beziehungen des Patienten zu berücksichtigen, um zu einem Ausgleich zwischen außen und innen, zwischen den interpersonalen Beziehungen und den intrapsychischen Objektbeziehungen, zu gelangen. Durch die positive Einstellungsveränderung des Therapeuten mit Blick auf Familien- und Umweltsituation des Patienten hat sich die Handhabung dieses Problems in der Psychoanalyse in der dargestellten Richtung verändert.

Es gibt nur wenige empirische Untersuchungen zu den Veränderungen bei Partnern oder Familienmitgliedern während oder nach einer psychotherapeutischen Behandlung. Kohl (1962) stellte in einer Untersuchung an 39 stationären, psychisch schwer gestörten Patienten fest, dass alle Partner der Patienten ebenfalls in irgendeiner Weise psychisch erkrankten und den Therapieerfolg beim Patienten gefährdeten. Bolk-Weischedel (1978) relativierte diese Aussage. Bei den Ehepartnern (15 Frauen und 35 Männer) von 50 ambulant behandelten Patienten fand sie mittels semistrukturierter katamnestischer Untersuchungen heraus, dass 13 frühere Symptomträger bei gleichzeitiger positiver struktureller Veränderung während der Behandlung ihres Ehepartners symptomfrei wurden. Dagegen bekamen elf früher symptomfreie Partner Beschwerden, wobei sechs davon sich strukturell positiv entwickelten. Während der Behandlung wurde der Leidensdruck bei immerhin zehn Partnern so groß, dass sie eine Beratung oder Therapie für sich selbst suchten. Zehn Patienten entschlossen sich im Laufe der Behandlung zur Trennung oder Scheidung. Dies entspricht den Angaben über die Scheidungsquote während psychotherapeutischer Behandlung von Sager et al. (1968). Die Mehrzahl der geschiedenen Eheleute hat diesen Schritt nicht bereut. Bolk-Weischedel interpretiert die Symptomentstehung oder -änderung als Signal für eine Labilisierung durch die Behandlung, die progressive Entwicklungen erst möglich macht.

6.5.2 Typische Situationen

Für den Umgang mit den Angehörigen ist großes Fingerspitzengefühl erforderlich. Die Orientierung erfolgt entlang der Leitlinie, für den Patienten eine therapeutische Situation herzustellen, die es ihm erlaubt, Vertrauen in die Therapie und den Analytiker zu haben. Oder auch anders ausgedrückt:

In unserer Entscheidung orientieren wir uns an dem Grundsatz, dass es ja, was immer wir tun, darum geht, für den Patienten »die für die Ich-Funktionen günstigsten Bedingungen« (Freud 1937c, S. 96) herzustellen. Im Einzelfall kann die Hinzuziehung eines Angehörigen oder der Familie prozessfördernd sein, d. h. der Stagnation des psychoanalytischen Prozesses entgegenwirken. Dabei geht es nicht nur um die Erweiterung der Beobachtungsbasis, um mehr Informationen zu erhalten, sondern um die zusätzliche Konzentration auf die interpersonale Ebene zwischen Patienten und Angehörigen. Die Beobachtung der Interaktion dient diagnostischen Zwecken (z. B. muss das Ausmaß der realen Abhängigkeitsverhältnisse eingeschätzt werden), aber auch der therapeutischen Beeinflussung.

Wir unterscheiden zunächst verschiedene Situationen, in denen wir vor der Frage stehen, ob wir mit Angehörigen eines Patienten direkten Kontakt aufnehmen oder nicht:

- während der Erstinterviewgespräche,
- in Zusammenhang mit einer Notfallsituation (Unfall, Suizidgefahr, stationäre Einweisung),
- im Verlauf der Behandlung.

Angehörige beim Erstinterview

Es ist bekannt, wie vielfältig sich **das Erstinterviewgespräch** zwischen Analytiker und Patient gestalten kann. Zur Einschätzung der Erkrankung des Patienten ist es wesentlich, ob Angehörige gar nicht in Erscheinung treten, im Hintergrund bleiben (also vor dem Haus des Analytikers oder im Wartezimmer usw.) oder es so einrichten, dass sie gleichzeitig ins Sprechzimmer eintreten. Entsprechend der Einstellung des Analytikers gibt es verschiedene Möglichkeiten, diese Situation zu gestalten. Im Hintergrund bleibende Angehörige, die zögern, auf den Analytiker zuzugehen, werden in ihrer Zurückhaltung unbewusst bestärkt. Überraschend auftretende Angehörige werden häufig mit analytischer Sachlichkeit und Distanz abgewiesen. Die Chance, die interpersonale Dynamik mit Interesse und fachkundigem Blick zu erkennen und zu analysieren, kann versäumt werden. Aus verschiedenen Gründen fällt das Natürlichsein (Heimann 1978) schwer.

Es ist weithin bekannt, dass es während der psychoanalytischen Behandlungen zu Trennungen oder Scheidungen der Partner kommen kann. Der Patient und sein Angehöriger wissen, dass die Partnerbeziehung in Gefahr geraten kann, deshalb wird oftmals ein Therapeut gesucht, dessen Familie als heil gilt und der von Bekannten empfohlen wird. Umgekehrt suchen sich Patienten mit außerehelichen Beziehungen Therapeuten, die genauso leben wie sie selbst, weil sie meinen, von diesen besonders gut verstanden zu werden. Der Patient und sein Angehöriger kommen auch mit diesen drängenden Fragen zum Erstgespräch.

Zwar fragen wir im Erstinterview nach den Bezugspersonen des Patienten, wobei wir zwischen früheren und aktuellen unterscheiden. Es erweist sich als günstig, wenn wir zu Beginn im Blickfeld behalten, wie die Bezugspersonen die Behandlung einordnen. Auch vergangene therapeutische Erfahrungen von Angehörigen und Freunden sind wesentlich für die Voreinstellung des Patienten. Durch Informationen über die psychoanalytische Behandlung können wir manche drängende Frage beantworten.

Notfallsituationen

Jeder Kontakt mit einem Angehörigen muss mit dem Patienten besprochen sein. **Notfallsituationen** bilden eine Ausnahme. Solche Notfallsituationen können bereits durch das Erstgespräch aufgedeckt werden, oder sie treten im Verlauf einer Behandlung auf. Die Suizidalität im Rahmen einer psychotischen Entwicklung erfordert rasches Handeln, das oftmals die Mitarbeit der Angehörigen erfordert. Nur selten tritt der Fall ein, dass wir gegen den Willen des Patienten z. B. eine stationäre Einweisung in ein psychiatrisches Krankenhaus vornehmen müssen, meistens erreichen wir die Einwilligung des Patienten, oftmals müssen Angehörige zugezogen werden.

Hinzuziehung im Verlauf der Behandlung

Das Eintreten eines Angehörigen in die **Behandlungssituation** kann auf Wunsch des Patienten oder des Analytikers, aber auch auf Wunsch eines Partners zustande kommen. Die Beantwortung der Frage, wodurch (abgesehen von der Notfallsituation) das Interagieren mit Angehörigen ausgelöst wird, führt zur Definition des idealen Patienten: Ein idealer Patient hat die Fähigkeit und die Bereitschaft, den neurotischen Anteil an seinen Beziehungsstörungen so in die Übertragung zum Analytiker einzubringen, dass sich diese Konflikte mit ihm erneut einstellen und mit ihm gelöst werden. Es handelt sich also um einen Patienten, der leidet, aber seine Konflikte in der Analyse bearbeitet. Die Reaktionen der Angehörigen hängen selbstverständlich davon ab, wie der Patient seine Erfahrungen in der Analyse vermittelt. Die psychoanalytische Methode erfordert viel Introspektionsfähigkeit vom Patienten und auch von seinen Angehörigen. Oft sind diese Fähigkeiten nicht bei allen Beteiligten primär gegeben. Der Fortschritt einer Behandlung kann auch im Angehörigen etwas mobilisieren, womit beide nicht zurechtkommen: Der Patient oder der Angehörige bitten dann den Analytiker um Hilfe bei der Bewältigung dieses Problems.

Bei allen Überlegungen, welche Hilfe der Psychoanalytiker anbieten kann, ist ins Auge zu fassen, dass die therapeutische Situation sowohl beim Patienten als auch bei seinen Angehörigen infantile Verhaltensmuster wiederbelebt. Diese Tatsache zwingt uns, im Falle der Einbestellung eines Angehörigen genau zu überlegen, wie viel und was wir sagen. Jedes Wort und jede Information wird vom Angehörigen, falls man mit ihm allein spricht, dem Patienten mehr oder weniger vollständig und subjektiv rückübermittelt. Wenn wir uns aus bestimmten Gründen nicht für ein Gespräch zu dritt entscheiden können, so empfiehlt es sich, dem Patienten zu sagen, was wir dem Angehörigen mitgeteilt haben. Ob dies bereits vor dem Gespräch mit dem Angehörigen getan werden sollte, wie Menninger u. Holzman (1958; dt. 1977) befürworten, ist wahrscheinlich nicht ausschlaggebend für die Reaktion des Patienten. Wesentlicher erscheint die Überlegung, ob man das Gespräch mit Patient und Angehörigen gemeinsam führt. Dadurch tritt man zwar der Möglichkeit der Entstellung von Informationen entgegen, auf der anderen Seite kann man aber auch der Verführung erliegen, die Daten und Angaben über die Beziehungen des Patienten für objektiv zu halten. Dazu meint Greenacre (1954):

> Während es zweifellos zutrifft, dass der Psychoanalytiker in der Beurteilung der Gesamtsituation an bestimmten Punkten erheblich durch sein Bedürfnis nach mikroskopischer Arbeit oder durch Überidentifikation mit dem Patienten eingeschränkt sein kann, so führt dies auf die Dauer zu doch geringeren Verzerrungen, … als wenn er dem Druck nach Information von außen nachgibt, die manchmal nicht im geringsten objektiv sind (S. 682; Übersetzung durch die Autoren).

Greenacre folgt dem Grundsatz, nur mit definitivem Wissen und Einverständnis des Patienten und nur auf seinen Wunsch hin spezifische Informationen über ihn zu geben bzw. einzuholen.

Komplikationen

Im Folgenden stellen wir nun einige Überlegungen dar, wie wir den Gegenstand betrachten können. Komplikationen gibt es im Umgang mit Angehörigen in der psychoanalytischen Technik in zwei Richtungen, nämlich von innen nach außen und von außen nach innen.

Wenn es dem Patienten nicht gelingt, seine Konflikte in die Übertragungsbeziehung einzubringen, sehen wir die Wiederholungen seiner Konfliktmanifestation jenseits der eigentlichen Übertragung in allen gleichzeitigen Tätigkeiten und Beziehungen seines Lebens. Der Zwang zur Wiederholung außerhalb der therapeutischen Situation ersetzt den Impuls zur Erinnerung. Das »acting out« findet hauptsächlich mit den Angehörigen statt. Dabei gilt es zu klären, ob der Patient durch dieses Agieren das Durcharbeiten in der Arzt-Patient-Beziehung vermeidet und stattdessen Angehörige auftreten lässt oder ob das »acting out« so Ichsynton ist, dass es dem Patienten nicht gelingt, sein Leiden in die Übertragungsbeziehung einzubringen, und so eine therapeutische Beeinflussung verhindert wird. Oftmals ist es schwierig, im Einzelfall Klarheit zu gewinnen. Auch wenn wir als einfache Definition des Agierens jene Verhaltensweisen verstehen, die anstelle des Erinnerns und Durcharbeitens in der Analyse außerhalb der Sitzungen auftreten, also ein Wiederholen in Aktionen darstellen, ist z. B. die Frage, wie viel oder wie wenig vom Patienten gegenüber den Angehörigen über die Analyse berichtet wird, u. a. von der Beziehung der Partner abhängig. Die adäquate Information des Angehörigen gewährleistet die Vertraulichkeit des Patienten mit dem Analytiker, sichert jedoch auch die Loyalität gegenüber dem Angehörigen.

Wenn der Patient unangemessen viel über die Analyse spricht, können Ängste im Angehörigen geweckt werden, sodass dieser zum Eingreifen verleitet wird. Wenn ein Patient seine Angehörigen nur spärlich über die Therapie informiert, fühlen diese sich ausgeschlossen. Eine eventuell vorhandene Skepsis gegenüber dem Analytiker wird dadurch verstärkt. Dieses Agieren muss gedeutet werden, wenn eine Verhaltensänderung beim Patienten herbeigeführt werden soll.

Gefühl des Ausgeschlossenseins der Angehörigen

Oftmals ist die Angst des Patienten, z. B. aus Schuldgefühl, dass er sich verändert und der Partner nicht, so bedrängend, dass ein Fortschritt in der Behandlung nicht erzielt werden kann. Dem Wunsch des Patienten muss nachgegeben und ein klärendes Gespräch mit dem Angehörigen vereinbart werden. Wenn sich Angehörige als ausgeschlossene

Dritte fühlen und dies den Patienten sehr belastet, kann ein solches Gespräch viel bewirken.

Auch hier gilt es, zu differenzieren, ob das Einbeziehen eines Angehörigen dem Wunsch des Patienten entspricht oder der Angehörige selbst aus eigenen Ängsten den Kontakt zum Analytiker sucht. Wenn ein Patient sich in die Behandlung zurückzieht und wenig gegenüber seinen Angehörigen von der Analyse berichtet, kann dieses Verhalten die exzentrische Position der Angehörigen verstärken. Sie fühlen sich mit Recht als Dritte ausgeschlossen und neigen dann zu Gegenreaktionen. Diese Komplikationen sind besonders heikel, weil wir einerseits die Regression des Patienten schützen müssen, andererseits zu viel Rückzug in eine infantile Dyade einer übergroßen Regressionsneigung des Patienten entsprechen kann. Wir müssen sorgfältig klären, inwiefern der Patient bereit ist, die äußere Realität auszuschalten. Manchmal müssen wir die allzu große Regressionsneigung der Patienten durch technische Interventionen (z. B. durch Konfrontation mit der Realität) auffangen. Wenn dies nicht gelingt und ein Angehöriger von außen nach innen in den therapeutischen Prozess eingreift, kann ein gemeinsames Gespräch die Situation entspannen. Auf der anderen Seite kann es darum gehen, dass die therapeutische Zweierbeziehung geschützt und die aufgekommene Spannung durchgestanden werden muss.

Zusätzliche Therapie des Partners

Besondere Beachtung verdient es, wenn von irgendeiner Seite der Wunsch oder die Forderung vorgebracht wird, der Partner solle ebenfalls eine Therapie haben. Neben der Beachtung der Schuldgefühle beim Patienten muss dabei berücksichtigt werden, dass dieser Wunsch eines Angehörigen Ausdruck von Eifersucht, Hilflosigkeit, Rache sein kann. Durch die Fortschritte in der Behandlung des Patienten können jedoch auch bislang unterdrückte Wünsche nach therapeutischer Hilfestellung beim Partner geweckt werden, die sehr ernst zu nehmen sind. Ab und zu ist abzuklären, ob eine Einzeltherapie in eine Paartherapie umgewandelt werden sollte. Die interpersonelle Beziehungsthematik wird in einem solchen Fall die individuellen intrapsychischen Konfliktsituationen in den Hintergrund treten lassen. Oftmals schließt sich eine Paartherapie an eine Einzeltherapie eines Partners an (Bolk-Weischedel 1978). Manchmal kann es auch indiziert sein, dem Angehörigen selbst eine Einzelbehandlung vorzuschlagen oder sogar bei einem anderen Analytiker zu vermitteln. Diesem therapeutischen Weg ist der Vorzug zu geben, wenn eine Trennung zur Diskussion steht.

Zunehmende Einbeziehung der Angehörigen

Obwohl in der Literatur das Angehörigenproblem vernachlässigt erscheint, so meinen wir doch, eine zunehmende **Einbeziehung** der Angehörigen in den Therapieplan feststellen zu können. Zum einen ist dies sicher auf die breitere Indikationsstellung für Psychoanalysen zurückzuführen. Unter den Behandlungssuchenden finden sich mehr Patienten mit Entwicklungsproblemen, narzisstische Charaktere, Grenzfälle und Psychotiker. Neben Patienten mit zusätzlichem Alkohol- und Drogenproblem gibt es v. a. mehr Eheprobleme und deren Folgen. Entsprechend fand sich in der Erhebung der American Psychoanalytic Association 1976 eine zunehmende Zahl der von der Psychoanalyse abgeleiteten Techniken unter Einbeziehung von Paar- und Familientherapien (Pulver 1978). Das Behandlungsarrangement bezieht also die Angehörigen vermehrt mit ein.

Die Miteinbeziehung der Angehörigen ist nicht nur bei psychotherapeutischen Behandlungen von Kindern, Psychotikern oder ungenügend Ich-strukturierten Patienten notwendig, sondern auch bei manchen Zwangsneurotikern. Ein Freund z. B. kann als »Hilfs-Ich« dienen (s. dazu Freud 1909d, S. 399), auch der Ehepartner, Freunde oder Freundinnen können diese Funktion einnehmen.

Andererseits hat sich die Einstellung des Analytikers in den letzten Jahren verändert. Sie wird zunehmend mehr patienten- als methodenzentriert; Familie und Umwelt kommen stärker ins Blickfeld (Cierpka 2003). Die veränderte Klientel erfordert veränderte Behandlungen, die interpersonalen Beziehungen werden stärker berücksichtigt.

Bekannte – Freunde

Wenig thematisiert wird bislang der nicht seltene Umstand, dass Behandlungsempfehlungen durch gute Bekannte oder Freunde zustande kommen. Dessen gute Erfahrungen mit dem Analytiker können motivierende Wirkungen auf einen noch zögernden potenziellen Patienten haben. Die praktische Frage, ob man solche Patienten dann selbst in Therapie nimmt oder den Ausweg einer Weiterempfehlung sucht, verdient mehr Aufmerksamkeit, als bislang geschehen.

6.6 Fremdfinanzierung

6.6.1 Psychoanalyse und deutsches Krankenversicherungssystem

Kenntnisstand der Patienten und Erwartungshaltungen

Nahezu alle Patienten, die in der Bundesrepublik Deutschland einen Psychoanalytiker aufsuchen, sind Mitglieder einer Krankenkasse. Über 90% der Bevölkerung sind pflichtversichert. Wer zurzeit monatlich mehr als etwa 4000 Euro verdient, hat die Grenze der Pflichtversicherung überschritten und schützt sich freiwillig gegen das Krankheitsrisiko durch eine private Krankenkasse. Vielen Patienten ist zum Zeitpunkt des Erstinterviews unklar, ob ihre Krankenkasse die Behandlungskosten übernimmt oder wie viel sie zurückerstattet. Nur die Vorsichtigen unter ihnen, die langfristig planen und eine Psychoanalyse schon geraume Zeit erwogen haben, ziehen vorweg Erkundigungen ein und haben einen realistischen Finanzierungsplan. Die Pflichtversicherten, also die Mitglieder gesetzlicher Krankenkassen wie Orts-, Betriebs-, Innungs-, Knappschaftskrankenkassen, Landwirtschaftliche Krankenkassen und Ersatzkassen, kommen in der Annahme, dass sie aufgrund des Überweisungsscheins, den meistens der Hausarzt ausgestellt hat, kostenlos behandelt werden. Sie wissen, dass sie im Krankheitsfall prinzipiell ein Anrecht auf kostenlose Behandlung bei freier Arztwahl haben. Aber die Majorität hat höchst vage Vorstellungen über Psychotherapie und Psychoanalyse.

Viele Patienten, die überwiesen werden oder von sich aus kommen, wissen nicht, dass die tiefenpsychologisch fundierte und die analytische Psychotherapie als Krankenbehandlungsmethode anerkannt ist und dem Psychoanalytiker die von ihm erbrachten Leistungen in festgelegter Höhe von der Krankenkasse vergütet werden. Entsprechend groß ist die Unsicherheit mit Begleitreaktionen, die auf einem sehr breiten Spektrum lokalisiert sind. Depressive gehen eher davon aus, dass die analytische Psychotherapie nicht anerkannt ist und sie selbst nicht in der Lage sind, das Honorar zu bezahlen. Andere erwarten ganz selbstverständlich eine kostenlose Therapie ihrer Lebensschwierigkeiten und Eheprobleme, auch dann, wenn diese nicht als Erkrankung aufgefasst werden können. Erfolgt die Überweisung an eine psychoanalytische Ambulanz, so informieren sich die Patienten über die Kostenübernahme durch die Krankenkassen bei der Sekretärin. Der Überweisungsschein, das wissen alle Pflichtversicherten, also ca. 90% der Bevölkerung, von früheren Arztbesuchen, gewährleistet kostenfreie Heilbehandlung. Der Arzt ist bei diesen Patienten nicht berechtigt, über die aufgrund des Überweisungsscheins von den Krankenkassen erstattete Vergütung hinaus vom Patienten ein zusätzliches Honorar zu fordern.

Erläuterung der Versicherungsrichtlinien durch den Analytiker

Spätestens bei der Verabredung einer Therapie ist es zweckmäßig, den Patienten mit Richtlinien bekannt zu machen, wenn solche die Durchführung der analytischen Psychotherapie einschließlich ihrer Bezahlung im Rahmen der Pflichtversicherung oder der privaten Krankenversicherungen regeln. Wegen des komplizierten Sachverhalts, der sich sofort mit subjektiven und unbewussten Bedeutungen vermischt, sollte sich der Psychoanalytiker nicht auf einige wenige Informationen beschränken. Er muss v. a. selbst darüber Bescheid wissen, wie die psychotherapeutische Versorgung der Bevölkerung in das deutsche Versicherungssystem eingebunden ist.

Wir sehen es als vordringliche Aufgabe an, den Leser über die gültigen Richtlinien zu orientieren, auch wenn diese nur den äußeren Rahmen der Therapie ausmachen. Es ist außerordentlich wichtig, dass Patient **und** Analytiker bei der Fremdfinanzierung, beim »third party payment«, über die Rolle des Dritten auf der sachlichen Ebene Bescheid wissen, um die unbewusste Bedeutung dieser Dritten im Bunde und das Wechselspiel von innen und außen durchschauen zu können. Vernachlässigt man aufklärende Informationen **und** deren fortlaufende Interpretation, entstehen Verwirrungen, die den analytischen Prozess erschweren.

Wir müssen den Leser mit banalen Äußerlichkeiten des Bezahlungsmodus ebenso vertraut machen wie mit den geltenden Richtlinien für die Anwendung der analytischen Psychotherapie im deutschen Versicherungssystem. Je geringer das Wissen über den gesetzlichen Rahmen und seine historische Entwicklung auf Seiten des Patienten und des Analytikers ist, desto schwieriger wird es, die vielfältigen mit der Fremdfinanzierung verknüpften unbewussten Bedeutungen zu analysieren.

Die Richtlinien der Fremdfinanzierung in der Bundesrepublik Deutschland im internationalen Vergleich

Bei jeder Fremdfinanzierung, sei es durch die Krankenkasse oder durch Angehörige, entstehen Komplikationen, die äußere und innere, materielle und seelische Aspekte haben. Es ist klar, dass wir in erster Linie die Verhältnisse in der Bundesrepublik Deutschland im Auge haben. Die Anerkennung der Psychoanalyse als Therapie seelischer Erkrankungen führt in vielen Ländern zur Kostenübernahme durch Krankenkassen. Ein untrügliches Zeichen hierfür ist, dass englische Bezeichnungen wie »third party payment« und »peer report« international unter Fachleuten geläufig werden. Natürlich variieren die gefundenen Lösungen der Bezahlung durch die Krankenkassen mit Antragstellung und Gutachterverfahren von Land zu Land erheblich. Aufgrund unserer Kenntnisse der Lage in vielen anderen Ländern sind wir im übrigen davon überzeugt, dass in der Bundesrepublik Deutschland, also in einem Land, dessen Geschichte sich häufig nicht gerade durch eine Neigung zu guten Kompromissen auszeichnet, in Sachen der Fremdfinanzierung analytischer Therapien durch die Krankenkassen gute Lösungen mit großem Spielraum für den einzelnen Fall gefunden wurden. Das »third party payment« und das »peer report system«, das sich bei uns über ein Jahrzehnt bewährt hat, wird nun in vielen Ländern aktuell (Cooper 1984a; Rudominer 1984). Unsere Erfahrungen verdienen daher internationales Interesse.

Bisherige ausländische Kritiker wie Parin (1978), Parin u. Parin-Matthèy (1983b) und Mannoni (1979) haben sich nicht die Mühe gemacht, vor der Verurteilung eine gründliche Untersuchung vorzunehmen. Lohmann (1980) – keineswegs ein Liebhaber der institutionalisierten Psychoanalyse – hat die Behauptung von Mannoni über den Zusammenhang zwischen Sozialisierung und Finanzierung zurückgewiesen und viele der Invektiven dieser Autorin aus der Lacan-Schule als ignorant und grotesk bezeichnet. Ceteris paribus treffen Lohmanns Argumente auch auf Parins (1978) ideologische Voreingenommenheit gegen die Durchführung von Psychoanalysen im Rahmen des deutschen Krankenkassensystems zu, der schon de Boor u. Moersch (1978) sachliche Argumente entgegengestellt haben. Die Diskussionen zwischen Vertretern der Europäischen Psychoanalytischen Vereinigungen in den letzten Jahren zeigen, wie schwierig es ist, Informationen aufzunehmen und Voreingenommenheiten abzubauen. Groen-Prakken (1984) hat hierüber eine Zusammenfassung gegeben. Sie betont den unleugbaren Vorteil, der darin liege, dass Patienten nun in einigen Ländern unabhängig von ihren finanziellen Möglichkeiten eine psychoanalytische Behandlung finden können. Insgesamt überwiegen aber die Besorgnisse wegen der befürchteten Einmischung der finanzierenden Stellen. »Einmischung« – nicht »Ermöglichung« – ist das häufigste Wort im Vokabular dieser Diskussionen.

Da die Fremdfinanzierung von verschiedenen Stellen getragen werden kann – von den Krankenkassen oder vom Staat und dem nationalen Gesundheitsdienst -, sind die Verhandlungs- und Vertragspartner von Land zu Land verschieden. Man wird aber in der westlichen Welt davon ausgehen können, dass demokratische Regierungen oder Krankenkassen, die dem Wohl der Allgemeinheit zu dienen haben, die Arzt-Patient-Beziehung gemäß den gesetzlichen Vorschriften des Datenschutzes und der ärztlichen Schweigepflicht respektieren und nicht darauf aus sind, in die Privatsphäre einzudringen und die Gebote der Diskretion zu verletzen.

Es geht also darum, bei der Fremdfinanzierung Lösungen zu finden, die einerseits die Rechte des Einzelnen sichern und andererseits mit den gesetzlich festgelegten Aufgaben der Krankenkassen in Einklang stehen. Die nun weltweit einsetzenden Diskussionen über das »third party payment« erinnern uns lebhaft an die Kontroversen, die der Einführung der Krankenkassenregelung in der Bundesrepublik Deutschland vorausgingen. Es ist besonders F. R. Faber, R. Haarstrick und dem damaligen geschäftsführenden Arzt bei der Kassenärztlichen Bundesvereinigung, F. Nienhaus, zu verdanken, dass zwischen Krankenkassen und Ärzten ein transparentes Vertragswerk mit klaren Richtlinien geschaffen wurde, das Einmischungen im manipulativen Sinn ausschließt und den Mitgliedern der RVO-Kassen analytische Psychotherapie in einem Umfang ermöglicht, der vorher undenkbar war. Bis in die 60er-Jahre hinein haben Psychoanalytiker, dem Beispiel der Poliklinik des Berliner Psychoanalytischen Instituts (1920–1933) folgend, aus sozialer Verantwortung Patienten fast unentgeltlich behandelt (de Boor u. Künzler 1963).

Das Finanzierungssystem der Krankenkassen

Wir sprechen zunächst über den äußeren Rahmen der Fremdfinanzierung durch die Krankenkassen. Der pflichtversicherte Patient bezahlt das Honorar nicht selbst und erhält keine Rechnung. Der Analytiker erhält das Honorar über die kassenärztliche Vereinigung. Der Patient hat aber einen beträchtlichen monetären Anteil an dieser Transaktion. Denn er hat einen nicht geringen Teil seines Verdienstes, ca. 14% (z. B. als Mitglied einer Ersatzkasse etwa 2500 Euro jährlich) über Jahre hinweg in die Gemeinschaft der Versicherten, eine Art Versicherung auf Gegenseitigkeit zur Minderung des allein nicht mehr tragbaren Krankheitsrisikos, einbezahlt. Mit diesen Beiträgen hat er sich ein Anrecht auf kostenlose ärztliche Behandlung im Krankheitsfall erworben. Es ist hervorzuheben, dass sich der Rechtsanspruch des Patienten im deutschen Versicherungssystem, das auf Bismarck zurückgeht und aus historischen Gründen immer noch als Reichsversicherungsordnung (RVO) bezeichnet wird, an die Krankenkasse als Gemeinschaft der Versicherten und nicht an den Staat richtet. Das deutsche Sozialversicherungssystem wird zwar staatlich überwacht, aber es ist kein nationaler Gesundheitsdienst im Sinne des Sozialstaats.

Der Patient weiß, was ihm jeden Monat von Lohn oder Gehalt als Krankenkassenbeitrag einbehalten wird, und er kann sich ausrechnen, was er im Lauf der Jahre einbezahlt hat und ob er die Krankenkasse häufig oder selten beansprucht hat. Der Patient hat freie Arztwahl. Ebenso wie die gesetzlichen Krankenkassen im Rahmen der Reichsversicherungsordnung zu Körperschaften zusammengeschlossen sind, so bilden auch die Ärzte als Kassenärztliche Vereinigung eine Körperschaft.

Festlegung der Honorare

Die Honorare für ärztliche Leistungen werden zwischen den beiden Körperschaften, also der Kassenärztlichen Vereinigung und den Pflicht- bzw. Ersatzkassen, ausgehandelt. Einfach gesagt heißt dies: Die Krankenkassen als Gemeinschaft der Versicherten sind zahlungspflichtig gegenüber den Kassenärztlichen Vereinigungen als Gemeinschaft der Ärzte, die bei ihrer Niederlassung als Ärzte für Allgemeinmedizin oder für ein Fachgebiet spezialisierte Ärzte bestimmte Verpflichtungen übernehmen. Die Kassenärztlichen Vereinigungen der Länder der Bundesrepublik Deutschland sind in der Kassenärztliche Bundesvereinigung (KBV) zusammengeschlossen. Die jeweilige Kassenärztliche Vereinigung, deren Mitglied der Kassenarzt ist, hat einerseits die medizinische Versorgung der Mitglieder der RVO und der Ersatzkassen, also von über 90% der Bevölkerung zu gewährleisten. Sie vertritt andererseits die Interessen der Ärzte in den Verhandlungen mit den Krankenkassen. Es braucht kaum erwähnt zu werden, dass es sich bei den jeweils zustande kommenden Festlegungen über die Höhe des Honorars für ärztliche Leistungen um Kompromisse handelt, die im politischen Raum unter Berücksichtigung der gesamtwirtschaftlichen Lage ausgehandelt werden. Die speziellen Regelungen, die innerhalb der gegenwärtigen Fassung der Reichsversicherungsordnung für die tiefenpsychologisch fundierte und die analytische Psychotherapie gefunden wurden, stellen, wie wir später im Einzelnen darstellen werden, in vieler Hinsicht einen Kompromiss dar.

Die für die Kostenübernahme der analytischen Psychotherapie geltenden Richtlinien ergeben sich aus den Vorschriften der RVO. Erfahrungsgemäß befassen sich die meisten Analytiker nur ungern mit diesen Themen, und natürlich erscheint die Materie umso komplizierter, je weniger man in sie eindringt. Der abwesende Dritte in Gestalt des Kostenträgers gilt als Störfaktor des idealen, rein dyadisch konzipierten psychoanalytischen Prozesses. Deshalb ist es kein Wunder, dass die Nostalgie nach der guten alten Zeit, in der die Honorarfestsetzung eine rein private Angelegenheit war, mit der Sozialisierung zunimmt.

Sozialstaatliche Absicherung

Freilich wird die Vergangenheit durch Legenden glorifiziert. Denn wie es wirklich war, können wir gegenwärtig in Ländern beobachten, wo die analytische Psychotherapie nicht von den Krankenkassen bezahlt wird. Die gute alte Zeit war, was die psychoanalytische Versorgung des größten Teiles der seelisch Kranken anging, nur für eine minimal kleine Gruppe von Menschen gut. Sie war für die Mehrzahl eine sehr schlechte alte Zeit. Überall dort, wo die Krankenkassen sich nicht oder nur unzureichend an der Bezahlung psychoanalytischer Behandlungskosten beteiligen, können sich auch heute nur die Begüterten eine Analyse leisten. Dort finden wir noch die gleichen Verhältnisse vor, die Freud in seiner berühmten Budapester Rede am Ende des 1. Weltkriegs beklagte, dass nämlich breite Volksschichten ungeheuer schwer unter Neurosen leiden, ohne dass etwas geschieht. Zugleich sah er voraus:

> Irgend einmal wird das Gewissen der Gesellschaft erwachen und sie mahnen, dass der Arme ein ebensolches Anrecht auf seelische Hilfeleistung hat wie bereits jetzt auf lebensrettende chirurgische (Freud 1919a, S. 192).

In einigen Ländern der westlichen Welt hat sich diese Voraussage Freuds zumindest partiell erfüllt. Dort ist das Thema der Fremdfinanzierung, wie die Kontroversen der letzten Jahrzehnte zeigen, behandlungstechnisch aktuell geworden. Freilich ist es erstaunlich, dass die Fremdfinanzierung erst jetzt zum Problem geworden ist. Denn Schwerkranke, Ehefrauen, Jugendliche und Kinder ohne ererbtes Vermögen oder ohne überdurchschnittliche Einkünfte aus beruflicher Tätigkeit vor ihrer Erkrankung, waren stets auf Unterstützung durch Dritte angewiesen. An dieser Stelle ist hervorzuheben, dass die größte und besonders vom zahlenden Dritten abhängige Gruppe Kinder und Jugendliche sind.

Wir unterstreichen deshalb nachdrücklich die große Bedeutung der Übernahme der analytischen Psychotherapie von Kindern und Jugendlichen im Rahmen der vertraglichen Vereinbarungen mit Krankenkassen und Ärzten, gerade weil wir uns in diesem Lehrbuch und auch in diesem Abschnitt auf die Therapie Erwachsener beschränken. Die Bereitstellung der finanziellen Mittel sichert die Therapie auch der wirtschaftlich abhängigen Kinder. Die frühzeitige Behandlung phasentypischer Krisen und neurotischer Strukturbildungen ist nur über die Einführung der tiefenpsychologisch fundierten und analytischen Psychotherapie in die kassen- bzw. vertragsärztliche Versorgung möglich geworden. Dass die rechtzeitige Therapie kindlicher Neurosen im Stadium der Entstehung größte psychosoziale und prophylaktische Bedeutung hat, liegt auf der Hand.

Finanzielle Abhängigkeit

Die Abhängigkeit vom Ehepartner, von den nächsten Angehörigen oder von reichen Bekannten führt, auch wenn ein Rechtsanspruch besteht, zu Komplikationen, die zum Thema des letzten Abschnitts (▶ Abschn. 6.6.2) gehören. Andere behandlungstechnische Schwierigkeiten ergeben sich bei finanziell völlig unabhängigen Patienten, die großzügig aus der eigenen Tasche bezahlen, ohne ihr Vermögen selbst erworben zu haben. Freuds berühmter Vorweltkriegspatient, der überaus reiche, durch die russische Revolution verarmte und nach der Emigration kostenlos weiterbehandelte und indirekt durch Freud sogar unterstützte Wolfsmann ist hierfür ein Beispiel. Wir glauben, dass die meisten Patienten und damit auch der Analytiker zu allen Zeiten von der direkten oder indirekten Finanzierung durch Dritte abhängig waren.

Selbstzahler und privat Versicherte

Aus nahe liegenden Gründen wurde der Selbstzahlungsmodus einer Minorität idealisiert. Bei echten Selbstzahlern fallen viele Komplikationen weg, die bei finanzieller Abhängigkeit von Dritten unvermeidlich sind. Deshalb wurde der ideale analytische Prozess, der sein Ziel im Unendlichen hat, mit einem fiktiven Patienten konzipiert, der gute, wenn auch neurotisch eingeschränkte Ich-Funktionen im Beruf erfolgreich bewiesen hat und den Analytiker aus eigenen Mitteln angemessen entlohnen kann. Selbst der finanziell unabhängige sogenannte Privatpatient nimmt selbstverständlich heute in der Regel die (partielle) Fremdfinanzierung in Anspruch, die sich ihrerseits nach den Gebührensätzen der amtlichen Gebührenordnung für Ärzte (GOÄ) richten muss. Die Probleme, die in den psychoanalytischen Behandlungen der Reichen und Mächtigen auftreten, sind, wie man der Veröffentlichung von Cremerius et al. (1979) entnehmen kann, weit größer, als es die Idealisierung der Selbstzahler wahrhaben möchte. Auch sehr vermögende Selbstzahler haben mit ganz wenigen Ausnahmen eine Rückendeckung bei einer privaten Krankenversicherung. Sie erwarten, dass ihr Antrag an die private Krankenkasse, zu dem der Analytiker Stellung nimmt, zumindest zu einer Beteiligung an den Behandlungskosten führt – eine realistische Erwartung. Kommunale und staatliche Beamte erhalten eine Beihilfe, die etwa 60% der entstehenden Honorare abdeckt.

6

Historischer Rückblick

Ungefähr 50 Jahre nach Freuds Budapester Rede (1919a) am Ende des 1. Weltkriegs war es endlich soweit, dass in unserer Gesellschaft Neurosen als Krankheiten anerkannt wurden und damit auch ihre Therapie als Leistung der gesetzlichen Krankenkassen zu übernehmen war. Es wird viel zu wenig beachtet, dass der Boden für die breite Anwendung der Psychoanalyse durch Erfahrungen geebnet worden war, die an der Poliklinik des alten Berliner Psychoanalytischen Instituts in den 20er-Jahren gesammelt werden konnten. In dieser Stiftung Eitingons wurden arme Patienten für ein geringes Honorar behandelt, das noch nicht einmal die Kosten deckte und der Poliklinik und nicht dem behandelnden Kandidaten oder Analytiker zufloss. Die erste Einrichtung dieser Art in der Welt lebte also nicht nur von der Stiftung Eitingons, sondern vom Idealismus seiner Mitglieder und der psychoanalytischen Ausbildungskandidaten, die ihre Zeit weitgehend kostenlos zur Verfügung stellten. Die Kapazität dieser Poliklinik war nicht groß, aber auch die relativ kleine Zahl der dort behandelten Patienten genügte, um eine Sorge zu entkräften, die Freud in der bereits erwähnten Budapester Rede geäußert hatte.

Bei der Psychotherapie fürs Volk, so glaubte er, würden zwar die wirksamsten und wichtigsten Bestandteile der strengen, der tendenzlosen Psychoanalyse entlehnt, aber er befürchtete, dass »das reine Gold der Analyse reichlich mit dem Kupfer der direkten Suggestion« legiert werden müsse (1919a, S. 193). Auch Hypnosebehandlung, sogar die Vereinigung seelischer Hilfeleistung mit materieller Unterstützung würden in dieser zukünftigen Psychotherapie breiter Volksschichten eine Stelle finden.

Freuds Gegenüberstellung der strengen und tendenzlosen Psychoanalyse und ihrer Massenanwendung hinterließ auch wegen der starken Metaphorik im Vergleich zwischen dem reinen Gold und dem Kupfer der Suggestion einen nachhaltigen Eindruck bis zum heutigen Tag. Umso wichtiger ist es, dem Zehnjahresbericht über die Tätigkeit des Berliner Psychoanalytischen Instituts zu entnehmen, dass die breite Anwendung der Psychoanalyse – die freilich keineswegs als Massenanwendung bezeichnet werden kann – keinen Rückfall in die plumpe Suggestion mit sich gebracht hat. Dieser Bericht wurde von Radó et al. (1930) vorgelegt. Freud (1930b) schrieb ein Vorwort, in dem er die Bedeutung dieses Instituts wegen seiner dreifachen Funktion als Einrichtung für Lehre, Forschung und Krankenbehandlung hervorhob. Simmel unterstrich, dass sich die **poliklinische** Behandlung der Proletarier und Kassenpatienten in nichts von der Behandlung des gut zahlenden Privatpatienten unterschied (Simmel 1930, S. 11).

Nachkriegszeit

Nach dem 2. Weltkrieg gelang Kemper und Schultz-Hencke im zerstörten Berlin eine bahnbrechende Gründung. 1946 entstand das Zentralinstitut für Psychogene Erkrankungen der Versicherungsanstalt, der späteren Allgemeinen Ortskrankenkasse Berlin. In ihrem Rückblick betonen Baumeyer (1971) ebenso wie Dräger (1971) zu Recht die große soziale Bedeutung dieser Gründung:

> Sie war die erste Stufe in der Anerkennung der Neurose als Krankheit durch eine öffentliche Institution in Deutschland. Erstmalig übernahm der soziale Versicherungsträger Kosten für psychoanalytische und andere psychotherapeutische Behandlungen ... (Dräger 1971, S. 267).

In weit größerem Umfang als in der Poliklinik des alten Berliner Psychoanalytischen Instituts konnten in dieser Einrichtung tiefenpsychologische Behandlungen erstmals auf Krankenschein und damit für den Patienten scheinbar **kostenlos** an Sozialversicherte vermittelt werden. Die verdienstvollen Untersuchungen von Dührssen (1962) wirkten bahnbrechend. Durch die Auswertung der Nachuntersuchung von 1004 Patienten, die an dieser Einrichtung eine analytische Psychotherapie erhalten hatten, konnte deren Effektivität und Effizienz aufgezeigt werden.

Baumeyer hat zu Recht hervorgehoben, dass die Tätigkeit dieses Zentralinstituts wesentlich dazu beigetragen hat, die Widerstände der Sozialversicherungsträger gegenüber tiefenpsychologischen Behandlungen abzubauen:

> Das Zentralinstitut für psychogene Erkrankungen hat der Deutschen Gesellschaft für Psychotherapie und Tiefenpsychologie einen großen Teil der Argumente geliefert, die schließlich nach vielen Jahren langer und mühsamer Verhandlungen zu einem Erfolg [d. h. zur Anerkennung der Psychoanalyse als Heilmethode im Rahmen der Krankenkasse] geführt haben (Baumeyer 1971, S. 231).

Aufnahme in den Leistungskatalog

Die Anerkennung von Neurosen als Krankheit war Voraussetzung dafür, dass die sogenannte Richtlinienpsychotherapie 1967 in den Leistungskatalog der RVO-Kassen und 1971 in den der Ersatzkassen aufgenommen wurde (Haarstrick 1974; Faber 1981). Damit waren Eingrenzungen der Leistungspflicht zu berücksichtigen, die sich aus dem Aufgabenbereich der gesetzlichen und privaten Krankenkassen ergaben. Denn Krankenkassen sind dazu da, Kranken aller sozialen Schichten unabhängig von ihrer wirtschaftlichen Situation zum Zeitpunkt der Erkrankung die notwendige ambulante oder stationäre ärztliche Behandlung zu ermöglichen. In der Reichsversicherungsordnung ist eine Kostenbeteiligung des Patienten über die Bezahlung des erheblichen Mitgliedsbeitrags (ca. 14% des Einkommens) zur Krankenkasse hinaus, bis auf wenige Sonderregelungen, nicht vorgesehen. Die gesetzlichen Gegebenheiten erlaubten also bei der Einführung der analytischen Psychotherapie in die kassenärztliche Versorgung keine Selbstbeteiligung an den Behandlungskosten. Ob es angesichts der Kostenexplosion im Gesundheitswesen irgendwann zu einer Gesetzesänderung kommt, bleibt abzuwarten. Dass eine sozial gerechte Lösung der jeweiligen Höhe der Selbstbeteiligung praktisch kaum lösbare Probleme mit sich bringen würde, sei am Rande erwähnt. Für eine nicht absehbare Zeit gelten jedenfalls die derzeitigen gesetzlichen Regelungen, die eine kostenlose Psychotherapie krankenversicherter Patienten aufgrund bestimmter Richtlinien festlegen, denen wir uns nun im Einzelnen widmen werden.

Richtlinien der Krankenkassen für psychotherapeutische Leistungen

In der neuesten Fassung der Richtlinien des Bundesausschusses der Ärzte und Krankenkassen über die Durchführung der Psychotherapie zur Anwendung tiefenpsychologisch fundierter und analytischer Verfahren werden die beiden Therapieformen methodisch definiert, und ihr Indikationsgebiet wird umschrieben (Rüger et al. 2005, S. 109). Die wichtigsten Punkte geben wir im Folgenden wieder:

> Psychoanalytisch begründete Verfahren: Diese Verfahren stellen Formen einer ätiologisch orientierten Psychotherapie dar, welche die unbewusste Psychodynamik neurotischer Störungen mit psychischer oder somatischer Symptomatik zum Gegenstand der Behandlung machen.
> Als psychoanalytisch begründete Verfahren gelten im Rahmen dieser Richtlinien folgende:
> a) Die tiefenpsychologisch fundierte Psychotherapie umfasst ätiologisch orientierte Therapieformen, mit welchen die unbe-

wusste Psychodynamik aktuell wirksamer neurotischer Konflikte unter Beachtung von Übertragung, Gegenübertragung und Widerstand behandelt werden. Eine Konzentration des therapeutischen Prozesses wird durch die Begrenzung des Behandlungsziels, durch ein vorwiegend konfliktzentriertes Vorgehen und durch Einschränkung regressiver Prozesse angestrebt.

b) Die analytische Psychotherapie umfasst jene Therapieformen, die zusammen mit der neurotischen Symptomatik den neurotischen Konfliktstoff und die zugrunde liegende neurotische Struktur des Patienten behandeln und dabei das therapeutische Geschehen mit Hilfe der Übertragungs- und Widerstandsanalyse unter Nutzung regressiver Prozesse in Gang setzen und fördern.

Zur tiefenpsychologisch fundierten Psychotherapie gehören die zeitlich befristeten Fokaltherapien und die dynamischen, aufdeckenden und konfliktbearbeitenden Psychotherapien. Diese Kurztherapien, die sich aus dem psychodynamischen Gesichtspunkt der Psychoanalyse herleiten, haben ihre Wirksamkeit bewiesen. Eine an prominenter Stelle publizierte Zusammenfassung der metaanalytischen Evidenzbasierung dieser psychodynamischen Kurztherapien haben Leichsenring et al. (2004) vorgelegt. Diese sollte jeder psychoanalytisch orientierte Psychotherapeut kennen (▶ Band 2, Abschn. 9.11). Kernbergs (1984) expressive Psychotherapie findet als »übertragungsfokussierte Psychotherapie« im deutschen Sprachraum wachsenden Anklang (Clarkin et al. 2001); sie entspricht im deutschen Sprachgebrauch den psychodynamisch orientierten, konfliktaufdeckenden Behandlungstechniken, wobei sie ein Beispiel einer störungsorientierten dynamischen Psychotherapie darstellt.

Der Leser wird der methodischen Definition der analytischen Psychotherapie entnehmen, dass hier die Grundpfeiler der Psychoanalyse im Sinne Freuds, nämlich Widerstand und Übertragung sowie die Nutzbarmachung der therapeutischen Regression, voll zum Tragen kommen.

Prognostische Kriterien

Die Anwendung der beiden Therapieformen im Rahmen der Krankenkassenregelung ist prinzipiell auf Krankheiten beschränkt, deren Verlauf zum Besseren hin beeinflusst werden kann. Der Therapeut muss dem begutachtenden Analytiker gegenüber plausibel machen können, dass die vorgesehene Therapie zur Linderung, Besserung oder Heilung der vorliegenden neurotischen oder psychosomatischen Erkrankung führen kann. Im Antragsformular, das wir weiter unten auszugsweise wiedergeben, ist eine bedingte Prognose zu begründen. Es sind also die Bedingungen anzugeben, durch die eine krankheitswertige Symptomatik entstanden ist, und die Faktoren, die sie aufrechterhalten. Im Hinblick auf die Prognose geht es entscheidend um die **Veränderungsbedingungen**, die von beiden Seiten, vom Patienten wie vom Analytiker, geschaffen werden müssen. Der Analytiker muss in jedem Fall einschätzen, was er dem Patienten und sich selbst zutraut, wenn er durch die Übernahme einer Therapie Hoffnungen weckt und Verantwortung übernimmt. Im hier diskutierten Rahmen muss er darüber hinaus einem begutachtenden Kollegen gegenüber prognostische Kriterien nennen. Er muss also angeben, worauf sich seine Erwartung, dass eine Besserung eintreten könnte, stützt.

Indikationsgebiet

In den Richtlinien wird das Indikationsgebiet der beiden Therapieformen wie folgt konkretisiert (D Anwendungsbereiche):

1.1 Psychoneurotische Störungen (z. B. Angstneurosen, Phobien, neurotische Depressionen, Konversionsneurosen);

1.2 Vegetativ-funktionelle und psychosomatische Störungen mit gesicherter psychischer Ätiologie;

Im Rahmen der medizinischen Rehabilitation kann Psychotherapie angewendet werden, wenn psychodynamische Faktoren wesentlichen Anteil an einer seelischen Behinderung oder an deren Auswirkung haben und mit ihrer Hilfe eine Eingliederung in Arbeit, Beruf und/oder Gesellschaft möglichst auf Dauer erreicht werden kann; Indikationen hierfür können nur sein:

1.3.1 Abhängigkeit von Alkohol, Drogen oder Medikamenten nach vorangegangener Entgiftungsbehandlung.
1.3.2 Seelische Behinderungen aufgrund frühkindlicher emotionaler Mangelzustände, in Ausnahmefällen seelische Behinderungen, die im Zusammenhang mit frühkindlichen körperlichen Schädigungen und/oder Fehlbildungen stehen.
1.3.3 Seelische Behinderung als Folgezustände schwerer chronischer Krankheitsverläufe, sofern sie noch einen Ansatzpunkt für die Anwendung von Psychotherapie bietet.
Seelische Behinderung aufgrund extremer Situationen, die eine schwere Beeinträchtigung der Persönlichkeit zur Folge hatten.
Seelische Behinderung als Folge psychotischer Erkrankungen, die einen Ansatz für spezielle psychotherapeutische Interventionen erkennen lassen.

Das Indikationsgebiet ist weiterhin durch einen Negativkatalog abgegrenzt, in dem festgelegt ist, unter welchen Umständen die Krankenkassen eine Psychotherapie **nicht** übernehmen:

> Psychotherapie ist als Leistung der gesetzlichen Krankenversicherung ausgeschlossen, wenn
> 2.1 zwar seelische Krankheit vorliegt, aber ein Behandlungserfolg nicht erwartet werden kann, weil dafür beim Patienten die Voraussetzung hinsichtlich seiner Motivationslage, seiner Motivierbarkeit oder seiner Umstellungsfähigkeit nicht gegeben sind, oder weil die Eigenart der neurotischen Persönlichkeitsstruktur des Patienten dem Behandlungserfolg entgegensteht,
> 2.2 sie nicht der Heilung oder Besserung einer Krankheit bzw. der medizinischen Rehabilitation, sondern allein der beruflichen oder sozialen Anpassung oder der beruflichen oder schulischen Förderung dient,
> 2.3 sie allein der Erziehungs-, Ehe-, Lebens- und Sexualberatung dient.

Notwendigkeit, Zweckmäßigkeit und Wirtschaftlichkeit

Die Anwendung der tiefenpsychologisch fundierten und analytischen Psychotherapie ist also in verschiedener Hinsicht ein- bzw. abgegrenzt. Die Reichweite ist methodisch definiert und nosologisch orientiert (als Indikationsgebiet), zugleich aber höchst individuell ausgerichtet. Denn die Motivationslage und die Umstellungsfähigkeit des Patienten sind im Hinblick auf einen möglichen oder wahrscheinlichen Behandlungserfolg einzuschätzen. Wir begegnen hier der Trias von Notwendigkeit, Zweckmäßigkeit und Wirtschaftlichkeit, die der deutsche Arzt bei seinem diagnostischen und therapeutischen Handeln zu berücksichtigen hat und die ihn der Gemeinschaft der Versicherten gegenüber verpflichten, die Wirksamkeit seiner Therapie zu überprüfen und im Rahmen der genannten Trias zu begründen.

Antrag und Begründung

Die Begründung des Therapievorhabens gibt der behandelnde Analytiker in einem Antrag, der hinsichtlich der persönlichen Daten des Patienten chiffriert ist. Dieser Antrag wird von einem unabhängigen Gutachter, einem Analytiker, formal und inhaltlich geprüft. Die Stellungnahme des Gutachters hat die Erfüllung der oben aufgeführten Voraussetzungen (Art der Erkrankung und Indikationsstellung) zu beurteilen. Der Gutachter hat also eine genau definierte Funktion. Er hat keinen persönlichen Einfluss auf den Behandlungsprozess und auf die Behandlungsführung. Freilich verleiht ihm seine Funktion eine bedeutungsvolle Rolle, die sich besonders bei Verlängerungsanträgen auf die Übertragung des Patienten auswirken kann. Spätestens dann lässt sich nicht mehr übersehen, dass die analytische Dyade auch in dieser Hinsicht eine Triade mit einem abwesenden Dritten darstellt.

Es muss also zu Komplikationen kommen, wenn Analytiker und Analysand außer Acht lassen, dass sie sich in vieler Hinsicht in einem Dreieck bewegen (Rotmann 1992). Je weniger die Rolle des Gutachters in der Therapie geklärt und interpretiert wird, desto besser eignet er sich als Projektionsschirm. Obwohl er nichts mit dem sprichwörtlichen Wirt zu tun hat, ohne den man die Rechnung nicht machen sollte, kann man ihm natürlich eine solche Rolle zuschreiben. Denn die Verlängerungen und auch die Limitierung hängen tatsächlich von seinen Stellungnahmen ab. Der Gutachter hat hierbei die in den Richtlinien festgelegten Behandlungszeiten zu berücksichtigen.

In den Psychotherapie-Richtlinien, E Leistungsumfang, heißt es:

> 1.2.1 analytischer Psychotherapie bis 160 Stunden, in besonderen Fällen bis zu 240 Stunden

Eine ausnahmsweise Fortsetzung der analytischen Psychotherapie auf 300 Sitzungen ist möglich und entsprechend eingehend zu begründen (1.2.8). Dabei ist hervorzuheben, dass die Begrenzung des Leistungsumfangs auf 300 Sitzungen nicht absolut festgelegt ist. Welche Ausnahmen erfüllt sein müssen, um eine weitere Fortsetzung innerhalb der Richtlinien zu ermöglichen, werden wir bei der Diskussion der Verlängerungsanträge darstellen. Es ist offensichtlich, dass in den Richtlinien zur Durchführung der tiefenpsychologisch fundierten und der analytischen Psychotherapie ein Kompromiss gefunden wurde, der viele Komponenten enthält. Unsere positive Bewertung dieses Kompromisses wird noch deutlicher werden, wenn wir im folgenden Abschnitt (▶ 6.6.2) die Auswirkungen der vertraglichen Vereinbarungen auf den psychoanalytischen Prozess untersuchen.

Ärztliche und psychologische Psychoanalytiker

Zunächst möchten wir noch auf einen berufspolitischen Gesichtspunkt aufmerksam machen. Die Einführung der analytischen Psychotherapie als Leistung der gesetzlichen Krankenversicherungen hatte zur Folge, dass hierfür qualifizierte Ärzte zu den speziellen Leistungen der Richtlinienpsychotherapie **ermächtigt** werden können, wie der Terminus technicus lautet. Ärzte mit der Zusatzbezeichnung Psychoanalyse sind also i. Allg. nicht voll als Kassenärzte (in Allgemeinmedizin oder in einem Fachgebiet) tätig. Ihr Vertrag mit der Kassenärztlichen Vereinigung, d. h. ihre Ermächtigung, ist auf das Gebiet der Psychoanalyse und der tiefenpsychologisch fundierten Psychotherapie eingeschränkt. In die psychoanalytische Versorgung der Pflichtversicherten sind – und dies hat eine geradezu historische Relevanz – auch nichtärztliche Psychoanalytiker einbezogen, die nach einem akademischen Grundstudium (heutzutage ist ein abgeschlossenes Studium der Psychologie Voraussetzung) eine spezielle mehrjährige psychoanalytische Weiterbildung an einem anerkannten Institut durchlaufen haben. Es ist missverständlich, diese nichtärztlichen Psychoanalytiker als Laienanalytiker zu bezeichnen. Vor rund 60 Jahren führte ein Prozess gegen den als Psychoanalytiker ausgebildeten Psychologen Reik zu Freuds Veröffentlichung *Zur Frage der Laienanalyse* (Freud 1926e). Die Anklage wegen Kurpfuscherei wurde seinerzeit fallengelassen, aber nichtärztliche Psychoanalytiker wurden nicht zur Praxis innerhalb des österreichischen Krankenkassenwesens zugelassen (Leupold-Löwenthal 1984). Die in der Bundesrepublik Deutschland erreichte Lösung der Einbeziehung nichtärztlicher Psychoanalytiker in die kassenärztliche Versorgung hat exemplarische Bedeutung in der Geschichte der Psychoanalyse.

Die Anerkennung von Neurosen als Erkrankungen hatte die Konsequenz, dass das psychoanalytische Behandlungsziel sich am medizinischen Krankheitsbegriff orientieren musste. Die Verpflichtung von Krankenkassen zur Kostenübernahme ist einerseits an das Vorliegen krankheitswertiger Symptome und andererseits daran gebunden, dass die Trias von Notwendigkeit, Zweckmäßigkeit und Wirtschaftlichkeit erfüllt ist. Diese Kriterien bilden den Leitfaden, den der Kassenarzt bei seinen diagnostischen und therapeutischen Maßnahmen im Auge haben muss. Es ist aber auch im Auge zu behalten, dass es fließende Übergänge von krankheitswertigen neurotischen Symptomen zu charakterologisch bedingten Beziehungsstörungen gibt, deren Therapie nicht in die Zuständigkeit von Krankenkassen fällt.

6.6.2 Auswirkungen der Krankenkassenregelung auf den psychoanalytischen Prozess

Der psychoanalytische Prozess als Therapieverlauf ist, wie wir in ▶ Kap. 8 und 9 im Einzelnen zeigen werden, von einer großen Zahl von Bedingungen abhängig. Hier beschränken wir uns auf einige typische Auswirkungen der Krankenkassenregelung. Bevor wir uns mit den unvermeidlichen Komplikationen befassen, wollen wir eine positive Feststellung treffen, in der wir unsere Erfahrungen mit den Richtlinien aus der Sicht von Patienten, antragstellenden Analytikern und Gutachtern integrieren. Die These lautet: **Jede** Fremdfinanzierung beeinflusst den Therapieverlauf so, dass typische Probleme auftreten, die beim reinen Selbstzahler aus nahe liegenden Gründen fehlen. Die bei Psychoanalysen im Rahmen des deutschen Krankenversicherungssystems in typischer Weise auftretenden Komplikationen sind durch analytische Mittel, d. h. interpretativ, lösbar (Rotmann 1992). Unsere Erfahrungen bestätigen die von Eissler (1974) ausgesprochene Erwartung, dass die klassische Technik auch bei Bezahlung der Behandlung durch Krankenkassen möglich ist.

Die Bearbeitung oraler und analer Themen ist bei indirekter Bezahlung des Analytikers komplizierter, aber sie ist nicht daran gebunden, dass der Patient neben dem Mitgliedsbeitrag zur Krankenkasse ein Opfer bringt. Ehebald (1978) und Cremerius (1981a) haben dieser weit verbreiteten Auffassung, die Kemper (1950, S. 213) am deutlichsten aussprach, nämlich dass die Zahlungsverpflichtung geradezu das analytische Movens sei, gut begründet widersprochen.

Zweifellos bringen die Richtlinien auch Einschränkungen mit sich, und es ist entscheidend, dass die sozialen Rahmenbedingungen in die Deutungsarbeit einbezogen werden. Dann erweist es sich, dass durch die Krankenkassenfinanzierung trotz der Limitierungen primär ein großer Freiheitsspielraum geschaffen wird. Für eine gute Weile können sich Patient und Analytiker innerhalb eines finanziell abgesicherten Rahmens bewegen. Ihre Abhängigkeit von der Solidargemeinschaft eröffnet beiden einen **Freiheitsspielraum**, ohne den weder die Existenzbedingungen der psychoanalytischen Kur noch die materiellen Lebensgrundlagen des Analytikers gewährleistet wären. Ohne Kostenübernahme durch die gesetzlichen Krankenkassen gäbe es für die Majorität des behandlungsbedürftigen Bevölkerungsanteils keine analytische Psychotherapie, und der Psychoanalytiker wäre von wenigen Selbstzahlern abhängig. Deshalb betonen wir nochmals, dass in der Bundesrepublik Deutschland seit 1967 jeder Pflichtversicherte bei Vorliegen neurotischer Symptome, die Krankheitswert haben, ein **Anrecht** auf ätiologisch orientierte Psychotherapie hat. Der Patient ist nicht auf die Bereitwilligkeit eines wohlhabenden Angehörigen (im Falle der Finanzierung durch Dritte) angewiesen. Das Zustandekommen einer Analyse ist also nicht mehr von monetären Faktoren abhängig, die den Entscheidungsprozess in früheren Zeiten unweigerlich und über Gebühr mitbestimmt haben. Denn alle Abweichungen von einer angemessenen Honorierung der zeitraubenden und hochqualifizierten Leistung des Analytikers führen zu erheblichen Belastungen auf beiden Seiten. Diese können aus den verschiedensten Gründen variieren. Deshalb berichtete Freud einerseits von schlechten Erfahrungen bei Gratisbehandlungen, andererseits versichert er, es gebe

> wertvolle und ohne ihre Schuld hilflose Menschen, bei denen die unentgeltliche Behandlung nicht auf die angeführten Hindernisse stößt und schöne Erfolge erzielt (1913c, S. 465).

Die Kostenübernahme durch die Krankenkasse macht den Patienten auch von der wohlwollenden Einschätzung des Analytikers unabhängig. In vielen Ländern wird noch immer mit der Opferbereitschaft von Analytikern gerechnet, und die soziale Verantwortung wird auf poliklinische psychoanalytische Einrichtungen abgeschoben. Dort behandeln junge Analytiker oder Ausbildungskandidaten Patienten zu niedrigsten Honoraren, die noch nicht einmal die eigenen Kosten decken. An vielen Orten stellen erfahrene Analytiker, die von der Privatpraxis leben, ihre Zeit als Supervisoren kostenlos zur Verfügung. Wo bisher keine dem deutschen Sozialversicherungssystem entsprechende Lösung gefunden wurde, herrschen noch die gleichen Verhältnisse, wie sie am alten Berliner Psychoanalytischen Institut bestanden, das von Eitingon aus privaten Mitteln gegründet worden war: Dort wurden einkommensschwache Patienten gegen geringe Honorare behandelt.

Honorierung

Der Vergleich unserer heutigen Situation in der Bundesrepublik Deutschland mit der Lage in Ländern ohne Krankenkassenregelung ist eklatant. Die Leistung des Analytikers wird bei uns mit einem Betrag zwischen 92 Euro (Privatpatienten) und 78 Euro (Pflichtversicherte) pro 50-minütiger Sitzung honoriert. Er kann mit einem sicheren Einkommen rechnen, dessen Höhe bei einer täglichen Arbeitszeit von 8–10 Sitzungen leicht zu errechnen und vergleichsweise begrenzt ist, zumal wenn man berücksichtigt, dass die Ausbildung zum Analytiker langwierig und kostspielig ist.

In der Gebührenordnung ist die persönliche ärztliche Leistung pro Sitzung insgesamt noch immer unterbewertet. Dies trifft besonders für die hochspezialisierte und zeitaufwändige psychoanalytische Tätigkeit zu. Hierin kommt neben anderem eine weit verbreitete Idealisierung bei gleichzeitiger Entwertung zum Ausdruck. Seelische Hilfeleistung wird auf hoher immaterieller Ebene angesiedelt und glorifiziert. Sie darf nicht mit irdischen Dingen – und schmutzigem Geld – in Verbindung gebracht werden; sie soll unbezahlbar bleiben und nicht beruflich ausgeübt werden. Psychotherapie wird von Laien wie von Ärzten in gleicher Weise entwertet: »Da wird doch nur geredet – das kann doch keinen Wert haben und darf deshalb kein Geld kosten«.

Idealisierung und Entwertung fordern im seelischen Haushalt des Einzelnen ihren Preis – und wer bezahlt die Rechnung? Wenn der Patient den Analytiker nicht aus seiner eigenen Tasche entlohnt, fällt auch die unmittelbare, symbolische Wiedergutmachung weg. Umso wichtiger ist es, den mittelbaren Ausgleich durch die Krankenkasse, deren Mitglied der Patient ist, im Auge zu behalten bzw. zu interpretieren. Die Funktion des Dritten im Bunde ist in ihrer vielfältigen Bedeutung für die Interaktion zwischen Patient und Analytiker fortlaufend zu erhellen, um Verschiebungen und Projektionen eigener Selbstanteile rückgängig machen zu können. Hierfür dienten uns der Zusammenhang von Entwertung und Idealisierung und die Rolle der Entlohnung als ein Beispiel unter vielen anderen. Wir verdanken Cremerius (1981a) eine systematische Untersuchung vieler Aspekte des Einflusses der Bezahlung durch die Krankenkassen auf die Beziehung zwischen Patient und Analytiker und auf die Entfaltung und Gestaltung der Übertragungsneurose. Natürlich wurde durch die Anerkennung der Psychoanalyse als Therapie im Rahmen der RVO auch das Sozialprestige des Berufs erhöht. Dieser Faktor wirkt sich ohne Zweifel sowohl auf den Patienten als auch auf den Analytiker günstig aus, auch wenn wir den Aufbau einer vertrauensvollen therapeutischen Beziehung vorwiegend in anderen Dimensionen suchen und finden.

Die Kostenübernahme der analytischen Therapie durch die Krankenkassen hat eine Basis geschaffen, die den Analytiker unabhängig von wohlhabenden Privatpatienten gemacht hat, die ihre Rechnungen pünktlich bezahlen. Er kann nun, wie Ehebald (1978) ausgeführt hat, Erstinterviews (bis zu sechs Gespräche als Grundlage für die Antragstellung) ausschließlich patientengerecht führen, weil er bei seinen Entscheidungen über die Wahl des psychotherapeutischen Verfahrens vom Druck der Frage befreit ist, wie viel Geld der Patient hat. Der heute in der Bundesrepublik Deutschland niedergelassene Psychoanalytiker braucht sich auch nicht mehr (wie Freud und Eissler) mit der Frage zu befassen, wie viele Gratisbehandlungen oder Therapien zu einem erniedrigten Honorar er mit dem Lebensstandard seiner Familie noch vereinbaren kann. Im Hinblick darauf erinnern wir an die folgenden Ausführungen Freuds:

> … man halte sich aber vor, dass eine Gratisbehandlung für den Psychoanalytiker weit mehr bedeutet als für jeden anderen, nämlich die Entziehung eines ansehnlichen Bruchteiles seiner für den Erwerb verfügbaren Arbeitszeit … auf die Dauer von vielen Monaten.

Eine zweite Gratisbehandlung schränke die Erwerbsfähigkeit derart ein, dass dies »der Wirkung eines schweren traumatischen Unfalles« gleichzusetzen wäre. Freud fragt dann, »ob der Vorteil für den Kranken das Opfer des Arztes einigermaßen aufwiegt« (1913c, S. 465).

Wir interpretieren diese Überlegung Freuds dahingehend, dass es darum geht, eine für **beide** Teile akzeptable Lösung zu finden. Deshalb haben wir auch betont, dass der Patient durch seine Beiträge zur Krankenkasse die Therapie partiell selbst finanziert und sein soziales Empfinden durch die Tatsache berührt wird, dass darüber hinaus die Solidargemeinschaft der Versicherten für ihn aufkommt. Im Unterschied zu den analytisch kaum lösbaren Problemen, die bei Gratisbehandlungen oder auch bei weit unterbezahlten Therapien in Ambulanzen aufkommen, sind die Schwierigkeiten, die sich daraus ergeben, dass die Kosten der Therapie bei den pflichtversicherten Patienten voll übernommen werden und der Patient das Honorar nicht direkt aus der eigenen Tasche entrichtet, interpretativ zu überwinden. Die Gegenübertragung des Analytikers wird weit weniger belastet, wenn seine Leistung ausreichend honoriert wird, und in dieser Hinsicht ist es nicht wesentlich, woher das Geld kommt.

Demgegenüber sind angehende oder junge Analytiker des Auslands, die in Ambulanzen psychoanalytischer Institute Patienten nahezu kostenlos behandeln und u. U. sogar noch das Honorar für die Supervision selbst bezahlen müssen, erheblichen Belastungen ausgesetzt. Offenkundig werden diese Probleme im Augenblick der Beendigung der Ausbildung, der oft auch rasch die Terminierung solcher unterbezahlter Analysen folgt. Trotz großer behandlungstechnischer Schwierigkeiten im Einzelnen, wie sie 1978 anlässlich einer Tagung der Deutschen Psychoanalytischen Vereinigung diskutiert wurden, teilen wir die Auffassung von Cremerius (1981a), dass die indirekte Bezahlung kein ernsthaftes Hindernis für den psychoanalytischen Prozess bildet. Die den Psychotherapierichtlinien immanenten Komplikationen liegen, wie wir im Folgenden zeigen werden, eher auf einem anderen Gebiet.

Komplikationen durch Erfolgsdruck

Die auftretenden Schwierigkeiten hängen mit der Bindung der Richtlinienpsychotherapie an den medizinischen **Krankheitsbegriff** und mit der **zeitlichen Befristung** der Leistungspflicht der gesetzlichen Kassen unter den Gesichtspunkten von Notwendigkeit, Zweckmäßigkeit und Wirtschaftlichkeit zusammen. Die Richtlinien orientieren sich an Erfahrungswerten, die Komponenten des Kompromisses sind, durch den die Erfordernisse psychoanalytischer Therapie mit den gesetzlichen Normen in Einklang gebracht wurden. Betrachten wir zunächst den Bereich der **Übereinstimmung** zwischen Richtlinien und psychoanalytischer Praxis. Zu diesem Zweck machen wir den Leser mit den Abschnitten 6 und 9 des Formulars bekannt, das der antragstellende Analytiker ausfüllen und das dem Gutachter vorgelegt werden muss. Unter diesen beiden Ziffern ist Folgendes zu beantworten:

> 6) Psychodynamik der neurotischen Erkrankung
> Darstellung der neurotischen Entwicklung und des intrapsychischen Konflikts mit der daraus folgenden neurotischen Kompromiss- und Symptombildung. (Zeitpunkt des Auftretens der Symptome und die auslösenden Faktoren im Zusammenhang mit der psychodynamischen Entwicklung sind zu beschreiben).
> 9) Prognose der Psychotherapie
> Beurteilung des Problembewusstseins des Patienten, Beurteilung seiner Verlässlichkeit und seiner partiellen Lebensbewältigung, sowie seiner Fähigkeit oder seiner Tendenz zur Regression, Beurteilung seiner Flexibilität und seiner Entwicklungsmöglichkeiten

Die Richtlinien fordern hier vom antragstellenden Analytiker nichts anderes als eine rationale Begründung seines therapeutischen Handelns nach den Prinzipien der ätiologischen Theorie der Psychoanalyse. Auch der Gutachter orientiert sich am allgemeinen Erkenntnisstand und am eigenen Erfahrungsschatz. Dieser Hintergrund erlaubt es ihm, die **Plausibilität** der beschriebenen psychodynamischen Zusammenhänge einzuschätzen. Seine Hauptaufgabe besteht darin, die Krankheitswertigkeit der Symptome festzustellen. Außerdem kann sich der Gutachter unter Einbeziehung anderer Punkte des Antrags ein Bild davon machen, ob die geschilderten Zusammenhänge zwischen Kompromiss- und Symptombildung und den Schwerpunkten der Therapie in sich überzeugend sind. Ob diese Beschreibungen mit der Wirklichkeit übereinstimmen und ob der behandelnde Analytiker sich in seiner Praxis daran orientiert, bleibt dem Gutachter selbstverständlich verborgen. Er gewinnt jedoch einen gewissen Einblick in den Verlauf, denn der antragstellende Analytiker ist verpflichtet, bei Verlängerungen nach jeweils 80 Sitzungen eine Zusammenfassung des bisherigen Therapieverlaufs zu geben und die Änderung der Symptomatik im Verhältnis zu Übertragung und Widerstand darzustellen. Die jeweils erneute Einschätzung der Prognose unter Berücksichtigung von Regression und Fixierung gehört zu den wichtigen Punkten des Schemas, das den Fortsetzungsanträgen zugrunde liegt.

Das »peer report system«

Dem Leser wird deutlich geworden sein, dass sich der antragstellende und der begutachtende Analytiker innerhalb eines Indikations- und Verlaufsschemas bewegen, das wesentliche Prinzipien der psychoanalytischen Theorie enthält. Ohne diese gemeinsame Basis könnte kein »peer report system« funktionieren, dessen Bewährung auch Beland (zit. nach Cremerius 1981a) in seiner durchaus kritischen Stellungnahme eingeräumt hat. Die klar definierte Funktion des begutachtenden Analytikers erlaubt ihm keine Eingriffe in die Behandlungsführung seines Kollegen. Prekär wird seine Position dann, wenn er den Eindruck gewinnt, dass im Antrag keine Prozesse beschrieben werden, die von ihm nachvollzogen werden können. Denn vom Antrag wird eine gewisse Überzeugungskraft und innere Konsistenz erwartet, und beim Fortsetzungsantrag ist auszuführen, wie sich die Übertragungsneurose entwickelt und welche Veränderungen der Symptome (Besserung oder Verschlechterung) sich hierbei ergeben. Das »peer report system« hat dazu geführt, dass Gutachter sich in Zweifelsfällen mit den antragstellenden Kollegen in Verbindung setzen, wodurch sich der Dialog zwischen Analytikern intensiviert hat.

Einbeziehung des Patienten

Vielleicht reichen diese Anmerkungen zu einem wesentlichen Aspekt der Richtlinien bereits aus, um die folgende Auffassung zu begründen: Im Antrag an den begutachtenden Kollegen zur Genehmigung bzw. Fortführung der analytischen Psychotherapie oder tiefenpsychologisch fundierten Psychotherapie geht es wie in jedem behandlungstechnischen Seminar darum, die psychodynamischen Einschätzungen mit den behandlungstechnischen Schritten in Einklang zu bringen und am Verlauf zu zeigen, wie der Patient auf die Therapie reagiert. Denn ob das Ganze stimmig ist, entscheidet sich auf der Seite des Patienten. Deshalb ist es auch aus behandlungstechnischen und nicht nur aus rechtlichen Gründen geboten, die Anträge so abzufassen, dass der Patient diese auf Wunsch lesen und verstehen kann. Die Teilhabe des mündigen Patienten an den zusammenfassenden Reflexionen seines Analytikers ist wahrscheinlich nur dann schädlich, wenn diese erheblich von den Einsichten abweichen, die interpretativ vermittelt wurden. Sofern die Diskrepanz zwischen dem, was in den Anträgen steht, und dem, wie der Patient die Therapie erlebt, im Dialog über den Inhalt der Anträge nicht überbrückbar ist, ist der dyadische Erkenntnisgewinn nicht hoch zu veranschlagen. Nach der psychoanalytischen Theorie ist dann auch kaum mit einem Heilungserfolg zu rechnen.

Selbstkontrollfunktion der Anträge

Die Richtlinien fordern vom behandelnden Analytiker eine Art von Selbstkontrolle: Er wird zu einer Aufgabe angehalten, zu der er ohnedies verpflichtet ist. Denn die meisten Analytiker sind sich darin einig, dass es unerlässlich ist, gelegentlich intensiv anhand analytischer Kriterien über den Verlauf einer Therapie nachzudenken. Im Falle des Gutachterverfahrens nimmt ein anderer Analytiker mit genau und eng umschriebenen Funktionen zum Ergebnis dieses Nachdenkens Stellung – übrigens mit Vetorecht des Antragstellers. Sieht man in der Selbstkontrolle den Beginn wissenschaftlicher Arbeit in der Praxis, so könnte man das Gutachterverfahren sogar als eine erweiterte Selbstkontrolle verstehen (Piechotta 2003, S. 139ff.). Tatsächlich bilden die Anträge in vieler Hinsicht eine noch völlig unausgeschöpfte Fundgrube. Denn in ihnen spiegelt sich die psychoanalytische Praxis so wider, wie sie der behandelnde Analytiker im Rahmen des in den Richtlinien formulierten psychoanalytischen Schemas sieht und beschreibt (Rudolf et al. 2002b).

Zeitlicher Druck

Es ist eine Binsenwahrheit, dass der psychoanalytische Prozess Zeit braucht. Aus prinzipiellen und behandlungstechnischen Gründen werfen deshalb die Fortführungsanträge und die Limitierung die größten Probleme auf, weshalb wir dieses Thema eingehend erörtern wollen.

Die Komponenten dieses Kompromisses sind folgende:

1. Es ist einerseits seit der ersten, wenn auch methodisch noch unzureichenden Statistik des alten Berliner Psychoanalytischen Instituts erwiesen, dass in vielen Fällen zufrieden stellende Behandlungsergebnisse auch durch zeitlich befristete tiefenpsychologisch fundierte und analytische Psychotherapien erzielt werden können.
2. Auf der anderen Seite haben sich die Analysen seit den frühen 50er-Jahren immer mehr verlängert. Vorreiter der »Supertherapie« (Balint 1954, S. 158) sind die sich stetig verlängernden Lehranalysen (Kächele 2001).
3. Die Ziele dieser Analysen bewegen sich immer weiter von der Therapie krankheitswertiger Symptome im Sinne des medizinischen Krankheitsbegriffs und von der Bindung an den Nachweis von Notwendigkeit, Wirtschaftlichkeit und Zweckmäßigkeit weg.

Mit der Besserung krankheitswertiger Symptome auf der Basis partieller Strukturveränderungen geht, um Freud (1895d, S. 312) zu paraphrasieren, neurotisches Elend in der Regel in gemeines Glück über, das allerdings nicht frei von Unglück und lebensgeschichtlicher Tragik sein kann. Wann dieser Zustand erreicht ist, ist eine Ermessensfrage.

Trotz der Limitierungen kennen die Richtlinien keine absolute Höchstgrenze. Wie der eine von uns (H. Thomä) als Gutachter feststellen konnte, ist es aber relativ selten, dass Fortführungsanträge über die Regelzeiten hinaus in der Weise begründet werden, wie sie Freud für die Durchführung der besonders tiefen Analyse gefordert hat (▶ Kap. 10). Häufiger begegnet man einer Argumentation, die zeigt, dass es nicht leicht ist, zeitlichen Rahmen und therapeutische Nutzung von Regressionen in eine ausgewogene Beziehung zueinander zu bringen. Mit dem Thema der therapeutischen Nutzung regressiver Prozesse werden wir uns in ▶ Kap. 8 eingehend befassen. Hier muss der Hinweis genügen, dass es für die analytische Psychotherapie innerhalb der Richtlinien von großer Bedeutung ist, die sozialen und ökonomischen Realitäten im Auge zu behalten. Diese erlauben keine Regression um ihrer selbst willen. Hierzu trägt die Lage der Versichertengemeinschaft bei, und damit kommen wir zu einer weiteren Komponente des erreichten Kompromisses.

4. Finanzielle Erwägungen der Krankenkassen spielten bei der Limitierung deshalb eine Rolle, weil die Versicherungen bei einer Aufweichung des Krankheitsbegriffs und einer Erweiterung der Zuständigkeit für finanzielle Hilfeleistungen bei der Behebung sozialer und familiärer Probleme oder der Erhöhung der sogenannten Lebensqualität insgesamt eine Fülle von auch finanziell nicht mehr lösbaren Problemen auf sich zukommen sahen – vom gesetzlichen Rahmen der RVO einmal abgesehen.
   Beland führt hierzu folgendes aus:

> Eine derartige Mittelbeschränkung aus wirtschaftlichen Gründen ist für jeden Patienten, jeden Therapeuten, jeden Gutachter einsehbar und annehmbar – sie ist ehrlich und bedarf keiner neurosentheoretischen Begründung. Das Dilemma der RVO, die Begrenzung einer Kassenleistung statt durch Geldmangel durch eine Behandlungstheorie legitimieren zu müssen, ist ein Übelstand mit schädlichen Auswirkungen auf Gutachter, Behandler und vor allem auf Patienten. Es wäre deshalb zu wünschen, die Gutachter würden sich davon befreien, ihrerseits zu begründen, weshalb die Kassenleistung nach 240 oder 300 Stunden aufhört (Beland 1978, S. 9; s. oben).

Aus unseren obigen Ausführungen ergibt sich, dass die den Richtlinien zugrunde liegende Behandlungstheorie keine absolute Begrenzung festlegt. Sie ist streng psychoanalytisch aufgebaut und macht deshalb den empirischen Nachweis im Sinne Freuds erforderlich (▶ Kap. 10). Wie wir bereits ausgeführt haben, hat allerdings auch die Mittelbeschränkung zur Leistungsbegrenzung beigetragen, für die es wiederum mehrere Gründe gibt:

- Zum einen ist es erwiesen, dass bei vielen Patienten innerhalb von 300 Sitzungen eine nachhaltige Symptombesserung erreicht werden kann, die durchaus auch eine zumindest partielle Strukturveränderung vermuten lässt, wobei wir hier die Schwierigkeit von deren Nachweis beiseite lassen wollen.
- Zum anderen ist es aber ebenso erwiesen, dass nicht wenige der danach noch fortgesetzten Analysen der Bereicherung an Lebensqualität jenseits von gesund oder krank, also jenseits des medizinischen Krankheitsbegriffs, dienen.

Wir empfehlen die kritischen Anmerkungen Belands und unsere Überlegungen hierzu der Aufmerksamkeit sowohl der behandelnden Analytiker als auch der Gutachter. Denn es ist wesentlich, dass die soziale Realität in die Interpretation der Übertragungsneurose einbezogen wird, wobei auch die Flexibilität der Richtlinien zu berücksichtigen ist.

Therapiedauer und Verlängerung

Es hat wenig Sinn, ja es kann sich sogar antitherapeutisch auswirken, wenn man schon in den ersten Sitzungen Angaben über die Dauer der Analyse macht – sei es hinsichtlich ihrer Limitierung im Rahmen der Richtlinien, sei es im Blick auf ihre utopische Unendlichkeit. Wohl aber ist es im Kontext der Verlängerungsanträge unerlässlich, Zeit und Geld – und damit auch die Rolle des Gutachters – in die Interpretation der Übertragung einzubeziehen. Kommt es zu Selbstmordgefährdungen beim Auslaufen von durch die Krankenkassen bezahlten Behandlungsperioden, so muss zunächst über die Behandlungsführung reflektiert werden, bevor man die Einschränkungen der Richtlinien kritisiert. Glücklicherweise entspricht es unserer analytischen Erfahrung, dass innerhalb der Richtlinien in der Mehrzahl der Fälle günstige Veränderungen der Symptomatik des Kranken eintreten und sich dabei auch thematische Verlagerungen vom Krankhaften hin zu Lebensschwierigkeiten einstellen, die auch Freud nicht mehr zu den Neurosen zählte. Für die Schwerkranken ermöglichen die Richtlinien im Sinne des oben diskutierten Punktes aus unserer Sicht sogar eine lange Analyse, wenn diese mit einer bedingten Prognose versehen werden kann. Im Streitfall können sozialgerichtliche Verfahren eine Entscheidung herbeiführen (Kächele et al. 1995).

Box

Die meisten tiefenpsychologisch fundierten und analytischen Psychotherapien werden innerhalb der durch die Richtlinien vorgegebenen zeitlichen Begrenzungen, also nach 50 bzw. mit Verlängerung nach 80 Sitzungen oder nach 240 bzw. 300 Sitzungen, beendet (Kächele 1990, 1994). Natürlich wäre es wesentlich, den Therapieerfolg zu kennen, und im Hinblick auf die Fremdfinanzierung wäre es interessant zu erfahren, aus welchen Gründen welche Patienten die Therapie aus eigenen Mitteln fortsetzen. Bei beiden Fragen sind wir auf Schätzungen angewiesen. Orientiert man sich an den Ergebnissen der Psychotherapieforschung, so ist es wahrscheinlicher, dass etwa zwei Drittel der Patienten die Therapie geheilt oder gebessert verlassen und eine Katamnese bei einem Drittel keine wesentliche Besserung der Symptomatik ergeben würde.

Übergang zur Eigenfinanzierung

Ob eine längere Therapiedauer unter denselben Bedingungen (derselbe Analytiker und Fremdfinanzierung) oder unter veränderten Bedingungen (beispielsweise Eigen- statt Fremdfinanzierung) bei diesem Drittel ohne Variation oder Modifikation der Methode oder Wechsel des Analytikers zur Besserung oder Heilung führen würde, muss offen bleiben. Hingegen glauben wir, eine ziemlich zuverlässige Aussage darüber machen zu können, unter welchen Umständen Patienten bereit sind, die Analyse nach Ablauf der Fremdfinanzierung als Selbstzahler fortzusetzen. Um diese Frage beantworten zu können, müssen wir an den Anfang der Therapie zurückgehen und ins Auge fassen, welchen allgemeinen Einfluss der analytische Prozess auf das Denken und Erleben hat. Zunächst richtet sich die Erwartung und Hoffnung aller Patienten darauf, gesund und leistungsfähig zu werden, und sie interessieren sich dafür, wie wirksam die analytische Therapie ist. Die wachsende Einsicht in Beziehungskonflikte und deren Zusammenhang mit Symptomschwankungen kann freilich auch diese Patienten zu Zielvorstellungen führen, die nur noch wenig mit dem medizinischen Gesundheits- und Krankheitsbegriff oder den darauf bezogenen Richtlinien zu tun haben.

Die Lebensschwierigkeiten und Zielvorstellungen, die Analysanden im Laufe der Behandlung entwickeln, decken sich oft nur noch randständig mit dem medizinischen Krankheits- bzw. Gesundheitsbegriff. Faber (1981) hat bei aller Würdigung des utopischen Elements, das den Wunsch nach Selbstfindung mit Hilfe der Psychoanalyse kennzeichnet, aufgezeigt, dass »illusionär-utopische Elemente in analytischen Zielvorstellungen auch als Übertragungs- und Gegenübertragungsphänomene« aufgefasst werden müssen. Er plädiert dafür, die Realisierung begründeter Utopien der Psychoanalyse nüchtern und stetig voranzutreiben als eine »Kulturarbeit etwa wie die Trockenlegung der Zuydersee« (Freud 1933a, S. 86).

Wir schätzen, dass etwa 10–20% der Klientel einer durchschnittlichen psychoanalytischen Praxis nach Ablauf der Fremdfinanzierung die Analyse aus eigenen Mitteln fortsetzen. Diese Gruppe ist recht unterschiedlich zusammengesetzt. Die Hoffnung dieser Patienten kann sich auf viele Ziele richten (Henseler u. Wegener 1993).

- Da ist die Gruppe derer, die wegen einer schweren Symptomatik eine Therapie gesucht haben. Im Sinne unserer obigen Ausführungen könnte für nicht wenige dieser Kranken durch einen wissenschaftlich begründeten Antrag die Fortführung der Therapie auf Kosten der Krankenkasse erreicht werden.
- Dann finden wir unter den sekundären Selbstzahlern Personen, die sich von einer weiteren Analyse eine Vertiefung der Sinnfindung versprechen. Manche können ihren Beruf oder das Leben nur mit Hilfe einer Beziehung zum Analytiker ertragen.

Wie viel einem Analysanden die von medizinischen Erwägungen unabhängige Sinnfindung wert ist, steht in Relation zu seinen materiellen Möglichkeiten. Dem reichen Selbstzahler und seinem Analytiker fällt die Entscheidung beim Abwägen der Güter leichter als dem mittleren, nur von seinem Gehalt lebenden Beamten.

Deshalb ergibt sich beim Übergang zur Eigenfinanzierung oft die Notwendigkeit, die Frequenz der Sitzungen oder das Honorar zu reduzieren. Dann geht es nicht nur darum, wie viel der Patient bestenfalls bezahlen kann, sondern welcher Betrag für den Analytiker noch akzeptabel ist, ohne dass die in Kauf genommenen Einschränkungen und Opfer die analytische Beziehung so belasten, dass die Zusammenarbeit darunter leidet. Denn ein erheblich reduziertes Honorar bringt bei höherfrequenten Analysen eine nicht unbeträchtliche Einkommenseinbuße des Analytikers mit sich, wovon besonders die ohnedies finanziell belasteten Ausbildungskandidaten überall in der Welt betroffen sind. Die private Weiterfinanzierung der Therapie ist bei vielen nicht allein stehenden Patienten eine Angelegenheit, die den Lebensstandard der Familie betreffen kann. Deshalb sind zusätzliche Konflikte mit den abwesenden Dritten zu erwarten. Es geht also schließlich darum, mit den Dritten im Bunde einen Ausgleich zu finden. Viele Gesichtspunkte sind einzubeziehen, um einen tragfähigen Ausgleich mit den Dritten im Bunde – der Familie, der Krankenkasse und dem Analytiker – und eine Versöhnung mit sich selbst zu finden.

Regeln

7.1 Die mehrfache Funktion psychoanalytischer Regeln

Vergleich mit den Regeln des Schachspiels

Die psychoanalytischen Behandlungsregeln verglich Freud mit den Regeln im Schachspiel: Hier wie dort erzeugen die Regeln eine unendliche Vielfalt von Situationen, die nur in der Eröffnungs- und Beendigungsphase eingeschränkt sind.

> Es sind Bestimmungen darunter, die kleinlich erscheinen mögen und es wohl auch sind. Zu ihrer Entschuldigung diene, dass es eben Spielregeln sind, die ihre Bedeutung aus dem Zusammenhange des Spielplanes schöpfen müssen. Ich tue aber gut daran, diese Regeln als »Ratschläge« auszugeben und keine unbedingte Verbindlichkeit für sie zu beanspruchen ... Die Plastizität aller seelischen Vorgänge und der Reichtum an determinierenden Faktoren widersetzen sich auch einer Mechanisierung der Technik und gestatten es, dass ein sonst berechtigtes Vorgehen gelegentlich wirkungslos bleibt und ein gewöhnlich fehlerhaftes zum Ziele führt. Diese Verhältnisse hindern indes nicht, ein durchschnittlich zweckmäßiges Verhalten des Arztes festzulegen (Freud 1913c, S. 454f.).

Der Rückgriff auf das Schachspiel liegt nahe, wenn es darum geht, die Variabilität der Behandlungsführung bildhaft darzustellen. Die komplexen interaktionellen Sequenzen, die einer bestimmten Form der Verteidigung oder dem Endspiel im Schach zugrunde liegen, haben Ähnlichkeit mit den Strategien der Behandlungsführung. Für sie lassen sich Ratschläge formulieren, die strategische Überlegungen in Regelform fassen. Anders dagegen sind die eigentlichen Spielregeln im Schach zu verstehen, die z. B. die Bewegungen der Spielfiguren festlegen und gleichsam Gesetzesfunktion haben, da ihre Einhaltung erst das Schachspiel konstituiert.

Während es im Schachspiel einfach ist, zwischen regelwidrigem und unzweckmäßigem Vorgehen zu unterscheiden, ist dies in der Psychoanalyse schwierig. Das liegt zum einen an der historischen Entwicklung der psychoanalytischen Theorie und Technik, zum anderen an den unterschiedlichen Funktionen, die psychoanalytischen Regeln eigen sind. So sei daran erinnert, wie stark die psychoanalytische Situation bei Freud den Charakter eines Assoziationsexperiments hatte, das zur Erforschung der Neurosenentstehung diente. Freud hielt auch in den späteren Behandlungsführungen an Elementen dieser Experimentalsituation fest (Cremerius 1981b). Die striktesten und eindeutigsten Handlungsanweisungen formulierte er hinsichtlich der Rahmenbedingungen für diese Situation; die Regeln schienen eine »soziale Nullsituation« herzustellen:

> Das völlig rationalisierte psychoanalytische Setting ermöglichte es ihm, seinem zweifachen Auditorium – Patienten und wissenschaftlicher Öffentlichkeit – zu beweisen, dass die Produktionen der Patienten nicht vom Therapeuten induziert, sondern aus der psychischen Aktivität des Patienten zu erklären waren (de Swaan 1978, S. 818).

Zuverlässigkeit von Regeln

Dieses Ideal für sozialwissenschaftliche Fragestellungen ist nicht angemessen; dies hat sich längst herausgestellt. Die »soziale Nullsituation« ist niemals konkret herstellbar gewesen, auch wenn sie als leitende Utopie die psychoanalytische Praxis zu deren Schaden beeinflusst hat. Die strikte Handhabung der Rahmenbedingungen ist darauf zurückzuführen, dass sie von Analytikern überwiegend als **Spielregeln** aufgefasst werden und nicht als Mittel einer günstigen **Behandlungsstrategie**. Die Frage, wie zuverlässig selbst solche scheinbar eindeutigen Regelungen zum Ziel führen, wurde von Wittgenstein in aphoristischer Weise verfolgt:

> Eine Regel steht da, wie ein Wegweiser. – Lässt er keinen Zweifel offen über den Weg, den ich zu gehen habe? Zeigt er, in welche Richtung ich gehen soll, wenn ich an ihm vorbei bin; ob der Straße nach oder dem Feldweg oder querfeldein? Aber wo steht, in welchem Sinne ich ihm zu folgen habe; ob in der Richtung der Hand oder (z. B.) in der entgegengesetzten? – Und wenn statt eines Wegweisers eine geschlossene Ket-

> te von Wegweisern stünde oder Kreidestriche auf dem Boden liefen, – gibt es für sie nur eine Deutung? – Also kann ich sagen, der Wegweiser lässt doch keinen Zweifel offen. Oder vielmehr: er lässt manchmal einen Zweifel offen, manchmal nicht. Und dies ist nun kein philosophischer Satz mehr, sondern ein Erfahrungssatz (Wittgenstein 1960, S. 332f.).

Habermas hat den Zusammenhang zwischen der Einführung von Regeln und der damit möglichen Herstellung von identischer Bedeutung und intersubjektiver Geltung einfacher Symbole in Anlehnung an den Regelbegriff Wittgensteins herausgearbeitet:

> Im Begriff der Regel sind die beiden Momente vereinigt, die den Gebrauch einfacher Symbole kennzeichnen: identische Bedeutung und intersubjektive Geltung. Das Allgemeine, das die Bedeutung einer Regel konstituiert, lässt sich in beliebig vielen exemplarischen Handlungen darstellen (Habermas 1981, Bd. 2, S. 31)

Regeln konstituieren eine Bedeutungsidentität, weil sie dafür Sorge tragen, dass in der Vielfalt der Erscheinungen das Regelgeleitete als Konstante aufgesucht werden kann: sie stellen die »Einheit in der Mannigfaltigkeit ihrer exemplarischen Verkörperungen, ihrer verschiedenen Realisierungen oder Erfüllungen« her (Habermas 1981, Bd. 2, S. 32). Diese Überlegungen sind für das Verständnis der regelkonstituierten psychoanalytischen Situation von großer Wichtigkeit; sie unterstreichen, dass die Bedeutung des Verhaltens von Analytiker und Patient an die Existenz gemeinsamer Regeln gebunden ist. Die Kleinlichkeit mancher Regelungen, von der Freud im oben aufgeführten Zitat spricht, resultiert aus dem Bestreben, Bedeutungsidentität zu schaffen, auch über die Grenzen der jeweiligen Behandlungssituation hinaus. Gerade in dem von so vielen Unsicherheiten und Widersprüchlichkeiten geprägten Feld der Psychoanalyse haben Regeln die Funktion bekommen, den Zusammenhalt der Gruppe zu stabilisieren. Die Gemeinsamkeit der Regeln dient dabei als professionelles Kennzeichen. Dies erklärt, dass z. B. die Benutzung der Couch und die intensive Stundenfrequenz zu einem wesentlichen Kriterium dafür geworden sind, ob eine Behandlung als Analyse tituliert werden darf oder nicht.

Standardisierung

Der Sinn von Regeln besteht in der Intersubjektivität ihrer Geltung. Die Schaffung von Intersubjektivität ist zugleich eine weitere wichtige Funktion der Regeln, gerade im Bereich der Psychoanalyse. Ein einheitlicher Rahmen soll die Vergleichbarkeit von Befunden garantieren, soll also eine Standardisierung des psychoanalytischen Verfahrens ermöglichen (Bachrach 1983). Eine gewisse »Standardisierung« ist notwendig, wenn man sich nicht auf das Beobachten irgendwelcher Phänomene von einem x-beliebigen Standpunkt aus beschränken will, sondern klinische Daten verglichen und Beobachtungen generalisiert werden sollen. So vielfältig Patienten beispielsweise auf die Couch und das Liegen reagieren, besitzt doch der Analytiker ein gewisses Erfahrungsspektrum bezüglich dieser Reaktionen und kann deshalb diagnostische und therapeutische Rückschlüsse ziehen. Die »Standardisierung« des äußeren Rahmens vermittelt allerdings häufig lediglich einen Anschein von Gleichheit, da die Regeln in ihren Auswirkungen im hohen Maße von zusätzlichen Bedingungen abhängig sind. Festlegungen müssen dort ihre Grenzen haben, wo der therapeutische Prozess behindert wird. Im Sinne Wittgensteins geht es hier um Erfahrungssätze, die den Vergleich zwischen Regel, Weg und Ziel zum Gegenstand haben. Tatsächlich modifizieren wir die Regeln, wenn diese in die Irre führen, z. B. wenn das Liegen auf der Couch eine hemmende Wirkung auf den Patienten hat.

Flexibilität und Vielfalt statt geschlossenem Regelsystem

Die Vielfältigkeit der Randbedingungen ist auch verantwortlich dafür, dass die psychoanalytischen Behandlungsregeln kein geschlossenes und in sich strukturiertes System bilden, sondern eher eine Summe von Anweisungen auf verschiedenen Gebieten und von unterschiedlich imparativem Gehalt sind. Die wichtigsten Behandlungsempfehlungen verteilen sich bei Freud auf mindestens ein

Dutzend seiner Schriften. Eine Arbeitsgruppe am Sigmund-Freud-Institut hat 249 solcher Empfehlungen aufgelistet und zu kategorisieren versucht. Die Gliederung in elf Kategorien, die von »Regeln für das Verhalten« bis zu »Regeln für die Indikationstellung« reichen, verdeutlicht die Vielfältigkeit und das unterschiedliche Abstraktionsniveau dieser Empfehlungen (s. Köhler-Weisker 1978).

Wie viele dieser zahlreichen Richtlinien wirkliche Spielregeln des psychoanalytischen Schachspiels sind und den konstitutiven Kern darstellen, ist schwer auszumachen. Denn im Unterschied zum Schachspiel gibt es keine Regeln, die nichts anderes bewirken würden, als dass zwei Menschen sich zu einem Spiel zusammenfinden. Spielregeln der Psychoanalyse sind immer zugleich auch Strategieregeln, die in jeder einzelnen Beziehung ausgehandelt und kontinuierlich bestätigt werden müssen. Dies unterscheidet sie vom Regelsystem des Schachs, bei dem Spielregel und Strategieregel klar getrennt sind.

Zweckmäßigkeit wider theoretische Verankerung

Behandlungsregeln sind grundsätzlich zielorientiert, sie lassen sich, wie Tafertshofer (1980) darlegt, als Einzelschritte der psychoanalytischen Methodik begreifen und dadurch mit anderen wissenschaftlichen Methoden vergleichen. Diese Zielorientierung verbietet aber gerade jene Kanonisierung von Regeln, wie sie im Schachspiel selbstverständlich ist. Freud war sich dieser Problematik bewusst, und bei ihm hatte daher die Zweckmäßigkeit Vorrang.

Die kritische Auseinandersetzung mit der Zweckmäßigkeit von Regeln scheint uns innerhalb der Psychoanalyse noch eher schwach entwickelt. Regeln werden allzu häufig nicht mit ihrer Nützlichkeit, sondern mit ihrer Verankerung in der psychoanalytischen Theorie begründet. Nun ist diese theoretische Verankerung eine schwierige Sache. Westmeyer (1978, S. 123) hat in einer kritischen Revision der verhaltenstherapeutischen Regeln Überlegungen angestellt, die auch für das psychoanalytische Regelverständnis gültig sind. Er weist nach, dass die logische Ableitung technologischer Regeln aus Erkenntnissen der Grundlagenwissenschaft eine Utopie ist.

> Technologische Regeln sind deshalb auch nicht wahr oder falsch, wie die Aussagen wissenschaftlicher Theorien, die Gesetze, sondern mehr oder weniger wirksam bzw. effektiv – in dem Maße nämlich, wie in der Tat die betreffenden Zielzustände nach Realisierung der empfohlenen Maßnahmen eintreten.

Wir werden zu diesem Problem in ▶ Kap. 10 ausführlicher Stellung nehmen.

Auf die Psychoanalyse bezogen kann man feststellen, dass ihre Theorien ganz überwiegend nach den Entstehungsbedingungen fragen, die technischen Regeln aber an den notwendigen und hinreichenden Änderungsbedingungen orientiert sind: Die Technik ist in der Psychoanalyse nicht einfach eine Anwendung der Theorie.

Spielregel- und strategische Funktion

Das Verhältnis von Spielregelfunktion und strategischer Funktion jeder einzelnen Behandlungsregel befindet sich in ständigem Fluss. Sicherheitsbedürfnisse und Identitätsprobleme auf Seiten des Analytikers fördern die Verabsolutierung von Regeln. Aufkommende Schwierigkeiten im therapeutischen Prozess erzwingen häufig eine Überprüfung der Zweckmäßigkeit und damit eine Infragestellung der Behandlungsempfehlungen. Patienten tragen das Ihre zu dieser Fluktuation bei: Es kann einem aufmerksamen Patienten nicht entgehen, dass ein Analytiker in bestimmter Weise regelhaft vorgeht, selbst wenn dem Patienten dies nicht mitgeteilt wird. Fragen nach der Berechtigung eines solchen Vorgehens werden häufig von den Patienten selbst aufgeworfen. Es ist deshalb nur eine Frage der Zeit, wann in einer Analyse auch die Rahmenbedingungen zum Gegenstand kritischer Fragen gemacht werden. Sie verlieren dann temporär ihren Status als Rahmen und werden heftig umkämpft, bis entweder die unbewussten Determinanten der Infragestellung verstanden und aufgelöst oder die Rahmenbedingungen entsprechend modifiziert worden sind. Behandlungsregeln laden gerade dazu ein, zum Schauplatz der Auseinandersetzung zwischen Patient und Analytiker zu werden; dies ist eine Erfahrung, die nicht nur nicht vermieden werden kann, sondern vielleicht auch gar nicht vermieden werden sollte.

Dass sich in umgekehrter Weise Patienten die Regeln ihrer Analytiker zu Eigen machen und zu verabsolutieren beginnen, hat Cremerius (1977) an Patienten mit Über-Ich-Störungen überzeugend gezeigt. Es erübrigt sich zu sagen, dass die Effektivität der Behandlung durch eine Verabsolutierung von Regeln ebenso stark gefährdet wird wie durch das schrankenlose Infragestellen jeder strukturierenden Vereinbarung. Therapeutisch ist es unerlässlich, Regeln in Abhängigkeit von der jeweiligen Situation und den Störungen des Patienten zu variieren.

In Umkehr des bekannten Sprichwortes kann man formulieren, dass **in der Psychoanalyse Ausnahmen die Regel** sind. Ob und wie die vom Analytiker eingeführten Regelungen begründet werden, ist entscheidend durch die Art der therapeutischen Beziehung bestimmt. Wir plädieren dafür, dass Regeln im Hinblick auf ihre therapeutische Zweckmäßigkeit sorgfältig erläutert werden und dass dabei die Vorteile für die Arbeitsfähigkeit des Analytikers sowie die Nachteile für das aktuelle Wohlbefinden des Patienten nicht unterschlagen werden. Der analytische Prozess entwickelt sich dann im Wechselspiel zwischen Infragestellung und verstärkter Etablierung der die Behandlung begleitenden Regelungen. Günstigenfalls entwickeln Analytiker und Patient in diesem Wechselspiel gemeinsam das für die Behandlung optimale Regelverständnis (s. auch Mooij 1982).

Abstinenz und Neutralität

Wir erwähnten bereits, dass die Behandlungsempfehlungen im Bereich der Psychoanalyse das ganze Spektrum von theoretischen Grundannahmen, Zielvorstellungen und klinisch gewonnenen Erfahrungen widerspiegelt, und streben in diesem Kapitel keine erschöpfende Darstellung aller wichtigen Behandlungsregeln an. Statt dessen möchten wir zu einigen besonders wesentlichen Empfehlungen Stellung nehmen, unter denen die Hinweise zum Abstinenzproblem eine besondere Rolle spielen, denn sie enthalten ein behandlungstechnisches Grundprinzip. Wir haben an verschiedenen Stellen darauf Bezug genommen – so in der Einleitung, in Ausführungen zum Erstinterview, zur Übertragung bzw. Gegenübertragung und zum psychoanalytischen Prozess. Nicht zuletzt ist das Abstinenzproblem natürlich in der psychoanalytischen Grundregel und in der gleichschwebenden Aufmerksamkeit des Therapeuten enthalten, auf die wir im folgenden Abschnitt eingehen werden. Das Abstinenzproblem sei aber dennoch exemplarisch an dieser Stelle behandelt, da hier die mehrfache Funktion psychoanalytischer Regeln und die sich daraus ergebenden Probleme besonders offenkundig gemacht werden können.

Die Abstinenz hat im Bereich der Psychoanalyse zwei Seiten: Als Abstinenzregel fordert sie spezifische Beschränkungen des Patienten, als Empfehlung zur analytischen Neutralität zielt sie auf Beschränkungen seitens des Therapeuten. So definieren Laplanche u. Pontalis (1972, S. 22) die Abstinenzregel als den Grundsatz, wonach jetzt »die psychoanalytische Behandlung so geführt werden soll, dass der Patient die geringstmögliche Ersatzbefriedigung für sein Symptom findet«. Die Neutralität bezieht sich auf »eine der Qualitäten, die die Haltung des Analytikers bei der Behandlung definiert« (1972, S. 331). Beide Seiten gehören inhaltlich zusammen, sie sind einerseits durch die Charakteristika aller professionellen Beziehungen, andererseits durch die Eigenarten der analytischen Situation begründet.

Entwicklung der Abstinenzempfehlung bei Freud

Cremerius (1984) hat das Schicksal des Abstinenzbegriffs und der Abstinenzregel eindrucksvoll dargestellt. Er zeigt auf, dass der erste Rückgriff auf diese Regel bei Freud speziell durch die Behandlungsprobleme bei hysterischen Patientinnen notwendig wurde. Ihre Wünsche nach konkreten Liebesbeziehungen drohten die professionelle Beziehung zu gefährden. Zunächst also hat das Abstinenzgebot durchaus die Funktion einer »Spiel-Regel«, die die Fortführung der Analyse sichern soll:

> Das Liebesverhältnis macht eben der Beeinflussbarkeit durch die analytische Behandlung ein Ende; eine Vereinigung von beiden ist ein Unding (Freud 1915a, S. 314).

Freud zitiert in diesem Zusammenhang die allgemeingültige Moral, die er durch methodische Überlegungen ersetzen möchte. Streng genommen geht es allerdings nicht so sehr um die allgemeine Moral, als um eine ganz spezifische Norm, die den Rahmen der Beziehung zwischen Analytiker und Patient durchaus im Sinne einer Spielregel festlegt.

Die herausragende Bedeutung der Abstinenzregel resultiert aber aus Freuds Ansatz, die normative Argumentation durch eine methodenorientierte zu ersetzen: Während die ärztliche Moral es nahe legen würde, die Liebesgefühle der Patientinnen strikt zurückzuweisen, empfiehlt Freud, ihre Entwicklung nicht zu stören, um über sie die verdrängten Wunschregungen besser analysieren zu können. Nicht nur aus ärztlich-ethischen Gründen, auch aus methodischen Gründen fordert er, den erotischen Wünschen die Befriedigung zu versagen:

> Die Kur muss in der Abstinenz durchgeführt werden; ich meine dabei nicht allein die körperliche Entbehrung, auch nicht die Entbehrung von allem, was man begehrt, denn dies würde vielleicht kein Kranker vertragen. Sondern ich will den Grundsatz aufstellen, dass man Bedürfnis und Sehnsucht als zur Arbeit und Veränderung treibende Kräfte bei der Kranken bestehen lassen und sich hüten muss, dieselben durch Surrogate zu beschwichtigen (Freud 1915a, S. 313).

Die Empfehlung richtet sich hier auf die Erhaltung eines günstigen Spannungspotenzials, von dem angenommen wird, dass es den therapeutischen Prozess in Gang hält. Es sei betont, dass Freud seine Begründung in dieser Textstelle auf die Plausibilität stützt: Die Zweckmäßigkeit der Erhaltung von Spannung kann im Einzelfall überprüft und nachgewiesen werden. Auch die Warnung an den Therapeuten, den Patientinnen nicht aus Gefälligkeit oder in therapeutischer Absicht scheinbar entgegenzukommen, stützt sich auf plausible, klinisch nachvollziehbare Argumente.

Es blieb jedoch nicht bei diesen technischen Begründungen; diese verbanden sich mit den triebtheoretischen Annahmen, durch die Abstinenz und die entsprechende strikte Neutralität des Analytikers untermauert wurden. Freud selbst hat an dieser Entwicklung erheblichen Anteil. Vier Jahre nach seiner ersten Begründung der Abstinenzregel schreibt er:

> **Die analytische Kur soll, soweit es möglich ist, in der Entbehrung – Abstinenz – durchgeführt werden** … Sie erinnern sich daran, dass es eine Versagung war, die den Patienten krank gemacht hat, dass seine Symptome ihm den Dienst von Ersatzbefriedigung leisten. Sie können während der Kur beobachten, dass jede Besserung seines Leidenszustandes das Tempo der Herstellung verzögert und die Triebkraft verringert, die zur Heilung drängt. Auf diese Triebkraft können wir aber nicht verzichten; eine Verringerung derselben ist für unsere Heilungsabsicht gefährlich … Wir müssen, so grausam es klingt, dafür sorgen, dass das Leiden des Kranken in irgendeinem wirksamen Maße kein vorzeitiges Ende finde (Freud 1919a, S. 187f.; Hervorhebungen im Original).

Freud empfiehlt in diesem Zusammenhang, durch Setzen von »empfindlichen Entbehrungen« Leiden aufzurichten, Ersatzbefriedigungen aufzuspüren und vom Patienten Verzicht zu verlangen, damit die für die Analyse notwendige Energie nicht versickere. Dies gilt besonders für heimliche Übertragungsbefriedigungen. Im Gegensatz zur Formulierung von 1915 wird hier nicht nur für ein günstiges, sondern für das größtmögliche Spannungspotenzial votiert, der Abstinenzgrundsatz wird also erheblich verschärft. Begründet wird diese Regel mit der Theorie der Symptomentstehung sowie mit triebökonomischen Überlegungen.

Mögliche ungünstige Nebenwirkungen

Wir haben bereits erläutert, dass eine Regelableitung aus der Theorie utopisch und häufig schädlich ist, weil die Frage der Zweckmäßigkeit dabei in den Hintergrund tritt. Die Abstinenzregel in dieser Begründung ist ein besonders eindrucksvolles Beispiel, hat sie doch eindeutig ungünstige Auswirkungen auf die Entwicklung der psychoanalytischen Technik gehabt. So stellt Cremerius (1984) heraus, dass damit die spezifischen Eigenarten der Hysteriebehandlung unzulässig auf die Behandlung anderer Neuroseformen übertragen wurden: Wünsche, die bei hysterischen Patientinnen durchaus Widerstandscharakter haben mögen, können bei Zwangspatienten, bei Phobien und Angstneurosen gänzlich andere Bedeutung haben. Die Sorge des Analytikers, seine Patienten könnten in der Übertragung heimliche Ersatzbefriedigung finden, führt zu einer defensiven Einstellung. Die Abstinenzregel ist nicht mehr dazu da, durch Herstellung eines günstigen Spannungspotenzials eine Entwicklung in Gang zu setzen, sondern dient der Verhinderung befürchteter Entwicklungen. Die Vorstellung von der notwendigen Frustration als Motor von Veränderung ist mehr als fragwürdig geworden und hat v. a. den Blick für die ungünstigen Auswirkungen einer übertriebenen Neutralität des Analytikers auf den therapeutischen Prozess verstellt.

Für die Rechtfertigung des Neutralitätsgebots an den Analytiker sind triebtheoretische Überlegungen durchaus entbehrlich; das lässt sich auch methodisch begründen. Die Neutralitätsforderung bezieht sich dabei auf verschiedene Gebiete:

- auf die Verarbeitung des vom Patienten angebotenen Materials (Verzicht auf die Verfolgung eigener Vorurteile),
- auf den therapeutischen Ehrgeiz (Verzicht auf suggestive Techniken),
- auf das Problem der Zielvorstellungen (Verzicht auf die Verfolgung eigener Werte) und schließlich
- auf die Probleme der Gegenübertragung (Verzicht auf die heimliche Durchsetzung eigener Triebwünsche).

Als methodisches Grundprinzip hatte das Neutralitätsgebot von Beginn an herausragende Bedeutung für die Sicherung von Objektivität und für die Etablierung einer psychoanalytischen Identität. Dabei spielte das empiristische Wissenschaftsideal eine entscheidende Rolle. Kaum eine analytische Regel ist deshalb so stark der Gefahr einer Verabsolutierung ausgesetzt wie die Neutralitätsregel. Inzwischen hat allerdings auf breiter Front eine Gegenbewegung eingesetzt. Bei dem Panel der Amerikanischen Psychoanalytischen Vereinigung im Jahre 1981 mochte sich keiner der Teilnehmer mehr zu einer uneingeschränkten Bejahung strikter analytischer Neutralität bekennen (Leider 1984). Die Erfahrung, dass einmal mehr und im anderen Fall weniger Befriedigung gewährt werden müsse, bewog Freud zu einer milden Einstellung gegenüber der Abstinenzregel. Auch wir haben nichts gegen pragmatische Kompromisse, sofern sich diese mit dem ärztlichen Ethos vereinbaren und methodisch rechtfertigen lassen. Wir möchten freilich noch einen Schritt weiter gehen und glauben, dass heutzutage Psychoanalytiker der Abstinenzregel aus prinzipiellen Gründen mit großer Souveränität gegenübertreten können. Wie wir bereits ausgeführt haben, erhielt die professionelle Befürchtung, dem Patienten zu viel Befriedigung gewähren zu können, eine erhebliche Verstärkung durch triebtheoretische Annahmen. Unter ihrem Einfluss bildete sich das Ideal vollkommener Abstinenz, um durch die Versagung ödipaler Befriedigungen den innerseelischen Druck zu erhöhen und somit die von der Abfuhr abgehaltenen seelischen Energien auf die Wiederbelebung von Erinnerungen umzulenken. Trotz des noch immer gebräuchlichen Jargons haben die meisten Analytiker in ihrer klinischen Arbeit von der Besetzungshypothese – also vom ökonomischen Prinzip – Abschied genommen. Dieser Prozess hat vor Jahrzehnten begonnen, als Balint (1935) in Anlehnung an die von Freud vernachlässigte alternative Theorie der Zärtlichkeit dieser eine eigenständige Bedeutung zuschrieb. Solange Gewährung und Anerkennung nicht als sexuelle Stimuli missverstanden werden, ist auch die Angst des Analytikers unbegründet, schon bei der geringsten Gewährung auf Abwege zu geraten. Am klarsten zeigt sich die Befreiung von den Fesseln der Abstinenzregel in Kohuts Technik narzisstischer Anerkennungen. Angesichts unserer entschiedenen Zweifel an der Existenz eines unabhängigen Narzissmus würden wir freilich davon ausgehen, dass narzisstische Bestätigungen ödipal-sexuelle Konnotationen haben, sodass sie sich durchaus auf die libidinöse Übertragung auswirken werden. Dennoch ist Kohut darin Recht zu geben, dass die Abstinenzregel heute anders verstanden werden muss. Angesichts der von uns diskutierten mehrfachen Funktion von Regeln genügt es, wenn sich in einem einzelnen Bereich Änderungen vollziehen, um eine Korrektur des Ganzen in Gang zu bringen.

7.2 Freie Assoziation als Grundregel der Therapie

7.2.1 Merkmale und Entwicklung der Methode

Nicht nur in der Hierarchie der Regeln steht die freie Assoziation an erster Stelle. Freud erwähnt in einem Brief an Stefan Zweig vom 7.2.1931 (1960a, S. 398–399) mit erkennbarer Zustimmung, dass diese Technik von vielen als bedeutungsvollster Beitrag der Psychoanalyse angesehen werde. Auch Jones (1960, S. 286) zählt neben der Entdeckung der kindlichen Sexualität und des Ödipuskomplexes im Rahmen seiner Selbstanalyse die Einführung der freien Assoziation zur großen Tat im wissenschaftlichen Leben Freuds. Jones kann seine Auffassung darauf stützen, dass mit ihrer Hilfe in der Traumdeutung der Weg zu den latenten Traumgedanken gefunden wird (▶ Kap. 5). So kann die Traumbildung rekonstruiert werden, weil »...mit dem Aufgeben der **bewussten** Zielvorstellungen die Herrschaft über den Vorstellungsablauf an **verborgene** Zielvorstellungen übergeht« (Freud 1900a, S. 536; Hervorhebungen durch die Verfasser). Die Assoziationen gelten als Indikatoren für jene Zielvorstellungen oder Phantasien, zu denen der Patient ohne die interpretative Hilfe des Analytikers keinen Zugang finden kann, weil sie dem psychodynamisch Unbewussten angehören.

Zur Grundregel wurde die Methode der freien Assoziation expressis verbis erst später. In einem Autoreferat beschrieb Freud (1923a) ihre Entwicklung wie folgt:

> Er versuchte es also, auch seine nicht hypnotisierten Patienten zur Mitteilung von Assoziationen zu drängen, um durch solches Material den Weg zum Vergessenen oder Abgewehrten zu finden. Später merkte er, dass es eines solchen Drängens nicht bedürfe, dass beim Patienten fast immer reichliche Einfälle auftauchen, diese aber durch bestimmte Einwendungen, die er sich selbst machte, von der Mitteilung, ja vom Bewusstsein selbst abgehalten wurden. In der ... Erwartung, dass alles, was dem Patienten zu einem gewissen Ausgangspunkt einfiele, auch in innerem Zusammenhang mit diesem stehen müsse, ergab sich daraus die Technik, den Patienten zum Verzicht auf alle seine kritischen Einstellungen zu erziehen und das dann zutage geförderte Material von Einfällen zur Aufdeckung der gesuchten Zusammenhänge zu verwerten (S. 214).

Zwischen »Einfall« und »Assoziation« bestehen bemerkenswerte Bedeutungsunterschiede. Einem guten Einfall kommt eine schöpferische Qualität zu, während der Wortsinn von Assoziation den Zusammenhang betont. Zumindest für das subjektive Erleben sind Einfälle der spontane Ausdruck von Denkprozessen, die zu einer neuen Gestalt führen. Die Assoziationen des Patienten fügt hingegen der Analytiker zu einem sinnvollen Ganzen zusammen. Einfälle haben eine integrierende, der Einsicht nahe stehende Funktion, worauf Niederland (s. Seidenberg 1971) aufmerksam gemacht hat.

Zum Verhältnis zwischen Einfall und Assoziation gibt Strachey in der *Standard Edition* in einer Fußnote, die in den *Vorlesungen zur Einführung in die Psychoanalyse* (Freud 1916-17) enthalten ist, folgenden aufschlussreichen Kommentar:

> Wenn jemand an etwas denkt und wir sagen, dass er einen Einfall hat, dann heißt dies, dass ihm noch etwas anderes eingefallen ist. Wenn wir aber sagen, dass er eine Assoziation hat, dann scheint dies zu implizieren, dass das andere, was ihm eingefallen ist, in irgendeiner Weise mit dem, was er vorher gedacht hat, zusammenhängt. Vieles, was auf diesen Seiten (den 3 Kapiteln über Fehlhandlungen) diskutiert wird, dreht sich darum, ob dieser zweite Gedanke tatsächlich (oder notwendigerweise) mit dem ursprünglichen zusammenhängt - ob der »Einfall« eine Assoziation ist (Standard Edition vol. 15, S. 48; Übersetzung durch die Autoren).

Entdeckungs- und Entstehungszusammenhang der freien Assoziation sind, wie könnte es anders sein, tief in die Geistesgeschichte verwoben. Wir beschränken uns auf einige Anmerkungen zum zeitgeschichtlichen Kontext. Es lag in der Tradition der Helmholtzschen Schule, in die Freud durch seinen Lehrer Brücke einbezogen war, Phänomene unter das Postulat des durchgehenden seelischen Determinismus zu stellen, dem Freud dann auch die freien Einfälle zuordnete. Ebenso stark waren die Einflüsse Herbarts und Fechners auf die Psychologie des letzten Jahrhunderts, mit der Freud durch seinen Lehrer Meynert und dessen Assoziationstheorie vertraut wurde. Herbart prägte Begriffe wie »innere Apperzeption« und betrachtete »freisteigende Vorstellungen« bereits unter dynamischen Gesichtspunkten, nämlich ihrer gegenseitigen Hemmung. Um wenigstens anzudeuten, dass sich die Geschichte der freien Assoziation nicht auf das wissenschaftliche Denken einschränken lässt, erwähnen wir eine ganz andere Quelle. Bakan (1958) vermutet, dass der Ursprung der freien Assoziation in den Meditationstechniken der jüdischen Mystik liegen könnte (s.auch Hölzer u. Kächele 1988).

Es ist hier nicht der Ort, die Originalität der Methode des freien Assoziierens gegenüber irgendwelchen Vorläufern abzugrenzen. Sicher ist jedenfalls, dass sich Freuds Technik allmählich aus der Hypnose und aus dem kathartischen Verfahren Breuers herausentwickelt hat. In seiner Selbstanalyse wurde das freie Assoziieren zum wesentlichen Hilfsmittel Freuds. Es ist nicht übertrieben, wenn wir aus heutiger Sicht sagen: Im Selbstversuch hat Freud durch das Assoziieren die Bedeutung des Phantasierens für die Erkenntnis unbewusster seelischer Prozesse entdeckt (Freud 1926c).

Die Assoziationspsychologie stand bei der Einführung der Methode Pate. Es zeigte sich, dass die Einfälle des Patienten, die sich zu Reihen mit Verkettungen und Knotenpunkten zusammenfügen lassen, durch »unbewusste Komplexe« gesteuert sind. Man könnte kurz sagen, dass der von Jung konzipierte »Komplex«, der in experimentellen Assoziationsstudien (Jung 1906) die Reaktionen steuert, im Freudschen Denken seine Entsprechung am ehesten in der Überzeugung von der Determiniertheit aller seelischen Phänomene durch unbewusste Wünsche findet. Eine frühe Aussage Freuds (1906c, S. 13) lautet:

> Die Aufgabe der Psychoanalyse lautet ganz uniform für alle Fälle, es seien Komplexe aufzudecken, die infolge von Unlustgefühlen verdrängt sind und beim Versuch der Einführung ins Bewusstsein Anzeichen des Widerstandes von sich geben.

Zu ihnen versuchte Freud durch die Hypnokatharsis und Druckprozedur und schließlich durch das freie Assoziieren zu gelangen. Jungs Assoziationsstudien waren in der Lage, so kommentiert Freud,

> rasche experimentelle Bestätigungen von psychoanalytischen Tatbeständen zu erbringen und einzelne Verhältnisse dem Lernenden zu demonstrieren, von denen der Analytiker nur hätte erzählen können (Freud 1914d, S. 67).

Die Methode der freien Assoziation – die psychoanalytische Grundregel – steht nach Freuds Ansicht in der Tradition der experimentellen Psychophysiologie Wundts, die sich in Jungs Assoziationsexperimenten fortsetzte. Die historisch-kritische Aufarbeitung der Assoziationstheorie hatte erhebliche Auswirkungen auf das Verständnis der Grundregel (Rapaport 1974; Bellak 1961; Colby 1960; Wyss 1958). Der Studie Zilboorgs (1952, S. 492) entnehmen wir, dass Freud nicht nur mit der englischen Schule der Assoziationspsychologie vertraut war – er hat bekanntlich ein Werk Mills übersetzt –, sondern dass er vielleicht auch über einen ersten Selbstversuch im freien Assoziieren, dem sich kein Geringerer als Galton unterzogen hatte, informiert gewesen sein könnte.

Da es in der Therapie darum geht, die Teile zu einem Ganzen zusammenzufügen, also die Zusammengehörigkeit der Elemente wie in einem Bilderrätsel oder Puzzle zu finden, waren die von Bernfeld (1934) herausgestellten gestaltpsychologischen Prinzipien von Anfang an impliziert. Wegen der Bedeutung dieser ziemlich unbekannt gebliebenen und unseres Wissens nicht ins Englische übersetzten Veröffentlichung zitieren wir daraus ausführlich:

> Traumdeutung, das therapeutische Verfahren der Psychoanalyse, jede einzelne Analysenstunde, aber auch weite Strecken der angewandten Forschungsarbeit der Psychoanalytiker beziehen sich auf Folgen von Gedanken, Bildern, Handlungen, Affekten, die im Wesentlichen in Worten und Sätzen dem Therapeuten und Forscher vorliegen. Das Gesetz dieser Abfolge kennen zu lernen ist seine Aufgabe oder seine Voraufgabe. Auf Grund des Gesetzes der Abfolge vermag er zu erklären, zu deuten, zu beeinflussen. In der ärmlichen Terminologie der älteren Psychologie ist »Vorstellung« das Wort, das demnach zwar auch in ihr keineswegs richtig und genau, aber fürs erste ungefähr das Forschungsmaterial der Psychoanalyse bezeichnet; Assoziationen von Vorstellungen heißen dann ungefähr die Abfolgen, die dem Analytiker vorliegen und auf deren Gesetz es ihm ankommt. Von Assoziationen zu sprechen rechtfertigte sich in den Anfängen der Psychoanalyse umso mehr, als es sich im Allgemeinen nicht um sachgebundene, sondern um von »inneren« Kräften und Zwecken bestimmte Abfolgen handelte. Aber eine »Assoziationspsychologie« ist darum die Psychoanalyse keineswegs (S. 43).

Der Übergang von der themenzentrierten zur freien Assoziation vollzog sich anhand von Erfahrungen, die Freud bei der Behandlung seiner Patienten machte und die ihn dazu brachten, den »Widerstand« bzw. die »Übertragung« als konstituierendes Merkmal der unbewussten Einstellung seiner Patienten zu erkennen. Was also durch die Hypnose völlig verdeckt und somit einer therapeutischen Bearbeitung entzogen war, konnte durch die Einführung der neuen Methode als wesentliches Moment verstanden werden. Angedeutet wird an dieser Stelle damit die innige Verzahnung und Wechselbeziehung zwischen Inhalt und Methode der Psychoanalyse bzw. der fruchtbaren Auswirkungen, die die freie Assoziation auf Freuds weitere theoretische Überlegungen haben sollte. Bemerkenswert ist die Mithilfe, die Freud bei der Entwicklung der freien Assoziation von Seiten seiner Patienten erfuhr. So entgegnete z. B. Emmy von N. der Eindringlichkeit Freuds, mit der er in der Behandlung nach dem Ursprung eines Symptoms suchte, mit der Bemerkung, er solle nicht immer fragen, woher das und jenes komme, sondern sie erzählen lassen, was sie ihm zu sagen habe (Freud 1895d, S. 116). Das nun zunehmend im Sinne der freien Assoziation geführte Gespräch

> … ist nicht so absichtslos wie es den Anschein hat; es enthält vielmehr die ziemlich vollständige Reproduktion der Erinnerungen und neuen Eindrücke, die sie seit unserem letzten Gespräch beeinflusst haben, und läuft oft ganz unerwartet auf pathogene Reminiszenzen aus, die sie sich unaufgefordert abspricht (1895d, S. 108).

Dieses **Absprechen** scheint dem Abreagieren benachbart zu sein. Emmy von N. brachte fortan spontan ihre Gedanken in das Gespräch ein, als Ergänzung zur Hypnose, wie Freud (1895d, S. 108) bemerkt. Die Heilung durch das Gespräch wurde mit den freien Einfällen als Ausdruck persönlicher Spontaneität und Meinungsfreiheit geboren. Hierzu gehört die Wendung von der bisherigen Passivität des Patienten, der auf Fragen antwortet oder sich hypnokathartisch abreagiert, zur aktiven Teilnahme an der Gestaltung des Gesprächs. Dieser Aufbau der Behandlungstechnik erleichtert das freie Assoziieren. Freud betont (1900a, S. 107), dass es manchen Patienten schwer falle, die auftauchenden Gedanken mitzuteilen. Er berichtet aber zugleich von seiner Erfahrung:

> Und doch ist … ein derartiges sich in den Zustand der kritiklosen Selbstbeobachtung Versetzen keineswegs schwer. Die meisten meiner Patienten bringen es nach der ersten Unterweisung zustande (1900a, S. 108).

Die freie Assoziation hat sich von der Hypnose her in Richtung auf ein »Gespräch zwischen zwei gleich wachen Personen« entwickelt (Freud 1904a, S. 5).

7.2.2 Mitteilung der Grundregel

Erweckung innerer Widerstände

Der Kontext, in dem die Grundregel mitgeteilt wird, bedarf **besonderer** Beachtung. Oft werden die Äußerlichkeiten der Behandlung, die allesamt bei den wenigsten Menschen besonders lustvolle Gefühle wecken – nämlich einschränkende Honorar-, Termin- und Ferienabsprachen –, in der gleichen Stunde und fast in einem Atemzug mit der Grundregel erörtert. Tatsächlich verknüpfen sich die verschiedenen Seiten der Verabredung so sehr miteinander, dass in einem weit verbreiteten Missverständnis die Grundregel fast mit einem Vertrag gleichgesetzt wird, also mit der Vereinbarung des Honorars und der Regelung bei Unterbrechungen und ausgefallenen Stunden. Die ohnedies bestehenden Ängste verstärken sich angesichts der ungewöhnlichen Aussicht, einem fremden Menschen die bestgehüteten Geheimnisse offen legen zu müssen. Nicht wenige Patienten denken bei den Informationen über die Grundregel an etwas, das sie für sich zu behalten beschließen – was wir günstigenfalls im Lauf der Therapie erfahren. Von der Lust am Fabulieren bleibt erst einmal nicht viel übrig. Freud hat durch eine Geschichte deutlich zu machen versucht, warum dem Patienten keine Ausnahme eingeräumt werden könne, ein Geheimnis bei sich zu behalten: Wenn man den Strolchen Wiens in der Stephanskirche einen exterritorialen Raum schaffe, hielten sie sich gerade dort auf (Freud 1916/1917, S. 298).

Die Grundregel führt zu einem Konflikt mit den mitgebrachten Idealvorstellungen und Verhaltensnormen, die dem Über-Ich zuzuschreiben sind. Die Aufforderung zum freien Assoziieren wird vom Patienten in eine Reihe von alten Geboten eingereiht, bei deren Übernahme starke Gegenkräfte in den Untergrund gingen. Ist es unvermeidlich, dass es um die Befolgung der Grundregel einen Kampf gibt, wie dies A. Freud (1936) ausgedrückt hat? Entscheidend ist, wie der Patient die Grundregel erlebt, und dieses Erleben ist selbstverständlich keine nur mitgebrachte, sondern eine situative und prozessuale Größe: Je »heiliger« die Grundregel gehalten wird, desto stärker werden die Gegenkräfte! Worte haben ihr eigenes Gewicht, das sich seine Realitäten schafft. Wenn man vom Kampf spricht, wird auch gekämpft. Soll man überhaupt um etwas kämpfen, wenn allein schon das Wort Gegenkräfte weckt, weil der Patient endlich einmal gewinnen möchte? Es gibt gewiss viele Wege der Selbstbehauptung. Die analytische Erfahrung lehrt, dass sich mit der Reservatio mentalis symbolisch sehr viel verbinden kann: Viele Patienten bewahren lange oder für immer irgendein Geheimnis für sich. Nach der analytischen Theorie müssten Abkömmlinge dieses Geheimnisses und seiner unbewussten Wurzeln **indirekt** zur Bearbeitung kommen. In diesem Fall würden wir u. U. sogar Symptome erwarten, die auf einen psychodynamisch wirksamen, also pathogenen Herd schließen lassen. Freud gewährte keine Ausnahmen von der Grundregel und verpflichtete den Patienten zu absoluter Ehrlichkeit; Ausnahmen zu machen, bewähre sich nicht. Einen durch seinen Amtseid an die Geheimhaltung gebundenen hohen Funktionär behandelte er zwar zu dessen Zufriedenheit, er selbst (1916–17, S. 298) aber war mit dem Ausgang der Therapie unzufrieden und führte dies darauf zurück, dass er eine Ausnahme gemacht hatte. Welchen Sinn hat es, einen Patienten zur Ehrlichkeit zu verpflichten, wenn man zugleich weiß, dass innere Widerstände dies verhindern? Die Forderung absoluter Ehrlichkeit erhöht das schlechte Gewissen des Patienten; sein unbewusstes Schuldgefühl wird also zunehmen und zu negativen therapeutischen Reaktionen führen. Demgegenüber hat es sich für uns vielfach bewährt, um die Grundregel nicht zu kämpfen, sondern Ausnahmen zuzulassen, im Vertrauen darauf, dass der Aufbau einer verlässlichen Beziehung dem Patienten schließlich genügend Sicherheit verleiht, auch gut gehütete Geheimnisse mitzuteilen. Freud scheint ähnliche Erfahrungen gemacht zu haben, wenn er sagt:

> Von der geringen Wirksamkeit solcher Verträge, wie man sie durch die Aufstellung der psychoanalytischen Grundregel mit dem Patienten schließt, kann man sich regelmäßig überzeugen (Freud 1913c, S. 469).

Unsere Kritik an autoritären Formulierungen der Grundregel sollte nicht als Plädoyer für deren Abschaffung verstanden werden. Wir hoffen allerdings, durch unsere Argumente zu einer Handhabung beizutragen, die die Freiheit des Patienten und seine Fähigkeit zum Assoziieren erhöht. Gill hat uns in einer persönlichen Mitteilung darauf aufmerksam gemacht, dass es keineswegs ein Zeichen von Toleranz sei, sondern eher versteckt autoritär, wenn man die Einfälle des Patienten interpretativ benütze, ohne ihn mit dem Sinn der Grundregel vertraut gemacht zu haben. Der Patient muss unbedingt wissen, dass er zum Fortschritt der Therapie beitragen und dem Analytiker das Handwerk erleichtern, aber auch erschweren kann. Denn das **bewusste** Aussparen bestimmter Themen und das Unterdrücken von Einfällen ist und bleibt eine Komplikation, die allerdings häufig **iatrogen** verstärkt wird: Der Patient kämpft gegen die Karikatur an, die der Analytiker vorgezeichnet hat.

Widerspruch von Regel und Freiheit

Die Aufforderung zum freien Assoziieren scheint in ein Dilemma zu führen. Soweit sein bewusstes Bemühen und seine Entscheidungsfreiheit reichen, ist der Patient in der Lage, alles zu sagen. Die Regel soll ihn ermutigen, die bewusste kritische Auswahl zugunsten des spontanen Gedankenspiels aufzugeben. Betrachtet man die vom Patienten beschriebenen Gefühle und Gedanken unter dem Gesichtspunkt ihrer Determiniertheit, so erscheinen sie **unfrei** im Sinne von motiviert. Über den latenten Motivationszusammenhang kann der Patient nicht verfügen, weil die unbewussten und vorbewussten Gedanken und Wünsche in ihrer Entfaltung durch die sog. Zensur unterbrochen werden. Die interpretativen Hilfen bei der Überwindung der Zensur erleichtern dem Patienten sowohl das Erleben seiner Abhängigkeit von unbewussten Wünschen und imperativen Bedürfnissen als auch deren bereichernde Aneignung. Das freie Assoziieren führt also nicht zu einem echten oder gar unlösbaren logischen Paradox, macht aber freilich Widersprüchlichkeiten offenkundig, die in der Spannung von Abhängigkeit und Autonomie liegen. Man könnte sogar die Regel als Sinnbild der Widersprüchlichkeit überhaupt betrachten: Man wird freier, wenn man sich damit versöhnt, abhängig zu sein vom Körper und seinen imperativen Bedürfnissen und von den Mitmenschen, auf die jedermann angewiesen ist.

Es liegt nahe, bei der Mitteilung der Grundregeln **Metaphern** zu verwenden, die von der strengen Verpflichtung, alles sagen zu **müssen**, zu der inneren Freiheit hinführen können, alles mitteilen zu **dürfen** . Ob die in der Literatur vorgeschlagenen Metaphern, von denen wir einige Kostproben geben wollen, diese Funktion erfüllen, hängt natürlich von vielen Umständen ab – nicht zuletzt von ihrem Bedeutungsgehalt.

Wir beginnen mit Freuds berühmter Reisemetapher (1913c, S. 469):

> Es ist im Ganzen gleichgültig, mit welchem Stoffe man die Behandlung beginnt, ob mit der Lebensgeschichte, der Krankengeschichte oder den Kindheitserinnerungen des Patienten. Jedenfalls aber so, dass man den Patienten erzählen lässt und ihm die Wahl des Anfangspunktes freistellt. Man sagt ihm also: Ehe ich Ihnen etwas sagen kann, muss ich viel über Sie erfahren haben; bitte teilen Sie mir mit, was Sie von sich wissen. Nur für die Grundregel der psycho-analytischen Technik, die der Patient zu beobachten hat, macht man eine Ausnahme. Mit dieser macht man ihn von Anfang an bekannt: Noch eines, ehe Sie beginnen. Ihre Erzählung soll sich doch in einem Punkte von einer gewöhnlichen Konversation unterscheiden. Während Sie sonst mit Recht versuchen, in Ihrer Darstellung den Faden des Zusammenhanges festzuhalten und alle störenden Einfälle und Nebengedanken abweisen, um nicht, wie man sagt, aus dem Hundertsten ins Tausendste zu kommen, sollen Sie hier anders vorgehen. Sie werden beobachten, dass Ihnen während Ihrer Erzählung verschiedene Gedanken kommen, welche Sie mit gewissen kritischen Einwendungen zurückweisen möchten. Sie werden versucht sein, sich zu sagen: Dies oder jenes gehört nicht hierher, oder es ist ganz unwichtig, oder es ist unsinnig, man braucht es darum nicht zu sagen. Geben Sie dieser Kritik niemals nach und sagen Sie es trotzdem, ja gerade darum, weil Sie eine Abneigung dagegen verspüren. Den Grund für diese Vorschrift – eigentlich

> der einzige, die Sie befolgen sollen – werden Sie später erfahren und einsehen lernen. Sagen Sie also alles, was Ihnen durch den Sinn geht. Benehmen Sie sich so, wie zum Beispiel ein Reisender, der am Fensterplatz des Eisenbahnwagens sitzt und dem im Inneren Untergebrachten beschreibt, wie sich vor seinen Blicken die Aussicht verändert. Endlich vergessen Sie nie daran, dass Sie volle Aufrichtigkeit versprochen haben, und gehen Sie nie über etwas hinweg, weil Ihnen dessen Mitteilung aus irgendeinem Grunde unangenehm ist.

Diese Metapher zeigt, was mit frei gemeint ist, nämlich nichts mit Absicht und bewusst von der Mitteilung auszuschließen.

Sterns U-Boot Metapher

Während Freuds Reisemetapher in die Ferne und Weite führt, enthält die von Stern (1966) bevorzugte Analogie eine gefährlichere Reise in eine eingeengte Situation. Er gibt dem Patienten vor, das Sprechzimmer sei wie ein Kontrollturm, wie die Kanzel (»control room«) in einem untergetauchten U-Boot, und er fordert den Patienten auf, durch das Periskop zu schauen und alles zu beschreiben, was er draußen sieht (1966, S. 642). Keinem Analytiker wird es besonders schwer fallen, zur U-Boot-Metapher Assoziationen zu liefern, die vom »blank dream screen« Lewins (1946) angesichts der leeren Weite des Meeres bis zum feindlichen Kriegsschiff als Ausdruck der projektiven Identifikation reichen mögen, von Ferenczis »thalassaler Regression« ganz zu schweigen. Doch wie wird sich der Patient in dem engen Kontrollraum fühlen? Vielleicht hat er erst einmal Freude an dieser Metapher, weil er vor einiger Zeit im *New Yorker* einen Cartoon gesehen hat, der die unbewusste »Zwillingsübertragung« Kohuts durch zwei Unterseeboote darstellte, deren Kapitäne sich gegenseitig durch das Periskop in ihren Bewegungen beobachten, um diese in eine zwillingsgleiche Reiseroute zu bringen. Wahrscheinlicher ist jedoch, dass dem Patienten ein entlastender Witz dieser Art nicht einfallen wird, ganz abgesehen davon, dass der von uns beschriebene Cartoon frei erfunden ist.

Nehmen wir an, dass der Patient sich noch nie in der Kanzel eines U-Boots befunden hat und ihm auch die analytische Situation aus eigener Erfahrung noch fremd ist. Nehmen wir weiterhin an, dass er nicht allzu gehemmt ist und sich seinen Mutterwitz bewahrt hat. Was würde wohl der Analytiker antworten, wenn es der erste freie Einfall des Patienten wäre, den Kapitän des Schiffes zu bitten, ihm den Umgang mit dem Periskop zu zeigen, er sähe nichts, weil er mit diesem Gerät keine Erfahrung habe. Der Analytiker kann es sich nun leicht machen und auf weitere Assoziationen warten, um den Patienten bei dieser Gelegenheit mit einer anderen Regel vertraut zu machen, die lautet, dass Fragen im Allgemeinen nicht beantwortet werden, sondern durch weitere Assoziationen, also durch den Patienten selbst, eine klärende Antwort erhalten sollen. Wir überlassen es der Phantasie des Lesers, sich auszumalen, ob das Vertrauen in den »Kapitän« am Ende dieses fingierten Dialogs zu- oder abgenommen haben wird. Offensichtlich ist auch, dass wir mit Ironie auf diese Grundregelmetapher reagiert haben.

Profane Formulierungen der »heiligen Regel«

Anscheinend tun sich die meisten Analytiker nicht leicht, die »heilige Regel« (Freud 1916-17, S. 298) in eine ihren Sinn bereichernde profane Gestalt zu bringen. Man kann dies daran ablesen, dass die bevorzugten Formulierungen bis ins Detail diskutiert werden. Hierfür wollen wir einige Beispiele geben. Altmann (1976) teilt dem Patienten mit: »Sie sind berechtigt, hier alles zu sagen.« Glover (1955) äußerte sich kritisch:

> Die Grundregel wird am häufigsten in die Formel gekleidet: »Sagen Sie, was immer Sie im Kopf haben.« Der Patient versteht dies so, dass er alles sagen solle, was er denke. Würde die Instruktion hingegen lauten: »Sagen Sie mir alles über die Gefühle, so wie sie in Ihre Gedanken treten«, würde in den meisten Fällen notwendigerweise auch der Vorstellungsinhalt folgen (Glover 1955, S. 300; Übersetzung durch die Verfasser).

Schafer (1976) instruiert mit den Worten: »Ich erwarte, dass Sie zu mir jedes Mal, wenn Sie kommen, sprechen. Wenn Sie reden, werden Sie bemerken, dass Sie gewisse Dinge zurückhalten« (S. 147); und anstatt der Formulierung »Was fällt Ihnen ein?« zieht Schafer vor zu fragen: »Woran denken Sie in diesem Zusammenhang?« oder »Womit verbinden Sie das jetzt?« oder »Wenn Sie daran jetzt denken, woran denken Sie dann als nächstes?« (S. 147, 148). Er verwirft Formulierungen wie: »Sagen Sie alles, was Ihnen in den Sinn kommt« oder »Sagen Sie, was Ihnen einfällt«; ihr Inhalt steigere die Passivität und fördere die Regression. Schafer sieht in solchen Formulierungen Überbleibsel aus der Hypnose, die mit der Verleugnung der Verantwortung für die eigenen gedanklichen Probehandlungen einhergehen. Indem sich Schafer an den handelnden und denkenden Patienten wendet, dehnt er dessen Verantwortung von vornherein auch auf unbewusste Motive aus. Der Patient ist dann nicht mehr der passive Empfänger seiner Einfälle, sondern ihr aktiver Schöpfer. Durch Schafers Handlungssprache wird also die Verantwortlichkeit des Menschen auch auf unbewusste Wünsche ausgedehnt.

Spence (1982b) kritisierte Schafers Formulierungen, weil sie den ohnedies starken Über-Ich-Aspekt der Grundregel verschärfen. Dass unser Charakter durch unsere Einfälle offenbart wird, heißt nicht, dass unsere Assoziationen als motivierte Aktionen gelten können, für die wir ebenso verantwortlich sind wie für unsere Taten. Diese Verantwortlichkeit besteht nur im weiteren Sinne, wie Moore (1980) ausführt. Auf die Ebene der Verantwortung auch für unbewusst motivierte Sprachhandlungen gelangt man erst bei **Aneignung** der Einfälle als Teil des Ich. Das therapeutische Problem liegt also darin, wie man diesen Prozess der Aneignung erleichtern kann, also in der Art, wie der Kampf um die Einhaltung der Grundregel geführt wird. Wesentlich ist dabei, ob es gelingt, den Patienten mit dieser Regel Schritt für Schritt so vertraut zu machen, sodass er ihr möglichst bald gerne folgt, weil seine Einfälle mit Hilfe des Analytikers zu bereichernden Entdeckungen führen. Morgenthaler (1978) hat hierfür treffende Beispiele gegeben und diese der deformierenden Auswirkung einer Über-Ich-verstärkenden Mitteilung der Grundregel gegenübergestellt.

Es ist eine wahre Begebenheit, dass eine Patientin die weit verbreitete und als Ermutigung gedachte Frage: »Was fällt Ihnen ein?« ganz anders verstanden hatte, nämlich im Sinne einer tadelnden Zurechtweisung. Dieses ungewöhnliche Missverständnis macht uns auf die möglichen Bedeutungen dieses Satzes aufmerksam, wie sie unbewusst bei vielen Patienten mitschwingen können. Es ist also zu hoffen, dass die überzeugenden Argumente Morgenthalers die Einstellung zur Grundregel verändern und die Kontroversen beenden, die sich über die Jahrzehnte hinweg fortgesetzt haben, obwohl Little (1951) bereits eine ähnliche Überzeugung vertreten hatte, indem sie sagte: »Wir fordern unsere Patienten nicht mehr länger zum freien Assoziieren auf, im Gegenteil, wir erlauben es ihnen« (S. 39; Übersetzung durch die Verfasser). E. Kris hat dieser veränderten Betonung sehr weit reichende Folgen für die Struktur der analytischen Situation zugeschrieben. Es mache diese persönlicher, da der Analytiker das freie Assoziieren erlaube und es nicht fordere, wodurch er einem Elternteil ähnlich werde, der nichts gegen schlechtes Benehmen einwende (E. Kris 1956a, S. 451).

Maßnahmen zur Einhaltung der Grundregel

Wir glauben nicht, dass es mit einer einmaligen Mitteilung getan ist, halten allerdings auch nicht allzu viel von einer Art von Probeanalyse mit Einführung in das freie Assoziieren, was Greenson (1967) vorschlägt. Greenson geht es hierbei darum, die Fähigkeit des Patienten zum freien Assoziieren abschätzen zu können. Diese Fähigkeit variiert sehr stark, und sie ist ganz ohne Zweifel vom Erkrankungstyp abhängig. In der Literatur sind deshalb typische Einschränkungen und Widerstände gegen das Assoziieren beschrieben worden. Gemäß unserer allgemeinen Devise interessiert uns bei der Grundregel ganz besonders, was der Analytiker tut, um ihre Einhaltung zu erleichtern, ja zu ermöglichen.

Der provokative Titel Schlieffens (1983) lässt aufhorchen: »Psychoanalyse ohne Grundregel«. Nicht um eine Abschaffung des freien Assoziierens geht es in dieser Veröffentlichung – ohne die freien Einfälle seines Patienten wäre der Analytiker auf verlorenem Posten. Schlieffen greift vielmehr auf Morgenthalers (1978) Darstellung zurück und zeigt, dass die strenge Handhabung der Grundregel eine geradezu deformierende Wirkung auf die Einfallsfähigkeit des Patienten haben kann. Wir möchten diesen Gesichtspunkt beispielhaft an der Frage erläutern, ob es unter assoziationstheoretischen Gesichtspunkten wahrscheinlich ist, dass die vorhin zitierte metaphorische Einführung der Grundregel durch Stern das freie Assoziieren und die Entwicklung einer therapeutischen Regression eher erleichtert oder erschwert.

Da die analytischen Sprechzimmer im Allgemeinen wenig Ähnlichkeit mit einer U-Boot-Kanzel haben, werden den professionellen Lebensraum des Analytikers betreffende übertragungsneurotische Assoziationen erschwert. Durch diese Metapher wird der Patient in eine ihm besonders fremde Situation versetzt, sodass er noch hilfloser wird, als er ohnedies ist. Die behandlungstechnische Frage lautet selbstverständlich nicht nur, in welcher Weise der Analytiker die Grundregel einführt, sondern auch, was er späterhin zur Erleichterung oder Erschwerung des freien Assoziierens beiträgt.

Unterschied von Regel und Bedingung

Freuds Anweisungen zur Grundregel, die sich von den technischen Schriften bis zur Beschreibung des Abschlusses eines »Pakts« (1940a) trotz seiner Skepsis gegenüber dem Einhalten von Verträgen eigenartigerweise nicht gemildert haben, müssen heutzutage analytisch auf ihre Auswirkungen untersucht werden (»… vergessen Sie nie daran, dass Sie volle Aufrichtigkeit versprochen haben«; 1913c, S. 468). Es ist nicht damit getan, wenn der Analytiker statt eine Regel einzuführen von einer Bedingung spricht, was Epstein (1976) vorschlägt, indem er sich auf die unterschiedliche Bedeutung von Bedingung und Regel beruft. Im Unterschied zum Bedeutungsgehalt von »Bedingung« beziehe sich das Wort »Regel« klar und ausdrücklich auf Über-Ich-Funktionen. Nun geht es gewiss nicht nur darum, durch einen Austausch der Bezeichnungen den Über-Ich-Aspekt der Grundregel abzumildern. Man kann mit Altmann (1976) bezweifeln, ob es überhaupt möglich ist, einen Patienten soweit mit der therapeutischen Situation vertraut zu machen, dass die initiale Angst abklingt. An die lustvolle Seite seines Einfallsreichtums wird kaum ein Patient denken, wenn ihm die Grundregel eröffnet wird.

Freie Assoziation und ihr Kontext

Wie die Mitteilungen des Analytikers beim Patienten ankommen, hängt sowohl von der Wortwahl als auch vom Zeitpunkt ab, zu dem sie gegeben werden. Je mehr Über-Ich, desto weniger freie Assoziation – aus dieser Formel ergibt sich unser Vorschlag, den Patienten Schritt für Schritt interpretativ mit den Regeln vertraut zu machen und hierbei besonders sorgfältig auf Wortwahl, Zeitpunkt und v. a. auf die Reaktion des Patienten zu achten.

Für die Einschätzung des speziellen Kontexts kann man im bereits beschriebenen Sinn Nutzen aus der Assoziationstheorie ziehen. Wie soll ein Patient die Lust am Fabulieren entdecken, wenn er gleichzeitig von einschränkenden finanziellen und zeitlichen Verpflichtungen hört, die für unbestimmte Zeit auf ihm lasten werden? Die Absprachen über Ferienregelungen und über die Dauer der Analyse in den verschiedenen Versionen verändern den Bedeutungshof, der sich um die so oder anders formulierte Grundregel bildet.

Greenson beschreibt in einem Panel, dass er recht ausführliche Informationen gibt (Seidenberg 1971, S. 107), wobei er die Vorteile des Vermeidens von Blickkontakt und der Couch-Sessel-Position hervorhebt. Greenson beantwortet auch Fragen des Patienten großzügig. Offensichtlich hat diese Bereitwilligkeit einen nicht genannten Analytiker im Auditorium zur wohl ironisch gemeinten Frage motiviert, was Greenson tue, wenn ihn ein Patient bitte, das freie Assoziieren zu demonstrieren. Er antwortete, dass er das freie Assoziieren erst zeigen würde, nachdem er herauszufinden versucht hätte, was den Patienten zu seiner Aufforderung motiviert habe. (Mit der Beantwortung von Fragen befassen wir uns unter ▶ Abschn. 7.4; dort wird genauer begründet, warum wir Greensons fiktive Antwort für falsch halten. Die Kenntnis der Motivation würde nicht die aufgrund der Aufgabenverteilung erforderliche eindeutige Aufklärung bringen. Der Patient muss wissen, dass und warum das freie Assoziieren seine und nicht des Analytikers Aufgabe ist.)

Einer unserer Patienten verstand die Mitteilung, dass er im Liegen seinen Phantasien unbekümmerter als im Sitzen folgen könne, in dem Sinn, dass er sein kritisches Auge nicht auf den Analytiker richten dürfe. Erst spät in der Analyse wurde dieses einschneidende Missverständnis aufgeklärt, zu dessen Entstehung der Analytiker selbst beigetragen hatte. Die Korrektur seiner Auswirkungen auf die unbewussten Abwehrvorgänge war mühevoll und zeitraubend.

Box

Aus den geschilderten Gründen ist also darauf zu achten, dass ungünstige Verkettungen vermieden werden. Deshalb lautet die von uns empfohlene Formulierung etwa folgendermaßen: »Bitte versuchen Sie alles mitzuteilen, was Sie denken und fühlen. Sie werden bemerken, dass dies nicht einfach ist, aber der Versuch lohnt sich.« Besonderen Wert legen wir auf die Empfehlung an den Patienten, er möge **versuchen**, alles zu sagen. Die übrigen Bestandteile der Formulierung scheinen uns von sekundärer Bedeutung zu sein. Der Vorteil einer gewissen Standardisierung liegt darin, dass der behandelnde Analytiker auf einen festen Ausgangspunkt zurückgreifen kann, wenn der Patient die sich wandelnden Missverständnisse oder die Art und Weise, wie er die Regel verstanden hat, zur Diskussion stellt. Auf der anderen Seite bringen genaue Festlegungen die Gefahr der Ritualisierung mit sich, sodass nicht mehr überlegt wird, welche Variationen der Mitteilung für diesen Patienten angemessen sein könnten. Abschreckende Wirkungen stereotyper Grundregelmitteilungen sind besonders bei sog. Unterschichtpatienten zu erwarten (Menne u. Schröter 1980). Durch unsere bisherigen Ausführungen hoffen wir gezeigt zu haben, dass von Anfang an darauf geachtet werden sollte, was der Analytiker tun kann, um dem Patienten das freie Assoziieren zu erleichtern. Der Aufbau der therapeutischen Beziehung und die Deutungsarbeit ermöglichen fortlaufende Korrekturen ungünstiger Weichenstellungen zu Beginn der Therapie.

7.2.3 Das freie Assoziieren im analytischen Prozess

Der Assoziationswiderstand

Nach weit verbreiteter Auffassung wird der Patient erst spät zum freien Assoziieren fähig. Häufig wird die Meinung vertreten (Merloo 1952, S. 21), der Fall eines Patienten sei dann abgeschlossen, wenn dieser wirklich in der Lage sei, frei zu assoziieren.

Die Gestaltung der ersten Gespräche und die Art und Weise, wie das freie Assoziieren erklärt wird, können den bewussten oder gar den unbewussten Widerstand des Patienten nicht außer Kraft setzen. Trotzdem sollte man beachten, welche unbeabsichtigten Nebenwirkungen strenge Regeln haben können, wenn sie in den Sog von Bekenntniszwang und Strafbedürfnis gelangen. Beim »Kampf um die Befolgung der Grundregel« (A. Freud 1936) geht es ja um die freie, spontane und nichtselektive Mitteilung einerseits und den Widerstand dagegen andererseits. Die Theorie des Widerstands gilt der Beziehung zwischen Assoziationen und dem bewussten oder unbewussten Widerstreben dagegen. Die spätere Typologie von Widerstandsformen und ihre unterschiedliche Erklärung, die wir in ▶ Kap. 4 abgehandelt haben, gehen auf die Beobachtung des Assoziationswiderstands zurück. So schreibt Freud (1895d, S. 269):

> Also eine psychische Kraft, die Abneigung des Ich, hatte ursprünglich die pathogene Vorstellung aus der Assoziation gedrängt und widersetzte sich ihrer Wiederkehr in der Erinnerung. Das Nichtwissen der Hysterischen war also eigentlich ein – mehr oder minder bewusstes – Nichtwissenwollen, und die Aufgabe des Therapeuten bestand darin, diesen **Assoziationswiderstand** durch psychische Arbeit zu überwinden (Hervorhebung im Original).

Wir würden uns allzu weit von der Behandlungstechnik wegbewegen, wenn wir nun auch die Theorien diskutierten, mit deren Hilfe Freud den beobachtungsnahen Assoziationswiderstand zu erklären versuchte, und dabei auch bald zu der Erkenntnis kam (Freud 1904a), dass der innere Widerstand als Zensur einen deformierenden Einfluss auf alle seelischen Prozesse hat.

Die freie Assoziation als Prozess zwischen Patient und Analytiker

Ein wichtiges Maß für die gewonnene Freiheit eines Patienten ist tatsächlich seine Fähigkeit, sich im geschützten Raum der analytischen Situation seinen Einfällen zu überlassen. Entsprechende Beobachtungen gehören zum täglichen Brot des Analytikers; umso erstaunlicher ist die geringe Zahl sorgfältiger Assoziationsstudien. Wir stützen uns hier auf die umfassende Darstellung von Mahony (1979), der wir auch sonst wesentliche Anregungen verdanken. Die einschlägige psychoanalytische Literatur besteht häufig, so kritisiert Mahony, in freien Assoziationen über freie Assoziationen. Die Beispiele, die A. Kris (1982) in seiner Monographie gibt, dürften repräsentativ dafür sein, dass die meisten Analytiker all das als freie Assoziationen betrachten, was der Patient mitteilt – sei es verbal oder averbal. Wie Kanzer (1961) bezieht A. Kris alles in den Prozess der freien Assoziation ein: die Verabredung von Terminen und Honorar, das Betreten und Verlassen des Sprechzimmers, die Position, die der Patient auf der Couch einnimmt, etc. – alles könne als Ausdruck der freien Assoziation angesehen werden.

Die Methode und der Prozess der freien Assoziation werden also von A. Kris umfassend verstanden: Es ist ein gemeinsamer Prozess, wobei der Patient versucht, alle seine Gedanken und Gefühle in Worte zu fassen, und der Analytiker – von seinen eigenen Assoziationen geleitet – ihm hilft, diese Aufgabe zu erfüllen (A. Kris 1982, S. 3, S. 22). Frei und freier assoziieren zu können, kann als Ausdruck innerer Freiheit und damit als erstrebenswertes Behandlungsziel betrachtet werden. So weit, so gut. Doch es sind ja nicht die Begleitassoziationen des Analytikers oder seine gleichschwebende Aufmerksamkeit als solche, die dem Patienten den Fortgang erleichtern.

Wesentlich ist, wie im Analytiker hilfreiche Deutungen entstehen und welche Auswirkungen diese auf den Patienten haben. Denn unmittelbar nach jeder Art von Intervention, die, der etymologischen Herkunft des Wortes entsprechend, den Redefluss des Patienten unterbricht, geht es zunächst themenzentriert weiter: Gerade wenn die Deutung links liegengelassen wird, ist das eine Reaktion, die den Analytiker nachdenklich stimmen wird. Seine gleichschwebende Aufmerksamkeit wird nun ihrerseits themenzentriert. Je vielgestaltiger die Assoziationen des Patienten sind und je mehr er vom Hundertsten zum Tausendsten kommt, desto schwieriger wird es, darin noch einen Sinn zu finden. Ist die Methode damit ad absurdum geführt? Nein. Denn nun wird erst recht deutlich, dass der Patient von der anwesenden anderen Person, vom Analytiker, gar nicht absehen kann. Er teilt diesem nun eben Unsinn mit.

Die Abhängigkeit des Analytikers vom Patienten

Der Analytiker findet freilich aus guten Gründen auch in echter oder gespielter Verrücktheit noch einen Sinn. Oft dient nämlich das konfuse Assoziieren als Mittel, das Gleichgewicht der Kräfte wiederherzustellen. Denn aus zerhackten Mitteilungen lässt sich keine gute Gestalt bilden. Der Analytiker ist mit seinem Latein am Ende und schachmatt gesetzt. Dass wir darin einen tieferen Sinn finden, ändert nichts an der Tatsache selbst. Diese ist anzuerkennen, um dem Patienten begreiflich zu machen, welche Macht er hat und wie sehr der Analytiker von ihm abhängig ist. Wie groß auch immer die Ungleichheiten in der Verteilung von Macht und Abhängigkeit sein mögen, sie werden geringer und auf ein erträgliches Maß gebracht, wenn Patienten bei solchen und anderen Gelegenheiten realisieren, wie sehr der Analytiker auf sie angewiesen ist. Nicht selten markieren solche Erfahrungen therapeutische Wendepunkte. Es ist deshalb zweckmäßig, die Mitteilungen von Patienten einerseits unter dem Gesichtspunkt der Kontinuität zu betrachten – Welches Thema der letzten Stunde setzt sich heute fort? – und andererseits die jetzige Sitzung als Einheit – Welches Problem versucht der Patient heute zu lösen? – anzusehen.

Auswertung von Behandlungsberichten

Wir berichten nun über eine Auswertung von Behandlungsberichten, von denen man am ehesten eine Beschreibung des freien Assoziierens erwarten würde. Es handelt sich nämlich um Berichte, mit denen junge deutsche Analytiker ihre berufliche

Qualifikation nachweisen. Über die Art und Weise, wie die Grundregel eingeführt wird, und über die Auswirkungen unterschiedlicher Formulierungen im Kontext fand Schlieffen (1983) in einer repräsentativen Stichprobe nicht eine einzige Angabe. Wie steht es mit der wichtigeren Frage: Wie entfaltet sich der Assoziationsprozess im Lauf einer Analyse und wie wird er beschrieben? In zehn Berichten, die wir aufs Geratewohl ausgewählt haben, fanden sich weder Beschreibungen von Assoziationsreihen noch von Knotenpunkten, zu denen der Patient im Sinne eines Assoziationswiderstands gelangte, und deren Interpretation. Es fehlen auch Hinweise, die die größere Spontaneität des Patienten in den späteren Abschnitten der Analyse durch die zunehmende Freiheit seiner Einfälle belegen würden. Während aufschlussreiche Assoziationsketten, durch die Analytiker und Patient zu latenten Bedeutungen hingeführt werden, fast immer fehlen, finden wir häufig **Hinweise** darauf, dass Patienten Einfälle brachten. Man könnte sagen, darum geht es. Freud sprach bevorzugt vom Einfall oder von Einfällen. Der springende Punkt ist allerdings, dass es nicht genügt, den einen oder anderen Einfall aufzuführen.

Systematisierung von Verknüpfungen und scheinbarer Monolog

In der psychoanalytischen Literatur wird nur selten der Versuch gemacht, Verknüpfungen von Einfällen systematisch zu untersuchen (Thomä 1961; Hohage u. Thomä 1982). Unseres Erachtens hängt dies mit sehr schwer lösbaren methodischen Problemen zusammen: Wo lässt sich die Grenze zwischen freiem Assoziieren und dem nicht so freien Berichten innerhalb der Behandlungsstunde ziehen? Gewisse Indizien für freie Assoziation hat man dann, wenn Einfälle zu einer tieferen Bedeutung hinführen. Noch am häufigsten werden Einfälle zu Träumen gesammelt, was sicher historische Gründe hat. Offenbar verhalten sich aber viele Analytiker heutzutage eher zurückhaltend (▶ Kap. 5) gegenüber den einzelnen Traumelementen, also gegenüber einem themenzentrierten Sammeln von Einfällen im Sinne der klassischen Technik Freuds.

Die Zurückhaltung des Analytikers erleichtert es dem Patienten, alles zu sagen, was ihm einfällt. Wohin führen nun seine Mitteilungen? Und sollen wir alle als freie Einfälle betrachten, die Hinweise auf latente Bedeutungen sein können? Oder warten wir ab, bis der Patient selbst zur Erkenntnis seiner unbewussten Wünsche gelangt ist? Wäre dem so, dann könnte auch ein lange genug fortgesetzter Monolog unter den Bedingungen der freien Assoziation der Selbsterkenntnis dienen. Freuds Selbstanalyse und der jahrelange Selbstversuch von Farrow (1942) können als Beispiele gelten, die in der Medizingeschichte noch keinen angemessenen Platz gefunden haben (Schott 1983). Die psychoanalytische Theorie gibt keine Auskunft darüber, unter welchen Umständen der Verdrängungswiderstand derart überwunden werden kann, dass sich ein Zugang zum dynamisch Unbewussten eröffnet. Der Analytiker erwartet nicht, dass der Patient immer sinnlosere Einfälle bringt und sich schließlich in Selbsthypnose dem primärprozesshaften Denken soweit angenähert hat, dass sein Ich zum Es und sein Es zum Ich geworden ist, sondern er hört solange zu, bis ihm, dem Analytiker, etwas eingefallen ist, das er nach sorgfältiger Erwägung mitteilen zu können glaubt. Dem nachgelassenen Werk Freuds können wir dazu folgendes entnehmen:

> Wir überlegen uns sorgfältig, wann wir ihn [den Patienten] zum Mitwisser einer unserer Konstruktionen machen sollen, warten einen Moment ab, der uns der geeignete zu sein scheint, was nicht immer leicht zu entscheiden ist. In der Regel verzögern wir die Mitteilung einer Konstruktion, die Aufklärung, bis er sich selbst derselben soweit genähert hat, dass ihm nur ein Schritt, allerdings die entscheidende Synthese, zu tun übrig bleibt (Freud 1940a, S. 103).

Ob man nun die Mitteilungen des Patienten als freie Assoziation bewertet oder nicht, in jedem Fall fügen die Deutungen des Analytikers etwas Neues hinzu – selbst wenn er sich (wie ein äußerst nondirektiver, klientenzentrierter Therapeut nach Rogers) darum bemühte, nichts hinzuzufügen und nur den einen oder anderen Satzteil ermutigend hervorzuheben. Denn selbst das papageienhafte Echo fügt etwas hinzu. Je mehr ein Patient im scheinbaren Monolog versinkt und sich vom Verbalisieren weg und zu hypnagogen Zuständen hin bewegt, desto wesentlicher ist es, wie der Analytiker die Beziehung aufrechterhält. Bei solchen regressiven Zuständen kann es sich immer nur um einen scheinbaren Monolog handeln. Der Rückzug in bestimmte Monologformen in Anwesenheit des Analytikers hat mehrere Aspekte. Auf die Widerstandsseite dieses Rückzugs hat Gill (1982) hingewiesen. Auch in der Regression bleibt der Patient innerhalb der Übertragungsbeziehung. Er sucht vielleicht ein Übergangsobjekt, das der Analytiker benennen kann, auch wenn es der vorsprachlichen Entwicklungszeit zugehört.

Transformation von Bildern in Worte

Freuds Reisemetapher wirft auch die Frage der Transformation von Bildern in Worte auf. Spence (1982a) hat über diese Seite der freien Assoziation und über den **Informationsverlust**, der sich bei der Beschreibung vollzieht, besonders aufmerksam gemacht (S. 82). Er betont, dass der Patient nicht nur ein passiver Betrachter der an ihm vorbeiziehenden Bilder ist, sondern dass er diese **aktiv** konstruiert. Hinzu kommt, dass einmal begonnene Sätze den **Regeln der Grammatik** folgen, wenn auch der psychoanalytische Dialog aufgelockert verläuft. Die Grundregel enthält nach Spence zwei widerspruchsvolle Instruktionen. Als Gesprächspartner kann der Patient nicht gleichzeitig introspektiv sein, und wenn er sich seinen geheimsten Gedanken überlässt, kann er keine Konversation führen. Je freier ein Patient assoziiert, desto weniger kann er verstanden werden. Spence glaubt, dieses Paradox werde in der Therapie dadurch gelöst, dass in erfolgreichen Behandlungen beide Beteiligten neben ihrer eigenen Umgangssprache eine Sprache entwickeln, zu der sie gemeinsam beitragen (S. 85). Auch nach unserer Erfahrung bilden sich in vielen Analysen prägnante Sinnbilder aus, die der jeweiligen Dyade eigentümlich sind.

Widerstände und Missverständnisse

Wir brauchen kaum darauf aufmerksam zu machen, dass – wie alles andere – auch das freie Assoziieren als **Widerstand** benutzt werden kann. Freud beschrieb dieses Problem nicht zufällig bei zwangsneurotischen Patienten. Beim Umsetzen von Gedanken in Worte vollzieht sich immer auch ein **Auswahlprozess**, und nur ein gedankenlos alles aussprechender Schnellredner würde scheinbar die Grundregel vollkommen erfüllen. Der nachdenkliche Patient hat diesen oder jenen Einfall, und beim Aussprechen werden dieses oder jenes Wort oder ein Teilgedanke wieder verworfen oder zurückgestellt. Das Zurückgestellte geht ja dem freien Assoziieren nicht verloren, aber der hochambivalente Zwangsneurotiker beweist, dass Regeln ad absurdum geführt werden können. Absolut gleichzeitig lassen sich tatsächlich zwei verschiedene Gedanken nicht zum Ausdruck bringen.

Doch wir wollen uns hier nicht weiter damit befassen, was Patienten aufgrund ihrer speziellen Pathologie aus der Grundregel machen, sondern was der Analytiker zu ihrem besonderen Regelverständnis beiträgt. Viele Patienten verstehen die Grundregel als Aufforderung zum sprunghaften, ungeordneten oder unlogischen Denken oder zum Monologisieren in Anwesenheit eines schweigsamen Analytikers. Jedenfalls gibt auch die Mitteilung der Grundregel Anlass zu vielen Missverständnissen, die sowohl der Klarstellung wie der Interpretation bedürfen. Verwirklicht ein Patient die Anregung des Analytikers in Form von Monologisieren, so muss man die Frage aufwerfen, was der Analytiker dazu beiträgt. In diesem Zusammenhang sind Anekdoten recht aufschlussreich. Loewenstein berichtet von einem Patienten, der sagte: »Ich war gerade dabei, frei zu assoziieren, aber ich will Ihnen nun doch lieber sagen, was mich wirklich beschäftigt« (zit. nach Seidenberg 1971, S. 100; Übersetzung durch die Verfasser).

Zurückhalten von Assoziationen

Die Fähigkeit des Patienten zum freien Assoziieren nimmt zweifellos im Lauf der Therapie zu. Eissler hebt freilich hervor, es sei fraglich, »ob jemals jemand dieser Aufgabe gerecht geworden ist« (Eissler 1963b, S. 198; dt. 1983, S. 295). Sicher hat sich auch jeder Patient zu irgendeinem Zeitpunkt der Therapie vorgenommen, etwas nicht mitzuteilen. Besonders folgenreich sind vorbewusste Selektionsprozesse, die den Einfallsreichtum des Patienten einschränken, weil er auf empfindliche Stellen bei seinem Analytiker gestoßen ist und manche Indizien dafür sprechen, dass es sich um tatsächlich bestehende Kränkbarkeiten handelt (▶ Kap. 2 und 3).

Schließlich können wir die Untersuchung der motivationalen Zusammenhänge von Entscheidungsprozessen – also ihre Determiniertheit – durch einen weiteren Gesichtspunkt ergänzen: Wir können die Entscheidungsprozesse von der Ich-Autonomie her ins Auge fassen.

Nehmen wir also an, dass ein Patient sich vorgenommen hat, etwas nicht zu sagen, und auch bei diesem Vorsatz bleibt. Hat der Analytiker dann den Kampf um die Einhaltung der Grundregel verloren? Wir glauben, diese Frage mit nein beantworten zu können, weil wir nun davon ausgehen, dass man darin ein Stück Vorbehalt, eine Reservatio mentalis als Dokumentation innerer Freiheit sehen kann. Kanzer (1961, 1972) hat schon lange betont, dass es bei nicht wenigen Patienten unangebracht und ein Fehler sei, auf der Grundregel zu bestehen. Das Bedürfnis, das Selbst vom Anderen zu differenzieren, sei aber gerade ein Teil der gesunden Individuation und bei Patienten mit gestörter Loslösung ein notwendiger Entwicklungsschritt. Die gleiche Ansicht vertritt Giovacchini (1972), wenn er dem Patienten zugesteht, ein Geheimnis vor ihm zu haben. Der Patient versteht, dass der Analytiker nicht neidisch auf seine Autonomie ist und ihm das Sichzurückziehen, Sichabgrenzen zugesteht. Das Recht, mit etwas zurückzuhalten, ermögliche es dem Patienten, sich nicht ständig rigide gegen eine auf den Analytiker projizierte verschlingende Imago absichern zu müssen.

Eisslers obige Feststellung lässt sich nur dahingehend interpretieren, dass an der Reservatio mentalis, an der partiellen Verweigerung alles zu sagen, die Selbstbestimmung zum Ausdruck kommt. Die Aufgabe des freien Assoziierens kann, so dürfen wir vermuten, deshalb von niemand vollkommen erfüllt werden, weil dies einer völligen Selbstaufgabe gleichkommen würde. Bei diesem Wortspiel erhebt sich natürlich die Frage: Warum schämt sich der Patient noch vor dieser oder jener Selbstenthüllung, warum macht er seine Autonomie gerade an diesem oder jenem Inhalt seines Erlebens und seiner Erinnerungen fest? Die Motivationsanalyse muss unter dem Gesichtspunkt des Widerstands immer weiter getrieben werden. Auf der anderen Seite sucht der Patient verständlicherweise gerade dort einen Gegenhalt, wo er sich als unabhängige Person gegenüber dem Analytiker abgrenzen kann: in der Ausklammerung des einen oder anderen Themas.

Demgegenüber hat Dewald in seinem Buch *Der psychoanalytische Prozess* (1972, S. 613) den Standpunkt vertreten, dass das freie Assoziieren zum Primärprozess hinführt:

> In nuce tendiert das freie Assoziieren nach Form und Inhalt … in die Richtung des primärprozesshaften Denkens, und es trägt dazu bei, den Prozess der Regression im Dienste des Ich zu fördern (Übersetzung durch die Verfasser).

Die Untersuchungen von Holt (1967b) über den Primärprozess sprechen ebenso wie klinische Erfahrungen dagegen, dass die freie Assoziation im Lauf des analytischen Prozesses strukturloser wird. Wir zögern sogar, die Erwartung auszusprechen, dass der Patient am Ende der Kur einfallsreicher sein sollte als am Anfang. Denn die größere innere Freiheit kann sich auf mannigfache Weise kundtun – im Schweigen, Sprechen und Handeln.

7.3 Gleichschwebende Aufmerksamkeit

Bedeutung

Die gleichschwebende Aufmerksamkeit des Analytikers und die freie Assoziation des Patienten sind von Freud (1912e, S. 381) einander zugeordnet worden. Die Komplementarität der Prozesse wird noch dadurch unterstrichen, dass neuerdings auch von freischwebender Aufmerksamkeit gesprochen wird, was auf die Rückübersetzung aus dem Englischen zurückzuführen ist. Denn die »gleichschwebende Aufmerksamkeit« wurde als »free floating attention« und »evenly hovering attention« in die englische Sprachwelt transformiert.

Folgt der Analytiker dieser Regel, so bleibt er offen für alle vom Patienten geäußerten Einfälle. Er lässt dessen Ideen und Phantasien vollen Spielraum. Vor allem: er lässt sich nicht von seinem abstrakten theoretischen Wissen leiten, sondern sieht jeden Patienten in seiner Einzigartigkeit und

Unvergleichbarkeit und ist neugierig, etwas Neues zu hören und zu erfahren. Er stellt das Vergleichen zurück, um sich den Zugang zu Unbekanntem nicht zu erschweren. Folgt der Analytiker Freuds Empfehlung, dann schwingt er von einer psychischen Einstellung in die andere, und er schiebt die »synthetische Denkarbeit« bis zum Behandlungsende auf (1912e, S. 380). Denn solange die Therapie dauert, kann immer wieder etwas Neues erfahren werden, das geeignet ist, das bisherige Bild, die vorläufige Rekonstruktion, zu korrigieren. Die gleichschwebende Aufmerksamkeit soll den Analytiker daran erinnern, dass jeder Fall anders sein kann als die allgemeine und stets vorläufige Theorie und der beschränkte persönliche Erfahrungsschatz erwarten lassen.

Beschränkungen und Forderungen

Bei seinem passiven Zuhören versucht der Analytiker, sich von allem in gleicher Weise beeindrucken zu lassen und – gleichschwebend aufmerksam bleibend – nicht auszuwählen. Hierbei entdeckt er seine Beschränkungen, die auf zwei Ebenen liegen. Die gleichschwebende Aufmerksamkeit wird durch seine Gegenübertragung (im althergebrachten Sinn) gestört, wie das persönliche Voreingenommenheiten gegenüber bestimmten menschlichen Problemen eben mit sich bringen. Diese Störung wird zum Anlass der Selbstreflexion und Selbstanalyse. Im Sinne des neueren Verständnisses der Gegenübertragung können solche Störungen der gleichschwebenden Aufmerksamkeit therapeutisch fruchtbar gemacht werden (▶ Kap. 3).

Außerdem bemerkt der Analytiker, dass seine gleichschwebende Aufmerksamkeit unwillkürlich in bestimmte Richtungen gelenkt wird: es kann nicht alles gleichmäßig in der Schwebe bleiben. Wenn ihm eine Deutung einfällt, ist damit eine Auswahl unter vielen Möglichkeiten getroffen worden. Wie der freie Einfall des Patienten, so ist auch die Deutung des Analytikers motiviert.

Aufgrund dieser Überlegungen entnehmen wir der Regel der gleichschwebenden Aufmerksamkeit die nicht leicht zu erfüllende Forderung nach selbstkritischer Prüfung der Einstellung zum jeweiligen Patienten in diesem Augenblick sowie nach fortgesetzter Auseinandersetzung mit allgemeinen und speziellen Problemen der psychoanalytischen Behandlungstechnik und Theorie.

Wir sind also mit Freud (1915c, S. 210) der Auffassung, dass wir immer irgendwelche Ideen an unsere Beobachtung herantragen und insofern stets aktiv zuhören. Deshalb ist es prinzipiell unmöglich, allem dieselbe Aufmerksamkeit zu schenken, und wir tun es in der Praxis auch nicht. Wohl ist es aber möglich und nötig, sich selbst und der Gemeinschaft von Wissenschaftlern Rechenschaft über unsere Ideen und ihre Begründung zu geben und Voreingenommenheiten anhand von Beobachtungen zu korrigieren. Im Austausch mit dem Patienten gibt es hierfür viele Möglichkeiten, und besonders dann, wenn sich interpretativ zum Ausdruck gebrachte Annahmen des Analytikers als Irrtümer erweisen.

Der Leser wird einwerfen, es sollte doch gerade für Analytiker selbstverständlich sein, keine fixierten Vorurteile an den Patienten heranzutragen. Dazu brauchte es doch keine Regel! Und Analytiker müssen nicht daran erinnert werden, dass sie viele und unterschiedliche Ideen zu den Phänomenen haben; denn die Kontroversen zwischen den verschiedenen Schulen gehen darauf zurück. So spiegelt der psychoanalytische Alltag eine Seite der philosophischen Erkenntnis, dass alle Beobachtungen theoriegesteuert sind.

Das Unbewusste des Analytikers als empfangendes Organ

Wir könnten uns mit diesen Anmerkungen zur gleichschwebenden Aufmerksamkeit begnügen und mit allseitiger Zustimmung rechnen, wenn wir sagen, dass der Analytiker sich der Offenheit befleißigen und in seiner Aufmerksamkeit in der Therapie nicht durch Voreingenommenheiten oder gar Vorurteile festgelegt sein sollte. Doch damit ist die Geschichte nicht am Ende. Denn bis in unsere Tage wirkt sich eine alternative Denktradition aus, die Freud durch eine metaphorische Erklärung der gleichschwebenden Aufmerksamkeit folgenreich begründete. Er sprach dem Unbewussten des Analytikers die besondere Fähigkeit zu, sich als empfangendes Organ dem gebenden Unbewussten des Kranken zuzuwenden, indem er feststellte:

> Wie der Receiver die von Schallwellen angeregten elektrischen Schwankungen der Leitung [gemeint ist die Telefonverbindung] wieder in Schallwellen verwandelt, so ist das Unbewusste des Arztes befähigt, aus den ihm mitgeteilten Abkömmlingen des Unbewussten dieses Unbewusste, welches die Einfälle des Kranken determiniert hat, wiederherzustellen (Freud 1912e, S. 382).

In dieser Feststellung hat die Regel der gleichschwebenden Aufmerksamkeit eine Begründung gefunden, aus der sich auch die notwendige Reinigung von der Gegenübertragung ableitet (▶ Kap. 3). Freud hat die unbewusste Erkenntnisfähigkeit nach dem damals üblichen Modell der Sinneswahrnehmung konzeptualisiert: Man nahm an, dass in der Perzeption die äußere Realität unmittelbar und korrekt gespiegelt wird. Deshalb wurde dieses Modell auch später als »Spiegeltheorie« oder als »Doktrin der unbefleckten Perzeption« bezeichnet (Westerlundh u. Smith 1983).

Vertiefung des Modells

Es entsprach also durchaus dem Zeitgeist, die Wahrnehmung des Unbewussten nach der Spiegel- oder Telefonmetapher zu erklären. Dass schon das Kleinkind seine Welt konstruiert und nicht passiv aufnimmt, bestimmt lange nach Piaget die Erforschung der frühen Mutter-Kind-Beziehung (Stern 1977). Durch Freuds Metapher schienen also erst einmal eine Reihe von praktischen und theoretischen Problemen so gut gelöst zu sein, dass ihr Inhalt bis zum heutigen Tag einflussreich geblieben ist und eine Denk- und Praxistradition der Psychoanalyse begründet hat. Die gleichschwebende Aufmerksamkeit wurde durch das »dritte Ohr« Reiks (1948) popularisiert; es enthält wesentliche Teile der speziellen Empathie, die dann durch Kohut (1959) in das Zentrum des methodischen Vorgehens gerückt wurde. Als »Analysierinstrument« ist die gleichschwebende Aufmerksamkeit, wie wir von Balter et al. (1980) wissen, durch Isakower technifiziert worden. Nun wurde auch ein besonderer Platz innerhalb des psychischen Apparates des Analytikers postuliert, der erklären soll, dass und warum der Analytiker in der Lage ist, das Unbewusste seines Patienten zu hören. In einer überzeugenden Studie hat Lothane (1981) das »analysing instrument« von Isakowen mit dem »Dritten Ohr« Reiks verglichen und der rationalen Widerstandsanalyse von Reich gegenübergestellt. Gleichzeitig gab Spence (1984) seiner kritischen Abhandlung den für sich sprechenden Titel *Perils and Pitfalls of Free Floating Attention*. Er kommt nach einer psychoanalytischen Untersuchung des Verstehens- und Empathieprozesses unter Einbeziehung philosophisch-hermeneutischer Gesichtspunkte (nach Gadamer und Habermas) zu dem Ergebnis, dass es die gleichschwebende Aufmerksamkeit als **passives** Zuhören **ohne** Vorentwurf nicht gibt.

Wir legen unseren Kontext des Verstehens an die Mitteilungen des Patienten an. Ersetzt man die hermeneutische Bezeichnung »Vorentwurf« durch »Idee«, können wir leicht eine Parallele zu Freuds oben erwähnter Auffassung ziehen. Hört der Analytiker **aktiv** zu, kann er seine Ideen, seine Phantasien, seine Gefühle, seine Vorentwürfe, seine Theorien durchaus in der Schwebe halten und offen bleiben für neue Erfahrungen. Spence bringt sogar überzeugende psychoanalytische Kriterien dafür, dass gerade die Selbsttäuschung unbefleckter Wahrnehmung der unwissentlichen, unbewussten und damit rational schwer zugänglichen Projektion eigener Ideen Tür und Tor öffne.

Funktionen der gleichschwebenden Aufmerksamkeit

Der Mythos von der gleichschwebenden Aufmerksamkeit – als einen solchen betrachtet Spence das scheinbar theoriefreie passive Zuhören – hat wie alle Mythologien, die wissenschaftsgeschichtlich als Prototheorien aufgefasst werden könnten, viele Funktionen. Es handelt sich ja bei der gleichschwebenden Aufmerksamkeit um ein **Mischgebilde**, das wir hier in seine beiden Komponenten zerlegt haben. Sein Überdauern verdankt es gerade der Verbindung wohlbegründeter rationaler Anteile – radikale Offenheit statt Vorbehalten – mit mystischen Erwartungen nach Verschmelzung und Einheit, die das eigene Unbewusste mit dem des anderen so verbindet wie in Freuds Telefonmetapher. Nüchtern betrachtet trägt die Regel der gleichschwebenden Aufmerksamkeit dazu bei, dass sich der Patient verstanden fühlt und damit eine **rationale** Grundlage der Therapie hergestellt werden kann. Wir müssen allerdings, wie wir nun am Beispiel des Hörens mit dem »dritten Ohr« Reiks und in ▶ Kap. 8 an der Empathie Kohuts zeigen werden, eine Einbuße an Faszination in Kauf nehmen, um dem Austauschprozess zwischen Patient und Analytiker näher zu kommen. Zunächst stellen wir das »dritte Ohr« und seine Funktion vor:

> Die Psychoanalyse ist in diesem Sinn nicht so sehr ein Herz-zu-Herz-Gespräch wie ein Trieb-zu-Trieb-Gespräch, ein unhörbarer, aber höchst ausdrucksvoller Dialog. Der Psychoanalytiker muss lernen, wie einer zum anderen ohne Worte spricht. Er muss lernen mit dem »dritten Ohr« zu hören. Es stimmt nicht, dass man schreien muss, um verstanden zu werden. Wenn man gehört werden will, dann flüstert man (Reik 1948, zit. nach 1976, S. 165)

und:

> Eine der Eigenarten dieses dritten Ohrs ist, dass es auf zwei Kanälen hört. Es kann erfassen, was andere Leute nicht sagen, sondern nur fühlen und denken; es kann aber auch nach innen gerichtet werden. Es kann Stimmen aus dem Innern hören, die sonst nicht hörbar sind, weil sie vom Lärm unserer bewussten Gedankenprozesse übertönt werden (S. 168).

Das »dritte Ohr« hat nach Reik enge Beziehungen zur »gleichschwebenden Aufmerksamkeit«:

> Denken Sie beim Psychoanalytiker an jemanden, der sich in seinem Stuhl nach vorn lehnt und mit allen fünf Sinnen auf winzige psychologische Zeichen lauert, voller Angst, eines könnte ihm entgehen? Bei so schwachen Signalen oder Reizen, die eine so inhaltsreiche Bedeutung für die Mutmaßung unbewusster Prozesse erlangen, würde man annehmen, dass die größte und gespannteste Aufmerksamkeit erforderlich ist. Diese Vorstellung ist falsch, und die Aufmerksamkeit des Analytikers ist von anderer Art. Freud definiert diese besondere Art der Aufmerksamkeit als »gleichschwebend«. Zwei Faktoren brachten Freud dazu, solch gleichschwebende Aufmerksamkeit zu empfehlen. Sie erspart die stundenlange Anspannung und vermeidet Gefahren, die im Fall der vorsätzlichen Aufmerksamkeit drohen, die auf ein besonderes Ziel gerichtet ist. Wenn wir unsere Aufmerksamkeit auf einen bestimmten Punkt richten, wenn wir beginnen, unter den gegebenen Daten auszuwählen und nur einen Bruchteil erfassen, dann, so warnt Freud, lassen wir uns von unseren eigenen Erwartungen und Neigungen leiten. Natürlich besteht die Gefahr, dass wir nie etwas anderes finden als das, auf was wir vorbereitet sind. Folgen wir jedoch unseren Neigungen, ist sicher, dass wir die mögliche Wahrnehmung verfälschen. Die Regel, alles in gleicher Weise aufzunehmen, ist das notwendige Gegenstück zu der Forderung dem Patienten gegenüber, alles zu sagen, was ihm in den Kopf kommt, ohne Überlegung oder Auswahl (S. 181f.).

und:

> Was hat aber nun gleichschwebende Aufmerksamkeit und Sich-Merken miteinander zu tun? Müssen wir nicht, wenn wir uns aus der Fülle der aufeinander folgenden Angaben etwas merken wollen, uns auf einzelne Punkte konzentrieren, ihnen unsere besondere Aufmerksamkeit schenken? Wie kann ich mir etwas merken, ohne meine ganze Aufmerksamkeit darauf zu richten, ohne mit unbedeutenden Einzelheiten genauso zu verfahren wie mit wichtigen? Vielleicht zielt der Begriff »gleichschwebende« Aufmerksamkeit genau darauf hin, sich alles zu merken und sich an alles zu erinnern. Aber ist das nicht ein Widerspruch in sich, da sich die Aufmerksamkeit immer nur auf bestimmte Gegenstände richtet. Die Aufmerksamkeit, so heißt es, schließt Auswahl mit ein. Wie können wir die Gefahr der Auswahl vermeiden, wenn wir aufmerksam sein wollen? (1976, S. 183).

Reik selbst hat für diese Widersprüche Lösungsvorschläge gemacht, indem er verschiedene Arten von »Aufmerksamkeit« beschrieb:

> Die Art der Aufmerksamkeit in der Psychoanalyse kann durch den Vergleich mit dem Scheinwerfer gut illustriert werden. Die willentliche Aufmerksamkeit, die auf einen engen Bezirk unseres Erfahrungsfelds beschränkt ist, kann mit einem Scheinwerfer verglichen werden, der ein bestimmtes Gebiet absucht. Wenn wir von vornherein wissen, dass der Feind aus dieser Richtung kommt oder dass etwas auf diesem Feld vor sich gehen wird, haben wir das Kommende vorhergesehen. Nehmen wir aber an, dass etwas, z. B. ein Geräusch, unsere Aufmerksamkeit auf ein bestimmtes Gebiet gelenkt hat und wir erst dann den Scheinwerfer darauf richten, dann eilte unsere Aufmerksamkeit der Wahrnehmung nicht voraus, sondern folgte ihr. Dies ist der Fall bei unwillentlicher Aufmerksamkeit. Ein Auto, das mit einem Suchscheinwerfer ständig einen großen Radius absucht, liefert den besten Vergleich mit der Tätigkeit der gleichschwebenden Aufmerksamkeit (1976, S. 188f.).

In diesem Gleichnis entspricht dem »dritten Ohr« sozusagen ein drittes Auge, das rundherum alles sieht und aufnimmt, ohne die geringste Vorerwartung zu haben. Das dritte Ohr und das dritte Auge sind eine Tabula rasa, also idealiter vollkommen leer und ohne jede Vorerwartung.

Die Lösungsvorschläge Reiks führen zu Widersprüchen, weil der »auskundschaftende«, »selektierende« Charakter der gleichschwebenden Aufmerksamkeit den Rundumscheinwerfer irgendwann und irgendwo zum Stehen bringen muss. Die gleichschwebende Aufmerksamkeit schwebt nämlich nur so lange, bis sie sich irgendwo niederlässt. Der Vorschlag Reiks ist wahrnehmungs- und denkpsychologisch sowie erkenntnistheoretisch naiv-positivistisch, und er übersieht, dass den Strahlen des Scheinwerfers der gesamte persönliche Wahrnehmungs- und Denkapparat des Beobachters einschließlich seiner theoretischen Erwartungen zugrunde liegt.

Viergliedriger Rezeptionsprozess

Unsere lässige Ausdrucksweise, dass das Schweben nur so lange anhalte, bis der Analytiker mit einer Deutung landet und damit ankommt – oder auch nicht – übergeht die vorausgehenden Selektionsprozesse, die vorbewusst-intuitiv oder bewusst ablaufen. Mit Thomson (1980) kann man die rezeptive Funktion des Psychoanalytikers als Teil eines viergliedrigen Prozesses verstehen, der sich aus passivem und aktivem Zuhören, aus Erleben, Wahrnehmen und Interpretieren zusammensetzt. Wir machen unsere Wahrnehmungen und Beobachtungen und deren Interpretationen im Licht bewusster und unbewusster Theorien. Auch die vorwissenschaftliche Erfahrungsbildung folgt diesem Prinzip, so naiv deren Erwartungshorizont auch sein mag. So finden wir, dass Patienten ihre Wahrnehmungen gemäß ihrer fest in ihrem Unbewussten als Schema verankerten Theorie machen und ihre Erwartungen auch bestätigt finden.

Vorentwürfe und Erfahrungen des Analytikers

Im besten Fall hilft uns die gleichschwebende Aufmerksamkei,t jedes Detail der Ansichten des Patienten ernst zu nehmen. Wir folgen den Erklärungen, die der Patient für seine Ängste und Hemmungen gibt und lassen uns ganz auf seine Welt ein – sonst könnten wir ihn ja nicht verstehen. Wir hören auf die Untertöne, wir bemerken Unterbrechungen. Dort wo der Patient vor einem Rätsel steht, wo ihm Zwangssymptome oder Phobien unverständlich sind, wären auch wir mit der Theorie des gesunden Menschenverstands am Ende. Aber auch der »Receiver« und das »dritte Ohr« würden den Einfällen des Patienten keinen Sinn mehr abgewinnen können, wären dort nicht viele Programme eingespeist, die dem Analytiker als vergleichende Erklärungsskizzen dienen können. Das »dritte Ohr« und der Receiver würden jedenfalls nichts Unbewusstes hören können, wären es nicht die Ohren eines Analytikers, der ein möglichst umfassendes Wissen aufgenommen und Erfahrungen gesammelt hat. Die Flexibilität des Zuhörens wird nicht durch ein mit außersinnlichen Fähigkeiten ausgestattetes »drittes Ohr« gewährleistet, im Gegenteil: Dem wissenschaftlichen Anspruch der Psychoanalyse muss jede Mystifizierung im Wege stehen, die dazu führt, Voreingenommenheiten unbewusst zu verankern.

Ausgewogenheit von Denken und Fühlen

Die Vorstellung, mit dem »dritten Ohr« höre man am besten, wenn man sich sonst taub stelle, hat einen geheimnisvollen Reiz behalten. So nimmt bei Bion, dem »psychoanalytischen Mystiker« (Grotstein 1982), die Selbstentleerung des passiv-rezeptiven Analytikers mystische Qualitäten an: Um den Geisteszustand zu erreichen, der für die Praxis der Psychoanalyse seiner Meinung nach wesentlich ist, vermeidet Bion jedes Memorieren; wenn er versucht sei, irgendwelche Ereignisse einer besonderen Sitzung zu erinnern, widerstehe er dieser Versuchung, und er erlaube sich nicht, in seinem Gedächtnis spazieren zu gehen. Er weise jeden Impuls zurück, irgendetwas von dem zu erinnern, was früher passiert sei oder was er bei einer früheren Gelegenheit interpretiert habe (Bion 1970, S. 56). Gleichzeitig fordert er, dass dem Patienten die Evidenz gezeigt werden müsse, die einer Interpretation zugrunde liege, selbst wenn jene sich auf eine Periode von mehreren Jahren des Ausagierens beziehe (S. 14). In gewisser Hinsicht liegt dieser Vorstellung auch die Idee einer endgültigen Überwindung jeder Gegenübertragung im speziellen und allgemeinen Sinn zugrunde, denn Bion verweigert auch allen Wünschen und Sehnsüchten den Zugang zu seinem Denken.

Da ein ausgewogenes Verhältnis zwischen den beiden Einstellungen – Fühlen und Denken – nicht leicht zu erreichen ist, setzt sich die Diskussion darüber in jeder Generation von Psychotherapeuten und Analytikern fort. Fenichel (1934) hat übrigens in nach wie vor gültiger und heute angesichts der Diskussion über die Empathie wieder aktueller Weise Reiks Einseitigkeit kritisiert, indem er sich auf Ferenczi berief, der gesagt hatte:

> Die analytische Therapie stellt also an den Arzt Anforderungen, die einander schnurstracks zu widersprechen scheinen. Einesteils verlangt sie von ihm das freie Spielenlassen der Assoziationen und der Phantasie, das Gewährenlassen des **eigenen Unbewussten** ... Anderenteils muss der Arzt das von seiner und des Patienten Seite gelieferte Material logisch prüfen und darf sich in seinen Handlungen und Mitteilungen ausschließlich nur vom Erfolg dieser Denkarbeit leiten lassen (Ferenczi 1919b, zit nach 1964, S. 53; Hervorhebung im Original).

Am Ende dieses Abschnitts erübrigt sich fast ein besonderer Hinweis darauf, dass wir uns unversehens immer weiter von der gleichschwebenden Aufmerksamkeit als einer Regel entfernt haben und beim komplexen Erkenntnisprozess des Analytikers angelangt sind. Tatsächlich führt eine direkte Linie von Freuds gleichschwebender Aufmerksamkeit über das dritte Ohr Reiks zu Kohuts (1959) empathisch-introspektiver Methode psychoanalytischer Beobachtung. Diese Linie hat Cohler (1980, S. 81) aufgezeigt. Eine andere Linie führt zu jenen Seiten des Fühlens und Denkens, die heute als Inferenzprozesse im Analytiker beschrieben werden (Ramzy 1974; Meyer 1981a, 1988; Kächele 1985). Insgesamt geht es hier um Themen, die uns in den folgenden Kapiteln noch weiter beschäftigen werden.

7.4 Der psychoanalytische Dialog und die Gegenfrageregel

Antworten oder Nichtantworten – das ist hier die Frage

Ist es eine ungebührliche Dramatisierung, wenn wir das Fragen des Patienten und das Antworten oder Nichtantworten des Analytikers durch den Untertitel dieses Abschnitts in die Nähe von Hamlets Monolog (3. Akt, 1. Szene: »To be or not to be, that is the question«) stellen? Kann man den Fragen, die im analytischen Gespräch auftauchen, die Tiefe von »Sein« oder »Nichtsein« geben? In der Tat: Wir hätten diesen Titel nicht gewählt, wenn wir nicht glaubten, dass dem psychoanalytischen Dialog eine dramatische Spannung innewohnt. Der Patient kommt zum Analytiker, um Antworten auf Fragen zu finden, die er selbst nicht lösen kann. In keinem der vielen früheren Gespräche, die er mit Mitmenschen, Laien, Pfarrern, Heilpraktikern und Ärzten geführt hat, wurden zufrieden stellende, d. h. seine Symptome kurierende Antworten gefunden. Nun, am Ende steht das psychoanalytische Gespräch, bei dem es buchstäblich um

Sein oder Nichtsein, um Leben oder Selbstmord gehen kann.

Der Analytiker im Zugzwang

Bisher haben wir von den tiefen, quälenden, aber für ihn gar nicht formulierbaren Fragen gesprochen, vor die der Patient durch seine unbewussten Konflikte gestellt wird. Es braucht nicht mehr betont zu werden, dass letztlich die **Aufklärung** dieser bisher unbeantworteten Fragen nach Freuds Junktim (▶ Kap. 10) die wohltätige Wirkung der Analyse ausmacht. Wie steht es nun aber mit **jenen** Fragen, die der Patient stellen kann und auch stellt? Wie ist mit ihnen behandlungstechnisch umzugehen? Geben wir zunächst einige Beispiele:

Wird die Therapie meine Beschwerden heilen oder wenigstens bessern? Wie wirkt die Therapie? Wie lange dauert sie? Haben Sie schon ähnliche Erkrankungen behandelt? Habe ich die gleiche Erkrankung wie mein Vater? Dabei macht es einen Unterschied, ob der Patient solche Fragen vor Beginn der Behandlung stellt, wo noch die Gesprächsregeln der Alltagskommunikation gelten und die Antworten des Analytikers Teil der Aufklärung des Patienten über die bevorstehende Therapie sind, oder ob der Patient sich während der Behandlung mit solchen Fragen an den Analytiker wendet. Hier interessiert er sich bald vielleicht auch für die persönlichen Lebensumstände des Analytikers, für seine Familie, für die Ferienanschrift oder – für den Notfall – die private Telefonnummer.

Versetzt sich der Leser in die Rolle des Therapeuten, so wird er etwas von der Spannung spüren, die durch diese Fragen im Analytiker entsteht. Er ist in Zugzwang gebracht worden; der Patient hat dem Analytiker nahe gelegt, eine Antwort zu geben. Alles, was der Analytiker jetzt tut, wird vom Patienten als Reaktion auf seine Frage verstanden und hat Folgen. Auch Schweigen ist in diesem Sinne eine Antwort. Durch die Fragestellung des Patienten geht die Initiative an den Analytiker über, ob er will oder nicht. Dieser Zugzwang entsteht dadurch, dass Analytiker und Patient miteinander in einen Dialog getreten und deswegen Diskursregeln unterstellt sind, über die sie sich zumindest teilweise (stillschweigend) einig sein müssen, wenn überhaupt ein sinnvoller Dialog möglich sein soll. Es liegt im Wesen der Frage, dass der Frager eine Antwort vom Dialogpartner bekommen will und auch erwarten kann und dass jede Reaktion des Partners im Kontext einer vorangegangenen Frage eine Antwort ist. Gespräche haben ihre eigene immanente Interaktionsordnung, und wer im Alltag davon abweicht, weiß, dass sein Verhalten eine Erklärung oder Rechtfertigung verlangt (z. B. Heritage 1984).

Alltägliche Kommunikationsregeln

Der mit der analytischen Situation noch nicht vertraute Patient wird erwarten, dass sich das Gespräch mit dem Analytiker nach den Regeln der alltäglichen Kommunikation vollzieht. Er wird kaum anders können als davon auszugehen, dass Regeln des kommunikativen Austauschs verletzt werden, wenn Fragen übergangen werden, und er wird das Verhalten des Analytikers, der auf seine Fragen hin schweigt, deshalb zu Recht als ein Zeichen dafür auffassen, dass sein Gesprächspartner unwissend oder unwillig ist oder beides.

Indem Fragen Antworten erwarten lassen und das Ausbleiben einer Antwort auf eine Frage hin eine begründungs- und rechtfertigungsbedürftige Verletzung von Regeln der Kommunikation ist – Gesprächsanalytiker nennen diesen erwartbaren Zusammenhang »konditionelle Relevanz« und sprechen davon, dass bestimmte sprachliche Handlungen der einen Person bestimmte sprachliche Handlungen der anderen Person konditionell relevant machen (z. B. Bergmann 1994), können Fragen als ein Mittel eingesetzt werden, um einen anderen zu einem verbalen Austausch, zu einem Dialog zu drängen. Da die psychoanalytische Therapie vom Gespräch, vom » Austausch von Worten« (Freud 1916-17, S. 9) lebt und – mehr noch – »Worte … das wesentliche Handwerkszeug der Seelenbehandlung« sind (Freud 1890a, S. 302), ist es ausschlaggebend, was und wie der Analytiker antwortet – natürlich nicht nur auf Fragen. Diese dienen uns hier nur als hervorragendes Beispiel für ein weites Spektrum direkter und offener Versuche des Patienten, den Analytiker ad hoc in einen Austausch zu verwickeln; auch andere Äußerungen als Fragen, beispielsweise Bitten, Vorwürfe, oder Feststellungen sind in diesem Zusammenhang zu nennen; auch sie machen bestimmte Reaktionen auf Seiten des Gegenüber »konditionell relevant« und können die andere Person deshalb unter Druck setzen, ihrerseits mit bestimmten komplementären Handlungen zu reagieren. Zudem kann sich etwas, was zunächst als reine Informationsfrage erschien, im Verlauf des weiteren Diskurses z. B. als ein Vorwurf herausstellen. Es ist dieser auf vielfältige Weise zur direkten Interaktion auffordernde Charakter von Fragen, der den Umgang mit ihnen schwierig macht. Welcher Mutter gingen die bohrenden, neugierigen Fragen ihres Kindes nicht gelegentlich auf die Nerven! Nicht anders ergeht es auch dem Analytiker, wenn er durch Fragen unter Druck gesetzt wird.

Die stereotype Gegenfrage

Eine behandlungstechnische Regel, die zu einem häufig feststellbaren Stereotyp erstarrt ist, scheint alle Schwierigkeiten wie einen gordischen Knoten zu durchschlagen. Das Stereotyp schreibt vor, auf eine Frage des Patienten mit der Gegenfrage zu antworten: »Was fällt Ihnen zu Ihrer Frage ein?« Taucht in einem Behandlungsbericht beispielsweise die Bemerkung auf, dass sich diese oder jene Frage ergeben habe, die dann »analysiert« worden sei, dann kann man mit ziemlicher Sicherheit davon ausgehen, dass der Patient eine Frage gestellt hat, die mit der Bitte um Einfälle zurückgegeben wurde oder die der Analytiker an den Patienten zurückgegeben hat, indem er sie durch Schweigen beantwortet und damit als unerwünschtes Verhalten markiert hat.

In der öffentlichen Meinung gehört diese Form der Zurückspiegelung von Fragen zu den charakteristischen Kennzeichen der analytischen Behandlung. Demgemäß heißt es auf dem Umschlag der deutschen Übersetzung des Buches von Malcolm (1980) *Fragen an einen Psychoanalytiker* (1983):

> J. M. stellt die Fragen, die jeder Patient schon immer stellen wollte, von denen er aber wusste, dass der Analytiker darauf nur sagen würde: »Was kommt Ihnen in den Sinn, wenn Sie darüber nachdenken, warum Sie mir diese Frage stellen wollen?«

Auch wir verhielten uns jahrelang nach diesem Stereotyp, bis wir durch die ungünstigen Auswirkungen eines Besseren belehrt wurden. Wie tief eingegraben diese Regel in das professionelle Über-Ich sein kann, bemerkten wir an einem geradezu schlechten Gewissen, das den einen oder anderen drückte, wenn wir uns über die Regel hinwegsetzten. Wir nehmen an, dass es nicht wenigen Analytikern ähnlich gehen dürfte. Wie die nachfolgende Anekdote erkennen lässt, wird dieses Stereotyp offenbar durch Lehr- und Kontrollanalyse von einer Generation zur anderen in der Annahme weitervermittelt, dass nicht zuletzt das Zurückspiegeln von Fragen eine besonders tiefgehende und strenge Analyse sichere. Umgekehrt wird das Beantworten von Fragen manchmal als Kunstfehler angesehen, als Verhalten, mit dem der Analytiker den therapeutischen Raum für den Patienten einengt oder als Hinweis darauf, dass der Analytiker von dem Patienten induzierte Spannungen nicht aushält und per Agieren zu lösen versucht (z. B. Hall 1998; Hinshelwood 1999). Wie dem auch sei – Kandidaten halten sich nach der folgenden Anekdote, deren Kerngedanke nicht erfunden ist, besonders eng an diese Regel. Sie lautet: Ein Kandidat sagt zu seinem ersten Analysepatienten kurz vor Abschluss der Vorgespräche: »Wenn Sie noch Fragen haben, so stellen Sie diese bitte jetzt. Von der nächsten Stunde an stehe ich unter dem Abstinenzprinzip und kann Ihnen keine Frage mehr beantworten.«

Folgen der Zurückweisung

Unsere nachfolgende Literaturübersicht (► Abschn. 7.4.1) zeigt, dass dieses Stereotyp ein Überbleibsel der triebökonomischen Therapieauffassung darstellt. Es wird dabei angenommen, dass der Patient durch die verweigerte Antwort umso rascher zu Einfällen gelangt, die zur latenten Bedeutung dieser Frage hinführen. Die Regel fände ihre Rechtfertigung also in dem erhofften Gewinn an therapeutischer Erkenntnis. Doch wie steht es mit der zwar nicht beabsichtigten, aber häufig vom Patienten erlebten Zurückweisung bei der Nichtbeantwortung seiner Frage? Welchen Einfluss hat diese Zurückweisung auf die Übertragungsbeziehung und auf den angestrebten Prozess der Umstrukturierung der Selbst- und Objektrepräsentanzen des Patienten? Wir glauben annehmen zu müssen, dass es nicht in erster Linie ein Beleg für Ich-Stärke ist, wenn die in der stereotypen und dem Patienten in ihrem Sinn nicht erläuterten Nichtbeantwortung von Fragen liegende Zurückweisung ohne erhebliche Kränkungen erlebt wird – mit all ihren Auswirkungen auf unbewusste Abwehrprozesse. Eher könnte man fragen, ob nicht eventuell das Gegenteil der Fall ist und Patienten, die ein solches Verhalten wortlos hinnehmen, nicht vielmehr resignierten oder sich unterwerfenden Ich-schwachen, statt Ich-starken Kindern ähneln. Dass für Ichschwache Patienten das nicht reagierende Verhalten des Therapeuten besonders irritierend ist, liegt nahe.

Solche Regeln der Alltagskommunikation sind keine von außen auferlegten Gesetze. Sie gründen vielmehr in grundlegenden Modi des Aufeinander-Bezogenseins. Darum ist eine Frage mehr als nur eine Einforderung von inhaltlicher Information. Eine Frage ist immer auch ein Kontakt induzierendes und bestätigendes Verhalten, das interessierte Zuwendung zum Ausdruck bringt – wie auch immer diese motiviert sein und zu welchem Zweck sie auch erfolgen mag. Wenn Therapeuten auf Fragen nicht antworten oder stereotyp mit einer Gegenfrage reagieren, ähnelt ihr Verhalten deshalb viel mehr dem der nicht reagierenden Mutter in den Still-face-Experimenten (Weinberg u. Tronick 1996), als dass das Erleben von Zurückweisung auf eine Ich-Schwäche des Patienten schließen lässt.

Zumindest in der Einleitungsphase wird ein Patient es noch nicht als sinnvoll empfinden können, wenn der Analytiker auf seine Fragen mit einer Gegenfrage reagiert. Dadurch kann es aufgrund der erlebten Zurückweisung und Kränkung zu unbewussten Abwehrprozessen kommen, die zu unmerklichen Transformationen der Einfälle führen. Die Zurückhaltung des Analytikers, durch die er den Einfallsreichtum des Patienten fördern möchte, führt also zum Gegenteil.

Die Gegenfrageregel und ihre Ausnahmen

Wir kommen anhand des Literaturstudiums und aufgrund eigener Erfahrungen zu dem Ergebnis, dass die **Gegenfrageregel**, wie wir sie fortan der Kürze halber nennen werden, den Tiefgang der Selbsterkenntnis keineswegs sichert, sondern deren Grundlage, den Dialog, zu stören, ja gelegentlich zu zerstören vermag. Diese Feststellung wird durch ein anderes Ergebnis unserer nachfolgenden Untersuchung unterstützt: durch die Ausnahme von der Regel. Bei welchen Patienten darf der Analytiker von der Gegenfrageregel absehen? Bei jenen, die kein intaktes, toleranzfähiges Ich haben, also bei einer großen Zahl der Patienten, die den Analytiker aufsuchen! Was geschieht nun, wenn der Analytiker sich nicht mehr an die Gegenfrageregel hält? Werden dann die gestellten Fragen einfach beantwortet? Keineswegs. Es wird lediglich das rigide Festhalten an einer Regel aufgegeben, weil es mit der bipersonalen Theorie des psychoanalytischen Prozesses ebenso wenig zu vereinbaren ist wie mit den Erfahrungen der Praxis. Ebenso wie die Ich- oder Selbstentwicklung an das dialogische Prinzip gebunden ist, so ist auch die therapeutische Ich-Veränderung und Selbstfindung an die Antwort des neuen Objekts gebunden. Insofern sind die Ausnahmen von der Regel in der Überzahl.

Doch nicht nur bei Patienten mit unsicheren »Objektbeziehungen« sind wir hellhörig geworden. Da sich in der analytischen Behandlung alle Objekte vorwiegend durch die sprachliche Vermittlung eines antwortenden Subjekts konstituieren, können wir verständlich machen, warum die Variation einer altehrwürdigen Regel geboten ist, um den psychoanalytischen Dialog fruchtbarer zu machen. Nicht ums einfache Beantworten kann es gehen, sondern um die Ablösung der Gegenfrageregel durch eine differenzierte und empathische Anwendungsweise im Sinne des Vorschlags von Curtis (1979, S. 174):

> Natürlich ist es Gegenstand analytischer Überlegungen, ob eine Antwort, eine Erklärung oder das Eingehen auf eine den Analytiker geltende Frage oder Beobachtung im besten Interesse des analytischen Prozesses liegt (Übersetzung durch die Verfasser).

Da die Gegenfrageregel die scheinbar bequeme Handhabung eines komplizierten Problems gestattet, ist es nicht weiter verwunderlich, dass sie sich bisher so stabil erhalten hat. Untersuchen wir nun die Begründung des Stereotyps und seine Geschichte.

7.4.1 Begründung des Stereotyps und seine Geschichte

Eine Begründung für das Stereotyp, Patientenfragen nicht zu beantworten, scheint sich aus dem Abstinenzprinzip abzuleiten. Danach soll die Beantwortung einer Frage für den Patienten eine vom Therapeuten gewährte unzulässige Triebbefriedigung darstellen, die den Fortgang der analytischen Arbeit behindert. Habe der Analytiker erst einmal eine Frage beantwortet, so bestehe die Gefahr, dass der Patient immer weiter frage und sein Fragen schließlich zu einem vom Analytiker selbst induzierten Widerstand werde.

Eine weitere Sorge betrifft die persönlichen Fragen, mit denen der Patient etwas über die Person des Analytikers herausfinden will. Es wird angenommen, dass die Beantwortung solcher Fragen das therapeutische Inkognito des Analytikers lüfte oder seine Gegenübertragung aufdecke, wodurch die Entwicklung der Übertragung gestört werde.

Wegen dieser Befürchtungen hat sich die Nichtbeantwortung von Fragen als behandlungstechnisches Stereotyp herausgebildet, das nicht auf Freud selbst zurückgeht, der sich diesbezüglich flexibel verhalten hat. In seinem Bericht über die Einleitungsphase der Analyse des Rattenmannes finden wir, dass Freud (1909d) seinem Patienten zahlreiche Fragen zur Wirkungsweise und zur Prognose der psychoanalytischen Behandlung direkt beantwortet, wohlgemerkt ohne das Fragen des Patienten zum Gegenstand einer Deutung zu machen.

Blanton (1971) beschreibt, dass er während seiner Analyse bei Freud diesen häufiger über seine wissenschaftlichen Ansichten befragt hat. Freuds Reaktion war laut Blanton eine direkte Beantwortung seiner Fragen, keine Deutung. Freud ist auf das technische Problem der Behandlung von Patientenfragen weder in seinen technischen Schriften noch sonst in seinem Werk explizit eingegangen, offenbar weil es für ihn kein Problem war.

Ferenczis Regel und ihre Widerlegung

Zu unserer Überraschung ergab das Literaturstudium, dass Ferenczi (1919a) die Regel, Patientenfragen grundsätzlich nicht zu beantworten, mit folgender Begründung aufstellte:

> Ich machte es mir zur Regel, jedes Mal, wenn der Patient eine Frage an mich richtet oder eine Auskunft verlangt, mit einer **Gegenfrage** zu antworten, der nämlich, wie er zu dieser Frage kommt. Hätte ich ihm einfach geantwortet, so wäre die Regung, die ihn zu dieser Frage bewog, durch die Antwort beseitigt worden; so aber wenden wir das Interesse des Patienten den Quellen seiner Neugierde zu, und wenn wir seine Frage analytisch behandeln, vergisst er zumeist, die ursprüngliche Frage zu wiederholen; er zeigt uns damit, dass ihm an diesen Fragen eigentlich gar nichts gelegen war, und dass sie nur als Äußerungsmittel des Unbewussten eine Bedeutung hatten (S. 45; Hervorhebung durch die Verfasser).

Ferenczi glaubte, durch Gegenfragen rasch zu den unbewussten Determinanten, zum latenten Bedeutungsgehalt der Frage zu gelangen. Wir meinen nicht, dass Ferenczis Behauptung allgemeine Gültigkeit beanspruchen kann. Von vornherein ist die Wahrscheinlichkeit nicht gering, dass der Patient durch eine rigide Anwendung dieser Technik entmutigt wird, überhaupt noch Fragen zu stellen und diese wie auch die damit zusammenhängenden Gedanken der Analyse entzieht, ohne dass es dem Analytiker deutlich zu werden braucht. Umgekehrt führen im Sinne der Alltagskommunikation konventionelle Antworten des Analytikers auf Fragen des Patienten nicht automatisch dazu, dass sich beide in ein oberflächliches Frage- und Antwortspiel verstricken, das der weiteren Analyse hinsichtlich seiner unbewussten Determinanten unzugänglich ist. Wir konnten die gegenteilige Erfahrung machen, dass nämlich unser wohlüberlegtes Antworten gemäß den Regeln des Alltagsdiskurses einem Patienten erst dazu verhalf, über Gefühle von Zurückweisung sprechen zu können, die er als Folge einer allzu starren Handhabung der Gegenfrageregel empfunden hatte. Unsere darauf folgende Deutung seiner **Vermeidung** von Fragen ermöglichte es dann dem Patienten, weitere, tiefer gehende Fragen überhaupt erst zu stellen, die dann schließlich als Abkömmlinge bislang unbewusster Tendenzen verstanden und gedeutet werden konnten.

Viele Analytiker haben entsprechende Erfahrungen gemacht und daraufhin ihre Technik variiert. Deshalb konnte sich Ferenczis Regel auch nicht allgemein durchsetzen. Dies geht aus der Umfrage Glovers (1955, S. 261ff.) hervor, die 1938 durchgeführt wurde und deren Ergebnis Glover auch für die 50er-Jahre als repräsentativ ansah. Unter anderem fragte er seine Kollegen, ob sie ihren Patienten gegenüber Stimmungen, Angst oder Krankheit zugeben würden. Die Mehrheit war bereit, entsprechende Beobachtungen des Patienten zu bestätigen, wenn dafür eine Notwendigkeit bestand. Einige richteten ihr Vorgehen nach dem vermuteten Effekt auf den Patienten, waren also insoweit flexibel. Nur eine kleine Minderheit hatte es sich zur Regel gemacht, entsprechende Vermutungen oder Fragen des Patienten weder zu bestätigen, noch zu verneinen. Was die nichtpersönlichen Fragen betraf, so war in derselben Umfrage eine große Mehrheit bereit, sachliche Auskünfte über sexuelle und nichtsexuelle Fragen zu geben. Freilich war dies nur für ein Viertel der befragten Analytiker unproblematisch. Weitgehende Einigkeit bestand darüber, dass Fragen zu analysieren seien. Es sei aber ein Fehler, eine Frage zum Ausgangspunkt einer Motivationsanalyse zu machen, wenn das Geben der Antwort realistisch begründet sei. Das stereotype Analysieren von Fragen steigere die Indifferenz oder den Widerstand des Patienten und sei auch ein Zeichen von unangemessener Ängstlichkeit auf Seiten des Analytikers.

Das Ergebnis dieser Umfrage zeigt, dass Psychoanalytiker in ihrer Praxis flexibel sind. Nur selten findet man in der Literatur eine so klare Stellungnahme gegen das stereotype Übergehen von Fragen wie diejenige von Kohut (1973a):

> Zu schweigen, wenn eine Frage gestellt wird, ist z. B. nicht neutral, sondern ungezogen. Es braucht nicht betont zu werden, dass – unter spezifischen therapeutischen Umständen und nach entsprechenden Erklärungen – es Augenblicke in Analysen gibt, in denen der Analytiker nicht auf die pseudorealistischen Forderungen des Patienten einzugehen vorgibt, sondern stattdessen auf der Untersuchung ihrer Übertragungsbedeutung besteht (S. 112).

Allerdings scheint uns Kohuts Hinweis, dass Schweigen als Reaktion auf eine Frage des Patienten schlechtes Benehmen sei, nicht ausreichend in Rechnung zu stellen, dass die Probleme, die daraus entstehen können, nicht auf individuell ungenügendes Verhalten zurückzuführen sind. Sie verweisen vielmehr darauf, in welchem Maße wir an Regeln der Alltagskommunikation und deren impliziter interaktiver Ordnung gebunden sind, die auch in dem therapeutischen »Austausch von Worten« (Freud 1916) zur Geltung kommen.

Dewalds Technik in der Kritik

Die Hochschätzung von Deutungen, die wir teilen, hat nicht wenige Analytiker übersehen lassen, dass ein therapeutisches Klima dadurch geschaffen wird, dass die Fragen des Patienten auf der manifesten Ebene ernst genommen werden. Unseres Erachtens greifen Analytiker auf die Gegenfrageregel zurück, weil sie befürchten, die Patienten könnten andernfalls der Oberfläche verhaftet bleiben. Ein Beispiel hierfür findet sich in Dewalds Verlaufsstudie (1972), die den besonderen Vorzug hat, dass die veröffentlichten Verbatimprotokolle einen genauen Einblick gestatten. Am Anfang ihrer ersten Sitzung fragte die Patientin, was sie tun solle, wenn sie schwanger wäre. Dewald erwiderte darauf, dass es notwendig sei zu verstehen, was hinter der Frage stecke, um andere Bedeutungen erkennen zu können als diejenigen, die in der Frage selbst liegen. Tatsächlich war und blieb die Bedeutung der Frage auf der manifesten Ebene dunkel, und der Analytiker bemühte sich auch nicht darum, etwas über die manifeste Ebene zu erfahren.

Wie Lipton (1982) in seiner Kritik bemerkt, bringt Dewald durch seine Technik die Patientin dazu, dass ihre Redebeiträge einen unzusammenhängenden und unlogischen Charakter annehmen; diesen scheint Dewald auch anzustreben, weil er auf diese Weise das Material für seine rein historisch-genetischen Deutungen zu erhalten hofft. Er erreicht dies dadurch, dass er der Patientin durch seine Intervention bei ihrer ersten Frage signalisiert, dass ihn die manifeste Bedeutung ihrer Frage nicht interessiert, und indem er im weiteren Verlauf der Stunde fast ausschließlich nur um zusätzliche Einfälle oder Details bittet. Wir stimmen Lipton darin zu, dass der Analytiker verborgene, latente Bedeutungen überhaupt erst erfassen kann, wenn er die manifeste Bedeutung dessen, was ihm sein Patient sagt, verstanden hat. Durch seine Form der Gegenfrage und sein Bestehen auf zusätzlichen Assoziationen – noch bevor der manifeste Sinn der Frage der Patientin deutlich war –, verzichtete Dewald in diesem Beispiel auf die Möglichkeit, die Frage der Patientin in ihren Übertragungsaspekten zu verstehen und gegebenenfalls zu interpretieren. Um dies tun zu können, wäre das Verständnis der manifesten Bedeutung der Frage und die Kenntnis der situativen Auslöser für deren Äußerung notwendig gewesen. So jedoch blieb gerade wegen der Gegenfragetechnik für das Verständnis der gegenwärtigen Übertragung der Patientin hochbedeutsames Material der Analyse unzugänglich. Wie sich viel später herausstellte, war die Patientin bereits zwei Monate schwanger, als sie Dewald ihre Frage stellte.

Übertragungskomplikationen durch Gegenfragen

Unsere Bedenken gegen die Gegenfragetechnik beruhen jedoch nicht nur darauf, dass sie ein tieferes Verständnis des Patienten keineswegs immer fördert. Ihre rigide Anwendung kann zu schwierig handhabbaren Komplikationen bei der Entwicklung der Übertragung führen.

Greenson (1967, dt. 1973, S. 289) beschreibt einen Patienten, dessen vorausgegangene Analyse wahrscheinlich deshalb erfolglos verlaufen war, weil sich der Analytiker einer sehr rigiden Technik bedient hatte, zu der u. a. auch gehörte, Fragen nicht zu beantworten und dem Patienten auch niemals eine Erklärung für diese Technik zu geben. Greenson konnte die Analyse an diesem Punkt produktiver gestalten, indem er dem Patienten begründete, warum er seine Fragen nicht beantwortete. Die Anerkennung Greensons, dass der Patient ein Recht habe, für die im Vergleich zur Alltagssituation ungewöhnlichen Diskursregeln der Analyse eine Erklärung zu bekommen, ermöglichte dann dem Patienten, von den Gefühlen tiefer Demütigung und Nichtbeachtung zu sprechen, die er bei seinem früheren Analytiker gehabt hatte. Dadurch wurde die negative Übertragung des Patienten, die in der früheren Analyse zum Stillstand geführt hatte, der Bearbeitung und Deutung überhaupt erst zugänglich.

Der Leser wird vermutlich erstaunt sein, dass gerade Ferenczi, **der** Analytiker, der als erster glaubte, Mangelzustände und früh entstandene Defekte wieder gutmachen zu können, in einem so empfindlichen Bereich der Kommunikation für Rigidität plädiert hat. Das mag umso erstaunlicher sein, als auch das gegenteilige Verhalten, die Beantwortung von Patientenfragen, häufig unter Hinweis auf Ferenczi kritisiert wird: Denn es waren Ferenczis Experimente mit der wechselseitigen Analyse, die dazu beigetragen haben, jedes Verhalten in Verruf zu bringen, mit dem Analytiker Fragen ihrer Patienten beantworten und dabei etwas von sich selbst und von ihrer Gegenübertragung dem Patienten gegenüber zu erkennen geben (»self-disclosure«; Jacobs 1999). Als er die Gegenfrageregel aufstellte, orientierte sich Ferenczi freilich stark am Abfuhrmodell der Therapie und riet zu forcierten Phantasien oder Spannungssteigerungen als Teil der gerade entstehenden aktiven Technik (Ferenczi 1919a). Ist es müßig, über einen Zusammenhang zwischen Rigidität auf der einen und der Bemutterung regredierter Patienten auf der anderen Seite zu spekulieren? Nein, denn unsere heutigen Erkenntnisse machen es sehr wahrscheinlich, dass durch die Verweigerung von Antworten bei entsprechend disponierten Patienten schwere, psychoseähnliche Regressionen ausgelöst werden können. Natürlich behaupten wir nicht, dass allein die von Ferenczi 1918 aufgestellte Gegenfrageregel dazu führte, dass alle in den 20er-Jahren von ihm therapierten Patienten in eine schwere Regression hineinrutschten. Sofern Ferenczi freilich an dieser Regel und ihrem Kontext festgehalten haben sollte, wenn er schwerkranke Patienten behandelte – Letzteres ist erwiesen –, so können wir aufgrund unseres heutigen Wissens fast mit Sicherheit sagen, dass dann iatrogene Regressionen entstehen mussten. Besonders lehrreich sind die Erfahrungen, die bei einem Panel über »severe regressive states during analysis« (Weinshel 1966) zur Sprache kamen.

Forderung nach mehr Flexibilität

Zahlreiche Falldarstellungen prominenter Analytiker bei diesem Rundgespräch veranlassten Frosch (s. Weinshel 1966, S. 564), unter den Faktoren, die eine schwere Regression auslösen können, an erster Stelle das Schweigen zu nennen und zu empfehlen, in Analysen gefährdeter Patienten mehr zu sprechen und »Fragen bereitwilliger zu beantworten« (S. 567). Diese Schlussfolgerung liegt auf der Hand, nachdem als Teilursache des iatrogenen Schadens eine rigide Anwendung der Gegenfrageregel und der Einsatz des Schweigens als technisches Hilfsmittel im Allgemeinen oder in Form des schweigenden Übergehens einer Frage bzw. Bitte im Besonderen erkannt worden war. Die geforderte Flexibilität ist freilich aus verschiedenen Gründen nicht ganz einfach zu realisieren. Behandelt man »rite«, hat man die eigene Verantwortung auf Regeln delegiert. Dass allen Regeln eine manipulierende Kraft innewohnt, wird übersehen, sofern man diese zur eigenen Sache gemacht hat und sie befolgt. Erst wenn man die strenge Bindung an eine Regel aufhebt und selbst über das Ob, Wie und Warum der Beantwortung einer Frage entscheidet, wird man sich seiner Verantwortung voll bewusst. Aus der Sicht der Vertreter des Regelsystems beginnt der flexible Analytiker zu manipulieren, selbst wenn er seine jeweilige Entscheidung praktisch und wissenschaftlich begründet. Vom Regelsystem her gesehen wird hierbei selbst das, was für den Patienten empfehlenswert, ja erwiesenermaßen gut und hilfreich ist, zur Manipulation. Demgemäß hat Frosch seine Empfehlung zur behandlungstechnischen Flexibilität bei gefährdeten Patienten mit dem Hinweis versehen, dass es sich hierbei um »Manipulationen« handle (Behandlung im Sitzen, Mitteilen der privaten Telefonnummer, Verschreiben von Psychopharmaka oder Änderung der Frequenz von Sitzungen). Doch das Regelsystem hat nicht das letzte Wort:

> Wenn das Klima, die Einstellung und das Denken von Anfang an analytisch ist, dann wird, so glaube ich, das unmerkliche Hinübergleiten in die klassische psychoanalytische Technik eine ganz natürliche Sache sein, und der Anfang der Behandlung wird mit der gesamten Therapie kontinuierlich und organisch verbunden sein (Frosch, nach Weinshel 1966, S. 567).

7

Pflege eines analytischen Klimas

Da die Gegenfrageregel im Kontext eines rigiden Regelsystems, wie es beispielsweise von Menninger u. Holzman (1958) vertreten wird, in jeder Phase der Therapie – und nicht nur bei gefährdeten Patienten – ungünstige Nebenwirkungen haben kann, ist die Pflege eines analytischen Klimas im Sinne Froschs stets entscheidend. Die Dosierung der therapeutischen Mittel ist dann jeweils so abzustimmen, dass das Ziel der psychoanalytischen Behandlung, durch die Interpretation von Übertragung und Widerstand Strukturveränderungen zu erreichen, verwirklicht werden kann. Dann wird es Psychoanalysen geben, in denen der Analytiker viele Fragen unbeantwortet lässt, und andere, die mehr supportive Anteile enthalten. Die Aufteilung in supportive, expressive und streng analytische Therapien wird fragwürdig. Betrachten wir folgenden kurzen Austausch, den G. und R. Blanck berichten (1974, S. 330):

> Patient:: Ich habe so ein Gefühl, als ob ich heute jeden hasse, besonders alle Frauen (Pause). Sie scheint das nicht weiter zu berühren, wenn ich das sage (Pause). Sie sind kaltschnäuzig. Ich bin traurig. Warum sagen Sie nichts? – Therapeutin: Ich werde etwas sagen. Ich habe nichts dagegen [I don't mind], dass Sie sagen, was Sie empfinden (Übersetzung durch die Verfasser).

Es geht nicht um den Inhalt der Intervention, sondern um den Kommentar der Blancks, dass es in der Behandlung eines Borderlinepatienten **im Gegensatz zur psychoanalytischen Technik** erlaubt sei, der Bitte auf eine Äußerung zu entsprechen.

Die Erfahrungen mit der Gegenfrageregel bis zum heutigen Tag rechtfertigen keine Gebotstafeln.

7.4.2 Kooperations- und Diskursregeln

Fragen und Antworten sind sprachliche Handlungen, die auf eine dialogische Struktur abzielen – im Unterschied zu den eher monologischen Sprechhandlungsmustern, wenn der Patient frei assoziiert. Die Gegenfrageregel hat den Sinn, ein vom Patienten initiiertes interaktives Sprechhandlungsmuster wieder in ein vom Analytiker kommentiertes Selbstgespräch überzuführen. Um begreifen zu können, wie sich ein Abweichen von den alltäglichen Gesprächsregeln auswirkt, ist es zweckmäßig, den Blick auf einige Diskurs- und Kooperationsregeln zu werfen, die den Erfahrungs- und Erwartungshorizont jedes Menschen bilden. Wir beschränken uns dabei auf solche sprachlichen Handlungsmuster, die zum Thema Frage und Antwort gehören.

Sprachliches Handeln

Der Philosoph Austin (1911–1960) war der erste, der auf die Vielfalt der Funktionen aufmerksam gemacht hat, die Äußerungen in zwischenmenschlicher Kommunikation haben, und der dabei insbesondere gezeigt hat, dass viele Äußerungen nicht einfach Informationen übermitteln, sondern dass mit ihnen etwas getan wird, also Handlungen gleichkommen. Jemandem drohen, sich entschuldigen, jemanden warnen oder Glück wünschen, sind keine sprachlichen Äußerungen, die Informationen übermitteln, sondern sind Handlungen, die im Sprechen vollzogen werden. Hier fallen Sprechen und Handeln in eins; die Handlung ist der sprachliche Akt. Austin nannte solche Äußerungen, die sich von Feststellungen, mit denen Informationen übermittelt werden, dadurch unterscheiden, dass sie nicht wahr oder falsch sein können, performative Äußerungen. Auf eine performative Äußerung wie »dafür entschuldige ich mich« kann die Antwort nicht lauten »das ist falsch«. Performative Äußerungen schaffen eine neue psychische oder soziale Realität in dem Moment, in dem die Äußerung gemacht wird. Mit solchen sprachlichen Handlungen bieten sich dem Handelnden somit spezifische Wege für verändernde Eingriffe in die Wirklichkeit (Ehlich u. Rehbein 1979). Searle (1976) hat in seiner – nicht unumstrittenen – Sprechakttheorie die Auffassung vertreten, dass mit bestimmten sprachlichen Äußerungen bestimmte Handlungen vollzogen werden könnten und hat dementsprechend den Versuch unternommen, die Vielfalt illokutionärer Akte – das sind eben jene performativen Teile von Äußerungen, bei denen »mit Worten Dinge getan werden« und »Sprechen gleich Handeln« ist, nach grundlegenden Typen zu klassifizieren. Sprache als Handlungsmittel ist jedoch, um wirksam werden zu können, auf überpersönliche Verbindlichkeiten und zwischen den Kommunikationsteilnehmern erst immer auszuhandelnde und akzeptierte Regeln angewiesen, die sich als Diskursregeln formulieren lassen. Diese Diskursregeln sind teilweise vom sozialen Kontext einer Sprechhandlung abhängig (vor Gericht gelten andere Diskursregeln als im Gespräch zweier Freunde), und umgekehrt wird durch die jeweils gültigen Diskursregeln die soziale Situation konstituiert und mitbestimmt. Erweitert man die letzte Feststellung psychoanalytisch, so wäre zu sagen, dass nicht nur die manifeste soziale Situation, sondern auch das latente Beziehungsfeld von Übertragung und Gegenübertragung durch die impliziten und expliziten Diskursregeln mitbestimmt wird.

Metakommunikation über Diskursregeln

Damit überhaupt ein sinnvoller Dialog zustande kommen kann, müssen die Partner bereit sein (und diese Bereitschaft auch den jeweils anderen unterstellen), die für ihre soziale Situation gültigen Diskursregeln anzuerkennen und sich zu bemühen, ihre Redebeiträge entsprechend diesen Regeln zu bilden. Treten Störungen des Diskurses durch Missverständnisse oder Regelverletzungen auf, so muss eine Metakommunikation über den vorausgegangenen Diskurs möglich sein, die zur Behebung der Störung geeignet ist, z. B. indem einer der Diskursteilnehmer auf der Einhaltung der Regel besteht (z. B.: »Ich hatte das als Frage gemeint, aber Sie haben mir nicht geantwortet.«). In solchen Metakommunikationen können die verletzten, bis dahin impliziten Regeln explizit gemacht und gegebenenfalls bei dieser Gelegenheit neu definiert werden, womit sich auch der soziale Kontext und, wie wir hinzufügen können, das Feld von Übertragung und Gegenübertragung verändern können.

In der erwähnten Fallvignette Greensons (1967, dt. 1973) verstehen wir die Intervention des Analytikers als eine solche Kommunikation über den Diskurs. Die Gegenfrageregel wird explizit eingeführt und begründet. Damit entlastet der Analytiker den Patienten von der Befürchtung, der Analytiker verfahre mit ihm willkürlich, d. h. die Einhaltung der allgemeinen Kooperationsregel sei nicht gewährleistet, was dann die Übertragungsbeziehung von einem Stück aggressiver Spannung entlastet.

Schweigen oder Gegenfrage im Verhältnis zu Diskursregeln

Wir wollen nun überlegen, wie sich das Schweigen oder die Gegenfrage auf dem Hintergrund einiger Diskursregeln ausnimmt.

Wenn in der Analyse nicht gesprochen wird, kann das Schweigen ein Schweigen des Patienten sein, ein Schweigen des Analytikers oder ein Schweigen von beiden. Wessen Schweigen ein jeweiliges Schweigen ist, ist nicht eine Frage der subjektiven Absichten des Patienten oder des Therapeuten, sondern ergibt sich aus der Interaktionsordnung, die jedem Gespräch zugrunde liegt. Wenn in der Analyse geschwiegen wird, nachdem der Patient eine Frage gestellt hat, dann ist dieses Schweigen im Anschluss an die Frage des Patienten ein Schweigen des Analytikers, der mit seinem Schweigen eine im Alltag gültige Regel kommunikativen Verhaltens verletzt. Wenn in der Analyse der Austausch von Worten sistiert, nachdem der Analytiker gerade das Verhalten des Patienten gedeutet hat, ist das nachfolgende Schweigen ein Schweigen des Patienten, der der konditionellen Relevanz nicht folgt, demzufolge im Anschluss an eine Feststellung des Analytikers eine Reaktion auf Seiten des Patienten erwartet werden kann. Darum ist Schweigen in der Analyse lange nicht immer ein Schweigen des Patienten und lässt sich deshalb sinnvollerweise auch nicht in jedem Fall als ein besonders motiviertes Verhalten des Patienten verstehen. Wenn der Analytiker auf eine Frage des Patienten schweigt, wird dem Schweigen eine Bedeutung beigelegt. Da sich in Schweigen alles hineininterpretieren lässt, hat der Patient eine Vielzahl von Möglichkeiten, die er je nach situativem Kontext und nach der Form der bestehenden Übertragungsbeziehung ausgestalten wird. Von den Diskursregeln her betrachtet muss der Patient entweder annehmen, dass der Analytiker eine allgemeine Regel des kommunikativen Austauschs nicht beachtet oder das Schweigen als negative Sanktion einsetzt und ihm vielleicht wortlos zu verstehen geben will, dass eine der Vorbedingungen, die seine Äußerung zu einer Frage machen würden, nicht erfüllt ist. Unterstellt der Patient die erste Möglichkeit, so kann dies zum Abbruch der Behandlung führen. Das geschieht nicht, wenn der Patient aus Übertragungsgründen bereit ist, sich dieser Beziehungsdefinition, bei der sich der Analytiker willkürlich verhalten darf, zu unterwerfen. Der Analytiker hat durch sein Schweigen in diesem Fall dazu beigetragen, dass sich dieses Übertragungsmuster der Unterwerfung unter ein willkürliches Regime herausbildet, oder er hat es wenigstens doch verstärkt. Der Umstand, dass der Patient das Ausbleiben einer Antwort von Seiten des Analytikers kommentarlos hinnimmt, könnte in diesem Fall eher ein Hinweis auf eine neurotische Verhaltensbereitschaft des Patienten als ein Zeichen für besondere psychische Gesundheit sein. Aber auch wenn der Patient die zweite Möglichkeit als gegeben ansieht, so wird er vermutlich die wortlose Art der »Mitteilung« als besonders schroff empfinden, was ebenfalls Rückwirkungen auf seine Übertragungsbeziehung haben muss.

Eine relativ günstige Situation ergibt sich noch, wenn der Patient das Schweigen des Analytikers dahingehend interpretiert, dass dieser nicht über die gewünschte Information verfügt, aber seine Unwissenheit vielleicht nicht eingestehen mag. In diesem Fall könnte die Rückwirkung auf die Übertragung darin bestehen, dass der Patient ein Stück Überidealisierung des Analytikers aufgibt.

Ferenczis Technik der Gegenfrage

Die Gegenfragetechnik Ferenczis – besonders wenn sie ohne Begründung eingeführt wird – kann vom Patienten so aufgefasst werden, dass der Analytiker dem Patienten die gewünschte Information nicht geben will, obwohl er sie möglicherweise hat. Tatsächlich gibt es soziale Kontexte, in denen zwischen Sprecher und Adressat ein Asymmetrieverhältnis (häufig mit einem entsprechenden Ungleichgewicht von Macht verbunden) besteht, das sich darin ausdrückt, dass die Bereitschaft zur Vermittlung von Information nicht gegeben ist, z. B. darf ein Angeklagter seinem Richter keine Informationsfragen stellen (ausgenommen vielleicht Fragen zur Sicherung der verbalen Verständigung), sehr wohl aber ist dies umgekehrt zulässig. Die Regel Ferenczis (auch in ihrer Modifikation durch Greenson) läuft darauf hinaus, die analytische Situation zu einem Interaktionsfeld zu erklären, in dem keine echten Informationsfragen des Patienten zulässig sind.

Der Patient wird dies je nach mitgebrachter Disposition in unterschiedlicher Weise in seine Übertragungsphänomene einbauen, in den meisten Fällen jedoch als Ausdruck einer hierarchischen, mit ungleicher Machtverteilung verbundenen Beziehung verstehen. Eine Möglichkeit wäre, dass er die analytische Situation als Gerichtsszene phantasiert. Bei entsprechender Übertragungsdisposition kann er auch annehmen, dass allgemeine Regeln des kommunikativen Austauschs, die auf Reziprozitätsannahmen gründen, nicht eingehalten werden. Wir haben diesen Fall bereits oben beim Schweigen des Analytikers diskutiert. Diese Gefahr ist besonders in der Einleitungsphase groß, wenn der Patient den Sinn psychoanalytischer Regeln noch nicht begreifen kann.

Erläuterung der Gegenfrage

Eine etwas andere Situation ergibt sich, wenn der Analytiker, Greensons Vorschlag folgend, dem Patienten den Sinn der Gegenfrageregel erläutert. Solche Erläuterungen halten zwar nicht lange vor, stärken aber das Arbeitsbündnis besonders dann, wenn die Information über Regeln interpretativ angereichert wird.

Box

Der Patient bringt in die Analyse ein weitgehend vorbewusstes Wissen über Diskursregeln mit, die größtenteils seiner Alltagserfahrung entstammen und in basalen Erfahrungen interaktiven Aufeinander-Bezogenseins gründen. Irritationen und entsprechende Einwirkungen des Analytikers auf die vom Patienten entworfenen Übertragungsmuster können überall da erfolgen, wo er von den Regeln der Alltagskommunikation abweicht, wo er implizit oder explizit neue Diskursregeln einführt (Streeck 2004). Der Analytiker lenkt den Patienten so in Richtung auf ein Übertragungsmuster, das zu den neuen Diskursregeln passt. Welche Übertragungsmuster sich dabei ergeben, hängt somit sowohl von dem Verhalten des Analytikers ab, mit dem er kommunikative Regeln etabliert, als auch davon, welche Übertragungsdispositionen der Patient mitbringt.

7.4.3 Objektfindung und Dialog

Vorsprachliche Interaktion und verbaler Dialog

Unsere Anleihe bei der Konversationsanalyse und der Sprechakttheorie hat am Beispiel des sprachlichen Musters von Frage, Antwort und Erwiderung gezeigt, dass Diskursregeln ein differenziertes System wechselseitig aufeinander bezogener Reaktionen der Dialogpartner formieren. Auf der Ebene nichtsprachlicher Interaktion von Mutter und Kind sind in ähnlicher Weise aufeinander bezogene und abgestimmte Muster bekannt. Spitz (1976) hat dieses aufeinander abgestimmte Verhalten von Mutter und Kind ebenfalls einen Dialog genannt und die Bedeutung dieses Dialogs als Voraussetzung dafür herausgearbeitet, dass das Kind innere Objekte und damit Objektkonstanz gewinnen kann. Es liegt nun nahe, die Überlegungen von Spitz auf den sprachlichen Dialog in der Analyse anzuwenden, die ja zur Umstrukturierung von Selbst- und Objektrepräsentanzen führen soll.

Nach Spitz greifen im Dialog zwischen Mutter und Kind nicht nur die Handlungsmuster, sondern auch die vorausgehenden und sie begleitenden Affekte von Mutter und Kind ineinander. Dabei ist es nun nicht so, dass die Mutter jeden Wunsch des Kindes maximal erfüllen könnte oder gar müsste. Der Dialog muss jedoch genügend oft für das Kind in befriedigender Weise verlaufen, um in ihm das Bild einer guten Objektbeziehung entstehen zu lassen (Nihil est in intellectu quod non prius fuit in sensibus).

Andererseits werden die Muster des Kindes (sein Bild von der Objektbeziehung) auch ausdifferenziert, indem sich die Mutter seinen Wünschen partiell entzieht und das Kind auf diese Weise lernt, seine Impulse unter Kontrolle zu bringen und die zunächst nur vorübergehende Abwesenheit der realen Person ohne emotional-affektive Überflutung zu überbrücken. Ein gelingender Mutter-Kind-Dialog ist nicht dadurch ausgezeichnet, dass die Mutter die Bedürfnisse des Säuglings fortlaufend befriedigt und das Verhalten der Mutter in diesem Sinne zu der jeweils aktuellen Bedürfnislage des Säuglings »passt«. Ganz im Gegenteil überwiegt bei dem größeren Teil der Mutter-Kind-Interaktionen ein Nicht-Zusammenpassen (»mismatching«), das im gelungenen Fall aber fortlaufend repariert wird, um in einem Zusammenpassen (»matching«) von Mutter und Kind in Augenblicken erhöhter Erregung zu kulminieren, um sich von Neuem in »mismatchings« fortzusetzen, die dann wieder repariert werden usw.

Die Analogie des vorsprachlichen Dialogs, wie Spitz ihn beschreibt, mit dem sprachlichen Muster von Frage – Antwort – Erwiderung ist deutlich. Zwischen direkter Antwort einerseits und Erwiderung andererseits spannt sich der Bogen von Befriedigung einerseits zur Frustration andererseits.

Folgen wir unserer Analogie weiter, so hätte also der Analytiker die richtig dosierte Mischung aus beidem zu finden, wenn er die Entwicklung seines Patienten fördern will; auch der therapeutische Prozess würde sich dann als Abfolge von interaktiven »mismatchings«, Reparaturen und Momenten des Verstehens oder »matchings« – die Boston Change Process Study Group spricht von »moments of meeting« (z. B. 2002) – darstellen. Hier wird offenkundig, dass eine rigide Anwendung der Gegenfrageregel eine zu einfache Lösung des Problems darstellt. Einen Teil seiner Fragen müssen wir dem Patienten auf der von ihm thematisierten Ebene beantworten, wenn wir den Aufbau eines tragfähigen Arbeitsbündnisses erleichtern wollen. Ohne Frustrationen kann es freilich – aus vielerlei Gründen – auch nicht abgehen: z. B. weil der Analytiker die Antwort nicht weiß oder weil er seine Privatsphäre schützen will (so wie die Mutter sich auch vor einer Überbeanspruchung durch das Kind schützen muss); aber auch weil die ganz natürlichen Frustrationen eine realitätsgerechte Ausdifferenzierung der Beziehungsmuster des Patienten fördern. Damit bewegt sich der Analytiker noch ganz im Rahmen der Alltagsdiskursregeln.

Unterschied zu Alltagsdiskursregeln

Wir wollen nun jedoch nicht vorschlagen, dass sich der Analytiker hinsichtlich der Beantwortung von Patientenfragen oder überhaupt im therapeutischen Setting an die Alltagsdiskursregeln halten solle. Aber wir wollen hervorheben, dass die vom Analytiker durch seine Technik eingeführten expliziten und impliziten Regeln wesentliche Determinanten für die Ausgestaltung der Übertragung des Patienten sind.

Flader u. Grodzicki (1978) vermuten, dass Grundregel und Abstinenzregel Übertragungshaltungen induzieren, die die Beziehungsmuster des Kindes zu Personen, von denen es abhängig war, wiederholen. Freilich dürfte es keine Mutter geben, die alle Fragen ihres Kindes unbeantwortet lässt oder nur ausweicht. Stets ist also der iatrogene Anteil bei der Wiederholung zu berücksichtigen (▶ Kap. 2). Im Übrigen geht es um eine Wiederholung unter günstigeren Bedingungen. Das diskutierte Stereotyp schafft keine fruchtbaren Voraussetzungen, die es dem Patienten ermöglichen könnten, heute bessere Antworten zu finden als früher. Was einem Patienten an Abweichungen von den Alltagsdiskursregeln zugemutet werden kann, muss vom Analytiker nach den zu erwartenden Auswirkungen auf die Übertragungsbeziehung sorgfältig erwogen werden.

Die einzigartigen Möglichkeiten des analytischen Dialogs beruhen darauf, dass seine Diskursregeln gegenüber denen des Alltags erweitert, aber auch eingeengt sind. Die Erweiterungen, zu denen v. a. die Deutung gehört, haben den Zweck, die Bewusstmachung von Unbewusstem zu ermöglichen. Hierin liegt auch der gute Zweck der Gegenfrageregel, der freilich bei rigider Anwendung nicht erreicht wird. So hat der Analytiker seine Arbeit nicht getan, wenn er in konventioneller Weise die Fragen des Patienten einfach beantworten würde. Er muss verstehen, was unbewusst hinter den Fragen des Patienten steht. Nach einer Formulierung von Flader u. Grodzicki (1978) muss er letztlich dem Patienten Fragen beantworten, die dieser bewusst so noch gar nicht stellen kann. Um es an einem Beispiel deutlich zu machen: Das Kind in seiner Angst vor dem Alleinsein fragt die fortgehende Mutter: »Wann bist Du wieder zurück?« Die Mutter wird diese Frage beantworten und vielleicht noch einen Trost hinzufügen. Der Patient, der die gleiche Frage seinem Analytiker zu Beginn der Sommerferien stellt, wird von diesem möglicherweise die Deutung erhalten: »Sie fragen jetzt, um sich zu versichern, dass ich zurückkommen werde, und dass Ihre Wut über mein Weggehen unsere Beziehung nicht gefährdet.«

Damit entzieht sich der Analytiker teilweise der Antwort auf die gestellte Frage (in diesem Beispiel wird sie freilich insoweit beantwortet, als der

Box

In dem Maß, wie sich der Patient in dieser Deutung vom Analytiker verstanden fühlt und sich selbst dadurch besser verstehen lernt, bekommt er etwas, das durchaus auch ein Stück Befriedigung beinhaltet, ihm darüber hinaus aber weiterhilft, seine Konflikte besser zu bewältigen. Insofern wird er für das Stück Frustration, das in der Verweigerung einer direkten Antwort auf seine Frage liegt, mehr als entschädigt. Damit es aber so weit kommen kann, d. h. damit der Analytiker eine hilfreiche Deutung geben kann, muss sich erst eine therapeutische Beziehung mit bewussten, unbewussten und übertragenen Anteilen entwickeln. Zu dieser Entwicklung trägt der Analytiker durch all sein Tun und Lassen bei. Ein rigides Befolgen der Gegenfrageregel erhöht bei gefährdeten Patienten die Gefahr der malignen Regression oder schränkt die Zugänglichkeit des Patienten für Deutungen ein. Andererseits würde sich durch das bloße Befolgen der Alltagsdiskursregeln das therapeutische Ziel ebenfalls verfehlen lassen. Es kommt darauf an, dass sich der Analytiker um Klarheit bemüht, was er durch seine Interventionen ausgelöst hat, und dass er die Reaktionen des Patienten in seinen weiteren Interventionen berücksichtigt.

Wir vermuten, dass ein rigides Festhalten an der Gegenfrageregel heute unter Psychoanalytikern weniger verbreitet ist als noch vor zehn Jahren. Mit der Ausbreitung interpersoneller und intersubjektiver Ansätze und der größeren Bedeutung, die interaktiven Prozessen für die Gestaltung des therapeutischen Geschehens beigemessen wird, dürfte auch das Bewusstsein dafür gewachsen sein, dass der Analytiker mit seinem Verhalten die analytische Situation und somit auch Übertragungen des Patienten mit konstituiert – mit Worten ebenso wie mit seinem Schweigen. Wenn Regeln wie die Gegenfrageregel starr gehandhabt werden, wird das im Allgemeinen keine günstigen Bedingungen für die Entwicklung des Patienten schaffen.

Analytiker implizit sagt, dass er zurückkommen wird). In diesem Entzug ist Frustration enthalten. Der Analytiker beginnt stattdessen eine Metakommunikation besonderer Art mit dem Patienten, die unbewusste Anteile von dessen Beziehung zu ihm in einer Übertragungsdeutung beleuchten soll und insofern eine Antwort auf die für den Patienten nicht stellbare Frage darstellt: Warum bin ich so aggressiv, und warum kann ich das nicht zum Ausdruck bringen?

Mittel, Wege und Ziele

8.1 Zeit und Raum

Die Behandlungsfrequenz

Die Festlegung von Zeit und Raum hat für bestimmte soziale Handlungen eine strukturbildende Funktion. Der regelmäßige Vereinsabend, die Mittwochssitzungen in Freuds Wohnung, der sonntägliche Gottesdienstbesuch, der wiederholte Sommerurlaub am gleichen Ort und viele Beispiele mehr verweisen auf die biologisch und gesellschaftlich verankerte Rhythmisierung des Lebensprozesses; Regelmäßigkeit kann eine identitätsstiftende Funktion haben. Unter diesem Gesichtspunkt der Organisation von Erfahrung wollen wir die Frage der Behandlungsfrequenz aufgreifen.

Wenn auch Freuds »Prinzip der Stundenmiete« eher aus pragmatischen Gründen eingeführt wurde, so war die tägliche Sitzung doch wichtig, damit »die Kur den Kontakt mit der Gegenwart« – und er meinte den äußeren Lebensraum – nicht verlor (1913c, S. 460). Bei dieser Festlegung muss man jedoch Sorge haben, dass die Kur selbst zur Gegenwart, zum einzig bestimmenden Moment eines Lebens werden kann. Der durchgängig zu beobachtende Rückzug von der täglichen Sitzung Freuds zu einem Spektrum verschieden intensiv durchgeführter Analysen wird deshalb heute von strategischen Überlegungen bestimmt – von dem Versuch, flexible Lösungen zu finden:

> Der fachliche Bewertungsmaßstab für die zeitliche Intensität der Behandlung ist der eines für die Behandlungsdynamik optimalen Verhältnisses von Strukturierung, Konfrontation und Verarbeitung unter Beobachtung und Mitwirkung des präsenten Analytikers bei Berücksichtigung prozessrelevanter Vorgänge, Erfahrungen und Verarbeitungen außerhalb der analytischen Situation (im Intervall) und der Zielsetzung der Behandlung (Fürstenau 1977, S. 877).

Kampf um Termine

Alexander u. French (1946, S. 31f.) hatten den Vorschlag gemacht, die Steuerung der Übertragungsintensität durch eine Variation der Stundenfrequenz zu gestalten – ein Vorschlag, der auf vehementen Widerstand stieß. Was also ist es, das uns veranlasst, an einer anfangs gewählten Stundenfrequenz festzuhalten und eine Veränderung dieses zeitlichen Arrangements nur nach gründlicher Überlegung durchzuführen? Wir stoßen dabei auf ein interessantes Verhältnis: einerseits wird die Stundenfrequenz als abhängige Variable des optimalen Verhältnisses von »Strukturierung, Konfrontation und Verarbeitung« angesetzt; einmal eingeführt aber, gewinnt die zur Verfügung gestellte Zeit den Charakter der unabhängigen Variablen; sie wird zum Rahmen, an dem sich Beziehungskonflikte kristallisieren können. Die vereinbarte Zeit wird zum Kampfplatz, auf dem die verschiedensten Motive wirksam werden können – auf beiden Seiten.

An der Zeitregelung kann ebenso viel abgehandelt werden wie am Schweigen des Analytikers. Da die Einhaltung des festgelegten Stundenplans in dessen Praxis eine wesentliche Rahmenbedingung darstellt, bietet dieser Zeitrahmen eine für das Unbewusste des Patienten besonders attraktive Angriffsfläche; denn hier kann der Patient den Analytiker empfindlich treffen, weil er dessen Autonomie in der Handhabung von Zeit als Organisationsprinzip bedrohen kann. Je absoluter der Analytiker die einmal festgelegte Frequenz verteidigt, desto intensiver kann der Kampf um Termine werden. Ein Beispiel für eine Entgleisung dieses Kampfes und seine Überwindung gibt Gutwinski-Jeggle (2001).

Verhältnis Frequenz – analytischer Prozess

Die Verabredung der Frequenz ist eine Angelegenheit, die sich aus der Theorie der Technik nur begrenzt ableiten lässt. Die Festsetzung von 6, 5, 4, 3, 2 Stunden oder nur einer in der Woche erlaubt keine Voraussage auf den eröffneten Spielraum, der unter so variablen Bedingungen, wie sie Rangell (1981) im Rückblick auf seine lange Berufserfahrung beschrieben hat, einen therapeutischen Prozess ermöglichen kann. Selbstverständlich erschließt die jeweilige Häufigkeit einen unterschiedlich dimensionierten Raum zur Entfaltung unbewusster Prozesse. Wir nehmen die dabei implizierte Bühnenmetapher ernst, wie dies auch Sharpe (1950, S. 27) und Loewald (1975) getan haben. Die Weitläufigkeit oder Beschränktheit dieses Raumes liefert zwar generelle Orientierungen für die Inszenierungsmöglichkeiten, verlangt aber vom Regisseur mehr, als seine Schauspieler nur auf die Bühne zu stellen; Loewald spricht von der Übertragungsneurose als Drama, das der Patient in Zusammenwirken mit dem Analytiker kreiert und in Szene setzt (1975, S. 278f.). Umgekehrt haben wir ein großes Interesse an der Frage, welche Zeitintensität der einzelne Patient braucht, um seine unbewussten Konflikte in der analytischen Beziehung zu inszenieren.

Es scheint heute ausgemacht, dass standardisierte Festlegungen – nur vier Stunden und mehr etc. erlauben die Entwicklung einer Übertragungsneurose – Rückstände eines ideologisierten Verständnisses von Psychoanalyse darstellen. Überall dort, wo handfeste ökonomische Gründe eine Reduzierung der wöchentlichen Stundenzahl notwendig gemacht haben – wie z. B. in Frankreich, wo Analysen in der Regel mit drei Stunden in der Woche durchgeführt werden – lässt sich zeigen, dass die Substanz des analytischen Tuns nicht an diesem äußeren Moment hängen muss. Es kann einzelne Fälle geben, wo nur die Vereinbarung einer hochfrequenten Behandlung mit fünf oder sechs Sitzungen einen therapeutischen Prozess zu schaffen und aufrechtzuerhalten vermag. Dann ist diese Frequenz auch gerechtfertigt. Allerdings muss diese Notwendigkeit dann auch fallbezogen aufgewiesen werden (Goldacker-Pohlmann 1992). Wir vertreten aber die Ansicht, dass gegenwärtig eine Uniformitätsannahme das psychoanalytische Denken verdunkelt, wodurch eine sachbezogene Diskussion des Einzelfalles – wie viele Sitzungen pro Woche für welche Ziele braucht ein Patient – erst gar nicht aufkommen kann (Thomä 1994).

Das Argument, mit einer bei allen Patienten gleichmäßig festgelegten Frequenz ließen sich die individuellen Unterschiede in der Reaktion auf die standardisierte Situation besser ermitteln, halten wir für den Ausdruck eines falschen und einengenden Regelverständnisses. Bachrachs (1983) Vergleich des psychoanalytischen Verfahrens mit der Präparation eines zu mikroskopierenden Untersuchungsgegenstands, bei der im Hinblick auf die Vergleichbarkeit der Ergebnisse mit denen anderer Untersucher auch exakte Verfahrensvorschriften zu beachten sind, unterliegt dem fundamentalen Irrtum, dass in einer sozialen Situation durch äußere Verfahrensvorschriften identische Daten erzeugt werden könnten. Die Ausblendung des jeweils individuellen Bedeutungsgehalts äußerer Maßnahmen führt zu einer Verblendung, wie wir sie in der Diskussion um die Frage der Analysierbarkeit schon deutlich gemacht haben. Empirische Studien zu dieser Frage sind spärlich; in einem Werkstattbericht resümieren Henze et al. (2002), dass im Umkehrschluss vom Stand des psychoanalytischen Prozesses bzw. dem Stand der Übertragungsdynamik auf die Häufigkeit der Sitzung geschlossen wird (S. 88). Ob die laufenden evaluativen Studien zu dieser Frage Klärung erbringen werden, scheint angesichts der Vielzahl der beteiligten Parameter zweifelhaft. Praktisch und wissenschaftlich weitaus relevanter (als die 3- versus 4-Stunden-Debatte) wäre es jedenfalls, den Sprung von der einstündigen zur mehr als einstündigen Frequenz aufzuklären, da damit laut Richtlinien angeblich ein Konzeptwechsel verbunden sein soll.

Patientenverhalten zwischen den Stunden

Ein hinreichendes Verständnis für die Bedeutung der Behandlungsfrequenz und der damit erstrebten Behandlungsintensität kann allerdings nur erreicht werden, wenn wir in die Diskussion – theoretisch und klinisch – mit einbeziehen, wie sich ein Analysand auch außerhalb seiner Stunden mit seinen analytischen Erfahrungen auseinandersetzt. Patienten, die für lange Zeit keine Verbindung zwischen den einzelnen Stunden schaffen können, die sich aus Abwehrgründen abkapseln und die Entwicklung des selbstanalytischen Prozesses unterbinden, benötigen verständlicherweise eine höhere Behandlungsfrequenz als Patienten, die frühzeitig diese Fähigkeit aufbauen und zu nutzen verstehen (Orlinsky u. Geller 1993). Der »analytische Raum« (Viderman 1979) erstreckt sich dann nicht nur auf den konkreten Zeitraum der Behandlungsstunden, sondern beschreibt die intrapsychische Erfahrungswelt, die durch den analytischen Prozess eröffnet wird. In diesem Sinne schrieb Freud (1913c), dass für »leichte Fälle oder Fortsetzungen von weit gediehenen Behandlungen« auch drei Stunden pro Woche genügen könnten (S. 459). In der Tat sollte es heute zur alltäglichen Gepflogenheit gehören, mit dem Patienten die Verantwortung für eine angemessene Intensität und Regelmäßigkeit zu teilen.

4-Stundenzwang in der Ausbildung

Besondere Belastungen ergeben sich für Ausbildungskandidaten der DPV, die bei ihren Ausbildungsfällen zu einer Behandlungsfrequenz von vier Sitzungen in der Woche verpflichtet sind. Wünscht ein Patient eine Reduzierung der Frequenz auf drei Sitzungen oder gar auf zwei, so ist nach gründlicher analytischer Bearbeitung oft nicht mehr der Frage des Patienten auszuweichen, ob drei bzw. zwei Sitzungen nicht doch ausreichen könnten und welche Gründe dagegen sprechen, zumindest den Versuch der Reduzierung zu machen. In den meisten Fällen und Situationen mangelt es an überzeugenden Argumenten; der formalen Anerkennung wegen muss der Ausbildungskandidat aber auf vier Sitzungen bestehen. Er steht vor einer schwierigen Entscheidung: Stimmt er der Reduzierung zu, geht der analytische Prozess unter veränderten Umständen oft sogar produktiver weiter, weil der Patient an Autonomie gewonnen hat. Der Kandidat muss freilich mit der erheblichen Belastung fertig werden, dass diese Analyse mit drei Sitzungen nicht mehr als Ausbildungsfall anerkannt wird und sich seine Ausbildung somit beträchtlich, d. h. um bis zu drei Jahre oder mehr verlängert. Am schlimmsten ist es, wenn der Kampf um die Frequenz mit dem Abbruch endet. Unterwirft sich der Patient jedoch dem Reglement, ohne überzeugt zu sein, wird der analytische Prozess zumindest vorübergehend schwer belastet, und die therapeutische Wirksamkeit ist gefährdet.

Diese Probleme haben sich verschärft, seitdem die kontinuierliche Frequenz von vier Sitzungen wöchentlich vom Leistungskatalog der gesetzlichen Krankenkassen ausgeschlossen wurde. Da die Kandidaten der Deutschen Psychoanalytischen Vereinigung (DPV) verpflicht sind, wenigstens zwei Fälle durchgängig hochfrequent zu behandeln, ist für diese und ihre Patienten ein Dilemma entstanden. Das Lavieren zwischen gegensätzlichen Vorschriften ist für alle Beteiligten unwürdig und für die Therapie abträglich. Tragbare Kompromisse lassen sich jedoch heute deshalb finden, weil auch die Pflichtversicherten eine vierte Sitzung selbst bezahlen dürfen und das Honorar dafür in gegenseitigem Einvernehmen festgesetzt werden darf.

Dauer der einzelnen Sitzung

Die Dauer der einzelnen Sitzung wird fast durchgängig mit 45–50 Minuten veranschlagt.

> Gelegentlich trifft man auch auf Kranke, denen man mehr Zeit als das mittlere Maß von einer Stunde widmen muss, weil sie den größeren Teil einer Stunde verbrauchen, um aufzutauen, überhaupt mitteilsam zu werden (Freud 1913c, S. 460).

Offenbar treffen wir heute selten auf solche Patienten, oder wollen wir sie nicht treffen? Es ist eine nicht ganz seltene Klage, dass die Sitzungsdauer von 45–50 Minuten zu kurz sei. Es ist jedoch offenkundig, dass in diesem Bereich, vor allem aus äußeren Gründen viel experimentiert wird. Das geglückte Experiment der sog. Shuttle-Analysen, bei denen osteuropäische Kandidaten mehrmals im Jahr für einige Wochen intensive analytische Erfahrung sammeln können, hat die Entwicklung der Psychoanalyse in diesen Ländern gefördert.

Therapeutische Erfordernisse und materielles Interesse

Dieses subjektive Zeiterleben wird von dem bestimmt, was in der objektiv zur Verfügung stehenden Zeit an therapeutischer Arbeit geleistet oder nicht geleistet wird – sie ist eine interaktionelle Größe. Auch wenn es aus nahe liegenden Gründen nicht darum gehen kann, den nörgelnden Wünschen einfach nachzugeben, sondern sie zu analysieren, bleibt doch Freuds Hinweis auf das »mittlere Maß von einer Stunde« bestehen. Wo es einen Mittelwert gibt, da sind Schwankungen um den Mittelwert herum impliziert. Die Abweichung der Stundendauer in der gegenwärtigen Praxis dürfte aber minimal sein, denn Zeit ist auch Geld. Das materielle Interesse des Analytikers an exakt eingehaltenen Stundenplänen hat besonders Greenson kritisiert, indem er die Praxis beleuchtet, die Sitzungen nicht mehr durch eine **angemessene Pause** voneinander zu trennen:

> Ich glaube, dass der Rückgang der 50-Minuten-Stunde auf eine materialistische Strömung in der psychoanalytischen Praxis hinweist, die zu Lasten eines humanistischen

> wissenschaftlichen Gesichtspunktes geht. Es liegt auf der Hand, dass es einen feindseligen Akt darstellt – so subtil und unbewusst er sein mag –, wenn man einen Patienten nach dem anderen wie am Fließband abfertigt (Greenson 1974; dt. 1982, S. 401).

Greenson spricht mit seiner Kritik die Notwendigkeit aus, sich für den jeweiligen Loslösungsschritt aus der inneren Welt des analytischen Prozesses den notwendigen Freiraum zu verschaffen, bevor ein neuer Patient die ungeteilte Aufmerksamkeit des Analytikers finden kann. Wir glauben, dass bei aller Verschiedenheit des Arbeitsstils von Analytikern individuell dosierte Atempausen zu empfehlen sind.

Theoretische Ansätze zum Zeiterleben des Analytikers

Die aus der anaklitisch-diatrophen Entwicklungsphase stammende Zeiterfahrung wird als wesentlich für die geglückte basale Grunderfahrung der psychoanalytischen Situation angesehen. (Stone 1961; dt. 1973). So weist Kafka (1977) darauf hin, dass das besondere Interesse des Psychoanalytikers für das Zeiterleben vielleicht darin begründet sei, dass er fortlaufend beobachte, wie vergangene Erfahrungen in der Gegenwart strukturiert werden (S. 723). Hierzu bedarf es aber einer besonderen Sensibilität für die zeitlichen Aspekte des psychoanalytischen Geschehens; die Frage, wie altes, schematisiert gespeichertes Wissen mit einer inhärenten, verdichteten Zeitstruktur in gegenwärtig fließende Zeit transformiert wird, ist theoretisch schwer zu beantworten (Bonaparte 1940; Ornstein 1969; Schachtel 1947; Loewald 1980). Ebenso stellt die »Psychopathologie der Zeit« ein für den Analytiker wichtiges Gebiet dar (Hartocollis 1985). Die Arbeit von Schilder (1935a), der die phänomenologischen Untersuchungen Straus', v. Gebsattels und Minkowskis für die Psychoanalyse fruchtbar zu machen versuchte, ist zu Unrecht in Vergessenheit geraten. Loewald hat diese theoretische Diskussion wieder aufgegriffen, deren behandlungspraktische Relevanz größer ist, als oft angenommen wird (Loewald 1980, S. 138ff.).

Time-out

Kafka (1977) weist besonders auf folgende Punkte hin:

> Die analytische Stunde ist für den Patienten ein ausgedehntes »time-out« (von der Arbeit, von gewohnten Aktivitäten, von dem gewöhnlichen Verhaltens- und Kommunikationsstil) (S. 727).

Das Ausmaß dieses Wechsels, des Aussteigens aus der Alltagswelt und -zeit, wird auch von der Handhabung der Stunde durch den Analytiker bestimmt und enthält den stimmigen Teil der Funktion des Schweigens, wie Reik hervorhebt:

> … die Welt außerhalb des Zimmers tritt in den Hintergrund. Die Ruhe wirkt wie ein Lampenschirm, der ein zu helles Licht dämpft. Die drückende Nähe der materiellen Wirklichkeit lässt nach. Es ist, als bezeichne dieses Schweigen des Analytikers schon den Beginn, anderen und sich selbst mit mehr Ruhe und Abstand zu begegnen (1976, S. 139).

Das wohldosierte Schweigen kann das »time-out« des Patienten unterstützen, ihm helfen, sich der inneren, erlebten Zeit zuzuwenden. Die Regelmäßigkeit der Sitzungen, durch die sich frequenzspezifische Rhythmen strukturieren, lässt Patienten ihr eigenes analytisches Zeitgefühl entwickeln, ihr persönliches Verständnis der »time-out«.

Für den Analytiker ist die Sitzung »ein ausgedehntes und relativ gewöhnliches ‚time-in'« (Kafka 1977, S. 727), dessen Handhabung sowohl von seiner persönlichen Gleichung als auch von der in der Beziehung sich einspielenden Rhythmik bestimmt wird. Seine persönliche Auffassung von Zeit, von verfügbarer Zeit, seine Auffassungen über die sinnliche Qualität der unbewussten Zeitlosigkeit bestimmen seinen Umgang mit der analytischen Stunde.

> Der Analytiker neigt mehr als der Patient dazu anzunehmen, dass die Kontiguität von Kommunikation und Erleben **möglicherweise** auf eine Bedeutung hinweist, die die

> Kontiguität als solche transzendiert (Kafka 1977, S. 727; Hervorhebung im Original).

Der Analytiker bringt theoriegeleitete, hypothetische Entwürfe über die Zeitstruktur mit, die im Material des Patienten zeitlich-linear enthalten ist. Realzeitlich weit auseinander liegende Mitteilungen verknüpft er mit der Annahme bedeutungsvoller Zusammenhänge. Seine konstruktive Tätigkeit ist dem Patienten zunächst relativ neu, er muss für diese Sicht der Zusammenhänge erst gewonnen werden. Kafka spricht deshalb vom Analytiker als einem »Kondensator« von Zeit wie auch als einem Erweiterer von Zeit (S. 727).

Der Patient soll diesen kühnen, konstruktivistischen Zugang zur Dimension der Zeit im Sinne der Habermasschen Aneignung der Lebensgeschichte verinnerlichen:

> Ich glaube, dass der analytische Prozess des neuen Verbindens von Ereignissen und Gefühlen die Reorganisation und Neuinterpretation des Zeitgefühls erlaubt. Diese Reorganisation kann ein Gefühl von Kontinuität einschließen und die Erweiterung zeitlicher Perspektiven erleichtern (Kafka 1977, S. 728).

Die Frage nach der Behandlungsdauer

Die einzelnen »time-outs« der analytischen Stunden schließen sich zu einem Zeitraum zusammen, der besonders am Anfang der Behandlung nur schwer abzuschätzen ist.

> Eine dem Arzte unliebsame Frage, die der Kranke zu allem Anfange an ihn richtet, lautet: Wie lange Zeit wird die Behandlung dauern? Welche Zeit brauchen Sie, um mich von meinem Leiden zu befreien? (Freud 1913c, S. 460).

Der kluge Ratschlag, mit der Fabel Äsops zu antworten, in der dem Wanderer, der nach der Länge des Weges fragt, mit der Aufforderung geantwortet wird: »Geh, damit ich deinen Schritt kennen lernen kann«, hilft über die ersten Schwierigkeiten hinweg. Aber »die Frage nach der voraussichtlichen Dauer der Behandlung ist in Wahrheit kaum zu beantworten« (S. 460).

Orientieren wir uns an der gegenwärtigen Praxis, so finden wir z. B. lakonische Bemerkungen zum sog. **Standardverfahren**, »das in 4 bis 5 Sitzungen pro Woche stattfindet, für gewöhnlich 4 bis 5 Jahre dauert, selten 3 Jahre unterschreitet und in bestimmten Fällen auch länger als 6 Jahre dauern kann« (Nedelmann 1980, S. 57). Wenn auch die größere Zahl psychoanalytischer Therapieformen mit weitaus geringerem Zeitaufwand durchgeführt wird (Kächele 1990), bleibt doch die Frage aktuell, warum die neoklassische Behandlungstechnik zu einer solchen Verlängerung der Kur geführt hat, dass Aufwand und Ertrag in eine prekäre Balance geraten sind. Hatte Freud von langen Zeiträumen gesprochen, so hatte er halbe oder ganze Jahre gemeint, längere Zeiträume als es der Erwartung des Kranken entsprach (Freud 1913c, S. 462).

Wir werden unter ► Abschn. 8.9 (»Beendigung«) näher auf die Gründe eingehen, die zu einer Verlängerung der psychoanalytischen Kur beigetragen haben. Schon jetzt weisen wir darauf hin, dass die Erörterung des Zeitraums, den psychoanalytische Behandlungen in Anspruch nehmen, tendenziell die Gefahr in sich birgt, die erlebte Zeit (»le temps vécu«, nach Minkowski 1933) mit der objektiv abgelaufenen Zeitspanne zu vermischen (Kordy u. Kächele 1995). Gerade deshalb haben wir kritisch die Festlegungen hinterfragt, die wir als Ausdruck eines verdinglichten Bewusstseins vom psychoanalytischen Prozess im Sinne von J. Gabel verstehen:

> Die Zeit ist eine dialektische Dimension, nicht nur, weil es unmöglich ist, sie im Gegensatz zum Raum im Ruhezustand zu begreifen, sondern auch, weil ihr Fortschreiten eine beständig erneuerte dialektische Synthese ihrer drei Dimensionen, Vergangenheit, Gegenwart, Zukunft, verwirklicht: eine Ganzheit, die durch Verdinglichung der Vergangenheit oder der Zukunft ausgelöst werden kann … (J. Gabel 1962; dt. 1967, S. 141).

Das Sprechzimmer

Die Untersuchung des **psychoanalytischen Raumes** muss demgegenüber von der Konkretheit des

Raumes ausgehen und seine Bedeutungserweiterung metaphorisch erfassen. Wir betrachten, wie der Patient diesen aufgrund seiner Innenwelt, d. h. seiner individuellen Apperzeptionsschemata ausgestaltet. Der Patient erwartet, in diesem Raum dem Analytiker zu begegnen. Viderman (1979) sagt:

> Die Übertragungsneurose kann sich nicht in einem affektleeren Raum entwickeln. Der analytische Prozess kann sich nur in einer spezifischen Umgebung entwickeln, die durch die technischen Regeln geschaffen wird und in der Affekt und Gegenaffekt der beiden den analytischen Raum organisierenden Personen interagieren (S. 282; Übersetzung durch die Verfasser).

Das Sprechzimmer bildet den äußeren Rahmen für die Entfaltung des therapeutischen Prozesses. Abgeschirmt und gesichert durch den Hinweis »Bitte nicht stören«, wird für das dyadische Geschehen ein Raum geschaffen, der zeitlich begrenzt ist, der durch seine physischen Merkmale günstige oder störende Auswirkungen haben kann.

Auch wenn hier zu vermerken ist, dass in der Literatur nur wenig über den Behandlungsraum geschrieben wurde, so ist doch das Bild von Freuds Sprechzimmer – für H. Doolittle war es das »Allerheiligste« – allen Psychoanalytikern als ein Ort vertraut, der in Details der Nachwelt überliefert ist (Engelman 1977). Freud regte als Person und durch sein Sprechzimmer zu Übertragungen an und verstand die Spiegelmetapher nicht im Sinne des »blanc screen«, nicht als leere Fläche. Demgegenüber wird in Anekdoten von Analytikern erzählt, die alle Außenreize zu normieren versuchen, indem sie ein eintöniges Sprechzimmer bereitstellen und jahraus, jahrein vom Schneider den gleichen Anzug machen lassen oder sich auf andere Weise zum vollkommenen Spiegel zu machen versuchen, was schon Fenichel (1941, S. 74) kritisiert hat.

Wenden wir die Maxime an, dass der Analytiker sich in dem Raum wohl fühlen muss, damit auch der Patient dies spüren kann, dann eröffnen sich für die konkrete Raumgestaltung viele Varianten, die daraufhin betrachtet werden können, wieweit sie die Kongruenz von Einstellung und Benehmen des Analytikers zum Ausdruck bringen. Zu diesem Raum gehört in erster Linie der Analytiker, der sich in ihm bewegt oder ruhig verhält und der sich sein Sprechzimmer persönlich eingerichtet hat. Für das Verständnis des Raumes als Rahmen der Behandlung sind die rollentheoretischen Untersuchungen Goffmanns (1961) relevant. In der Handhabung der therapeutischen Beziehung gibt es eine Vielzahl von Kleinigkeiten, die immer wieder Anlass für weit reichende Diskussionen geben; sie sind ein deutlicher Hinweis darauf, dass die Realität der Beziehung im Rollengefüge eines Expertendienstleistungsmodells (Goffmann 1961; dt. 1972, S. 305ff.) steht. Der Analytiker bestimmt den Ort, an dem die psychoanalytische Beziehung sich entfalten kann, und mit seiner Ausgestaltung stellt er auch sich selbst zur Diskussion. Der Behandlungsraum sollte die Qualität eines »facilitating environment« haben. Wir schreiben dem Analytiker die Fähigkeit zur Besorgnis (»concern«, Winnicott 1965) zu, der selbstverständlich die Zimmertemperatur mitempfindet und auch das Bedürfnis des Patienten nach einer Wolldecke zu spüren in der Lage ist.

Belastungen durch das Verständnis des Raumes als Erweiterung der Person des Analytikers ergeben sich weniger bei neurotischen Patienten, deren Neugier in Bezug auf die Gegenstände des Raumes oder auf den Einrichtungsstil im Sinne unserer Empfehlungen zum Umgang mit Fragen (▶ Kap. 7) beantwortet und bearbeitet werden können; Belastungen ergeben sich dort, wo schwerer gestörte Patienten den Behandlungsraum als Übergangsobjekt erleben, wie Greenson dies an der Erfahrung einer Patientin illustriert hat, die durch das Streicheln der Tapete einen Trost finden konnte, den Greenson durch seine Stimme zu vermitteln nicht in der Lage war:

> Selbst das Sprechzimmer des Analytikers kann außerordentliche Bedeutung erlangen, indem es dem Patienten als Zuflucht vor den Gefahren der inneren und äußeren Welt dient (Greenson 1978; dt. 1982, S. 394).

Die explizite Benutzung des Sprechzimmers als »facilitating environment« impliziert u. E. auch die Aufforderung, den Trennungsprozess stets im Auge zu behalten. Nimmt der Patient nämlich den Raum und die Gegenstände so in Besitz, als gehörten sie ihm, und lässt der Analytiker die Vermischung von »mein« und »dein« allzu lange in der Schwebe, wird die zeitlich befristete und prinzipiell nur partielle Teilhabe am Raum des anderen verleugnet. Es entstehen dann Konfusionen, die den therapeutischen Prozess erschweren. Das abstrakte Thema der Ich-Grenzen in der Theorie Federns (1956) wird hier behandlungstechnisch relevant. Es hat selbstverständlich bei allen Grenzfällen eine vorrangige Bedeutung. Die Probleme der sinnvollen Abgrenzung sind in der Praxis des niedergelassenen Analytikers oft schwerer zu lösen, weil die Grenzziehungen jeweils individuell geregelt werden müssen. In Institutionen treten demgegenüber manchmal Schwierigkeiten auf, dem Patienten einen persönlich gestalteten Raum zur Verfügung stellen zu können.

Die Wahrnehmungen im Sprechzimmer des Analytikers sind eine wesentliche Voraussetzung dafür, via Übergangsobjektbildung die eingeengten Identifikationen mit humanen Erlebnisqualitäten anzureichern. Zugleich ergeben sich überall Schwellen und Grenzen, an denen der Patient der Eigenständigkeit des Analytikers und seines persönlichen Raumes gewahr wird. Befindet sich die Praxis im Wohnhaus des Analytikers, bleiben dem Patienten die privaten Räume verschlossen, während es in Institutionen zum Zusammentreffen auch in der Toilette kommen kann. So entsteht ein Spannungsfeld zwischen neugierigem Teilhabenwollen an dem Privatleben des Analytikers und der Respektierung des persönlichen Raumes. Indem der Analytiker räumlich und zeitlich Grenzen setzt, gibt er ein Beispiel für Individuation und Autonomie. Am Beispiel von Begrüßungen und Verabschiedungen hat Streeck (2002) auf die Bedeutung dieser Momente hingewiesen,

> … denn wenn Patient und Therapeut sich begrüßen und sich voneinander verabschieden, handeln sie … etwas von ihrer Beziehung aus, unvermeidlich (S. 21).

8.2 Psychoanalytische Heuristik

Heureka (»ich hab's gefunden«) – dies soll der griechische Mathematiker Archimedes ausgerufen haben, nachdem er das hydrostatische Grundgesetz des Auftriebs gefunden hatte. Die Heuristik wird als Erfindungskunst, als methodische Anleitung, Neues zu (er)finden, definiert. Die kleinen Aha-Erlebnisse des Patienten summieren sich zu Entdeckungen von großer therapeutischer Tragweite, auch wenn sie sich nur auf die Lebenswelt **eines** Menschen und seiner nächsten Angehörigen auswirken und nicht in die Geschichte eingehen wie das Heureka des Archimedes. Hat der Patient sich zu einer neuen Einsicht durchgerungen, freut sich der Analytiker darüber, dass eine Idee, zu der er aufgrund seiner beruflich geschulten Empathie gelangt ist und die ihn bei seinen Deutungen gelenkt hat, auf fruchtbaren Boden gefallen ist.

Trotz der Freude darüber, dass das gemeinsame Suchen fündig geworden ist, wird der Analytiker aus verschiedenen Gründen zurückhaltend bleiben: Er wird den Stolz und die Zufriedenheit des Patienten über die kreative Leistung, eine ungewöhnliche und überraschende Lösung gefunden zu haben, nicht unzeitgemäß relativieren wollen. Vielleicht zögert der Analytiker auch etwas zu sehr, seine Übereinstimmung mit dem Patienten zu signalisieren, weil er darin bereits eine unerlaubte zusätzliche suggestive Einwirkung sieht. Es mag ihm im Augenblick auch das Sprichwort von der Schwalbe, die noch keinen Sommer macht, durch den Sinn gehen. Schließlich gibt es bei der Heuristik auch die verzwickte Frage, worauf sich die Überzeugung stützt, etwas Wesentliches gefunden oder gar erfunden zu haben. In jedem Fall geht es darum zu untersuchen, als wie plausibel sich der vermutete Zusammenhang bei kritischer Betrachtung von ganz verschiedenen Standpunkten aus erweist.

> … wir geben dem Kranken die bewusste Erwartungsvorstellung, nach deren Ähnlichkeit er die verdrängte unbewusste bei sich auffindet. Das ist die intellektuelle Hilfe, die ihm die Überwindung der Widerstände zwischen Bewusstem und Unbewusstem erleichtert (Freud 1910d, S. 105).

Heuristik und Algorithmus

> **!** Wir betrachten mit Boden (1977) Heuristik als eine Methode, »die das Denken am ehesten in die Richtung des gesuchten Ziels führt und weniger Erfolg versprechende Wege unbeschritten lässt« (S. 347; Übersetzung durch die Verfasser).

Im Gegensatz hierzu können algorithmische Strategien als Schritt für Schritt definierbare oder vorschreibbare Systeme von Regeln gekennzeichnet werden, bei denen nichts schief gehen kann, solange das Rezept so befolgt wird, wie es der Algorithmus festlegt. Überschreiten Situationen einen gewissen Komplexitätsgrad, führen algorithmische Strategien zu immer umständlicher werdenden Lösungswegen, und die Verwendung von heuristischen Daumenregeln bietet sich an.

Schon Freuds Schachspielmetapher macht deutlich, dass er sich der Komplexität und Unbestimmtheit der psychoanalytischen Situation bewusst war, und wenn er auch die Unterscheidung von Algorithmus und Heuristik nicht gebrauchte, so entsprechen seine technischen Empfehlungen doch weitgehend dem hier vertretenen Konzept der heuristischen Strategien. In dem Maße, wie in der Handhabung dieser Empfehlungen die Flexibilität abhanden kommt, taucht in der psychoanalytischen Technik ein ihr wesensfremdes algorithmisches Moment auf. Die Grundregel als heuristische Strategie zu verstehen, unterstreicht unser Verständnis der psychoanalytischen Situation als eine komplexe, mehrdeutige Situation, deren Verständnis mehr Information verlangt, als zunächst verfügbar ist.

Der vorrangige Zweck heuristischer Strategien ist es, relevante Information hervorzubringen und zu organisieren. Gute heuristische Strategien reduzieren Unsicherheit, Komplexität und Mehrdeutigkeit und vergrößern die Wahrscheinlichkeit, das im jeweiligen Moment Wesentliche zu verstehen. Dabei gehen diese Verfahren von der Annahme aus, dass die durch die Regel erzeugte Information zur Verdichtung des bisherigen Wissens führen kann, dass Ausschluss- und Einschlusskriterien von Material sich durch den Suchprozess selbst ergeben. Im algorithmischen Verfahren werden Komplexität und Unsicherheit künstlich und viel zu schnell reduziert. Durch verfestigtes Vorwissen werden dem Material Bedeutungen zugewiesen und damit der Suchprozess künstlich und unangemessen beendet. Komplexität wird nicht reduziert, sondern eliminiert.

Verschiedene Regelbereiche

Technische Regeln – die Behandlungsempfehlungen, die das unmittelbare Geschehen leiten sollen – können in großer Zahl aus Freuds Schriften extrahiert werden, wie dies eine Arbeitsgruppe in Frankfurt gezeigt hat (Argelander 1979, S. 101–137). Versteht man unter Technik mit Rapaport (1960) die Mittel und Wege, mit deren Hilfe die Methoden appliziert werden, so können wir entsprechend der Aufgabenstellung im analytischen Prozess verschiedene Regelbereiche unterscheiden.

Hörerstrategien

Strategien, die den Prozess der teilnehmenden Beobachtung fördern, also die psychoanalytische Wahrnehmungseinstellung betreffen, empfehlen dem Analytiker, besonders nah am emotionalen Erleben des Patienten zu bleiben, und sich zeitweilig mit dem Patienten zu identifizieren, um an seiner inneren Welt teilzuhaben. Die Grundregel für den Analytiker, sich bei gleichschwebender Aufmerksamkeit gegenüber allem, was der Patient ihm mitteilt, **seiner eigenen unbewussten Geistestätigkeit zu überlassen**, präzisiert die Art der teilnehmenden Beobachtung, die der Wahrnehmung unbewusster Motivationen förderlich ist. Die Bedeutung der »freien Assoziation« des Analytikers, die sich innerhalb der gleichschwebenden Aufmerksamkeit vollziehen muss, unterstreicht die Notwendigkeit, dass der Analytiker die angebotenen Fragmente mit seinem Erleben anreichert (Peterfreund 1983, S. 167).

Sprecherstrategien

Neben den Hörerstrategien stehen Sprecherstrategien, mit denen der Analytiker dem Patienten helfen kann, die Bedeutungshaftigkeit seiner Mitteilungen zu unterstreichen. In Ergänzung zu diesen allgemeinen Strategien, die auf die Förderung der Subjektivität in der Rede des Patienten abzielen, richtet der Analytiker seine eigene und dann auch des Patienten Aufmerksamkeit besonders auf ungewöhnliche, seltsame oder einzigartige Phänomene, die nicht in den alltäglichen Fluss der Erfahrung passen. Argelander (1979) verweist hier auf den Fall Dora (Freud 1905e, S. 207), wo nur gewisse »Nebenumstände ihres Ausdrucks« einen Hinweis ergaben. Die als Interferenzphänomene bezeichneten Erscheinungen treten beim Zusammentreffen von primär-prozesshaft und sekundär-prozesshaft organisierten Aussagen auf. Diese Strategien führen zu einer Unterbrechung der gleichschwebenden Aufmerksamkeit, dann zu einem Bereitschaftszustand und zu einer Fokussierung der Aufmerksamkeit (▶ Kap. 9): Aus der analytischen Wahrnehmungsbereitschaft wird die analytische Handlungsbereitschaft. Der heuristischen Suche folgen innere gedankliche Prozesse, bei denen die aufgenommenen Informationen nach verschiedenen Gesichtspunkten durchgespielt werden. Die im Analytiker verfügbaren fallspezifischen, individuellen und verallgemeinerten Arbeitsmodelle werden herangezogen und eine Intervention wird vorbereitet.

8

Arbeitsmodelle

Die nun folgenden Überlegungen gelten der theoretischen Ausformung der zugrunde liegenden Prozesse. Von einer Diskussion des Empathiekonzepts ausgehend hatte Heimann (1969) ihre Gedanken zum Erkenntnisprozess des Analytikers mit der Vorstellung von drei Funktionszuständen bereichert; dabei bezog sie sich auf Anregungen Greensons (1960), der von einem Arbeitsmodell gesprochen hatte, das der Analytiker sich konzipiert. Es erscheint uns erwähnenswert, dass Heimann sich in ihren Überlegungen von einem Übersichtsartikel Holts (1964) anregen ließ, in dem er den Stand der kognitiven Psychologie zusammengefasst hatte. Wir können dies als eine der Nahtstellen betrachten, an denen der Einfluss der kognitiven Psychologie auf die Revision der psychoanalytischen Metapsychologie zu erkennen ist. Die Entwicklung der kognitiven Psychologie und der künstlichen Intelligenzforschung (s. dazu Lindsay u. Norman 1977) führte zu einer erheblichen Ausdifferenzierung des Konzepts von Peterfreunds Arbeitsmodellen, die wir nun in Anlehnung an Peterfreund (1975, 1983) darstellen wollen.

Peterfreunds Arbeitsmodell. Viele analytische Konzepte beruhen auf Ideen über die Organisation des Gedächtnisses. In der kognitiven Psychologie wird auf dieses dynamisch strukturierte System mit den Begriffen „maps", „models", „representations", „knowledge structures", „schemata" oder „scripts" Bezug genommen. Peterfreund (1983) verwendet den Begriff des „working model", mit dem auch Bowlby (1969) arbeitet. Die Information, die unterschiedliche Arbeitsmodelle konstituiert, stammt aus all den Informationen, die der Organismus im Laufe seines Lebens selektiert und organisiert hat. Lernen kann als der Aufbau von Arbeitsmodellen begriffen werden. Angeborene genetische Programme bilden die Grundlage dieser Modelle, die sich freilich lebenslang weiterentwickeln. Die Systeme, die Arbeitsmodelle konstituieren, können in Begriffen wie Information, Informationsverarbeitung und gespeicherte Programme konzeptualisiert werden. Wenn ein Arbeitsmodell aktiviert wird, laufen die meisten Prozesse vorbewusst ab.

Es ist plausibel, eine Vielzahl verschiedener Arbeitsmodelle zu konzipieren, die vom »allgemeinen Wissen über die Welt« zu dem »Wissen über die persönliche Lebensgeschichte« reichen; ebenso ist es sinnvoll, ein »Wissensmodell über die entwicklungspsychologischen Vorstellungen« von einem »Arbeitsmodell über den therapeutischen Prozess« zu differenzieren.

Diese Arbeitsmodelle sind nicht ineinander geschachtelt wie die Bestandteile einer russischen Puppe, sondern müssen als Teile einer Netzwerkstruktur gedacht werden, mit vielfältigen zeitlichen und räumlichen Querverbindungen. Der Analytiker arbeitet mit diesen Modellen meist auf vorbewusster Ebene; sie funktionieren vermutlich als Schemata im Sinne der kognitiven Psychologie (Neisser 1979). Diese sind in den Fluss der Erfahrung eingetaucht und bestimmen zugleich den Abschnitt dessen, was vom Subjekt aufgegriffen wird:

> Ein Schema ist jener Teil des ganzen Wahrnehmungszyklus, der im Innern des Wahrnehmenden ist, durch Erfahrung veränderbar und irgendwie spezifisch für das, was wahrgenommen wird. Das Schema nimmt Informationen auf, wenn sie bei den Sin-

> nesorganen verfügbar wird, und es wird durch diese Informationen verändert. Es leitet Bewegungen und Erkundigungsaktivitäten, die weitere Informationen verfügbar machen, und wird durch diese wiederum verändert (Neisser 1979, S. 50).

Auf- und Abbau von Erfahrungsstrukturen vollziehen sich in den unterschiedlichen Arbeitsmodellen mit unterschiedlichem Tempo und unter verschiedenen Bedingungen. Die abstrakten metapsychologischen Konzepte sind stabil, weil sie von der Erfahrung nie ernstlich bedroht werden können. Erfahrungsnähere Arbeitsmodelle werden dagegen von der klinischen Nachprüfung bestimmt (König 1996). Die Entwicklung der Hysterietheorie belegt anschaulich, wie Freud erst durch den Wechsel von Realtrauma zum phantasierten Trauma der Verführung die volle Reichweite seines konzeptuellen Ansatzes schaffen konnte (Krohn 1978).

8.3 Unspezifische und spezifische Mittel

8.3.1 Allgemeine Gesichtspunkte

In der Psychoanalyse sind Unterscheidungen bezüglich der kurativen Mittel von Anfang an getroffen worden. In der Abgrenzung von der **Suggestion** und mit der Betonung von **Einsicht** und **Erinnerung** auf Seiten des Patienten – unterstützt durch die Deutungen des Analytikers – wurde die psychoanalytische Methode aus der Taufe gehoben. Trotz einiger Bedenken, die sich aus der festgelegten Bedeutung der Begriffe »spezifisch« und »unspezifisch« ergeben (s. hierzu Thomä 1980; Cheshire u. Thomä 1986), ist es zweckmäßiger, die kurativen Mittel innerhalb dieses Bezugsrahmens, statt in der Gegenüberstellung von Objektbeziehung und Deutung zu ordnen.

Polarisierung psychoanalytischer Techniken

In der Psychoanalyse ist vor einem halben Jahrhundert eine Polarisierung eingetreten, die noch heute nachwirkt und Cremerius (1979) zu der Frage veranlasst hat: Gibt es zwei psychoanalytische Techniken? Diese Frage nimmt Bezug auf die klassische **Einsichtstherapie** mit ihrer Betonung der Deutung gegenüber der **Therapie der emotionalen Erfahrung**, die dem Erleben in der Objektbeziehung die wesentliche therapeutische Funktion zuschreibt. Die Polarisierung geht darauf zurück, dass Ferenczi u. Rank (1924) einem bestimmten Deutungsfanatismus das therapeutisch wirksamere Erleben gegenüberstellten und dieses sogar als das »psychoanalytische Erlebnis« dem rekonstruierenden Erinnern therapeutisch überordneten. Vieles spricht dafür, dass im Gegenzug die Überbetonung des Erlebens die klassische Technik bis hin zu Freuds Spätwerk *Konstruktionen in der Analyse* (1937d) entscheidend geprägt hat.

Anfang der 50er-Jahre geriet das Erleben erneut in Misskredit, diesmal durch die manipulative Vermittlung der korrigierenden emotionellen Erfahrung in der Behandlungstechnik Alexanders, der noch 1937 zu den strengen Kritikern von Ferenczi u. Rank gehört hatte (Thomä 1983a). Nun traten die Pole noch weiter auseinander, als Eissler (1953) die normative Idealtechnik mit dem Leitbegriff des Parameters einführte. Wir geben später (▶ Abschn. 8.3.3) eine genauere Beschreibung der auf die reine Deutung zentrierten Einsichtstherapie.

Zunächst ist darauf hinzuweisen, dass mit diesen Gegenüberstellungen noch andere Probleme verbunden sind. Zur Kontroverse gehört der Anspruch, dass die Therapie der emotionalen Erfahrung einen besonderen Tiefgang bei der Behebung präödipaler, in den präverbalen Entwicklungsphasen entstandener Defekte hat. So findet sich bei Balint die Gegenüberstellung von Deutung, Einsicht und Objektbeziehung. Wir diskutieren dieses Thema unter ▶ Abschn. 8.3.4. Auch in der Selbstpsychologie Kohuts wird am Schema der ödipal oder präödipal entstandenen Störungen, kurz: an der Zwei- oder Dreipersonenpsychopathologie festgehalten. So sehr sich auch die Auffassung Kohuts über die empathische Wiedergutmachung der Defekte im Selbst von Ferenczis Therapie des Mangels unterscheiden mag, so groß sind die praktischen Gemeinsamkeiten. Sie sind dort zu finden, wo die frühere ungenügende Bemutterung in irgendeiner Weise ausgeglichen werden soll. Da in der rein interpretativen Technik die therapeutische

Wirksamkeit von Anerkennung und Bestätigung unterschätzt wird und ihre Vermittlung gegen die Abstinenz zu verstoßen scheint, wurde im Gegenzug die Empathie zum Sammelbegriff für tiefes, averbales und bestätigendes Verstehen jenseits, vor oder unabhängig von der Deutung. Empatisches Vorgehen stärkt in dieser Lesart »Selbstkohärenz, Selbstwertgefühl und Wohlbefinden« (Milch 2001, S. 51).

Wechselspiel zwischen spezifischen Faktoren und stillem Hintergrund

In der Entwicklung der Technik kam es zu wechselseitigen Vernachlässigungen oder Unterschätzungen der jeweils anderen Seite mit entsprechenden Auswirkungen auf die Praxis. Die therapeutische Funktion von Bestätigung und Anerkennung (Heigl u. Triebel 1977) rangiert in der einen Version dann nur als unspezifischer Faktor, der den spezifischen Deutungen gegenübergestellt wird. Im Gegenzug wird der wortlose Blick narzisstischer Bewunderung zum Heilmittel des beschädigten Selbstbildes. Schlichte Vorgänge neuer Wert- und Sinnfindung durch zwischenmenschliche Übereinstimmung anlässlich kritischer Auseinandersetzungen über realistische Wahrnehmungen im Hier und Jetzt werden mystifiziert.

Offensichtlich kann man auch über eine Einteilung nach unspezifischen und spezifischen Faktoren in eine Sackgasse geraten, wenn man diese nicht im Wechselspiel zueinander sieht. Situationsabhängig kann ein unspezifischer Faktor, der im Allgemeinen den stillen Hintergrund bildet, in einem bestimmten Augenblick in der Interaktion so in den Vordergrund treten, dass er zum spezifischen Mittel wird. Es liegt nahe, diesen Wechsel im Sinne der Wahrnehmungspsychologie als Figur-Grund-Umkehrung zu konzeptualisieren.

Dem stillen Hintergrund hat Bibring (1937) eine **stabilisierende Wirkung** unabhängig von der Deutungstechnik zugeschrieben, indem er folgende Auffassung vertrat:

> Wenn auch diese Ängste nachher eine analytische Auflösung erfahren, so möchte ich dennoch glauben, dass das Erlebnis der Gewissheit von der Unverlierbarkeit der Zuwendung des Analytikers eine **unmittelbare** Festigung des Gefühls der Sicherheit bewirkt, dessen Erwerbung oder Befestigung in der Kindheit vielleicht aus Mangel an solchem Erlebnis nicht gelang. Allerdings ist eine solche unmittelbare Festigung nur im Zusammenhang des analytischen Verfahrens von dauerndem Wert, wenn sie auch selbst eigentlich außerhalb der analytischen Therapie liegt (Bibring 1937, S. 30 f; Hervorhebung im Original).

An anderer Stelle (Thomä 1981, S. 73) wurde darauf hingewiesen, dass die festigende Beziehung **nicht** außerhalb der Therapie liegt, sondern in einem komplementären Verhältnis zu den speziellen Mitteln steht. Auch Strupp (1973, S. 35) hat betont, dass die spezifischen und die unspezifischen Faktoren sich nicht als feste Größen gegenüber-, sondern in Wechselseitigkeit zueinander stehen.

8.3.2 Erinnern und Rekonstruktion

Wir beginnen mit dem für Freud und seine Theoriebildung zentralen Postulat, der aufklärenden Wirkung des Erinnerns, die jenseits ihrer therapeutischen Funktion liegt:

> Streng genommen – und warum sollte man dies nicht so streng als möglich nehmen? – verdient die Anerkennung als korrekte Psychoanalyse nur **die** analytische Bemühung, der es gelungen ist, die Amnesie zu beheben, welche dem Erwachsenen die Kenntnis seines Kinderlebens vom Anfang an (das heißt etwa vom zweiten bis zum fünften Jahr) verhüllt. Man kann das unter Analytikern nicht laut genug sagen und nicht oft genug wiederholen. Die Motive, sich über diese Mahnung hinwegzusetzen, sind ja begreiflich. Man möchte brauchbare Erfolge in kürzerer Zeit und mit geringerer Mühe erzielen. **Aber gegenwärtig ist die theoretische Erkenntnis noch ungleich wichtiger** für jeden von uns als der therapeutische Erfolg, und wer die Kindheitsanalyse vernachlässigt, muss notwendig den folgenschwersten Irrtümern verfal-

8

> len. Eine Unterschätzung des Einflusses späterer Erlebnisse wird durch diese Betonung der Wichtigkeit der frühesten nicht bedingt; aber die späteren Lebenseindrücke sprechen in der Analyse laut genug durch den Mund des Kranken, für das Anrecht der Kindheit muss erst der Arzt die Stimme erheben (Freud 1919e, S. 202; Hervorhebungen durch die Verfasser).

Bezüglich der aufklärenden Wirkung des Erinnerns müssen wir heute, dem Stand des Wissens entsprechend, große Zweifel hegen. Eine Fülle von neurowissenschaftlichen Studien hat uns belehrt,

> … dass die Erfahrungen, die in die Repräsentation von Objektbeziehungen eingehen, zumeist aus einer so frühen Zeit stammen, dass sie gar nicht bewusst erinnert werden. Frühe Erfahrungen sind prägend, werden aber nicht in derselben Gehirnregion aufbewahrt, in den das, was wir herkömmlicherweise unter Erinnerung verstehen (autobiographisches Gedächtnis), kodiert, gespeichert und wieder aktiviert wird (Fonagy et al. 2003, S. 842)

Zum Allgemeinwissen gehört inzwischen die Unterscheidung von deklarativem oder explizitem Gedächtnis, das für bewusste Erinnerungen an die Vergangenheit zuständig ist, und dem prozeduralen oder impliziten Gedächtnis, das für den Erwerb von Handlungsmustern ist zuständig . Was immer sprachlich erinnert werden kann, und sei es noch so tief »unbewusst im dynamischen Sinne« gewesen, entstammt dem deklarativen Gedächtnis (Markowitsch u. Welzer 2005).

Kontrovers sind nach wie vor die Auffassungen darüber, welche Teilprozesse des komplexen Geschehens als notwendige, welche als hinreichende Bedingung zu betrachten sind. Es gibt ein affektarmes Erinnern, das in und außerhalb von Therapien zu keiner Veränderung führt. Es gibt aber auch ein emotionales Abreagieren, das im Leeren verpufft. Offensichtlich muss also zu Erinnern und Abreagieren noch etwas Wesentliches hinzukommen, damit eine therapeutische Wirkung zustande kommt. Ist es die Sicherheit, diesmal mit den pathogenen Erlebnissen anders und besser fertig zu werden als in der traumatischen Situation? Wie wird der Patient selbstsicherer, sodass er nun – wie der Träumer, der schließlich nach vielen Wiederholungen Angstträume meistert – seine Hilflosigkeit überwindet? Ist es die Anwesenheit eines verständnisvollen Psychoanalytikers, mit dem sich der Patient identifiziert, die ihm zusätzliche Kräfte gibt, indem er sich des Psychoanalytikers als Hilfs-Ich bedient? Genügt die verständnisvolle wortlose Kommunikation? Hat die Identifikation mit dem Psychoanalytiker und der Aufbau eines Arbeitsbündnisses dem Patienten so viel Sicherheit verliehen, dass nun ein emotionales Erinnern möglich wird, ohne dass diesem selbst noch die eigentliche therapeutische Bedeutung zukommt? Sind die Abreaktion und das Erinnern eher Begleiterscheinungen eines günstigen therapeutischen Verlaufs als seine Bedingung? Wir begegnen dieser Frage bei der Einschätzung des therapeutischen Stellenwerts von Einsicht im therapeutischen Prozess. Fällt sie als reife Frucht vom Baum der Erkenntnis und vollzieht sich die Veränderung von selbst? Das ist offenbar nicht der Fall, wie die Notwendigkeit des Durcharbeitens zeigt.

Geht es um Integration und Synthese, dann ist es wesentlich, dass sich die Regression des Patienten im Bereich des für das Ich Verträglichen bewegt hat. Denn nur dann werden günstige Bedingungen für Integration und Synthese gegeben sein. Freuds Auffassung, dass sich nach der Analyse die Synthese von selbst einstelle, kann u. E. nicht aufrechterhalten werden. Wir sind der Meinung, dass der Psychoanalytiker stets das Ziel im Auge haben sollte, die bestmöglichen Voraussetzungen zu schaffen, um dem Patienten Integration und Synthese zu erleichtern.

Dynamische und genetische Interpretationen

Kris (1956b) hat in seiner Veröffentlichung über die Wiederentdeckung von Kindheitserinnerungen hervorgehoben, dass Rekonstruktionen bestenfalls eine Annäherung an die tatsächlichen Begebenheiten erreichen können. Behandlungstechnisch ist es wesentlich, dass nach Kris Deutungen nicht primär das Ziel haben, Erinnerungen hervorzurufen. Er sieht ihre Aufgabe darin, günstige

Bedingungen zu schaffen, die das Erinnern ermöglichen. Erleichternd wirkt es sich aus, wenn interpretativ eine gewisse Ähnlichkeit zwischen der heutigen und der früheren Situation hergestellt werden kann. Kris unterscheidet zwischen dynamischen Interpretationen, die sich auf gegenwärtige Konflikte beziehen, und genetischen Interpretationen, die archaische Impulse oder frühe unbewusste Phantasien betreffen. Ein Ziel der Analyse ist, dass ein Kontinuum entsteht, das dynamische und genetische Interpretationen miteinander verbindet (Fine et al. 1971, S. 13). Dieses Thema ist in der Übertragungsdeutung und in der Kontroverse über das Hier und Jetzt und das Dort und Damals impliziert (► Abschn. 8.4).

Das zentrale Problem der Interdependenz von Technik und Theorie

Wahrscheinlich haben die relevanten Teilkomponenten des Erinnerungsvorgangs eine vom jeweiligen Zustand der synthetischen Funktion des Ich abhängige Bedeutung. Da für die Um- und Neugestaltung die Entfaltung sowohl der affektiven als auch der kognitiven Prozesse unerlässlich ist und sich beides trotz des Vergangenheitsbezugs in der Gegenwart und mit Zukunftsperspektive vollzieht, liegt es auf der Hand, dass in der Psychoanalyse spätestens seit der bedeutenden Schrift von Ferenczi u. Rank (1924) dem Hier und Jetzt der emotionalen Erfahrung ein großes Gewicht verliehen wurde. Trotzdem wird seine Bedeutung gegenüber der Rekonstruktion noch immer vernachlässigt. Die Kontroversen haben tiefere Ursachen, als dass man sie auf die manipulative Herstellung einer korrektiven emotionalen Erfahrung durch Alexander zurückführen könnte. Die heftige Reaktion auf die Eingriffe Alexanders in den Ablauf der Übertragungsneurose wäre nämlich kaum verständlich, wenn hierdurch nicht ein zentraleres Problem der Psychoanalyse als Technik und Theorie getroffen worden wäre, mit dem wir uns nun befassen werden.

Zuletzt wurde beim Internationalen Psychoanalytischen Kongress in Helsinki (1981) offenkundig, wie vielgestaltig sich die kindliche Entwicklung im psychoanalytischen Prozess abbilden kann oder wie unterschiedlich psychoanalytische Prozesse je nach der Theorie über die kindliche Entwicklung verlaufen. Von allen vier Hauptrednern – Segal (1982), Solnit (1982), Etchegoyen (1982) und Schafer (1982) – wurde diese Interdependenz erwähnt. Besonders Schafer hat daraus Konsequenzen gezogen, die wir für unsere Argumentation nutzbar machen wollen. Die Rekonstruktion von Erinnerungen wird nicht dadurch wahrer, dass der Psychoanalytiker an der Idee festhält, sie sei unabhängig von seiner Theorie und unbeeinflusst von seinem Verhalten und seinen Interventionen und zeige sich in reiner Form in der Übertragung. Richtig ist, dass seine Theorien und sein Handeln im höchsten Maß den psychoanalytischen Prozess bestimmen, als dessen Merkmale die Rekonstruktion der Psychogenese aufgrund der verbalen und averbalen Kommunikation des Patienten in der Übertragung und die Aufdeckung seiner Erinnerungen gesehen werden. Da bei ideographischen Rekonstruktionen, also bei Falldarstellungen, auf die allgemeinen Neurosentheorien zurückgegriffen wird, hängt die Plausibilität der jeweiligen Rekonstruktion u. a. von dem Grad der Gültigkeit ab, den die allgemeinen Theorien beanspruchen können.

Freuds archäologisches Modell

In der Tradition Freuds war das archäologische Modell für den analytischen Prozess maßgebend. Obwohl der Psychoanalytiker schwierigere methodologische Probleme als der Archäologe zu lösen hat, glaubte Freud, die Psychoanalyse habe es sogar leichter, weil wir mit dem Träger, mit dem Opfer von in der Vergangenheit entstandenen Beschädigungen in der Gegenwart zu kommunizieren vermögen. Vergleiche zu Archäologie und Altertumsforschung hat Freud an mehreren Stellen gezogen. Wir greifen als repräsentatives Beispiel seine Ausführungen aus *Das Unbehagen in der Kultur* (1930a, S. 426) auf. Die Annahme, »dass im Seelenleben nichts, was einmal gebildet wurde, untergehen kann, dass alles irgendwie erhalten bleibt und unter geeigneten Umständen, z. B. durch eine so weit reichende Regression wieder zum Vorschein gebracht werden kann«, bildet den Ausgangspunkt zu einem Vergleich mit der Entwicklung der Ewigen Stadt. Seine höchst anschauliche Beschreibung der Entwicklung Roms und sein Versuch, das historische Nacheinander räumlich darzustellen, lässt ihn zu den Eigentümlichkeiten des seelischen Lebens kommen:

> Es bleibt dabei, dass eine solche Erhaltung aller Vorstufen neben der Endgestaltung nur im Seelischen möglich ist und dass wir nicht in der Lage sind, uns dies Vorkommen anschaulich zu machen … Vielleicht sollten wir uns zu behaupten begnügen, dass das Vergangene im Seelenleben erhalten bleiben **kann**, nicht **notwendigerweise** zerstört werden muss. Es ist immerhin möglich, dass auch im Psychischen manches Alte – in der Norm oder ausnahmsweise – so weit verwischt oder aufgezehrt wird, dass es durch keinen Vorgang mehr wiederhergestellt und wiederbelebt werden kann, oder dass die Erhaltung allgemein an gewisse günstige Bedingungen geknüpft ist. Es ist möglich, aber wir wissen nichts darüber (1930a, S. 429; Hervorhebungen im Original).

Geht es darum, neue Wege zu finden und andere Lösungen zu suchen, rückt alles, was in der Gegenwart des Patienten geschieht, in den Mittelpunkt, und die Rekonstruktion der Vergangenheit wird Mittel zum Zweck.

Freud (1937d) hat an der weitgehenden Übereinstimmung der rekonstruktiven Arbeit von Archäologe und Psychoanalytiker festgehalten, wobei der letztere »über mehr Hilfsmaterial verfügt, weil er sich um etwas noch Lebendes bemüht, nicht um ein zerstörtes Objekt« (S. 45). Der Analytiker arbeite auch deshalb unter günstigeren Verhältnissen, weil er sich auf Wiederholungen aus der Frühzeit stammender Reaktionen in der Übertragung stützen könne (S. 46). Freud glaubte davon ausgehen zu können, dass im Unbewussten alles Wesentliche erhalten geblieben und nur unzugänglich geworden sei.

Verlässlichkeit von Rekonstruktionen

Nun hat sich hinsichtlich der Verlässlichkeit von Rekonstruktionen gezeigt, dass gerade die zunächst angenommene Erleichterung, dadurch, dass sich der Analytiker um Lebendes bemühe, eine erhebliche Komplikation mit sich bringt. Es steht außer Zweifel, dass die Idee, wie etwas zusammengehört haben könnte, aufgrund vorhandener Stücke im Kopf des Archäologen entsteht und dass die ergänzte Gestalt einen überzeugenden Beweis für die Gültigkeit der Idee abgibt. Unbelebte Teile reden nicht mit, sie fügen sich der Ergänzung und dem Ausfüllen von Lücken. Doch beim Psychoanalytiker hat der Patient das Sagen, und die Rekonstruktion ist nicht Selbstzweck. »Der Analytiker bringt ein Stück Konstruktion fertig, teilt es dem Analysierten mit, damit es auf ihn wirke …« (S. 47).

Es sind also Ideen von zwei Personen aufeinander abzustimmen, wobei die geglückte Wiederherstellung eines unterbrochenen seelischen Bildungsprozesses keine verschüttete alte Gestalt hervorbringt. Zunächst wird ein Sinnzusammenhang entdeckt. Bildeten die Teile, die der Psychoanalytiker aus Assoziationen zusammenfügt und verbindet, überhaupt jemals ein Ganzes in der Vergangenheit? Ist die Idee dieses Ganzen im Unbewussten des Patienten erhalten geblieben oder verwenden wir Erinnerungen, um durch den Vergleich mit der Gegenwart Veränderungen zu ermöglichen? Das archäologische Modell verbindet Rekonstruktion und Wiederherstellung der Vergangenheit mit der Heilung.

Freuds Skulpturmodell

Demgegenüber enthält Freuds (1905a, S. 17) Analogie mit der Skulptur, als Therapiemodell verstanden, ein anderes Prinzip, nämlich das der **kreativen Veränderung**. Zwar bleibt es immer wesentlich, die Gesetzmäßigkeiten zu kennen, unter denen seelische Bildungen petrifizieren. Geht es aber darum, andere Lösungen zu suchen und neue Wege zu finden, rückt alles, was in der Gegenwart eines Patienten geschieht, in den Mittelpunkt. Freud führte das Skulpturmodell ein, um die Psychoanalyse von der suggestiven Technik abzugrenzen. Ein Vergleich zwischen der Arbeit des Malers und des Bildhauers diente der Darstellung des therapeutischen Modells der Psychoanalyse:

> Die Malerei, sagt **Leonardo**, arbeitet **per via di porre**; sie setzt nämlich Farbenhäufchen hin, wo sie früher nicht waren, auf die nichtfarbige Leinwand; die Skulptur dagegen geht **per via di levare** vor, sie nimmt nämlich vom

Stein so viel weg, als die Oberfläche der in ihm enthaltenen Statue noch bedeckt. Ganz ähnlich, meine Herren, sucht die Suggestivtechnik **per via di porre** zu wirken; sie kümmert sich nicht um Herkunft, Kraft und Bedeutung der Krankheitssymptome, sondern legt etwas auf, die Suggestion nämlich, wovon sie erwartet, dass es stark genug sein wird, die pathogene Idee an der Äußerung zu hindern. Die analytische Therapie dagegen will nicht auflegen, nichts Neues einführen, sondern wegnehmen, herausschaffen, und zu diesem Zwecke kümmert sie sich um die Genese der krankhaften Symptome und den psychischen Zusammenhang der pathogenen Idee, deren Wegschaffung ihr Ziel ist (Freud 1905a, S. 17; Hervorhebungen im Original).

Rezeption des Skulpturmodells

Wir folgen zunächst Loewalds (1960, S. 18) Interpretation dieses Vergleichs, indem wir seine Ausführungen zusammenfassen:

Box

In der Analyse bringen wir die echte Form zum Vorschein, indem wir die neurotischen Entstellungen wegnehmen. Wie der Bildhauer, so brauchen auch wir, wenn auch nur in Rudimenten, ein vorgestelltes Bild dessen, was hervorgebracht werden soll. Tatsächlich reflektiere der Analytiker nicht nur die Übertragungsentstellungen. Seine Interpretationen enthalten Aspekte der Wirklichkeit, die der Patient Hand in Hand mit den Übertragungsinterpretationen zu erfassen beginne. Diese Realität werde dem Patienten vermittelt, und zwar dadurch, dass die Übertragungsentstellungen weggemeißelt werden oder, wie Freud es so schön mit einem Ausdruck von Leonardo da Vinci beschrieben habe: »per via di levare«, wie beim Skulptieren, und nicht »per via di porre«, wie beim Malen. Eine Skulptur werde dadurch geschaffen, dass Material weggenommen werde; ein Bild entstehe, indem etwas auf die Leinwand aufgetragen werde.

Dem aufmerksamen Leser wird nicht entgangen sein, dass Loewald Freuds Gleichnis im Kontext der Übertragungsdurcharbeitung verwendet. Von welcher Qualität das Neue ist, das hierbei entsteht, und wo es vorher gewesen ist – das ist die Preisfrage. Denn beim Skulptieren wird im Stein nichts vorgefunden, was vorher schon als Form da gewesen wäre oder auch nur die spätere Gestalt hätte ahnen lassen. Alles war in der Idee des Bildhauers. Anders ist es für Freud und den Psychoanalytiker, der im Unbewussten etwas vorfindet, dort eingreift und damit die bisherige Gestalt, wie sie sich zeigt und gibt (an der »Oberfläche«, nach außen und innen), verändert. Seine »Ideen«» und »Bilder« und wie er sie vermittelt, führen zu Umgestaltungen.

Vergleich der Modelle

Die beiden Therapiemodelle haben eine gemeinsame Basis in unbewussten Vorgestalten. Ihr Unterschied besteht darin, dass der Psychoanalytiker als Bildhauer einen weit größeren Einfluss auf die Formgebung nimmt, als es dem Archäologen mit seinem Material möglich ist. Da alle Vergleiche hinken, ist festzustellen, dass der Psychoanalytiker in genuiner Weise zu Um- und Neugestaltungen beiträgt. Bildhauer und Archäologe haben ihre Gemeinsamkeit in den Ideen, die sie als vorbewusste Vorgestalten an das Material herantragen. Der Freiheitsspielraum der Ideen ist hierbei recht verschieden: Der Marmorblock ist ungeformt – die in viele Teile zersprungene Vase ist als Gestalt vorgegeben. Der Psychoanalytiker ist ein Künstler sui generis: das Material, das er vorfindet, ist bereits gestaltet, aber es ist nicht petrifiziert.

Meyer (1990) hat unsere Tätigkeit mit der Arbeit von Architekten verglichen, die Skizzen zur Umgestaltung eines bestehenden Hauses entwerfen, um es – je nachdem – bewohnbar oder auch nur wohnlicher zu machen; dies ist eine bescheidene, auf Therapie und Unterstützung ausgerichtete Metapher.

Vorstufen und Endgestaltung seelischer Abläufe

Es ist faszinierend, die »Erhaltung aller Vorstufen neben der Endgestaltung« in seelischen Abläufen zu entdecken. Die natürliche Regression im Schlaf fördert während des Träumens Erinnerungsbilder an längst vergessene Zeiten, die im Langzeitgedächtnis deponiert sind. Die scheinbar ahistorischen Elemente sind jene, in denen Fixierungen enthalten sind, auf welche in der Regression zurückgegangen wird. Von den fixierten Vorstufen gehen starke Motivationen für Symptombildungen und stereotype Verhaltensweisen aus. Im Wiederholungszwang und in der Rigidität typischer charakterologischer Strukturen haben wir Beschreibungen vor uns, die zu genetischen Erklärungen führen, wenn wir die Beziehung zwischen Vorstufen und Endgestaltung klären können.

Die Psychoanalyse hat sich besonders mit der Rekonstruktion der Bedingungen von seelischen Erkrankungen befasst und ist dabei immer weiter in die Vorgeschichte, in die frühe Kindheit geraten. Aus diesem Grunde gehören das »Zurückphantasieren« und die »Nachträglichkeit« zu den wissenschaftlichen Problemen ersten Ranges der Psychoanalyse (Freud 1918b S. 137; Mahony 1984).

8.3.3 Intervention, Reaktion und Einsicht

Die Wiederherstellung »zerrissener Zusammenhänge« (A. Freud 1936) ist das wesentliche Ziel der Analyse, und der Analytiker erleichtert durch seine Deutungen die Synthese. Deshalb zeichnet sich die klassische psychoanalytische Technik durch die Interpretation als ihr wesentliches Mittel aus. Ob er etwas tut oder nicht, ob er dem Patienten eine Regel erklärt oder sich in Schweigen hüllt, ob er ein viel- oder nichtssagendes »hm« äußert oder ob er deutet – die Anwesenheit des Analytikers wirkt sich auch dann aus, wenn er sich vollkommen unaufdringlich verhält. Es ist zweckmäßig, unter Intervention alles zu verstehen, was der Psychoanalytiker zum Verlauf und besonders zur Förderung von Einsicht beiträgt. Seine Interpretationen haben in der gesamten Klasse von Interventionen einen qualitativ hervorragenden und die psychoanalytische Technik auszeichnenden Platz. So teilen wir die Begeisterung eines Patienten, der einmal sagte: »Wenn solche Zusammenhänge hergestellt werden, dann habe ich die Erwartung, sagen zu können, okay, auf Wiedersehen, ich bin gesund.«

Wie setzt sich eine Deutung zusammen? Warum interveniert ein Analytiker gerade in einem bestimmten Augenblick? Wie beurteilen wir die Wirkung unserer Interventionen? Wenn wir darin übereinstimmen, dass eine Intervention wirkungsvoll gewesen ist, was trägt zu ihrer Wirksamkeit bei? Diese Fragen machen klar, dass wir bei der Untersuchung von Interpretationen oder anderen Interventionen nicht weit gelangen, ohne die Reaktion des Patienten zu berücksichtigen, was uns zum Thema der **Einsicht** bringt. Wie können wir zwischen Einsicht und anderen Reaktionen unterscheiden? Können wir Formen von Reaktionen klassifizieren? Was ist Einsicht, und welche Rolle spielt sie im therapeutischen Prozess? (Fine u. Waldhorn 1975, S. 24).

Bei der Untersuchung von Deutungsaktionen können solche Fragen nicht vermieden werden (Thomä u. Houben 1967; Thomä 1967). Zur besseren Orientierung weisen wir zunächst allgemein auf technische Variationen wie Übertragungs- und Widerstandsdeutungen, tiefe Deutungen usw. hin (Loch 1965b). Freud hat zwischen der Interpretation isolierter Teile aus dem Material eines Patienten, z. B. einer Fehlhandlung oder eines Traumes, und der Rekonstruktion wesentlicher Ereignisse in der Vergangenheit des Patienten unterschieden, wofür er die Bezeichnung »Konstruktion« vorschlug (Freud 1937d).

Nur kurz sei auf die Unterteilung des Deutungsprozesses in »preparation« (Loewenstein 1951), »confrontation« (Devereux 1951) und »clarification« im Sinne Bibrings (1954) hingewiesen. Je vollständiger eine Sitzung protokolliert wird, desto leichter wird es fallen zu erkennen, welche Deutungsformen ein Analytiker in einem bestimmten Fall oder überhaupt bevorzugt.

Da der Übertragungsdeutung zu Recht die größte therapeutische Wirksamkeit zugeschrieben wird und diese andererseits besondere Probleme aufwirft, widmen wir diesem Thema einen umfangreichen Abschnitt (▶ Abschn. 8.4).

Aspekte der Deutung

In den Deutungen des Analytikers können wir verschiedene Aspekte unterscheiden:

Durch die Deutung (des Analytikers) wird den Einfällen (des Patienten) ein vorbewusster oder unbewusster Kontext hinzugefügt. Es ist zweckmäßig, mehrere Problemkreise zu unterscheiden: Wie entsteht Deutung? Wie wirkt Deutung? Wie erkennt man die Stimmigkeit der Deutung? Aus der Ergänzung von Einfall und Deutung lassen sich Schlüsse über die **Stimmigkeit** der Deutung ziehen, worunter man den Zusammenhang zwischen Überlegung des Analytikers, Formulierung der Deutung, Deutungsziel und Deutungswirkung verstehen kann. Nun befindet man sich auf einer allen zugänglichen Ebene. Von hier aus lassen sich auch Rückschlüsse auf Unstimmigkeiten ziehen. Über die Entstehung einer Deutung können wir nur indirekt etwas erfahren, wenn der Analytiker über eine Stunde berichtet. Und Deutungen entstehen am ehesten dann, wenn irgendetwas den Strom der gleichschwebenden Aufmerksamkeit unterbricht: sei es ein Bruch in der Darstellung des Patienten, eine plötzliche gedankliche Verbindung zur Symptomatik oder Problematik oder eine Gegenübertragungsreaktion, die etwas anderes enthält bzw. anderen Quellen entspringt als der manifeste Inhalt des Materials.

Isaacs´ Deutungskatalog

Da Deutungen das wesentliche Eingriffsmittel des Analytikers sind, ist es entscheidend, wie diese vom Patienten aufgenommen werden. Die Reaktionen des Patienten auf Deutungen als Kriterium für Stimmigkeit und Wirksamkeit hat Isaacs (1939) in einem Katalog zusammengefasst, der eine gute Orientierungshilfe gibt (▪ Übersicht).

▪ Reaktionen des Patienten auf Deutungen des Analytikers (Isaacs 1939)

- Der Patient kann verbal seine Zustimmung geben.
- Der Patient kann seine Vorstellungen oder die Bedeutung seiner Vorstellungen bewusst weiter ausarbeiten und dabei eine bewusste Kooperation und eine angemessene affektive Beteiligung erkennen lassen.
- Der Patient kann Assoziationen vorbringen, die durch ihre spezifische Art die Deutung bestätigen.
- Der Patient kann seine Assoziationen und Einstellungen ändern. Die Deutung kann bewusst verworfen werden, und zwar in solcher Weise, dass darin eine Bestätigung enthalten ist; z. B. wenn Schuldgefühle und Ängste auftauchen, die nur dann entstehen können, wenn die Deutung korrekt war.
- Der Patient kann am folgenden Tag einen Traum bringen, der die unbewusste Phantasie oder Strebung, die interpretiert wurde, noch klarer herausstellt. Der Patient kann aber auch plötzlich auf die Deutung hin einen Traum erzählen, den er bisher noch nicht berichtet hatte.
- Es können auf die Deutung gegenwärtiger unbewusster Wünsche hin Erinnerungen auftauchen, die diese Wünsche mit realen Erfahrungen verbinden und beide verständlich machen.
- Es können reale Lebensschwierigkeiten, die vorübergehend vom Patienten nicht anerkannt wurden, jetzt zugegeben oder spontan berichtet werden.
- Eine der wichtigsten Bestätigungen für die Richtigkeit einer bestimmten Deutung ist die Angstverminderung, die auf verschiedene Weise deutlich werden kann, z. B. dadurch, dass Verkrampfungen nachlassen, stereotype Bewegungen sich beruhigen usw.
- Die Angstverminderung kann sich auch anhand der Assoziationen zeigen. Neue Probleme können auftauchen, mit neuen Ängsten, die in spezifischer Weise mit denen verbunden sind, die interpretiert wurden.
- Dieser Wechsel in der Bedeutung und Richtung wird am deutlichsten in der Übertragungssituation sichtbar. Eine richtige Deutung sollte das Phantasiebild vom Analytiker als einer gefährlichen in das einer hilfreichen Gestalt verwandeln. Nach korrekten Deutungen tauchen Phantasien und Erinnerungen reichlicher und freier auf.

Über die bisher aufgeführten Merkmale hinaus, die Hinweise auf die Stimmigkeit von Deutungsaktionen darstellen – die jedoch nicht als Beweise betrachtet werden dürfen (Thomä u. Houben 1967) –, gelten für Deutungen, die in der Rekonstruktion der Lebensgeschichte des Patienten frühere Gefühle und Handlungen zum Gegenstand haben, nach Isaacs (1939) folgende Faustregeln:

Faustregeln für Deutungen bei der Rekonstruktion der Lebensgeschichte des Patienten

- Es tauchen neue Erinnerungen auf, die entweder noch nicht erzählt oder vergessen worden waren.
- Solche Erinnerungen können die Deutung entweder unmittelbar bestätigen, oder sie können ein neues Beispiel derselben Art darstellen oder lebensgeschichtlich oder psychologisch mit unseren Folgerungen verknüpft sein.
- Neue Assoziationen können auftauchen, die das Vergessen mancher Erinnerungen und Erfahrungen verständlich machen.

Bestätigungen können auch von äußeren Quellen, z. B. von Freunden und Bekannten gewonnen werden. Solche Bestätigungen sind für die analytische Arbeit nicht erforderlich, sie sind jedoch vom wissenschaftlichen Standpunkt aus als ein zusätzlicher und unabhängiger Beweis wertvoll.

Eisslers Deutungspurismus: Kritische Anmerkungen

Unsere einleitenden Bemerkungen über unspezifische und spezifische Mittel enthalten die Begründung dafür, dass wir einerseits der Deutung einen besonderen Rang in der psychoanalytischen Technik zuweisen; andererseits sehen wir diese in Wechselwirkung mit dem unspezifischen Hintergrund, der in bestimmten therapeutischen Augenblicken in den Vordergrund treten kann und dann eine spezielle Wirksamkeit entfaltet. Daraus ergibt sich unsere kritische Distanz zu Eisslers Deutungspurismus. Eissler (1953) führte die normative Idealtechnik, wie wir in Anlehnung an von Blarer u. Brogle (1983) »basic model technique« übersetzen, bei dem Versuch ein, unter den zahlreichen, den analytischen Prozess und die Kur kennzeichnenden oder bedingenden Variablen **die** entscheidende und originär psychoanalytische Variable herauszustellen. Diese Feststellung machen wir uns zunächst zu Eigen, denn auch wir zählen uns zu den Analytikern, die glauben, »dass Deuten die mächtigste und folgenreichste Intervention ist, die uns zur Verfügung steht« (Eissler 1958; dt. 1960, S. 609).

Doch Eissler geht weiter: Die klassische psychoanalytische Technik ist eine Therapie, »bei welcher das Deuten das **ausschließliche** bzw. das führende oder vorherrschende Mittel der Wahl darstellt« (Eissler 1958; dt. 1960, S. 611; Hervorhebung durch die Verfasser).

In reinster Form existiert diese Technik nirgendwo (S. 612). Alle Analytiker bewegen sich immer wieder **neben** (para) dem psychoanalytischen Ur**meter**: der Deutung. Eissler führte hierfür den Begriff des **Para**meters ein, der aus der Mathematik stammt.

! Als **Parameter** werden in Gleichungen solche entweder unbestimmt gelassenen oder als konstant gehaltenen Größen bezeichnet, die **neben** den **eigentlichen Variablen** auftreten. Alles, was neben der Deutung als der eigentlichen psychoanalytischen Variable liegt, ist also ein Parameter.

Die Bedingungen der grundsätzlich richtigen Technik, so führt Eissler (1953, S. 110–113) aus, seien trotzdem noch gegeben, wenn ein Parameter vier Kriterien erfüllt:

1. Er soll nur eingeführt werden, wenn erwiesen ist, dass die grundsätzlich richtige Technik (das Deuten) nicht genügt;
2. er darf niemals das unvermeidliche Minimum überschreiten;
3. er soll nur benützt werden, wenn er schließlich zu seiner eigenen Selbstauflösung führt …; die Endphase der Behandlung soll immer mit einem Parameter 0 vor sich gehen;
4. der Einfluss des Parameters auf die Übertragungsbeziehung darf niemals so sein, dass er nicht durch eine Deutung aufgehoben werden kann.

In derselben Arbeit erwähnt Eissler noch zwei weitere Parameter, die in der Therapie Schizophrener oder auch schwerkranker Neurotiker notwendig werden können, nämlich die **Zielkonstruktion** und die **Reduzierung der Symptomatik**. Diese beiden Parameter erfüllen die vier genannten Bedingungen nicht mehr. Bei ihrer Anwendung verlässt der Analytiker die normative Idealtechnik, ohne zu ihr zurückkehren zu können. Streng genommen enthalten auch Deutungen einen finalen Aspekt, also eine Zielkonstruktion; so führt die puristische Technik ins Unreine. Eissler zeigt an den Abweichungen, zu denen Freud in Anbetracht der Persönlichkeitsstruktur und Symptomatik des **Wolfsmanns** gelangte, die Aspekte dessen, was er den Parameter nannte. Beispielsweise wird das erste der vier oben genannten Kriterien des Parameters an Freuds aktiven Eingriffen bei der Therapie phobischer Patienten erläutert.

8

Dass die normative Idealtechnik in der Geschichte der Psychoanalyse mehr Probleme geschaffen hat, als sie zu lösen vermochte, hängt damit zusammen, dass der Kontext aus dem Auge verloren wurde. Die sich daraus ergebende eingeengte Sichtweise bestimmte fortan den Blick auf die Praxis, wie sie sein **sollte**. Da Eissler gleichzeitig einräumen musste, dass eine systematische Darstellung der psychoanalytischen Hermeneutik noch nicht geschrieben wurde (1958; dt. 1960, S. 618), wird dem Analytiker ein Handwerkszeug zum ausschließlichen Gebrauch in die Hand gedrückt, das schmutzig werden muss, wenn es benützt wird, und dessen hermeneutische Technologie erst dann systematisch erarbeitet werden kann, wenn die therapeutische Funktion in den Mittelpunkt gerückt wird. Der Deutungspurismus kann verhindern, dass eine therapeutisch günstige Atmosphäre entsteht. Der Einsicht fehlt dann der affektive Tiefgang oder der therapeutisch oft notwendige supportive Anteil.

Der Einsichtsbegriff

Der Begriff der **Einsicht** ist einerseits zentral für die psychoanalytische Theorie: nimmt diese doch in Anspruch – im Gegensatz zu anderen Therapieformen – Veränderungen durch Einsicht zu erreichen.

> **!** Das wesentliche therapeutische Mittel, die Deutung, richtet sich auf die Fähigkeit des Patienten, durch Einsicht eine Veränderung seiner Störungen zu erreichen.

Andererseits wird in den letzten Jahren der Einsicht zunehmend die heilende Wirkung der therapeutischen Beziehung gegenübergestellt. Die Vorbehalte gegenüber der führenden Rolle der Einsicht kommen aus zwei verschiedenen Lagern: Die Selbstpsychologie verknüpft die Heilung in erster Linie mit der Internalisierung des empathischem Verstehens (Milch u. Hartmann 1996). Der andere Vorbehalt stammt aus der Zuordnung des Einsichtsbegriffs zur Eine-Person-Psychologie. Wenn man diese kritisch betrachtet, dann ist es nicht die Einsicht, die verändert, sondern die therapeutische Beziehung selbst (Appelbaum 1975, 1976; Eagle 1984). Dies geschieht dadurch, dass die heilende Wirkung vom Finden eines »neuen Objekts«, von der Internalisierung der Funktionen des Analytikers oder vom Lernen im Rahmen einer neuen Beziehung abhängig gemacht wird (Loewald 1960; Thomä 1981).

Definitionen der Einsicht

Unter der großen Zahl von Autoren, die unverändert an der Bedeutung des Einsichtskonzepts festhalten, bestehen erhebliche Kontroversen über die inhaltlichen Fragen, die eine einheitliche Definition dieses Begriffs bisher unmöglich gemacht haben. Die Definition des *Glossary of Psychoanalytic Terms* scheint für viele unbefriedigend zu sein: Einsicht bezeichnet dort die subjektive Erfahrung oder ein subjektives Wissen, das während der Psychoanalyse erworben wurde und das früher unbewusste pathogene Inhalte und Konflikte betrifft.

Betrachtet man in der umfangreichen Literatur die verschiedenen impliziten und expliziten Definitionen des Einsichtsbegriffs, so fällt auf, dass diese durch das Ineinandergreifen von mindestens drei unterschiedlichen Betrachtungen beeinflusst sind:

1. Bei Freud wird Einsicht mit der Entdeckung unbewusster Realität verbunden (s. Bush 1978). Einsicht erweist sich hier als die Fähigkeit, gegenwärtiges Verhalten auf der Basis früherer Ereignisse zu erklären, wie S. Fisher u. Greenberg (1977, S. 350) ausführen.

Einsicht bezieht sich auf »unbewusste pathogene Kindheitskonflikte und ihre späteren Ableitungen und Auswirkungen« (Blum 1979, S. 44; Übersetzung durch die Verfasser). Wo immer in Therapie oder Forschung Einsicht in dieser Weise definiert wird, muss gesondert nachgewiesen werden, dass die Erkenntnis unbewusster Prozesse tatsächlich mit einem heilenden Effekt verbunden ist.

2. In den Beispielen vieler Autoren wird das Bewusstwerden von vorher Unbewusstem in einem anderen Sinn verstanden. Bewusstwerden heißt hier häufig, dass psychische Inhalte eine andere Bedeutung bekommen. Blum (1979) zitiert in diesem Zusammenhang die Definition von Einsicht in *Webster's Dictionary*: das Durchdringen und Verstehen der inneren Natur der Dinge. Noy (1978) hat die Verbindung von Einsicht und Kreativität betont.
3. Die schon von Freud beklagte Tatsache, dass therapeutische Einsicht und erwünschte therapeutische Veränderung häufig weit auseinanderklaffen, hat zu Versuchen geführt, den Einsichtsbegriff dahingehend einzuschränken, dass er mit therapeutischer Veränderung verbunden wurde. Diese aber muss sich jeweils in konkretem Verhalten bzw. im Handeln beweisen. Der Einsichtsbegriff wird in diesem Ansatz sehr eng mit Verhalten und Handeln verknüpft.

Einsichten und Pseudoeinsichten

Die intensive Auseinandersetzung mit dem Phänomen der Pseudoeinsichten hat die Tendenz verstärkt, jene Augenblicke, in denen ein Aha-Erlebnis beim Patienten wesentliche Probleme löst, nicht mehr als prototypisch für Einsicht anzusehen. Wegweisend in diese Richtung ist die Arbeit von Kris (1956a) geworden, in der er die Einsicht in den Rahmen einer »good hour« stellt und als Prozess begreift. Kris hat in dieser Arbeit einen Weg korrigiert, der durch Freuds Arbeit *Erinnern, Wiederholen und Durcharbeiten* (Freud 1914g) vorgezeichnet worden war: Dass das Durcharbeiten als mühevolle Kleinarbeit der Einsicht als eigentlichem Erkenntnisprozess nachfolge und nicht etwa den therapeutischen Prozess von Anfang an begleite.

Die Arbeit von Kris unterstreicht ferner den Trend, den Einsichtsbegriff nicht allein an Inhalten festzumachen, sondern am Zugang des Patienten zu seinen Gedanken. Während Strachey (1934) dezidiert festlegt, wie der Patient den Analytiker sehen muss, wenn eine Deutung mutativen Charakter haben soll, beschreiben Autoren wie Reid u. Finesinger (1952), Richfield (1954), Kris (1956a) oder Hatcher (1973) minutiös den Zugang, den ihre Patienten in Phasen der Einsicht zu ihren Gedanken haben. Es muss bei der Gegenüberstellung von Inhalt und Zugang des Patienten beachtet werden, dass man von verschiedenen, wenn auch miteinander verwandten Phänomenen spricht.

Das Wort Einsicht legt nahe, dass irgendein gedanklicher Inhalt in veränderter Weise gesehen bzw. verstanden wird. Analytiker können den Augenblick der inneren Änderung bei ihren Patienten eben **nicht** direkt beobachten, sondern nur indirekt erschließen. Wenn von einem veränderten Zugang die Rede ist, sollte eher von **Einsehen** gesprochen werden als von Einsicht. Diese Unterscheidung könnte möglicherweise die alte Kontroverse beseitigen, ob die Einsicht der Motor oder das Ergebnis des psychotherapeutischen Prozesses sei. Die Veränderung als fiktives punktuelles Ereignis bezeichnet ein Ergebnis, während Einsehen und Verändern einen Prozess charakterisieren.

Die Auseinandersetzung mit den »Pseudoeinsichten« hat schon früh zu einer Korrektur der Vorstellungen geführt, dass auf ausschließlich kognitivem Wege Änderungen zu erreichen seien. Fenichel (1941) hielt sich an die Polarität von Fühlen und Denken. Beinahe bei allen Autoren, die sich zum Einsichtsbegriff äußern, findet sich die Auffassung, dass »echte« Einsicht bzw. Einsehen zwischen dem emotionalen und dem intellektuellen Pol liege. Unterschiede finden sich in der Beschreibung dieser beiden Pole: Reid u. Finesinger (1952) bezeichnen sie als Emotionen und Kognitionen, Richfield (1954) beschreibt dagegen zwei verschiedene Formen des Wissens. Valenstein (1962) bezieht sich bezüglich der Emotionalität auf das deutsche Wort »Erlebnis«. Hatcher (1973) schließlich unterscheidet die erlebnishafte (»experiencing«) Selbstbeobachtung von einer mehr reflektierenden Form. Diese Polarität im Einsichtsbegriff wurde von Hohage (1986) theoretisch und empirisch und von Hohage

u. Kübler (1987, 1988) am Ulmer Musterfall Amalie X aufgearbeitet (s. auch Thomä u. Kächele Bd. ► *Forschung*, Abschn. 5.2).

Einsicht und der Begriff der Integration

Der Vorgang der Einsicht wird mit einem Akt der Integration in Verbindung gebracht. Diese Integration birgt die Möglichkeit neuer Lösungen und damit sowohl für Veränderung wie für Kreativität. Unterschiede ergeben sich in der Art, wie diese Integration konzeptuell gefasst wird. Bei Kris (1956a) wie auch bei Reid u. Finesinger (1952) sind es bestimmte psychische **Inhalte**, die integriert werden. Diesen Vorgang beschreibt Kris als integrierende Funktion des Ich und diskutiert deren Beziehung zur synthetisierenden Funktion bei Nunberg (1930). Auch Myerson (1965) betrachtet die Reintegration im Zusammenhang mit der synthetisierenden Ich-Funktion. Bei Autoren wie Pressman (1969) und Valenstein (1962) geht es mehr um einen spezifischen, nämlich integrierten **Zugang** zu den gedanklichen Inhalten. Der Unterschied erscheint auf den ersten Blick unerheblich, markiert aber zwei verschiedene Möglichkeiten, Integration zu konzeptualisieren: Man kann Integration als die Vereinigung von psychischen Entitäten begreifen, aber auch als eine Aktivität, die einen bestimmten, bisher in getrennte Aspekte aufgespalteten psychischen Inhalt wieder in einen übergeordneten gemeinsamen Gesichtspunkt zusammenfasst.

Scharfman (s. Blacker 1981) betont die integrative Funktion: Einsicht im psychoanalytischen Prozess sei »bridging different levels of mind«.

Versteht man Einsicht als integrierende psychische Aktivität, so klären sich die Schnittstellen zwischen dem psychoanalytischen Einsichtsbegriff und den verschiedenen experimentellen Befunden zur Einsichtsgewinnung auf: Wir finden integrierende Aktivitäten, z. B. die Zusammenfassung verschiedener psychischer Entitäten unter übergeordneten Gesichtspunkten, in den verschiedensten Bereichen mentaler Aktivität. Die Besonderheiten der integrierenden Aktivität im psychoanalytischen Einsichtsprozess liegen darin, dass die verschiedenen psychischen Ebenen im Sinne von Scharfman in einem Gegensatz zueinander stehen. Die Integration von gegensätzlichen gedanklichen Ebenen ist eine besondere psychische Leistung, sie setzt die Bewältigung eines Spannungszustands voraus. Die Integration von erlebnishaftem und intellektuellem Zugang zu den eigenen inneren Vorgängen, die ganz im Vordergrund der psychoanalytischen Einsichtsliteratur steht, unterscheidet sich von den kognitiven Einsichtsexperimenten v. a. dadurch, dass erlebnishafter und intellektueller Zugang als gegensätzlich und damit als konflikthaft begriffen werden müssen.

8.3.4 Neubeginn und Regression

Balint (1968; dt. 1970) hat in seinem Buch *Therapeutische Aspekte der Regression* die von ihm vertretene Theorie der Entstehung seelischer und psychosomatischer Erkrankungen mit dem behandlungstechnischen Konzept des Neubeginns in Verbindung gebracht. Neubeginn und Grundstörung sind die zwei Seiten einer Münze: Der Neubeginn ist ein therapeutischer, die Grundstörung ein erklärender Begriff. Balint betrachtet die Grundstörung als notwendige Bedingung jeder schweren seelischen und psychosomatischen Erkrankung. Als Neubeginn hat er schließlich all jene Prozesse zusammengefasst, die bei der therapeutischen Aufhebung, bei der Inaktivierung der krankmachenden Bedingungen, also bei der Auflösung der Grundstörung beobachtet werden können. Grundstörung und Neubeginn umfassen eine Theorie der Entstehung und Behandlung seelischer Erkrankungen (Thomä 1984).

Die Grundstörung gehört in das Gebiet der frühen Mutter-Kind-Beziehung. Im Kleinkind entstehen noch keine intrapsychischen Konflikte, die an die ödipale Dreipersonenbeziehung gebunden sind. Die Grundstörung wird von Balint als ein Defekt in der psychischen Struktur im Sinne eines Mangels beschrieben (1968; dt. 1970, S. 32). Von der Theorie der Grundstörung ausgehend werden Neurosen und Charakterschwierigkeiten, vielleicht auch Psychosen sowie psychosomatische Erkrankungen als Symptome ein und derselben Ätiologie erklärt. Denn dieser früheste, grundlegende Mangel widerfährt im Grunde jedem Menschen und könnte so als notwendige Bedingung jeder Erkrankung angesehen werden.

Die Mangelhypothese

Wir finden die Mangelhypothese in vielen psychoanalytischen Theorien. Die Gemeinsamkeiten dieser Theorien bestehen darin, dass die Entstehung des Mangels in eine frühe, präödipale Entwicklungsphase verlegt wird. Legt man die psychoanalytische Behandlungstechnik auf die Interpretation intrapsychischer Konflikte fest, so hört ihre Reichweite dort auf, wo diese Konflikte noch nicht vorhanden sein können. Nun wird verständlich, warum bei der Behebung von Mangelzuständen die präverbale Einfühlung und das wortlose Erleben in den Mittelpunkt rücken. Erinnern und Einsicht via Interpretation treten als therapeutisches Mittel gegenüber dem Erleben in den Hintergrund. Das Verhältnis von Einsicht und emotionaler Erfahrung (die beiden hauptsächlichen Komponenten des therapeutischen Prozesses) verschiebt sich zugunsten des Erlebens und der »Wiedergutmachung«.

Verhältnis von Neubeginn und Regression

Der Neubeginn wird nach Balint durch **Regression** in der psychoanalytischen Situation erreicht. Auch die Regression ist kein Vorgang, der sich im Patienten von Natur aus oder von selbst herstellt (Loch 1963) oder von diesem in die Analyse bereits mitgebracht wird wie Etchegoyen (1991) meint. Balint hat uns daran erinnert,

> dass Regression nicht nur ein intrapsychisches, sondern auch ein zwischenmenschliches Problem ist; hinsichtlich der therapeutischen Nutzbarmachung sind die zwischenmenschlichen Aspekte sogar ausschlaggebend. Um die volle Bedeutung der Regression zu verstehen und in der analytischen Situation mit ihr umgehen zu können, muss man sich vor Augen halten, dass die Form, in der sie auftritt, nur zum Teil vom Patienten, seiner Persönlichkeit und seiner Krankheit abhängig ist. Zum Teil hängt sie auch vom Objekt ab. Sie muss folglich als eines unter mehreren Symptomen der Interaktion zwischen Patient und Analytiker angesehen werden. Diese Interaktion hat mindestens drei Aspekte: Die Art und Weise, a) wie die Regression vom Objekt anerkannt wird; b) wie sie vom Objekt angenommen wird und c) wie das Objekt darauf reagiert (Balint 1968; dt. 1970, S. 180f.).

Es ist nun zu diskutieren, in welchem Verhältnis der Neubeginn zu jenen regressiven Zuständen steht, die hinter die Traumatisierungen zurückführen und die Balint im Rahmen der Objektbeziehungspsychologie beschrieben hat. Dorthin können Assoziationen und Deutungen nicht gelangen. Nach Balints Meinung besteht das wichtigste der zusätzlichen therapeutischen Mittel darin,

> … dem Patienten zu helfen, eine primitive Beziehung in der analytischen Situation einzugehen, die seinem eingeschliffenen Schema entspricht, und sie in ungestörtem Frieden aufrechtzuerhalten, bis er die Möglichkeit neuer Formen der Objektbeziehung entdecken, erleben und mit ihnen experimentieren kann. Da die Grundstörung, solange sie aktiv ist, die Formen der für das Individuum erreichbaren Objektbeziehungen bestimmt, ist es eine unumgängliche Aufgabe der Behandlung, diese Grundstörung inaktiv zu machen, indem Bedingungen hergestellt werden, in welchen sie ausheilen kann. Um das zu erreichen, muss der Patient die Möglichkeit haben, auf die spezielle Form seiner Objektbeziehung zu regredieren, in welcher der ursprüngliche Mangelzustand aufgetreten war, oder sogar auf eine noch darunter liegende Stufe (Balint 1968; dt. 1970, S. 201f.).

Dieser Mangelzustand kann nicht »weganalysiert« werden, er bleibt als Narbe (S. 218). Es ist offensichtlich, dass die Beschreibung der wünschenswerten Einstellung des Analytikers, die zum Ausgleich des Mangelzustands führen könnte, vom theoretischen Verständnis der Krisen abhängig ist, die mit der Grundstörung einher- oder ihr vorausgehen.

Balints drei Objektbeziehungsarten

Balints eindrucksvolle Bilder von Durchdringung, Verschränkung und fötaler Harmonie lassen ihn die unbewusste Sehnsucht postulieren, dieses Einssein zurückzugewinnen. Für die Stimmigkeit seiner Theorie führt Balint auf:

> Falls meine Theorie stimmt, müssen alle drei Arten von Objektbeziehungen – die ursprüngliche harmonische Verschränkung, die oknophile Anklammerung an Objekte und die philobatäre Vorliebe für objektlose Weiten – in jeder analytischen Behandlung zu finden sein, in welcher die Regression über einen bestimmten Punkt hinaus zugelassen wird (Balint 1968; dt. 1970, S. 88).

Die Phänomene sind als solche nicht strittig. Es gibt sicher nur wenige Menschen, denen das Gefühl der Verbundenheit mit der Welt, die Lust am Festhalten von Objekten und die Freude an der Tiefe des Raumes fremd sind. Balint (1959, dt 1960) hat selbst in seinem Buch *Thrills and Regressions* viele eindrucksvolle Beispiele oknophiler und philobatischer Erlebensweisen aus dem Alltag genannt. Philobatie und Oknophilie eignen sich als Pole einer Typologie, bei der die Mischformen überwiegen.

Wir haben es hier ebenso wie beim Neubeginn mit Problemen zu tun, die dadurch entstanden sind, dass Balint versucht hat, bestimmte Phänomene nicht nur zu beschreiben, sondern sie durch seine psychoanalytische Objektbeziehungstheorie zu erklären und sie ihrer Chronologie zuzuordnen. Der allumfassende Begriff der Regression bietet sich schon deshalb an, weil er die Objektbeziehungspsychologie mit der Theorie des Traumes ebenso verbindet wie mit dem Liegen auf der Couch, das zur Regression zumindest einlädt oder zusammen mit dem »freien Assoziieren« als regressiver Akt bezeichnet werden könnte. Nach Balints Theorie, deren Widersprüchlichkeiten ihm nicht entgangen sind (1968; dt. 1970, S. 158), kann es dann zum Neubeginn kommen, wenn zwischen Analytiker und seinem tief regredierten Patienten eine primitive, präverbale Objektbeziehung entsteht (S. 200).

Chronologisch und phänomenologisch unterscheidet Balint drei primitive Objektbeziehungen:

> a) Die primitivste dieser Formen, die ich primäre **oder Urform der Liebe** oder primäre Objektbeziehung genannt habe, ist eine Art harmonischer Vermengung und gegenseitiger Durchdringung zwischen dem sich entwickelnden Individuum und seinen primären Substanzen oder seinem primären Objekt; ferner b) die **Oknophilie** und c) der **Philobatismus**, einander gewissermaßen entgegengesetzte Verfassungen, die schon die Entdeckung eines einigermaßen stabilen Teilobjektes oder ganzen Objektes voraussetzen. Denn das vorwiegend oknophil erlebende Individuum fühlt sich nur in engster Nähe zu Objekten sicher, und die zeitlichen oder örtlichen Abstände zwischen den Objekten werden als furchtbar und gefährlich erlebt … Im Gegensatz dazu erlebt der vorwiegend philobatisch eingestellte Mensch die Objekte als unzuverlässig und riskant, neigt dazu, ohne Objekte auskommen zu wollen, sucht »freundliche Weiten« auf, welche ihm die verräterischen Objekte in Raum und Zeit vom Leibe halten (Balint 1968; dt. 1970, S. 200).

Rekonstruktion und therapeutische Veränderung

Obwohl sich der Neubeginn im Hier und Jetzt in einer günstigen Objektbeziehung ereignet und er im Grunde auch nicht ableitbar ist, wird er doch als Regression auf eine frühe vortraumatische Entwicklungsphase verstanden. Das ungelöste Problem der Beziehung zwischen Rekonstruktion und therapeutischer Veränderung wird sofort offenkundig, wenn wir uns von den Kriterien, die Balint für den Neubeginn nennt, einen wesentlichen Punkt herausgreifen: ein Neubeginn ereignet sich immer in der Übertragung, d. h. innerhalb einer Objektbeziehung, und führt zu einer gewandelten Beziehung des Patienten zu seinen Liebes- und Hassobjekten und infolgedessen zu einer erheblichen Angstminderung. Die Übertragung wird hier nicht im engeren Sinne als Wiederholung verstanden, sondern im Gegenteil als umfassende Beziehungsform mit wesentlichen neuen Elementen.

Innovative Erfahrungen beim Neubeginn liegen jenseits des Wiederholungszwangs, und sie sind auch nicht durch den theoretischen Rückgriff auf die prätraumatische Harmonie vor Entstehen der Grundstörung zu erklären. Indem Balint der frühesten »Objektbeziehung« eine spezielle therapeutische Rolle beim Neubeginn regredierter und an einer Grundstörung leidender Patienten zuschrieb, hat er das situative und schöpferische Element in der therapeutischen Situation vernachlässigt. Der Begriff des Neubeginns erhält seine umfassende Bedeutung in der Theorie der Therapie, wenn man ihn als ein Geschehen im Hier und Jetzt begreift, das der Analytiker ermöglicht.

Hierfür sind die beiden behandlungstechnischen Mittel – die Deutung und die Objektbeziehung – wesentlich, vermutlich in unterschiedlicher Dosierung und im Zusammenhang mit weiteren kurativen Faktoren. Die Einteilung der gesamten Psychopathologie in zwei Klassen mit der Grundstörung als Bedingung jeder schweren Erkrankung ist unbefriedigend. An den frühesten Ursprung unseres Lebens können wir freilich alle schöpferischen Möglichkeiten, jeden Neubeginn projizieren und schließlich dort auch in retrospektiver Utopie unser wahres Selbst finden. Da Balint die ursprüngliche schöpferische Phase an den Anfang des Lebens verlegte, unterlag er seiner eigenen theoretischen Voreingenommenheit und lokalisierte dort auch den Neubeginn. Stattdessen möchten wir den Neubeginn als kreativen Prozess konzeptualisieren, der an viele seelische Akte, an Probehandlungen und deren Realisierung gebunden ist, die immer neu versucht werden müssen (Rothenberg 1984).

Mit dieser Auffassung versuchen wir, das Ich-psychologische Verständnis der Regression mit dem objektpsychologischen Ansatz zu verbinden. Sofern Regressionen nämlich **nicht** im Dienste des Ich (Kris 1936) stehen, ist die Gefahr ihrer malignen Entartung sehr groß. Darauf hat Alexander (1956) nachdrücklich hingewiesen. Im Allgemeinen werden allein durch Regression weder Kunstwerke noch Heilungen hervorgebracht. Sonst gäbe es viel mehr Künstler und weit weniger seelisch Kranke.

8.4 Übertragungsdeutung und Realität

Die mutative Deutung Stracheys

Seit Stracheys (1934, 1937) Veröffentlichungen gilt die Übertragungsdeutung als »mutatives« Instrument par excellence. Da die mutative, also die verändernde Wirkung der Übertragungsdeutung an den Austausch zwischen Patient und Analytiker gebunden ist, wurde Stracheys Innovation zum Muster für therapeutisch wirksame Austauschprozesse oder für Objektbeziehungen und deren Auswirkung auf innerseelische Strukturen.

Bei der »mutativen Deutung« vollzieht sich nach Strachey ein Austausch von Über-Ich-Inhalten, wobei Einstellungen des Analytikers, die dieser anlässlich bestimmter Deutungen vermittelt, als neue, milde Über-Ich-Anteile verinnerlicht werden. Dieser Austausch läuft darauf hinaus, dass sich der Patient partiell mit dem Psychoanalytiker identifiziert. Der Identifizierung kommt in der Therapie eine so große Bedeutung zu, dass wir dieses Thema später gründlich besprechen. Strachey hat den Typus einer Übertragungsdeutung beschrieben, der das Erleben und Verhalten des Patienten verändert. Zu den neuen Identifizierungen gelangt der Patient, weil der Analytiker die Funktionen eines Hilfs-Über-Ichs übernimmt.

Durch die mutative Deutung wurde die Aufmerksamkeit auf die Austauschprozesse gelenkt, und sie konnte damit zum Muster eines interaktionellen Therapieverständnisses werden. Diese Einschätzung des wegweisenden Beitrags von Strachey ergibt sich aus den Studien, die Klauber (1972a) und Rosenfeld (1972) unabhängig voneinander vorgelegt haben. Beide Autoren betonen den nachhaltigen Einfluss von Stracheys Innovation auf die psychoanalytische Behandlungstechnik. Die Inhalte mutativer Übertragungsdeutungen haben sich seither wesentlich erweitert. Strachey hatte angenommen, dass v. a. Über-Ich-Anteile auf den Analytiker projiziert werden. In der Theorie der projektiven und introjektiven Identifizierung geht es nicht mehr um Aspekte des Über-Ichs, sondern um gute und böse Anteile des Selbst. Rosenfeld (1972) hat daher die Inhalte der mutativen Deutung Stracheys entsprechend den Deutungsinhalten der Schule Kleins ergänzt.

Weiterentwicklung

Auf der Ebene der Beziehung fungiert der Psychoanalytiker nicht nur als Hilfs-Über-Ich, dessen schrittweise Introjektion in den Augenblicken mutativer Deutungen für Strachey die kurative Bedingung darstellt. In Anlehnung an die Terminologie der psychoanalytischen Strukturtheorie kann der Psychoanalytiker nun als Hilfs-Ich bezeichnet werden. Als Hilfs-Ich vermittelt er v. a. neue Einsichten und trägt so zur Unterbrechung des neurotischen Wiederholungszwangs bei. Obwohl vom Analytiker auch eine unmittelbare Angstberuhigung ausgeht, wäre es verfehlt, die Hilfs-Ich-Funktion mit einer direkten Unterstützung Ich-schwacher Patienten gleichzusetzen. Hatte sich Strachey noch darauf beschränkt, die Introjektion des Psychoanalytikers ins Über-Ich des Patienten zu beschreiben, so bewegen wir uns heute aufgrund der Entwicklung der psychoanalytischen Objektbeziehungstheorien auf eine Zwei- und Mehrpersonenpsychologie zu, die der Identifizierung des Patienten mit dem Psychoanalytiker einen zentralen Platz einräumt. Konnte bei einer neurotischen Über-Ich-Pathologie davon ausgegangen werden, dass sich eine verlässliche Beziehung von selbst herstellen würde, weil die gesunden Persönlichkeitsanteile des Patienten – trotz Widerstand und Verdrängung – eine Verbindung mit den Aufgaben der Analyse eingingen, kann diese Fähigkeit heute bei vielen Patienten nicht mehr erwartet werden. Es spricht für sich selbst, dass Kohut (1977) dem Analytiker eine Funktion als Selbstobjekt zuschreibt. Hierbei geht es um Austauschprozesse im Sinne einer primären Identifizierung, durch die ein Stück Gemeinsamkeit als Grundlage von Wechsel- und Gegenseitigkeit hergestellt wird.

Die Entdeckung der Bereitschaft des Patienten, sich auf eine therapeutische Beziehung mit dem Psychoanalytiker einzulassen, ein Stück weit gemeinsame Sache zu machen und sich insoweit mit ihm zu identifizieren, war wegweisend. Strachey äußerte sein Erstaunen

> … über die verhältnismäßig kleine Anzahl von psychoanalytischen Arbeiten, die sich mit der Methode befassen, durch die therapeutische Wirkungen erzielt werden. Eine sehr ansehnliche Zahl von Tatsachen hat sich im Laufe der letzten 30 oder 40 Jahre angehäuft, die die Natur- und Funktionsweise des menschlichen Geistes beleuchten; sichtliche Fortschritte wurden gemacht hinsichtlich der Klassifizierung dieser Tatsachen und ihrer Einordnung in einen Rahmen von verallgemeinerten Hypothesen und wissenschaftlichen Gesetzen. Aber es wurde merkwürdig lange damit gezögert, diese **Entdeckungen** irgendwie auf den **therapeutischen Vorgang selbst** anzuwenden (Strachey 1935, S. 486; Hervorhebungen durch die Verfasser).

Diese Beobachtung möchten wir damit erklären, dass gerade für die kurativen Faktoren, also für jene Vorgänge, die aus der Übertragungsneurose herausführen, kein eigenständiges psychoanalytisches Vokabular zur Verfügung stand. Die Beschreibung musste dementsprechend vage bleiben. Es kam zu Rückgriffen auf die Terminologie der voranalytischen, hypnotischen Psychotherapie, verbunden mit dem Misskredit, unter dem die herangezogenen suggestiven Einflüsse standen. Im Modell der mutativen Deutung hat Strachey, wenn auch eingeschränkt auf den Austausch von Über-Ich-Inhalten, die Einwirkung des Psychoanalytikers auf eine neue Grundlage gestellt, sodass für einen bestimmten Bereich der Erklärung therapeutischer Veränderungen keine Anleihen bei voranalytischen Theorien oder bei Allgemeinbegriffen gemacht werden mussten.

Wie viel nach wie vor unklar und umstritten ist, zeigt sich an widerspruchsvollen Theorien des therapeutischen Prozesses und nicht zuletzt an der Schwierigkeit, diese in praktische Schritte umzusetzen. Was trägt der Psychoanalytiker dazu bei, dass sich eine Gemeinsamkeit herstellt? Wie erleichtert er es dem Patienten, dass er sich mit der gemeinsamen Aufgabe und mit dem Psychoanalytiker, der Lebensprobleme und Symptome in eine neue Perspektive rückt, identifiziert? Um eine Antwort auf diese Fragen zu finden, kann man sich nicht auf die Arbeitsbeziehung im Allgemeinen stützen, sondern muss darangehen, diese in einzelne technische Schritte umzusetzen. Ähnliches gilt auch für die Theorie der Identifizierung bei ihrer Anwendung auf die therapeutischen Austauschprozesse. Heute gehört die mutative Deutung in eine große Klasse von Interventionen. Um Vergleiche zu erleichtern, geben wir zwei repräsentative Stellen aus Stracheys (1937) Veröffentlichungen wieder:

> Es ist nicht schwer zu erraten, dass diese schrittweise Introjektion des Analytikers in den Augenblicken geschieht, in denen die Übertragungsdeutungen gegeben werden. Denn in diesen Augenblicken, die im Erleben des Patienten einzig dastehen, zeigt sich die Person, die das Objekt seiner unbewussten Triebe ist, gleichzeitig vollständig im Klaren über deren Natur und völlig frei von Angst und Ärger. So wird das Objekt, das der Patient in solchen Momenten introjiziert, eine einzigartige Qualität besitzen, die auf das wirksamste die undifferenzierte Absorbierung in sein ursprüngliches Über-Ich verhindert und ganz im Gegenteil einen Schritt vorwärts zu einer dauernden Veränderung in seiner seelischen Struktur bedeutet (1937, S. 73f.).

Strachey vergleicht im folgenden Zitat die therapeutischen Einwirkungen des Analytikers mit denen eines suggerierenden Therapeuten:

> Es ist richtig, dass der Analytiker sich gleichfalls seinem Patienten als Objekt anbietet und hofft, von ihm als Über-Ich introjiziert zu werden. Aber es ist von Anfang an sein einziges Bestreben, sich von den archaischen Objekten des Patienten zu differenzieren und, soweit er irgend kann, dahin zu wirken, dass der Patient ihn nicht mehr als eine archaische Imago introjiziere, die dem übrigen primitiven Über-Ich angereiht wird, sondern als den Kern eines gesonderten und neuen Über-Ichs. … Er hofft, kurz gesagt, dass er selbst von seinem Patienten als Über-Ich introjiziert wird – aber nicht **auf einen Bissen** und als ein archaisches Objekt, sei es nun gut oder böse, sondern nach und nach und als eine **reale Person** (1937, S. 73; Hervorhebungen durch die Verfasser).

Es ist unwahrscheinlich, dass Strachey die Hoffnung hatte, als reale Person verspeist zu werden. Im Gegenteil: er hoffte wohl auf eine **symbolische Verinnerlichung**, wie sie übrigens für viele kannibalistische Einverleibungen kennzeichnend sein soll (Thomä 1961, S. 188). Bei solchen Verinnerlichungen verändert sich der Realitätsbezug ebenso wie das Selbstgefühl. Man kann also sagen, dass sich durch die symbolische Interaktion die Realität verändert.

Die Phasen nach Strachey

Die gegenwärtige 4. Phase der psychoanalytischen Technik ist durch die Differenzierung von Übertragung und Nichtübertragungselemente bestimmt und präzisiert die **Realität** der analytischen Situation. Zunächst folgen wir Klaubers (1972a, S. 386f.) Kennzeichnung der Phasen, die nach Stracheys ungemein einflussreichen Arbeiten folgte:

In der **1. Phase** wurde durch die vielleicht originellste aller nachfolgenden Arbeiten, durch den Beitrag »Übertragung und Gegenübertragung« von A. und M. Balint (1939), die Aufmerksamkeit auf die Tatsache gelenkt, dass jeder Analytiker ein emotionales Bedürfnis hat, seine Arbeit so zu tun, dass sie seiner Persönlichkeit entspricht, und er deshalb auch eine ganz individuelle, unverwechselbare Atmosphäre schafft. Entsprechend wurde in Frage gestellt, dass eine spiegelähnliche Einstellung des Analytikers, wie sie von Freud empfohlen wurde, überhaupt möglich sei.

Die **2. Phase** begann nach dem 2. Weltkrieg: Die therapeutische Bedeutung der Reaktion des Analytikers wurde besonders durch die Arbeit von Winnicott (1949) über »Hass in der Gegenübertragung« und durch die Veröffentlichung von Heimann über die Gegenübertragung (1950) betont.

Für die **3. Phase** sind die Beschreibungen des komplexen Engagements zwischen Patient und Analytiker von Searles (1965) und Racker (1968) wegweisend geworden.

Das Problem der Realität in der therapeutischen Situation und die Frage, wie die »reale Person« des Psychoanalytikers wirksam wird, hatte in der mutativen Deutung und in der These Stracheys, dass der Analytiker in seiner benignen Rolle ins Über-Ich des Patienten introjiziert werde, eine besondere Betonung erfahren. Als Problem ist es so alt wie die Psychoanalyse selbst. Behandlungstechnisch scheint es am Ende der derzeitigen **4. Phase** in der Einteilung Klaubers prinzipiell lösbar zu werden.

Die frühen Ansätze Stracheys

Wir beginnen mit jenen Lösungen, die bereits bei Strachey zu finden sind und durch Klauber hervorgehoben wurden: Er ermahnt uns, den Inhalt und die Spezifität von Deutungen nicht zu überschätzen, weil diese im Kontext einer Beziehung betrachtet werden müssen. Durch die Haltung des Analytikers wird signalisiert: »Ich bleibe trotzdem freundlich und entspreche dem alten Objekt nicht, ich verhalte mich anders, als es die verjährten Angstbedingungen erwarten lassen.« Er folgt nicht dem Talion-Prinzip »Auge um Auge, Zahn um Zahn« und ermöglicht so jene Unterbrechung des Circulus vitiosus, den Strachey eindrucksvoll beschrieben hat. Schließlich steht der Begriff des Über-Ichs in der Theorie der Ich-Entwicklung ja für Erlebens- und Verhaltensweisen, die zur Klasse der Gebote, Verbote und Ideale gehören. Ihre Umwertung ist das Ziel der mutativen Deutungen Stracheys. Man wird sich der Argumentation Klaubers nicht entziehen können, wenn er diesen Prozess auf die Verinnerlichung von Teilen des Wertsystems des Psychoanalytikers zurückführt. Diese Auffassung findet sich, wenn auch vorsichtig verklausuliert, schon in einigen Gedankengängen Stracheys.

Die reale Person des Psychoanalytikers als »neues Objekt« tritt bei Stracheys mutativer Deutung in der 2. Stufe in Erscheinung, in welcher der Realitätssinn des Patienten eine entscheidende Rolle spielt. In der 2. Stufe wird der Analytiker unter Angstentwicklung zum archaischen Übertragungsobjekt. Das Ergebnis der 2. Deutungsphase hängt von der Fähigkeit des Patienten ab,

> … im kritischen Augenblick des Bewusstwerdens der freigewordenen Triebregung zwischen dem Phantasieobjekt und der realen Person des Analytikers zu unterscheiden. Welche Hilfe kann der Analytiker dem Patienten beim Einsehen dieses Unterschiedes geben? Einerseits kann er viel tun, indem er ihn in möglichst vielen Einzelheiten darauf aufmerksam macht, wie die infantilen Erfahrungen und Phantasien beschaffen sind, die das Bild seines Phantasieobjekts bestimmen. Andererseits kann man erwarten, dass er versuchen sollte, ihm ein klares Bild seiner selbst zu geben, wie er wirklich ist. Aber da ist die Lage komplizierter. Dieses Problem berührt sich enge … [mit] dem der äußersten Labilität der Position des Analytikers als Hilfs-Über-Ich. Die »analytische« Situation droht ständig in eine »reale« auszuarten. Aber das bedeutet in Wirklichkeit das Gegenteil dessen, was es zu sein scheint. Es bedeutet, dass der Patient ständig auf dem Punkte ist, das reale Objekt (den Analytiker) in das archaische zu verwandeln, d. h. er ist nahe daran, seine primitiven introjizierten Imagines auf diesen zu projizieren. Soweit der Patient dies wirklich tut, wird der Analytiker wie jede andere Person, die der Patient im wirklichen Leben trifft, ein Phantasieobjekt. Dann hört der Analytiker auf, die besonderen Vorteile zu besitzen, die aus der analytischen Situation stammen; … in dieser Schwierigkeit ist der Realitätssinn des Patienten ein wesentlicher, wenn auch schwacher Verbündeter … Deshalb ist es wichtig, den Patienten einer unnötigen Spannung nicht auszusetzen. Das ist eines der Hauptargumente für die einigermaßen zurückhaltende und abseitige Haltung des Analytikers, die er dem Patienten gegenüber einnimmt, für seine Beschränkung des Kontaktes mit ihm auf die analytische Stunde. Das bedeutet, der Analytiker darf **sein wirkliches Selbst dem Patienten nur in kleinen Dosen präsentieren** (Strachey 1935, S. 503f.; Hervorhebung durch die Verfasser).

Diese Zurückhaltung, weder im Sinne eines guten noch eines bösen Objektes zu reagieren, soll dem Patienten die Möglichkeit schaffen und erhalten, »zwischen dem äußeren Phantasieobjekt und dem realen einen Vergleich zu ziehen« (S. 505). Durch diesen Vergleich zwischen den auf den Analytiker projizierten verschiedenartigen Imagines und der realitätsgerechteren Wahrnehmung stärkt sich der Realitätssinn des Patienten. So kommt es nach

Strachey zu einer Anpassung an die Außenwelt und zu der Erkenntnis, dass die gegenwärtigen Objekte nicht im archaischen Sinne gut und böse sind. Strachey meint hier offensichtlich, dass die differenzierende Einsicht zu einer Relativierung führt, und er schließt seine Argumentation mit folgender Bemerkung ab:

> Es ist eine paradoxe Tatsache, dass der beste Weg, das Ich des Patienten in der Fähigkeit, Phantasie und Realität zu unterscheiden, zu stärken der ist, die Realität soviel als möglich vorzuenthalten. Aber es ist wahr: Sein Ich ist so schwach – so sehr seinem Es und Über-Ich ausgeliefert –, dass es sich mit der Realität nur messen kann, wenn sie in Minimaldosen verabreicht wird. Und diese Dosen sind tatsächlich dasjenige, was der Analytiker ihm in Form von Deutungen gibt (S. 505).

Schwierigkeiten und Widersprüche

Die behandlungstechnischen Probleme der Thesen Stracheys dürften in den Widersprüchen begründet sein, die der Definition der Realität in der analytischen Situation anhaften. Dieses Problem ist freilich nicht nur in den Arbeiten Stracheys und deren Rezeption ungelöst. Die generellen Schwierigkeiten rühren daher, dass Freud dem Begriff der Realitätsprüfung eine wichtige Rolle zuschreibt,

> ... aber ohne darüber jemals eine zusammenhängende Theorie ausgearbeitet und ohne deren Beziehung zu dem Realitätsprinzip aufgezeigt zu haben. Bei der Verwendung dieses Begriffes erkennt man noch deutlicher, wie er zwei ganz verschiedene Denklinien decken kann: Eine genetische Theorie des Realitätserwerbs, der Triebkonfrontation mit der Realitätsprüfung (als ob das Vorgehen in »Versuchen und Irrtümern« bestünde), und eine quasi transzendentale Theorie, die die Objektbildung unter dem Gesichtspunkt der Gegenüberstellungen Inneres – Äußeres , lustvoll – unlustvoll, Introjektion – Projektion behandelt (Laplanche u. Pontalis 1972, S. 430).

Offensichtlich hatte Strachey bei seiner Darstellung der Veränderung im Sinne der polaren Regulationsprinzipien, also im Rahmen des Lust- bzw. Realitätsprinzips, gedacht. Da das Lustprinzip der Theorie zufolge im Realitätsprinzip nur modifiziert wird, bleibt die Suche nach Befriedigung an einem realen (materiellen) Objekt die alles bestimmende Größe. Auf der anderen Seite wird die **psychische** Realität durch unbewusste Wünsche und Phantasien geprägt. Einen Gegensatz zwischen diesen Realitäten glaubte Freud deshalb annehmen zu müssen, weil das Inzesttabu und andere unvermeidliche Enttäuschungen die materielle Befriedigung einschränken, aber doch zur eigentlich gesuchten Realität machen:

> Erst das Ausbleiben der erwarteten Befriedigung, die Enttäuschung, hatte zur Folge, dass dieser Versuch der Befriedigung auf halluzinatorischem Wege aufgegeben wurde. Anstatt seiner musste sich der psychische Apparat entschließen, die **realen Verhältnisse** der Außenwelt vorzustellen und die **reale Veränderung** anzustreben. **Damit war ein neues Prinzip der seelischen Tätigkeit eingeführt.** Es wurde nicht mehr vorgestellt, was angenehm, sondern was real war, auch wenn es unangenehm sein sollte (Freud 1911b, S. 231f.; Hervorhebungen durch die Verfasser).

Sieht man die Beziehungen zum Objekt durch Lust- und Realitätsprinzip reguliert, dann bestimmt sich die erlebte und erfahrene Wirklichkeit abhängig vom Überwiegen des einen oder anderen Prinzips. Es entspricht der psychoanalytischen Theorie, das Lustprinzip als die primäre und archaische Gegebenheit anzusehen, die unerschöpflich aus dem Unbewussten, dem Es, heraus wirksam bleibt. Nun macht es gewiss einen wesentlichen Unterschied aus, ob ich mir etwas nur einbilde oder ob ich einen Gegenstand handgreiflich erfassen oder sonst wie unmittelbar wahrnehmen kann (s. hierzu Hurvich 1972; Kafka 1977). Aber darin liegt kein Gegensatz verschiedener Realitäten, der sekundär zu überbrücken wäre, was zu dem unlösbaren Problem führen müsste,

> ... wieso das Kind, wenn es sich nach Belieben halluzinatorisch befriedigen könnte, jemals dazu käme, ein reales Objekt aufzusuchen (Laplanche u. Pontalis 1972, S. 429).

Theorie der psychischen Realität

Da es bei Übertragungsdeutungen auch um den Analytiker als Person geht, müssen wir noch einige weitere Bemerkungen zur psychischen Realität machen. Spricht man nämlich von der **realen** Person des Analytikers, werden Beunruhigungen ausgelöst, so als ob die seelische Ebene aufgegeben und zugunsten der Materialisierung, der Wunschbefriedigung, ersetzt werden sollte.

Es bedarf der Besinnung auf die Theorie der psychischen Realität. Wir glauben, bei der Lösung dieser Fragen weiterzukommen, indem wir mit McLaughlin (1981) die analytische Begegnung unter dem Gesichtspunkt der **psychischen Realität** als ebenso umfassendem wie mehrdeutigem **Schema** betrachten. Natürlich erleben sich Patient und Analytiker ganz konkret, mit ihren subjektiven Wünschen, Affekten, Erwartungen, Hoffnungen und ihren Denkgewohnheiten. Sobald wir über unsere verschiedenen seelischen Zustände nachdenken, entsteht ein Entwurf, der Erlebnisse und Geschehnisse in Raum und Zeit ordnet. Der Mensch folgt seinen subjektiven Denk- und Handlungsschemata, die sein Verhalten regeln, über weite Strecken unreflektiert. Er erlebt, dass sich die seelische Wirklichkeit situativ im zwischenmenschlichen Austausch bildet. Die »psychische Realität« im Sinne McLaughlins umfasst also sowohl konkrete subjektive Erlebnisse als auch deren unbewusste Wurzeln. Der Analytiker konstruiert die seelische Realität eines Patienten im Rahmen der jeweils bevorzugten psychoanalytischen Theorie. Solche Konstruktionen dienen als Orientierungshilfen. In seiner umfassenden Konzeption lässt McLaughlin auch die Gegenübertragung des Analytikers aufgehen. Die konkreten psychischen Realitäten samt den sie fundierenden hintergründigen Theorien von Patienten und Analytikern werden in ihrer umfassenden Mehrdeutigkeit in Beziehung zueinander gebracht und interaktionell begriffen. Damit geht die Sicherheit verloren, die der Analytiker aus der Spiegelanalogie hatte ziehen können. McLaughlin zeigt, wie ertragreich das Nachdenken über die psychische Realität ist, auch wenn zunächst eine Verunsicherung in Kauf genommen werden muss; denn der Analytiker könne nun nicht mehr von sich selbst als einer realen Person ausgehen, die in eine realistische Beziehung mit dem Patienten eintrete. Alles wird durch die Sicht des Patienten relativiert. Die Realität entsteht in dieser Zweipersonenbeziehung aufgrund eines wechselseitigen Prozesses, wobei durch fortgesetzte Prüfungen die subjektiven Sichtweisen der beiden Beteiligten geklärt und eine gewisse Übereinstimmung erreicht wird. Patient und Analytiker verständigen sich miteinander. Das Ergebnis einer erfolgreichen Analyse ist eine sich entfaltende gegenseitige Bestätigung der psychischen Realitäten und ihrer Veränderungen durch einen Vorgang, den McLaughlin mit dem Wort »authentication« (Glaubwürdigkeit, Zuverlässigkeit, Echtheit) beschreibt. Hierbei gewinnen die beiden Beteiligten eine **relative** Sicherheit hinsichtlich ihrer Standpunkte.

Bei der kritischen Auseinandersetzung, die im psychoanalytischen Dialog stattfindet, ist der Analytiker als Experte betroffen. Er arbeitet nicht nur mit dem gesunden Menschenverstand, sondern bringt Ansichten zur Sprache, die ihm während seiner Ausbildung zugewachsen sind. Seine Professionalisierung hat sein Denken geprägt. Wie er die »psychische Realität« seines Patienten sieht (und seine eigene erlebt), ist nicht unabhängig von den Theorien, die er darüber mitbringt. Wenn es also um die Prüfung der Glaubwürdigkeit geht, müssen wir noch über McLaughlin hinausgehen und die Frage aufwerfen, ob nicht gerade Freuds Theorien über die psychische Realität indirekt einige der Probleme geschaffen haben, die nun zu lösen sind.

Psychische und materielle Realität bei Freud

Wir bewegen uns hier in einem spannungsreichen Feld zwischen Polen, die durch folgende Begriffe markiert werden: psychische Realität gegenüber materieller Realität, Realitätsprinzip versus Lustprinzip, Lust-Ich gegenüber Real-Ich. Schließlich treffen wir auf die Realitätsprüfung als jenem Vorgang, der zwischen Innen und Außen, zwischen dem, was lediglich vorgestellt, und dem, was tatsächlich wahrgenommen wird, unterscheidet.

Freud stellte die psychische der materiellen Realität gegenüber, als er die Theorie der Verführung und der pathogenen Rolle realer infantiler Traumen aufgeben musste. Phantasien, die nicht auf reale Ereignisse zurückgehen, besitzen für das Subjekt den gleichen pathogenen Wert, wie ihn Freud zunächst den unbewussten Erinnerungen an tatsächliche Ereignisse zuerkannte. Die Gegenüberstellung der beiden Realitäten ist also mit bestimmten Inhalten dessen verbunden, was die jeweilige Realität kennzeichnet:

! Die psychische Realität ist die Welt der subjektiven, bewussten und unbewussten Wünsche und Phantasien, und die materielle Realität ist charakterisiert durch die tatsächliche Befriedigung oder Versagung der triebhaften Bedürfnisse an Objekten.

Nach Laplanche u. Pontalis (1972, S. 426) bezeichnet »psychische Realität« den unbewussten Wunsch und die damit verbundene Phantasie. Muss man den unbewussten Wünschen eine Realität zuerkennen? So fragt sich Freud bei der Traumanalyse, und er antwortet:

> Hat man die unbewussten Wünsche auf ihren letzten und wahrsten Ausdruck gebracht ..., so muss man wohl sagen, dass die **psychische Realität** eine besondere Existenzform ist, welche mit der **materiellen** Realität nicht verwechselt werden soll (Freud 1900a, S. 625; Hervorhebungen im Original).

Es gibt also psychische Realität und materielle Realität. Der Satz, der für Entstehung und Wesen von Neurosen maßgebend wurde, lautet:

> Diese Phantasien besitzen **psychische** Realität im Gegensatz zur **materiellen**, und wir lernen allmählich verstehen, dass **in der Welt der Neurosen die psychische Realität die maßgebende ist** (1916-17, S. 383; Hervorhebungen im Original).

Lust- und Realitätsprinzip

Die psychische Realität wird in Freuds Theorie vom Lustprinzip reguliert, das sekundär in der menschlichen Entwicklung durch die Not des Lebens vom Realitätsprinzip überformt wird. Die Realitätsprüfung steht im Dienste des Realitätsprinzips. Das heranwachsende Kind lernt, die sofortige Triebbefriedigung aufzuschieben, um eine realitätsgerechte Befriedigung seiner Bedürfnisse in Übereinstimmung und in Gegenseitigkeit mit einem Mitmenschen zu finden. Die Spannung zwischen der psychischen und der materiellen Realität liegt also darin, dass ein Überschuss von Wünschen angenommen wird, die an der allgemeinen Lebensnot und speziell am Inzesttabu scheitern, aber stets nach Befriedigung streben. Will man also günstigere Bedingungen schaffen, muss in der therapeutischen Situation eine gewisse Gewährung erfolgen. Andernfalls wiederholten sich nur die alten Frustrationen. Das Problem von Versagung und Gewährung in der analytischen Situation wird leichter lösbar, wenn man die Theorie der psychischen Realität vertieft und sie nicht einseitig mit der **Frustration** verkoppelt. Es genügt im Sinne unserer Argumentation, dass sich mit dem **Objekt**, mit dem Analytiker, viele lustvolle Übereinstimmungen herstellen und Meinungsverschiedenheiten austragen lassen. Es führt ein weiter Weg bis zum frustrierten unbewussten kindlichen Triebwunsch, der in der Gegenwart nach Befriedigung strebt.

Bewertung

Durch unsere Anmerkungen möchten wir darauf aufmerksam machen, welche Konsequenzen sich ergeben, wenn man die psychische Realität umfassend versteht. Der Patient sucht Hilfe, und er erhofft sich eine Besserung und Heilung seiner Symptome und Lebensschwierigkeiten, kurz: Er kommt in der Hoffnung, eine positive Veränderung durch die Hilfe eines Experten zu erreichen. Im Versuch, alle seine Gefühle und Gedanken mitzuteilen, entfaltet sich ein facettenreiches Bild der Welt, in der der Patient lebt. Er beschreibt verschiedene Ansichten seiner Welt in Abhängigkeit von seiner Stimmungslage und von dem Vorherrschen jeweils verschiedener Wünsche, Erwartungen, Hoffnungen oder Ängste. Obwohl der Patient auch zwischen Wahrnehmungen von Menschen und Dingen und seinen Vorstellungen über sie unterscheidet, hat er die Realität nicht in eine psychische und in eine materielle aufgeteilt, wiewohl ihm durchaus vertraut ist, dass sich Wünsche und Gedanken hart im Raume stoßen können und er bei der Suche nach Lust und Befriedigung auf äußere Objekte angewiesen ist. Beim Zuhören und bei seinem emotionalen und gedanklichen Nachvollziehen laufen im Analytiker recht vielgestaltige Prozesse ab. Greift der Analytiker an irgendeiner Stelle mit einer Bemerkung ein, so bedeutet dies, dass der Patient mit einer Information konfrontiert wird. Auch eine negative Information, nämlich das Schweigen des Analytikers besonders dann, wenn der Patient irgendeine Antwort erwartet, stellt eine Kommunikation dar, weshalb man mit Watzlawick et al. (1969, S. 53) sagen kann, man könne nicht nichtkommunizieren.

Der Psychoanalytiker führt durch seine Bemerkungen Gesichtspunkte ein, mit denen sich der Patient in irgendeiner Weise auseinandersetzen muss. Er kann sie übergehen, er kann sie akzeptieren, er kann sie ablehnen usw. Früher oder später kommt es zum gemeinsamen Nachdenken über die verschiedenen Ansichten, wobei viele Dritte bewusst oder unbewusst anwesend sind: die Mitglieder der Ursprungsfamilie, Angehörige, Menschen, mit denen der Patient in Privatleben und Beruf zusammentrifft, mit denen er zusammenlebt. Ständig werden im Analytiker eigene Lebenserfahrungen, Wünsche, Sehnsüchte, alte Ängste und gegenwärtige Kämpfe berührt. Da er nicht selbst der Leidende ist, kann er zum Besten des Patienten eine Distanz finden, die es ihm ermöglicht, dort einen Wunsch zu vermuten, wo der Patient augenblicklich ängstlich reagiert hat. Die emotionalen und intellektuellen Belastungen des Engagements wären freilich unerträglich, wenn dem Analytiker nicht eine Fülle von Erklärungsskizzen zur Verfügung stände, die typische lebensgeschichtliche Konfliktmuster abbilden. Sie erleichtern die Orientierung in der Therapie.

Legt man die eben zusammengefassten Gesichtspunkte auf das Realitätsverständnis Stracheys an, so findet man folgendes: In der Aussage, die analytische Situation drohe in eine reale auszuarten, bezieht er sich im weiteren Sinne auf das Lustprinzip. Hierbei wird von introjizierten Imagines ausgegangen, die nun auf den Analytiker projiziert werden, ohne dass situative, auslösende Faktoren berücksichtigt werden. Bemerkenswert ist, dass Strachey hier ebenso von festen Größen ausgeht, als wenn er vom realen, äußeren Objekt, nämlich vom Psychoanalytiker spricht. Das oben wiedergegebene Zitat belegt, dass Strachey (1935, S. 505) glaubte, durch **Realitätsentzug** die Unterscheidungsfähigkeit des Patienten bei der **Realitätsprüfung** im Augenblick mutativer Übertragungsdeutungen stärken zu können.

Neutrale Rolle und reale Person

Durch die Spiegelanalogie kann der Analytiker in einen Rollenkonflikt gebracht werden, der es unmöglich macht, durchaus realistische Wahrnehmungen bei Übertragungsdeutungen anzuerkennen, um dadurch neuen Verleugnungen oder Verdrängungen entgegenzuarbeiten. Heimann (1956) hat trotz ihres früheren innovativen Beitrags zur Gegenübertragung (1950) nicht bemerkt, dass es unmöglich ist, einerseits ein Spiegel zu sein, der kein Selbst und keine unabhängige Existenz hat, der nur den Patienten spiegelt, während er auf der anderen Seite als Person Teil der analytischen Situation und der Probleme des Patienten sowohl auf realistischer als auch auf Phantasieebene ist. Es genügt, wenn der Analytiker eine gewisse Zurückhaltung an den Tag legt, die es dem Patienten ermöglicht, unbewusst wirksam gebliebene Beziehungsmuster in der Übertragung neu zu inszenieren.

Unsere Überlegungen müssen im Kontext der Erweiterung der Übertragungstheorie (im Sinne des umfassenden Übertragungsbegriffs) zu der Auffassung führen, dass sich die sog. Realität des Analytikers anlässlich der fortgesetzten unbewusst wie bewusst sich vollziehenden Prüfung durch den Patienten bildet. Im Augenblick mutativer Deutungen gibt der Analytiker immer auch etwas von sich preis, wie Strachey hervorhebt. Hierbei handelt es sich gewiss nicht um x-beliebige persönliche Mitteilungen. Was in hilfreichen Interpretationen direkt oder indirekt zum Ausdruck kommt, ist die durch die Professionalisierung bereicherte und von einer allzu engen Subjektivität gelöste Lebenserfahrung des Psychoanalytikers. Das berufliche Wissen fördert einen Erkenntnisprozess, der dem Patienten neue Lösungsmöglichkeiten eröffnet. Hierbei handelt es sich keineswegs um persönliche Bekenntnisse, sondern um Mitteilungen, sei es in averbaler Form oder in Form von Deutungen, die sichtbar werden lassen, wie der Analytiker ein Problem des Patienten sieht und was er selbst in Relation hierzu fühlt und denkt oder wie und was er in Beziehung zum Patienten ist. Insoweit stimmen wir mit Rosenfeld überein, dass die Interpretationen des Psychoanalytikers ganz klar reflektieren können, was er ist (1972, S. 458).

Spontaneität

Besonders wesentlich ist hierbei u. E. die von Klauber hervorgehobene **Spontaneität** des Analytikers:

> Verschiedene technische Konsequenzen ergeben sich aus der Akzentuierung der Spontaneität. Spontane Interaktionen humanisieren die analytische Beziehung durch den fortwährenden Austausch von partiellen Identifikationen. Gerade diese menschliche Qualität der Beziehung ist das Gegenmittel gegen die traumatische Qualität der Übertragung ebenso und sogar mehr noch als es die Billigung der Impulse durch einen Analytiker sein kann, der die benignen Qualitäten des Überichs verstärkt (Klauber 1980, S. 137).

Voraussetzung dieses das andere Ich, den Analytiker, einbeziehenden Erkenntnisprozesses ist freilich, dass sich dieser nicht durch rein reduktive Übertragungsdeutungen entzieht. Gills (1982) systematische Untersuchung der Auslösung der Übertragung und besonders des Widerstands gegen die Übertragung (► Kap. 2 und 4) anlässlich durchaus plausibler vorbewusster Wahrnehmungen macht die behandlungstechnische Beantwortung der Frage, was der Analytiker ist, möglich. Das Hier und Jetzt ist im Wechselverhältnis zum Dort und Damals zu betrachten. Hierbei eröffnen sich neue, zukunftsweisende Perspektiven. Freud (1933a, S. 81) hat der Unveränderlichkeit des Verdrängten, der sog. Zeitlosigkeit des Unbewussten, die analytische Arbeit gegenübergestellt, durch welche die Vergangenheit ihre Macht verliere. Im Vorgang des Bewusstwerdens wird das Hier und Jetzt mit dem Dort und Damals verknüpft, und gerade darin liegt die mutative Wirkung von Übertragungsdeutungen.

Der Analytiker muss Geduld haben, und es dauert einige Zeit, bis sich unbewusste Prozesse in der Übertragung so manifestieren, dass therapeutisch wirksame Deutungen möglich sind. So ist die folgende Aussage Freuds aufzufassen:

> Für den Standpunkt des Arztes kann ich nur aussagen, dass er sich in solchem Fall ebenso »zeitlos« verhalten muss wie das Unbewusste selbst, wenn er etwas erfahren und erzielen will (1918b, S. 32f.).

Man beachte, dass zeitlos in Anführungszeichen gesetzt ist. Aus dem Kontext geht klar hervor, dass sich beim geduldigen Abwarten auch bei schweren Fällen Übertragungen herstellen. Hat man **einmal** die Zeitlosigkeit des Unbewussten überwunden, lässt sich die Behandlungsdauer einer ähnlich schweren Erkrankung nach Freuds Auffassung sogar wesentlich verkürzen, weil die zunehmende Erfahrung es dem Analytiker erlaubt, so können wir kurz sagen, hilfreiche, d. h. die Vergangenheit mit der Gegenwart verknüpfende Übertragungsdeutungen zu geben. Es sind die Wiederholungen, die den Eindruck vermitteln, als stünde die Zeit still. Auch das träumende Ich hat ein Zeitgefühl, und es kennt auch den Widerspruch (Freud 1900a, S. 331; Hartocollis 1980). Deshalb ist es missverständlich, von der Zeitlosigkeit des Unbewussten zu sprechen, wenn es um das Zeitgefühl bei unterschiedlichen Bewusstseinszuständen geht.

Verknüpfung von Vergangenheit und Gegenwart

Unsere Argumentation ist für das Verständnis der mutativen Wirkung von Übertragungsdeutungen deshalb wichtig, weil hierbei Vergangenheit und Gegenwart verknüpft werden. In Freuds Auffassung wird die Wirksamkeit vergangener und unbewusst konservierter Wünsche durch Bewusstwerden aufgelöst. Zunächst muss freilich eine Verknüpfung hergestellt werden, bevor die Auflösung erfolgen kann. Unsere Überlegungen lassen den Schluss zu, dass Übertragungsdeutungen, die davon ausgehen, dass es sich bei den Wahrnehmungen und beim Erleben des Patienten im Hier und Jetzt um ahistorische Wiederholungen handle, an der Sache ebenso vorbeigehen wie solche Hier-und-Jetzt-Deutungen, welche die lebensgeschichtlich entstandene unbewusste Dimension außer Acht lassen.

Der Beitrag Ezriels

Es ist charakteristisch, dass mit der Betonung der ahistorischen Qualität unbewusster Prozesse die Deutung im Hier und Jetzt keine Probleme aufzuwerfen scheint, wenn nur der Analytiker eine spiegelnde Einstellung einnehmen würde. So ging Ezriel (1963) bei seinen Untersuchungen davon aus, dass die ahistorische Wiederinszenierung in der Übertragung umso vollkommener sei, je passiver und zurückhaltender sich der gut analysierte Analytiker verhalte. Seine Interpretationen richten sich auf die unbewusst gesuchten bzw. vermiedenen Objektbeziehungen. Der von ihm vorgeschlagene Typ der Übertragungsdeutungen orientiert sich an der gesuchten und aus Angst vermiedenen Objektbeziehung. Deshalb enthalten die Deutungen jeweils ein erklärendes »Weil« im Sinne von: »Sie vermeiden jetzt diesen oder jenen Wunsch, diese oder jene Phantasie mitzuteilen, **weil** Sie Angst vor einer Zurückweisung haben.«

Betrachtet man die Ausführungen Ezriels genauer, so ergibt sich, dass es unberechtigt ist, die psychoanalytische Methode als ahistorisch zu bezeichnen. Richtig ist, dass ihre therapeutische Effektivität sich auf das Hier und Jetzt und auf jene Erkenntnisse bezieht, die in der analytischen Situation gewonnen werden können. Ezriels nahm an, das sich unbewusste Konstellationen quasi geschichtslos durchsetzen, so als ob die Vergangenheit alles Gegenwärtige bestimme. Deshalb spielen auch die gegenwärtigen realistischen Wahrnehmungen des Patienten keine eigenständige Rolle, obwohl nur Hier-und-Jetzt-Interpretationen gegeben werden; diese beziehen sich aber ausschließlich auf scheinbar ahistorische, im Augenblick wirksame unbewusste, d. h. zeitlose Kräfte und Konstellationen. Dem Hier und Jetzt könnten keine mutativen Qualitäten innewohnen, wenn die unbewussten Konstellationen zeitlos und von der Lebensgeschichte ausgeschlossen und ahistorisch wären. Ezriels Arbeit verdient deshalb, hier hervorgehoben zu werden, weil dieser Autor dem Hier und Jetzt methodisch eine besondere Bedeutung gab, aber in seinen Untersuchungen wohl auch deshalb scheiterte, weil er den situativen Einfluss des Analytikers, den er theoretisch hervorhob, praktisch vernachlässigte.

Die Einflussnahme des Analytikers

Die Einbeziehung von persönlichem Einfluss und realistischen Wahrnehmungen in die Übertragungsdeutungen macht den wesentlichen Unterschied zwischen Freuds rekonstruktiven genetischen Übertragungsdeutungen und jenen Innovationen aus, die durch Stracheys Veröffentlichungen in die Wege geleitet wurden. Spricht man wie Segal (1974, S. 162) von der korrektiven Objektbeziehung in der analytischen Situation, kommt man nicht daran vorbei, das einflussnehmende Subjekt, den Analytiker, und dessen durchaus realistische Wahrnehmung durch den Patienten in Übertragungsdeutungen aufzunehmen. Es tut der psychischen Realität und der Bedeutung unbewusster Phantasien keinen Abbruch, wenn geklärt wird, dass bei ihrer Entstehung ganz realistische Wahrnehmungen, beispielsweise der Gegenübertragung des Analytikers, eine Rolle spielen.

Der Patient partizipiert am Wertsystem des Psychoanalytikers, soweit es für neue Lösungen neurotischer Konflikte von Belang ist. Diese identifikatorische Teilhabe, die Strachey bei der Umwertung des Über-Ichs, von Geboten, Verboten und Idealen beschrieben hat, ist nicht nur unvermeidlich, sie ist therapeutisch notwendig. Sie umgehen zu wollen, führt zu einer gekünstelten Atmosphäre, die durch ein ängstliches Vermeiden der therapeutisch notwendigen Partizipation gekennzeichnet sein kann.

Sozialwissenschaftliche Erkenntnisse machen es unabdingbar, dem Einfluss des Psychoanalytikers auf die situative Entstehung von Wahrnehmungen und Phantasien großes Gewicht zu geben. Bei der Gestaltung der therapeutischen Situation kommen auch die Theorien über die Steuerung der Realitätsbeziehung zum Tragen. Geht man davon aus, dass das Realitätsprinzip dem Lustprinzip nur abgemietet ist und eigentlich immer materielle Befriedigung gesucht wird – wenn auch über unterschiedlich lange Weg- und Durststrecken des Triebaufschubs hinweg –, entsteht in der Therapie ein Spannungsverhältnis, das durch Entzug und Verzicht bestimmt wird. Schafft man eine Atmosphäre dieser Art, kann dies für eine Gruppe gehemmter Patienten entlastend sein, weil allein Empathie und Toleranz den durch die Frustration erzeugten Aggressionen gegenüber zu einer gewissen Umbildung einschränkender »Über-Ich-Anteile« führen können. Die Umwandlung eines überstrengen in ein mildes »Über-Ich« wirft nicht jene therapeutischen Probleme auf, die beim Aufbau unterentwickelter oder defekter Ich-Funktionen gelöst werden müssen. Hier spielt die Identifikation mit dem Psychoanalytiker eine entscheidende Rolle. Es hat den Anschein, dass diese Gruppe von Patienten im Zunehmen begriffen ist. Deshalb ist es wichtig, die Bedingungen zu erfassen, unter denen sich Identifikationen bilden.

In einseitiger Rezeption Stracheys wurde mit wenigen Ausnahmen, aus denen der Beitrag von Klauber hervorragt, dem Verhältnis der Übertragungsdeutung zu anderen Aspekten der Beziehung zu wenig Beachtung geschenkt. Strachey hat diesen anderen Komponenten wie Suggestion, Angstberuhigung, Abreagieren usw. einen wichtigen Platz als Bestandteilen der Behandlung eingeräumt. Das Problem, wie der Analytiker sein wirkliches Selbst dem Patienten in kleinen Dosen präsentiert, das Strachey mit den bereits zitierten Worten aufgeworfen hat, blieb aber weithin ungelöst.

Die Gewichtung realistischer Wahrnehmungen

Wie in der Diskussion zwischen Greenson, Heimann u. Wexler (1970) wird auch heutzutage immer wieder darüber gestritten, ob und wie realistische Wahrnehmungen im Hier und Jetzt berücksichtigt werden dürfen. Es wird befürchtet, dass es auf diesem Weg schließlich zur Befriedigung von Bedürfnissen kommen könnte, sodass die Behandlung nicht mehr in der **Versagung** durchgeführt würde. Diese behandlungstechnischen Probleme sind konstruktiv und zum Vorteil therapeutischer Veränderungen dann zu lösen, wenn wir ihre Herkunft aus der psychoanalytischen Theorie der Realität begreifen. Bei der Diskussion dieses Punktes gehen wir von der folgenden Feststellung Adornos aus:

> Einerseits gilt ihr [der Psychoanalyse] »libido« als die eigentliche psychische Realität; Befriedigung ist positiv, Versagung, weil sie zur Erkrankung führt, negativ. Andererseits aber nimmt Psychoanalyse die Zivilisation, welche die Versagung erzwingt, wenn nicht geradezu unkritisch, so doch resigniert hin. Im Namen des Realitätsprinzips rechtfertigt sie die seelischen Opfer des Individuums, ohne das Realitätsprinzip selber einer rationalen Prüfung auszusetzen (Adorno 1952, S. 17).

Wenn auch das Realitätsprinzip, das der Analytiker vertritt, vergleichsweise milde ist, so soll es doch frustrierend genug sein, um den Konflikt zuzuspitzen, »ihn zur schärfsten Ausbildung zu bringen, um die Triebkraft für seine Lösung zu steigern« (Freud 1937c, S. 76). Diese Stelle aus dem Spätwerk Freuds zeigt, dass sich die behandlungstechnischen Probleme aus der psychoanalytischen Theorie der Realität ergeben.

Unterzieht man das Realitätsprinzip einer rationalen Prüfung, kann dies behandlungstechnisch nichts anderes heißen, als dass die Wahrnehmungen des Patienten ernst genommen werden, weil in diesem Augenblick ein intentionaler Akt sein Objekt findet und somit Realität hergestellt wird. Wir werden später bei der Diskussion der Beziehung zwischen der historischen Wahrheit und der Wahrnehmung im Hier und Jetzt auf dieses Thema zurückkommen. Da sich die individuelle Realitätsauffassung im soziokulturellen Kontext bestimmt, kann weder die eine noch die andere Seite absolut gesetzt werden. Deshalb konstituiert sich die Realität der psychoanalytischen Situation im Austausch von Meinungen, in ihrer Aneignung oder Verwerfung.

Bei der Realitätsprüfung kann weder der Patient noch der Analytiker von einem absolut gültigen Standpunkt ausgehen. Im einen Fall landete man bei der Anpassung an bestehende Verhältnisse und im anderen Fall im Solipsismus. Im einen Extrem erklärt das Individuum die Familie oder die Gesellschaft für verrückt und krankmachend, im anderen wird das Individuum von außen bestimmt und krank gemacht. Treibt man die Polarisierung auf die Spitze und erklärt man die ganze Gesellschaft für verrückt, kann man im seelisch Kranken sogar den Gesunden erblicken, der sich gegen die kranke Gesellschaft auflehnt. Durch eine erfolgreiche Therapie würde dieser Mensch dann an eine kranke Gesellschaft angepasst, ohne es zu merken. Adorno geht so weit, wenn er sagt:

> Indem der Geheilte dem irren Ganzen sich anähnelt, wird er erst recht krank, ohne dass doch der, dem die Heilung misslingt, darum gesünder wäre (Adorno 1972 [1955], S. 57).

Deutungsfanatismus durch Strachey

Die mutative Deutung scheint dann eine spezielle Wirkung zu haben, wenn sie so angelegt ist, dass sie die Arbeitsbeziehung, d. h. die **Identifizierung** des Patienten mit dem Psychoanalytiker als **Hilfs-Ich** stärkt. Infolge des großen Einflusses der originellen Beiträge von Strachey kam es zu einer neuen Form eines »Deutungsfanatismus«, den schon Ferenczi u. Rank (1924) kritisiert hatten. Die beiden Autoren verstanden darunter genetische Rekonstruktionen, die das Erleben im Hier und Jetzt vernachlässigen und deshalb keine therapeutische Wirkung erzielen. Strachey (1935) hat sich ebenfalls mit diesem erfolglosen Deutungsfanatismus befasst und auf die emotionale Unmittelbarkeit hingewiesen, die seiner mutativen Deutung als Übertragungsdeutung am entscheidenden Punkt der Dringlichkeit innewohne. Gleichzeitig hat er betont, dass die Mehrheit unserer Deutungen außerhalb der Übertragung liege (S. 514).

Übertragung als reine Wiederholung

Danach entwickelte sich jedoch ein neuer Deutungsfanatismus – nun bezüglich der »Übertragung« im Sinne reiner Wiederholung. Dieser hat die therapeutische Wirksamkeit der Psychoanalyse aus einem anderen Grund eingeschränkt als das exzessive intellektuelle Rekonstruieren. Versteht man alles, was in der analytischen Situation vorkommt oder vom Patienten eingebracht wird, in erster Linie als Übertragungserscheinung, hat dies eine Konsequenz, auf die Balint nachdrücklich aufmerksam gemacht hat. Eine solche Deutungstechnik bringt es mit sich,

> dass der hauptsächliche Bezugsrahmen, innerhalb dessen fast jede Deutung formuliert wird, eine Beziehung zu einem hochwichtigen, allgegenwärtigen Objekt, dem Analytiker, und einem ihm nicht ebenbürtigen Subjekt, dem Patienten, ist, der jetzt eben scheinbar nichts fühlen, denken oder erleben kann, was nicht mit dem Analytiker in Beziehung steht (Balint 1968; dt. 1970, S. 205).

Die entstehende Ungleichheit kann zumal dann zu malignen Regressionen führen, wenn auch die äußeren Lebensumstände des Patienten zugunsten ahistorischer Übertragungsdeutungen aus dem Auge verloren werden. Wir verstehen unter ahistorischen Übertragungsdeutungen solche Interpretationen, die die Gegenwart – und zwar sowohl die analytische Situation und den Einfluss des Analytikers wie auch die äußere Lebenssituation – ausklammern. Sofern man die Gegenwart nur als Wiederholung der Vergangenheit bzw. ihres Niederschlags in unbewussten Schemata, von Freud als Klischees bezeichnet, sieht, können sich Hier-und-Jetzt-Deutungen auch nur scheinbar auf die analytische Situation beziehen. Das Hier und Jetzt ist dann streng genommen nichts anderes als ein Neudruck nach einem alten Muster oder Klischee.

Hier-und-Jetzt-Deutungen

Im Vergleich zu der eben beschriebenen ahistorischen Auffassung von Übertragung und diesbezüglichen Deutungen vermitteln echte Hier-und-Jetzt-Deutungen neue Erfahrungen, weil sie die Gegenwart ernst nehmen. Der Psychoanalytiker erfüllt hierbei eine genuine Aufgabe, die nicht auf Vater oder Mutter reduziert werden kann. Heimann (1978) hat diese Funktion als Ergänzungs-Ich bezeichnet, sie lebensgeschichtlich auf die Mutter zurückgeführt und als »mütterliche Funktion« bezeichnet. Wegen der Gefahr reduktionistischer Täuschungen möchten wir das therapeutische Ergänzungs- oder Hilfs-Ich nicht als mütterliches deklarieren und nur die Kennzeichnung der **Funktion** übernehmen, die das Wesentliche trifft.

> ... die Mutter [in Gestalt des Analytikers] als Ergänzungs-Ich bietet dem Kind [dem Patienten] Begriffe an, die es selbst nicht hat. Die Mutter lehrt das Kind neue Begriffe

des Denkens und bringt es so auf den Weg des Fortschritts (Heimann 1978, S. 228).

Funktionen des Analytikers und Identifizierungen des Patienten

Freuds technische Forderung, der Kranke dürfe »nicht zur Ähnlichkeit mit uns, sondern zur Befreiung und Vollendung seines Wesens erzogen werden« (Freud 1919a, S. 190), scheint im Widerspruch zur großen therapeutischen Bedeutung der Identifizierung des Patienten mit dem Analytiker zu stehen. Denn andernorts heißt es: »Wir dienen dem Patienten in verschiedenen Funktionen als Autorität und Elternersatz, als Lehrer und Erzieher …« (1940a, S. 107). Auf der anderen Seite warnt Freud:

> So sehr es den Analytiker verlocken mag, Lehrer, Vorbild und Ideal für andere zu werden, Menschen nach seinem Vorbild zu schaffen, er darf nicht vergessen, dass dies nicht seine Aufgabe im analytischen Verhältnis ist, ja dass er seiner Aufgabe untreu wird, wenn er sich von seiner Neigung fortreißen lässt (1940a, S. 101).

Bei einem Symposion über die Beendigung von Analysen erklärte Hoffer (1950) die Fähigkeit des Patienten, sich mit den Funktionen des Psychoanalytikers identifizieren zu können, zum wesentlichen Bestandteil des therapeutischen Prozesses und dessen Erfolgs. Das aufgeworfene Thema hat also grundlegende Bedeutung für das Verständnis des therapeutischen Prozesses, zumal es die **Funktionen** des Psychoanalytikers in enge Verbindung mit **Identifizierungen** auf der Seite des Patienten bringt.

Eine ganze Reihe theoretischer und praktischer Probleme ist ins Auge zu fassen, die wir durch die Formulierung einiger Fragen umreißen möchten: Womit identifiziert sich der Patient? Welche Konsequenzen ergeben sich aus der psychoanalytischen Theorie der Identifizierung für die Optimierung der Praxis mit dem Ziel, dem Patienten das Nachvollziehen der Funktionen, die der Analytiker vermittelt, zu erleichtern? Was vermittelt der Psychoanalytiker, und wie tut er es? Lassen sich für das Erleben des Patienten die Funktionen von der Person als ihrem Träger unterscheiden? Wie zeigt der Psychoanalytiker, dass er sich ganz wesentlich von den übertragungsneurotischen Erwartungen und ihren Auswirkungen auf die Wahrnehmungsvorgänge unterscheidet? Genügt für den Patienten die Erkenntnis, dass sich der Psychoanalytiker in seinem Denken und Handeln nicht in bestehende Erwartungsschemata einfügen lässt? Reicht es aus, wenn er sich negativ definiert, indem er den unbewussten Erwartungen des Patienten nicht entspricht? Die Nichtentsprechung genügt u. E. nicht zur Unterbrechung des neurotischen Wiederholungszwangs, und die therapeutische Funktion liegt darin, dass der Psychoanalytiker innovatorisch wirkt, indem er neue Gesichtspunkte einbringt und bisher unerreichbare Problemlösungen ermöglicht. So treten begründete Hoffnungen, zu denen Patienten ermutigt werden dürfen, an die Stelle bisheriger Hoffnungslosigkeit.

Innovatorische Elemente und Synthese

Die innovatorischen Elemente nehmen in der Therapie einen so selbstverständlichen Platz ein, dass sie kaum bemerkt im Gesichtspunkt der sich scheinbar von selbst vollziehenden **Synthese** Eingang fanden. Tatsächlich enthalten aber die Interventionen des Psychoanalytikers zumindest latente Zielsetzungen, die das neue Zusammenfügen freigesetzter Elemente mitbestimmen. Erreicht der Patient seine Ziele, wächst das Selbstvertrauen – ein wesentliches Merkmal therapeutischen Fortschritts.

Die grundlegende therapeutische Funktion ist darin zu sehen, dass der Psychoanalytiker als »Stellvertreter« wirksam wird. Ob man in ihm ein Hilfs-Über-Ich oder ein Hilfs-Ich sieht und wie immer man in der Theorie- und Praxissprache heute von Strachey schulbedingt abweichen mag: Dass durch Hilfestellungen jene Austauschprozesse in Gang gesetzt werden, die zu neuen Identifizierungen führen, gehört zum anerkannten psychoanalytischen Erfahrungsschatz. Daraus ergibt sich eine Abhängigkeit des Patienten, die u. a. dazu führt, dass ihm gar nichts anderes übrig bleibt, als die Sprache seines Therapeuten zu sprechen, wie es Balint (1968; dt. 1970, S. 113) mit tiefem Verständnis für diesen Zusammenhang von Sprache, Denken und Handeln formuliert hat.

Die Bedeutung der Identifikation

Dem Lernen am Vorbild, am Modell, in psychoanalytischer Terminologie ausgedrückt: Der Identifikation, kommt in jedem therapeutischen Prozess eine kaum zu überschätzende Bedeutung zu. Seitdem die psychoanalytischen Objektbeziehungstheorien der verschiedensten Richtungen in den Brennpunkt der Diskussion gerückt sind, erhalten alle Begriffe, die der Beziehung von Innen zu Außen und von Subjekt zu Subjekt (oder Objekt) gelten, eine besondere behandlungstechnische Aktualität (Kernberg 1979; Meissner 1979; Ticho, zit. nach Richards 1980). Kanzer (1979, S. 315) hebt in seiner Einführung einer Konferenz über Objektbeziehungstheorien hervor, dass mit der Betonung der Objektbeziehungen ein dyadisches Verständnis der traditionellen Behandlung Erwachsener möglich geworden sei, und er weist auf mehrere Autoren hin, die diese Entwicklung gefördert hätten (Balint 1950; Spitz 1956; Loewald 1960; Stone 1961; Gitelson 1962).

Der Internalisierung, Identifikation und Introjektion sowie der Inkorporation ist gemeinsam, dass sie sich alle auf eine Bewegung von außen nach innen beziehen, bei der es um Verinnerlichung, Aneignung, Angleichung und Gleichsetzung geht (Schafer 1968; Meissner 1979; McDevitt 1979). Welchen Inhalt man den verschiedenen Begriffen auch geben mag – z. B. Einverleibung wörtlich verstanden und konkretistisch, Identifikation als symbolische Gleichsetzung –, als Gemeinsamkeit zwischen ihnen bleibt, dass sie auf eine Objektbeziehung verweisen. Balint (1968; dt. 1970, S. 76) hat deshalb darauf aufmerksam gemacht, dass man von Identifizierungen im engeren Sinne erst dann sprechen könne, wenn ein gewisser Abstand zwischen Innen und Außen, zwischen Subjekt und Objekt entstanden sei. In diesen Zusammenhang gehört Freuds anthropologisch grundlegende Beobachtung, dass sich aufgegebene Objektbeziehungen in Identifizierungen niederschlagen (Freud 1923b, S. 257). Es braucht kaum hervorgehoben zu werden, wie bedeutungsvoll diese Seite der Identifizierung bei Trennung und Verlust sowie bei Beendigung von Analysen ist.

Kontraste und Ähnlichkeiten

Wir können nun an Arlows (1979) Auffassung anknüpfen, dass Übertragungen durch metaphorisches Denken zustande kommen. Aufgrund unbewusster Schemata (Freuds Klischees) bildet sich die psychische Realität unter den Gesichtspunkten von Kontrasten und Ähnlichkeiten. Die psychoanalytische Situation und der Psychoanalytiker werden vom Patienten mit früheren und gegenwärtigen Erfahrungen verglichen. Sieht man mit Arlow in der Übertragung eine Manifestation metaphorischen Denkens und Erlebens, so muss man davon ausgehen, dass die **Ähnlichkeit** das Überbrücken, das Hinübertragen von einem Ufer zum anderen, d. h. von einer früheren zur gegenwärtigen Situation ermöglicht. Gerade unter therapeutischen Gesichtspunkten ist deshalb die Kritik Carveths (1984b, S. 506) ernst zu nehmen, der darauf hinweist, dass die **Anerkennung** der Ähnlichkeit durch den Analytiker **die** Voraussetzung dafür ist, Übertragungsklischees zu verändern. Denn diese Klischees haben sich nach der psychoanalytischen Theorie dadurch gebildet, dass realistische Wahrnehmungen verleugnet und affektive und kognitive Prozesse verdrängt werden mussten. Die von Freud beschriebenen unbewussten Klischees sind den »toten Metaphern« in der linguistischen Einteilung recht ähnlich (Weinrich 1968; Carveth 1984b). Diese können lebendig werden, d. h. aus dem dynamischen Unbewussten auftauchen, wenn bei Übertragungsdeutungen Ähnlichkeiten im Sinne von Gill eingeräumt und anerkannt werden. Anderenfalls wiederholen sich Akte der Verleugnung, und die alten Klischees werden aufrechterhalten. Im Augenblick der Feststellung von Ähnlichkeiten wird auch die Verschiedenheit zwischen dem Hier und Jetzt und dem Dort und Damals entdeckt. Diese kognitive Differenzierung ermöglicht die korrigierende emotionale Erfahrung der mutativen Deutung.

Historische Wahrheit

Abschließend möchten wir darauf aufmerksam machen, dass wir in der vorgetragenen Auffassung die therapeutische Nutzanwendung aus Freuds tiefgründiger Behauptung gezogen haben, in allen seelischen Erkrankungen sei ein Stück **historischer Wahrheit** enthalten (Freud 1937d, S. 56). Anerkennt

Box

Wir glauben, dass das alte Problem der Realität in der psychoanalytischen Situation lösbar geworden ist und die psychoanalytische Technik 50 Jahre nach Stracheys wegweisender Veröffentlichung ihr therapeutisches Potenzial beträchtlich erweitern kann und wird. Den Übertragungsdeutungen fällt hierbei eine besondere Rolle zu. In unserer bisherigen Argumentation haben wir folgende Aspekte unterschieden:

a) Unter den Hier-und-Jetzt-Interpretationen kann man alle Arten von Hinweisen verstehen, die sich auf die analytische Situation, nicht aber auf die außeranalytischen gegenwärtigen oder früheren Lebensumstände des Patienten beziehen. Denn aus der Erweiterung des Übertragungsbegriffs, die wir in ▶ Kap. 2 beschrieben haben, ergeben sich zwei Klassen von Interventionen: die eine bezieht sich auf alles, was außerhalb der analytischen Situation liegt; in die andere fallen alle Deutungen, die sich auf das Hier und Jetzt im umfassenden Sinn der Übertragung richten. Bei der traditionellen Übertragungsdeutung wird eine **Wiederholung** zugrunde gelegt, die Aufmerksamkeit richtet sich also auf die **Genese**. Den Formulierungen liegt die Annahme eines Bedingungszusammenhangs zwischen den jetzigen Erlebens- und Verhaltensweisen und früheren Erfahrungen zugrunde. Vereinfacht ausgedrückt lauten solche Übertragungsdeutungen folgendermaßen: „Sie haben jetzt Angst, weil Sie befürchten, ich würde Sie nun ebenso bestrafen wie Ihr Vater."
b) Die Übertragungsdeutung kann einerseits stärker nach der Genese hin modifiziert werden, in Richtung auf die **Rekonstruktion** von Erinnerungen. Andererseits kann das Hier und Jetzt in den Mittelpunkt der Deutung rücken, wenn die **Ungeschichtlichkeit unbewusster Prozesse** vorausgesetzt wird. Übertragungsdeutungen dieser Art haben also den Analytiker als **altes** Objekt zum Gegenstand. Die augenblickliche Dynamik ist in dieser Auffassung mit der konservierten (ahistorischen) Genese nahezu identisch. Bei diesen Hier-und-Jetzt-Deutungen werden die Unterscheidungen zwischen dem, was aus der Vergangenheit in die Gegenwart transformiert wird, und dem, was der Analytiker zur Übertragung beiträgt, nivelliert. Es kommt **nicht** zur Untersuchung der affektiven und kognitiven Vorgänge, welche die augenblickliche psychische Realität schaffen. Die spiegelnde Einstellung des Analytikers soll erreichen, dass die ahistorischen unbewussten Phantasien und die gegen sie gerichteten unbewussten Abwehrprozesse in reinster Form zum Vorschein kommen.

Schließlich kommen wir zu dem Typus von Übertragungsdeutungen im Hier und Jetzt, der das dyadische Erkenntnispotenzial der psychoanalytischen Methode **und** ihre therapeutische Wirksamkeit erhöht. Wir haben hierbei all jene Übertragungsdeutungen im Auge, bei denen die mehr oder weniger realistischen Wahrnehmungen des Patienten in ihrer Auswirkung auf die unbewussten Prozesse umfassend berücksichtigt werden. Hier könnte auf Klaubers Auffassung zurückgegriffen werden, dass es in der gegenwärtigen Phase darum gehe, die Übertragungs- und die Nichtübertragungselemente in der psychoanalytischen Situation voneinander zu unterscheiden. Aber inzwischen hat sich die Übertragungstheorie so ausgeweitet, dass es Missverständnisse gibt, wenn man von Nichtübertragungselementen spricht. Freilich kommt man nicht umhin, die phantasievollen Ausschmückungen und die in der analytischen Situation ausgelöste Wunschwelt von den realistischen Anteilen, die im Verhalten des Analytikers liegen, zu unterscheiden. Dieser Differenzierungsprozess dyadischer Erkenntnisse macht die mutative Wirkung von Übertragungsdeutungen aus.

man diese historische Wahrheit, so würde man, betont Freud,

> die vergebliche Bemühung aufgeben, den Kranken von dem Irrsinn seines Wahns, von seinem Widerspruch zur Realität, zu überzeugen, und vielmehr in der Anerkennung des Wahrheitskerns [bei Übertragungsdeutungen, wie die Verfasser aus heutiger Sicht hinzufügen] einen gemeinsamen Boden finden, auf dem sich die therapeutische Arbeit entwickeln kann. Diese Arbeit bestünde darin, das Stück historischer Wahrheit von seinen Entstellungen und Anlehnungen an die reale Gegenwart zu befreien und es zurechtzurücken an die Stelle der Vergangenheit, der es zugehört. Die Verrückung aus der vergessenen Vorzeit in die Gegenwart oder in die Erwartung der Zukunft ist ja ein regelmäßiges Vorkommnis auch beim Neurotiker (Freud 1937d, S. 55).

Es dürfte klar sein, in welcher Weise wir diese Auffassung therapeutisch nutzbar machen möchten. Der gemeinsame Boden ist in der **Anerkennung des aktuellen Wahrheitskerns** bei Übertragungsdeutungen zu finden. Hierbei genügt es in der Regel, die allgemeinmenschliche Reaktionsbereitschaft anzuerkennen, wie wir dies in ▶ Kap. 3 vorgeschlagen haben. Demgegenüber bleiben Konstruktionen historischer Wahrheiten zweifelhaft. Ihnen mangelt die Überzeugungskraft, die von gegenwärtigen Erfahrungen ausgeht. Beim Vergleich zwischen dem Hier und Jetzt und dem Dort und Damals findet der Patient u. E. schließlich auch eine Distanz zu beiden, die für die Zukunft freimacht. Deshalb paraphrasieren wir eine Aussage Freuds (1937c, S. 76f.) dahingehend, dass die analytische Arbeit dann am besten vor sich geht, wenn der Patient Distanz sowohl zu den Erlebnissen der Vergangenheit findet, wie auch zu den Wahrheiten der Gegenwart, die dann Geschichte werden.

8.5 Schweigen

Reden und Schweigen sind die beiden Seiten jedes Gesprächs: Entweder wird gesprochen oder geschwiegen. Es lassen sich rasch die bestehenden Verteilungsmöglichkeiten durchspielen: Entweder spricht einer, oder beide schweigen, oder beide sprechen gleichzeitig. Im Augenblick des Sprechens des einen kann der andere nur dazwischenreden, schweigen beide, öffnet sich ein Raum, den beide gleichzeitig in Anspruch nehmen oder den nur der eine betreten und mehr oder weniger lang für seine Redezeit in Beschlag nehmen kann. Das Schweigen des Analytikers gibt dem Patienten Sprechzeiten frei, und nicht zufällig heißt es von alters her Sprechzimmer.

Überraschungseffekte durch Schweigen

Es hat gute Gründe, dem Patienten den Vortritt zu lassen und ihn zum Anfangen des Gesprächs zu ermutigen. Einseitige Verteilungen von Reden und Schweigen laufen indes den Kommunikationsregeln alltäglicher Gespräche zuwider. Deshalb führen Abweichungen vom erwarteten Dialogverlauf zu Überraschungen, Irritationen und schließlich Ratlosigkeit. Verhält man sich beispielsweise in den ersten Gesprächen als Analytiker sehr passiv, übt man eine ungemein starke Wirkung auf den Patienten aus, weil dieser mit Vorstellungen in die Sprechstunde kommt, die sich bei früheren Arztbesuchen gebildet haben. Er erwartet Fragen zu seinen Beschwerden und deren Vorgeschichte, die üblicherweise gezielt gestellt werden, sodass der Patient umschriebene Antworten geben kann. Je weiter sich die Gesprächsführung von dieser Erwartung entfernt und je weniger sie andererseits in der Verteilung von Reden und Schweigen einem Alltagsdialog gleicht, desto größer werden die Überraschungseffekte.

Schon diese wenigen Bemerkungen machen deutlich, dass sich das Schweigen als Mittel sehr different auswirkt. Ob es abstoßend oder als wohlwollende Ermutigung erlebt wird, hängt von so vielen situativen Umständen ab, dass keine allgemeine Empfehlung ausgesprochen werden kann. Umso überraschender ist es, dass Psychoanalytiker nicht nur in Karikaturen schweigsam hinter der Couch sitzen, sondern häufig aus dem Schweigen eine Tugend machen, so als ob ihr Berufsstand dem Motto folgte: Reden ist Silber, Schweigen ist Gold.

Nun gibt es gute Gründe dafür, unter analytischen Gesichtspunkten im Gespräch zurückhaltend zu sein und den Patienten eben nicht durch zudringliche Fragen davon abzuhalten, zu den Themen zu kommen, die ihm besonders am Herzen liegen. In dieser Weise kann man den Patienten dazu einladen, die ersten Schritte hin zum freien Assoziieren zu machen. Man kann ihn durch Zurückhaltung zu dem Versuch motivieren, alles zu sagen, wozu er sich im Augenblick gedrängt und in der Lage sieht. Auf längere Sicht fördert die Schweigsamkeit des Analytikers auch die Regression des Patienten, die keinen Selbstzweck hat, sondern im Dienste der Therapie steht. Schon deshalb ist die Dosierung von Schweigen und Reden von eminenter Bedeutung.

Schweigen als Stereotyp – Toleranzgrenze

Angesichts der praktischen Notwendigkeit, mit dem Schweigen ebenso behutsam umzugehen wie mit dem gesprochenen Wort, ist es bedenklich, wenn das Schweigen zum Stereotyp wird. Nicht selten wirkt sich dieses Stereotyp so aus, dass Analytiker schon in den ersten Gesprächen in extremer Weise zurückhaltend sind, um im Sinne einer Probeanalyse en miniature herauszufinden, ob sich der Patient für das vorgesehene therapeutische Verfahren eignet.

Aus diagnostischen und therapeutischen Gründen ist es freilich unerlässlich, Schweigepausen entstehen zu lassen, um dem Patienten neue Möglichkeiten zu geben, ein ihm wichtiges Thema vorzubringen. Hierbei können auch erstmals Einblicke in die Toleranzgrenze des Patienten für das Schweigen des Analytikers gesammelt werden.

Da wir uns dagegen wenden, die Eignung des Patienten an der Methode auszurichten, und stattdessen dafür plädieren, diese an die Gegebenheiten des Patienten anzupassen, muss untersucht werden, warum das Schweigen des Analytikers zum Stereotyp werden konnte. Wir glauben, dass folgende Punkte zu dieser Stereotypisierung beigetragen haben:

1. die Hochschätzung der freien Assoziation und der Regression als Selbstheilungsprozesse,
2. die Überbetonung der Selbsterkenntnis als therapeutischem Mittel.

Deshalb hat Freud beispielsweise empfohlen, Deutungen so lange zurückzustellen, bis der Patient beinahe selbst zur Einsicht in einen ihm bisher unzugänglichen Zusammenhang gelangen könnte. In diesem Sinne heißt es:

> Wir überlegen uns sorgfältig, wann wir ihn [den Patienten] zum Mitwisser einer unserer Konstruktionen machen sollen, warten einen Moment ab, der uns der Geeignete zu sein scheint, was nicht immer leicht zu entscheiden ist. In der Regel verzögern wir die Mitteilung einer Konstruktion, die Aufklärung, bis er sich selbst derselben so weit genähert hat, dass ihm nur ein Schritt, allerdings die entscheidende Synthese, zu tun übrig bleibt (Freud 1940a, S. 103).

In dieser Empfehlung sind zwei Gesichtspunkte zu einem Ideal vereinigt worden, nämlich

- den Patienten möglichst wenig zu stören und
- die Erfahrung, dass von der selbst gewonnenen Einsicht eine größere therapeutische Wirksamkeit ausgeht, als wenn diese eher von außen herangetragen wurde.

Das Zitat lässt erkennen, dass es einen idealen Zeitpunkt gibt, einen besonders günstigen Treffpunkt zwischen Innen und Außen. Nun geht es also darum, dass der Analytiker den günstigsten Zeitpunkt findet, zu dem er sein Schweigen aufgibt. Aus der Gegenüberstellung von Schweigen und Reden wird die Polarisation von Schweigen und Deuten – möglichst ohne Zwischenstufen, die es natürlich auch in jedem psychoanalytischen Dialog gibt, auch wenn diese nicht so recht ins ideale Bild passen.

Wir kommen also zu einem überraschenden Zwischenergebnis: Hand in Hand mit der Hochstilisierung der Deutung als möglichst einziger verbaler Mitteilung des Analytikers ist es auch zu einer besonderen Hochschätzung, ja zu einer Mystifizierung des Schweigens gekommen. Das Schweigen wurde zum stillen, bergenden und tragenden Ursprung, aus dem die Deutung hervorgeht. Obzwar es ohne Zweifel momentane Übereinstimmungen zwischen Patient und Analytiker gibt, der eine tiefe unbewusste Kommunikation zugrunde liegt, sodass Deutungen wie aus einem Mund gesprochen sein können, Patient und Analytiker also genau das gleiche im Sinn haben, wenden wir uns gegen Mystifizierungen. Wir stimmen mit Cremerius (1969) überein, dass von einem gewohnheitsmäßigen oder nicht kritisch begründeten Schweigen abgeraten werden muss. Schweigen ist eines der Werkzeuge, eine unter anderen technischen Operationen, die jeweils situativ so angewendet werden muss, dass sie den Prozess fördert.

Zurechnung der Schweigeanteile

Die Grundregel und ihr Gegenstück, die gleichschwebende Aufmerksamkeit, konstituieren als Behandlungsregeln einen speziellen Dialogtyp, der in konkreten Behandlungsverläufen selten so asymmetrisch verläuft, wie die theoretische Diskussion darüber zu suggerieren scheint. Wann immer Verbatimaufzeichnungen von Behandlungsstunden herangezogen werden, zeigt der verbale Dialog eine meist rege Beteiligung des Analytikers, auch wenn das rein quantitative Verhältnis der sprachlichen Aktivität nach Angaben der Forschungsliteratur zwischen 5:1 und 3:1 schwankt (Kächele u. Mergenthaler 2002). Die auftretenden Pausen werden in der Regel dem Patienten zugeschlagen, da dieser dem Grundregelverdikt untersteht und die Frage der Intervention des Analytikers nicht formell geregelt ist.

Wir möchten dieser Auffassung widersprechen und halten es für ein angemessenes Verständnis der Abläufe für günstiger, wenn längere Schweigepausen als gemeinsame Diskursaktivität betrachtet werden. Die Grundregel trägt nur eine Zeit lang, wenn das Gespräch versiegt. Irgendwann erhebt sich für den Analytiker die Frage, ob es nun an ihm ist, das Schweigen zu unterbrechen. Im längeren Schweigen zwischen zwei Gesprächspartnern kommen die innerseelischen Prozesse ja nicht zum Stillstand, sondern sie entwickeln sich weiter. Patienten schweigen, wie Cremerius (1969) aufgezeigt hat, aus einer Vielfalt von Motiven, die das ganze Spektrum der Neurosenlehre umfassen, und Analytiker schweigen dagegen an oder schweigen mit, was ebenfalls vielfältig begründet werden kann. Nonverbale Kommunikationsvorgänge werden bei beiden schweigenden Gesprächspartnern deutlicher und werden auch wahrgenommen.

Cremerius berichtet von einem Patienten, der sich an der Zahl der Streichhölzer orientierte, die der Analytiker in den Schweigepausen verbraucht hatte; wenige Streichhölzer signalisierten ein einträchtiges Schweigen, viele Streichhölzer waren ein Hinweis auf eine Störung der Kommunikation (1969, S. 98).

Schweigen und Kommunikationsverweigerung

Eine Psychologie des Schweigens, über die wir nur in Ansätzen verfügen, kann behandlungstechnisch dazu beitragen, die Ebene der Subjekt-Objekt-Fusion von der Ebene der Kommunikationsverweigerung unterscheiden zu helfen. In beiden Fällen gerät die an der Grundregel orientierte Behandlungstechnik an ihre Grenzen. Nacht (1964) betrachtet das Schweigen als eine Art integrativer, mystischer Erfahrung zwischen Patient und Analytiker, als einen Austausch ohne Worte, der eine Wiedererfahrung (oder auch Neuerfahrung) des Zustands der Fusion und totalen Verschmelzung aus der frühen Entwicklung repräsentieren kann, und verbindet damit die Vorstellung einer reparativen Veränderung, einer Kur durch die prägenitale Liebe Ferenczis, in dessen Tradition er wohl zu stellen ist.

Der Verzicht auf Deutung als Mittel der Veränderung wird auch vom Ich-psychologischen Standpunkt aus nahe gelegt, wie Calogeras (1967) an der Behandlung einer chronisch schweigenden Patientin aufzeigt. Wir halten aber die ausführliche Begründung der Einführung des Parameters »Verzicht auf die Grundregel« für eines jener Beispiele, die wir in den Ausführungen zur normativen Idealtechnik diskutiert haben (► Kap. 1). In diesem Sinne argumentieren auch Loewenstein (s. Waldhorn 1959), Zeligs (1960) und Moser (1962) dafür, dem schweigenden Patienten die Zeit einzuräumen, die er braucht. Die Freudsche Leitlinie gilt auch hier: Alle technischen Schritte sollen darauf ausgerichtet werden, die für das Ich günstigsten Bedingungen zu schaffen.

Polarisierung von Allmacht und Ohnmacht

Über die generellen Aspekte der Aufgaben und Auswirkungen des Schweigens des Analytikers hinaus wollen wir uns speziell mit dem Thema von **Macht** und **Ohnmacht** in der psychoanalytischen Beziehung auseinandersetzen. Wir sind der Meinung, dass das Schweigen des Analytikers, wenn es stereotyp ausgeübt und dann abrupt durch Deutungen, die möglicherweise weit von dem entfernt sind, was den Patienten nach längerem Schweigen in der Zwischenzeit bewegt hat, beendet wird, in höchst ungünstiger Weise zur Polarisation von Ohnmacht und Allmacht zwischen Patient und Analytiker beiträgt. Dazu ein Beispiel von Flader u. Grodzicki (1982, S. 164f.), das diskursanalytisch aufgearbeitet wurde.

Beispiel

(Notiz des behandelnden Psychoanalytikers zum Kontext der Deutung):
Länger laufende Analyse. Die Patientin schweigt viel und lange. Bisher gelang nur ein unbefriedigendes Verständnis dieses Verhaltens. Eines Tages erzählt sie von der Mutter, dass die oft so lange geschwiegen habe, das sei immer Unheil verkündend und Angst machend gewesen. Als die Patientin dann eine ganze Weile schweigt, fällt die Deutung:
A.: Sie kündigen mir Unheil an und wollen mir Angst machen, wie es die Mutter mit Ihnen machte, wenn sie schwieg.
(Die Patientin stimmt der Deutung zu, schweigt dann aber längere Zeit wieder. Später sagt sie, dass die Deutung sie sehr getroffen hat, weil sie feststellen muss, dass sie der Mutter, die von ihr zutiefst gehasst wird, in einem bestimmten Bereich ähnelt, was sie zuvor nicht gesehen hatte.)

Wir wollen mit diesem Beispiel unsere These belegen, dass gerade die Verbindung von hartnäckigem Schweigen des Analytikers und plötzlich erfolgender Übertragungsdeutung zu einer Polarisierung von Allmacht und Ohnmacht führt; die Autoren glauben, hier ein gutes Beispiel einer Übertragungsdeutung vorzuführen, an dem die Diskursmechanismen der psychoanalytischen Deutung herausgearbeitet werden können.

> In dem hier vorliegenden Beispiel einer Übertragungsdeutung hat die Patientin der Deutung zunächst zugestimmt und ist dann in ein Schweigen verfallen, das wahrscheinlich der Verarbeitung diente (Flader u. Grodzicki 1982, S. 173).

Wir teilen diese günstige Interpretation der Reaktion der Patientin nicht; abgesehen davon, dass das unvermittelte Inbeziehungsetzen des Berichts über die Mutter und der Schweigeaktivität der Patientin mit dem Abwehrmechanismus der Identifikation mit dem Aggressor verbunden ist – sie handelt wie die Mutter und behandelt den Analytiker wie das Kind, das sie selbst damals war –, impliziert die unmittelbare Bestätigung doch eine rasche Unterwerfung unter den unvermittelten Eingriff des Analytikers; das dann einsetzende längere Schweigen als Verarbeitungsschweigen zu interpretieren, entspricht kaum den Kriterien Isaacs' für positive Reaktionen auf Deutungen. Es mag in der Tat ein Verarbeitungsschweigen gewesen sein; zu verarbeiten war aber wohl eher die Betroffenheit, so unvermittelt mit der gehassten Mutter in einem Boot zu sitzen. Entsprechend findet sich in den Notizen des Analytikers, dass die Deutung die Patientin »sehr getroffen hat«, nicht **be**troffen gemacht hat. Diesen kleinen sprachlichen Unterschied nehmen wir ernst, besonders wenn eine solche Passage von einem Team aus einem Sprachwissenschaftler und einem Psychoanalytiker vorgelegt wird. Wir haben das Beispiel auch deshalb gewählt, weil es uns an eigene, ungünstige Erfahrungen mit dieser Technik erinnert hat.

Das Schweigen des Analytikers und das plötzliche Wissen der Antwort auf die Frage, die der Patient nicht gestellt hat – in dem obigen Fallbeispiel ist es die Frage: »Was tue und will ich jetzt eigentlich wirklich?« –, können in dieser Form zur Polarisation von Ohnmacht und Allmacht führen, und zwar sowohl bipersonal als auch intrapsychisch. Der Analytiker wird allmächtig, der Patient ohnmächtig, und intrapsychisch verstärken sich bei ihm die unbewussten Allmachtsphantasien im Ausmaß der tatsächlich in der psychoanalytischen Situation erlebten Demütigungen und Erniedrigungen. Wo immer ein Mensch in eine ohnmächtige, hilflose Situation gebracht wird – sei es durch Entzug einer vitalen Befriedigung, sei es durch eine andere Kränkung seines Selbstgefühls – setzen simultan oder mit gewissen zeitlichen Verschiebungen Reparationsversuche ein.

Allmachtsphantasien

Ohnmachtserfahrungen können durch Allmachtsphantasien ausgeglichen werden. Die pathologische omnipotente Haltung ist im Unterschied zu flüchtigen Allmachtsphantasien, die jeder Mensch kennt, in der Regel ein verzweifelter Versuch, sich gegen erdrückende Übermacht und Willkür zu wehren. Obwohl Ohnmacht und ungleiche Verteilung von Macht das Verhältnis von Kindern zu den sie umgebenden Erwachsenen, die Beziehung von Groß und Klein, kennzeichnet und kompensatorische Größenphantasien zur normalen kindlichen Entwicklung gehören, ist die Polarisation, die durch das stereotype Schweigen und plötzlich zugreifende Deutungen ausgelöst wird oder sich bildet, dem nicht ohne weiteres vergleichbar. Ja, man muss noch weiter gehen und die Frage aufwerfen, ob nicht gerade durch diese Analogisierung zusätzliche schwere Kränkungen verursacht werden. Führt der Analytiker nämlich die kompensatorischen Größenphantasien auf die Übertragung als **Wahrnehmungsverzerrung** zurück, so weist er die Kritik des Patienten an seinem extremen Schweigen ab. Es kommt hinzu, dass oft im nächsten Schritt die kompensatorischen Größen- oder Allmachtsphantasien als Folge des erhaltengebliebenen kindlichen Narzissmus interpretiert werden.

Wir haben also allen Grund, die psychoanalytische Situation so zu gestalten, dass sich bei der therapeutischen Regression die Polarisierung Ohnmacht/Allmacht nicht zusätzlich zugunsten reaktiver Allmachtsphantasien verschiebt.

Abweichung von alltäglichen Interaktionsregeln

Wie kann ein Patient verstehen, dass sein Verhalten, z. B. sein Schweigen, eine Frage darstellt, auf die die Deutung des Analytikers dann eine angemessene Antwort ist. Flader u. Grodzicki (1982) haben herausarbeiten können, dass der Psychoanalytiker dem im Schweigen der Patientin enthaltenen Wunsch/Motiv nur durch eine Verletzung der Alltagsdialogregeln auf die Spur kommen kann. Schröter (1979) hat in ähnlicher Weise Deutungen als Negationen alltäglicher Interaktionsformen beschrieben:

> Deutungen sind Kommentare des Analytikers zu Äußerungen und Handlungen des Patienten, durch die er ihren unbewussten Sinn bzw. die sich in ihnen andeutenden unbewussten Phantasien, Wünsche und Ängste zu interpretieren versucht. Damit wird der Patient implizit – mindestens im Hinblick auf den gedeuteten Sinn seiner Äußerung – so definiert, dass er nicht in vollem Umfang weiß, was er sagt (S. 181f.).

Da Schröter selbst bemerkt, dass dies von Patienten als äußerst fremd, »unnormal« oder auch bedrohlich erlebt werde, muss die behandlungstechnische Maxime lauten:

! Die Abweichung vom Alltagsdialog sollte nach ihrer Auswirkung auf den analytischen Prozess dosiert werden.

Wir fassen in dieser Empfehlung unsere Erfahrung zusammen, dass alle Patienten – nicht nur diejenigen mit narzisstischen Persönlichkeitsstörungen – besonders dann, wenn sie sich in einer hilfsbedürftigen Lage befinden, auf Verletzungen der Normalform des Alltagsdialogs mit besonderer Empfindlichkeit reagieren. Wenn Schröter (1979) feststellt, dass Deutungen sehr häufig als Vorwürfe oder als Kränkungen und Entwertungen erlebt werden (S. 181), und wir dies mutatis mutandis auf das Schweigen erweitern dürfen, dann ist eine behandlungstechnisch optimale Gesprächsführung zu finden, die ungünstige Auswirkungen so gering wie möglich hält.

8.6 Agieren

Aktuelle Sicht

Meist wurde Agieren als Widerstand beurteilt und mehr oder minder abgewertet. In der neueren Literatur werden dagegen vorwiegend positive, kreative und dialogische, also intersubjektive Seiten betont. Dies wird vielfach mit der Einführung des Begriffs »enactment« signalisiert. Der inszenierenden, handelnden, gar motorischen Qualität einer bedeutungsvollen, nichtverbalen Kommunikation steht der ursprünglich störende, negative Aspekt des Agierens gegenüber.

Dieser negative Aspekt des vom Subjekt meist ich-synton erlebten Agierens scheint beziehungsdynamisch und entwicklungspsychologisch in einer Art Grenz- oder Regelüberschreitung zu bestehen und wird durch professionalisierte Wertvorstellungen bestimmt. Deshalb wird das Ausmaß des negativen Moments auch von der Haltung des Psychoanalytikers bestimmt. Agieren in der psychoanalytischen Situation bietet eine Chance, frühzeitig und umschrieben Erscheinungsformen negativer Übertragung sowie bestimmte (Überragungs-)Situationen von (prä-autonomer) Verstrickung in der Objektbeziehung zu erkennen und ihre Bedeutung zu bearbeiten. Es hat sich klinisch bewährt, das Agieren als unbewusst geplante Regelüberschreitung zu verstehen, die die Reakion auf eine für das Selbst traumatisch erlebte Verwicklung mit dem Objekt darstellt. Insofern birgt es auch das Potenzial zum Neinsagen (Trotz) in sich, zur aktiven Trennung auf dem Weg zur Autonomie (Bilger 1986).

Negative Bewertung des Agierens

Die Problematik des Handelns in der Psychoanalyse und die meist negative Bewertung des Agierens machen deutlich, dass es uns leichter fällt, mit dem Wort umzugehen als mit der Tat. Trotz mancherlei Bemühungen durch Psychoanalytiker, dem Agieren z. B. aus entwicklungspsychologischer und psychodynamischer Sicht gerecht zu werden, hat sich nichts daran geändert, dass der Begriff behandlungstechnisch als Ausdruck für unerwünschte, die Analyse sogar gefährdende Verhaltensweisen beibehalten wurde. Spezielle Phänomene in der psychoanalytischen Situation haben diesen Begriff notwendig gemacht und eine negative Bewertung nahegelegt.

Interessanterweise wird i. Allg. in der klinischen Beurteilung und praktischen Handhabung diese negative Bewertung bis heute (2005) beibehalten, obwohl sich in der Theorie seit Jahrzehnten (Sandler 1976; Thomä u. Kächele 1985) eine eher positive Bewertung durchgesetzt hat. Im internationalen Gebrauch hat sich deshalb inzwischen der Begriff »enactment« (Jacobs 1986) eingebürgert, wenngleich er bereits früh zur Übersetzung von »Agieren« gebraucht wurde (Zepf et al. 2002). »Enactment« wird allerdings dem störenden Aspekt des Agierens nur teilweise gerecht und beschönigt das klinischen Problem in der psychoanalytischen Arbeit. Aus diesem Dilemma werden wir unsere Schlussfolgerungen für eine aktuellere Definition des Agierens ziehen.

Setzen wir uns zunächst damit auseinander, weshalb es zum Agieren kommt und warum es als störend angesehen wird. Anders gesagt: Welche Verhaltensweisen erhalten durch den Analytiker eine negative Bewertung im Sinne von »Agieren«? Diese Formulierung weist darauf hin, dass der Psychoanalytiker einschließlich seiner Vorgaben (z. B. Rahmen, Festlegungen, Grundregel) hier einen wesentlichen Einfluss hat, obwohl scheinbar nur der Analysand die vereinbarten Spielregeln in Frage stellt oder aufkündigt und von der erwünschten Gestaltung des Dialogs und der Beziehung, nämlich mit **Worten** und durch **Erinnern**, abweicht.

Entdeckung des Phänomens

Freud entdeckte das Phänomen, das er Agieren nannte, im Zusammenhang mit der Übertragung Doras, und beschrieb es im *Bruchstück einer Hysterieanalyse* (Freud 1905e). Erst nach der Schrift *Erinnern, Wiederholen und Durcharbeiten* (Freud 1914g) nahm es einen bedeutungsvollen Platz in der psychoanalytischen Technik ein. Das Agieren wird hier aus der psychoanalytischen Situation und aus der Übertragung abgeleitet. Freud vergleicht die psychoanalytische Technik mit der Hypnose und erwähnt verschiedene Komplikationen, um dann so fortzufahren:

> Halten wir uns zur Kennzeichnung des Unterschiedes an den letzteren Typus, so dürfen wir sagen, der Analysierte **erinnere** überhaupt nichts von dem Vergessenen und Verdrängten, sondern er **agiere** es. Er reproduziert es nicht als Erinnerung, sondern als Tat, er wiederholt es, ohne natür-

> lich zu wissen, dass er es wiederholt (Freud 1914g, S. 129).

Kanzer (1966, S. 538) spricht deshalb von der »motorischen Sphäre der Übertragung«.

Der Ausdruck »Agieren« vermischt nun zwei Bedeutungen, worauf Laplanche u. Pontalis (1972, S. 46) hinweisen: Die **Aktualisierung** in der Übertragung und die Zuflucht zur **motorischen Aktion** und zum Handeln. Diese Verbindung hat einerseits mit der Entdeckung des Begriffs beim Fall Dora, andererseits mit dem Modell der affektiv-kognitiven Abläufe in ihrer Beziehung zur Motilität zu tun. Die Konstruktion des psychischen Apparats lässt den seelischen Vorgang i. Allg. vom »Wahrnehmungsende zum Motilitätsende« verlaufen (Freud 1900a, S. 542).

Bezogen auf die unbewussten Wunschregungen meint Freud:

> Die Tatsache der Übertragung sowie die Psychosen belehren uns, dass sie (die unbewussten Wunschregungen) auf dem Weg durch das System des Vorbewussten zum Bewusstsein und zur Beherrschung der Motilität durchdringen möchten (Freud 1900a, S. 573).

Da außerdem affektive und averbale Äußerungen in der psychoanalytischen Situation dem Begriff Agieren zugeordnet werden, ist eine Verwirrung entstanden, auf die viele Autoren hingewiesen haben (Greenacre 1950; Ekstein u. Friedman 1959; Rangell 1968; Scheunert 1973). Indem Freud

> die Übertragung auf die Person des Analytikers als eine Form des Agierens beschreibt, hat er die Wiederholungsphänomene in der Übertragung von denen des acting out nicht eindeutig unterschieden und nicht klar formuliert (Laplanche u. Pontalis 1972, S. 36).

Freud betont auch im Spätwerk vorwiegend den Zusammenhang zwischen Erinnern und Agieren (1940a, S. 101): Der Patient »… agiert gleichsam vor uns, anstatt uns zu berichten«. Das Dilemma liegt nun in den möglichen Lesarten dieses »anstatt«: Verstehen wir das »anstatt« bewertend am traditionellen psychoanalytischen Über-Ich orientiert, dann ist es eine Verfehlung gegenüber den psychoanalytischen Spielregeln, wenn der Patient agiert statt zu berichten. Oder sehen wir in Freuds Bemerkung eher eine Anregung, unsere Aufmerksamkeit, unsere teilnehmende Beobachtung, auf Vorgänge und Kommunikationen jenseits des »Berichtens« zu richten? Jenseits des sprachlichen Erzählens? Oder aber diesseits des Berichtens, nämlich in der gegenwärtigen Beziehung oder in einer aktualisierten Übertragung?

Agieren geschieht auch außerhalb der eigentlichen Übertragung:

> Wir müssen also darauf gefasst sein, dass der Analysierte sich dem Zwange zur Wiederholung, der nun den Impuls zur Erinnerung ersetzt, nicht nur im persönlichen Verhältnis zum Arzt hingibt, sondern auch in allen anderen gleichzeitigen Tätigkeiten und Beziehungen seines Lebens, zum Beispiel, wenn er während der Kur ein Liebesobjekt wählt, eine Aufgabe auf sich nimmt, eine Unternehmung eingeht (Freud 1914g, S. 130).

Agieren steht jedoch nicht nur im Verhältnis zu Erinnern und Wiederholen, sondern es hat Bedeutungen und Funktionen, die eine rein behandlungstechnische Einordnung und Unterscheidung ungenügend erscheinen lassen. Laplanche u. Pontalis (1972, S. 36) und viele andere seither regten daher ein erneutes Nachdenken über die psychoanalytischen Handlungs- und Kommunikationstheorien an, das im Zusammenhang des Agierens u. E. folgende Themen einschließen müsste: affektive und impulsive Abreaktion und Kontrolle; blindes Sichausleben und zielstrebiges Handeln; motorische Abfuhr und hochorganisierte Handlungen wie Spiel und szenische Darstellung, Beziehungsgestaltung, kreative Leistungen, andere Spannungs- und Konfliktlösungen durch differenzierte und komplexe Bewegungs- und Handlungsabläufe; Agieren als Ergebnis und Lösung von Abwehr- und Anpassungsmöglichkeiten.

Es gibt eine große Zahl unbewusster Bedingungen, durch die eine Tendenz zum Agieren verstärkt werden kann:

(Frühe) Traumata **können** mit einer defizienten Fähigkeit zur Symbolbildung einhergehen, da Gedächtnis und Erinnerung mit dem Erwerb von Wortsymbolen zusammenhängen, die ihrerseits erst zu einer brauchbaren Struktur des Erinnerungsapparats führen (Blos 1963). **Diese klinische Hypothese wird durch neuere psychoanalytische und neurophysiologische Forschungen bestätigt** (Fonagy et al. 2002). Störungen des Realitätssinns, visuelle Sensibilisierung, Fixierungen auf der Ebene der »Magie des Handelns« sind verschiedenartige Bedingungen, die eine Betonung der Handlungssprache gegenüber der Wortsprache bewirken können. Gleichzeitig sind Phantasie und Aktion präverbale Problemlösungs- und Kommunikationsmöglichkeiten.

Durch Handlungen kann ein stärkeres und unmittelbares Gefühl einer Selbstveränderung bewirkt werden als durch Worte, auch ist die Möglichkeit einer Beeinflussung der äußeren Wirklichkeit und der Objektwelt größer. Agieren kann die Funktion haben, Spannungen zu bewältigen und das Gefühl für die Wirklichkeit herzustellen oder zu restituieren. Schließlich stellt Agieren eine Möglichkeit dar, die Außenwelt im Sinne rücksichtslosen Lustgewinns zu benutzen (Blos 1963).

Agieren kann der Abwehr von passiven Wünschen und damit verbundenen Ängsten dienen, aber auch einem Ungeschehenmachen von Ohnmachtserleben und traumatischer Hilflosigkeit. Für die Ablösungssituation in der Adoleszenz wird das Agieren als häufige und angemessene Lösung beschrieben: Die durch Abzug der Libido von den wichtigen (Eltern-)Objekten entstandene Ich-Verarmung wird durch Überbesetzung der Außenwelt bzw. der Interaktionsmöglichkeiten mit ihr kompensiert (womit natürlich gleichzeitig wichtige neue Erfahrungen gesammelt werden). Diese Erfahrung wirft u. E. gleichzeitig Licht auf die Rolle des Agierens bei Trennungen, aber auch bei Entwicklungsschritten und dem damit verbundenen Abschied von der Vergangenheit.

Die Liste von Bedeutungen und Funktionen des Agierens könnte fortgesetzt werden. Sie zeigt die Vieldeutigkeit des Begriffs und die Schwierigkeit einer behandlungstechnischen Definition. Boesky (1982, S. 52) hat deshalb vorgeschlagen, von Agieren nur im Zusammenhang mit Wiederholen und Durcharbeiten zu sprechen. Wir haben einige Bedeutungen angeführt, weil ein differenzierteres Verständnis des Agierens es ermöglicht, dieses innerhalb und außerhalb der Behandlungssituation zu akzeptieren, es zu integrieren und es so der analytischen Bearbeitung zugänglich zu machen. Gleichzeitig wird dadurch die negative Bedeutung auf Verhaltensweisen begrenzt, die entweder vorwiegend destruktive Folgen haben und der Verleugnung und Verwirrung dienen oder die die therapeutische Zusammenarbeit ernsthaft bedrohen. Allein die Tatsache, dass es sich um einen Vorgang handelt, der die Kapazität und Toleranz des Analytikers belastet, sollte nicht zu einer negativen Bewertung führen. Dabei ist es zweitrangig, ob es sich im Einzelfall um habituelle oder um akzidentelle Verhaltensweisen und Reaktionen handelt.

! Behandlungstechnisch ausgedrückt sollten nicht Wertungen und Regeln, sondern in erster Linie Deutungen das Agieren in der Übertragung und im Dienste des Widerstands so in Schranken halten, dass ein fruchtbarer Behandlungsprozess möglich bleibt.

Agieren im Widerspruch zu Freuds Analysekonzept

Freud hat aus praktischen, präskriptiven Gründen daran festgehalten, dass in »der analytischen Behandlung nichts anderes als ein Austausch von Worten zwischen dem Analysierten und dem Arzt« vorgeht (Freud 1916, 1917, S. 9), nicht zuletzt aus historischen Gründen im Hinblick auf Risiken der »wilden« Analyse in den ersten Jahrzehnten der Psychoanalyse. Das Wort ist das Merkmal der psychoanalytischen Behandlung. Durch das Liegen auf der Couch wollte Freud den expressiv-motorischen Bereich des Erlebens und Verhaltens aus ganz bestimmten theoretischen Erwägungen heraus blockiert wissen: Durch Einschränkung der Motilität wollte er die Abfuhr nach außen unterbrechen und den Druck nach innen verstärken, um dadurch das Erinnern erleichtern zu können. Durch Abstinenz und Frustration sollte der innere Druck ansteigen, um rückwirkend Erinnerungen wiederzubeleben.

Da durch **Regression gleichzeitig Phantasietätigkeit** gefördert wird, entsteht eine gewisse Neigung zum Agieren, zur agierenden Wiederholung, die der Aufforderung zum Verbalisieren und zum gedanklichen Probehandeln entgegenläuft. Infantile Gefühle, Konflikte und Phantasien werden in der Übertragung wiederholt, das Ich des Analysanden soll jedoch unter den reifen Bedingungen des Verbalisierens und der Introspektion funktionieren – Bedingungen, von denen die Analyse bestimmt wird und lebt. Auch die Erhöhung der Spannung (Druckerhöhung durch Verringern des Handlungsspielraums, durch Abstinenz und durch Frustration) bahnt zusätzliche regressive Ausdrucksmöglichkeiten (Abfuhr, Anpassung, Abwehr). Da die Gebärdensprache im Liegen behindert ist und auch der Blickkontakt fehlt, bleibt Sprechen das wesentliche Kommunikationsmittel. Dieses ist aber kein wirkungsvoller Ersatz für verdrängte oder unterdrückte Aktionstendenzen. Blum (1976) erwähnt besonders präverbale Erlebnisse, für die Worte ebenso unzureichend sind wie für manche Affekte, Empfindungen und Stimmungen.

! Es kann keine Analyse ohne ein gewisses Agieren geben. Es ist unmöglich, dass alle Aspekte des Erlebens (und der Neurose) in Worten zum Ausdruck gebracht werden. Mit Boesky (1982) nennen wir das Agieren das Potenzial zur Aktualisierung, das der Übertragungsneurose innewohnt.

Der Fall Dora

Die trotz alledem vorhandene Skepsis gegenüber dem Agieren dürfte auch mit der Entdeckung und Beschreibung des Agierens im Fall Dora zusammenhängen, nämlich mit dem Abbruch der Behandlung durch die Patientin. Freuds Beschreibung wollen wir uns nun zuwenden, um daran heutige Sichtweisen zu erläutern. Doras Analyse dauerte im Jahr 1900 nur elf Wochen.

> Zu Anfang war es klar, dass ich ihr in der Phantasie den Vater ersetzte, wie auch bei dem Unterschiede unserer Lebensalter nahelag. Sie verglich mich auch immer bewusst mit ihm, suchte sich ängstlich zu vergewissern, ob ich auch ganz aufrichtig gegen sie sei, denn der Vater »bevorzuge immer die Heimlichkeit und einen krummen Umweg«. Als dann der erste Traum kam, in dem sie sich warnte, die Kur zu verlassen wie seinerzeit das Haus des Herrn K., hätte ich selbst gewarnt werden müssen und ihr vorhalten sollen: »Jetzt haben Sie eine Übertragung von Herrn K. auf mich gemacht. Haben Sie etwas bemerkt, was Sie auf böse Absichten schließen lässt, die denen des Herrn K. (direkt oder in irgend einer Sublimierung) ähnlich sind, oder ist Ihnen etwas an mir aufgefallen oder von mir bekannt geworden, was Ihre Zuneigung erzwingt, wie ehemals bei Herrn K.?« Dann hätte sich ihre Aufmerksamkeit auf irgend ein Detail aus unserem Verkehre, an meiner Person oder an meinen Verhältnissen gerichtet, hinter dem etwas Analoges, aber ungleich Wichtigeres, das Herrn K. betraf, sich verborgen hielt, und durch die Lösung dieser Übertragung hätte die Analyse den Zugang zu neuem, wahrscheinlich tatsächlichem Material der Erinnerung gewonnen. Ich überhörte aber diese erste Warnung, meinte, es sei reichlich Zeit, da sich andere Stufen der Übertragung nicht einstellten und das Material für die Analyse noch nicht versiegte. So wurde ich denn von der Übertragung überrascht und wegen des X, in dem ich sie an Herrn K. erinnerte, rächte sie sich an mir, wie sie sich an Herrn K. rächen wollte, und verließ mich, wie sie sich von ihm getäuscht und verlassen glaubte. Sie **agierte** so ein wesentliches Stück ihrer Erinnerungen und Phantasien, anstatt es in der Kur zu reproduzieren. Welches dieses X war, kann ich natürlich nicht wissen: ich vermute, es bezog sich auf Geld, oder es war Eifersucht gegen eine andere Patientin, die nach ihrer Heilung im Verkehre mit meiner Familie geblieben war. Wo sich die Übertragungen frühzeitig in die Analyse einbeziehen lassen, da wird deren Verlauf undurchsichtig und verlangsamt, aber ihr Bestand ist gegen plötzliche unwiderstehliche Widerstände besser gesichert (Freud 1905e, S. 282f.; Hervorhebung im Original).

Hintergrund des Falls

Betrachten wir aufgrund unseres heutigen Wissens Freuds Beschreibung des Agierens von Dora, so muss man wohl von einem folgenreichen Überschätzen unbewusster Erinnerungsspuren gegenüber der Bedeutung der situativen Auslöser der Übertragung und ihrer in diesem Falle negativen Folgen sprechen, die Freud zum Zuwarten veranlassten. Er unterstellt ja fragend in seinem nachträglichen Deutungsvorschlag nach Abbruch der Analyse in seiner Beschreibung: ob sie an **ihm** etwas bemerkt habe, was sie misstrauisch mache, wie bei Herrn K.; oder ob ihr etwas an **ihm** aufgefallen sei, was ihre Zuneigung erzwinge, wie ehemals bei Herrn K.

Die katamnestische Aufarbeitung dieser Krankengeschichte durch Deutsch (1957), Erikson (1966), Kanzer (1966) und neuerdings u. a. Mahony (2005) macht es wahrscheinlich, dass Doras Agieren situativ motiviert war, was Freud nachträglich betonte, wenngleich er diese Schlussfolgerung daraus 1905 noch nicht gezogen hatte.

Freud war auf der Suche nach den sexuellen Phantasien dieses hysterischen Mädchens, das nach zwei Verführungsversuchen durch Herrn K. krank geworden war. Er versuchte, die unbewusste »Wahrheit« ihrer (letztlich inzestuösen) Phantasien zu ergründen. Vor dem Hintergrund des vehement abgewiesenen Verführungsversuchs schienen Doras Erinnerungen solche Annahmen über ihre Erregung und ihre vielfältigen Empfindungen nahezulegen.

Dora aber ging es um eine andere Wahrheit: Sie wollte ihren Vater und ihre Umgebung der Unaufrichtigkeit überführen. Dieser hatte ein verheimlichtes, Dora aber bekanntes Verhältnis mit Herrn K.'s Frau, und er hatte in Freuds Praxis bei der Anmeldung seiner Tochter betont, Dora bilde sich ihre Szene mit Herrn K. nur ein. Lidz u. Fleck (1985, S. 444ff.) haben Doras Krankheitsgeschichte unter familiendynamischen Gesichtspunkten reinterpretiert. Den rein menschlichen, sozialen und familiären Verhältnissen wurde, so zeigen Lidz u. Fleck im Detail, entgegen Freuds eigener Zielsetzung (1905e, S. 176) nicht die gebührende Aufmerksamkeit zugewendet. Lidz u. Fleck werfen eine Reihe von Fragen auf, die allesamt darauf hinauslaufen, dass Freud den verwickelten Familienverhältnissen und deren Auswirkungen auf Doras Erleben und Krankheitsgeschichte nicht ausreichend Rechnung getragen hat. In der Krankengeschichte wurde beispielsweise nicht berücksichtigt, dass Doras Vater wiederholt die Grenzen zwischen den Generationen verletzte, indem er seine Tochter zuerst als Ersatz für seine Frau benutzte und dann als ein Mittel, um auf Herrn K., den Ehemann seiner Geliebten, abzulenken. Beide Autoren stellen noch weitere Fragen im Zusammenhang mit dem Begriff der Abgrenzung zwischen den Generationen (»generation boundary«), und sie kommen zu dem Ergebnis, dass Doras Eltern im Zusammenspiel mit dem Ehepaar K. fortgesetzt zu Grenzverletzungen beigetragen haben.

Bewertung von Doras Agieren

Erikson (1966) hat das Problem, das sich daraus ergab, dass Dora einer anderen Wahrheit auf der Spur war als Freud, folgendermaßen zusammengefasst:

> Wenn Freud in der Unfähigkeit der Patientin, seiner Art von Wahrheit nachzukommen, in erster Linie die Wirkung unterdrückter triebhafter Strebungen sah, so merkte er doch sicher, dass auch Dora auf der Suche nach einer Art Wahrheit war. Er registrierte die Tatsache und sprach sie der Patientin gegenüber aus, dass »nichts Sie so sehr in Wut bringen kann, als wenn man glaubt, Sie hätten sich die Szene am See eingebildet«; und »dass sie sich ängstlich zu vergewissern (suchte), ob ich auch ganz aufrichtig gegen sie sei«. Und tatsächlich hatte das Mädchen guten Grund zu dem Verdacht, dass die ganze ältere Generation gegen sie konspiriere. Hatte nicht ihr Vater Freud aufgefordert, sie zur Vernunft zu bringen? Freud sollte seiner Tochter die Angelegenheit der versuchten Verführung durch Herrn K. »ausreden«. Der Vater hatte alle Ursache zu diesem Wunsch – und hier kommen wir zu dem Verdacht eines erotischen Tauschhandels, den sie später gegen ihre Familie erhob –, denn Herrn K.'s Frau war seine gute Geliebte, und er schien bereit zu sein, Herrn K.'s Annäherungen an sei-

> ne Tochter zu übersehen, wenn er in seinen Angelegenheiten ungestört blieb. Dora, ohne Zweifel, war verliebt in Herrn K., den Freud als ganz präsentablen Mann empfand. Aber man möchte wissen, wie viele von uns heute ohne Widerspruch der Behauptung folgen könnten, ein gesundes junges Mädchen brauche unter solchen Umständen Herrn K.'s Annäherungen »weder als taktlos noch beleidigend« zu empfinden. Die Art und die Schwere von Doras pathologischer Reaktion stempeln sie natürlich zur klassischen Hysterischen ihrer Tage; aber die Motivation für ihr Krankwerden und ihre fehlende Motivation, gesund zu werden, scheinen heute Überlegungen hinsichtlich der jugendlichen Entwicklung herauszufordern, die über die sexuellen Konflikte hinausgehen (obwohl sie sie einschließen), die damals im Brennpunkt von Freuds Untersuchungen standen.
>
> Freuds Bericht zeigt also, dass Dora nicht nur die Erkenntnis, sondern auch die offizielle Anerkennung der historischen Wahrheit suchte, während ihr Arzt auf der psychischen Realität **hinter** der historischen Wahrheit bestand: denn seiner Ansicht nach konnte nur ihr eigener Konflikt zwischen Liebe und Abgestoßensein das Wesen ihrer Symptome erklären (S. 154f.).

Dora kam es hier offenbar auf die eigene Einschätzung und deren Verwirklichung an. Blos (1963) beschrieb aufgrund seiner Erfahrungen mit Adoleszenten, dass in Fällen, wo die Wirklichkeit durch die Umgebung in einer für das Kind traumatischen Weise verschleiert worden sei, das Agieren eine wichtige Funktion habe. Es diene dann der Wiederherstellung des Realitätssinnes. Nun ist bei einem Behandlungsabbruch die Funktion des Agierens nachträglich nicht mehr zu bearbeiten. Der im Nachwort beschriebene Verlauf zeigt jedoch, dass ein Eingehen auf Doras Anliegen das Risiko des Agierens oder gar des Abbruchs verringert hätte. Ein Fehler in der Einstellung, in der Fokussierung, hatte das Agieren bedingt. In der speziellen Behandlungssituation, auf die Freud selbstkritisch zurückblickt, war es eine versäumte Deutungsaktivität.

8

Schlussfolgerungen

Welchen Schluss zog **Freud** aus dem therapeutischen Augenblick, der dem Agieren Doras, dem nicht angekündigten Wegbleiben, vorausgegangen war? Dora hatte ihm zugehört, ohne wie sonst zu widersprechen, als Freud ihr den Verführungsversuch durch Herrn K. und ihre Wut darüber, dass man diese Szene ihrer Einbildung zuschriebe, tiefer zu deuten versucht:

> Ich weiß nun, woran Sie nicht erinnert werden wollten, dass Sie sich einbilden, die Werbung sei ernsthaft, und Herr K. werde nicht ablassen, bis Sie ihn heiraten (1905e, S. 272).

Dora »schien ergriffen, nahm auf die liebenswürdigste Weise mit warmen Wünschen zum Jahreswechsel Abschied und – kam nicht wieder«. Freud führte also Doras Ärger darauf zurück, dass sie sich bei einem geheimen Wunsche ertappt fühlte, wann immer von Einbildung die Rede war.

Nun war Dora 1900 ein etwa 18-jähriges Mädchen, das sich in einer Entwicklungsphase der Phase adoleszenten Ablösung befand, von der wir heute sagen würden, dass das Agieren (einschließlich von Behandlungsunterbrechungen) nichts Ungewöhnliches ist, ja ähnlich dem Probehandeln eine wichtige Entwicklungsfunktion hat. Allerdings ist der Abbruch der Behandlung anders zu beurteilen als Formen des Agierens, die die therapeutische Zusammenarbeit nicht bedrohen oder der Verleugnung dienen.

Dabei bleibt offen, ob selbst ein Behandlungsabbruch ein Agieren ist, welches unter bestimmten Bedingungen für einen **Patienten** die angemessene Möglichkeit zur Aktion (und nicht nur zur Aktualisierung eines unbewussten Konflikts) darstellt. Eine einmalige spätere Konsultation wegen »Gesichtsneuralgie« ein Jahr später änderte zwar am Entschluss, die Behandlung zu beenden, nichts. Dennoch machte die Patientin u. E. aus dem Abbruch eine Beendigung (»... erschien sie bei mir, um ihre Geschichte zu beenden ...«; Freud 1905e, S. 284) und teilte Freud so viel mit, dass seine damaligen und unsere heutigen Schlüsse möglich sind. Für die 18-jährige Dora scheint es eine wichtige Entscheidung gewesen zu sein, die Behandlung zugunsten der Klärung ihres bewussten Anliegens nicht weiterzuführen. Die psychoanalytische Nachbearbeitung des Dora-Falls ist nach wie vor nicht abgeschlossen (▶ Band *Forschung*, Kap. 3; Levine 2005).

Agieren und Handeln

Es sind vor allem auch die **Folgen**, die eine Handlung zum **unerwünschten** Agieren machen, seien sie (unbewusst) beabsichtigt oder nicht. Die Folgen sind es auch, die früher zu der häufig ausgesprochenen Empfehlung geführt haben, während der Analyse sollte der Analysand keine lebenswichtigen Entscheidungen treffen (Freud 1914g). Bei kurzen, nur Monate dauernden Analysen mag die Empfehlung, wichtige Entscheidungen aufzuschieben oder in der Schwebe zu halten, sinnvoll gewesen sein, wenn sie nicht mehr besagt als die Aufforderung zum Nachdenken.

Heute ist ein solcher Eingriff bedenklich. In jedem Fall ist es unumgänglich, die Auswirkungen solcher direkter oder indirekter Anregungen auf den Patienten im Auge zu behalten. Regeln, die aufgestellt wurden, um dem Agieren entgegenzuwirken, können einen gegensätzlichen Effekt haben und innerhalb oder außerhalb der analytischen Situation zu schwer zu überblickbaren unbewusst gesteuerten Ersatzhandlungen führen. Dadurch entfernt sich das analytische Geschehen zwangsläufig weiter vom angenommenen übertragenen Konflikt, und die eigenständigen, aus der Gegenwart der psychoanalytischen Beziehung sich ergebenden Auslöser (Enttäuschung Doras an Freud) gewinnen noch mehr Bedeutung.

Zusammenhang von Agieren und Wiederholung

Aufgrund seiner theoretischen Konzeption musste Freud zu der Annahme kommen, dass das Agieren in so enger Beziehung zur Wiederholung stehe, dass er seine selbstkritische Beobachtung zur aktuellen Genese der Enttäuschung und des Agierens in der Beziehung zwischen ihm und Dora vernachlässigte.

Heute sind wir hellhöriger, denn wir wissen, dass die theoretische Konzeption (Emotionalität und Motorik gehen dem Erinnern voraus) dem behandlungstechnischen Modell (Erinnern hat den Vorrang) entgegenläuft. Hinzu kommt, dass die Zunahme der Analysedauer jene Regressionen fördern kann, die mit dem Vorherrschen prä- und nonverbaler Kommunikations- und Aktionsmodi einhergeht. Diese Spannung findet in der Geschichte der psychoanalytischen Technik ihren Niederschlag in der Diskussion der therapeutischen Funktion von Erleben und Erinnern beginnend mit Ferenczis u. Ranks Buch (1924) über Balints Neubeginn (1934) bis heute (s. Thomä 1983a, 1984, 2002).

Durch die Betonung der Wiederholung in der Übertragung und ihrer Aufhebung durch Deuten wurde die innovative, kreative Seite des Agierens (insbesondere in der psychoanalytischen Situation) vernachlässigt. Diese wichtige Komponente stellte Balint im Neubeginn dar. Dadurch wurde, historisch gesehen, das Agieren und Mitagieren (s. auch Klüwer 1995) im Einzelfall (und unter anderem Namen) sanktioniert.

Die Vernachlässigung der innovativen Seite kann dazu führen, dass Patienten unwillkürlich zum »blinden« Agieren außerhalb der Analyse gedrängt werden. Zweifellos ist es

> uns sehr unerwünscht, wenn der Patient außerhalb der Übertragung **agiert**, anstatt zu erinnern; das für unsere Zwecke ideale Verhalten wäre, wenn er sich außerhalb der Behandlung möglichst normal benähme und seine abnormen Reaktionen nur in der Übertragung äußert (Freud 1940a, S. 103).

Wenn aber das Agieren in der psychoanalytischen Situation und gerade in der Übertragung dem Erinnern vorausgeht und genetisch gesehen älteren Schichten angehört, kann das Erinnern erst im zweiten Schritt erfolgen. Macht man diesen Schritt in der Analyse zuerst, so fehlt der affektive Tiefgang. Es resultieren dann überwiegend rationale Rekonstruktionen innerhalb und das Agieren von Emotionen außerhalb der Analyse.

Agieren als zulässiges psychoanalytisches Kommunikationsmittel

Zeligs (1957) versteht unter Agieren **in** der psychoanalytischen Situation alle nonverbalen Kommunikationen. Hält es sich in Grenzen, was durch Verstehen und Deuten, durch eine geeignete Technik und Haltung gefördert werden kann, so kann es sehr viel leichter als das Agieren außerhalb der Analyse in die interpretierende Analyse einbezogen werden und zu Einsicht und Veränderung überleiten. In diesem Sinn rückt das Agieren in die Nähe der Veränderung, die Balint als Neubeginn beschrieben hat. Hing die negative Bewertung des Agierens mit der theoretischen Herleitung vom Wiederholen, das durch Erinnern bzw. Einsicht überwunden werden sollte, zusammen, so wird nun für die Praxis klar, dass Agieren in der psychoanalytischen Situation unumgänglich, ja förderlich ist. Der gelegentlich hierfür gebrauchte Ausdruck »acting in« als Gegensatz zu »acting out« ist irreführend und sollte vermieden werden, da Agieren innerhalb und außerhalb der psychoanalytischen Beziehung mit »acting out« übersetzt ist . Acting »out« bezieht sich nicht auf »außerhalb der psychoanalytischen Situation«, sondern auf handelnde Transformationen von intrapsychischen in interaktionelle (Außen-)Szenerien.

In der Behandlung vollzieht sich weit mehr als »ein Austausch von Worten«: Trotz des durch die Regeln eingeschränkten Handlungsspielraums wird fortlaufend averbal kommuniziert. Nicht nur bei regredierten Patienten bleibt also dem Analytiker gar nichts anderes übrig, als »das Agieren ... als Kommunikationsmittel zuzulassen« (Balint 1968; dt. 1970, S. 217).

Die einzigartigen Vorzüge der interpretierenden psychoanalytischen Methode werden nicht gefährdet, wenn die Bedingungen des Dialogs »agierfreundlich« gestaltet werden. Dass Eissler **bereits** 1950 Modifikationen als unerlässlich bezeichnete, wenn sie dem Ziel der Strukturveränderung dienen, zeigt, wie groß der Spielraum sein sollte.

Malignes und benignes Agieren

Jede rigide, jede flexible Gestaltung der Atmosphäre und des verbalen Dialogs ist auf ihre Auswirkung hin zu untersuchen. Die Deprivation erreicht bei der von uns pointiert sog. neoklassischen Spiegeltechnik eine besondere Intensität. Nach der Theorie müssten hierbei besonders fruchtbare Erinnerungen zutage gefördert werden. Das Gegenteil ist häufig der Fall: Es kommt oft zu antitherapeutischem Agieren in beunruhigendem Ausmaß. Die Einschränkungen der psychomotorischen und sinnlichen Kommunikation auf den verbalen Austausch mit einem unsichtbaren, seine Anonymität bewahrenden Gesprächsteilnehmer läuft der menschlichen Natur zuwider. Selbstdarstellungen sind auf positive und negative, auf gefühlsmäßig modulierte Rückmeldungen angewiesen (»Resonanz«) und sie spielen sich gewöhnlich über alle Sinne einschließlich der unterschwelligen Wahrnehmungen ab. Die Erfahrung zeigt auch, dass unter zu sehr frustrierenden Bedingungen, einer zu kargen Gestaltung der Beziehung oder einer zu wenig resonanten, unempathischen Haltung im Dialog negative Affekte, Trotz, ja Hass überhand nehmen können und insbesondere im Verein mit entsprechenden Übertragungen zu Manifestationen malignen Agierens und Behandlungsabbrüchen führen können oder noch schlimmere Folgen haben (Fäh 2002).

Es ist nicht von der Hand zu weisen, dass die Überbewertung des Erinnerns und die damit zusammenhängende Vernachlässigung der mit dem Körper-Ich verbundenen Sensationen, die auch auf der Couch als Rudimente, z. B. von Bewegungslust, auftreten können, **malignes** Agieren fördern. Hierbei wird mit aller Macht im Agieren innerhalb oder außerhalb der analytischen Situation nach Anerkennung der unerkannt und unbenannt gebliebenen körpernahen Selbstgefühle gesucht. Diese sind übrigens in Form des »Mitsprechens« der körperlichen Symptome (Freud 1895d) eng mit dem Erinnern verbunden. Die Aufteilung in »Erinnern« und »Agieren« hat diese ursprüngliche Verbindung theoretisch unterbrochen. Da Agieren die körpernahen Erfahrungen umfasst, liegt es nahe, diesen Terminus zur Beschreibung averbalen oder unreflektierten Verhaltens heranzuziehen.

Es ist notwendig, dass Analytiker eine realistische Einschätzung ihrer Kompetenz finden und sich ihr Sicherheitsgefühl in der Behandlungssituation erhalten. Dazu gehört, dass sich der Analytiker durch eine gewisse Beschränkung der Variablen und Reduktion der Ausdrucksmöglichkeiten in der analytischen Begegnung die nötige Übersicht über das erhält oder schafft, was in der Analyse geschieht. Dies ist eine Voraussetzung für die Behandlung, auf die ein Patient Anspruch hat.

Wahrscheinlich ist das Zulassen und Handhaben von Agieren in der analytischen Situation und das Ermöglichen neuer Lösungen in besonderem

Maße von der Kapazität und Flexibilität abhängig, mit der der Analytiker nicht nur die psychogenetische Vergangenheit, sondern v. a. die Gegenwart der analytischen Beziehung aufnimmt und überblickt: die Fähigkeit, offen zu sein für die Phänomene in der aktuellen Begegnung, für Verhaltensweisen, Vorstellungen und Empfindungen, die im Hier und Jetzt meist schwerer zu thematisieren sind als Wiederholungen von Vergangenem.

! Um das Agieren innerhalb und außerhalb der psychoanalytischen Situation (»acting out«, »enactment«) in seiner Natur und in unbewussten interaktionellen Bedeutung zu verstehen und zu bearbeiten, müssen folgende Punkte beachtet werden:

1. Die sorgfältige Analyse der Gegenübertragung ist nützlich und notwendig: Über sie wird das Erkennen der unbewussten Verstrickung des regredierten bzw. präautonomen Subjekts und die Bearbeitung seiner aktuellen oder habituellen Übertragung erleichtert.
2. Die intersubjektiven Komponenten (Mit- und Gegenagieren und die möglichen eigenen Fehler, die der Psychoanalytiker zum Agieren beiträgt, (s. auch Renik 1993b) können nur auf diesem Wege erkannt werden.

Über die **Leitlinie** dynamisch-aktueller, erlebnisnaher Affekte und Vorstellungen kann es gelingen, Vergangenes besser zu erkennen, um wiederum die Gegenwart gegenwärtiger und freier werden zu lassen.

8.7 Durcharbeiten

Begriffserläuterung

Schon in den *Studien zur Hysterie* nimmt das Durcharbeiten einen hervorragenden Platz in Freuds Praxis ein. Die therapeutische **Durcharbeitung** wird mit der mehrfachen Determinierung von Symptomen und mit der »Enge des Bewusstseins« begründet:

> Es kann immer nur eine einzelne Erinnerung ins Ich-Bewusstsein eintreten; der Kranke, der mit der Durcharbeitung dieser einen beschäftigt ist, sieht nichts von dem, was nachdrängt, und vergisst das, was bereits durchgedrungen ist (Freud 1895d, S. 295).

Das therapeutische Vorgehen wurde bereits damals kausal aufgefasst: Wenn die pathogenen Erinnerungen und die ihnen zugehörigen Affekte bewusst geworden und auf- oder durchgearbeitet sind, dann müssen die von ihnen abhängigen Symptome endgültig erledigt sein. Die Intensitätsschwankungen von Symptomen während der Therapie wie auch ihre schließliche Auflösung wurden mit dem **Aufarbeiten** pathogener Erinnerungen, gegen die sich ein Assoziationswiderstand richtet, erklärt. Mit dem Auftauchen einer einzigen Erinnerung und der einmaligen Abreaktion eines »eingeklemmten Affekts« oder, wie wir heute sagen würden, mit der Einsicht in einen unbewussten Zusammenhang, ist es nicht getan:

> Kraft der reichlich vorhandenen kausalen Verbindungen wirkt **jede noch unerledigte pathogene Vorstellung** als Motiv für **sämtliche Schöpfungen der Neurose**, und erst mit dem letzten Wort der Analyse schwindet das ganze Krankheitsbild … (Freud 1895d, S. 304; Hervorhebungen durch die Verfasser).

Die pathogenen Vorstellungen verursachen immer wieder neue Assoziationswiderstände, deren Aufarbeitung beim Vordringen von Schicht zu Schicht auf den pathogenen Kern hin den Symptomen den Boden entzieht und schließlich zur Abreaktion führt – so beschrieb Freud zunächst den therapeutischen Vorgang. Das Durcharbeiten wurde dann im Titel der Schrift *Erinnern, Wiederholen und Durcharbeiten* hervorgehoben. Nur eine Seite widmet Freud (1914g) diesem behandlungstechnischen Problem, das bis zum heutigen Tag noch nicht verbindlich gelöst werden konnte (Sedler 1983).

Die gegenwärtigen Kontroversen und unsere Lösungsvorschläge kreisen um Fragen, zu denen der Leser leichter einen Zugang findet, wenn wir die wichtigsten Stellen aus Freuds wegweisender Arbeit wiedergeben. Es hatte sich als Irrtum erwiesen, dass das Benennen eines Widerstands genüge, diesen zum Verschwinden zu bringen:

> Man muss dem Kranken Zeit lassen, sich in den ihm unbekannten Widerstand zu vertiefen, ihn **durchzuarbeiten**, ihn zu überwinden, indem er ihm zum Trotze die Arbeit nach der analytischen Grundregel fortsetzt. Erst auf der Höhe desselben findet man dann in gemeinsamer Arbeit mit dem Analysierten die verdrängten Triebregungen auf, welche den Widerstand speisen, und von deren Existenz und Mächtigkeit sich der Patient durch solches Erleben überzeugt (Freud 1914g, S. 135f.; Hervorhebung im Original).

Die gemeinsame Arbeit führt also zum Höhepunkt des Widerstands, und dort wird das Durcharbeiten zu jenem Stück der Arbeit,

> welches die größte verändernde Wirkung auf den Patienten hat und das die analytische Behandlung von jeder Suggestionsbeeinflussung unterscheidet (Freud 1914g, S. 136).

Nach der Entdeckung, dass die Benennung von Widerständen nicht genüge, sondern erst ein mühevolles Durcharbeiten zu bleibenden Veränderungen führe, blieb noch vieles ungeklärt, das von Freud selbst und zahlreichen ihm nachfolgenden Analytikern erörtert wurde. Wir haben eine klare kausale Behauptung vor uns: Wenn die Widerstände wirklich durchgearbeitet sind, dann müssen die Symptome wie reife Früchte vom Baum der gewonnenen Erkenntnis fallen. An dieser Stelle der Verzweigungen sollten keine neuen Symptome nachwachsen. Man möchte genauer wissen, worin die behauptete verändernde Wirkung des Durcharbeitens besteht.

Bestätigt sich die kausal begründete therapeutische Prognose nicht, dann sind folgende theoretischen Fragen zu klären und in erneuten Bemühungen therapeutisch zu erproben:

- Wie steht es mit der »gemeinsamen Arbeit«?
- Hat der Analytiker zuviel oder zuwenig zur Überwindung der Widerstände beigetragen?
- Ist das Durcharbeiten ausschließlich Sache des Patienten?
- In welchem Verhältnis steht das Durcharbeiten zum Erleben, zur Abreaktion und – nicht zuletzt – zur Einsicht?
- Wo findet das Durcharbeiten statt? Nur in der therapeutischen Situation oder auch außerhalb?
- Drinnen und Draußen – weist diese Gegenüberstellung darauf hin, dass es offenbar beim Durcharbeiten um Transformation von Einsicht, Umsetzung von Selbsterkenntnis in praktisches Handeln und Änderung von Verhaltensweisen geht?

Unsere unvollständige Liste von Fragen macht offenkundig, dass wir uns mitten in der psychoanalytischen Praxis und ihrer Theorie der therapeutischen Wirkung befinden, was zugleich auch heißt: sich um Aufklärung von Misserfolgen bemühen, um die Praxis zu verbessern.

Gescheitertes Durcharbeiten

Dass Fortschritte in Theorie und Praxis nicht immer Hand in Hand gehen, kann an der Geschichte des Durcharbeitens gezeigt werden. Dies hängt mit Freuds Erklärungsversuchen des **Scheiterns** des Durcharbeitens, also der therapeutischen **Misserfolge**, zusammen. Wir muten dem Leser diesen Umweg deshalb zu, weil danach die heutigen Lösungsvorschläge an Plausibilität gewinnen.

Bezog sich therapeutisch wirksames Durcharbeiten zuerst (Freud 1914g) auf das Wiederholen lebensgeschichtlich entstandener Fixierungen und auf ihre »Neuauflage« in der Übertragung, so erklärte Freud das Scheitern zehn Jahre später als »Widerstand des Unbewussten« (1926d, S. 192). Wir haben uns unter ▶ Abschn. 4.4 mit dieser Widerstandsform und Freuds spekulativer Erklärung des Wiederholungszwangs bereits befasst. Der Lektüre jenes Abschnitts kann der Leser entnehmen, warum Freuds naturphilosophische Spekulationen über den Wiederholungszwang gerade das tiefenpsychologische Verständnis des Durcharbeitens belasteten, worauf Cremerius (1978) überzeugend hingewiesen hat.

Die konservative Natur der Triebe, die »Klebrigkeit« (1916–17), die »Trägheit« (1918b) oder die »Schwerbeweglichkeit« der Libido (1940a) und die Tendenz zur Rückkehr zu einem früheren Zustand

– der Todestrieb – schienen den Heilungsvorgang zu erschweren oder gar das Durcharbeiten als wichtigen Akt der Veränderung zu verhindern. Tatsächlich handelt es sich hier um Spekulationen über konstitutionelle Faktoren, die in der einen oder anderen Weise vorliegen mögen, ohne von der psychoanalytischen Methode untersucht werden zu können. Die Grenzen der therapeutischen Reichweite des Durcharbeitens sind auf dem ureigensten Feld der Methode abzustecken. Deshalb ist hervorzuheben, dass Freud wegen der von keinem namhaften Biologen (Angst 1980) akzeptierten Todestrieblehre vernachlässigt hat, die psychologischen Bedingungen von Wiederholungen und ihres Durcharbeitens in und außerhalb der analytischen Situation bis zum äußersten denkbaren Punkt aufzuklären.

! Es gilt, den alternativen Erklärungsansätzen zum Wiederholungszwang, die sich in Freuds Werk finden, nachzugehen und die analytische Situation daraufhin zu untersuchen, ob ihre standardisierte idealtypische Form das Veränderungspotenzial eines durchschnittlichen Patienten optimal mobilisiert.

Eine therapeutisch fruchtbare alternative Erklärung des Wiederholungszwangs liegt beispielsweise für die Wiederkehr traumatischer Ereignisse im Traum vor. Freud sah darin – sowie in der traumatischen Neurose – einen Bewältigungsversuch des Ich, das seelische Gleichgewicht wiederherzustellen. Anfänglich hatte Freud (1905d, S. 93) einen »Bemächtigungstrieb« angenommen, den später Hendrick (1942, 1943a, 1943b) wiedereinzuführen versuchte. Man denke an den Erwerb neuer Fertigkeiten, an die immense kindliche Neugierde oder auch an die Bewegungslust. Dass Freud am kindlichen Spiel die Wiederholung in den Mittelpunkt seiner Interpretation rückte, nicht aber die in ihr sich vollziehende lustvolle Erprobung neuer Handlungen und Wahrnehmungen, führte zu Einseitigkeiten des Theorie- und Praxisverständnisses der Psychoanalyse.

Denn die Kenntnis der Bedingungen für Fixierung und Regression sowie für die damit verbundenen Wiederholungen ist nur die eine Seite der Medaille. Wie und warum es zum unbewussten Suchen und Finden von »Wahrnehmungsidentitäten« kommt – also dazu, dass Menschen an ihren Gewohnheiten und pathologischen Neigungen gegen ihr besseres Wissen und Wollen hängen bleiben –, war Freuds bevorzugtes wissenschaftliches Studienobjekt. Auf der anderen Seite steht die Frage nach der Veränderung. Rerum novarum cupido: Lust will nicht nur Ewigkeit und Wiederholung des gleichen. Wir sind begierig, Neues zu erfahren und zu begreifen, und wagen uns umso weiter ins Unbekannte hinaus, je größer die Sicherheit ist, die sich anhand zwischenmenschlich bestätigter »Wahrnehmungsidentitäten« gebildet hat oder neu bildet.

Die Leiden und Freuden einsamer Entdecker und Erfinder lassen wir außer Acht. Sehr verkürzt könnte man vielleicht sagen, dass diese sich weitgehend unabhängig von der interpersonalen Bestätigung gemacht haben. Sie finden ihr asketisches Glück im Augenblick des Zusammentreffens ihrer phantasierten, konstruierten oder wissenschaftlichen Erwartung mit dem bis dahin unbekannten Objekt der Natur oder der menschlichen Seele, das dann nicht selten nach seinem Entdecker oder Erfinder benannt wird. Er wird nun mit dem identifiziert, was durch ihn identifiziert wurde.

Da Schritte auf unvertrautem Gebiet mit Unbehagen und Angst einhergehen können, ist es wesentlich, in der therapeutischen Situation günstige Veränderungsbedingungen (im Unterschied zu den Entstehungsbedingungen) zu schaffen. So manche Theorieentwicklung hat die psychoanalytische Technik einseitig beeinflusst und ihre Reichweite eingeschränkt. So wurde das Durcharbeiten entgegen der initialen Forderung oft vernachlässigt, obwohl es eine integrative Funktion hat:

> Die Kur besteht aus zwei Stücken, aus dem, was der Arzt errät und dem Kranken sagt, und aus der **Verarbeitung** dessen, was er gehört hat, von Seiten des Kranken (Freud 1910d, S. 105; Hervorhebung durch die Verfasser).

Doch mit Hören und Sagen ist es nicht genug. Es geht um das Handeln. Das Durcharbeiten befindet sich an der Schnittstelle von Innen und Außen, es hat eine integrative Funktion. Jede Vernachlässigung eines Gesichtspunkts kann dem Patienten die Integration »zerrissener Zusammenhänge« (A. Freud 1936) erschweren.

Durcharbeiten als Meisterung

Dort wo Freud glaubte, das Scheitern auf einen »Es-Widerstand« zurückführen zu müssen, können wir heute aus der theoretischen Fortentwicklung seiner alternativen Idee zur Bedeutung der Wiederholung beim Spielen und im Sinne der Meisterung durch Loevinger (1966), White (1959, 1963) und G. Klein (1976, S. 259ff.) und besonders durch die systematischen Arbeiten der »Mount Zion Group« (Weiss u. Sampson 1986; Weiss 1993) vollen praktischen Nutzen ziehen. Freuds alternative Idee ist in folgendem Zitat enthalten:

> Das Ich, welches das Trauma passiv erlebt hat, wiederholt nun aktiv eine abgeschwächte Reproduktion desselben, in der Hoffnung, deren Ablauf selbsttätig leiten zu können. Wir wissen, das Kind benimmt sich ebenso gegen alle ihm peinlichen Eindrücke, indem es sie im Spiel reproduziert; durch diese Art, von der Passivität zur Aktivität überzugehen, sucht es seine Lebenseindrücke psychisch zu bewältigen (1926d, S. 200).

G. Klein hat Freuds alternative Idee folgendermaßen kommentiert:

Die unbewusste Absicht, ein passiv erlittenes und dem erlebenden Selbst fremd gebliebenes Ereignis in aktiver Weise umzugestalten, bleibt bestehen. Solche Ereignisse sind traumatisch und Angst erregend und führen zur Verdrängung. An der Verdrängung scheitern die Selbstheilungsversuche, weil die Wirkungen unbewusster Intentionen nicht durch Rückkoppelungen wahrgenommen werden können.

Wir fügen hinzu, dass die interpretativen Hilfen des Analytikers beim Durcharbeiten darin bestehen, dass der Patient die unbewussten Absichten seines Handelns und Verhaltens wahrnehmen und kontrollieren lernt. In dieser **Meisterung** sieht Klein in Anlehnung an Erikson kein besonderes, eigenständiges Bedürfnis, das nach Befriedigung strebt, sondern eine Erfahrung des Selbst, das sich als Initiator einer Handlung erlebt. Hierbei differenziert sich das Selbstschema im Rahmen der von Piaget beschriebenen Assimilations- und Akkommodationsvorgänge und anderer Lernprozesse.

Auch bei einem Panel der American Psychoanalytic Association 1964 (s. Schmale 1966) über »working through« wurden lerntheoretische Gesichtspunkte herangezogen, auf die wir im ▶ Abschn. 8.8 eingehen werden.

Durcharbeiten und Einsicht

Nun wirft gerade ein umfassendes Theorie- und Praxisverständnis die Frage auf, in welchem Verhältnis Widerstandsanalyse und Einsicht stehen. Fenichel (1941) und Greenacre (1956) haben das Durcharbeiten als intensive und konzentrierte Widerstandsanalyse beschrieben. Greenson (1965) stellte bei der Definition des Durcharbeitens Einsicht und Veränderung in den Mittelpunkt, wie das folgende Zitat zeigt:

> Die analytische Arbeit, bevor der Patient Einsicht besitzt, betrachten wir nicht als Durcharbeiten: Wir tun dies erst, nachdem er ein gewisses Quantum Einsicht erlangt hat. Das Durcharbeiten bezweckt, Einsicht effektiv zu machen, das heißt, signifikante und bleibende Veränderungen beim Patienten zu bewirken. Indem wir die Einsicht zum Angelpunkt machen, können wir zwischen Widerständen unterscheiden, die Einsicht verhindern, und Widerständen, die es der Einsicht unmöglich machen, Veränderungen herbeizuführen. Die analytische Arbeit an der ersten Serie von Widerständen ist die eigentliche analytische Arbeit – sie hat keine besondere Bezeichnung. Die Analyse jener Widerstände, die die Einsicht daran hindern, Veränderungen herbeizuführen, ist das Durcharbeiten. Zu dieser Arbeit tragen sowohl der Analytiker als auch der Patient bei (S. 282; dt. 1982, S. 184).

Diese Auffassung des Durcharbeitens klärt einige behandlungstechnische Schwierigkeiten. Ihr Erklärungswert liegt darin, dass dadurch die durch E. Kris (1956a, 1956b) beschriebenen zirkulären

Prozesse (Einsicht – therapeutischer Nutzen – Ich-Veränderung – neue Einsicht) in ihrer **Effektivität** bzw. in ihrem **Leerlauf** verständlich werden. Aber der Kreis bewegt sich nicht immer spiralförmig weiter. Einsicht setzt sich nicht regelmäßig in Veränderungen um. Man kann sich mit Freud gut vorstellen,

> dass es nicht ohne Schwierigkeiten abgeht, wenn ein Triebvorgang, der durch Dezennien einen bestimmten Weg gegangen ist, plötzlich den neuen Weg gehen soll, den man ihm eröffnet hat (Freud 1926e, S. 255).

Alte Wege zu verlassen und neue zu finden, also sich zu trennen und Abschied zu nehmen, – diese Seite des Durcharbeitens legt einen Vergleich mit dem Prozess des Trauerns nahe.

Fenichel (1941), Lewin (1950) und Kris (1951, 1956a, 1956b) haben auf Ähnlichkeiten und Verschiedenheiten zwischen Trauern und Durcharbeiten hingewiesen. Wir glauben, dass die Unterschiede zwischen beiden Prozessen noch größer sind, als Stewart (1963) annahm. Dieser Autor macht darauf aufmerksam, dass in der Trauer die Aufgabe darin besteht, sich mit dem Verlust eines Liebesobjekts abzufinden, während es der Zweck des Durcharbeitens ist, Form und Ziele bisheriger Befriedigungen zu ändern und neue zu finden. Bei einem realen Verlust führt auch die Zeit zur Vernarbung, und der Dialog mit dem Toten verändert sich mit dem bewussten und unbewussten Trauerprozess.

Spaltung zwischen Einsicht und Handeln

Anders ist es bei neurotischen Prozessen, die durch Einsicht allein oft deshalb nicht unterbrochen werden, weil aufgrund innerseelischer Bedingungen in der Außenwelt immer wieder Bestätigungen der unbewusst verankerten Dispositionen gesucht und gefunden werden können. Deshalb stabilisiert sich die Symptomatik trotz Einsicht in der Sitzung außerhalb immer wieder nach den alten Klischees. Wir betonen mit Ross (1973, S. 334), dass sich das Durcharbeiten nicht nur in der analytischen Situation vollzieht.

Zur Aufteilung, ja Spaltung zwischen Einsicht und Handeln, zwischen Innen und Außen, kann es umso leichter dann kommen, wenn sich der Analytiker auf Übertragungsdeutungen beschränkt oder das Durcharbeiten hauptsächlich als Teil der Beendigungsphase ansieht. Waelder (1963, S. 206ff.) hat hervorgehoben, dass das Trauern und das Durcharbeiten i. Allg. 1–2 Jahre andauere. Sieht man jeden noch so unscheinbaren Schritt auf dem Hintergrund von Trennung und Verlust, wird auch der Patient das Durcharbeiten auf das letzte Trauer- und Abschiedsjahr der Analyse hinausschieben, anstatt darin eine kontinuierliche Aufgabe zu sehen. Als Beispiel eines Durcharbeitens in der Beendigungsphase erwähnt Waelder (S. 196) die autosuggestive Bemerkung eines Patienten: »Ich sollte aufhören, mich so zu benehmen, und Frieden mit mir selbst machen.« Es steht nicht gut mit dem Durcharbeiten, wenn am Ende nur ein Rekurs auf den sprichwörtlichen guten Vorsatz bleibt.

Das Ziel des Durcharbeitens ist es, Einsicht effektiv werden zu lassen. Uns interessieren deshalb v. a. jene Fälle, bei denen Einsicht nicht weiter führt als zu willentlichen guten Vorsätzen, ohne dass es dem Patienten gelingt, Frieden mit sich selbst zu machen. Warum führt die anlässlich der Widerstandsanalyse gewonnene Einsicht nicht zu den vom Patienten gesuchten und angestrebten Veränderungen? Auf diese Frage gibt es viele Antworten, die sich zum großen Teil darauf beziehen, dass die Einsicht eben noch nicht tief genug ging oder ihr die Überzeugungskraft fehlte, weil sie nicht durch Deutungen innerhalb einer intensiven Übertragungsbeziehung gewonnen wurde.

Negative Nebenwirkungen von Widerstandsdeutungen

Balint geht beispielsweise davon aus, dass das an (Widerstands-)Deutungen gebundene Durcharbeiten überhaupt nur bei jenen Patienten effektiv werden könne, die durch Worte erreichbar sind (Balint 1968; dt. 1970, S. 16ff. und S. 22). Nun ist es nicht jedermanns Sache, eine Kluft zwischen verbalem Austausch und averbaler Beziehung als feststehende Tatsache hinzunehmen. Balint hat selbst zur »Überbrückung der Kluft« aufgerufen. Es liegt also nahe, Widerstandsdeutungen auf ihre negativen Nebenwirkungen hin zu untersuchen. Diese scheinen darin zu liegen, dass der Analytiker sich irgendwie ein Bild über die unbewussten Wünsche und Möglichkeiten des Patienten macht, aber zugleich in Wahrung seiner Neutralität und aus Respekt vor der Entscheidungsfreiheit des Patienten Absichtslosigkeit impliziert, indem er seine Deutungen offen gestaltet. Dieses analytische Verhalten trägt zur Verunsicherung des Patienten bei und damit indirekt auch zur reaktiven Stabilisierung bisheriger Gewohnheiten.

Andererseits steigert sich die Ungleichheit zwischen Patient und Analytiker zugunsten des letzteren besonders dann, wenn hauptsächlich genetische Deutungen gegeben werden. Dadurch macht sich der Analytiker, wie Balint gezeigt hat, im Erleben des Patienten allwissend bezüglich der Vergangenheit und der Entstehung von Widerständen. Der Analytiker glaubt nichts anderes tun zu müssen, ja auch nichts anderes tun zu dürfen, als Widerstände in ihrer Beziehung zu unbewussten Triebregungen und Erinnerungen zu deuten. Er lässt sich hierbei von der Annahme Freuds leiten, dass sich die Synthese, also die neue Zusammensetzung seelischer Elemente, anlässlich der Analyse **von selbst** ergebe (Freud 1919a, S. 185).

Nun können Deutungen wohl indirekt auch zur Synthese beitragen, weil die möglichen neuen Konfigurationen durch die Zielvorstellungen, die der Analytiker im Sinn hat – es ist unmöglich, keine im Sinn zu haben –, mitbestimmt werden. Dennoch wird insgesamt eine Atmosphäre geschaffen, die es dem Patienten nicht erleichtert, den Horror vacui, der mit Schritten ins Neuland verbunden sein kann, zu überwinden und Einsicht in lebendige Erfahrung umzusetzen. Es muss deshalb die Frage aufgeworfen werden, wie viel gute Einfälle und Probehandlungen notwendig sind, um zu Symptom- und Verhaltensänderungen auch im Leben zu gelangen. Patient und Analytiker können sich in der Regression so wohl fühlen, dass die Bewährung hinausgeschoben wird. Hierfür gibt es immer mehr oder weniger plausible Begründungen: Der Patient glaubt, ihn und seine Umgebung quälende Verhaltensweisen noch nicht ändern zu können, und der Analytiker sucht nach tieferen Gründen für dieses Unvermögen in der Vergangenheit.

Letztlich geht es gerade beim Durcharbeiten darum, dass seelische Akte zu Ende gebracht und hierbei positive Erfahrungen gemacht werden, die stabilisierend wirken. Über positive Erfahrungen des Patienten wird in Analysen weniger gesprochen als über negative. Das Positive versteht sich allzu sehr von selbst. Dieses Ungleichgewicht kann sich gerade in den Augenblicken des Durcharbeitens, bei dem ein guter Ausgang einer Probehandlung, also Bestätigung und Anerkennung gesucht wird, vergrößern. Dann geht das gerade durch Einsicht und Erfahrung gewonnene, noch recht brüchige Selbstvertrauen wieder verloren. Statt des Durcharbeitens mit Zunahme des Selbstvertrauens, wodurch die Meisterung des nächsten Problems bei der »Regression im Dienste des Ich« (Kris 1936, S. 290) erleichtert werden könnte, kann es zu therapeutisch wirkungslosen, schlimmstenfalls zu malignen Regressionen kommen. Hierzu trägt die Gestaltung der psychoanalytischen Situation u. U. so wesentlich bei, dass Cremerius (1978, S. 210) vorgeschlagen hat, in solchen Fällen das Setting zu ändern. Was zu klären bleibt, ist der Beitrag des Analytikers zum Entstehen einer malignen Regression. Selten ist es zu spät, durch Änderungen der Technik oder des Settings einen neuen Anfang zu machen. Der Vorwurf der Manipulation ist fehl am Platz, wenn offen mit dem Patienten gesprochen wird und Änderungen begründet und interpretativ bearbeitet werden.

Durcharbeiten auch außerhalb der analytischen Situation

Das Durcharbeiten hat qualitative und quantitative Aspekte, die auch bei Lernprozessen und besonders beim Umlernen zu beobachten sind. Viele Patienten fragen sich selbst und ihren Analytiker: Wie oft muss ich noch in eine ähnliche Situation geraten, um sie anders und besser meistern zu können? Beispielhaft zum Ausdruck gebracht: Wie viele positive Erfahrungen gegenüber Autoritäten muss ein Patient machen, um seine Sozialangst und die hinter ihr liegende Kastrationsangst überwinden zu können? Das Durcharbeiten vollzieht sich also **innerhalb** und **außerhalb** der analytischen Situation. Deshalb werden wir im ▶ Abschn. 8.8 lerntheoretische Gesichtspunkte diskutieren.

Wir glauben, dass das Problem des Durcharbeitens in der Psychoanalyse in den letzten Jahrzehnten deshalb vergleichsweise vernachlässigt wurde, weil es sich auch außerhalb der analytischen Situation vollzieht und weil man bei der

Erklärung des Umlernens auch lerntheoretische Gesichtspunkte heranziehen muss. Unsere Erfahrungen und Überlegungen lassen die oben angeführte Definition Greensons, das Durcharbeiten bestehe in der Analyse der Widerstände, die die Einsicht an der Herbeiführung von Veränderungen hindern, als zu eng und einseitig erscheinen. Schon beim Durcharbeiten der Widerstände, die in den Analysen jener Patienten auftreten, die am Erfolg **scheitern**, geht es um die Frage, wie man innerhalb und außerhalb der analytischen Situation erfolgreich werden kann.

Beitrag des Analytikers

Was kann der Analytiker dazu beitragen, dass die tastenden Versuche des Patienten, seine Probehandlungen, günstig ausgehen und der Patient diese, in der Analyse ermutigt, draußen fortsetzt? Mehr noch als gesunde Menschen suchen und brauchen Patienten Bestätigung und all jene zwischenmenschlichen Erfahrungen, die als »Ich-Stärkung« bezeichnet werden. In der Standardtechnik erhält der Patient nur wenig Unterstützung. Der supportive Anteil der Therapie wird möglichst auf Null reduziert. Den Deutungen des Analytikers scheint nur entnommen werden zu können, was der Patient unbewusst sucht und welche inneren Kräfte ihn daran hindern, das jeweilige Ziel zu erreichen.

Viele Deutungen enthalten allerdings indirekte Ermutigungen. Glaubt der Analytiker freilich, er dürfe nicht supportiv wirken, bringt er den Patienten in eine Zwickmühle, in eine Beziehungsfalle. Der Analytiker stellt also unwissentlich eine Double-bind-Situation nach Bateson et al. (1963) her, indem er im gleichen Augenblick zwei einander widersprechende Informationen gibt. Denn die Deutung unbewusster Wünsche eröffnet einerseits neue Möglichkeiten, und der Patient befindet sich im Einklang mit seinem Therapeuten. Schränkt der Analytiker seine Zustimmung andererseits ein, weil er befürchtet, den Patienten zu beeinflussen, kann dessen eben gewonnene Sicherheit wieder verloren gehen. Die Ambiguität halbherziger Deutungen macht den Patienten ratlos und erschwert das Durcharbeiten der Übertragungsbeziehung.

Wie die Übertragungsneurose von Schule zu Schule variiert und der Beitrag des jeweiligen Analytikers zur speziellen Übertragungssituation auch bei ganz typischen Krankheitsbildern nicht gering ist, so ist es auch beim Durcharbeiten. Besonders Kohut (1973a, S. 109ff. und 196ff.) gebührt das Verdienst, darauf hingewiesen zu haben, wie wesentlich die Anerkennung bei der Herstellung der Übertragung und bei ihrer Durcharbeitung ist. Die entsprechenden behandlungstechnischen Ratschläge sind, wie Wallerstein (1983) und Treurniet (1983) gezeigt haben, nicht an die Narzissmus- und Selbstpsychologie Kohuts gebunden. Denn alle Patienten sind insofern narzisstische Persönlichkeiten, als ihr Selbstgefühl – wie bei jedem Menschen – von Bestätigungen abhängig ist. Unsicherheiten, die beim Durcharbeiten mit dem Ziel der Umstrukturierung unvermeidlich sind, können leichter ertragen werden, wenn die Neugier des Patienten für seine unbewussten Wünsche und Ziele durch eine tragfähige Beziehung unterstützt wird.

8.8 Lernen und Umstrukturieren

Heranziehen von Lernmodellen

Nach ersten Anläufen in den 30er-Jahren, experimentelle lernpsychologische Forschungsergebnisse für das Verständnis des komplexen menschlichen Lernens zu nutzen, sind die Grenzen des Erklärungswerts des damals vorherrschenden Pawlowschen Lernmodells bald klar geworden (s. Straus 1935). Die späteren kognitiven Lernmodelle, die z. B. Konzeptveränderungen und innere kognitive Umstrukturierungen berücksichtigen, sind für ein umfassendes Verständnis des Geschehens in der Psychotherapie hilfreicher und anregender. Besonders an jenen Stellen, an denen das originär psychoanalytische Denken Widersprüchlichkeiten zeigt oder Lücken offen lässt, wie dies z. B. beim Verständnis des Durcharbeitens der Fall ist, erscheint der Rückgriff auf angemessene Lernmodelle fruchtbar. Hierbei greifen wir besonders auf French zurück, der bereits 1937 die Hoffnung äußerte,

> dass wir, indem wir den Lernprozess, der einer psychoanalytischen Behandlung zugrunde liegt, ständig im Auge behalten, unsere Gesichtspunkte und unser Vermögen erweitern, die Bedeutung und die rela-

tive Wichtigkeit der großen Fülle von unbewussten Trieben und Erinnerungen abzuschätzen, die in einer analytischen Behandlung an die Oberfläche drängen (French 1937, S. 97).

In diesem Abschnitt wollen wir die Aufmerksamkeit auf einige jener Faktoren richten, welche Symptome aufrechterhalten bzw. umgekehrt zu therapeutischen Veränderungen führen. Diese aufrechterhaltenden Faktoren spielen in psychoanalytischen Behandlungen eine besondere Rolle, wenn es um ihren Abbau, um die therapeutische Veränderung, um das Umlernen geht, das dem Durcharbeiten sehr nahe steht. Wir vernachlässigen hier also jene Vorgänge und Faktoren, die zur Entstehung von Symptomen und Neurosen führen; dass wir hiermit eine eher künstliche Unterscheidung zwischen Entstehung und Aufrechterhaltung von Symptomen vornehmen, ist uns durchaus bewusst. Von Lernvorgängen bzw. von »Lernen« sprechen wir im Folgenden, wenn sich die Wahrscheinlichkeit für das Auftreten eines Verhaltens (Handlung, Gedanke, Vorstellung, Affekt) unter vergleichbaren Umständen ändert.

8

> Wenn jemand in einer bestimmten Situation wiederholt etwas tut oder unterlässt, was er bisher unter entsprechenden Umständen nicht getan oder unterlassen hatte, oder wenn seine Leistungen rascher und sicherer ausgeführt werden als früher, sprechen wir von einem Lernprozess. Es sei denn, wir haben guten Grund zur Annahme, dass die »Verhaltensänderungen« durch andere Faktoren bedingt sind (z. B. durch Intoxikationen, durch Verletzungen des Gehirns oder einfach durch normale Reifungsprozesse) (Foppa 1968, S. 13).

Bekanntlich werden drei paradigmatische Lernmodelle unterschieden:

- klassisches Konditionieren (Signallernen, Reiz-Reaktions-Lernen), verbunden besonders mit den Namen Pawlow und (in der Psychotherapie) Eysenck und Wolpe;
- operantes oder instrumentelles Konditionieren (Lernen am Erfolg), verbunden mit den Arbeiten von Thorndike und Skinner;
- soziales Lernen (Lernen am Modell, Lernen durch Identifikation), besonders herausgearbeitet von Bandura.

Im Laborexperiment lassen sich diese Lernmodelle durch die Variation der experimentellen Bedingungen deutlich voneinander trennen und isoliert untersuchen; in der Lebenswirklichkeit hingegen, die sich ja durch eine ungleich größere Vielfalt und Komplexität von Bedingungen innerer und äußerer Art auszeichnet, dürften Lernvorgänge in der Regel durch alle drei Lernmodelle zu je unterschiedlichen, wechselnden Anteilen bestimmt sein.

Die soziale Lerntheorie – übertragen auf psychoanalytische Situationen

Bei der lerntheoretischen Beschreibung psychoanalytischer Behandlungsverläufe leuchtet zunächst das Lernen am Modell, nämlich am Modell des Analytikers, unmittelbar ein: die Übernahme von Ich-Funktionen des Analytikers durch den Patienten – die Art und Weise, wie er in Deutungen Zusammenhänge und Gemeinsamkeiten stiftet und Unterschiedlichkeiten herausarbeitet, welche Strategien zur affektiv-kognitiven Lösung von Konflikten er einschlägt, wie er Fragen stellt, sein Umgang mit Affekten und mit der therapeutisch-psychoanalytischen Beziehung. Die soziale Lerntheorie formuliert eine Reihe von Bedingungen, welche die Effekte des sozialen Lernens beeinflussen können, z. B. die Ähnlichkeit zwischen der »Modellperson« (Psychoanalytiker) und dem »Beobachter« (Patient) hinsichtlich persönlicher Merkmale wie sozialer Status, Alter, Geschlecht, psychologische Persönlichkeitsstruktur; oder die Art der Beziehung zwischen »Modellperson« und »Beobachter«, etwa indem der »Beobachter« die Zuneigung der »Modellperson« anstrebt, deren Verlust fürchtet oder eine Bestrafung durch die »Modellperson« vermeiden möchte.

Solche Interaktionsbedingungen können nun die Entfaltung der Übertragungsneurose maßgeblich bestimmen. Einfaches Imitieren von Verhaltensweisen oder Denkstilen des Psychoanalytikers ist damit keineswegs gemeint, obwohl es auch vorkommen mag; vielmehr ist den Befunden der sozialen Lerntheorie zufolge mit nachhaltigen und in das gesamte Verhaltens- und Erlebensrepertoire des »Beobachters« integrierten, also verinnerlichten Lerneffekten (Veränderungen) zu rechnen, insbesondere wenn die Funktionen des Analytikers auch kognitiv, sprachlich-symbolisch vermittelt werden. Diese Ausführungen zeigen, dass das Lernen am Modell weit über eine Nachahmung äußerer Verhaltensweisen hinausgeht und dieses lerntheoretische Paradigma somit in die Nähe der Identifikationsprozesse rückt, wie sie in der Psychoanalyse konzeptualisiert sind. Auch empirischen Untersuchungen ist zu entnehmen, dass Schnelligkeit und Nachhaltigkeit des Modell-Lernens durch sprachsymbolische Vermittlungsprozesse entscheidend gefördert werden können.

Anwendung anderer lerntheoretischer Ansätze in der Psychoanalyse

Einen sehr viel weniger unmittelbaren Bezug zum Geschehen in der psychoanalytischen Therapie weisen die anderen beiden Lernparadigmen auf. Die Anwendung des klassischen Konditionierungsparadigmas auf die psychoanalytische Behandlungstechnik sowie die Rechtfertigung der letzteren durch ersteres wurde in den frühen 30er-Jahren durch einige Psychoanalytiker vorgenommen (z. B. French 1933, Kubie 1935). Diese Unternehmungen wurden von Schilder (1935b) heftig zurückgewiesen: Die Pawlowsche Lerntheorie sei auf komplexere menschliche Lernvorgänge nicht übertragbar und somit ungeeignet, psychoanalytisches Denken und Handeln zu erklären; statt dessen versuchte sich Schilder in einem psychoanalytischen Verständnis bedingter Reflexe, ein Versuch, der – wenn auch mit umgekehrtem Vorzeichen – ebenso wenig fruchtbar erscheint (s. auch das grundlegende Werk von Straus 1935). Eine zusammenfassende Darstellung einiger der hier genannten Lernprinzipien in ihrem Bezug zur psychoanalytischen Therapie ist von Heigl u. Triebel (1977) vorgelegt worden; diese Autoren haben ihre übliche psychoanalytische Behandlungstechnologie um die lerntheoretisch begründete Variante der »Bestätigung auch kleinster Lernfortschritte innerhalb der Übertragungsbeziehung« unter besonderer Berücksichtigung von korrektiver emotionaler Erfahrung erweitert. Ob solche globalen Konzeptbildungen und die hieraus abgeleiteten eingeengten therapeutischen Handlungsanweisungen geeignet sind, unser Verständnis des psychoanalytischen Therapieprozesses und dessen Mitgestaltung durch den Analytiker wesentlich zu erweitern oder zu vertiefen, muss allerdings bezweifelt werden. Eine gründliche und umfassende Erörterung dieser Problematik findet sich bei Wachtel (1981).

Das Konzept der Generalisation und der Diskrimination

Wir möchten dagegen unser Augenmerk auf ein spezifisches lerntheoretisches Begriffspaar lenken, das in allen drei genannten Lernparadigmen eine zentrale Bedeutung hat und uns auch für das Verständnis von Lernvorgängen in der psychoanalytischen Therapie hilfreich zu sein scheint: das Konzept der **Generalisation** und der **Diskrimination**.

> **!** In Übereinstimmung mit etablierten lerntheoretischen Auffassungen verstehen wir – verkürzt – unter Generalisation die Tendenz, unter vergleichbaren Umständen in einer ähnlichen Weise zu reagieren, und unter Diskrimination die Tendenz, in ähnlichen Umständen die Unterschiedlichkeiten zu bemerken und entsprechend verschiedenartig, diskriminant, zu reagieren.

Innerhalb des Rahmens der erwähnten basalen lerntheoretischen Paradigmen wollen wir nun versuchen, dieses komplementäre Begriffspaar zur exemplarischen Beschreibung des Übertragungsgeschehens zu benutzen.

Schema des Übertragungsprozesses

In stark vereinfachender Zusammenfassung ist die **Übertragung** in der psychoanalytischen Therapie dadurch gekennzeichnet, dass der Patient seine Beziehung zum Analytiker in bestimmten, konfliktspezifischen Hinsichten in einer Weise gestaltet und wahrnimmt, wie viele Beziehungen außerhalb der therapeutischen Situation auch, bevorzugt orientiert an frühkindlich erworbenen Mustern der Beziehung zu Vater und Mutter, zu Geschwistern und anderen bedeutungsvollen Personen (▶ Kap. 2). Die äußeren Merkmale der analytischen Situation und das Verhalten des Analytikers sollen das Entstehen der Übertragung fördern; ein wesentlicher Bestandteil der psychoanalytischen Therapie, die Analyse der Übertragung, kann erst dann einsetzen, wenn sich diese hinreichend intensiv und differenziert ausgebildet hat. Im Laufe der Übertragungsanalyse werden die Gemeinsamkeiten und Ähnlichkeiten zwischen der Übertragungsbeziehung und spezifischen außertherapeutischen Beziehungen noch weiter herausgearbeitet und vom Analytiker besonders hervorgehoben. Ist die Übertragung voll erblüht, werden die Unterschiede zwischen der therapeutischen Beziehung, ihren genetischen Vorläufern und den außertherapeutischen Beziehungen vermehrt herausgestellt; der Analytiker bietet dem Patienten – zumindest indirekt, allerdings oft unwissentlich und unbeabsichtigt, stets jedoch unvermeidlich – durch verschiedenartige Aktivitäten Anreiz und Gelegenheit, in der therapeutischen Situation andersartige und v. a. flexible Beziehungsmuster zu entwickeln und zu erproben. Schließlich bleibt dem Patienten nicht erspart, seine in der Therapie erworbene und dort bereits auch bewährte Fähigkeit zur veränderten und flexibleren Beziehungsgestaltung außerhalb der Therapie zur Geltung zu bringen und den wechselnden Umständen entsprechend adaptiv zu realisieren.

Schema von Generalisations- und Diskriminationsprozessen

Diese Skizze weist Ähnlichkeiten mit dem Verlauf mancher Lernexperimente auf. Die neue Lernerfahrung wird durch Generalisationsprozesse eingeleitet; Ähnlichkeiten in verschiedenen Reizkonstellationen werden gesucht. Hat sich auf diese Weise ein stabiles Reaktionsmuster ausgebildet, dann kann der Experimentator durch eine Änderung der Versuchsbedingungen, insbesondere des Verstärkerplans, Diskriminationsprozesse fördern; der Organismus lernt, auf unterschiedliche Reizkonstellationen unterschiedlich zu reagieren. Sollen nun die solchermaßen erworbenen Reaktionsmuster auch außerhalb der eigentlich experimentellen Situation auf nichtexperimentelle, wirkliche Lebensbedingungen generalisiert werden, so müssen u. U. weitere Lerndurchgänge unter nichtexperimentellen Bedingungen erfolgen.

Somit weisen der psychoanalytische Prozess und der Ablauf mancher Lernexperimente eine ganze Reihe von Gemeinsamkeiten auf. French (1937) spricht sogar vom »experimentellen Charakter der Übertragung« und betont

> die Wichtigkeit der Realitätsprüfung in der Übertragung. So auffällig die Manifestationen des Wiederholungszwanges sind, ist die Übertragung dennoch nicht nur eine zwanghafte Wiederholung früherer Begebenheiten; sie ist auch ein experimenteller Versuch, kindliche Vorbilder zu korrigieren (S. 130).

Diskussion der Analogiebildung

Über solche globalen Formulierungen hinaus lässt sich innerhalb der **basalen** Lernparadigmen allerdings kein nennenswerter Erkenntniszugewinn aus Analogiebildungen der beschriebenen Art erreichen. Für das Verständnis komplexerer affektiv-kognitiver Lernvorgänge erweist sich die Begrifflichkeit des skizzierten basalen lerntheoretischen Zugangs als zu schwerfällig und unanschaulich; solche komplexeren Lernvorgänge lassen sich zwar grundsätzlich im Rahmen des Generalisations-Diskriminations-Lernens verstehen, was besonders von Mowrer (1960) hervorgehoben wurde; es müsste dann jedoch eine Reihe neuer Begriffe eingeführt werden, wie »sekundäre Verstärker«, »Reaktion als diskriminanter Stimulus« usw., womit die lerntheoretische Modellbildung zwar komplex, zugleich aber auch unanschaulich und unhandlich würde. Wir wollen deshalb an dieser Stelle die Diskussion der basalen Lernmodelle beenden und für die Erörterung kognitiver Lernmodelle und der hierin abzubildenden Umstrukturierungsprozesse ein entsprechend höheres sprachliches Beschreibungsniveau wählen.

Erzieherische Aspekte der Psychoanalyse

Wenn vom Lernen die Rede ist, denkt man auch an das Lernen im Kindesalter und an die mehr oder minder vergeblichen Bemühungen der Pädagogik. Die althergebrachten erzieherischen Bemühungen lassen sich, wie Balint (1966, S. 254) hervorhebt, als »Über-Ich-Pädagogik« bezeichnen: Kinder sollen zu sittsamen, anständigen Menschen erzogen werden. Diesem pädagogischen Ziel stellt Balint in der Psychoanalyse die »Ich-Pädagogik« gegenüber und verbindet diese mit allgemeinen Überlegungen zu erzieherischen Momenten in der Psychoanalyse. Wie sich nachweisen lässt, ist das Erzieherische in der Psychoanalyse nie ganz abgelehnt worden und in der Kinderanalyse (A. Freud 1927) zu besonderer Würdigung gelangt.

Wissenschaftshistorisch lässt sich eine verbindende Linie zwischen den Versuchen der Anwendung pädagogischer Ideen in der Psychoanalyse und der »genetischen Epistemologie« von Piaget ziehen. Piaget erforschte anhand klinisch-experimenteller Untersuchungen verschiedene Lern- und Entwicklungsstadien im Kindesalter. Diese älteren Befunde wurden von Tenzer (1983, 1984) aufgegriffen und mit einigen Details im psychoanalytischen Durcharbeiten in Verbindung gesetzt. Ihre Voraussetzung allerdings, dass sich nämlich der Prozess des Durcharbeitens in analoger Weise entfaltet wie Entwicklungs- und Lernvorgänge im Kindesalter, wie sie von Piaget beschrieben sind, muss fraglich bleiben.

Der Assimilations-Akkommodations-Ansatz

Von sehr viel größerer Tragweite für das Verständnis des Durcharbeitens erscheint uns Piagets Konzeption des »kognitiven Schemas« mit den Entwicklungsvorgängen der »Akkomodation« und »Assimilation«. Diese drei Begriffe wollen wir kurz erläutern.

> **!** Das **kognitive Schema** ist als ein Raster zu verstehen, das Wahrnehmungs- und Denkerfahrungen strukturiert und dessen Struktur und Komplexität nach den von Piaget beschriebenen Entwicklungsstadien organisiert sind.
> Der Begriff **Assimilation** wird gebraucht, wenn eine neue Erfahrung sich in das bestehende kognitive Schema einfügt und den gesamten hiernach strukturierten Erfahrungsschatz vermehrt. Lässt sich eine neue Erfahrung nicht in das bestehende kognitive Schema einfügen, so führt dies u. U. – von der Missachtung bzw. Abwehr dieser »unpassenden« neuen Erfahrung abgesehen – zu einer Veränderung des Schemas. Dieser Vorgang wird als **Akkomodation** bezeichnet. Unschwer lassen sich nun Nutzanwendungen für das Verständnis von Veränderungen in der psychoanalytischen Therapie erkennen.

Wachtel (1980) hat in überzeugender Weise den Versuch unternommen, diesen Assimilations-Akkommodations-Ansatz für das theoretische und klinische Verständnis des Übertragungsgeschehens fruchtbar zu machen. Wir wollen hier einen ähnlichen Versuch unternehmen und diesen theoretischen Ansatz im Hinblick auf das **Durcharbeiten** beleuchten. Dazu werden wir die Fortführung und Erweiterung von Piagets Ansatz durch McReynolds (1976) und – bezüglich der psychoanalytischen Technik – durch G. Klein (1976, S. 244ff.) heranziehen.

Die Ausgangssituation beim Durcharbeiten

Hat der Patient im Zuge der Widerstands- und Übertragungsanalyse Einsicht in bislang unbewusste konfliktdynamische Zusammenhänge und Vorgänge gewonnen, so setzt die Phase des **Durcharbeitens** ein; es gilt, die kognitiv-affektive Einsicht für Veränderungen des Verhaltens (im weiteren Sinne) zu nutzen. Solche Verhaltensänderungen nehmen zwar manche Patienten ohne weiteres Dazutun des Analytikers vor; generell ist dies jedoch nicht zu erwarten. Aus der Lernpsychologie ist bekannt, dass die dort unterschiedenen Bereiche der Kognitionen, der vegetativen Prozesse und der Motorik partiell autonome Systeme darstellen, die sich weitgehend unabhängig voneinander entwickeln können (s. Birbaumer 1973); besondere Generalisationsprozesse sind erforderlich, um die Integration innerseelischer Vorgänge durch die Wahrnehmung von Rückmeldungen zu erreichen.

Dies geschieht in der psychoanalytischen Therapie im Prozess des Durcharbeitens. Die weitergehende Analyse der unbewussten, vergangenen Determinanten bei der Entstehung des Unvermögens wird hintangestellt zugunsten der Integration bzw. **Re**integration der psychodynamischen Details. In diesem Zusammenhang sei auf die integrative Funktion der Deutung hingewiesen, die von Alexander (1937) im Rückgriff auf die integrierende bzw. synthetische Funktion des Ich (Nunberg 1930) besonders herausgearbeitet wurde. Diese notwendige Integration zu leisten ist Aufgabe des Patienten, der hierbei vom Analytiker maßgeblich unterstützt und gefördert, aber auch behindert werden kann.

McReynolds Assimilationstheorie

Klinisch lässt sich regelmäßig beobachten, dass mit dem Aufdecken konflikthaften unbewussten Materials beim Patienten erhebliche Labilisierungen, Beunruhigungen und Ängste entstehen. Solche Desorientiertheiten lassen sich auch aus den oben skizzierten Generalisations- und Diskriminationsprozessen ableiten und sind aus kognitionspsychologischer Sicht von McReynolds (1976) überzeugend beschrieben und gedeutet worden. Mit Bezugnahme auf Piaget formuliert McReynolds seine Assimilationstheorie, in der er zwischen kongruenten und inkongruenten Vorstellungen oder Wahrnehmungserfahrungen unterscheidet. Unter kognitiver Kongruenz wird die konfliktfreie Assimilation (Integration) neuer Wahrnehmungserfahrungen in die bestehende Struktur verstanden; Inkongruenz meint hingegen, die vorübergehende oder anhaltende Unmöglichkeit, neue Wahrnehmungserfahrungen in die bestehende Struktur zu assimilieren. Bislang kongruente, assimilierte Vorstellungen oder Wahrnehmungserfahrungen können durch Änderungen der kognitiven Struktur deassimiliert werden. Das Verhältnis von unassimilierten zu assimilierten Vorstellungen und Wahrnehmungserfahrungen wird als kognitiver »Assimilationsrückstand« (»backlog«) bezeichnet; dieser Assimilationsrückstand wird als eine Hauptdeterminante für Angst angesehen. Es werden drei elementare Operationsregeln formuliert, nach denen das kognitiv-affektive System funktioniert:

1. Die Auflösung kognitiver Inkongruenzen wird angestrebt.
2. Der kognitive Assimilationsrückstand soll minimal gehalten werden.
3. Kognitive Innovationen (Neugier, Anregungen, Reizsuche etc.) sollen sich auf einem optimalen Niveau bewegen.

Diese Operationsregeln werden in ihrer biologisch-adaptiven Nützlichkeit erläutert. Ein besonders plötzliches und drastisches Ansteigen des Assimilationsrückstands und damit von Angst entsteht hiernach, wenn bislang kongruente, integrierte Vorstellungen in ihren vielfältigen Verknüpfungen mit anderen kongruenten Vorstellungen durch hierarchisch übergeordnete kognitive Veränderungen deassimiliert werden.

Anwendung auf das Durcharbeiten

In der Nutzanwendung auf das Durcharbeiten in der psychoanalytischen Therapie lässt sich aus der Assimilationstheorie ableiten, dass solche abrupten, von Beunruhigung und Angst begleiteten Deassimilationen etwa durch »treffende« Deutungen bewirkt werden, die hierarchisch hochstehende, bislang kongruente Vorstellungen auseinanderreißen und damit zur Auflösung nachgeordneter, bislang ebenfalls kongruenter Vorstellungen beitragen. Dieser Effekt kann allerdings auch durch integrierende Deutungen bewirkt werden, etwa wenn weit voneinander entfernte, bislang unverbundene Vorstellungen verknüpft werden, was dann zu abrupten Deassimilationen nachgeordneter Vorstellungen führen kann. Gut vorbereitete und wohl dosierte Deutungsaktivitäten des Analytikers können in dieser Hinsicht dem Patienten unnötige Beunruhigungen ersparen helfen, etwa durch die zeitweilige Beschränkung auf hierarchisch niederstehende Vorstellungen. Durch sein Bestreben, den Assimilationsrückstand minimal zu halten, wird sich der Patient bisweilen weigern, deassimilierend wirkende Interventionen des Analytikers aufzugreifen und zu realisieren, was klinisch dann als Widerstand in Erscheinung tritt. Ermutigungen und Anerkennungen durch den Analytiker sowie seine Versicherung, bei der assimilierenden Integrationsarbeit mitzuhelfen, mögen dem Patienten hilfreich sein, das Wagnis mit den zu erwartenden Beunruhigungen einzugehen.

Veränderungen des kognitiven Schemas

Solche innerseelischen kognitiven Umstrukturierungen müssen in ihrer Tauglichkeit für die Bewältigung der Lebenswirklichkeit und für eine befriedigendere Gestaltung von Beziehungen außerhalb der Therapie geprüft und erprobt werden. Dies halten wir für einen wesentlichen Aspekt des Durcharbeitens. In den verschiedenen Übertragungskonstellationen kann der Patient vergleichsweise risikoarm unterschiedliche Beziehungsmuster ausprobieren; die vom Analytiker unterstützten, verstärkten Beziehungsaktivitäten wird der Patient auf

Beziehungen außerhalb der Therapie übertragen (Generalisation) und dabei natürlich die Unterschiedlichkeiten zwischen der therapeutischen Übertragungs- und Arbeitsbeziehung und den viel stärker variierenden außertherapeutischen Beziehungen feststellen (Diskrimination). Es können hierbei positive Erfahrungen gemacht werden, die verstärkend und damit stabilisierend für das veränderte kognitive Schema und für das neue Verhaltensmuster wirken.

Das veränderte soziale Verhalten des Patienten kann aber auch beim Partner, bei Freunden, Bekannten, Kollegen zu unerwarteten und für den Patienten negativen Erfahrungen führen; der Fortbestand des soeben gewonnenen, noch unsicheren kognitiven Schemas ist dann gefährdet, und es drohen Rückfälle. Dann wird der Patient beim Analytiker verstärkt nach Bestätigung und Anerkennung für das Wagnis der neuartigen Probehandlung suchen. Entsprechende Unterlassungen des Therapeuten können sich auf das Erproben neuer Verhaltensmuster ungünstig auswirken, und das soeben durch die Einsicht gewonnene, noch recht brüchige Selbstvertrauen kann wieder verloren gehen. Die Frustration des Sicherheitsbedürfnisses des Patienten durch eine solche unangebrachte Abstinenz des Analytikers kann sogar zu maligner Aggression, Regression oder Depression führen, wie die allgemeine Motivationspsychologie lehrt.

Nachprüfbarkeit und Vorhersagbarkeit

Veränderungen des kognitiven Schemas, also kognitive Umstrukturierungen, lassen sich nicht direkt feststellen, sondern nur über nachhaltige Veränderungen des beobachtbaren Verhaltens erschließen. Deshalb müssen Vermutungen des Psychoanalytikers über erzielte Strukturveränderungen beim Patienten über angebbare beobachtbare Verhaltensweisen, natürlich auch sprachlicher Art, der empirischen Bewährungsprobe grundsätzlich unterziehbar sein und auch unterzogen werden. Dies bedeutet, dass sich aus den Vermutungen über Strukturveränderungen überprüfbare Vorhersagen in Bezug auf zukünftiges, auch konfliktspezifisches Verhalten des Patienten – Strategien der Konfliktlösung, Coping- und Abwehrmechanismen, Symptombildungen, Beziehungsgestaltungen usw. – ableiten lassen müssen; andernfalls bleiben Diskussionen über Strukturveränderungen sinnleer.

Lücken im psychoanalytischen Verständnis klinischer Phänomene lassen sich also durchaus im Rückgriff auf Konzeptionen anderer Disziplinen schließen. Um dies tun zu können und somit zu einem umfassenden Verständnis seiner theoretischen Konzepte sowie seines klinischen Handelns zu gelangen, bedarf der Psychoanalytiker also breiter und fundierter Kenntnisse auch in den Nachbardisziplinen.

8.9 Beendigung

8.9.1 Allgemeine Gesichtspunkte

Wie lang und langwierig die Analyse auch gewesen sein mag, die Beendigungsphase bringt für beide Beteiligten die Bewältigung eigenständiger Probleme mit sich. Ein Auseinanderklaffen der Zielvorstellungen von Patient und Analytiker ist nicht selten; die Lebensziele, die der Patient mit der Behandlung verknüpft hat, decken sich nicht mit den Behandlungszielen des Analytikers (E. Ticho 1971). Es ist von großer praktischer Bedeutung, wie gut es dem Analytiker gelingt, dem Patienten die Begrenzung der Arbeit auf behandlungsimmanente Ziele näherzubringen, die endliche von der unendlichen Analyse zu differenzieren. Am Ende einer psychoanalytischen Behandlung soll der Patient die Fähigkeit zur Selbstanalyse erlangt haben. Ganz schlicht handelt es sich darum, dass der Patient, die besondere Form des Nachdenkens, das den psychoanalytischen Dialog auszeichnet, mitnehmen und sich erhalten kann. Es verbinden sich damit die Erwartungen, dass die Möglichkeit der Selbstanalyse beim Auftreten neuer Lebensprobleme der auch nach einer Analyse noch bestehenden Verdrängungsneigung entgegenwirkt und somit erneute Symptombildungen erschwert werden. Oft genug steht dem der »Mythos von der Vollkommenheit«, der vollständigen Analyse, entgegen, den Analytiker unter dem Druck eigener überhöhter Ideale in die Endphase hineintragen (Gaskill 1980). Es ist leicht einzusehen, dass begüterte Patienten dieses Angebot übernehmen, um in Analyse bleiben zu können.

Mythos von der Vollkommenheit

Betrachten wir die Metaphern, die in der Literatur zur Beschreibung der Endphase herangezogen werden, so erahnen wir die unbewussten Phantasien, die mit der Beendigung verbunden sind. Weigerts (1952) Vergleich der Endphase mit einem komplizierten Landemanöver, bei dem die gesamte Mannschaft der libidinösen und aggressiven Kräfte an Deck in Aktion ist, verdeutlicht die zu erwartende Dramatik. In der Tat geht die Gefahr von der drohenden Desillusionierung aus, wenn das Streben nach narzisstischer Vollkommenheit, nach der vollständigen Auflösung der Übertragung und ähnlichen Mythen den bisherigen Behandlungsverlauf charakterisiert haben. Wenn dann Analytiker – den Patienten und sich an idealtypischen Vorstellungen messend – am Ende von Behandlungen enttäuscht über ihre Arbeit mit einem Patienten sind, während dieser seine Dankbarkeit ausdrückt, dann zieht der Mythos der Vollständigkeit negative Folgen nach sich.

Ein perfektionistischer Anspruch, der die Endlichkeit und Beschränkungen menschlichen Tuns verleugnet, verhindert, dass der Analytiker stolz und zufrieden auf seine Arbeit sein kann; der Patient hingegen kann sich nicht ablösen, weil er bewusst oder unbewusst die Enttäuschung des Analytikers spürt. Dann wird er den Analytiker noch lange vom Erfolg überzeugen wollen oder sich mit der Enttäuschung des Analytikers identifizieren.

Im deutlichen Unterschied zu diesem Ablauf des Sich-gegenseitig-nicht-Genügens wird manchmal in der Literatur das Gegenteil mitgeteilt. Die unvermeidlichen Unvollkommenheiten der psychoanalytischen Praxis, die uns allen vertraut sind, werden durch theoriekonforme Darstellungen der Beendigung von Psychoanalysen verdeckt.

So untersuchte Gilman (1982) anhand von 48 Abschlussberichten von Ausbildungskandidaten die Handhabung der Beendigungsphase mittels eines Fragenkatalogs. Obwohl sonst durchgängig eine große Variabilität festzustellen war, berichteten alle Analytiker über eine Auflösung der Symptome und eine vollständige Durcharbeitung des neurotischen Konflikts. Auch wurde die Beendigung angeblich in allen Fällen nicht durch äußere Ereignisse wie Veränderungen der Lebenssituation, Geldmangel u. Ä. initiiert, sondern in gegenseitigem Einverständnis. Abschlussberichte von Analytikern haben eine spezielle Aufgabe: Sie sollen die Kandidaten der Vereinigung empfehlen, und wir verstehen von daher die idealkonforme Darstellung der Beendigungsphase. Earles (1979) Untersuchung, ebenfalls bei Ausbildungskandidaten, fand nur in 25% der Fälle das Kriterium gegenseitig vereinbarter Beendigung erfüllt, was sich jedoch nur wenig von der Prozentzahl der Fälle qualifizierter Analytiker unterschied.

Sinnvolle Entscheidungskriterien

Wir möchten vorschlagen, nicht weiter in der Dimension »Vollständigkeit versus vorzeitige Beendigung« zu diskutieren, sondern Denkweisen zu finden, die der Vielfältigkeit von inneren und äußeren Gründen gerecht werden können, weshalb psychoanalytische Behandlungen schließlich beendet werden. Analysen sollten ein Ende finden, wenn sich die gemeinsame analytische Arbeit für wesentlich neue Einsichten erschöpft hat. Damit machen wir deutlich, dass die Beendigung ein dyadischer Prozess ist, der prinzipiell unvollständig ist, wenn man davon ausgeht, dass sich zwei Menschen immer noch etwas zu sagen haben. Alle äußeren Umstände vernachlässigend kann man annehmen, dass Patienten dann aufhören, wenn der therapeutische Austausch an Bedeutung verliert und die Belastungen, die mit einer Behandlung verbunden sind, nicht mehr durch Erkenntnisgewinn aufgewogen werden. An diesem Punkt wird auch die unendliche Analyse endlich.

Wir müssen uns auch von der Vorstellung trennen, dass eine richtige Indikationsstellung eine befriedigende Beendigungsphase und einen guten Abschluss garantieren kann, wie dies Glover noch (1955) vermutet hat. Zu viele Unwägbarkeiten bestimmen den analytischen Prozess, als dass mittels einer individuumzentrierten Diagnostik (Indikation und Prognose) das Ende vorhersagbar wäre (► Kap. 6). Die mit dieser Auffassung verbundene Einstellung hängt eng mit unserer Kritik an der normativen Idealtechnik zusammen, aus deren fehlerhaften Grundannahmen eine Fülle fehlerhafter Detaildiskussionen herrührt. Erfolgreiche und zufrieden stellende Beendigungen finden sich bei hochfrequenten wie bei niederfrequenten Therapien immer dann, wenn die Entwicklung einer guten Arbeitsbeziehung die Voraussetzung für die produktive Ausgestaltung regressiver Prozesse schafft (Hoffmann 1983). Aus diesen Gründen stehen wir ausformulierten Bemühungen um eine formelle Endphase skeptisch gegenüber.

8.9.2 Dauer und Begrenzung

Die Begrenzung als technisches Mittel

Das psychoanalytische Verfahren konnte zu keinem Zeitpunkt mit der Illusion rascher, wundertätiger Heilung aufwarten. Schon Breuer u. Freud (1895) befanden, dass das Verfahren für den Arzt mühselig und zeitraubend sei. Da aber die psychoanalytische Methode zunächst meist an sehr schweren Fällen erprobt worden war, an »Personen mit vieljähriger Krankheitsdauer und völliger Leistungsunfähigkeit«, hofften sie:

> In Fällen leichterer Erkrankung dürfte sich die Behandlungsdauer sehr verkürzen und ein außerordentlicher Gewinn an Vorbeugung für die Zukunft erzielen lassen (Freud 1904a, S. 10).

Freud stand der angemessenen Begrenzung von Therapieaufwand milde skeptisch gegenüber. Obgleich solche Bemühungen einerseits keiner Rechtfertigung bedürften, so gelte andererseits:

> Erfahrung hat uns gelehrt, die psychoanalytische Therapie, die Befreiung eines Menschen von seinen neurotischen Symptomen, Hemmungen und Charakterabnormitäten ist eine langwierige Arbeit (1937c, S. 59).

Diskussion der Wirksamkeit

Die Begrenzung einer Behandlung als technisches Mittel wurde von Freud beim Wolfsmann als Reaktion auf einen Stillstand der Behandlung eingeführt:

> Ich bestimmte, nicht ohne mich durch gute Zeichen der Rechtzeitigkeit leiten zu lassen, dass die Behandlung zu einem gewissen Termin abgeschlossen werden müsse, gleichgültig, wie weit sie fortgeschritten sei (1918b, S. 33).

Ferenczi u. Rank (1924) griffen diese Idee auf. Beide hielten die Beendigungsphase, die »Entwöhnungsperiode«, für eine der wichtigsten und bedeutendsten der ganzen Kur. Schon 1925 jedoch setzte sich Ferenczi in seiner Schrift *Zur Psychoanalyse von Sexualgewohnheiten* (1925) von Rank und seiner eigenen früheren Auffassung ab. Er schränkte die Wirkung der »Termingebung« als Beschleunigungsmittel zur Beendigung der Kur und »als wirksames Mittel der Beschleunigung der Ablösung vom Arzt« weitgehend ein (S. 290ff.) und vertrat 1928 in der Schrift *Das Problem der Beendigung der Analysen* die Ansicht, »die Analyse soll sozusagen an Erschöpfung sterben« (S. 377). Ferenczi hebt an diesem Ablösungsprozess hervor, »dass der Patient schließlich vollkommen davon überzeugt wird, dass er sich in der Analyse ein neues, immer noch phantastisches Befriedigungsmittel vorbehielt, das ihm realiter nichts einbringt. Hat er die Trauer über diese Einsicht langsam überwunden, so sieht er sich unweigerlich nach anderen, realeren Befriedigungsmöglichkeiten um« (S. 378). Diesem Gesichtspunkt entsprechen die zwei Bedingungen Freuds für eine Beendigung:

> … die erste, dass der Patient nicht mehr an seinen Symptomen leidet und seine Ängste wie seine Hemmungen überwunden hat, die zweite, dass der Analytiker urteilt, es sei beim Kranken so viel Verdrängtes bewusst gemacht, so viel Unverständliches aufgeklärt, so viel innerer Widerstand besiegt worden, dass man die Wiederholung der betreffenden pathologischen Vorgänge nicht zu befürchten braucht (1937c, S. 63).

Determinanten der Behandlungsresultate

Die Determinanten des möglichen Resultats der psychoanalytischen Kur sind nach Freud Traumata, konstitutionelle Triebstärke und Ich-Veränderungen. Nach Freuds Ansicht bietet die traumatische Ätiologie von Neurosen besonders hohe Heilungschancen. »Nur im vorwiegend traumatischen Fall wird die Analyse leisten was sie meisterlich kann.« Ob die Integration der Triebe im Ich gelingt, hängt von der Triebstärke (konstitutioneller oder aktueller Natur) ab. Allerdings ist er skeptisch, ob es in der Analyse gelingt, für alle Zeiten die Triebe harmonisch im Ich einzubetten, da die Triebstärke akzidentell in bestimmten Lebenszeiten ansteigen, durch neue Traumata und aufgezwungene Versagungen sich verstärken kann.

Wie wir heute wissen, stellte Freud (1937c) im Rückblick auf die Analyse Ferenczis fest, dass es nicht möglich sei, einen schlafenden Triebkonflikt in der Analyse zu beeinflussen, und er hielt die manipulative Aktivierung von Konflikten für unmoralisch.

> Aber selbst angenommen, dass er [der Analytiker] leiseste Anzeichen einer solchen [negativen Übertragung] übersehen hätte, was bei der Enge des Horizonts in jener Frühzeit der Analyse nicht ausgeschlossen wäre, so bliebe es zweifelhaft, ob er die Macht gehabt hätte, ein Thema, oder wie man sagt: einen »Komplex«, durch seinen bloßen Hinweis zu aktivieren, solange er beim Patienten selbst nicht aktuell war (S. 65).

Hängt also die Triebstärke und ihre Veränderung von nicht im Voraus abzusehenden Imponderabilien ab, so legt Freud besonderes Gewicht auf die Analyse der Ich-Veränderung. Darunter versteht er Veränderungen des Ich unter der Wirkung der Abwehr und den Abstand zu einem fiktiven Normal-Ich. Die Analyse soll die für die Ich-Funktionen günstigsten Bedingungen herstellen. Mit diesem Fazit greift er Ideen auf, die A. Freud ein Jahr zuvor in ihrem Buch *Das Ich und die Abwehrmechanismen* (1936) veröffentlicht hatte. Reich hatte bereits 1933 darauf hingewiesen, dass oft Charakterwiderstände, die er als erworbene Panzerungen des Ich betrachtete, dem Fortschritt der Analyse entgegenstehen. Die Veränderungen der psychoanalytischen Theorie nach Einführung der Strukturtheorie und der Theorie der Abwehrmechanismen sowie die unter dem Einfluss von Reich wichtig gewordene Widerstands- und Charakteranalyse führten zur Verlängerung der Analysen.

Determinanten der Behandlungsdauer

Die Verlängerung von Analysen ist jedoch vielfach determiniert. Es ist beunruhigend, dass Glover, der viele Jahre für die Forschung am Londoner Psychoanalytischen Institut verantwortlich war, in seinem zuerst 1954 publizierten Aufsatz über therapeutische Kriterien der Psychoanalyse feststellte:

> Wenn es um eine Entscheidung über die Dauer geht, ist es ratsam, sich daran zu erinnern, dass frühere Analytiker daran gewohnt waren, Analysen im Zeitraum zwischen 6 und 12 Monaten durchzuführen, die, soweit ich herausfinden kann, sich hinsichtlich ihres Ergebnisses nicht wesentlich von den Resultaten unterscheiden, die heutzutage von Analytikern beansprucht werden, die Analysen 4 oder 5 Jahre fortführen« (Glover 1955, S. 382f.; Übersetzung durch die Verfasser).

Balints (1948, 1954) Untersuchungen über die Auswirkungen der analytischen Ausbildung und der Lehranalyse auf die Dauer therapeutischer Analysen sind wegen ihrer ungeschminkten Offenheit hervorzuheben. Die seitherige Entwicklung bestätigt die von Balint erhobenen Befunde. Offenbar ist überall in der Welt die Verlängerung der therapeutischen Analysen eine von der Dauer der Lehranalysen abhängige Größe. Balint zeigte, dass die Supertherapie auf eine Forderung Ferenczis (1928a) zurückgeht, der damals schrieb:

> Bei früheren Gelegenheiten wies ich oft darauf hin, dass ich keinen prinzipiellen Unterschied zwischen einer therapeutischen und einer Lehranalyse anerkennen kann. Ich möchte diesen Satz nun in dem Sinne vervollständigen, dass in der Praxis die Therapie nicht in jedem Fall bis zu jener Tiefe vorzudringen braucht, die wir eine vollständige Beendigung der Analyse nennen, während die Persönlichkeit des Analytikers ... auch die verstecktesten Schwächen der eigenen Persönlichkeit kennen und beherrschen muss, was ohne voll beendigte Analyse unmöglich ist (zit. nach 1964, S. 376).

Diese Vollanalyse bezeichnet Balint (1954, dt. 1966, S. 335) als Supertherapie, und er beschreibt ihr Ziel mit den Worten Freuds:

> In ihrem Namen wird gefragt, ob man die Beeinflussung des Patienten so weit getrieben hat, dass eine Fortsetzung der Analyse keine weitere Veränderung versprechen kann. Also ob man durch Analyse ein Niveau von absoluter psychischer Normalität erreichen könnte, dem man auch die Fähigkeit zutrauen dürfte, sich stabil zu erhalten … (Freud 1937c, S. 63).

Diskussion der Supertherapie

Beunruhigend ist, dass nach Balints Meinung die Schulenbildungen innerhalb der analytischen Bewegung und die Belastungen des Berufs zur Verlängerung der Lehranalysen führten. Ihre Fortsetzung über den offiziellen Abschluss der Ausbildung hinaus ging mit der Hochschätzung dieser freiwilligen Analyse als einer absolut privaten Angelegenheit einher. Balint führt weiter aus, dass erst in den letzten Jahren einige schüchterne Stimmen gewagt hätten, diese Supertherapie in Frage zu stellen. Nun gehe es freilich nicht mehr um Therapie und auch nicht um das Erreichen eines Ausbildungsziels, dem die Lehranalyse zunächst dient, sondern um die reine Selbsterkenntnis.

In der Geschichte der Lehranalyse, die nach Balint ihre erste Periode in der Unterrichtung, ihre zweite in der Demonstration, ihre dritte in der eigentlichen Analyse hatte, nennt Balint die vierte Periode jene der Forschung. Uns scheint der Transformation zur Supertherapie um ihrer selbst willen gerade all das zu fehlen, was üblicherweise als Forschung verstanden wird. Was nämlich in der verlängerten Lehranalyse geschieht, wird ja gerade nicht wissenschaftlich untersucht. Besonders aufschlussreich ist, dass die ganze psychoanalytische Bewegung von der Idee der Supertherapie erfasst wurde, ja geradezu von ihr lebt. Über Lehr- und Kontrollanalysen konstituierten sich die Schulen mit ihren jeweiligen, sich inhaltlich voneinander unterscheidenden Supertherapien. Nun ist gerade das Gegenteil dessen eingetreten, was Ferenczi sich von der Perfektion der Lehranalyse versprochen hatte, die er die 2. psychoanalytische Grundregel nannte:

> Seit der Befolgung dieser Regel schwindet immer mehr die Bedeutsamkeit der persönlichen Note des Analytikers. Jeder, der gründlich analysiert wurde, der seine unvermeidlichen Schwächen und Charaktereigenheiten voll zu erkennen und zu beherrschen gelernt hat, wird bei der Betrachtung und der Behandlung desselben psychischen Untersuchungsobjekts unvermeidlich zu denselben objektiven Feststellungen gelangen und logischerweise dieselben taktischen und technischen Maßnahmen ergreifen. Ich habe tatsächlich die Empfindung, dass seit der Einführung der zweiten Grundregel die Differenzen der analytischen Technik im Schwinden begriffen sind (Ferenczi 1928b, zit. nach 1964, S. 382).

Balint gibt hierzu folgenden Kommentar:

> Es ist erschütternd und ernüchternd, wenn man sich vergegenwärtigt, dass diese idealisierte, utopische Beschreibung, obwohl sie ein recht wahrheitsgetreues Bild aller gegenwärtigen Gruppen der psychoanalytischen Bewegung gibt, vom Ganzen her gesehen völlig falsch ist. Ferenczi sah die Konsequenzen *einer* »Supertherapie« durchaus richtig voraus, aber er dachte nicht an die Möglichkeit, dass die tatsächliche Entwicklung zu einem Nebeneinander mehrerer »Supertherapien« führen könnte, die miteinander in Wettbewerb treten und zu einer Neuauflage der babylonischen Sprachverwirrung führen würden (Balint 1966, S. 344).

Da dieser Wettbewerb anhand qualitativer Kriterien entschieden werden müsste, die im Falle der privaten Supertherapie jedoch nicht Gegenstand der Forschung werden können, verlegt man sich auf die Hochschätzung von Zahlen. Je länger die Analysen dauern, desto besser. Der Wettbewerb wird durch die Dauer der Supertherapie entschieden (s. Thomä 1991).

Die Identifizierungen, die sich in Lehr- und Kontrollanalysen vollziehen, führen dazu, auch die therapeutischen Analysen und ihre Dauer mit dem zu vergleichen, was man selbst erfahren hat. Daraus ergibt sich, dass die Analysen von Patienten sich in Abhängigkeit von der Dauer der Lehranalysen verlängern. Natürlich ist dies nicht der einzige Grund. Aber diese Seite des ungemein komplexen Themas wird nur relativ selten offen diskutiert, weshalb wir hier diesen Exkurs eingeschaltet haben.

Entdeckung präödipaler Pathologien

Als wesentlicher Grund der Verlängerung therapeutischer Analysen wird die Entdeckung präödipal entstandener Pathologien genannt. Narzisstische Störungen und Borderlinepersönlichkeiten versprachen, auf dem Hintergrund von Objektbeziehungstheorien bei langen Analysen erfolgreich behandelt werden zu können. Dies führte indirekt zur Verlängerung der Behandlungsdauer bei neurotischen Patienten, weil nun auch bei ihnen vermehrt narzisstische Persönlichkeitsanteile diagnostiziert wurden. So verschieden auch die Theorien über früh entstandene Störungen sind, sie betreffen allesamt die tiefen Schichten, die angeblich therapeutisch schwer und spät zu erreichen sind. Zugleich stößt man hier auf einen Widerspruch, auf den Rangell (1966) aufmerksam gemacht hat: Er hält es für ausgeschlossen, dass frühe präverbale Erfahrungen in der Analyse wiederbelebt werden können. Entsprechend kann die Analyse tieferer Schichten des Seelenlebens nicht dorthin führen, wohin die Objektbeziehungstheoretiker in der Nachfolge Ferenczis oder Kleins sowie die Selbsttheoretiker in der Nachfolge Kohuts zu gelangen glauben. Wohin sind sie dann gelangt?, ist die Frage, die sich für alle Schulen stellen lässt, wenn wir die stetigen Verlängerungen der analytischen Behandlungen ins Auge fassen.

Quantitativer und qualitativer Aspekt

Freud hat die Dauer der Therapie eindeutig in eine quantitative und qualitative Beziehung zur Chronifizierung und Schwere der Erkrankung gesetzt, wenn er sagt:

> Es ist wahr, die Behandlung einer schweren Neurose zieht sich leicht über mehrere Jahre, aber legen Sie sich im Fall des Erfolgs die Frage vor, wie lange das Leiden gedauert hätte? Wahrscheinlich ein Dezennium für jedes Jahr Behandlung, das heißt das Kranksein wäre, wie wir es so oft an unbehandelten Kranken sehen, überhaupt nie erloschen (Freud 1933a, S. 168).

Daraus ergibt sich für die Beendigung zunächst die lapidare Feststellung: »Die Analyse ist beendigt, wenn Analytiker und Patient sich nicht mehr zur analytischen Arbeitsstunde treffen«, weil der Patient nicht mehr an Symptomen leidet und ein Rückfall nicht zu befürchten ist (Freud 1937c, S. 63).

Hält man sich an diese Begründungen Freuds, dann ist die Dauer an Entscheidungsprozesse, die an die Verantwortung des Analytikers hohe Ansprüche stellen, gebunden. Wir plädieren mit vielen anderen für eine größere Offenheit im Hinblick auf die zeitlichen Festlegungen. Unsere Empfehlung lautet, den Schweregrad der Symptomatik und die Zielsetzung zur Richtschnur für die Dauer psychoanalytischer Behandlungen zu machen. Schwere der Erkrankung und Frequenz der Behandlung können freilich nicht nach dem Motto in ein einfaches quantitatives Verhältnis zueinander gebracht werden: Je kränker der Patient ist, desto intensiver (also häufiger) sollte auch die Therapie sein. Entscheidend ist nämlich die Qualität dessen, was in der gegebenen Zeit vom Analytiker vermittelt und was vom Patienten aufgenommen und innerlich verarbeitet werden kann. Gerade Schwerkranke, die viel Anlehnung und Unterstützung suchen, haben zugleich große Schwierigkeiten, ihre Bedürfnisse von Nähe und Distanz zu regulieren. Heikle Dosierungsfragen stehen zur Diskussion, die eine qualitative Betrachtungsweise erforderlich machen.

Deshalb ist es besonders bedenklich, dass demgegenüber quantitative Gesichtspunkte bezüglich Dauer und Frequenz gerade bei Behandlungen im Rahmen der psychoanalytischen Ausbildung eine große Rolle spielen. Psychoanalytische Gesellschaften legen bei der kontrollierten Ausbildungsanalyse eine Mindestzahl von Behandlungsstunden fest. Das Eigeninteresse des Kandidaten, sein Berufsziel zu erreichen, interferiert damit fast unvermeidlich mit der Lösung der Fragen, welche Behandlungsdauer und Frequenz im Interesse des Patienten liegt. Die Mindeststundenzahl beträgt beispielsweise für die Ausbildungsfälle innerhalb der DPV 300 Sitzungen zum Zeitpunkt der Abschlussprüfung, verbunden mit der Erwartung, dass die Analyse danach noch fortgesetzt wird. Im Durchschnitt liegt die beim Abschlusskolloquium erreichte Stundenzahl beträchtlich höher.

Die quantitativen Forderungen (Gesamtdauer und Frequenz) bringen Komplikationen mit sich, weil die deutschen Krankenkassen den Leistungsumfang in Psychotherapie und Psychoanalyse einschränken und weil die Finanzierung psychoanalytischer Therapien ab der 300. Behandlungsstunde an ganz besondere Bedingungen geknüpft ist (▶ Abschn. 6.6). Unter diesen Umständen ist es manchmal schwierig, zufrieden stellende Lösungen unter qualitativen Beurteilungsgesichtspunkten zu finden (Thomä 1994).

8.9.3 Kriterien der Beendigung

Wir befinden uns immer in der Gefahr, die Kriterien für die Beendigung und die anzustrebenden Ziele nach unseren persönlichen und/oder den gerade gängigen Ideen und bevorzugten Theorien auszurichten. Die einen formulieren ihre Ziele ganz auf der metapsychologischen Ebene, wo sie besonders wenig angreifbar sind, während andere sich ihre Orientierung auf der Ebene der klinischen Praxis suchen. Von der Art der Fragestellung aus werden ganz unterschiedliche Antworten möglich. So geben Weiss u. Fleming (1980) auf die Frage, wie die Persönlichkeit des Patienten beschaffen sein soll, wenn er die Behandlung verlässt, folgende Antworten:

Ihrer Ansicht nach zeichnen sich gutgeführte Analysen dadurch aus, dass der Patient im Vergleich zu früher konfliktfreier und selbständiger lebt und mit mehr Vertrauen in die eigenen Fähigkeiten ausgestattet ist. Das sekundärprozesshafte Denken, die Fähigkeiten zur kritischen Realitätsprüfung und die Sublimierungsfähigkeiten haben zugenommen. Die Objektbeziehungen haben sich verbessert. Der Patient hat ein zunehmendes Verständnis für den Unterschied »der Analytiker als professionelle Person« und »der Analytiker als Übertragungsobjekt« entwickelt. Eine andere Fragestellung zielt darauf ab, ob der Patient über genügend Mittel und Werkzeuge verfügt, um den analytischen Prozess selbständig fortzuführen.

Fähigkeit zur Selbstanalyse

Das damit angeschnittene Thema der Selbstanalyse soll wegen der großen Bedeutung nochmals aufgegriffen werden. Wie wir in unseren Ausführungen zu den Identifikationsprozessen des Patienten mit dem Analytiker (▶ Abschn. 8.4) dargestellt haben, sehen wir in der Identifikation mit dem Analytiker und dessen analytischer Technik den wichtigsten Schritt für das weitere Schicksal der analytischen Fortschritte. In Übereinstimmung mit Hoffer (1950), G. Ticho (1967, 1971) und E. Ticho (1971) betrachten wir den Erwerb der Fähigkeit zur Selbstanalyse als ein Hauptziel der psychoanalytischen Behandlung. Mit dieser Festlegung kontrastiert, dass bislang nur wenige Konkretisierungen dessen beschrieben wurden, was denn nun beim Patienten vor sich geht, wenn er nach Abschluss der Behandlung seiner Selbstanalyse nachgeht. G. Ticho (1971) hat nach Interviews bei Kollegen eine konzeptuelle Gliederung vorgelegt, die hilfreich für eine weitere Ausarbeitung ist. Für Ticho handelt es sich bei der Selbstanalyse um einen Prozess, der sich aus verschiedenen Arbeitsschritten zusammensetzt, die konsekutiv erlernt werden:

1. Es bildet sich die Fähigkeit aus, Signale eines unbewussten Konflikts aufzunehmen, etwa: Eine irrationale oder übertriebene Reaktion wird wahrgenommen, ohne sie sofort mit Abwehrmechanismen wie Verschiebung und Projektion überspielen zu müssen;
2. Gedanken ohne allzu große Angst freien Lauf zu lassen, frei zu assoziieren und so einen relativ freien Zugang zum Es zu schaffen;
3. auf das Verständnis der Bedeutung eines unbewussten Konflikts längere Zeit warten zu können, ohne enttäuscht aufzugeben. – An der Entwicklung dieser Fähigkeit lässt sich ablesen, wie weit sich der Patient mit jenem Anteil des Analytikers identifizieren konnte, der während der Analyse vertrauensvoll abwartete, bis der Analysand zu einer Lösung des Konflikts bereit war.
4. Der gewonnenen Einsicht zu folgen und eine Änderung an sich selbst [und/oder der Umwelt, die Verfasser] herbeizuführen. Die-

> se Fähigkeit bildet sich, sobald genügend Ich-Stärke erreicht ist und der Analysand während seiner Analyse erfahren konnte, dass Einsichten tatsächlich Ich-Veränderungen nach sich ziehen können (G. Ticho 1971, S. 32).

Wir nehmen an, dass die Fähigkeit zur Selbstanalyse in einem kontinuierlichen, fast wie beiläufig ablaufenden Lernprozess stattfindet, in dem sich der Analysand mit den analytischen Funktionen identifiziert (▶ Abschn. 8.4). Das Behandlungsende kann geplant werden, wenn der Analytiker Hoffnung in die Fähigkeit zur Selbstanalyse bei seinem Analysanden zu setzen vermag. Ist dieses Arbeitsziel erreicht, können andere Kriterien zur Beendigung, wie sie Firestein (1982) zusammengestellt hat, relativiert werden, wie z. B. symptomatische Besserung, Strukturveränderung, zuverlässige Objektkonstanz in Beziehungen und eine ausgewogene Balance zwischen Triebwelt, Über-Ich und Abwehrstrukturen. **Relativierung dieser Kriterien** meint keine Ablehnung, sondern **ihre sorgfältige Gewichtung im Hinblick auf noch weitere erreichbare Ziele im Verhältnis zur Verlängerung der analytischen Arbeit**. Eine Fixierung der Zielorientierung auf Persönlichkeitseigenschaften anstatt auf Fähigkeiten wie die der Selbstanalyse wird Freuds mahnenden Worten in der letzten technischen Schrift nicht gerecht.

Die Grenzen der Veränderbarkeit sind oft enger gezogen, als wir es wahrhaben wollen. Das Erreichen der Selbsterkenntnis hinsichtlich dieser Grenzen dürfte oft der für den Patienten wichtigere Schritt sein, als einer Utopie zu folgen. Diese Position mag überraschen, da wir sonst durchgängig auf die Veränderung hinweisen, die als Ergebnis des kostbaren Junktims von Heilen und Forschen (▶ Kap. 10) zu fordern ist. Da jedoch »Strukturveränderung« als Ziel der Behandlung zu den am schwierigsten – theoretisch und empirisch – fassbaren Konstruktionen der psychoanalytischen Persönlichkeitspsychologie zu gehören scheint, möchten wir uns hier mit Veränderungen begnügen, die den Patienten in die Lage versetzen, sein Leben besser als vor der Behandlung im Einklang mit seinen Wünschen und Begrenzungen zu gestalten. Freuds Worte »Wo Es war, soll Ich werden« beschreiben dann realistische Ziele der analytischen Behandlung, wenn dem Ich Einsicht und Handlungsfähigkeit wiedergegeben ist.

8.9.4 Die nachanalytische Phase

Die Handhabung der Beziehung zum Patienten nach der Beendigung der psychoanalytischen Behandlung ist ein wenig beachtetes Gebiet. Selbst in der mündlichen Kommunikation unter Psychoanalytikern sind diesbezügliche Mitteilungen eher rar, ganz entgegen dem sonst so intensiven Erfahrungsaustausch. Ein Blick auf Freuds Umgang mit diesen Fragen wird durch den Umstand verstellt, dass die Behandlungsberichte (Blanton 1971; Doolittle 1956), die in den letzten Jahren der analytischen Öffentlichkeit bekannt wurden (Cremerius 1981b), von Patienten stammen, deren außergewöhnliche Position – entweder als Analytiker wie Blanton oder als von Freud geschätzte Schriftstellerin wie Doolittle – keine Rückschlüsse auf Freuds Umgang mit alltäglichen Patienten zulässt. Zwar besteht heutzutage Einigkeit darüber, dass der nachanalytischen Behandlungsphase eine große Bedeutung für die weitere Ausarbeitung und Entwicklung der durch die Behandlung angestoßenen Reifungsprozesse zukommt; aber in Menninger u. Holzmans Lehrbuch finden wir nur den lapidaren Satz:

> Der Vertrag ist erfüllt worden. Die Parteien trennen sich voneinander (1958; dt. 1977, S. 212).

Für und Wider nachanalytischer Kontakte

Was nach der realen Trennung von Analytiker und Patient folgt, ist ein Bereich,

> in dem die Analytiker sich selbst der Erkenntnis und der möglichen Widersprüche berauben, die so lebenswichtig für das Wachstum der Psychoanalyse als Wissenschaft sind (Schlessinger u. Robbins 1983, S. 6; Übersetzung durch die Verfasser).

Systematische Nachuntersuchungen waren lange unüblich; die wenigen gründlichen Studien, auf die wir noch eingehen werden, zeigen überdeutlich auf, dass unsere Vorstellungen über die nachanalytische Phase und die weitergehende Verarbeitung einer psychoanalytischen Therapieerfahrung zu den Goldminen gehört, an denen wir zu lange vorbeigegangen sind. Die Erfahrung bei der Selbstanalyse, wie sie Kramer (1959) und G. Ticho (1971) beschrieben haben, können nur in sehr vorsichtiger Weise auf Patienten übertragen werden. Nach der Ausbildung stehen wir durch die Zugehörigkeit zur Berufsgemeinschaft in ständigem Kontakt mit anderen Analytikern und sind durch die tägliche Arbeit stetig auf die Selbstanalyse angewiesen. Die Konzeption einer nachanalytischen Phase, die von Rangell (1966) eingeführt wurde, entspricht unserem prozessualen Verständnis der Abläufe im Therapieprozess. Die Gestaltung solcher nachanalytischer Kontakte ist ein umstrittener Punkt, der durch die unangemessene Auffassung über die Auflösung der Übertragung (▶ Kap. 2) und eine korrespondierende Angst vor einer Wiederbelebung von Übertragung bestimmt wird.

Soll der Analytiker darauf hinarbeiten, dass der Patient keinen Kontakt mehr zu ihm aufnimmt mit dem Ziel, die Analyse integriere sich so ins Leben des Patienten, dass sie einer Amnesie verfalle, wie die kindlichen Erinnerungen? Oder soll der Analytiker dem Patienten die Tür zu erneuten Kontakten offen halten? E. Ticho (zit. nach Robbins 1975) vertritt die Ansicht, der Analytiker solle dem Patienten nicht versichern, dass er für weitere Konsultationen zur Verfügung stehe. Denn damit unterminiere er das Vertrauen des Patienten zu sich selbst.

Dagegen bietet Hoffer (1950) Hilfestellungen für diese Phase an, sofern sie für Patienten nötig sind. Buxbaum (1950) hält es für das Zeichen einer erfolgreichen Analyse, wenn der frühere Patient sagen kann: »I can take or leave the analyst.« Ihrer Meinung nach wird dies dadurch erleichtert, dass der Analytiker dem Patienten zugesteht, zu ihm Kontakt aufnehmen zu können, wenn er es will und braucht, ohne dass das Vorhandensein eines Symptoms dazu notwendig wäre. Sie hat die Erfahrung gemacht, dass Patienten gelegentlich von diesem Angebot Gebrauch machen, es aber niemals missbrauchen. Das strenge »never more« lasse eher traumatisierende Wirkung beim Patienten erwarten, weil er dadurch in eine passive Position gebracht werde.

Dewald (1982) schlägt vor, die Frage postanalytischer Kontakte mit Fingerspitzengefühl zu handhaben. Für den einen Patienten ist es eine Pein, wenn seine Bitte nach Kontakten zurückgewiesen wird, für den anderen ist die Zustimmung zu weiteren analytischen Kontakten eine ungesunde Ermunterung zur Krankheit. Greenson (s. Robbins 1975) experimentierte in einer Behandlung damit, den Patienten einige Monate lang nach der Analyse alle vier Wochen zu sehen. Auf diese Weise wandelte sich die Rolle des Analytikers: Er wurde vom Psychoanalytiker des Patienten zum Zuhörer der Selbstanalyse.

Eine flexible Einstellung liegt nahe. Werden nachanalytische Kontakte deutlich durch das Überleben übertragungsneurotischer Einstellungen bedingt, bietet sich eine therapeutische Bearbeitung an, wie dies Bräutigam (1983, S. 130) beschrieben hat. Es ist jedoch generell sinnvoll, dem Patienten zu vermitteln, dass er im Falle des Scheiterns seiner eigenen selbstanalytischen Fähigkeiten bei der Bewältigung anstehender Belastungen erneut Kontakt zu seinem oder einem Analytiker aufnehmen kann (s. auch Zetzel 1965).

Gestaltung nachanalytischen Treffens

Eine andere Frage ist es, wie der Analytiker reale Kontakte in der Zeit nach einer Behandlung gestaltet, die sich ungeplant oder auch aus professionellen Gründen ergeben. Die analytisch distanzierte Haltung ist nicht länger angebracht und wirkt sich nur hemmend und schädlich aus. Das andere Extrem jedoch ist charakterisiert durch die Anstrengung, Neutralität zu vermeiden, indem der Patient geradezu zu einer vorzeitigen und intensiven Vertrautheit stimuliert wird, auf die er oft wie auf eine bedrohliche Verführung reagiert. Beide Haltungen ziehen ungünstige Folgen nach sich. Die erstere führt zu Hemmung und regressiver Abhängigkeit, während die andere Verwirrung, Angst oder hypomanisches »acting out« auslöst. Der beste Weg, soziale und professionelle Kontakte nach der Beendigung einer Behandlung zu gestalten, liegt in der Mitte zwischen diesen beiden Extremen (Rangell 1966).

Generell möchten wir für die Weiterentwicklung der analytischen Beziehung nach Beendigung der Analyse an die Stelle der radikalen Separation das Vorbild der unbewussten Struktur der Hausarztbeziehung stellen. Wie Balint ausgeführt hat, ist das entscheidende Moment der **Hausarztbeziehung** das Gefühl der Verfügbarkeit, wenn er gebraucht wird. Von diesem Grundgefühl aus sollte u. E. der Analytiker die Durcharbeitung der Trennungsprobleme führen. Es ist eine unangemessene Überhöhung der analytischen Beziehung, die Trennung mit dem Sterben zu vergleichen. Dies führt zu einer künstlichen Dramatisierung, wodurch die unbewussten Allmachtsphantasien und deren Projektion so verstärkt werden, dass die Trennung erschwert wird. Die latente Beziehungsbereitschaft zum Analytiker sollte notfalls aktualisiert werden können, weil jedermann von Änderungen seiner Lebenslage so betroffen werden kann, dass er sich erneut an seinen Psychoanalytiker wenden möchte. Es ist sekundär, ob dies der gleiche oder aus äußeren Gründen ein anderer Analytiker sein wird. Wichtig ist das Grundgefühl der guten Erfahrung, die Menschen wieder dazu bringt, ein Stück Analyse in Anspruch zu nehmen.

Langzeitbeoachtungen nach der Analysebeendigung

Zu den vernachlässigten Gebieten, zu deren Erforschung Waelder (1956) ermutigt hat, gehören Langzeitbeobachtungen nach abgeschlossenen Analysen. Hierbei ist es zweckmäßig, eine Unterscheidung zwischen unsystematischen klinischen und systematisch-empirischen katamnestischen Untersuchungen zu treffen. Beide haben ihre Bedeutung. Der niedergelassene Analytiker kann wichtige langfristige Einzelbeobachtungen machen. Die meist übertriebene Sorge um eine unnötige Wiederbelebung von Übertragungen hat die Neugierde und Kontaktbereitschaft von Analytikern übermäßig eingeschränkt.

Das katamnestische Interview

Eine dem psychoanalytischen Selbstverständnis angemessene Prozedur der Nachuntersuchung in Form psychoanalytischer Interviews wurde von Pfeffer (1959) eingeführt und durch weitere Studien in ihrer Brauchbarkeit bestätigt (1961, 1963). In jedem der untersuchten Fälle ließen sich deutlich die Auswirkungen persistierender unbewusster Konflikte aufzeigen, die mit den ursprünglich diagnostizierten Konflikten zusammenhingen; der positive Gewinn der psychoanalytischen Behandlungen bestand vorwiegend in der Fähigkeit der Patienten, mit diesen Konflikten angemessen umzugehen.

Es scheint sich allmählich die Überzeugung durchzusetzen, dass solche Nachuntersuchungen nicht nur der Legitimation nach außen dienen, sondern eine ertragreiche Methode für das Studium der nachanalytischen Veränderung darstellen (Norman et al. 1976; Schlessinger u. Robbins 1983). Die vorliegenden Fallstudien demonstrieren die Beständigkeit wiederkehrender Konfliktmuster; solche Muster werden in der Kindheit erworben und sind als solche relativ unveränderlich. Sie bilden den individuellen Ausgang der Reifungs- und Entwicklungsprozesse, gestalten das kindliche Erleben und bilden den Kern der Neurose. Die Wirkung der psychoanalytischen Behandlung führt nicht zu einem Auslöschen dieser Konfliktmuster, sondern zu einer erhöhten Fähigkeit zu Toleranz und Beherrschung von Frustration, Angst und Depression durch die Entwicklung der selbstanalytischen Fähigkeit. Diese etabliert sich als eine vorbewusste Bewältigungsstrategie über den Weg einer Identifikation, mit dem Bemühen des Analytikers zu beobachten, zu verstehen und psychologische Vorgänge zu integrieren. So fassen Schlessinger u. Robbins in ihrer monographischen Darstellung die Ergebnisse ihrer Nachuntersuchungen zusammen. Wir meinen, dass diese Feststellungen eine Entlastung für uns als Analytiker sein und zugleich die Befriedigung vermitteln können, dass sich die Arbeit der Analyse gerade durch solche Nachuntersuchungen realistischer und gerechter darstellen kann.

Systematische Katamnesen verfolgen andere Ziele, wie sie seit dem ersten Versuch Fenichels (1930) über die Ergebnisse des Berliner Instituts besonders an den psychoanalytischen Polikliniken möglich geworden sind (s. dazu Jones 1937; Alexander 1937; Knight 1941). Sie zielen auf den Versuch einer Gewichtung verschiedener Einflussgrößen auf den Therapieprozess und sein Ergebnis, was nur an größeren Stichproben möglich ist (z. B. Kernberg et al. 1972; Kordy et al. 1983; Luborsky et al. 1980; Sashin et al. 1975; Weber et al. 1985). In der Bundesrepublik Deutschland wurde mit der DPV-Katamnesenstudie ein längst überfälliges Vorhaben inzwischen abgeschlossen und vielfältig publiziert (Leuzinger-Bohleber et al. 2001a, b; 2002). Kritische Stellungnahmen zur Methodik und damit Validität dieser Studie bleiben nicht aus (Hoffmann 2001; von Rad et al. 2001; Schulte 2001). Trotz der möglichen Kritik hat diese Studie dazu beigetragen, die Neugier der DPV-Psychoanalytiker auf die langfristigen Auswirkungen ihrer Bemühungen als Bereicherung zu verankern.

In Deutschland haben katamnestische Untersuchungen dieser Art entscheidend zur Aufnahme psychoanalytischer Leistungen in die ärztliche Gebührenordnung beigetragen (Dührssen 1953, 1962). Gerade weil der gegenwärtige Stand der Ergebnisforschung über die anfängliche simplifizierende Methodik weit hinausgeht (Lambert u. Ogles 2003), sind systematische prospektive Untersuchungen zur kassenrechtlichen Vertretbarkeit mittel- und langfristiger Psychoanalysen angesichts der eindrucksvollen Ergebnisse psychodynamischer Kurztherapien (Leichsenring et al. 2004) dringend erforderlich. Beispiele für solche methodologisch stringentere Studien liefern die PAL-Studie (Rudolf et al. 2002a), die München-Studie (Huber et. al. 2001) und die Göttingen-Studie (Leichsenring et al. 2005), die wir im ▶ Band »Praxis« in Abschn. 9.11 ausführlicher darstellen werden.

Der psychoanalytische Prozess

In den vorangegangenen Kapiteln haben wir verschiedene Aspekte der psychoanalytischen Behandlung diskutiert, ihre Einbettung in den therapeutischen Gesamtprozess aber nicht in den Mittelpunkt unserer Überlegungen gestellt. Wir haben bisher unterschiedlich große Zeitsegmente des Behandlungsverlaufs betrachtet, sind zwischen Mikro- und Makroperspektive der Prozessbetrachtung (Baumann 1984) gewechselt, haben gleichsam mit der Lupe kleine Behandlungsausschnitte wie etwa die Fragen des Patienten ins Auge gefasst und sind dann wieder – mit dem nötigen Abstand zum Detail – übergreifenden Behandlungsstrategien des Analytikers nachgegangen.

Die psychoanalytische Behandlung kann vielfältig charakterisiert werden; mit den verschiedensten Metaphern wird versucht, Eigentümliches und Wesentliches zu umschreiben. Wir haben Freuds Vergleich des Schachspiels mit dem analytischen Prozess und die Analogien besprochen, die er zwischen den Tätigkeiten des Archäologen, des Malers, des Bildhauers und des Analytikers gesehen hat (► Kap. 7 und 8). Obwohl Freud keine Zweifel daran ließ, dass der Analytiker den Verlauf zum Guten oder zum Schlechten maßgeblich beeinflussen kann, betonte er doch stärker die Eigengesetzlichkeit, wenn er sagte:

> Er [der Analytiker] leitet einen Prozess ein, den der Auflösung der bestehenden Verdrängungen, er kann ihn überwachen, fördern, Hindernisse aus dem Wege räumen, gewiss auch viel an ihm verderben. Im Ganzen aber geht der einmal eingeleitete **Prozess** seinen eigenen Weg und lässt sich weder seine Richtung noch die Reihenfolge der Punkte, die er angreift, vorschreiben (Freud 1913c, S. 463; Hervorhebung durch die Verfasser).

In den weithin verwendeten Prozess-Metaphern stecken unausgesprochen Theorien und Modelle, denen wir im Folgenden nachspüren wollen. Sandlers (1983) Aufforderung, die private Bedeutungsdimension von Konzepten herauszuarbeiten, um so einen wirklichen Fortschritt zu erreichen, richtet sich auch an den praktizierenden Analytiker:

> Die Forschung sollte darauf abzielen, die impliziten Konzepte praktizierender Psychoanalytiker explizit zu machen. Ich vertrete die These, dass dieser Prozess zu einer beschleunigten Entwicklung der psychoanalytischen Theorie führen wird. Diese Theorie muss sich im Wesentlichen auf die praktische Arbeit der Psychoanalytiker beziehen, deshalb ist ihr Hauptakzent notwendig klinischer Art (1983, S. 43; Übersetzung der Verfasser).

Als Sandlers Mitarbeiterin im Trauma-Projekt am Sigmund-Freud-Institut hat Dreher (1998, 2005) diese Forschungsrichtung als eigenständige bei uns etabliert. Hamilton (1996) zeigt in einer vergleichenden Studie jedoch auf, welches Ausmaß an Divergenz dabei zutage gefördert wird, wenn man das Vorbewusste von Analytikern verschiedener Schulen auf seine konzeptuellen Metaphern analysiert.

Als Hilfestellung für diese Arbeit werden wir eine allgemeine Erörterung der Funktion von Prozessmodellen (► Abschn. 9.1), eine Diskussion wesentlicher Merkmale zu ihrer Beurteilung (► Abschn. 9.2) und eine Darstellung von fremden (► Abschn. 9.3) und eigenen (► Abschn. 9.4) Prozessvorstellungen folgen lassen.

9.1 Zur Funktion von Prozessmodellen

Grundlage für Handlungsanweisungen und Bewertungskriterien

Wenn wir den therapeutischen Prozess, d. h. die gesamte Wegstrecke, die Patient und Analytiker zwischen Erstinterview und Beendigung gemeinsam zurücklegen, ins Auge fassen, so muss die Fülle dessen, was sich unterwegs ereignet, in den Hintergrund treten. Sonst bestünde die Gefahr, dass wir vor lauter Bäumen den Wald nicht mehr sähen. Wir müssen uns also auf das Wesentliche beschränken. Und damit kommen wir bereits, was Funktion **und** Problematik von Prozessmodellen angeht, in medias res: wesentlich sind Ereignisse nicht per se. Sie werden es erst durch die **Bedeutung**, die man ihnen gibt. Was ein Psychoanalytiker im Therapieverlauf für wesentlich hält, hängt von dem Bedeutungsraster ab, das er bezüglich Organisation und Ablauf des psychoanalytischen Prozesses im Kopf hat. Wie explizit und differenziert diese Prozessvorstellungen sind oder sein sollten, kann zunächst dahingestellt bleiben. Wir möchten lediglich festhalten, dass kein Therapeut Behandlungen durchführen oder beurteilen kann, wenn er nicht über modellhafte Vorstellungen von Therapieverläufen verfügt, die ihm Handlungsanweisungen und Bewertungskriterien liefern.

Implizierte Vorstellungen und elaborierte Modelle

Prozessvorstellungen des Analytikers übernehmen eine wichtige Steuerungsfunktion bei der Umsetzung seiner Zielvorstellungen in Interventionen. Insofern sind Prozesskonzeptionen keine theoretisch-abstrakte Angelegenheit. Sie sind vielmehr in mehr oder weniger elaborierter Form Bestandteil der täglichen Praxis jedes Therapeuten. Hier beginnen freilich die qualitativen Unterschiede zwischen eher impliziten Prozessvorstellungen und elaborierten Modellen: je weniger ein Modell expliziert oder je allgemeiner es formuliert wird, desto leichter kann es sich kritischer Reflexion entziehen. So erklärt sich auch, dass häufig Modelle von einer Analytikergeneration zur nächsten weitergegeben werden, die so allgemein formuliert sind, dass keine Beobachtung sie widerlegen könnte. Ob Prozessvorstellungen angemessen sind, lässt sich nicht zuletzt danach entscheiden, welchen Platz sie in den beiden Dimensionen »Komplexitätsgrad« und »Beobachtungsnähe« einnehmen.

Den Status eines Modells würden wir den Konzeptionen zuerkennen, die in der Nähe der beiden Pole »komplex« (im Gegensatz zu »undifferenziert«) und »beobachtungsnah« (im Gegensatz zu »nicht beobachtbar«) angesiedelt sind.

Ein Modell ist nach Klaus u. Buhr (1972, S. 729)

> … ein Objekt, das auf der Grundlage einer Struktur-, Funktions- oder Verhaltensanalogie zu einem entsprechenden Original von einem Subjekt eingesetzt und genutzt wird, um eine bestimmte Aufgabe lösen zu können … Der Einsatz eines Modells ist vor allem notwendig, um in bestimmten Situationen neue Erkenntnisse über das Originalobjekt zu gewinnen …

Das dieser Definition zugrunde liegende Modellverständnis stammt ursprünglich aus dem naturwissenschaftlich-technischen Bereich. Dies wird aus den weiteren Ausführungen von Klaus u. Buhr (S. 730) deutlich:

> Allen Modellen ist gemeinsam, dass sie nicht willkürlich vom Subjekt hervorgebracht (ausgewählt oder hergestellt) werden können, sondern eigenen inneren Gesetzmäßigkeiten unterliegen, die objektiver Gegenstand der Analyse im Modellexperiment, in der Erkenntnis, der Verhaltensanpassung usw. durch das Subjekt sind.

Besonderheit im Fall des Psychoanalytikers

Diese Spezifizierung des Modellbegriffs kann für psychoanalytische Prozessmodelle nicht übernommen werden, da sich die Art der Erkenntnisgewinnung, wie sie der behandelnde Analytiker als teilnehmender Beobachter praktiziert, deutlich vom Vorgehen in den Naturwissenschaften unterscheidet: Dort steht der Forscher seinem Gegenstand gegenüber, seine Beobachtung verändert den Gegenstand nicht. Die Einflussnahme auf den Gegenstand findet in Form kontrollierter Experimente statt. Vor allem aber ist der Forscher selbst als einflussnehmende Person nicht Teil des Erkenntnisgegenstands (▶ Abschn. 3.1). Auch wenn diese erkenntnistheoretische Position – etwa in der modernen Physik – mehr und mehr in Frage gestellt wird, so bleiben doch qualitative Unterschiede zwischen dem Erkenntnismodus des Naturwissenschaftlers und dem des Psychoanalytikers bestehen.

Der behandelnde Analytiker, der mit einer bestimmten Modellvorstellung an seinen Gegenstand, den analytischen Prozess, herangeht, **beeinflusst durch seine Erwartungen das Eintreten von Ereignissen**, die mit seinem Prozessmodell in Einklang stehen (König 1996). So wird etwa ein Analytiker, der die Therapie als Abfolge inhaltlich vorgegebener Phasen versteht, genau auf Anzeichen achten, die für ihn den Übergang in die nächste Phase markieren. Gleichzeitig wird er Äußerungen des

Patienten, die in sein Prozessmodell passen, selektiv aufgreifen und damit möglicherweise dem Prozess erst die Richtung geben, die er, sich im Stande der Unschuld wähnend, bereits beobachtet zu haben glaubte. So setzt er sein Prozessmodell, das er für ein **deskriptives** hält, **präskriptiv** in therapeutisches Handeln um.

Wir betonen dies nicht, weil wir solches Vorgehen für verwerflich halten, im Gegenteil: der Analytiker hat gar keine andere Wahl, als den Therapieprozess vor dem Hintergrund seines Prozessmodells zu verstehen, Hypothesen daraus abzuleiten und im Sinne dieser Hypothesen therapeutisch tätig zu werden. Die kritische Frage ist nicht, ob der Analytiker aus seinem Prozessmodell Handlungsanweisungen ableitet, sondern ob er diese Handlungsanweisungen wie strikte Verschreibungen handhabt.

Heuristisch-kreative Anwendung der Prozessmodelle

Bei unseren Überlegungen zu therapeutischen Regeln und Strategien (▶ Kap. 7 und 8) haben wir großen Wert auf die Unterscheidung zwischen stereotypen und heuristischen Strategien gelegt. Auch Prozessmodelle können vom Analytiker stereotyp, d. h. im Sinne eines Algorithmus, verwendet werden:

> **!** Der Algorithmus ist eine Vorschrift, die die einzelnen Handlungsschritte sowie deren Abfolge präzise festlegt und, wenn man sie nur exakt befolgt, mit absoluter Sicherheit zum präskribierten Ziel führt.

Diese Rezeptfunktionen können und dürfen Prozessmodelle nicht übernehmen, ihre Anwendung muss immer heuristisch-kreativ erfolgen (Peterfreund 1983). Algorithmisch vorgehen kann nur der, der schon alles weiß – ein Zustand, den wir im Hinblick auf den psychoanalytischen Prozess wohl nie erreichen werden. Prozessmodelle liefern Vorschläge, wie die hochkomplexe, dyadenspezifische Information, die über einen langen Zeitraum hinweg anfällt, organisiert werden kann. Diese einmal gewählte Organisationsform muss freilich immer wieder daraufhin überprüft werden, ob sie neue Information integrieren kann.

Passende und nicht-integrierbare Information

Dabei muss der Analytiker v. a. auf solche Informationen achten, die **nicht** in sein Prozessmodell passen. Bestätigendes wird er in der Fülle des angebotenen Materials immer finden, ohne dass damit schon viel über die Brauchbarkeit seines Prozessverständnisses gesagt wäre. Nichtintegrierbare Information dagegen dient als Anreiz, das eigene Prozessverständnis so zu modifizieren, dass es mit der neuen Information vereinbar ist. Auf diese Art und Weise nähert sich die Abbildung im Kopf des Analytikers ihrem Gegenstand schrittweise an, worauf besonders Edelson (1984) hingewiesen hat.

Der Glaube an das wahre Prozessmodell

Wir wissen wohl, welcher geistigen Anstrengung es bedarf und wie emotional belastend es ist, immer wieder absichtsvoll diese Verunsicherung herbeizuführen, die zwangsläufig entsteht, wenn sich die bisher angelegte Prozesskonzeption als untauglich erweist. Ist es doch eine wesentliche Funktion von Prozessmodellen, Ordnung in der Vielfalt der Informationen zu stiften, Wahrnehmung und Verhalten des Therapeuten zu steuern und damit die Kontinuität seines therapeutischen Handelns zu gewährleisten. Verständlicherweise beraubt man sich ungern dieser Stütze – und sei es auch nur vorübergehend. Dieser kurzfristige Orientierungsverlust ist leichter zu ertragen, wenn man von der verführerischen Vorstellung Abschied genommen hat, es gäbe – neben falschen anderen – so etwas wie ein wahres Prozessmodell.

Dieses wahre Abbild gibt es – wie wir meinen – ebenso wenig, wie es den wahren, naturgesetzlichen psychoanalytischen Prozess gibt, der sich nach immanenten Gesetzmäßigkeiten entwickelt, wenn nur der Analytiker nicht störend eingreift. Prozessmodelle haben direkte Auswirkungen auf das therapeutische Handeln; es hat also für den Patienten sehr reale Konsequenzen, ob sein Analytiker der Fiktion eines naturwüchsigen Prozesses anhängt oder die Behandlung als dyadenspezifischen, psychosozialen Aushandlungsprozess begreift. Aus dieser letzten Auffassung erwächst für den Analytiker folgerichtig der Anspruch, immer wieder zu überprüfen, ob seine Prozessannahmen noch mit den besonderen beobachtbaren Interaktionsdaten vereinbar sind.

In erster Linie liegt es am einzelnen Analytiker, ob er das von ihm zugrunde gelegte Prozessmodell als Realität missversteht und dementsprechend stereotyp seine Interventionen danach ausrichtet oder ob er es als Hilfsmittel zur Organisation des Prozesses betrachtet, das revidiert werden muss, sobald mittels heuristischer Strategien modellunverträgliche Information zutage gefördert wird. Freilich gibt es bestimmte Modellcharakteristika, die eher einem **stereotypen** Modellverständnis Vorschub leisten und andere, die eher die Anwendung **heuristischer** Strategien fördern. Wir möchten deshalb im Folgenden verschiedene Charakteristika von Prozessmodellen unter dieser Perspektive diskutieren.

9.2 Merkmale von Prozessmodellen

Eignung zur Ableitung der Behandlungstechnik

Wie wir bereits ausgeführt haben, kann es nicht darum gehen, wahre von falschen Prozessmodellen zu unterscheiden. Die Frage ist vielmehr, wie gut verschiedene Prozessmodelle zur Ableitung effektiver therapeutischer Handlungsstrategien geeignet sind. In diesem Zusammenhang scheint uns das zentrale Kriterium zu sein, ob ein Modell von einem quasi naturgegebenen Ablauf des psychoanalytischen Prozesses ausgeht. Derart konzipierte Modelle müssen zwar nicht zwangsläufig zu einer stereotypen Anwendung durch den Therapeuten führen, aber sie unterstützen Tendenzen, sich starr an diesem erwarteten naturgesetzlichen Ablauf zu orientieren. Beobachtungsdaten, die nicht in einen modellkonformen Ablauf passen, werden oft übersehen oder als Manifestation von Widerstand interpretiert.

Dieses zeigt sich auch und besonders am Umgang mit Äußerungen des Patienten, die entweder ein Nichtverstehen oder ein Nichtakzeptieren der Deutungen des Analytikers bekunden. Wird diese Absage des Patienten nun genau auf der Grundlage jener Hypothese interpretiert, die der Patient gerade nicht verstanden oder zurückgewiesen hat, und damit als Widerstand aufgefasst, dann bleibt der Analytiker in seinem Vorverständnis gefangen und der Patient wird um die Möglichkeit gebracht, wesentliche Korrekturen an diesem Vorverständnis anzubringen. Auch wenn das Widerstandskonzept gut begründet ist, wie wir in ▶ Kap. 4 diskutiert haben, so muss es doch die Möglichkeit geben, dass im kommunikativen Alltag der analytischen Situation eine Zurückweisung der Deutung durch den Patienten als möglicherweise zutreffende Falsifizierung der Deutung angesehen wird (s. auch Thomä u. Houben 1967; Wisdom 1967).

Chronologisch-retrograde Modelle

Unter den Modellen, die einen quasi naturgesetzlichen Ablauf der Behandlung nahe legen, sind v. a. solche Vorstellungen weit verbreitet, die den Therapieprozess als Analogon der frühkindlichen Entwicklung konzipieren. Wir werden unter ▶ Abschn. 9.3 das Modell von Fürstenau (1977) paradigmatisch für diesen Typus von Prozessmodellen darstellen und diskutieren. Die häufigste Annahme solcher Modelle ist, dass der Patient im Laufe der Therapie von frühen Stadien der Entwicklung zu späteren voranschreitet.

Dass das nicht zwangsläufig so sein muss, können wir Balints Beschreibung einer »besonderen Phase in der analytischen Krankenbehandlung« entnehmen:

> In manchen Fällen, in denen die Analyse schon fortgeschritten war, d. h. gegen Ende der Kur, begann der Patient, zuerst sehr schüchtern, gewisse einfache Wunscherfüllungen zu wünschen, zu erwarten, ja zu fordern, und zwar vor allem – jedoch nicht ausschließlich – von seinem Analytiker (1966, S. 281).

Die Patienten, von denen Balint hier spricht, sind erst nach der Bearbeitung vorwiegend ödipaler Konflikte und aufgrund des damit verbundenen Zuwachses an Ich-Stärke und Sicherheit in der Lage, auch ihre basalen pathogenen Annahmen im Sinne von Weiss u. Sampson (1986) in der Therapie zu überprüfen. Nach einem Vorschlag von A. E. Meyer (mündliche Mitteilung) können wir diesen Typus als »chronologisch-retrogrades Modell« bezeichnen.

Der Vergleich mit Architektur

Die Vorstellungen der Patienten über den Therapieprozess, die auch als »Laientheorien« gekennzeichnet werden können, haben ihren eigenen Stellenwert in dieser Diskussion; in ihrer vielfältigen und oft sehr plastischen Metaphorik spiegeln sie die Erlebnisdimension des Prozesses recht gut wider. So sprechen Patienten oft von der Analyse als Erkundung eines Hauses. Diese Metapher lädt zu Überlegungen ein, die die Binnenarchitektur des Gebäudes betreffen. Wenn auch dem erfahrenen Architekten der sorgfältige Blick von außen mancherlei Vermutungen über die innere Ausgestaltung eines Hauses nahe legt, so führt nur der Weg durchs Innere zur Erkenntnis über die Verteilung und Anordnung der Räume, ihre Nutzung und Einrichtung. Freilich gibt es auch Gemeinsamkeiten zwischen Häusern, die wir, da wir ihre Bauweise und Funktion kennen, erschließen können. So führt auch die seelische Entwicklung des Menschen jeden von uns unvermeidlich durch gewisse Stadien, die viele Autoren (z. B. Erikson 1970b; Lidz 1970) beschrieben haben. Wir erwerben unsere seelische Struktur durch die Auseinandersetzung mit den entwicklungspsychologischen Aufgaben, die sich jedem Menschen stellen: Loslösung aus der Symbiose, Triangulierung, Ödipuskonfiguration, Reifungsprozesse von Latenz und Adoleszenz etc. Hierbei kommt es zu unterschiedlichen Verinnerlichungen mit jeweils entsprechenden inhaltlichen Auswirkungen auf die Ich- und Über-Ich-Bildung. Wie zugänglich diese Strukturen einer therapeutischen Bearbeitung sind, hängt von einer Vielzahl individuell ausgeprägter Faktoren ab, die mit der Behandlungstechnik interagieren und die wir als intrapsychische Abwehr und psychosoziale Anpassungsleistungen begreifen (s. dazu auch Mentzos 1982, S. 109 mit seinem dreidimensionalen Modell der Diagnostik).

Bewertung chronologisch-retrograder Modelle

Die Parallelisierung zwischen Therapieprozess und frühkindlicher Entwicklung ist sicherlich häufig angemessen und kann eine fruchtbare Leitlinie für Interventionen liefern. Problematisch wird sie da, wo sie unflexibel gehandhabt wird, z. B. wenn der Analytiker übersieht, dass sich der Therapieprozess, wie ihn der erwachsene Patient mitgestaltet, in ganz zentralen Punkten, nicht zuletzt in der Erlebnisqualität, von frühkindlichen Erfahrungen unterscheidet. Die frühen Erfahrungen **können** nicht mehr authentisch wiedererlebt werden; es sind immer die schon vielfach überformten Erfahrungen eines Erwachsenen, um die es im therapeutischen Prozess geht. Ihnen muss auch ein entwicklungspsychologisch orientiertes Prozessmodell gerecht werden.

Das Verführerische an diesen Modellen besteht – wie gesagt – darin, dass sie eine zwangsläufige Abfolge der einzelnen Phasen nahe zu legen scheinen. Das kann zur Folge haben, dass der Therapeut nur noch **die** Information des Patienten verarbeitet und therapeutisch umsetzt, die zu der Phase passt, die gerade »dran« ist. So wird u. U. eine Phase nach der anderen interaktiv **hergestellt**, ihre Abfolge aber als prozessimmanente Gesetzmäßigkeit interpretiert. Bei Modellen, die von einer Naturwüchsigkeit des psychoanalytischen Prozesses ausgehen, steht modellimmanent folgerichtig die Entwicklung des Patienten ganz im Vordergrund. Betrachtet man die psychoanalytische Behandlung dagegen als dyadenspezifischen, interaktionellen Aushandlungsprozess (▶ Abschn. 9.4), so wird der Beitrag des Therapeuten eminent wichtig.

Der Beitrag des Therapeuten

Ein weiteres, wesentliches Kriterium zur Beurteilung von Prozessmodellen liefert uns die Beantwortung der Frage: Was sagt ein Modell über die Rolle des Analytikers, welche Funktion wird ihm bei der Gestaltung des Prozesses zugeschrieben? Generell kann man davon ausgehen: je »naturwüchsiger« der Prozess konzipiert wird, desto weniger gibt es über die Rolle zu sagen, die der Analytiker dabei spielt (und über die Verantwortung, die er dafür übernimmt; Wallwork 2005). Im Extremfall erschöpft sich seine Funktion darin, die vom Modell postulierten Gesetzmäßigkeiten des Prozesses zu kennen und ihren Ablauf nicht zu stören. Die Anwendung heuristischer Strategien durch den Analytiker ist hier weder notwendig noch wünschenswert. Sein Verhalten orientiert sich ohnehin nicht in erster Linie am Patienten, sondern an seiner »naturgesetzlichen« Sicht des Prozesses, den er in der Regel durch Neutralität und Deutungen zu unterstützen sucht.

Folgerichtig spielt innerhalb solchen Modelldenkens auch die Frage eine wesentliche Rolle, ob der Patient, den der Analytiker eben im Erstinterview gesehen hat, überhaupt geeignet ist für diesen Prozess, der ja vom Analytiker nicht modifiziert werden kann, da sein Ablauf in der »Natur der Sache« liegt. Eine adaptive Indikation, wie wir sie propagieren (▶ Kap. 6), ist in diesem Rahmen nicht möglich, da sie eine große Flexibilität seitens des Analytikers erfordert, der sich dabei in wechselnden Rollen als Interaktionspartner anbieten muss.

Wir haben hier ein Extrem beschrieben, um daran eine Gefahr zu verdeutlichen, die umso größer wird, je »naturwüchsiger« der Analytiker den Prozess konzipiert: die Gefahr nämlich, dass der Analytiker sich seiner Verpflichtung entzieht, für die Gestaltung des therapeutischen Prozesses verantwortungsbewusst und flexibel Sorge zu tragen, und eine immer größere Anzahl von Patienten – fälschlicherweise, wie wir meinen – als nicht psychoanalysetauglich klassifiziert.

Als Beispiel für ein Prozessverständnis, das die Rolle des Analytikers kaum spezifiziert, möchten wir die Auffassung von Menninger u. Holzman (1958; dt. 1977) herausgreifen. Die beiden Autoren vertreten ein Prozessmodell, nach dem ein geeigneter Patient mit dem Analytiker einen Kontrakt schließt und am Ende eines typischen Prozesses seine Struktur verändert und seine Übertragung aufgelöst hat. Nebenbei bemerkt ist das eine Sicht der Dinge, die durch katamnestische Untersuchungen von Schlessinger u. Robbins (1983) widerlegt wird: Die Auflösung der Übertragung am Ende einer erfolgreichen Behandlung ist ein Mythos; im Gegenteil: auch erfolgreich analysierte Patienten zeigten im katamnestischen Interview schnell deutliche Übertragungsmanifestationen. Der Analytiker scheint bei Menninger u. Holzman nicht viel mehr zu sein als ein geduldiger, vorwiegend schweigsamer Begleiter, der durch seine Freundlichkeit den Patienten davon überzeugt, dass seine Übertragungen von Hass und Liebe keine Begründung in der Gegenwart haben.

Diskussion verschiedener Prozessmodell-Typen

Die Fiktion eines von der realen Person des Analytikers gereinigten psychoanalytischen Prozesses orientiert sich an einem durchschnittlich zu erwartenden Analytiker und einem geeigneten Patienten. Abgesehen davon, dass es dieses fiktive Paar nicht gibt, verhindert diese Vorstellung auch, dass jene sozialwissenschaftlichen Erkenntnisse Eingang in die psychoanalytische Situation finden, die dem Wesen der therapeutischen Beziehung angemessen ist. Die drängenden Probleme psychoanalytischer Behandlungstechnik lassen sich nicht dadurch lösen, dass – in einer Gegenreaktion auf diese Identitätskrise – immer rigidere Behandlungskonzeptionen propagiert werden. Wir schreiben demgegenüber dem Analytiker eine zentrale Rolle als Mitgestalter des therapeutischen Prozesses zu, die er in Abhängigkeit von seiner eigenen Persönlichkeit und vom Patienten dyadenspezifisch wahrnimmt. Diese Sicht der Therapeutenrolle ist mit einem Verständnis des psychoanalytischen Prozesses als Naturereignis unvereinbar.

Validierbarkeit

Hier stehen sich zwei Auffassungen des psychoanalytischen Prozesses gegenüber, aber beide sind zunächst nicht mehr als Glaubensbekenntnisse. Nur die Beobachtung psychoanalytischer Prozesse kann letztlich Aufschluss über die Angemessenheit von Prozessmodellen liefern. Voraussetzung dafür ist eine Formulierung der Prozessmodelle, die deren Überprüfung und ggf. Widerlegung anhand von Beobachtungen zulässt. Diese Frage der Validierbarkeit von Prozessmodellen an der Empirie halten wir für ein wichtiges Kriterium bei der Beurteilung verschiedener Modelle, über deren Brauchbarkeit letztendlich nur auf diesem Wege entschieden werden kann.

Widerlegbarkeit

Voraussetzung dafür ist, dass Modelle so weit wie derzeit möglich expliziert werden. Je beobachtungsnäher Prozessmodelle formuliert sind, desto eindeutiger lassen sich operationale Sätze daraus ableiten, die dann ihrerseits an beobachtbaren Ereignissen in den Sitzungen überprüft werden können. Das Testen von Hypothesen, v. a. das Sammeln modellunverträglicher Informationen, muss möglich sein. Das heißt, Modelle, die post hoc mühelos auch das Gegenteil des zunächst Prognostizierten erklären können, sind unbrauchbar. Gerade in der psychoanalytischen Theoriebildung ist jedoch die Neigung verbreitet, solche unwiderlegbaren Modelle zu konzipieren. Sie resultiert sicherlich nicht zuletzt aus der Hilflosigkeit, die den Analytiker angesichts seines hochkomplexen Gegenstands zunächst zwangsläufig überkommen muss. Wenn menschliches Verhalten überdeterminiert ist, wenn der Kampf zwischen Wunsch und Abwehr unentschieden hin und her geht, dann ist es riskant, Prognosen zu wagen. Dieses Risiko erhöht sich mit der Länge des Zeitraums, für den die Prognose gelten soll. Von daher ist die Formulierung von Prozessmodellen immer ein gewagtes Unternehmen; sollen diese Modelle doch – idealiter – ein Raster für eine große Menge interaktiv voneinander abhängiger Ereignisse liefern, ohne dass die Art der Abhängigkeitsverhältnisse zwischen diesen Ereignissen näher bekannt wäre.

Zwei Wege aus dieser Schwierigkeit sind denkbar. Den einen, der darin besteht, Prozessmodelle so abstrakt zu formulieren, dass sie letztendlich allgemeingültig und damit unwiderlegbar sind, betrachten wir als Sackgasse. Der Blick für Neues wird durch diese Form der Theoriebildung nicht geschärft, sondern verstellt. Die in klinischen Seminaren häufig zu bestaunende Fähigkeit, einen Fall schon nach kurzer Präsentation in einen umfassenden theoretischen Rahmen stellen zu können, ist Ausdruck solch abstrakter Pauschalierungen. Der Fall wird in das Prokrustesbett einer Theorie gezwungen. Information, die nicht hineinpasst, wird übergangen. Fehlende Information wird theoriekonform unterstellt.

Der andere Weg, mit der Komplexität des Gegenstands psychoanalytischer Prozesse zurechtzukommen, besteht darin, dass man den Anspruch verringert, eine umfassende Prozesskonzeption zu liefern. Wir halten es in diesem Zusammenhang für fruchtbar, zunächst für verschiedene, im Therapieverlauf häufiger wiederkehrende Ereignisse Hypothesen in Form von Wenn-dann-Aussagen aufzustellen. Dabei sollte sowohl die Wenn- als auch die Dann-Komponente möglichst eindeutig spezifiziert werden, um die Widerlegbarkeit der Hypothese zu gewährleisten.

9.3 Modelle des psychoanalytischen Prozesses

Mangel an geeigneten Prozessmodellen

Freuds technische Empfehlungen für die Behandlungsführung und damit für den Prozess bleiben im Hinblick auf den Gesamtverlauf von Behandlungen eher kursorisch, bewusst vage und unentschieden; zwar lassen sich eine ganze Reihe von Regeln (▶ Kap. 7) und Strategien (▶ Kap. 8) ausmachen, aber eine Prozesskonzeption, die über die Benennung von Anfangs-, Mittel- und Endphase hinauskommt, wie dies Glover (1955) festhält, ist nicht auszumachen. Menningers u. Holzmans Konzeptualisierung haben wir schon erwähnt; wie auch immer ihre inhaltliche Position zu bewerten ist, so ist doch ihr Versuch, eine Konzeption des ganzen Verlaufs zu entwerfen, Ausdruck eines Problembewusstseins, das im Erscheinungsjahr 1958 sehr begrüßt worden ist. Seit Bibrings Unterscheidung auf dem Marienbader Kongress (1936) steht die Entwicklung einer Theorie der Therapie an, die auf mehr als die lose Sammlung einiger behandlungstechnischer Prinzipien abzielt.

Trotzdem ist die Zahl kohärenter Prozessmodelle, die einzelne Teilbereiche betreffende Aussagen zu einer Gesamtkonzeption zusammenschließen, nach wie vor gering. Dies dürfte sowohl mit der Vorliebe der meisten Analytiker für eine kasuistisch-essayistische Mitteilungsform (Kächele 1981) wie auch mit der bestehenden Komplexität des Gegenstandsbereichs zusammenhängen. Unsere Darstellung einiger Ansätze zur Formulierung von Prozessmodellen reflektiert diesen Stand der Entwicklung.

Phasen und Verlaufsstruktur in den Modellen

Eine Gemeinsamkeit des prozessorientierten Denkens finden wir im Begriff der **Phase**. Die Unterscheidung einzelner Behandlungsabschnitte nach vorherrschenden inhaltlichen Mustern kennzeichnet die Fallbeschreibungen von Ausbildungskandidaten mit oft bilderreichen, mitunter phantasievollen Überschriften. Auch der Ansatz von Meltzer (1967) beschreibt den typischen Prozess von Kinderanalysen Kleinscher Prägung mit entwicklungspsychologisch klingenden Phasenbildern:

- I: The Gathering of Transference,
- II: The Sorting of Geographical Confusions,
- III: The Sorting of Zonal Confusions,
- IV: The Threshold of the Depressive Position
- V: The Weaning Process.

Diese Abfolge von Phasen ist nach Meltzer Ausdruck eines **organischen Prozesses**, der dann entsteht, wenn eine Behandlung nach den Methoden von Klein durchgeführt wird – ein wahrhaft naturgeschichtlicher Prozess, wie uns versichert wird (1967, S. 3). Die für eine kinderanalytische Konzeption nahe liegende Abfolge von frühen Stadien der Entwicklung zu späteren wird problematischer, wenn sie für die Prozessauffassung von Erwachsenenanalysen übernommen wird, wie es Fürstenau (1977) mit seinem Modell der »Verlaufsstruktur der nichtfokussierten psychoanalytischen Einzelbehandlung« vorgelegt hat. Diese Verlaufsstruktur ergibt sich aus dem Zusammenwirken der dynamischen Faktoren der analytischen Situation, wie wir sie in vielfältiger Weise beschrieben haben.

Beispiel Fürstenau-Modell

Am psychoanalytischen Prozess selbst sind zwei Dimensionen zu unterscheiden, die in ihrer Verschränkung die Verlaufsstruktur ausmachen. Die beiden Teilprozesse nennt Fürstenau (1977, S. 858):

> – …den Prozess der allmählichen Strukturierung und Normalisierung des Selbst mit wiederholten Phasen starker, strukturell sich ausprägender Rückfälle in regressive Krisen und einer darauf eingestellten substitutiv-supportiven Weise des Umgangs seitens des Analytikers,
> – den Prozess der schichtweisen szenischen Entfaltung und Aufarbeitung der überkommenen Fixierungen in Form der Analyse von Übertragung und Widerstand.

Wir kennzeichnen nunmehr die 7 Phasen des Modells von Fürstenau durch einige wenige Punkte, um dem Leser einen Einblick in das Verlaufsmodell und seine Problematik zu vermitteln. In der Übersicht Fürstenaus wird jede Phase unter dem übergeordneten Gesichtspunkt »Aufarbeitung des überkommenen Beziehungsmusters« und »Aufbau eines neuen Beziehungsmusters« beschrieben.

Das Modell von Fürstenau

- **Phase 1:** Der Analytiker hat für den Patienten eine mütterliche Rolle, er soll durch seine Haltung Sicherheit vermitteln.
- **Phase 2:** Der Patient entfaltet seine Symptomatik, er ist an einem Verständnis unbewusster Zusammenhänge noch wenig interessiert und macht wichtige Erfahrungen hinsichtlich der Verlässlichkeit und Festigkeit des Analytikers.
- **Phase 3:** Es kommt zur Bearbeitung der negativen Aspekte der frühen Beziehung zur Mutter.
- **Phase 4:** Eine Wendung zu sich selbstvoll-zieht sich, unter Bearbeitung der verborgenen Kränkungs- und Aggressionsthematik der frühen Mutter-Kind-Beziehung; im Zusammenhang damit bessert sich die diffuse depressive Symptomatik. In der Beziehung zum Analytiker macht der Patient die Erfahrung, dass dieser Interesse für seine geheimen Phantasien hat, ohne aufdringlich zu sein oder ihm wegen des narzisstischen Rückzugs Schuldgefühle zu machen.
- **Phase 5:** Die Geschlechtsidentität konturiert sich mit entsprechend unterschiedlichen Verläufen bei männlichen und weiblichen Patienten.
- **Phase 6:** Das Thema von Phase 5 setzt sich in der 6. Phase, der Phase der ödipalen Triangularität, fort.
- **Phase 7:** Beendigung der Behandlung; sie wird erleichtert durch neu entwickelte Beziehungen, die der Patient sowohl zu sich selbst als auch zu Partnern finden konnte. Die Durcharbeitung der Trauer steht im Mittelpunkt.

Fürstenau bildet zwei Klassen seelischer Störungen, die er die einigermaßen Ich-intakten Neurosen und die strukturellen Ich-Störungen nennt. Zu letzteren gehören psychotische, narzisstisch zurückgezogene, dissoziale, süchtige, perverse und psychosomatische Patienten. Die Therapie verläuft bei den Ich-intakten Patienten über alle Phasen hinweg in der beschriebenen Weise, insbesondere im Bereich des Teilprozesses 1, während es bei der nichtfokussierten psychoanalytischen Behandlung strukturell Ich-gestörter Patienten zu einer starken Verschränkung der beiden oben kurz skizzierten Teilprozesse kommt. Außerdem ändern sich bei Letzteren besonders die 1., 2. und 3. Behandlungsphase. Zum Beispiel hat der Analytiker in der 1. Behandlungsphase vermehrt substitutive Funktionen zu übernehmen. Es kommt auch nicht zu einem klaren Übergang in die 4. Behandlungsphase, und in der zweiten Hälfte des Prozesses herrscht ein Alternieren zwischen der Beschäftigung mit sich selbst und anderen vor.

> Dem korrespondiert hinsichtlich der Interventionen des Analytikers ein ständiges **Alternieren** zwischen Übertragungs- und Widerstandsbearbeitung einerseits und Stärkung des Selbst des Patienten andererseits … (Fürstenau 1977, S. 869; Hervorhebung im Original).

Kritik des Fürstenau-Modells

Gegenüber unserem weiter unten dargestellten Prozessmodell zeichnet sich die von Fürstenau typisierte Verlaufsstruktur durch festgelegte inhaltliche Bestimmungen aus. Solche Festlegungen haben in sich selbst eine therapeutische Funktion, weil sie dem Psychoanalytiker Sicherheit vermitteln. Fürstenau hat diese Modellstruktur aus seiner klinischen Erfahrung und aus seinen Supervisionserfahrungen heraus entwickelt.

Wir können als Gemeinsamkeit mit unseren eigenen Vorstellungen unterstreichen, dass der Behandlungsprozess durch thematisch gekennzeichnete Phasen beschrieben werden kann. Für weniger zutreffend halten wir die Annahme, dass generell in jedem Prozess die Sequenz der Phasen im Sinne einer linearen Aufarbeitung der ontogenetischen Entwicklung organisiert ist. Sozialwissenschaftliche Gesichtspunkte machen es unwahrscheinlich, dass der Allgemeinheitsanspruch dieses Modells eingelöst werden kann, aber es wäre zweifellos ein großer Fortschritt für die psychoanalytische Verlaufs- und Ergebnisdarstellung, wenn ein Musterbeispiel eines typischen Verlaufs im Sinne des Fürstenauschen Modells vorgelegt würde.

Der **Vorteil** dieses Modells liegt darin, dass die psychoanalytische Methode an die Gegebenheiten von zwei großen Patientengruppen angepasst wird. Damit erübrigt es sich, die Reichweite einer mehr oder weniger eng definierten »klassischen Technik« immer wieder neu zu bestimmen. Es entfallen damit jene Kontroversen, die weder für die Psychoanalyse förderlich noch für Patienten nützlich sind und die im Allgemeinen darauf hinauslaufen, die sog. klassische Technik auf Patienten mit intrapsychischen Konflikten auf ödipalem Niveau anzuwenden, alle anderen aber der analytischen Psychotherapie, den sog. psychodynamischen Psychotherapien zuzuweisen oder zu ihrer Behandlung eine neue Therapieschule zu gründen.

Die Orientierung am gesamten Potenzial der Methode könnte schließlich doch noch zu jener Differenzierung führen, die Freud (1919a) für verschiedene Erkrankungstypen gefordert hat. Sie impliziert eine gewisse, wenn auch u. E. noch ungenügende Flexibilität im Sinne der Anpassung an die Notwendigkeiten und Bedürfnisse des jeweiligen Patienten. Es ist unschwer zu erkennen, dass Fürstenau in sein Modell des Therapiegeschehens den Bereich der sog. narzisstischen Störungen miteinbezieht, indem er den Teilprozess »der allmählichen Strukturierung und Normalisierung des Selbst« im Modell vorgesehen hat.

Kohuts Prozessmodell der Heilung

Im Spätwerk Kohuts wird zwischen triebtheoretisch und Ich-psychologisch fundierter Behandlungstechnik und der von ihm geschaffenen Konzeption der Analyse und Wiederherstellung des Selbst grundsätzlich unterschieden (Kohut 1973a, 1979b). Seinem Prozessmodell der Heilung liegen folgende Annahmen über die Entstehung neurotischer Störungen zugrunde:

Die Anwendung dieser Thesen auf den Prozess einer »klassischen Übertragungsneurose« – die definitionsgemäß auf ödipale Konflikte beschränkt

Annahmen über die Entstehung neurotischer Störungen in Kohuts Prozessmodell

1. Das Selbstobjekt sucht sich selbst im anderen.
2. Die empathische Resonanz der Mutter auf dieses Suchen lässt aber mehr oder weniger zu wünschen übrig. Aus dem Missverhältnis zwischen Erwartung und Erfüllung bei der Selbstobjektfindung entstehen Defizite im Selbst. Günstigenfalls weist die empathische Resonanzfähigkeit der Mutter – und in der Wiederholung des Analytikers – mehrere Stufen auf, die jeweils auch die Form der Übertragung bestimmen: die Spiegel-, Zwillings- und idealisierende Selbstübertragung, die als Grundbedürfnisse des Menschen bezeichnet werden.
3. Defizite des Selbst geben für alle Störungen die entscheidende Grundlage ab. In seinen letzten Schriften betrachtet Kohut auch die ödipale Pathologie als Emanation der nichtempathischen Mutter bzw. des nichtempathischen Vaters (Kohut 1984, S. 24).Es gäbe keine Kastrationsangst mit **pathologischen** Folgen, wenn keine primäre Selbstschädigung vorläge.
4. Im therapeutischen Prozess kommt es nach der Überwindung von Widerständen, die sich gegen erneute Selbstobjektkränkungen richten (man ist gekränkt, weil der andere nicht so ist, wie man es selbst möchte), zur Mobilisierung von »Selbstobjektübertragungen« mit unvermeidlichen Konflikten in der analytischen Beziehung: Der Konflikt besteht zwischen dem ständigen Bedürfnis nach angemessenen Selbstobjektreaktionen einerseits und der Furcht vor einer Verletzung des Selbst andererseits. Wenn sich der Patient verstanden fühlt, kommt es in den Selbstobjektübertragungsformen zur Wiederbelebung archaischer und verleugneter Bedürfnisse an das Selbstobjekt.
5. Die Beziehung zwischen dem Selbst des Analysanden und dem Selbstobjekt, d. h. der Selbstfunktion des Analytikers, ist zwangsläufig unvollkommen. Da die Versuche, eine totale empathische Gleichgestimmtheit mit dem Analysanden herzustellen, zum Scheitern verurteilt sind, kommt es zu Regressionen des Selbst mit Symptombildungen, die als Desintegrationsprodukte verstanden werden.
6. Der Analytiker spürt mittels seiner empathischen Resonanz die legitimen Bedürfnisse an seine Selbstobjektfunktion, die unter den verzerrten Manifestationen begraben sind. Er klärt die Sequenz der Ereignisse und korrigiert seine eigenen Missverständnisse.
7. Das Ziel der therapeutischen Bemühungen besteht darin, »die Selbstobjektfunktion des Selbstobjektanalytikers zu einer Funktion des Selbst des Analysanden« (Wolf 1982, S. 312) werden zu lassen, was als »umwandelnde Verinnerlichung« (»transmuting internalization«) bezeichnet wird. Wesentlich ist, dass die zunehmende Selbststrukturierung keine Unabhängigkeit von Selbstobjekten bedeutet, sondern eine gesteigerte Fähigkeit beinhaltet, diese zu finden und auch zu benutzen.

werden kann – führt zu folgender Phasenstruktur (Kohut 1984, S. 22):

1. eine Phase allgemeiner schwerer Widerstände,
2. eine Phase ödipaler Erfahrungen (im traditionellen Verständnis), bestimmt von erheblichen Kastrationsängsten (Ödipuskomplex),
3. erneut eine Phase schwerer Widerstände,
4. eine Phase der Desintegrationsangst,
5. eine Phase milder Angst, die mit optimistischer Erwartung abwechselt,
6. eine abschließende Phase, für die Kohut die Bezeichnung »ödipales Stadium« vorschlägt, »um ihre Bedeutung als gesunder frohgemuter (‚joyful') Entwicklungsschritt hervorzuheben, den Beginn eines geschlechtsdifferenzierten, stabilen und auf eine erfüllte kreativ-pro-

duktive Zukunft verweisenden Selbst« (S. 21; Übersetzung durch die Verfasser).

Für diese Phasengliederung weist Kohut selbst auf eine zugrunde liegende theoretische Annahme hin, dass nämlich der Prozess der Analyse von der Oberfläche zur Tiefe fortschreite, woraus er schließt, dass »Übertragungssequenzen im allgemeinen Entwicklungsschritte in umgekehrter Reihenfolge wiederholen« (Kohut 1984, S. 23; Übersetzung durch die Verfassser). Ziel und Motor dieses Prozesses ist es, dem Patienten zu vermitteln, dass »ein beständiges Echo empathischer Resonanz wirklich in dieser Welt erhältlich ist« (Kohut 1984, S. 78; Übersetzung durch die Verfasser).

Die »korrektive emotionale Erfahrung« – Diskussion und Ausblick

In diesem letzten, posthum veröffentlichten Werk scheut Kohut sich nicht mehr, die berühmt-berüchtigte Vokabel der »korrektiven emotionalen Erfahrung« als Pendant seiner Formulierung gelten zu lassen. Schließlich galt die damalige Aufregung dem manipulierenden Einsatz des emotionalen Erlebens anstelle des Durcharbeitens. Am Ende seines Lebens sieht sich Kohut trotz aller Veränderungen insofern fest auf dem Boden der klassischen Technik stehend, als **Neutralität** und **Abstinenz** seine Grundhaltung ausmachen, die durch **dynamische (Übertragungs)interpretationen und genetische Rekonstruktionen** ergänzt wird.

Die kritische Bewertung der Theorie des Selbst muss sich daran orientieren, dass Kohuts durchgängiger Erklärungskunstgriff eine zeitgenössische Version des Sicherheitsprinzips darstellt. An die Stelle des Triebwunsches ist die Regulierung der Beziehung zum signifikanten anderen getreten, der allerdings im Sinne der Narzissmustheorie konzipiert wird.

Hier treffen die frühen Ansätze Balints über die primäre Liebe mit den sozialpsychologischen Thesen von Cooley u. Mead zusammen, obwohl Kohut den symbolischen Interaktionismus auch in der Rezeption durch Erikson zum größten Nachteil seiner Theorie und Praxis ablehnt. Hierher gehört auch die Integration von Piagets Anpassungs- und Akkommodationsprozessen in die psychoanalytische Entwicklungspsychologie (s. Wolff 1960; Greenspan 1979, 1981). Die psychoanalytischen »Objektbeziehungspsychologien« werden der Fähigkeit zu »sozialer Interaktion« nicht gerecht. In den ersten sechs Monaten lernt das Baby, »wie es seine Mutter dazu bewegen kann, mit ihm zu spielen und dann eine Interaktion mit ihm einzuleiten« (Stern 1977).

Wenn wir diese neue Perspektive auf den psychoanalytischen Behandlungsprozess anwenden, dann gerät die Frage der Regulierungskompetenz in den Mittelpunkt aller Überlegungen und führt zu einer Prozesskonzeption, die vielleicht die Einseitigkeiten und unnötigen Verallgemeinerungen des Kohutschen Denkens überwindet und doch erkennen lässt, dass Kohut einen wichtigen Kernpunkt erfasst hat, dass nämlich die Regulierung des Wohlbefindens und der Sicherheit hierarchisch über der Verwirklichung einzelner Wünsche steht

Dieser Hinweis leitet über zu der von Moser u. Zeppelin konzipierten Regulierungstheorie der Traumgenerierung (► Kap. 5), die auch zu einem klinischen Prozessmodell führt. Moser et al. haben 1981 einen Theorieentwurf der Regulierung mentaler Prozesse vorgelegt, in dem Objektbeziehungen, Affekte und Abwehrprozesse mit den sonst für die Entwicklung von Computersimulationsmodellen verwendeten sprachlichen Mitteln konzipiert wurden. In diesem Modell wird die Beziehung Analytiker – Analysand als Wechselwirkung zweier Prozesssysteme betrachtet, die expliziten oder impliziten Beziehungsregeln folgt. Für das Verständnis der nachfolgenden Ausführungen ist es wichtig, sich den Begriff der Prozesssysteme vorstellen zu können. Es dürfte hilfreich sein, wenn wir das vertraute psychoanalytische Strukturmodell als ein solches Prozesssystem kennzeichnen, in dem drei Regulationskontexte, nämlich Ich, Über-Ich und Es, interagieren. Als »Kontext« wird eine lose Gruppierung kognitiv-affektiver Funktionen verstanden, die untereinander mehr oder minder spannungsvoll verkehren, vergleichbar dem Bild Waelders vom friedlichen Grenzverkehr, der in Kriegszeiten unterbunden wird (1963). Die Koautorin von Zeppelin (1987) unterstreicht in ihrer Darstellung des Modells, dass die Hauptannahme des Prozessmodells darin besteht, dass sich Analytiker und Patient laufend Bilder (Modelle) vom Stand des Regulierungssystems machen – sowohl vom eigenen als auch von dem des anderen und von der vermuteten Wechselwirkung. Ein wichtiges Charakteristikum des Modells besteht darin, dass für die Herstellung und Aufrechterhaltung von Beziehungen ein spezieller Regulierungskontext angesetzt wird, der Wünsche und Regeln für deren Verwirklichung enthält. Die Beziehungsregeln umfassen auch jene Regeln, die zur kommunikativen »hardware« der Interaktionsregulierung gehören und etwa der Habermasschen Universalpragmatik zugerechnet werden müssen; diese sind im therapeutischen Prozess erst dann von Interesse, wenn sie erheblich gestört sind und als pathologische Phänomene in Erscheinung treten. Generell klinisch bedeutsam sind die sog. **selbstrelevanten Beziehungsregeln**, die für die Aufrechterhaltung der Stabilität des gesamten Regulierungssystems wichtig sind. Ihnen hierarchisch untergeordnet sind die **(objekt)relevanten Beziehungsregeln**, die den sozial vorgegebenen Beziehungsregeln folgen. Aus der Unterscheidung beider Regelsätze folgt ein erstes Verständnis der Übertragung: Diese findet nur dort statt, wo selbstrelevante Beziehungsregeln ins Spiel gebracht werden.

Der therapeutische Prozess kommt in Gang, weil der Analysand die Regulierungskompetenz des Analytikers zu Hilfe nimmt; er tut dies auf die ihm eigene, entwicklungspsychologisch determinierte Weise. Die Aufgabe des therapeutischen Prozesses ist es, diese unbewusst eingeleiteten Erwartungen an die Hilfestellung des Analytikers deutlich zu machen. Dazu werden in dem Modell vier Hauptfunktionen der therapeutischen Beziehung definiert (v. Zeppelin 1987):

Hauptfunktionen der therapeutischen Beziehung

- Die Erweiterung der affektiv-kognitiven Suchprozesse in Bezug auf die Regulierungsaktivität, insbesondere die Erweiterung der selbstreflexiven Fähigkeiten.
- Der Aufbau und die Einübung eines Ad-hoc-Modells der Beziehung zwischen Analytiker und Analysand; im Hier und Jetzt wird eine bessere Interaktionskompetenz erworben, die dann auf die außeranalytische Beziehungsrealität übertragen werden muss.
- Die allmähliche Veränderung der therapeutischen Wechselwirkung im Sinne der Herstellung einer anderen Regulierungsverteilung zwischen Analytiker und Analysand.
- Die Veränderung des Regulierungssystems des Analysanden über die Ausdifferenzierung der selbstreflexiven Funktionen.

Übertragungs- und Gegenübertragungsanalyse entstehen durch die Anwendung dieser vier Hauptfunktionen auf die therapeutische Beziehung. Die dadurch entstehenden Prozesse durchlaufen verschiedene Phasen, in denen unterschiedliche Brennpunkte immer wieder durchgearbeitet werden (▶ Abschn. 9.4). Einsicht kann als der schrittweise Aufbau von »Annäherungsmodellen« beschrieben werden, die in einem iterativen Verfahren gesucht werden müssen. In einfacher Weise fasst eine neuere Arbeit diese Modellbildung:

> Im klassischen psychoanalytischen Modell der Therapie bildet sich, durch die Regeln des Settings gesteuert, ein interaktives Arbeitsfeld. In diesen Bereich fallen die Prozesse von Übertragung, Gegenübertragung, Interpretation, Erinnern usw. … Diese »Mikrowelt« (Moser 2001) wird die ganze Zeit hindurch von der realkonkreten Beziehung zwischen Analytiker und Analysand getragen … **Der Analytiker bildet zwei Modelle aus, eines geht in diese Mikrowelt**

ein, das andere versucht die Art der Beziehungsregulierung zwischen ihm und dem Analysanden zu erfassen (Moser u. Zeppelin 2004b, S.634).

Für Borderline-Patienten lassen sich mit diesem Modell vielfältige behandlungstechnisch hoch relevante Konsequenzen herleiten (Moser u. Zeppelin 2004a, b, c).

Bewertung

Ohne hier weiter auf die differenzierten Beschreibungs- und Darstellungsmöglichkeiten dieses formalisierten Modells eingehen zu können, unterstreichen wir die zentrale Bedeutung des Konzepts der »Regulierungskompetenz«, deren strategische und taktische Aufgabe im Mittelpunkt des hypothetischen »Subjektprozessors« steht. Wenn auch die Sprachbilder fremd scheinen, so treffen sie doch genau jenes Konzept von **Sicherheit**, das wir auch bei dem Prozessmodell der Mount Zion Psychotherapy Research Group von Weiss u. Sampson (s. oben) identifizieren können und das wir nun skizzieren wollen.

9

Das Prozessmodell der Mount Zion Psychotherapy Research Group

Auf dem Boden einer klinisch und theoretisch ausgearbeiteten Konzeptualisierung der Abwehranalyse haben sie in einer Reihe von Arbeiten seit 1971 auch originelle empirische Ansätze zur Überprüfung vorgelegt. Ohne auf bestimmte, inhaltlich ausgeführte psychodynamische Konfigurationen einzugehen, bestimmen sie den Verlauf einer psychoanalytischen Behandlung als Auseinandersetzung zwischen dem Bedürfnis des Patienten, seine unbewussten pathogenen Überzeugungen (»pathogenic beliefs«) in der Übertragung auszudrücken, und dem Verhalten des Analytikers, diese als »Test« benannten kritischen Situationen so zu bestehen, dass der Patient keine Bestätigung seiner negativen Erwartungen erfährt. Geht der Test positiv aus, so kann der Patient die Sicherheit erwerben, dass seine aus infantilen Wunsch-Abwehr-Mustern bestehenden Überzeugungssysteme nicht mehr gerechtfertigt sind, und kann ihre steuernde Funktion inaktivieren. Diese Konzeption wurde aus der Auseinandersetzung mit Freuds früherer triebtheoretischer und seiner späteren Ich-psychologischen Abwehrtheorie abgeleitet und findet sich auch bei Loewenstein (1969, S. 587), Kris (1950, S. 554), Loewald (1975, S. 284) und Greenson (1967, S. 178; dt. 1973, S. 189). Das Konzept der Bewährungsprobe ist durch Freuds Hinweis gebahnt, das Ich schalte zwischen Triebanspruch und Befriedigungshandlung die Denktätigkeit ein, »die nach Orientierung in der Gegenwart und Verwertung früherer Erfahrungen durch Probehandlungen den Erfolg der beabsichtigten Unternehmungen zu erraten sucht« (1940a, S. 129). Es wurde von Weiss (1971), dem Theoretiker der Gruppe, auf die Übertragungssituation angewendet; ähnliche Überlegungen finden sich bei Rangell (1971) und Dewald (1978).

Konkurrenz zur Frustrationsthese

Der Verlauf einer psychoanalytischen Behandlung wird entsprechend als Abfolge von »Tests«, d. h. Bewährungsproben, angesetzt, bei denen die jeweils für den Patienten spezifischen Themen sukzessiv erprobt und durchgearbeitet werden. Das Verdienst von Weiss u. Sampson besteht besonders darin, diese Prozesshypothese gegen die Auffassung der Frustrationsthese konkurrierend empirisch geprüft zu haben. Obwohl beide Auffassungen die gleichen Abschnitte in Behandlungen als entscheidend betrachten, erweist sich die prognostische Kraft der Weiss-Sampson-These als der Frustrationsthese deutlich überlegen. Der Fortschritt in der Behandlung kann als Folge der erfolgreichen Widerlegung unbewusster pathogener Annahmen aufgefasst werden. Darüber hinaus konnte gezeigt werden, dass verdrängte Inhalte auch ohne explizite Deutung angstfrei auftauchen können, wenn das analytische Klima jene Sicherheit gewährt, die dem Patienten notwendig erscheint (Weiss u. Sampson u. MZPG 1986; Weiss u.Sampson 1986).

Aussicht auf ein umfassendes Modell

Obwohl die hier untersuchten prozessualen Vorgänge nur einen Ausschnitt aus dem komplexen Geschehen erfassen, wird ein zentrales Thema konzeptualisiert und empirisch geprüft. Für ein umfassenderes Modell fehlt zurzeit noch die explizite Ausarbeitung über das Ziel des gesamten Prozesses, da hier ja nur einzelne Schritte des Geschehens berücksichtigt sind. Man könnte vermuten, dass ein befriedigendes Ende der Therapie nach diesem Prozessmodell dann erreicht ist, wenn alle pathogenen Annahmen des Patienten widerlegt sind. Dieses utopische Ziel wirft die Frage auf, welche pathogenen Annahmen des Patienten in einem konkreten Prozess so aktualisiert werden, dass sie ins Feuer der Übertragung geraten (Neudert et al. 1990).

Bewertung

Die formalen Schritte, die den Therapieverlauf kennzeichnen, finden nach Ansicht von Sampson u. Weiss in jeder Therapie und zu jedem Zeitpunkt der Therapie statt, und sie sind auch unabhängig davon, ob der Analytiker nach dieser Theorie arbeitet oder nicht. Damit beansprucht das Modell eine Allgemeingültigkeit, die weder durch die jeweilige Nosologie des Patienten, das Stadium der Therapie, noch durch das technische Vorgehen des Therapeuten modifiziert wird. Auch innerhalb des Therapieverlaufs wird nur ein Ausschnitt betrachtet, nämlich der Versuch des Patienten, den Analytiker zu einem bestimmten Verhalten zu bewegen, und dessen Reaktion darauf. Diese Versuche des Patienten werden als von einem unbewussten Plan gesteuert angenommen (Curtis et al 1994), der den Gesamtprozess bestimmt. Wir haben die Anwendung dieses Plan-Konzepts auf die Behandlung der Patientin Amalie X erprobt und finden diese Sicht der Übertragungsprozesse als eine alternative Formulierung zu der von dem behandelnden Analytiker skizzierten Dynamik hilfreich (Albani et al. 2000). In dem oben geforderten Sinne alternativer Erklärungen kann nur auch komparativ diskutiert und empirisch evaluiert werden, was wir im Band »Forschung« der »Psychoanalytischen Therapie« ausgiebig getan haben (Thomä u. Kächele 2006a). Es ist weiterhin erfreulich, eine deutliche Nähe dieses Plankonzepts zu den anderen psychoanalytischen Übertragungskonzepten festhalten zu können sowie auch die Rezeption dieses Denken in der nichtpsychoanalytischen, kognitiv-behavioralen Methode der Plananalyse zur Fallkonzeption von Grawe u. Caspar (1984; Caspar 1989) zu notieren.

Damit ist das Modell weiter spezifiziert und mit Zusatzannahmen versehen worden. Dadurch wurde das Modell der Komplexität und Individualität des psychoanalytischen Prozesses mehr gerecht.

9.4 Das Ulmer Prozessmodell

Allgemeingültigkeit und syndromspezifische Variabilität

Die Entwicklung der psychoanalytischen Behandlungstechnik war von Anfang an von einem Antagonismus zwischen einer Tendenz zur Vereinheitlichung der Methode und einer Tendenz zur syndromspezifischen Variation der Technik gekennzeichnet. So erwähnt Freud zum Thema **therapeutische Aktivität** Modifikationen der Technik bei Phobien und Zwangsneurosen. Sie werden uns »durch die allmählich wachsende Einsicht aufgenötigt, dass die verschiedenen Krankheitsformen nicht durch die nämliche Technik erledigt werden können« (Freud 1919a, S. 191). Nun sind in der allgemeinen und speziellen Neurosenlehre empirisch mehr oder weniger gut gesicherte Theorien über Entstehungsbedingungen psychiatrischer und psychosomatischer Erkrankungen veröffentlicht. Indem wir diagnostizieren und prognostizieren, bringen wir unser ungefähres Wissen darüber zur Anwendung, was in der Psychoanalyse einer Angstneurose, einer Anorexia nervosa, einer depressiven Reaktion etc. geschehen müsste, damit eine Symptombesserung oder Heilung erzielt werden kann.

Einbeziehung von Erstkontakt und Beendigung

Der therapeutische Prozess beginnt nicht erst in der ersten Behandlungsstunde. Schon die Annäherung eines potenziellen Patienten, die Art und Weise seiner Anmeldung, seiner Terminvereinbarung werfen konturierende Muster auf den Beginn der Behandlung, entscheiden darüber, ob die »Einleitung einer Behandlung« glückt. Schon hier stellt sich die Frage, mit wie viel Offenheit und Flexibilität der Analytiker die Situation gestalten kann, sodass eine psychoanalytische Situation daraus wird. Auch die Beendigung eines therapeutischen Prozesses legt es nahe, die Themen von Trennung und Abschied so zu gestalten, dass eine für die spezifische Beziehung günstige Abwicklung erreicht werden kann. Was für die Anfangs- und Beendigungssituation – bei aller Gleichartigkeit – an Verschiedenheit gilt, ist deshalb unser zentraler Ausgangspunkt für das Verständnis des Prozesses. Wir verstehen die Übertragungsneurose als **interaktionelle Darstellung** (Thomä u. Kächele 1973) der innerseelischen Konflikte des Patienten in der therapeutischen Beziehung, deren konkrete Ausformung eine Funktion des Prozesses ist. Diese ist für jede Dyade einzigartig – weshalb die Psychoanalyse zu Recht eine historische Wissenschaft genannt werden kann –, erlaubt aber auf einem höheren Abstraktionsniveau die Identifizierung typischer Verlaufsmuster. Die dabei entstehenden Vereinfachungen enthalten freilich die Gefahr, den Beitrag der **persönlichen Gleichung** des Therapeuten und seiner theoretische Orientierung zu dieser Entwicklung zu übersehen. Ob sich freilich die syndromspezifisch intendierte Behandlungsstrategie auch realisieren lässt, hängt von zahlreichen Unwägbarkeiten ab, auf die der Analytiker keinen Einfluss hat. So schaffen oft Ereignisse im Leben des Patienten neue Situationen, die eine Modifikation der Strategie erforderlich machen.

9

Ein brauchbares Prozessmodell muss also eine am individuellen Patienten orientierte Flexibilität mit einer die therapeutische Aufgabe strukturierenden Regelhaftigkeit verbinden. In dem Bemühen, dieser Forderung gerecht zu werden, legen wir unserem Prozessmodell folgende Axiomatik zugrunde:

1. Die freie Assoziation des Patienten führt nicht von selbst zur Entdeckung der unbewussten Konfliktanteile.
2. Der Psychoanalytiker selektiert entsprechend seiner taktischen Nah- und strategischen Fernziele.
3. Psychoanalytische Theorien dienen der Generierung von Hypothesen, die immer wieder in Versuch und Irrtum geprüft werden müssen.
4. Die Brauchbarkeit therapeutischer Mittel erweist sich an der angestrebten Veränderung des Patienten; bleibt diese aus, müssen jene variiert werden.
5. Uniformitätsmythen in Psychoanalyse und Psychotherapie führen zu Selbsttäuschungen.

Freies Assoziieren und gleichschwebende Aufmerksamkeit im strategiegesteuerten Behandlungsprozess

An dieser Aufstellung wird unsere Auffassung von der psychoanalytischen Therapie als einem strategiegesteuerten Behandlungsprozess deutlich. Diese Sichtweise ist sicherlich insofern ungewohnt, als die Aufforderung zur **gleichschwebenden Aufmerksamkeit** einerseits und zur **freien Assoziation** andererseits gerade das Gegenteil eines Behandlungsplans auszudrücken scheinen. Um hier nicht einen sachlich gar nicht notwendigen Widerspruch zu konstruieren, sollte man sich Freuds Begründung seiner Empfehlung zur **gleichschwebenden Aufmerksamkeit** ansehen: Sie sei nämlich ein probates Mittel, mit dem theoretische Voreingenommenheiten korrigiert und der **jeweils individuelle Krankheitsherd** (Fokus) leichter entdeckt werden könnten. Damit erfüllen gleichschwebende Aufmerksamkeit und Fokussierung zwei einander ergänzende Funktionen: Im Kopf des Analytikers treten der Funktionszustand maximaler Informationsgewinnung (die gleichschwebende Aufmerksamkeit) und die Organisation der gewonnenen Information unter dem jeweils prägnantesten Gesichtspunkt (das Fokussieren) wechselweise in den Vordergrund.

Zentralbegriff Fokus

Mit diesen Überlegungen haben wir einen zentralen Begriff des Ulmer Prozessmodells in die Diskussion eingebracht: den Fokus. Bevor wir auf die mehrfache Bedeutung dieses Begriffs in der psychoanalytischen Literatur eingehen, möchten wir uns zunächst auf die Etymologie berufen: Am Fokus brennt es, und Fokussieren heißt, Lichtstrahlen in einem Punkt zu vereinigen. Wenn wir in unserer Prozesskonzeption dem Fokussieren einen wichtigen Platz einräumen, so meinen wir damit nicht eine starre Festlegung auf ein Thema. Wir möchten vielmehr die Begrenztheit der menschlichen Informationsaufnahme- und -verarbeitungskapazität in den Blickpunkt rücken, die gar nichts anderes als selektives Wahrnehmen und – als Folge davon – eine fokussierende Bearbeitung gestattet.

Eingangs erwähnten wir, dass Prozessmodelle regelhafte Aussagen über den Behandlungsverlauf ermöglichen sollen. Eine fokale Prozesskonzeption erfüllt diese Funktion: Obwohl wir letztlich dem psychotherapeutischen Geschehen jedweder Orientierung nur idiographisch gerecht werden können, d. h. durch Betrachtung der einzelnen Dyade, finden wir doch regelhaft wiederkehrende Themen im psychoanalytischen Prozess. Spricht ein Patient etwa über seine Ängste, so wird dieses Thema dann zum psychodynamischen Fokus, wenn

- der Analytiker ihm sinnvoll erscheinende Hypothesen über unbewusste Motive generieren kann,
- es ihm gelingt, den Patienten mittels geeigneter Interventionen zu diesem Thema hinzuführen,
- der Patient emotionales und kognitives Engagement für dieses Thema entwickeln kann.

Interaktionelle Ausprägung

Die Frage, ob ein Fokus eine von der gestaltenden Intervention des Analytikers unabhängige Existenz im Patienten führt, müssen wir zugleich bejahen – schließlich hat der Patient seine eigene Symptomatik gebildet – und behandlungstechnisch verneinen. Angesichts der hochgradigen Vernetzung unbewusster Motivationsstrukturen kann es kaum eine Fokusdiagnostik geben, die nicht durch die interaktionelle Ausprägung des Fokusgeschehens bestimmt ist (s. die empirischen Befunde bei H. Gabel et al. 1981). Die kognitiven Prozesse des Analytikers, die seine Reaktion und Selektion steuern und die unter den Begriffen Empathie, Probeidentifikation etc. (Heimann 1969) diskutiert werden, laufen vermutlich weitgehend unterhalb der Schwelle bewusster Wahrnehmung ab. Erst durch die Arbeit des Analytikers an seinen affektiven und kognitiven Reaktionen werden sie ihm zugänglich.

Es ist für unsere Konzeption im Grunde unwesentlich, ob der Analytiker eher intuitiv-empathisch zu seiner Fokusformulierung gelangt oder ob er sie stärker aus theoretischen Überlegungen herleitet. Entscheidend scheint uns zu sein, dass das Fokussieren als heuristischer Prozess begriffen wird, der seine Brauchbarkeit am Fortschritt der Arbeit erweisen muss. Als Indiz für eine stimmige Fokusformulierung ist es zu werten, wenn ein übergreifendes fokales Thema, z. B. unbewusste Trennungsangst, in vielfältigen Facetten thematisiert wird. Auf diese verschiedenen Erscheinungsformen im alltäglichen Erleben des Patienten bezieht sich dann die konkrete Deutungsarbeit, die sich nunmehr an idiographischem Wissen, d. h. an der nun detaillierten Kenntnis des individuellen Behandlungsverlaufs, orientieren kann.

Durcharbeiten eines Fokus

Beim Durcharbeiten eines Fokus erwarten wir im günstigen Fall, dass sich auf Seiten des Patienten (vielleicht auch des Analytikers) der Umgang mit diesem Fokalthema in spezifischer Weise ändert. Genauere Aussagen über diesen Veränderungsprozess innerhalb des gegebenen Zeitraums sind nur möglich, wenn man die Übertragungs- und Widerstandskonstellation, die Arbeitsbeziehung und das Einsichtsvermögen differenzierend miteinbezieht. Tritt derselbe Fokus zu einem späteren Zeitpunkt erneut auf, so stellen sich grundsätzlich dieselben Fragen. Man kann jedoch erwarten, dass der früher erzielte Fortschritt wirksam bleibt und die Bearbeitung auf einer höheren Stufe weitergeführt werden kann (Dahlbender et al. 2001).

Unsere Prozessdefinition

> **!** Wir betrachten den interaktionell gestalteten Fokus als zentrale Drehscheibe des Prozesses und konzeptualisieren von daher die psychoanalytische Therapie als eine **fortgesetzte, zeitlich nicht befristete Fokaltherapie mit wechselndem Fokus.**
> Dieses Modell wird u. E. der klinischen Erfahrung gerecht, dass der Verlauf der **Übertragungsneurose** in hohem Maße eine vom Analytiker abhängige Größe ist.

Die Therapieforschung weist eine Fülle von Untersuchungen zum Einfluss verschiedener **Therapeutenvariablen** vor, denen auch im Rahmen einer psychoanalytischen Prozesskonzeption Rechnung getragen werden muss (Beutler et al. 2003). Hinter die Erkenntnis, dass der psychoanalytische Prozess sich interaktiv konstituiert und entwickelt, können wir heute nicht mehr zurück (Compton 1991). Deshalb verstehen wir – im Unterschied zu einigen der oben diskutierten Prozessmodelle – die Abfolge der Fokusse als Ergebnis eines unbewussten Austauschprozesses zwischen den Bedürfnissen des Patienten und den Möglichkeiten seines Analytikers. Ein Wechsel des Analytikers führt in der Regel zu völlig neuen Erfahrungen. Über dieses Phänomen wird zwar mündlich immer wieder berichtet, in der psychoanalytischen Literatur hat es aber nur selten (etwa bei Guntrip 1975 oder Meyer u. Staewen 1961) seinen Niederschlag gefunden. Der Prozess, den ein Patient und sein Analytiker zusammen durchleben, läuft leer, wenn die gemeinsame Produktivität beider erschöpft ist, auch wenn die Behandlungsstunden endlos weitergehen. Mancher Prozess kommt erst gar nicht richtig in Gang, wenn es beiden Beteiligten nicht gelingt, diese interaktionelle Verschränkung in der Durcharbeitung von fokalen Themen herzustellen (s. dazu Huxter et al. 1975).

Einfluss des individuellen Prozessmodells

Nicht nur seine Persönlichkeit, auch das Prozessmodell, das der Analytiker im Kopf hat, übt Einfluss auf den Therapieverlauf aus. Wenn etwa ein Analytiker davon ausgeht, dass die Behandlung gemäß der vermeintlich naturgegebenen Abfolge gewisser entwicklungspsychologischer Phasen erfolgen muss, wird er sie auch entsprechend strukturieren. Auch Intensität und Qualität der Bearbeitung einzelner Themen werden durch den Stellenwert beeinflusst, der ihnen im Rahmen verschiedener Prozesskonzeptionen zukommt.

Unsere Auffassung des Prozessgeschehens schließt nicht aus, dass die Therapie entsprechend entwicklungspsychologischer Gesetzmäßigkeiten abläuft (► Abschn. 9.3).

Vorgeschichte des Fokalkonzepts

Bevor wir nun zu einer detaillierteren Darstellung des Ulmer Prozessmodells übergehen, möchten wir die historischen Vorläufer des Fokalkonzepts diskutieren, die uns selbstverständlich angeregt und beeinflusst haben. French (1952) konzipierte sein Fokalkonzept zunächst im Rahmen seiner systematischen Traumanalysen:

> Wir stellen uns die kognitive Struktur eines Traumes als eine Konstellation aufeinander bezogener Probleme vor. In dieser Konstellation gibt es gewöhnlich ein Problem, auf das hin tiefere Probleme konvergieren und von dem aus oberflächlichere Probleme ausstrahlen. **Dies war der fokale Konflikt des Träumers** im Augenblick des Träumens. Jeder fokale Konflikt ist eine Reaktion auf ein Ereignis oder eine gefühlsbetonte Situation des vorangegangenen Tages, die als auslösender Stimulus dienten (French 1970, S. 314; Übersetzung durch die Verfasser).

Dieses paradigmatisch für das Verständnis von Träumen entwickelte Modell wurde in der bekannten Konsensusstudie des Chicago-Instituts (Seitz 1966), an der u. a. auch French teilgenommen hatte, zur Erfassung vorherrschender Konflikte in einzelnen Behandlungsstunden übernommen. In jedem Interview – so die Annahme – tendiert das vorbewusste Denken dazu, sich auf ein zentrales (freilich höchst verdichtetes, überdeterminiertes) Problem zu konzentrieren. Eine Vielfalt bewusstseinsfähiger Assoziationen wird auf einen Brennpunkt verdichtet; gleichermaßen werden verwandte, unbewusste genetische Konflikte aktiviert, und ihre emotionale Besetzung wird in der Regel auf den einzelnen, überbesetzten **fokalen** Konflikt im Vorbewussten übertragen. French schlägt vor – hierin Freud folgend –, von der Annahme auszugehen, dass der fokale Konflikt

> … im Allgemeinen aus der jeweiligen Übertragung auf den Analytiker besteht und am besten verstanden wird, wenn man die den Tagesresten innewohnende Dynamik formuliert. Da diese überbesetzten, vorbewussten Konflikte innerhalb der Psyche Konvergenzpunkte dynamischer Kräfte bilden, können sie einen brauchbaren Fokus (im Sinne von am meisten überbesetzt und vorbewusst) für einheitliche und integrierende Interpretationen des komplexen, scheinbar heterogenen, assoziativen Materials einzelner Interviews liefern (aus Seitz 1966, S. 212; Übersetzung durch die Verfasser).

In diesem Verständnis wird der Fokalkonflikt identisch mit der im Interview vorherrschenden Übertragung.

Malans Werkstatt für Fokaltherapie

Die Weiterentwicklung des Fokuskonzepts in der »Werkstatt für Fokaltherapie«, über die Malans

Studie von 1963 informiert, führte zur interaktiven »Kristallisation« eines Fokus (Malan 1965, S. 272). Dieser Begriff sollte zum Ausdruck bringen, dass der Fokus nicht vom Therapeuten gewählt wird, sondern aus der gemeinsamen Arbeit von Patient und Therapeut allmählich hervortritt.

Balints Überlegungen zu diesen Fragen, wie sie sich in dem Bericht über die Fokaltherapie des Patienten B. niederschlagen (Balint et al. 1973), sind durch die »Flash-Erfahrungen« des Werkstattprojekts bereits geprägt. Balint fordert aber darüber hinaus, dass ohne präzise Formulierung des Fokus, die gleichsam einer Übersetzung des »Flash-Erlebnisses« in Worte entspricht, kein Fokalplan entworfen werden dürfe. Die Formulierung des Fokus als Behandlungsrichtlinie sollte spezifisch sein (also nicht etwas so Allgemeines wie Homosexualität oder Ödipuskomplex), deutlich umschrieben (nicht vage wie die Mutterbeziehung des Patienten) und unzweideutig (Balint et al. 1973, S. 198). Diese Forderung nach spezifischen Formulierungen erscheint uns auch sonst angebracht. In den üblichen kasuistischen Diskussionen ist es sehr unbefriedigend, wenn die Teilnehmer bei allzu allgemeinen und damit fast schon inhaltsleeren Feststellungen wie »ödipal« oder »präödipal« stehen bleiben. Diese sind weder für das Verständnis der singulären Pathogenese aufschlussreich, noch ergeben sich daraus relevante Handlungsanweisungen.

Das Ulmer Fokalverständnis

In der Fokaltherapie scheint uns das Problem des **geeigneten Abstraktionsniveaus** noch am ehesten lösbar, geht es hier doch darum, vom diagnostischen zum therapeutischen Ufer Brücken zu schlagen, die wechselweise einmal vom einen, dann vom anderen Ufer aus begangen werden müssen. Bei der Forderung, der Fokus solle in Form einer Deutung gefasst werden, scheint ein Ideal vieler Analytiker der Vater des Gedankens gewesen zu sein – ein Ideal, dem sich auch Balint nicht ganz zu entziehen vermochte, wenn er riet, »dass der Fokus die Form einer Deutung haben sollte, die dem Patienten im richtigen Moment gegen Ende der Behandlung gegeben wird« (Balint et al. 1973, S. 198).

Unser Verständnis des Fokus geht im Sinne von Balints Werkstattformulierung insofern über das Konzept von French hinaus, als wir darunter eine **zeitlich ausgedehntere Struktur** verstehen. Es spricht natürlich nichts dagegen, für einzelne Interviews eine Fokusformulierung zu finden. Unter behandlungsstrategischen Gesichtspunkten ist aber die kontinuierliche Durcharbeitung eines Grundthemas über längere Zeiträume wünschenswert. An welche Zeiträume dabei zu denken ist – ob es dabei um die Angabe einer Zahl von Stunden geht oder eher um am Entwicklungstempo des Patienten orientierte Zeiträume –, ist eine klinische Frage und empirisch zu entscheiden.

Segmentierung des Behandlungsprozesses

Hinweise für eine angemessene Segmentierung des Behandlungsprozesses finden sich in den Abschlussberichten von Ausbildungskandidaten, wo in der Regel 4–5 Phasen, mit thematischen Überschriften versehen, zur Gliederung des Prozesses benutzt werden. Allerdings wird dort auch überdeutlich, dass die Dauer solcher Phasen nicht unwesentlich vom technischen Vorgehen des Analytikers abhängt. Deshalb grenzen wir unser Verständnis des Fokuskonzepts dort von Balints Festlegung ab, wo dieser den Fokalkonflikt als vom Analytiker formulierten Fokalplan für die Durchführung der Behandlung fixiert. Es mag einleuchtend erscheinen, dass für eine psychoanalytische Kurztherapie **ein** Fokus ausgewählt und dieser (und **nur** dieser) durchgearbeitet werden muss, obwohl Erfahrungen aus dem Hamburger Fokaltherapieprojekt (Meyer 1981b, darin insbesondere H. Gabel et al. 1981) auch Zweifel daran nahe legen. Wir betonen stattdessen stärker das kooperative Moment, die kontinuierliche Zusammenarbeit von Patient und Analytiker, deren Bemühen um Fokussierung einen gemeinsamen Herstellungsprozess im Hin und Her von Widerspruch und Übereinstimmung beinhaltet.

Einfluss des Therapeuten

In der Auseinandersetzung mit Alexander u. French (1946) wurde immer wieder der Vorwurf erhoben, beim fokuszentrierten Vorgehen werde der Patient vom Therapeuten manipuliert. Diesen Einwand halten wir bei unserer Betonung der gemeinsamen Fokussierungsarbeit nicht für angebracht; im Gegenteil: es stellt sich hierbei sogar eine größere Offenheit her als in der Standardtechnik, bei der der Analytiker in verdeckter Weise vorgeht und oft interpretativ manipuliert, ohne darüber ausreichend zu reflektieren. Peterfreund (1983, S. 7–50) hat für dieses Vorgehen einige aufschlussreiche Beispiele aus seiner eigenen Praxis und aus der Literatur gegeben.

Hypothetischer Behandlungsverlauf nach dem Ulmer Modell

Um unsere Überlegungen zum Prozessablauf zu verdeutlichen, beschreiben wir im Folgenden den hypothetischen Verlauf einer Behandlung. Wie inzwischen deutlich sein dürfte, bezeichnen wir als Fokus einen interaktionell hergestellten thematischen Schwerpunkt in der therapeutischen Arbeit, der sich aus dem Angebot des Patienten und der Verstehensleistung des Analytikers ergibt. Wir gehen davon aus, dass der Patient in einem bestimmten Zeitraum verschiedene Angebote machen kann, dass die Fokusbildung aber erst durch die selektive Tätigkeit des Analytikers zustande kommt. Was den Prozess betrifft, erwarten wir, dass die gemeinsame Arbeit an einem Fokus zu weiteren inhaltlichen Schwerpunkten führt, die sich erst als Resultat der bisherigen Arbeit bilden konnten.

Beispiel

Wir nehmen als Beispiel an, dass der Patient in der Anfangsphase vier verschiedene thematische Angebote macht. Diese vier Angebote verstehen wir im Sinne der »nuclear conflicts« (Kernkonflikte) von French (1952, 1970) als infantile Konfliktkonstellationen, die als unbewusste, psychogenetisch erworbene Strukturen Symptomatologie und Charakter des Patienten bestimmen.

Die Festlegung auf eine bestimmte Anzahl initialer Angebote ist insofern willkürlich, als in der psychoanalytischen Theoriebildung eine Vielzahl infantiler Konflikte konzeptualisiert ist. Je nachdem, worauf wir unsere theoriegeleitete Aufmerksamkeit richten, werden wir mehr, weniger oder andere Kernkonflikte identifizieren. Mit zunehmender Spezifität einer Störung dürfte sich die Zahl der zu erwartenden »nuclear conflicts« verringern, mit zunehmendem Schweregrad einer Störung entsprechend vergrößern.

In der diagnostischen Phase des Erstinterviews (► Kap. 6) versucht der Analytiker eine erste, von seinen therapeutischen Interventionen noch unabhängige Vorstellung von möglichen Konflikten zu gewinnen (Zeitpunkt T_0). Wenn im weiteren Verlauf des Erstinterviews erste therapeutische Schritte erprobt werden (Zeitpunkt T_1), bildet sich eine erste Fokalkonstellation (F_1), deren Brauchbarkeit sich in der ersten Behandlungsphase erweisen muss. Bei der inhaltlichen Kennzeichnung dieser Konstellation orientieren wir uns eng an Frenchs Kriterien zur Beschreibung des **fokalen Konflikts**, der Angaben über die Quelle (unbewusste, infantile Stimuli), auslösende Ursachen (aktuelle Ereignisse), Hauptabwehrformen und Lösungsversuche fordert.

Abweichend von French möchten wir uns jedoch nicht auf die Angabe eines Zeitraums festlegen, in dem eine bestimmte Fokalthematik vorherrscht. Die Bearbeitung des ersten Fokus eröffnet irgendwann – präziser wagen wir hier kaum zu werden – den Zugang zu einem zweiten Fokus (F_2). Dessen Bearbeitung führt in unserem Beispiel wieder zum ersten Fokus zurück, der dann freilich in qualitativ veränderter Form (schematisch durch F_1 gekennzeichnet) erneut in den Mittelpunkt der Arbeit rücken kann.

In dem von uns gewählten Beispiel repräsentiert der anfänglich sich bildende und diagnostisch begründete Fokus F_1 zugleich eine Hauptlinie des gesamten Prozesses. Dies entspricht der klinisch wohlbegründeten Erfahrung, dass die einzelnen Fokusse miteinander verknüpft sind und über einen leitenden Konflikt in Beziehung stehen.

Als schematisiertes Beispiel führen wir die hysterische Störung auf, bei der im unkomplizierten Fall ein Hauptkonflikt im Bereich der positiv-ödipalen Beziehung liegt. Zugleich kann sie jedoch sowohl den negativ-ödipalen Bereich (F_2) wie anale (F_3) und orale (F_4) Konfliktthemen implizieren, die als Nebenfokus in der Arbeit auftreten können und – je nach Ausgestaltung des analytischen Prozesses – auch auftreten werden.

Wir folgen damit einer Anregung von Luborsky (1984), der diese Gliederung von Konfliktthemen empirisch zeigen konnte und die Hauptübertragungslinie als »Core Conflictual Relationship Theme« (CCRT) bezeichnet. Diese theoretisch und handlungspraktisch gut begründete Vorstellung einer zentralen, therapieleitenden Konfliktdynamik liefert auch die Begründung für ein fokales Vorgehen (Balint et al. 1973; Klüwer 1985; Malan 1965; Strupp u. Binder 1984), das die Bearbeitung eines solchen Hauptkonflikts, der schon im Erstinterview interaktionell fassbar sein sollte, zum Gegenstand hat (s. auch Leuzinger-Bohleber 1985b). Die anderen Fokusse in unserem Beispiel (F_2, F_3, F_4) werden – wie man sich vorstellen muss – im Behandlungsverlauf aufgegriffen, bearbeitet und eröffnen jeweils neue Zugänge zur Hauptübertragungslinie F_1.

Aus didaktischen Gründen haben wir eine relativ grobe Darstellung des Behandlungsverlaufs gewählt. Unser Modell kann, je nach Intention, den Prozess unterschiedlich differenziert abbilden. Empirische Bewährungsproben haben wir am Beispiel sowohl einer Kurztherapie (Dahlbender et al. 1995) als auch am Behandlungsverlauf der Patientin Amalie X (► Band »Forschung«, Abschn. 5.6) gegeben (Albani et al. 2002; Thomä u. Kächele 2006a).

Diskussion

Um die Metapher von der Psychoanalyse als der Erforschung eines Hauses noch einmal aufzugreifen: Die Erforschung des Hausinneren kreist in diesem Beispiel hauptsächlich um ein Zimmer, das durch seine zentrale Lage den Zugang zu anderen Räumen kontrolliert, aber auch von verschiedenen Nebenräumen aus betreten und erkundet werden kann.

Die Fülle weiterer Annahmen, die in unser Modell eingehen, soll hier nicht weiter ausgeführt werden. Wir wollten lediglich ein Schema zur Konzeptualisierung des psychoanalytischen Prozesses vorstellen, das eine Reihe der uns relevant erscheinenden Kriterien erfüllt. Dabei sollte deutlich werden, dass eine stereotype Prozessauffassung unnötige Rigidität in die psychoanalytische Arbeit hineinträgt.

- Unser Modell liefert einen Rahmen für das Verständnis psychodynamischer Prozesse unter den verschiedensten Settingbedingungen; es ist sowohl auf Kurz- als auch auf Langzeittherapien anwendbar.
- Es ist offen für verschiedene theoretische Ansätze in der Psychoanalyse, die sich um das Verständnis des initialen Patientenangebots bemühen.
- Unsere genuin sozialwissenschaftliche Prozesskonzeption steht in krassem Widerspruch zu Prozesstheorien, die ideologisch von einer vermeintlichen Naturwüchsigkeit ausgehen.

Der so verstandene psychoanalytische Prozess lebt aus einer Vielfalt und Offenheit, die der Kreativität Raum lässt, die sich aber in jedem Augenblick, in dem sie sich konkretisiert, notwendigerweise beschränken muss. Deshalb lässt das Modell auch offen, ob die nächste Sitzung eine Fortsetzung des Themas bringt oder ob aufgrund situativer Anregungen ein anderer Fokus belebt wird. In jeder Stunde entsteht unvermeidlich eine Situation der Entscheidung, wohin der Weg nun weitergehen soll. Der analytische Prozess lebt in der dialektischen Spannung, dass »der Weg das Ziel ist« (v. Blarer u. Brogle 1983, S. 71) und es gleichzeitig kein zielloses Wandern gibt. Immer wieder wird es Zeiten geben, da beide Wanderer innehalten und sich in ein Thema vertiefen, das beiden bedeutsam erscheint. Die ansprechende Prozessmetapher von v. Blarer u. Brogle, den psychoanalytischen Prozess als Weg zu begreifen, den Analytiker und Analysand »vom ersten Gespräch an unter die Füße genommen haben« (1983, S. 83), können wir übernehmen, wenn der Weg von Problemstellungen zu Problemlösungen führt.

Die Konzeption des Prozesses als fortgesetzte, zeitlich nicht befristete Fokaltherapie mit sich qualitativ veränderndem Fokus möchten wir der Fiktion des puristischen psychoanalytischen Prozesses entgegenstellen. Wir plädieren für ein flexibles Prozessmodell, das eine heuristisch orientierte und am Suchen, Finden und Entdecken sowie an der Herstellung der bestmöglichen Veränderungsbedingungen für den Patienten ausgerichtete Technik impliziert. Wir sind überzeugt, dass die tradierten Regeln des psychoanalytischen Verfahrens sehr viel Brauchbares enthalten, das sich aber in sein Gegenteil verkehrt, wenn die Methode um ihrer selbst willen gepflegt wird. Entsprechendes gilt auch für die Prozesskonzeptionen, denen eine orientierungsstiftende Funktion zukommt. Sie sind in erster Linie Hilfsmittel zur Ordnung der eigenen Arbeit, und sie erleichtern die notwendige Verständigung zwischen Analytikern. Zur Bedrohung der Therapie werden sie dann, wenn sie für nicht mehr hinterfragbare Realität gehalten und damit dem permanent notwendigen Prozess der Überprüfung entzogen werden.

Zum Verhältnis von Theorie und Praxis

10.1 Freuds Preisfrage 1922–2006

Heutige und damalige Probleme

Rund 80 Jahre nach dem Versuch von Ferenczi u. Rank (1924), »das Verhältnis der analytischen Technik zur analytischen Theorie« zu klären und hierbei zu untersuchen, »inwiefern die Technik die Theorie beeinflusst hat und inwieweit die beiden einander gegenwärtig fördern oder behindern« – so lautet die von Freud (1922d) formulierte Preisfrage –, ist es angebracht, die heutigen mit den damals ungelöst gebliebenen Problemen zu vergleichen. Einige allgemeine Feststellungen haben die Zeit überdauert. So plädierten bereits Ferenczi u. Rank für ein empirisch-induktives und für ein hypothesenprüfendes deduktives Vorgehen, wenn sie sagen:

> Es ist vielleicht nicht übertrieben zu behaupten, dass diese Art gegenseitiger Kontrolle der Erkenntnis durch die Erfahrung (Empirie, Induktion) und der Erfahrung durch vorhergehende Erkenntnis (Systemisierung, Deduktion) die einzige ist, die eine Wissenschaft davor behüten kann, in die Irre zu gehen. Eine Disziplin, die sich mit dem einen oder dem anderen Forschungswege allein begnügen oder auf die Kontrolle durch eine Gegenprobe zu früh verzichten wollte, wäre dazu verurteilt, den sicheren Boden unter den Füßen zu verlieren; die reine Empirie, weil ihr der befruchtende Gedanke fehlte, die reine Theorie, weil sie in voreiligem Allwissen die Motive zu weiterer Forschung verstummen ließe (Ferenczi u. Rank 1924, S. 47).

Wesentlich ist es, bei der Beurteilung der Wechselwirkung von Theorie und Praxis den jeweils erreichten und fortschreitenden Erkenntnisschatz und seine Systematisierung in der allgemeinen und speziellen Neurosenlehre von der therapeutisch angemessenen Anwendung zu unterscheiden. Die dem therapeutischen Können vorauseilende Erkenntnisphase (worunter Ferenczi u. Rank beispielsweise die Kenntnisse der unbewussten seelischen Mechanismen verstanden) führte dazu, dem Erinnern und der rationalen Rekonstruktion der Vergangenheit ein großes Gewicht zu geben. Der therapeutisch unwirksame, aus der ätiologischen Theorie abgeleitete »Deutungsfanatismus« wurde von ihnen kritisiert.

Am Beispiel der therapeutischen Funktion des Erinnerns und des Deutens und der Rekonstruktion der Kindheitsgeschichte lässt sich ein weiterer Aspekt des diskutierten Problems zeigen. In der ätiologischen Theorie war immer davon ausgegangen worden, dass der emotionale und affektive Anteil an den verdrängten Erinnerungen für die Entstehung seelischer Erkrankungen wesentlich ist. Im Deutungsfanatismus war also theoretisches Wissen einseitig und unvollständig in die therapeutische Praxis umgesetzt worden. An diesem Beispiel möchten wir etwas Allgemeines deutlich machen, indem wir Goethe (*Dichtung und Wahrheit II, 7*) zitieren:

> Theorie und Praxis wirken immer aufeinander; aus den Werken kann man sehen, wie es die Menschen meinen, und aus den Meinungen voraussagen, was sie tun werden.

Mit der Bezeichnung Deutungsfanatismus haben Ferenczi u. Rank eine therapeutisch ungünstige Transformation theoretischen Wissens kritisiert. Offenbar hatten sie den Eindruck, dass viele ihrer Kollegen das seinerzeit bereits systematisierte Wissen technisch unvollkommen zur Anwendung brachten, auch wenn ihre (theoretische) Meinung über einen unbewussten seelischen Zusammenhang als Erkenntnis durchaus richtig sein mochte.

Zur Darstellung der heutigen Sicht der Dinge können wir auf ein Rundtischgespräch (Panel) prominenter Analytiker über die Beziehung zwischen psychoanalytischer Theorie und Technik zurückgreifen. Der ausführliche Bericht von Richards (1984) über den einleitenden Vortrag Wallersteins, über die Vorträge von Rangell, Kernberg und Ornstein sowie über die Diskussionsbemerkungen geben ein repräsentatives Querschnittsbild der heutigen Auffassungen.

Idealbeziehung von Theorie und Praxis und Irrwege

Schon Ferenczi u. Rank hatten von einem Circulus benignus gesprochen, »von einer gegenseitig fördernden Beeinflussung der Praxis durch Theorie und der Theorie durch die Praxis« (1924, S. 47), aber den Circulus vitiosus ebenso betont. Rangell (s. Richards 1984) sieht nun den Fortschritt als »progressive Ausarbeitung des therapeutischen Prozesses in enger Verbindung mit der Erweiterung der ätiologischen Theorie«. Als ein Beispiel wird die Ich-Psychologie genannt, deren Konzept Widerstands- und Inhaltsanalyse einander gleichstellt. Da in Rangells Darstellung alle theoretischen und auch die entferntesten metapsychologischen Annahmen in irgendeiner Weise mit der Behandlungstechnik in Beziehung stehen, vermag er eine scheinbar enge und problemlose Verknüpfung herzustellen. Auch wenn einmal die Theorie rascher wächst als die Technik, so scheinen doch beide in einem stetigen Wachstum begriffen, das als evolutionärer Prozess dargestellt wird.

Demgemäß sieht Rangell Probleme nur dort, wo die ganzheitliche Betrachtung zugunsten theoretischer oder praktischer Einseitigkeiten eingeschränkt wird. In der idealen Beziehung zwischen Theorie und Technik vervollkommnen sich beide gegenseitig. So gewinnt man den Eindruck, dass die Psychoanalyse den spiralförmigen Circulus benignus stets weiterentwickelt hätte, wenn nur auf den bekannten Grundlagen weitergebaut worden wäre. Eine ähnliche Auffassung hat auch A. Freud (1954a) vertreten. Irrwege auf der technischen oder theoretischen Seite führt Rangell eher auf persönliche oder schulbedingte Einseitigkeiten zurück, auf Überbetonungen oder Vernachlässigungen, wie sie schon von Ferenczi u. Rank kritisiert worden waren.

Kritik an Rangell

Was und wie etwas als »Irrweg« einzustufen ist, bleibt freilich genauso unerörtert, wie Rangell die Frage erst gar nicht aufwirft, was die **wissenschaftliche Gültigkeit** einer Theorie ausmacht. Er diskutiert nicht das Problem der **therapeutischen Effektivität** und fragt nicht, inwieweit sich Theorie und therapeutische Praxis gegenseitig fördern oder behindern. Damit lässt er die wesentlichen Probleme unberührt und erweckt den Anschein wunderbarer Harmonie. Die abstraktesten Bestandteile der Metapsychologie scheinen ebenso mit klinischen Beobachtungen in Beziehung zu stehen, wie umgekehrt unmittelbare analytische Erfahrungen unter die Leitlinien der scheinbar bewährten Theorie fallen. Es bleibt unerwähnt, dass es den jahrzehntelangen Bemühungen der klügsten Köpfe nicht gelungen ist, Korrespondenzregeln zwischen den verschiedenen Abstraktionsstufen der Theorie herzustellen und dass die Versuche von Hartmann et al. (1953), die innere Konsistenz der Theorie praxisrelevant zu verbessern, ebenso scheiterten wie Rapaports groß angelegte Systematik (1960).

Da Rangell von einer stetigen Fortentwicklung von Technik und Theorie in enger Verbindung miteinander ausgeht, brauchen Störungen auch nicht in Missverhältnissen der einen oder anderen Art gesucht zu werden. Rangell findet sie fast ausschließlich in den persönlichen oder schulspezifischen technischen oder theoretischen Einseitigkeiten und Missverständnissen. Nicht die Wahrheit psychoanalytischer Theorien, die Wirksamkeit der Technik und ihre Optimierung werden zur Diskussion gestellt, Schwächen und Fehler liegen woanders: beim Analytiker, der aufgrund seiner persönlichen Gleichung den erreichbaren technischen und theoretischen Wissensstand verfehlt. So zutreffend es sicher ist, dass in jedem Psychoanalytiker immer nur ein gewisser Teil des gesamten theoretischen und behandlungstechnischen Wissens repräsentiert sein kann, das sich nach einem Jahrhundert in der lebendigen Gemeinschaft der Psychoanalytiker und in der Literatur akkumuliert hat, so rückständig ist dennoch Rangells Argumentum ad hominem. Es hat von jeher die wissenschaftliche Klärung schwieriger Probleme erschwert oder unmöglich gemacht.

Wallerstein (s. Richards 1984) bezweifelt demgegenüber den Glaubenssatz, Technik und Theorie seien so eng miteinander verbunden, dass jede Änderung der Theorie auch zu Modifikationen der Technik führen müsse. Tatsächlich habe sich die Theorie innerhalb eines Jahrhunderts wesentlich verändert, aber es sei sehr schwierig zu zeigen, wie sich im Lichte der Theorie die Technik verändert habe. Die Entsprechung von Theorie und Technik sei weit geringer als behauptet werde, weshalb eine unvoreingenommene Betrachtung der Beziehung zwischen Theorie und Technik zu empfehlen sei.

Gleichzeitige Entwicklungen von Theorie und Technik

Bei solchen Betrachtungen muss man sich auf die Ebene der Praxis begeben und gerade jene Probleme untersuchen, die sonst durch die Behauptung, Theorie und Technik förderten sich in einem stetig fortschreitenden Circulus benignus, weitgehend vermieden werden. Die naive Auffassung, ohne empirische Untersuchungen von einem Circulus benignus ausgehen zu dürfen, verhindert echten Fortschritt, weil der Anspruch übersehen wird, der an die Praxis zu stellen ist, wenn Theorie und Technik sich gegenseitig fördern sollen.

Um nicht missverstanden zu werden, möchten wir hervorheben, dass es natürlich wesentliche Entwicklungen und Veränderungen der Theorie und Technik in den letzten Jahrzehnten gegeben hat. Ein hervorragendes Beispiel der aufeinander bezogenen Theorie- und Technikentwicklung ist die Selbstpsychologie Kohuts, von der Ornstein (s. Richards 1984) auf dem Panel ausging. Eine sich gegenseitig bedingende Entwicklung darf aber nicht gleichgesetzt werden mit der Behauptung, Technik und Theorie hätten sich gegenseitig gefördert im Sinne eines beiderseitigen Fortschritts, der die Theorie **wahrer** und die Technik **wirkungsvoller** werden lässt. Wie viele andere Psychoanalytiker beansprucht Kohut eine exklusive »funktionale Einheit« von praktischer Anwendung und Theorie, wenn er sagt:

> In den meisten Wissenschaften gibt es eine mehr oder weniger klare Trennung zwischen dem Bereich der praktischen, empirischen Anwendung und dem der Begriffsbildung und Theorie. Bei der Analyse jedoch … verbinden diese sich zu einer einzigartigen funktionalen Einheit (Kohut 1973b, S. 25; Übersetzung durch die Verfasser).

Junktim von Therapie und Forschung

Die naive Auffassung, dass sich Zuwachs an Effektivität einer Technik und Vergrößerung des Wahrheitsgehalts einer Theorie gegenseitig bedingen, ist durch das Vermächtnis, das uns Freud im sog. Junktim von Therapie und Forschung hinterlassen hat, gefördert worden. Das Junktim verknüpft nämlich Heilungs- und Erkenntnisförderung und damit Effektivität und Wahrheit. Wir werden in den folgenden Abschnitten zu zeigen versuchen, welche Fragen und Probleme das Junktim einschließt; wir glauben, dass wir anhand der Thesen, die den Kontext des Junktims bei Freud bilden, allgemeine Lösungsvorschläge zum Verhältnis von Theorie und Technik machen können.

Aufgrund unseres heutigen Wissens wird das Scheitern Ferenczis u. Ranks über die bekannten gruppendynamischen Prozesse hinaus verständlicher. Denn die damals festgestellte »zunehmende Desorientiertheit der Analytiker, insbesondere in Bezug auf die praktisch-technischen Fragen«, die die beiden Autoren richtungweisend zu klären hofften, ist ein Teil der Geschichte des psychoanalytischen Paradigmas. Die Überführung des therapeutischen Paradigmas in eine der Psychoanalyse angemessene Forschungspraxis (als Normalwissenschaft im Sinne von Kuhn 1962) konnte sich aus vielen Gründen nur langsam vollziehen. Nun zeichnet sich ab, dass die Gültigkeit der psychoanalytischen Theorie von der Entstehung seelisch (mit)bedingter Erkrankungen nicht mit denselben Kriterien geprüft werden kann wie die Theorie der Behandlungstechnik.

10.2 Die psychoanalytische Praxis im Lichte der Junktimbehauptung

Das Verhältnis von Therapie und Theorie, von Praxis und Forschung, wird von Freud durch die folgenden drei Thesen gekennzeichnet, die wir eingangs aufgeführt haben und hier – um der Sache willen – wiederholen:

> In der Psychoanalyse bestand von Anfang an ein **Junktim zwischen Heilen und Forschen**, die Erkenntnis brachte den Erfolg, man konnte nicht behandeln, ohne etwas Neues zu erfahren, man gewann keine Aufklärung, ohne ihre wohltätige Wirkung zu erleben. Unser analytisches Verfahren ist das einzige, bei dem dies kostbare Zusammentreffen gewahrt bleibt. Nur wenn wir analytische **Seelsorge** treiben, vertiefen wir unsere eben aufdämmernde **Einsicht** in das

menschliche Seelenleben. Diese Aussicht auf wissenschaftlichen Gewinn war der vornehmste, erfreulichste Zug der analytischen Arbeit (Freud 1927a, S. 293f.; Hervorhebungen durch die Verfasser).

Die in kurzer Zeit zu einem günstigen Ausgang führenden Analysen werden für das Selbstgefühl des Therapeuten wertvoll sein und die **ärztliche Bedeutung** der Psychoanalyse dartun; für die **Förderung der wissenschaftlichen Erkenntnis** bleiben sie meist belanglos. Man lernt nichts Neues aus ihnen. Sie sind ja nur darum so rasch geglückt, weil man bereits alles wusste, was zu ihrer Erledigung notwendig war. Neues kann man nur aus Analysen erfahren, die besondere Schwierigkeiten bieten, zu deren Überwindung man dann viel Zeit braucht. Nur in diesen Fällen erreicht man es, in die tiefsten und primitivsten Schichten der seelischen Entwicklung herabzusteigen und von dort aus Lösungen für die Probleme der späteren Gestaltungen zu holen. Man sagt sich dann, dass, streng genommen, **erst die Analyse, welche so weit vorgedrungen ist, diesen Namen verdient** (Freud 1918b, S. 32; Hervorhebungen durch die Verfasser).

Ich sagte Ihnen, die Psychoanalyse begann als eine Therapie, aber nicht als Therapie wollte ich sie Ihrem Interesse empfehlen, sondern wegen **ihres Wahrheitsgehalts,** wegen der Aufschlüsse, die sie uns gibt über das, was dem Menschen am nächsten geht, sein eigenes Wesen, und wegen der Zusammenhänge, die sie zwischen den verschiedensten seiner Betätigungen aufdeckt. Als Therapie ist sie eine unter vielen, freilich eine prima inter pares. Wenn sie nicht ihren therapeutischen Wert hätte, wäre sie nicht an Kranken gefunden und über mehr als 30 Jahre entwickelt worden (Freud 1933a, S. 169; Hervorhebungen durch die Verfasser).

Aus diesen Textstellen geht der hohe Anspruch hervor, der an eine »strenggenommene« Analyse gestellt wird. Dem Junktimanspruch kann nur dann Genüge getan werden, wenn die psychoanalytische Praxis aufgrund des Wahrheitsgehalts der gewonnenen Erkenntnisse therapeutisch wirksam ist. Dieser Anspruch kann nicht so ohne weiteres eingelöst werden. Das Junktim stellt sich nämlich nicht von selbst so ein, wie die Illusion es sich wünscht, die in jeder Analyse sowohl ein therapeutisches wie ein Forschungsunternehmen sehen möchte. Das kostbare Zusammentreffen kann der psychoanalytischen Praxis nicht als angeborenes Merkmal zugeschrieben werden. Es gibt Bedingungen, die zu erfüllen sind, bevor das Junktim zu Recht beansprucht werden darf.

Der Begriff des Entstehungszusammenhangs

Eine Seite von Freuds Junktim betrifft den **Entstehungszusammenhang** psychoanalytischer Erkenntnisse. Dieser Terminus fasst all das zusammen, was die Entdeckung und die Gewinnung von Erkenntnissen betrifft. Wenn wir vom Entstehungszusammenhang in bezug auf die psychoanalytische Praxis sprechen, so ist darunter die psychoanalytische Heuristik zu verstehen. Sie geht der Frage nach, wie im Analytiker Deutungen entstehen und aufgrund welcher Inferenzprozesse er dyadenspezifische Zusammenhänge entdeckt. Klinische Diskussionen drehen sich vorwiegend um die Heuristik. Hierbei geht es auch stets um das Finden unbewusster Wünsche, die im Zusammentreffen mit den Realitäten des Lebens unvermeidlich zu Konflikten führen. Deshalb nimmt das Lustprinzip, wenn auch in verwandelter Form, auch nach dem Tod der Metapsychologie einen zentralen Platz in der Psychoanalyse ein. Die psychoanalytische Heuristik macht Offenheit erforderlich, um der Vielfalt gerecht zu werden:

Die Krankheitsfälle, an denen der Psychoanalytiker seine Beobachtungen macht, sind für die Bereicherung seiner Kenntnis natürlich ungleichwertig. Es gibt solche, bei denen er alles in Verwendung bringen muss, was er weiß, und nichts Neues lernt; andere, welche ihm das bereits Bekannte in besonders deutlicher Ausprägung und schöner Isolierung zeigen, so dass er diesen Kranken nicht nur Bestätigungen, sondern

> auch Erweiterungen seines Wissens verdankt (Freud 1913h, S. 40).

Unterscheidung von Entdeckungs- und Begründungszusammenhang

An dieser Stelle ist es angebracht, eine Anmerkung zum Problem des Entdeckungs- und Begründungszusammenhangs (»context of discovery« bzw. »context of justification«) einzufügen. Wir halten diese von Reichenbach (1938) eingeführte Unterscheidung für zweckmäßig, ohne daraus eine radikale Dichotomie zu machen und dadurch die Frage, wie etwas im Kliniker und Wissenschaftler entsteht, also die gesamte Heuristik von Entdeckungen aller Art, wie Popper (1969) in den Bereich der irrationalen Mystik zu verweisen. Spinner (1974) hat u. E. überzeugend nachgewiesen, dass die scharfe Dichotomisierung von Entdeckungs- und Begründungszusammenhang weder der Heuristik noch der Rechtfertigung und Begründung im Forschungsprozess angemessen ist (S. 118, S. 174ff., S. 262ff.). Freilich müssen wir einräumen, dass in der Psychoanalyse die Unterscheidung von Entdeckungs- bzw. Entstehungs- und Begründungszusammenhang weithin überhaupt nicht getroffen wird. Der Heuristik, dem Entstehungszusammenhang, wird von den meisten Analytikern im Gegensatz zu Freuds wissenschaftlichem Credo eine weit über die dyadenspezifische Wahrheiten hinausgehende Funktion zugeschrieben.

Psychoanalytische Forschung in der Dyade

In der Dyade ist der Therapeut nur insofern auch Forscher, als er mit genuin psychoanalytischen Mitteln (z. B. freier Assoziation, Gegenübertragungswahrnehmung und deutender Intervention) forscht. Diese Art von Forschung ist der Mutterboden der psychoanalytischen Theorienbildung. So sagt Freud in der 34. Vorlesung zu einem imaginierten Auditorium:

> Sie wissen, die Psychoanalyse ist als Therapie entstanden, sie ist weit darüber hinausgewachsen, hat aber ihren Mutterboden nicht aufgegeben, und ist für ihre Vertiefung und Weiterentwicklung immer noch an den Umgang mit Kranken gebunden. Die gehäuften Eindrücke, aus denen wir unsere Theorien entwickeln, können auf andere Weise nicht gewonnen werden (Freud 1933a, S. 163).

Psychoanalytische Forschung innerhalb der Dyade besteht darin, dass der Analytiker in dieser Situation Erkenntnisse über den Patienten und dessen Beziehung zum Therapeuten gewinnt. Wir nennen diese Erkenntnisse im Folgenden **dyadenspezifisch**. Die Heilung wird dadurch bewirkt, dass der Analytiker dem Patienten seine Eindrücke, in denen auch die interaktionell-affektiven Prozesse (Übertragung und Gegenübertragung) erfasst werden, nach den Regeln der Kunst in Form von Deutungen mitteilt. Diese dyadenspezifische und behandlungstechnische Erkenntnisvermittlung regt den Patienten zur weiteren Reflexion seines Erlebens und insbesondere seiner unbewussten Motivationen an. Eine umschriebene Form der Reflexion des Patienten wird als **Einsicht** bezeichnet. Der Einsichtsprozess seinerseits hat zur Folge, dass neues Material zutage gefördert werden kann, das wiederum eine Erweiterung der Erkenntnisse bedeutet und damit neue, den Heilungsprozess fördernde Einsichten des Patienten ermöglicht.

Streng zu unterscheiden ist zwischen der Erkenntnis, die dem Patienten in Deutungen mitgeteilt wird, und jener, die sich aus den »gehäuften Eindrücken« ergibt und die dann allgemein ausformuliert als psychoanalytisches Wissen die **Theorie** der Psychoanalyse konstituiert.

Übernahme von Erkenntnissen in die Theoriebildung

Zwar wird die dyadenspezifische Erkenntnis auf dem Hintergrund von Vorentwürfen, die der psychoanalytischen Theorie entstammen, gewonnen, sie kann aber zu einer Erweiterung und Modifikation bestehender Annahmen führen. Damit geht die Erkenntnis in eine allgemeinere Form über, die wiederum den theoretischen Hintergrund für die Gewinnung neuer dyadenspezifischer Einsichten abgibt. Die Gewinnung psychoanalytischen Wissens folgt einem **hermeneutischen Zirkel**. Freuds Junktimbehauptung für die analytische Praxis bezieht sich demnach nicht sofort auf die allgemeine Theorie, sondern nimmt den Weg unvermeidbar über die dyadenspezifische Erkenntnis.

Dyadenspezifische Erkenntnis

Zugleich ist es hilfreich und entlastend, den hier unterstellten Forschungsbegriff auch zu differenzieren. Der Ethnologe im Feld forscht, ohne dass ihm aufgebürdet wird, dort auch die allgemeine Theoriebildung betreiben zu müssen. Diese wird er, wie der Psychoanalytiker in einer anderen Arbeitssituation, am Schreibtisch, nicht im Feld vollziehen (Kächele 1986a, 1990). Die dyadenspezifische Erkenntnis stellt also einen speziellen Schritt in dem Forschungsprozess dar, der allerdings nur in der psychoanalytischen Situation geleistet werden kann. Von dieser Erkenntnis zweigt dann ein Ast in Richtung allgemeine Theorienbildung ab, ein anderer in Richtung wirksame Mitteilung. So betrachtet wird aufgrund eines einheitlichen Vorgehens, das zugleich Forschungs- und Behandlungsmethode ist, eine besondere Art von Erkenntnis gewonnen: die dyadenspezifische Erkenntnis. Die Junktimbehauptung sagt demnach folgendes aus:

- Der Heilungsprozess wird durch die dem Patienten vermittelte dyadenspezifische Erkenntnis bewirkt, d. h. durch die affektiven und kognitiven Erfahrungen in der Dyade, die sich in Erkenntnissen niederschlagen.
- Die Vermittlung der Erkenntnis muss technisch korrekt geschehen, d. h. nach den Regeln der therapeutischen Kunst.
- Die therapeutische Technik führt zu weiteren und tieferen Einsichten in das psychische Geschehen des Patienten und dessen Beziehung zum Analytiker, d. h. die therapeutische Technik erweitert die dyadenspezifische Erkenntnis.

Übersicht über das psychoanalytische Wissen

Die psychoanalytische Praxis orientiert sich am psychoanalytischen Wissensbestand. Für eine weitere Beleuchtung des Theorie-Praxis-Verhältnisses im Lichte der Junktimbehauptung wollen wir das psychoanalytische Wissen differenzieren, um genauer darlegen zu können, welches Wissen die analytische Forschungs- und Behandlungspraxis regelt.

Deskriptives und klassifikatorisches Wissen. Es gibt auf die Frage Antwort, **was** ist, nicht aber auf die Frage, **warum** etwas ist. Es dient zur Beschreibung und Ordnung und stellt die Fakten für eine Landkarte des Gegenstandsbereichs der Psychoanalyse zur Verfügung. Soweit unter dieses Wissen auch Behauptungen über Zusammenhänge fallen, sind diese nur korrelativer Art. Sie geben keine Auskunft über Abhängigkeits- und Bedingungsverhältnisse. Im klinischen Bereich gehört hierzu das Wissen um typische und spezifische Verhaltens- und Erlebnisweisen bei bestimmten psychischen Erkrankungen, so z. B. dass bei Zwangsneurosen oft ein starkes Kontrollbedürfnis, bei neurotischen Depressionen Anklammerungsbedürfnisse, Trennungsängste und auch mehr oder weniger versteckte Aggressionen zu beobachten sind. In diesem Sinne kann die gesamte Symptomatologie dem deskriptiven und klassifikatorischen Wissen zugerechnet werden.

Bedingungswissen. Das **Bedingungswissen** antwortet auf die Frage, **warum** etwas ist, wie etwas zusammenhängt, welche Abhängigkeitsverhältnisse zwischen den gegebenen Tatsachen bestehen und wie sie sich gegenseitig bedingen. Damit liefert dieses Wissen die Grundlage für psychoanalytische Erklärungen. Zum Bedingungswissen zählen z. B. folgende Behauptungen aus dem klinischen Bereich: Patienten, die durch Deutungen auf ihre aggressiven Anteile hingewiesen werden, diese jedoch von ihrem Bewusstsein abgespalten haben, werden diese aggressiven Impulse bei Vorliegen bestimmter Randbedingungen verleugnen. Werden nichtbewusstseinsfähige Gedanken, Gefühle, Empfindungen angesprochen, so wird mit Abwehr reagiert. Beide Zusammenhangsbehauptungen gehören zur Theorie der Abwehr. Die zweite Hypothese ist auf einem höheren Abstraktionsniveau formuliert als die erste. In diesem Sinne kann das klinische Wissen über Ätiologie und Pathogenese psychischer Krankheiten dem Bedingungswissen zugezählt werden.

Therapie- und Änderungswissen. DasTherapie- und Änderungswissen (Kaminski 1970, S. 45f.) soll **praktisch** verwertbar sein. Dieses Wissen ist definiert durch seinen Handlungsbezug. Es umfasst Aussagen über die Herstellbarkeit von Phänomenen und Bedingungen, die erfüllt sein müssen, um gewisse Ziele effektiv erreichen zu können. Damit bezieht sich dieses Wissen auf Phänomene und Tatsachen, die noch nicht vorliegen, also auf Ziele, die mit Hilfe dieses Wissens realisiert werden können. Im Gegensatz zum eben dargestellten Bedingungswissen sagt das Therapie- und Änderungswissen nichts über die Bedingungsverhältnisse gegebener Sachverhalte aus, sondern über die Herstellung von Sachverhalten mittels Handlung. Zu dieser Form des Wissens, die wir der Verständlichkeit wegen als Handlungswissen bezeichnen, gehören z. B. folgende Aussagen: Es hat für den psychoanalytischen Prozess unerwünschte Auswirkungen, wenn der Analytiker alle Fragen des Patienten zurückgibt. Es ist für die Förderung der Realitätswahrnehmung des Patienten ungünstig, wenn der Analytiker die Plausibilität von dessen Feststellungen nur übergeht und nicht auch anerkennt. Wenn der Widerstand eines Patienten gegen das Bewusstwerden bestimmter Inhalte aufgrund vorausgegangener Deutungen dieser Inhalte in zunehmendem Maße wächst, dann empfiehlt es sich für den Analytiker, wenn er vermeiden möchte, dass sich der Patient völlig verschließt und nur noch schweigt, die inhaltsbezogenen Deutungen zu unterlassen und stattdessen den Widerstand anzusprechen. In diesem Sinne können v. a. die Aussagen zur psychoanalytischen Behandlungstechnik zum Therapie- und Änderungswissen gerechnet werden. Aufgrund dieser Differenzierung können wir sagen, dass die klinisch-psychoanalytische Forschung und Behandlung in weiten Bereichen durch das Änderungswissen (Therapiewissen) geregelt wird, während das deskriptive (klassifikatorische) und das Bedingungswissen zwar auch aus der klinischen Situation, aber nicht nur von dort und v. a. nicht spezifisch von dort stammen und durch Verarbeitungsprozesse des Psychoanalytikers außerhalb der klinischen Situation erst hergestellt werden müssen. Erst durch den wenig explizit gemachten Prozess der reflektierten Aufarbeitung von Erfahrung bildet sich das Bedingungswissen, das den Gegenstandsbereich der Psychoanalyse theoretisch konstituiert. Auf der einen Seite steht das deskriptive (klassifikatorische) Wissen dem Bedingungs- und dem Änderungs- bzw. Therapiewissen gegenüber, da das deskriptive Wissen keine Aussagen über Abhängigkeitsverhältnisse enthält. Auf der anderen Seite steht das Änderungswissen als technisches Wissen dem deskriptiven und dem Bedingungswissen als theoretischem Wissen gegenüber, denn das technische Wissen gibt uns an, wie wir handeln können, das theoretische Wissen erlaubt uns den Einblick in die Natur der Sache. Wie hängen diese beiden Wissensformen nun miteinander zusammen? Kann z. B. das technische Wissen (Änderungs- bzw. Therapiewissen) aus dem theoretischen Wissen (deskriptives bzw. klassifikatorisches Wissen und Bedingungswissen) abgeleitet werden? Diese Fragen führen uns zu dem, was üblicherweise im Rahmen des Begründungszusammenhangs erläutert wird.

10.3 Der Begründungszusammenhang des Änderungs- oder Therapiewissens

Allgemein wird im Rahmen des Begründungszusammenhangs nach dem Zutreffen aufgestellter Behauptungen gefragt, d. h. nach der Begründung des Zutreffens (Wahrheit) von Aussagen. Die Begründung kann zumindest auf zweierlei Art geschehen.

Wir können zum einen das Zutreffen einer Aussage dadurch begründen, dass wir die Aussage aus einem zur Verfügung stehenden Wissen ableiten, dessen Richtigkeit bereits erwiesen ist. Zum anderen kann eine Aussage (ein Wissen) auch empirisch begründet werden, indem man die Erfahrung befragt, ob sich die Sache tatsächlich so verhält, wie es in der Aussage behauptet wird. Wenn wir im Folgenden das Änderungswissen im Rahmen des Begründungszusammenhangs betrachten, so interessieren wir uns für die zuerst dargestellte Begründungsmöglichkeit. Wir fragen danach, ob das Zutreffen der darin ausgesprochenen und als effektiv befundenen Handlungsempfehlungen durch das Bedingungswissen der Psychoanalyse bewiesen werden kann oder ob auf ein anderes Wissen zurückgegriffen werden muss. Wir fragen z. B. danach, ob die Behauptung, der Widerstand eines Patienten könne effektiv durch die Deutung dieses Widerstands aufgelöst werden, durch psychoanalytisches Bedingungswissen (und damit theoretisches Wissen) erklärt und begründet werden kann. Von den verschiedenen Ansätzen werden wir die beiden uns am wichtigsten erscheinenden ausführlicher darstellen.

Westmeyers Kontinuitätsannahme

Die von Westmeyer (1978, S. 111) so benannte **Kontinuitätsannahme** ist weit verbreitet. Allgemein wissenschaftstheoretisch wird sie z. B. von Albert (1960), Weber (1968), Prim u. Tilmann (1973), für die Psychiatrie z. B. von Möller (1976), für die Psychoanalyse z. B. von Reiter (1975), für die Verhaltenstherapie z. B. von Eysenck u. Rachman (1968) sowie Schulte (1976) vertreten.

Charakteristisch ist die Behauptung von Weber (1968, S. 267), man müsse nur Aussagen über Zusammenhänge und Bedingungen umkehren, um Auskunft darüber zu erhalten, wie man etwas ändern könne. Weiter wird gesagt, dass aus wahren Zusammenhangsbehauptungen durch Umkehrung effektives Änderungswissen folge.

Nehmen wir an, es wäre eine zutreffende psychoanalytische Behauptung: »Wenn unbewusste Vorgänge dem Patienten bewusst werden, so lösen sich die darauf beruhenden pathogenen Konflikte auf«; dann müsste sich daraus folgendes effektives Änderungswissen ergeben: »Um pathogene Konflikte aufzulösen, kann man die unbewussten Vorgänge, auf denen diese Konflikte beruhen, dem Patienten bewusst machen.« In diesem Sinne sind auch die folgenden Sätze zu verstehen: »Wenn jemand etwas richtig verstanden hat, dann kann er es auch herstellen.« – »Wenn jemand etwas herstellen kann, dann hat er es auch richtig verstanden.« In diesen Sätzen werden Verstehen und Handeln als von vornherein miteinander verbunden betrachtet. Der Einblick in die Natur der Sache soll auch ihre Herstellung bereits ermöglichen, und wenn jemand in der Lage ist, etwas herzustellen, so glaubt man auch annehmen zu dürfen, dass er die Sache verstanden hat. Demnach ginge das zutreffende Verständnis einer Sache Hand in Hand mit dem Gelingen ihrer Herstellung. Richtiges Verständnis ginge (kontinuierlich) über in gelingendes Herstellen. Das ist aus mehreren Gründen ein Irrtum. Wir wollen die beiden uns am wichtigsten erscheinenden herausgreifen.

Idealisierter Geltungsbereich und realer Tätigkeitsbereich

Im Allgemeinen gelten Aussagen über Zusammenhänge und Bedingungsverhältnisse nur unter idealen Voraussetzungen, d. h. der Bereich, für den die Zusammenhangsbehauptungen Geltung beanspruchen, ist an Parametern wesentlich ärmer als der reale Bereich. So ist die Laboratoriumssituation mit ihren kontrollierten Merkmalen wesentlich parameterärmer als die reale Lebenssituation. Eine enorme Idealisierung und Abstrahierung bezüglich der in Betracht zu ziehenden Merkmale (Randbedingungen und Parameter) finden wir z. B. bei den Experimenten von Skinner. Zwischen dem Lernen des Menschen in seiner realen Lebenssituation und dem Lernen der Ratte in einer Skinner-Box bestehen erhebliche Unterschiede hinsichtlich der Parameter, die zu berücksichtigen sind, will z. B. der Pädagoge in die Lernvorgänge seiner Schüler eingreifen. Was dem Theoretiker ausreicht, um unter eingeschränkten (idealen) Randbedingungen ein Verhalten zu erklären, reicht dem Praktiker noch lange nicht aus, wenn er in der realen und komplexen Lebenssituation verändernd in das Verhalten eingreifen will. Am Unterschied zwischen dem idealisierten Geltungsbereich der Zusammenhangsbehauptungen und dem realen Tätigkeitsbereich des Praktikers ist u. a. das ursprüngliche verhaltenstherapeutische Selbstverständnis gescheitert, die im Labor gefundenen Lerngesetze als ausreichende Begründung einer effektiven Praxis anzusehen.

Ausschluss des Wissens um Handlungen

Das Bedingungswissen gibt Auskunft darüber, welche Tatsachen andere Tatsachen bedingen, nicht aber welche Handlungen welche Tatsachen herstellen. So wird z. B. ausgesagt, dass ein bestimmter Sachverhalt A einen anderen Sachverhalt B bewirkt. Bin ich aber in der Lage des Praktikers, so muss ich fragen, wie ich den Sachverhalt A herstellen kann, damit dann dieser den Sachverhalt B bewirkt. So muss sich z. B. der Analytiker fragen, wie er unbewusste Vorgänge bewusst machen kann, damit dadurch die pathogenen Konflikte aufgelöst werden. Es reicht für die Praxis nicht aus zu wissen, was die vorausgesetzten Bedingungen und was die Folgen sind; der Handelnde muss wissen, wie er die vorausgesetzten Bedingungen herstellen kann, d. h.

neben dem »know what and why« bedarf es auch des »know how«.

> Die Kontinuitätsannahme ist aus den oben genannten Gründen unbrauchbar für den Versuch, zum Änderungswissen gehörende Behauptungen über effektives Handeln durch die Wahrheit des Bedingungswissens zu erklären und zu begründen.

Bunges Fundierungsansatz

Der **Fundierungsansatz** von Bunge (1967) berücksichtigt die Einwände, die gegen die Kontinuitätsannahme berechtigterweise erhoben werden. Der wesentliche Unterschied dieses Ansatzes zur Kontinuitätsannahme besteht darin, dass der Übergang vom Bedingungswissen zum Änderungswissen nicht unmittelbar erfolgt, sondern über einen Zwischenschritt, und dass dieser Übergang mehr heuristischen als begründenden Wert hat.

Ausgegangen wird z. B. von der Aussage: »Wenn verdrängte Konflikte drohen, ins Bewusstsein zu kommen, verstärkt sich beim Patienten die Abwehr dieser Konflikte.« Sie wird in eine nomopragmatische Aussage umgewandelt, indem man sie um auf Handlungen bezogene Begriffe erweitert: »Wenn der Analytiker verdrängte Konflikte des Patienten deutet, verstärkt sich beim Patienten die Abwehr.« Zwischen dem »Deuten der verdrängten Konflikte« und dem »Drohen der Konflikte, ins Bewusstsein zu kommen,« besteht keine Bedeutungsgleichheit. Auch kann der erste Satz nicht aus dem zweiten irgendwie abgeleitet werden, weil er in ihm begrifflich nicht enthalten ist. Zu dem Satz »Deuten der verdrängten Konflikte« führt also kein direkter Weg der Ableitung, wenn man vom Bedingungswissen ausgeht. Zum Bedingungswissen müssen Handlungsbegriffe, wie z. B. der Begriff »Deuten«, hinzukommen.

Um schließlich eine Regel für die Praxis zu erhalten, wird die nomopragmatische Aussage umgekehrt: »Wenn die Abwehr des Patienten verstärkt werden soll, empfiehlt es sich, die verdrängten Konflikte des Patienten zu deuten,« bzw.: »Wenn die Abwehr des Patienten verringert werden soll, empfiehlt es sich, die Deutungen der verdrängten Konflikte zu unterlassen.« Auch diese Umkehrung ist alles andere als streng begründbar und bleibt deshalb problematisch (Perrez 1983, S. 154).

Bunges Einführung von Technologien

Da sowohl der Schritt 1 (vom Bedingungswissen zur nomopragmatischen Aussage) als auch der Schritt 2 (von der nomopragmatischen Aussage zur Behandlungsregel) nicht streng begründbar ist, reicht auch der Fundierungsansatz von Bunge nicht aus, das Änderungswissen durch das Bedingungswissen zu begründen. Bunge gibt sogar zu bedenken, dass aus gut bewährten Theorien (das Bedingungswissen betreffend) durchaus ineffektive Handlungsregeln (das Änderungswissen betreffend) geschaffen werden könnten und umgekehrt. Auch wenn es plausibel erscheint, dass eine völlige Verkennung der Bedingungsverhältnisse gegebener Sachverhalte nur durch Zufall zu deren effektiver Handhabung führen kann, so wäre es wegen des dargestellten Verhältnisses zwischen Bedingungs- und Änderungswissen unmöglich, selbst aus einer wahren Theorie eine effektive Praxis (z. B. die Heilung einer Neurose durch die psychoanalytische Behandlungstechnik) streng erklären und begründen zu können. Bunge berücksichtigt sowohl das Idealisierungsproblem – das für die Psychoanalyse weniger relevant ist, da sich die psychoanalytische Theorie eng an der Praxis entwickelt – wie auch den Unterschied zwischen »know what and why« und »know how« und zeigt, dass sich die Schwierigkeiten so nicht lösen lassen. Stattdessen offeriert er eine andere Möglichkeit, das Therapiewissen zu begründen, nämlich nicht durch das Bedingungswissen, sondern durch technologische Theorien bzw. Technologien. Der psychoanalytisch geschulte Philosoph Wisdom (1956) hat in ähnlichem Sinn früh und originell eine »psychoanalytische Technologie« begründet.

Technologien sind ebenfalls Theorien, doch unterscheiden sie sich von den vorgenannten, die durch deskriptives Wissen und Bedingungswissen konstituiert werden, dadurch, dass sie nicht grundlagenwissenschaftlichen, sondern anwendungswissenschaftlichen Charakter haben, d. h. sie beziehen sich direkt auf Handlungen, die geeignet sind, bestimmte Sachverhalte herzustellen. Technologien umfassen das allgemeinere technische Wissen (im Gegensatz zu den konkreten Regeln des Änderungs- bzw. Therapiewissens), das sowohl für die Gewinnung von Therapiewissen als auch für die Erklärung der Wirksamkeit der im Therapiewissen bereitgestellten Handlungsregeln geeignet ist. Sie beziehen sich darauf, was jeweils getan werden kann und sollte, um etwas hervorbringen, vermeiden, ändern, verbessern etc. zu können.

Bunge (1967) unterscheidet zwei Arten von technologischen Theorien:

Inhaltlich-technologische Theorien. Die inhaltlich-technologischen Theorien beziehen sich auf die Objekte des Handelns. Hierher gehören z. B. Aussagen über typische Übertragungsmuster oder Widerstandsformen bei bestimmten Patientengruppen, also jene theoretischen Ausführungen, die so gehalten sind, dass sie praxisrelevantes Wissen vermitteln, d. h. sie vermitteln das für die Bewältigung der Aufgaben des Alltags therapeutischer Praxis und nicht das für eine detaillierte Erklärung notwendige „know what and why". Inhaltlich-technologische Theorien sind meist von den grundlagenwissenschaftlichen Theorien befruchtet, von denen sie Strukturelemente übernehmen, die zwar regelmäßig einer begrifflichen Vergröberung und Verarmung unterliegen, dadurch aber an praktischer Handhabbarkeit gewinnen.

Operativ-technologische Theorien. Die operativ-technologischen Theorien nehmen Bezug auf das praktische Handeln selbst. Sie lassen sich dazu verwenden, Strategien für die Formulierung effektiver Handlungsempfehlungen zu entwickeln, die sich in Form globaler Regeln auf die spezifizierten Randbedingungen der konkreten therapeutischen Situation beziehen, d. h. sie führen direkt zum „know how". Der Vorteil technologischer Theorien besteht darin, dass sie durch ihre Anwendungsbezogenheit die Praxis wesentlich effektiver gestalten und die Wirksamkeit der Praxis besser erklären und begründen können. Hier stehen sich also zwei Wissensbereiche gegenüber, die nicht direkt und unmittelbar auseinander hervorgehen: die grundlagenwissenschaftliche Theorie der Psychoanalyse (ihr gehören das deskriptive Wissen und das Bedingungswissen bzw. die dadurch konstituierte Theorie an) und die anwendungswissenschaftliche Theorie der Psychoanalyse (inhaltlich- und operativ-technologische Theorie und Änderungs- bzw. Therapiewissen). Die Ansprüche, die an diese beiden Formen wissenschaftlicher Theorien gestellt werden, sind verschieden (s. auch Eagle 1984).

10.4 Die unterschiedlichen Ansprüche grundlagen- und anwendungswissenschaftlicher Theorien

Wahrheit und praktischer Nutzen sind die beiden Kriterien, an denen sich grundlagen- und anwendungswissenschaftliche Theorien zu messen haben (Herrmann 1979, S. 138–140). Wahrheit heißt hier, dass Behauptungen und Aussagen (hierzu gehören ebenfalls Erklärungen) über einen Gegenstandsbereich erfahrungsgemäß zutreffen. Praktischer Nutzen bedeutet, dass diese Aussagen zu effektiven Handlungen führen, d. h. zu Handlungen, durch die anvisierte Ziele im erwünschten Ausmaß erreicht werden.

Grundlagenwissenschaftliche Theorien dürfen (und sollen) kühn, originell, neuartig und riskant sein. Überraschungen bei der Theorieprüfung sind oftmals von großem heuristischem Wert. Überraschungen dieser Art sind z. B., dass eine psychoanalytische Zusammenhangsbehauptung bezüglich der Ätiologie einer bestimmten Krankheit nicht zutrifft, dafür aber bei einer anderen, wo es gar nicht vermutet wurde. Auf der Grundlage der vorliegenden Theorie wird versucht, diese Überraschung verständlich zu machen. Daraus entstehen neue Annahmen und damit eine Erweiterung (bzw. Korrektur) der Theorie mit der Folge neuer Überprüfungsversuche. Hier hat das Unerwartete für die Erkenntniserweiterung, verstanden als immer besser gelingende Erklärung der Welt der Tatsachen, entscheidende Bedeutung.

Erwartungen an die grundlagenwissenschaftliche Theorie der Psychoanalyse

An die grundlagenwissenschaftliche Theorie der Psychoanalyse besteht der Anspruch, dass sie Tiefe, Reichweite, Präzision und eine ausreichende Validität besitzt (Stegmüller 1969). Es wird z. B. erwartet, dass die Gesetzeshypothesen der klinisch-psychoanalytischen Theorie eine möglichst starke Annäherung an die klinische Wirklichkeit darstellen; so sollen sie z. B. Entstehung, Entwicklung und Verlauf psychischer Krankheiten umfassend und adäquat darstellen können, oder sie sollen psychische Prozesse in all ihren wesentlichen Faktoren und in ihrer gegenseitigen Bedingtheit ausreichend erklären können.

Wahrheit

Die Wahrheit grundlagenwissenschaftlicher Theorien (hierzu gehören innerhalb der Psychoanalyse z. B. die Entwicklungs-, die Persönlichkeits- und die Neurosentheorie) besteht in der zutreffenden und ausreichenden Erklärung der Wirklichkeit, über die sie Aussagen machen. Sie müssen sich also, wollen sie die Wirklichkeit nicht verkürzt und damit inadäquat darstellen, der Komplexität der Wirklichkeit maximal annähern. Inwieweit eine solche Annäherung geglückt ist, wird in den empirischen Wissenschaften durch Beobachtung und Experiment überprüft. Damit entsteht das Dilemma, dass komplexe und damit sehr parameterreiche Theorien – wie z. B. die psychoanalytische Theorie – schwer empirisch überprüfbar sind, leichter überprüfbare Theorien sich dagegen oft sehr parameterarm und damit zumeist als Verkürzungen der Wirklichkeit darstellen.

Zuverlässigkeit

Von Technologien wird zuallererst erwartet, dass sie zuverlässig sind. Originelle, kühne und zu Überraschungen führende Technologien, die nicht garantieren, die Praxis sicher in den Griff zu bekommen, haben keinen Wert. Oft erfüllen gerade einfache und grobe Darstellungen der Wirklichkeit den erwarteten und geforderten technologischen Nutzen, indem sie es z. B. ermöglichen, in konkreten Problemsituationen mit spezifischen Randbedingungen effektive Handlungsempfehlungen (Behandlungsregeln) zur Bewältigung der anstehenden Aufgaben zu gewinnen.

Effizienz

Eine bisher nicht ausformulierte Technologie der Psychoanalyse müsste in ausreichendem Maße praktische Verwertbarkeit, Nützlichkeit und Verlässlichkeit für die therapeutische Praxis aufweisen (Lenk 1973, S. 207). Das alles beinhaltet die Forderung nach praktischem Nutzen (Effizienz) technologischer Theorien. Unter Effizienzgesichtspunkten wird nicht gefragt, wie gut die psychoanalytische Technologie die klinische Wirklichkeit erklärt, sondern wie gut sie für die Bewältigung der Aufgaben des klinisch-psychoanalytischen Alltags geeignet ist. Es ist also dem nachzugehen, welche Ansätze der die Technik betreffenden Theorien für die therapeutische Praxis besonders nützlich sind. Die Effizienz einer psychoanalytischen Technologie wird daran überprüft, wie erfolgreich die therapeutische Praxis ist, die diese Technologie anwendet.

Das Wesensmerkmal der psychoanalytischen Technologie ist ohne Zweifel die Deutung. In diesem Sinne kann von einer technologischen Hermeneutik gesprochen werden, die sich in wesentlichen Merkmalen von der theologischen und philologischen Hermeneutik unterscheidet (Thomä u. Kächele 1973; Thomä et al. 1976; Eagle 1984). Denn psychoanalytische Deutungen richten sich nicht auf Texte, sondern auf Patienten mit therapeutischen Erwartungen. Blight (1981) hat deshalb nachdrücklich darauf hingewiesen, dass sich Psychoanalytiker nicht selbstgenügsam auf den hermeneutischen Zirkel zurückziehen können: Beim Nachweis der therapeutischen Wirksamkeit psychoanalytischer Deutungen befindet man sich zumindest mit einem Bein außerhalb des hermeneutischen Zirkels und ist mit Fragen des empirischen Nachweises von Veränderungen konfrontiert. Selbst Ricoeur kann deshalb nicht umhin, als entscheidendes Kriterium für den Nachweis unbewusster Motivationen durch die psychoanalytisch-hermeneutische Methode die Effektivität der Therapie anzusehen:

> Die Gewähr dafür, dass die Realität des Unbewussten nicht nur ein reines Hirngespinst der Psychoanalyse ist, erbringt uns schließlich allein der therapeutische Erfolg (Ricoeur 1974, S. 19).

Im Allgemeinen bleibt es freilich, was die Effektivität angeht, gerade in der hermeneutischen Richtung der Psychoanalyse bei Lippenbekenntnissen. In anspruchsvoller Bescheidenheit begnügt man sich mit Evidenzerlebnissen, also mit dyadenspezifischen Wahrheiten innerhalb des hermeneutischen Zirkels (Lorenzer 1970).

Erklärungs- und Generierungsseite von Technologien

Mag auch die Effizienz ausreichend hoch sein, so ist damit noch nicht die Wahrheit der Technologie (das Zutreffen der technologischen Erklärung), nach der neben dem Hauptkriterium Effizienz ebenfalls gefragt werden kann, gegeben.

Eine technologische Regel kann z. B. lauten, dass der Analytiker statt des unbewussten Konflikts den Widerstand deuten soll, wenn er den Widerstand des Patienten auflösen möchte, der dadurch zustande gekommen ist, dass der Analytiker einen verdrängten Konflikt mehrmals in verschiedenen Deutungen angesprochen hat. Wir nehmen an, dass die Wirksamkeit dieser Regel festgestellt worden ist, und fragen uns jetzt, warum die damit ausgesprochene Handlungsempfehlung wirksam ist. Die Antwort auf diese Frage erfolgt mittels technologischer Annahmen in Form einer technologischen Erklärung. Erklärt und begründet wird der Zusammenhang zwischen der vom Analytiker hergestellten Bedingung (z. B. via Deutung) und der dadurch beim Patienten erzeugten Wirkung (Reaktion). Zum Beispiel kann die Wirksamkeit der genannten Regel folgendermaßen erklärt werden: Der unbewusste Konflikt ist aus spezifischen Gründen verdrängt, d. h. es besteht ein Motiv zur Verdrängung (z. B. die Vermeidung von Schuldgefühlen, die aufkommen, wenn der Konflikt bewusst wird). Aus diesem Grund wirkt das Verdrängungsmotiv verstärkt, wenn der Analytiker unter Umgehung des Widerstands direkt den unbewussten Konfliktinhalt deutet und damit den Verdrängungsbemühungen entgegenarbeitet. Die Wirkung des Verdrängungsmotivs äußert sich dann als Verstärkung des Widerstands des Patienten gegen die Einsicht in den unbewussten Konfliktinhalt. Das Verdrängungsmotiv ist ebenfalls unbewusst und bewirkt, solange es unbewusst ist, den Widerstand des Patienten. Dieser Automatismus kann aufgehoben werden, wenn der Widerstand gedeutet wird. Deutung des Widerstands soll hier heißen, dass das Ich-nähere Verdrängungsmotiv (und nicht der unbewusste Konfliktinhalt) dem Patienten bewusst gemacht wird, wodurch es seine automatische Wirkungsweise verliert. Damit kann die Widerstandsbildung entfallen.

Geprüft wird die Stichhaltigkeit dieser Erklärung im Rahmen der Therapieprozessforschung nach den üblichen Methoden empirischer Forschung, d. h. genauso wie die Aussagen und Hypothesen grundlagenwissenschaftlicher Theorien. Es ist nun durchaus möglich, dass die in den technologischen Annahmen behaupteten Mechanismen, die die Wirksamkeit der Regel erklären sollen, den Tatsachen nur ungenügend gerecht werden, d. h. die Erklärung gelingt nicht in befriedigendem Maß; dennoch aber ist es möglich, mittels dieser Annahmen effektive Regeln zu formulieren. Und auch der umgekehrte Fall ist möglich. Durch die Annahmen einer bestimmten Technologie kann der therapeutische Prozess zufrieden stellend erklärt werden, hingegen gelingt die Aufstellung effektiver Regeln unter Rekurs auf diese technologischen Annahmen nur in einem sehr unzureichenden Maß. Technologien können demnach zwei Gesichter haben:

- Auf der einen Seite (der Erklärungsseite) können sie wie grundlagenwissenschaftliche Theorien behandelt werden und haben dann auch deren Ansprüchen zu genügen,
- auf der anderen Seite (der Generierungsseite) bleiben sie anwendungswissenschaftliche Theorien, von denen praktischer Nutzen erwartet wird, d. h. Effizienz für die Praxis.

Die Erfüllung des grundlagenwissenschaftlichen Anspruchs ist weder notwendige noch hinreichende Bedingung für die Erfüllung des anwendungswissenschaftlichen Anspruchs – und umgekehrt.

Diese Tatsache lässt sich durch den Unterschied erklären, der zwischen sprachlichen Formulierungen und den durch einen Menschen konkret ausgeführten Handlungen besteht. Die psychoanalytische Technologie (soweit von einer solchen heutzutage bereits gesprochen werden kann; am ehesten können die Aussagen zur Behandlungstechnik als operativ-technologische Theorie aufgefasst werden) geht bei ihrer Umsetzung in die therapeutische Praxis durch den Psychoanalytiker in eine therapeutenspezifische (persönliche) Theorie über, die auch dann, wenn die objektive Technologie (in Abgrenzung zur persönlichen Therapeutentheorie) in ihrem Sachgehalt nur unzureichend valide ist, zu einer effektiven therapeutischen Praxis führen kann. Der umgekehrte Fall tritt dann ein, wenn die Technologie zwar genügend »wahr« ist, ihre Bedingungen aber andere als die der therapeutischen Praxis sind oder die subjektive Brechung durch den Therapeuten zu einer ineffektiven Umsetzung führt.

Sowohl in der Psychoanalyse als auch in den anwendungsorientierten Sozialwissenschaften überhaupt fehlt eine ausgefeilte Technologie, die alle handlungsrelevanten Randbedingungen der realen komplexen Situation berücksichtigt. Eine solche Technologie, wäre sie in ausreichendem Maße valide, könnte für jede spezifische Situation die geeigneten Handlungsempfehlungen in Form von Regeln zur Verfügung stellen. Wollte ein Analytiker mit einer solchen utopischen Technologie in der therapeutischen Praxis handeln, so müsste er einen Parameterreichtum bewältigen, der die Grenzen seiner kognitiven Kapazität übersteigt. Selbst wenn diese Bewältigung möglich wäre, so bliebe dennoch bestehen, dass zwischen das technologische Wissen und die tatsächliche Ausführung durch den Analytiker dessen persönliches Geschick tritt. Die subjektive Brechung der objektiven Technologie als notwendiges Umsetzungsproblem der Theorie in die Praxis verweist auf die psychoanalytisch-therapeutische Praxis als eine Kunst; die Umsetzung ist letztlich ein Können, die therapeutische Praxis eine künstlerische Technik. Die Kunst zu beherrschen, ist eine Frage der Ausbildung und der Persönlichkeit.

10.5 Konsequenzen für das psychoanalytisch-therapeutische Handeln und für die wissenschaftliche Rechtfertigung der Theorie

Wahrheit der Erkenntnisse und Wirksamkeit des Handelns, denen im Junktim Freuds für die psychoanalytische Praxis eine enge Verknüpfung zugesprochen wird, rücken aufgrund dieser Betrachtung auseinander; sie stehen nicht a priori in einem solchen Zusammenhang, sodass das eine das andere voraussetzt oder bedingt. Forschung in der analytischen Situation ist nicht selbstverständlich mit therapeutischem Handeln verknüpft und umgekehrt. Das Junktim muss jeweils erst im konkreten Handeln hergestellt werden. Der Analytiker muss sich fragen, ob sein alltägliches psychoanalytisches Tun nicht nur zu wahren singulären Einsichten in das psychische Geschehen des Patienten führt, sondern auch den Heilungsprozess des Patienten fördert; ob sich seine Technik gleich gut eignet für die Förderung neuer Einsichten wie für das Erzielen eines therapeutischen Erfolgs. Das Junktim muss hergestellt werden, es ist kein Gesetz, dem die psychoanalytische Praxis notwendig unterliegt. Seine Herstellung berechtigt dann erst dazu, für die Praxis einen Circulus benignus zu behaupten, d. h. die gegenseitige Förderung von (wahrer) Theorie und (effektiver) Therapie. Nachzuweisen, ob dies in der Praxis über den einzelnen Fall hinaus gelungen ist, bleibt Aufgabe der Therapieforschung durch nicht am Therapiegeschehen selbst beteiligte Dritte (s. auch Sampson u. Weiss 1983; Neudert et al. 1985; ► Kap. 9).

Grundfragen bei Validierungsprüfungen

In Anbetracht dessen, dass sich Effizienz und Wahrheit in der psychoanalytischen Praxis nicht notwendig bedingen und gegenseitig voraussetzen, muss bei Validierungsversuchen psychoanalytischer Hypothesen geklärt werden, ob sie als grundlagenwissenschaftlich oder als anwendungswissenschaftlich verstanden werden, und wenn letzteres der Fall ist, ob ihr Erklärungswert und/oder ihr Generierungswert (ihr Nutzen, effektive Regeln aufzustellen) zur Diskussion steht. In Abhängigkeit davon sind die Kriterien und das Vorgehen der Prüfung unterschiedlich.

Das »tally argument«

Das Auseinanderfallen von Wahrheit und Effizienz wird auch nicht in gebührendem Maß berücksichtigt, wenn z. B. das »tally argument«, von Grünbaum so benannt, für den Beweis der Richtigkeit psychoanalytischer Hypothesen verwendet wird. Das »tally argument« geht auf folgende Textstelle bei Freud (1916–17, S. 471) zurück:

> Die Lösung seiner Konflikte und die Überwindung seiner Widerstände [gemeint ist

> der Patient] glückt doch nur, wenn man ihm solche **Erwartungsvorstellungen** gegeben hat, die mit der Wirklichkeit in ihm **übereinstimmen**. Was an den Vermutungen des Arztes unzutreffend war, das fällt im Laufe der Analyse wieder heraus, muss zurückgezogen und durch Richtigeres ersetzt werden (Hervorhebungen durch die Verfasser).

»... die mit der Wirklichkeit in ihm übereinstimmen«, ist in der *Standard Edition* übersetzt mit »... tally with what is real in him«. Freud äußert an dieser Stelle die Meinung, dass die Therapie nur dann Erfolg habe, wenn der Patient zu einer zutreffenden Einsicht in die historische Wahrheit seiner Lebens- und Leidensgeschichte gelange. Das Übereinstimmungsargument beschreibt ein Korrespondenzproblem und keinen Wahrheitsanspruch, wie Freud angenommen hatte.

Grünbaums Kontaminationsthese

Der Wissenschaftsphilosoph Adolf Grünbaum, der sich ausführlich mit dem Problem befasst hat, die psychoanalytische Theorie auf der Couch (d. h. in und durch die Praxis) zu testen (s. insbesondere Grünbaum 1984), nennt die Behauptung, dass wahre Einsicht zum Therapieerfolg führe, die »necessary condition thesis«. Diese These ist die wichtigste Annahme für das »tally argument«, für die Argumentation, dass therapeutisch erfolgreiche Analysen für die Wahrheit der analytischen (dyadischen) Erkenntnis sprechen, die in diesen Analysen gewonnen und dem Patienten vermittelt wird.

Gegen den therapeutischen Effekt wahrer Einsicht macht Grünbaum folgende Zweifel geltend: Die therapeutische Wirkung könnte auch durch Suggestion des Analytikers bedingt sein, also z. B. auf unwahren Einsichten und Pseudoerklärungen beruhen; bei dem therapeutischen Effekt könnte es sich um einen Placeboeffekt handeln, bedingt durch den Glauben von Analytiker und Patient an die Wahrheit und Wirksamkeit der via Deutung vermittelten Einsicht; die therapeutisch erwünschten Veränderungen könnten auch von anderen Aspekten der psychoanalytischen Situation, wie z. B. der Erfahrung einer neuen Art zwischenmenschlicher Beziehung, herrühren und nicht von dem Faktor »wahre Einsicht«.

M. Edelson (1984) hingegen hält den Anspruch aufrecht, dass Veränderungen, die im Rahmen einer Psychoanalyse als therapeutisch positiv gewertet werden, »wahre Einsicht« des Patienten zur notwendigen Voraussetzung haben. Gleichzeitig räumt er jedoch ein, dass »wahre Einsicht« keine hinreichende Bedingung für das Erreichen der therapeutischen Veränderungen in der Analyse sei. M. Edelson argumentiert, dass die analysespezifischen Ziele und Veränderungen alle an die wahre Einsicht des Patienten gebunden seien und dass nur bei Realisierung dieser Ziele und Veränderungen von einer erfolgreichen und effektiven psychoanalytischen Behandlung gesprochen werden könne.

Unschwer ist zu erkennen, dass es sich bei der Kontroverse um die Richtigkeit der »necessary condition thesis« um die Frage handelt, ob die Junktimbehauptung für die psychoanalytische Praxis zutrifft oder nicht. Wer die Junktimbehauptung einfach als feststehende Tatsache in seine Argumentation (z. B. in Form des »tally argument«) übernimmt, behandelt das Junktim wie ein bestehendes Naturgesetz. Vergessen wird dabei, dass in der empirischen Therapieprozessforschung die Rolle »wahrer Einsicht« bisher nur unzureichend erkundet wurde und dass das Einsichtskonzept mit großen methodischen Schwierigkeiten verbunden ist (s. Übersicht bei Roback 1974); deshalb wäre es voreilig, Zusammenhangsbehauptungen von wahrer Einsicht und therapeutischem Erfolg als gesichert (und quasi naturgesetzlich) anzunehmen. Diese Vorsicht ist auch im Hinblick darauf gerechtfertigt, dass in der bisherigen empirischen Prozessforschung einer ganzen Reihe anderer Bedingungen jenseits von wahrer Einsicht eine bedeutende Rolle zugesprochen wurde (Henry et al. 1994).

Bewertung

Ob Grünbaums Kontaminationsthese zu Recht besteht oder nicht, ist auf dem Boden empirischer Prozessforschung zu entscheiden und nicht im Rahmen philosophischer Diskussionen. Dasselbe gilt für den Suggestionsvorwurf, dessen Berechtigung im Hinblick auf die psychoanalytische Praxis erst noch empirisch zu erhärten wäre, bevor er mit der Sicherheit erhoben wird, mit der es oft geschieht (Thomä 1977b; Thomä u. Kächele 2006b).

Deshalb ist zu fordern,

- dass die Formen psychoanalysespezifischer Veränderungen genau zu beschreiben und von anderen Prozessen zu unterscheiden sind;
- dass die Forschung nach Indikatoren für die in Frage stehenden Veränderungen suchen soll, da sie, soweit es sich um Dispositionen handelt, nur indirekt über diese Indikatoren beobachtbar sind;
- dass nicht nur spezifiziert und untersucht werden soll, welches die Bedingungen für »wahre Einsicht« sind, sondern darüber hinaus, was außer »wahrer Einsicht« noch notwendig ist, um solche Veränderungen der Persönlichkeit zu erreichen, die im Sinne spezifisch psychoanalytischer Zielsetzungen zu erwarten sind (M. Edelson 1984).

Das von Freud (1933a, S. 86) vorgegebene Leitmotiv, »Wo Es war, soll Ich werden«, setzt hier ein hohes Ziel, welches in anderer Form mit der Zielvorstellung »struktureller Veränderungen« übereinstimmt. Dass die anstehende Aufgabe schwer zu lösen ist, wenn wir über klinisch bestätigtes Wissen hinaus kommen wollen, ist all denen vertraut, die in diesem Bereich systematische Forschung in Gang gesetzt haben. Wir haben in ▶ Kap. 9 an Beispielen deutlich gemacht, dass hierbei aber zugleich auch Veränderungen unserer theoretischen Vorstellungen zu erwarten sind, die sich fruchtbar auf die klinische Tätigkeit auswirken werden.

Aufgrund der bisherigen Ergebnisse der prozessual orientierten Therapieforschung kann für die zukünftigen verfeinerten Untersuchungen die Voraussage gemacht werden, dass sich die Omnibusbegriffe Suggestion und Einsicht in ein breites Spektrum kommunikativer Prozesse auflösen werden. Auch die psychoanalytische Therapie lebt, wenn auch in besonders ausgefeilter Weise, von allgemeinen Ingredienzen hilfreicher Therapie, wie es Luborsky (2000) an der »helping alliance« empirisch aufgewiesen hat.

Darüber hinaus weisen psychoanalytische Therapieformen Spezifika auf, die sie mehr oder weniger deutlich von anderen Therapieansätzen unterscheiden. Wir neigen zu der Ansicht, dass die exakte Erforschung der Veränderungsprozesse in der psychoanalytischen Therapie am Anfang steht und eine Vielzahl von detaillierten Studien mit verschiedenen Untersuchungsebenen und Theorieansätzen erst noch durchgeführt werden muss (Miller et al. 1993). Die Überprüfung solcher veränderungsrelevanter Beobachtungen wird durch Tonbandaufzeichnungen möglich und schafft einen 3. Bereich zwischen experimenteller und klinischer Psychoanalyse, den Bereich klinisch-systematischer Untersuchung des Behandlungsmaterials (Kächele 1992; Thomä u. Kächele 2006a).

Diese Ansätze würden wir im Sinne der obigen Ausführungen als »technologische Forschung« bezeichnen, d. h. als Forschung zur psychoanalytischen Technik und Technologie.

Exkurs

Hier folgten in der 1. und 2. Auflage dieses Bandes einige mehrdeutige Sätze zu Grünbaums Behauptung, dass die klinische Situation wegen der »Kontamination« aller Daten wissenschaftliche Begründungen unmöglich mache. Mit seinen Argumenten haben wir uns in Kap. 2 des ▶ Forschungsbandes gründlich auseinandergesetzt.

Wir sind der Auffassung, dass die Beobachtungen des Psychoanalytikers in der therapeutischen Situation ihren wesentlichen Beitrag zu einer Ätiologie der Psychopathologie oder zu einer Theorie der Persönlichkeitsentwicklung durch reichhaltige Hypothesengenerierung geleistet haben und leisten können. Zu einer Theorie der Therapie können sie jedoch auf viel umfassendere Weise beitragen, d. h. zum Verständnis der Beziehungen zwischen bestimmten Arten von Operationen und Interventionen und dem Auftreten oder Ausbleiben bestimmter Arten spezifischer Veränderungen. Es sei eine Ironie, dass psychoanalytische Autoren klinische Daten für fast jeden Zweck verwenden, nicht aber für jenen, für den sie am geeignetsten sind – für eine Bewertung und für ein Verständnis therapeutischer Veränderungen, schreibt Eagle (1984, S. 163).

Ergänzend zu Eagle halten wir diese Daten nicht nur für die Generierung und Prüfung technologischer, sondern auch grundlagenwissenschaftlicher Annahmen für relevant und schließen uns hiermit M. Edelson (1984) an, der dies an zwei Beispielen gezeigt hat, an der Interpretation des Falls

»Miss X« von Luborsky u. Mintz (1974) und an der Beweisführung von Glymour (1980) im Fall des **Rattenmanns** (Freud 1909d).

Eagle (1984) betont zu Recht, dass die diagnostischen Erkenntnisse, d. h. die Beobachtung syndromspezifischer Verläufe, ein unabhängiges Feld darstellen, das weder von der dyadenspezifischen Wahrheit, noch von der therapeutischen Effektivität lebt. Beispielsweise haben sich die psychodynamischen Syndrombeschreibungen der Anorexia nervosa durch Thomä (1961) in den wesentlichen Punkten trotz des Wandels therapeutischer Strategien in und außerhalb der Psychoanalyse bewährt.

Bedenkt man den großen Gegenstandsbereich, auf den sich die grundlagenwissenschaftlichen Hypothesen der Psychoanalyse beziehen (z. B. Entwicklung, Persönlichkeit, Krankheit) und das unterschiedliche Niveau, auf dem sich diese Hypothesen bewegen können (s. z. B. Waelder 1962), so muss man sich für das Vorhaben, psychoanalytische Annahmen an den klinischen Daten zu testen, fragen, für welche Annahmen die klinischen Daten Prüfstein sein können und welche Zuverlässigkeit den klinischen Daten zugesprochen werden kann. Es kann aus theoretischen Überlegungen (Thomä u. Kächele 1973; Wallerstein u. Sampson 1971) wie auch aus empirischen Untersuchungen (Luborsky u. Spence 1978; Kiener 1978) abgeleitet werden, dass metapsychologische Annahmen hierfür untauglich sind. Diesbezüglich ist ihr oft geradezu deformierender Einfluss auf die klinische Erfahrung und Interpretation besonders kritisch zu bewerten (▶ Kap. 1). Die Schwierigkeiten der grundlagenwissenschaftlichen Validierung an klinischen Daten und die kontrovers diskutierten Lösungsmöglichkeiten sind in zahlreichen Arbeiten dargestellt, sodass wir uns an dieser Stelle auf einige Literaturhinweise beschränken dürfen (Thomä u. Kächele 2006a Kap. 2; Möller 1978; Grünbaum 1982; Eagle 1984; M. Edelson 1984).

Box

Wir plädieren dafür, die psychoanalytische Praxis sowohl als das Herzstück der Therapie als auch als wesentlichen Bestandteil des Forschungsprozesses der Psychoanalyse zu betrachten. Sie ist das Feld, auf dem sich sowohl der Heilungsprozess als auch die Gewinnung heuristisch wertvoller Erkenntnisse vollziehen kann. Bei Prüfung dieser Erkenntnisse, seien sie grundlagen- oder anwendungswissenschaftlicher Art, ist die Einbeziehung unbeteiligter Dritter unerlässlich und entscheidend. Der Analytiker, der im therapeutischen Alltag steht, muss sich fragen, ob seine Behandlungstechnik sowohl für die Aufstellung neuer Hypothesen und die Vertiefung des psychoanalytischen Wissens als auch für die Förderung des Heilungsprozesses geeignet ist.

Aus prinzipiellen methodischen Gründen ist der einzelne Analytiker nicht in der Lage, dieser Trias gerecht zuwerden. Wer würde wohl beanspruchen, im Sinn der eingangs wiedergegebenen zweiten Behauptung Freuds, nicht nur Neues entdeckt, sondern durch die streng genommene Analyse in die tiefsten Schichten hinabgestiegen zu sein **und** bewiesen zu haben, dass er dort die Lösungen für die späteren Gestaltungen gefunden hat? Im Übrigen ergibt sich aus dem wissenschaftlichen Credo Freuds, dass die Zunahme des verallgemeinerungsfähigen, des objektivierten Wissens über seelische Zusammenhänge, wenn es in angemessener Weise therapeutisch vermittelt wird, zu einer Beschleunigung des Heilungsverlaufs führen kann, ja muss.

Innerhalb des psychoanalytischen Systems sind also mögliche Verkürzungen von Therapien notwendige Folgen wissenschaftlichen Fortschritts. Auf jeden Fall ist das Hinabsteigen in die tiefsten seelischen Schichten praktisch und wissenschaftlich ebenso zu begründen wie die Analysen, die in kurzer Zeit zu einem günstigen Ausgang führen. Erst dann kann bewiesen werden, dass die deutende Therapie auch eine die Selbsterkenntnis des Patienten fördernde Behandlung ist. Diese Selbsterkenntnis des Patienten muss jedoch, bezogen auf die grundlagen- und anwendungswissenschaftliche Theorie der Psychoanalyse, keinen innovativen Charakter haben. Ihr hauptsächlicher Wert besteht darin, dass sie neben anderen Faktoren den Heilungsprozess positiv beeinflusst. Es ist also ein sehr hoher Anspruch, psychoanalytische

▼

Forschung in der psychoanalytischen Situation (gemeint ist die Gewinnung neuer psychoanalytischer Annahmen, die von der prüfenden Forschung durch unbeteiligte Dritte zu unterscheiden ist) mit dem Heilungsinteresse verbinden zu wollen.

Freuds Theorie der Technik macht es erforderlich, zwischen der **Heilung**, der **Gewinnung neuer Annahmen**, der **Prüfung** von Annahmen, der **Richtigkeit** von Erklärungen und der **Nützlichkeit** von Wissen zu unterscheiden.

Vor 20 Jahren beendete dieser Satz den Grundlagen-Band des Ulmer Lehrbuchs. In der dritten Auflage, die durch einen Forschungsband zur *»Ulmer Trilogie«* erweitert wurde, haben wir die psychoanalytische Therapie aus der gegenwärtigen pluralistischen Sicht dargestellt.

Der erwähnte Schlusssatz bezieht sich vor allem auf wissenschaftliche Fragen, zu deren Lösung wir beigetragen haben. Unsere Kontroverse mit Grünbaum wurde in den Vorbemerkungen zu ► Kap. 2 des Forschungsbandes fortgeführt. Bei der Auswertung psychoanalytischer Dialoge haben am Behandlungsprozess selbst unbeteiligte Psychoanalytiker und Wissenschaftler anderer Disziplinen eine wünschenswerte Objektivität erreicht (Thomä u. Kächele 2006a). Als Beispiel für die Bedeutung intraklinischer Forschung nennen wir die Untersuchungen an den Begriffen von Verschiebung und Verdichtung an der Patientin Amalia X (Thomä u. Kächele 2006b). Die extraklinischen Forschungen von Holt (2002), die sich auf diese beiden unbewussten Prozesse beziehen, validieren Freuds fundamentale Annahmen über die unbewusste Traumarbeit. Mit diesem Hinweis auf das Ineinandergreifen intraklinischer und extraklinischer Forschung möchten wir das Interesse des Lesers auf den Forschungsband lenken.

Literatur

Jahreszahlen in runden Klammern beziehen sich auf Original- bzw. heute zugängliche Ausgaben, in eckigen Klammern ist in einigen Fällen das Jahr der Erstpublikation erwähnt. Bei den Werken Freuds hingegen entsprechen die Jahreszahlen und Unterscheidungsbuchstaben der im letzten Band der *Standard Edition* (SE) enthaltenen Gesamtbibliographie; die Seitenzahlen der Zitate beziehen sich auf die im Fischer-Verlag, Frankfurt am Main, seit 1960 erschienene Ausgabe der *Gesammelten Werke* (GW).

Abelin E L (1971) Role of the father in the separation-individuation process. In: J. B. Mc Devitt JB, Settlage CF (eds) Separation-Individuation. Essays in Honor of Margaret S. Mahler. Interntional Universities Press, New York, pp 108-122.

Abend SM (1989) Countertransference and psychoanalytic technique. Psychoanal Q 58: 374-395

Abraham K (1913) Sollen wir die Patienten ihre Träume aufschreiben lassen? Int Z Ärztl Psychoanal 1: 194-196

Abraham K (1919) Über eine besondere Form des neurotischen Widerstandes gegen die psychoanalytische Methodik. Int Z Psychoanal 5: 173-180. Engl: (1953) A particular form of neurotic resistance against the psychoanalytic method. In: Jones E (ed) Selected papers of Karl Abraham M. D., vol I. Basic Books, New York, S 303-311

Abraham K (1920) Zur Prognose psychoanalytischer Behandlungen im vorgeschrittenen Lebensalter. Int Z Ärztl Psychoanal 6: 113-117. Engl: (1953) The applicability of psycho-analytic treatment to patients at an advanced age. In: Jones E (ed) Selected papers of Karl Abraham M. D., vol I. Basic Books, New York, S 312-317

Adler RH (2003) Anamnese und körperliche Untersuchung. In: Adler RH, Hermann JM, Köhle K, Langewitz W, Schonecke OW, Uexküll T von, Wesiack W (Hrsg) Psychosomatische Medzin. Urban & Schwarzenberg, München, S 397-413

Adorno TW (1952) Zum Verhältnis von Psychoanalyse und Gesellschaftstheorie. Psyche - Z Psychoanal 6: 1-18

Adorno TW, Dirks W (Hrsg) (1957) Freud in der Gegenwart. Frankfurter Beiträge zur Soziologie, Bd 6. Europäische Verlagsanstalt, Frankfurt am Main

Akhtar S (2005) Early relationships ands their internalization. In: Person ES, Cooper AM, Gabbard GO (eds) Textbook of Psychoanalysis. American Psychiatric Press, Washington, DC-London, pp 39-55

Albani C, Kächele H, Pokorny D (2003a) Beziehungsmuster und Beziehungskonflikte.Psychotherapeut 48: 388-402

Albani C, Pokorny D, Blaser G, König S, Geyer M, Thomä H, Kächele H (2002) Zur empirischen Erfassung von Übertragung und Beziehungsmustern. Eine Einzelfallanalyse. Psychother Psychol Med 52: 226-235

Albani C, Pokorny D, Blaser G, König S, Thomä H, Kächele H (2006) Der zentrale Beziehungskonflikt und das Ulmer Prozessmodell. In: Thomä H, Kächele H (2006) Psychoanalytischen Therapie Band 3 Forschung. Springer, Berlin Heidelberg

Albani C, Volkart R, Humbel J, Blaser G, Geyer M, Kächele H (2000) Die Methode der Plan-Formulierung: Erste deutschsprachige Reliabilitätsstudie zur »Control Mastery Theory« von Joseph Weiss. Psychother, Psychol, Med 50: 470-471

Albert H (1960) Wissenschaft und Politik. Zum Problem der Anwendbarkeit einer wertfreien Sozialwissenschaft. In: Topitsch E (Hrsg) Probleme der Wissenschaftstheorie. Festschrift für Victor Kraft. Springer, Berlin Heidelberg New York

Alexander F (1937) Das Problem der psychoanalytischen Technik. Int Z Pschoanal 23: 75-95

Alexander F (1937) Five-year report of the Chicago Institute for Psychoanalysis, 1933- 1937

Alexander F (1950) Psychosomatic medicine. Its principles and application. Allen & Unwin, London. Dt: (1951) Psychosomatische Medizin. Grundlagen und Anwendungsgebiete. De Gruyter, Berlin

Alexander F (1956) Zwei Formen der Regression und ihre Bedeutung für die Therapie. Psyche - Z Psychoanal 9: 668-683. Engl: (1956) Two forms of regression and their therapeutic implications. Psychoanal Q 25: 178-196

Alexander F, French TM (1946) Psychoanalytic therapy. Ronald Press, New York

Alt, PA (2002) Der Schlaf der Vernunft. Literatur und Traum in der Kulturgeschichte der Neuzeit. Beck, München.

Altmann L (1976) Discussion of G. Epstein's »A note on a semantic confusion in the fundamental rule of psychoanalysis«. J Philadelphia Assoc Psychoanal 3: 58-59

Altmeyer M (2003) Innen, Außen, Zwischen. Die Modernisierung der Psychoanalyse erzeugt fundamentalistische Gegenströmungen. Frankfurter Rundschau, Forum Humanwissenschaften 4.11.2003

Altmeyer M (2004) Inklusion, Wissenschaftsorientierung, Intersubjektivität. Modernisierungstendenzen im psychoanalytischen Gegenwartsdiskurs. Gedanken anlässlich einer amerikanischen Tagungsreise. Psyche - Z Psychoanal 58: 1111-1125

Altmeyer M (2005) Innen, Außen, Zwischen. Paradoxien des Selbst bei Donald Winnicott. ForumPsychoanal 21: 43-57

Altmeyer M, Thomä H (Hrsg) (2006) Die vernetzte Seele. Klett-Cotta, Stuttgart

Angst W (1980) Agression bei Affen und Menschen. Springer, Berlin Heidelberg New York

Apel KO (1955) Das Verstehen. Arch Begriffsgesch 1: 142-199

Appelbaum SA (1975) The idealization of insight. Int J Psychoanal Psychother 4: 272-302

Appelbaum SA (1976) The dangerous edge of insight. Psychother Theory Res Pract 13: 202-206

Arbeitskreis OPD (1996) Operationalisierte psychodynamische Diagnostik. 2. Auflage Huber, Bern 1998, 2006

Argelander H (1966) Zur Psychodynamik des Erstinterviews. Psyche - Z Psychoanal 20: 40-53

Argelander H (1967) Das Erstinterview in der Psychotherapie. Psyche - Z Psychoanal 21: 341-368; 429-467; 473-512

Argelander H (1970) Das Erstinterview in der Psychotherapie (Erträge der Forschung, Bd 2). Wissenschaftliche Buchgesellschaft, Darmstadt

Argelander H (1979) Die kognitive Organisation psychischen Geschehens. Ein Versuch zur Systematisierung der kognitiven Organisation in der Psychoanalyse. Klett-Cotta, Stuttgart

Argelander H, Eckstaedt A, Fischer R, Goldschmidt O, Kennel K (1973) Das Sprechstundeninterview. Psyche - Z Psychoanal 27: 1001-1066

Arlow JA (1979) Metaphor and the psychoanalytic situation. Psychoanal Q 48: 363-385

Arlow JA (1982) Psychoanalytic education. A psychoanalytic perspective. Annu Psychoanal 10: 5-20

Arlow JA, Brenner C (1964) Psychoanalytic concepts and the structural theory. International Universities Press, New York

Arlow J, Brenner C (1990) The psychoanalytic process. Psychoanal Q 59: 678-692

Aron L (1996) A meeting of the minds: Mutuality in psychoanalysis. Analytic Press, New York

Asch SS (1976) Varieties of negative therapeutic reaction and problems of technique. J Am Psychoanal Assoc 24: 383-407

Aserinsky E, Kleitman N (1955) Two types of ocular motility occuring in sleep. Journal of Applied Physiology 8: 1-10

Austin JL (1962) How to do things with words. Clarendon Press, Oxford. Dt: (1972) Zur Theorie der Sprechakte. Reclam, Stuttgart

Bachrach HM (1983) On the concept of analyzability. Psychoanal Q 52: 180-204

Bachrach H (2000) Notes on psychoanalysis, psychotherapy and methodology. Psychoanal Inq 20: 541-555

Bachrach H, Galatzer-Levy R, Skolnikoff A, Waldron S (1991) On the efficacy of psychoanalysis. J Am Psychoanal Assoc 39: 871-916. Dt. (1997) Über die Wirksamkeit der Psychoanalyse. In: Leuzinger-Bohleber M, Stuhr U (Hrsg) Psychoanalysen im Rückblick. Psychosozial Verlag, Giessen, S 285-319

Bachrach HM, Weber JJ, Murray S (1985) Factors associated with the outcome of psychoanalysis. Report of the Columbia Psychoanalytic Center Research Project (IV). Int Rev Psycho-Anal 12: 379-389

Bacon F (1961 [1620]) Die Idolenlehre. In: Lenk K (Hrsg) Ideologie. Luchterhand, Neuwied, S 63-66

Bakan D (1958) Sigmund Freud and the Jewish mystical tradition. Van Nostrand, Princeton

Balint A (1936) Handhabung der Übertragung auf Grund der Ferenczischen Versuche. Int Z Psychoanal 22: 47-58

Balint A, Balint M (1939) On transference and countertransference. Int J Psychoanal 20: 223-230

Balint M (1934) Charakteranalyse und Neubeginn. Int Z Psychoanal 20: 54-63

Balint M (1935) Zur Kritik der Lehre von den prägenitalen Libidoorganisationen. Int Z Psychoanal 21: 525-543

Balint M (1948) On the psychoanalytic training system. Int J Psychoanal 29: 163-173. Dt: (1966) Über das psychoanalytische Ausbildungssystem. In: Balint M (Hrsg) Urformen der Liebe und die Technik der Psychoanalyse. Huber, Bern; Klett, Stuttgart, S 307-332

Balint M (1950) Changing therapeutical aims and techniques in psycho-analysis. Int J Psychoanal 31: 117-124

Balint M (1954) Analytic training and training analysis. Int J Psychoanal 35: 157-162

Balint M (1957) Problems of human pleasure and behaviour. Hogarth, London

Balint M (1959) Thrills and regressions. Hogarth, London. Dt: (1960) Angstlust und Regression. Beitrag zur psychologischen Typenlehre. Klett, Stuttgart

Balint M (1966) Urformen der Liebe und die Technik der Psychoanalyse. Huber, Bern; Klett, Stuttgart. Engl: (1952) Primary love and psycho-analytic technique. Hogarth, London

Balint M (1968) The basic fault. Therapeutic aspects of regression. Tavistock, London. Dt: (1970) Therapeutische Aspekte der Regression. Klett, Stuttgart

Balint M, Balint E (1962) Psychotherapeutische Techniken in der Medizin. Huber, Bern; Klett, Stuttgart. Engl: (1961) Psychotherapeutic techniques in medicine. Tavistock, London

Balint M, Ornstein PH, Balint E (1973) Fokaltherapie. Ein Beispiel angewandter Psychoanalyse. Suhrkamp, Frankfurt am Main. Engl: (1972) Focal psychotherapy. An example of applied psychoanalysis. Tavistock, London

Balint M, Tarachow S (1950) General concepts and theory of psychoanalytic therapy. In: Frosch J (ed) The annual survey of psychoanalysis, vol I. Allen & Unwin, London, pp 227-240

Balter L, Lothane Z, James H, Spencer JR (1980) On the analysing instrument. Psychoanal Q 49: 474-504

Bareuther H (Hrsg) (1999) Traum, Affekt und Selbst. (Psychoanalytische Beiträge aus dem Sigmund-Freud-Institut, Bd. 1). Edition diskord, Tübingen

Bartels A, Zeki S (2000) The neural basis of romantic love. Neuroreport 11: 3829-3834

Bartels A, Zeki S (2004) The neural correlates of maternal and romantic love. Neuroimage 21: 1155-1166

Bartels M (1979) Ist der Traum eine Wunscherfüllung? Psyche - Z Psychoanal 33: 97-131

Basch MF (1984) Selfobjects and selfobjecttransference. Theoretical implications. In: Stepansky PE, Goldberg A (eds) Kohut's legacy. Contributions to self psychology. Analytic Press, Hillsdale London, pp 21-41

Bateson G, Jackson DD, Haley J, Weakland JH (1963) A note on the double bind - 1962. Family Process 2: 154-161

Bauer J (2005) Warum ich fühle, was Du fühlst. Intuitive Kommunikation und das Geheimnis der Spiegelneurone. Hoffmann u. Campe, Hamburg

Baumann U (Hrsg) (1981) Indikation zur Psychotherapie. Perspektiven für Forschung und Praxis. Urban & Schwarzenberg, München
Baumann U (Hrsg) (1984) Psychotherapie. Makro- / Mikroperspektive. Hogrefe, Göttingen Toronto Zürich
Baumann U, Wedel B von (1981) Stellenwert der Indikationsfrage im Psychotherapiebereich. In: Baumann U (Hrsg) Indikation zur Psychotherapie. Perspektiven für Praxis und Forschung. Urban & Schwarzenberg, München, S 1-36
Baumeyer F (1971) Zur Geschichte der Psychoanalyse in Deutschland. 60 Jahre Deutsche Psychoanalytische Gesellschaft. Z Pschosom Med Psychoanal 17: 203-240
Beckermann A (1977) Handeln und Handlungserklärungen. In: Beckermann A (Hrsg) Analytische Handlungstheorie. Bd 2: Handlungserklärungen. Suhrkamp, Frankfurt am Main, S 7-84
Beckmann D (1974) Der Analytiker und sein Patient. Untersuchungen zur Übertragung und Gegenübertragung. Huber, Bern Stuttgart Wien
Beebe B, Lachmann F (2004) Säuglingsforschung und die Psychotherapie Erwachsener: wie interaktive Prozese entstehen und zu Veränderungen führen. Klett-Cotta, Stuttgart
Beigler JS (1975) A commentary on Freud's treatment of the rat man. Annu Psychoanal 3: 271-285
Beland H (1978) Überlegungen zum Problem der finanziellen Selbständigkeit des Patienten als Heilungsfaktor. Die Einflüsse der Kassenregelung auf die psychoanalytische Behandlung. Referate und Protokolle der Arbeitstagung der DPV in Berlin vom 16.-18. November 1978, S. 3- 10 (unveröffentlichter Bericht)
Beland H (2005) Die Stationen der deutschen Psychoanalytiker auf dem Weg zur ersten Nazareth-Konferenz. DPV-Informationen 38: 25-29
Bellak L (1961) Free association. Conceptual and clinical aspects. Int J Psychoanal 42: 9-20
Bergmann, JR (1994) Ethnomethodologische Konversationsanalyse. In Fritz, G.; Hundsnurscher, F (Hrsg) Handbuch der Dialoganalyse. Max Niemeyer Verlag. Tübingen; S 3-16
Bergmann MS (2005) Termination and reanalysis. In: Person ES, Cooper AM, Gabbard GO (eds) Textbook of Psychoanalysis. American Psychiatric Press, Washington, DC-London, pp 241-253
Berman L (1949) Countertransferences and attitudes of the analyst in the therapeutic process. Psychiatry 12: 159-166
Bernfeld S (1934) Die Gestalttheorie. Imago 20: 32-77
Bernfeld S (1935) Über die Einteilung der Triebe. Imago 21: 125-142
Bernfeld S, Feitelberg S (1929) Das Prinzip von Le Chatelier und der Selbsterhaltungstrieb. Imago 15: 289-298
Bernfeld S, Feitelberg S (1930) Über psychische Energie, Libido und deren Meßbarkeit. Imago 16: 66-118
Bertalanffy L von (1958) Comments on aggression. Bull Menn Clin 22: 50-57
Bettelheim B (1982) Freud and man's soul. Knopf, New York. Dt: (1984) Freud und die Seele des Menschen. Claasen, Düsseldorf
Beutler L, Malik M, Alimohamed S, Harwood TM, Talebi H, Noble S, Wong E (2003) Therapist Variables. In: Lambert MJ (ed) Bergin and Garfield´s Handbook of Psychotherapy and Behavior Change. Wiley, New York, pp 227-306
Bibring E (1936) Zur Entwicklung und Problematik der Triebtheorie. Imago 22: 145-176
Bibring E (1937) Versuch einer allgemeinen Theorie der Heilung. Int Z Psychoanal 23: 18-42
Bibring E (1947) The so-called English school of psychoanalysis. Psychoanal Q 16: 69-93
Bibring E (1954) Psychoanalysis and the dynamic psychotherapies. J Am Psychoanal Assoc 2: 745-770
Bilger A (1986) Agieren: Problem und Chance. Forum Psychoanal 2: 294-308
Binswanger L (1955 [1920]) Psychoanalyse und klinische Psychiatrie. In: Binswanger L (Hrsg) Ausgewählte Vorträge und Aufsätze. Bd II: Zur Problematik der psychiatrischen Forschung und zum Problem der Psychiatrie. Francke, Bern, S 40-66
Binswanger L (1962) Erinnerungen an Freud. Francke, Bern
Bion WR (1955) Language and the schizophrenic. In: Klein M, Heimann P, Money-Kyrle RE (eds) New directions in psycho-analysis. Basic Books, New York, S 220-239
Bion, WR (1962) Learning from experience. Heinnemann. Dt.: (1990) Lernen durch Erfahrung. Suhrkamp, Frankfurt, London
Bion WR (1984, 1963) Elements oof psychoanalysis. Karnac, London. Dt.: Elemente der Psychoanalyse. Suhrkamp, Frankfurt 1992
Birbaumer N (Hrsg) (1973) Neuropsychologie der Angst (Fortschritte der Klinischen Psychologie 3). Urban & Schwarzenberg, München
Birbaumer N (2004) Hirnforscher als Psychoanalytiker. In: Geyer C (Hrsg) Hirnforschung und Willensfreiheit. Suhrkamp, Frankfurt, S 27-29
Bischof N (1985) Das Rätsel Oedipus. Die biologischen Wurzeln des Urkonfliktes von Intimität und Autonomie. Piper, München Zürich
Blacker KH (1981) Insight. Clinical conceptualizations. J Am Psychoanal Assoc 29: 659-671
Blanck G, Blanck R (1974) Ego psychology. Theory and practice. Columbia Univ Press, New York. Dt: (1981) Angewandte Ich-Psychologie, 2. Aufl. Klett-Cotta, Stuttgart
Blanck G, Blanck R (1979) Ego psychology, vol 2. Columbia Univ Press, New York . Dt (1980) Ich-Psychologie, Bd 2. Klett, Stuttgart.
Blanton S (1971) Diary of my analysis with Sigmund Freud. Hawthorn Books, New York. Dt: (1975) Tagebuch meiner Analyse bei Freud. Ullstein, Frankfurt am Main Berlin Wien
Blarer A von, Brogle I (1983) Der Weg ist das Ziel. Zur Theorie und Metatheorie der psychoanalytischen Technik. In: Hoffmann SO (Hrsg) Deutung und Beziehung. Kritische Beiträge zur Behandlungskonzeption und Technik in der Psychoanalyse. Fischer, Frankfurt am Main, S 71-85
Blatt SJ, Sharar G (2004) Psychoanalysis - with whom, for what, and how? Comparisons with psychotherapy. J Am Psychoanal Ass 52: 393-447
Bleuler E (1910) Die Psychoanalyse Freuds. Verteidigung und kritische Bemerkungen. Jahrb Psychoanal Psychopath Forsch 2: 623-730

Bliesener T, Köhle K (1986) Die ärztliche Visite - Chance zum Gespräch. Westdeutscher Verlag, Opladen

Blight J (1981) Must psychoanalysis retreat to hermeneutics? Psychoanalytic theory in the light of Popper's evolutionary epistemology. Psychoanal Contemp Thought 4: 127-206

Blos P (1963) The concept of acting out in relation to the adolescent process. J Am Acad Child Psychiatry 2: 118-143. Dt: (1964) Die Funktion des Agierens im Adoleszenzprozeß. Psyche - Z Psychoanal 18: 120-138

Blos P (1985) Son and father. Before and beyond the Oedipus complex. Free Press, New York London

Blum HP (1971) On the conception and development of the transference neurosis. J Am Psychoanal Assoc 19: 41-53

Blum HP (1973) The concept of erotized transference. J Am Psychoanal Assoc 21: 61-76

Blum HP (1976) Acting out, the psychoanalytic process, and interpretation. Annu Psychoanal 4: 163-184

Blum HP (1979) The curative and creative aspects of insight. J Am Psychoanal Assoc 27 [Suppl]: 41-69

Blum HP (1999) Discussion of Fonagy´s »Memory and therapeutic action«. Int J Psychoanal 80: 254

Boden MA (1977) Artificial intelligence and natural man. Basic Books, New York

Boesky D (1982) Acting out. A reconsideration of the concept. Int J Psychoanal 63: 39-55

Boesky D (2005) Psychoanalytic controversies contextualized. J Am Psychoanal Ass 53: 853-863

Bohleber W (1992) Identität und Selbst. Die Bedeutung der neueren Entwicklungsforschung für die psychoanalytische Theorie des Selbst. Psyche-Z Psychoanal 46: 336-365

Bohleber W (Hrsg) (1996) Adoleszenz und Identität. Klett-Cotta, Stuttgart

Bohleber W (1997) Psychoanalyse, Adoleszenz und das Problem der Identität. Psyche - Z Psychoanal 53: 507-530

Bohleber W (2001) Die Gegenwart der Psychoanalyse. Zur Entwicklung ihrer Theorie und Behandlungstechnik nach 1945. In: Bohleber W, Drews S (Hrsg) Die Gegenwart der Psychoanalyse - Die Psychoanalyse der Gegenwart. Klett-Cotta, Stuttgart, S 15-34

Bohleber W (2004) Zwischen Hermeneutik und Naturwissenschaft: Einige Schwerpunkte psychoanalytischer Theorieentwicklung in Deutschland nach 1945. In: Leuzinger-Bohleber M, Deserno H, Hau H (Hrsg) Psychoanalyse als Profession und Wissenschaft. Die psychoanalytische Methode in Zeiten wissenschaftlicher Pluralität. Kohlhammer, Stuttgart S 97-112.

Bolk-Weischedel D (1978) Veränderungen beim unbehandelten Partner des Patienten während einer analytischen Psychotherapie. Z Psychosom Med Psychoanal 24: 116-128

Bonaparte M (1940) Time and the unconscious. Int J Psychoanal 21: 427-468

Boor C de, Künzler E (1963) Die psychosomatische Klinik und ihre Patienten. Klett, Stuttgart

Boor C de, Moersch E (1978) Stellungnahme zu P. Parins »Kritischer Glosse«. Psyche - Z Psychoanal 32: 400-402

Boothe B, Meier B (Hrsg) (2000) Der Traum. Phänomen-Prozess-Funktion. Vdf, Zürich

Boston Change Process Study Group, Stern DN, Sander L, Nahum JP, Harrison M, Lyons-Ruth K, Morgan AC, Bruschweiler-Stern N (1998) Non-interpretative mechanisms in psychoanalytic therapy. Int J Psychoanal 79: 903-1006; dt. (2002) Nicht-deutende Mechanismen in der psychoanalytischen Therapie. Psyche - Z Psychoanal 56: 974-1006

Boston Change Process Study Group, Bruschweiler-Stern, et al. (2004) Das Implizite erklären: Die lokale Ebene und der Mikroprozess der Veränderung in der analytischen Situation. Psyche - Z Psychoanal 58: 935-952

Bouchard MA, Normandin L, Seguin MH (1995) Countertransference as instrument and obstacle: a comprehensive and descriptive framework. Psychoanal Q 64: 717-745

Bowlby J (1969) Attachment and loss. Vol I: Attachment. Basic Books, New York. Dt. (1975) Bindung. Kindler, München

Bowlby J. (1973). Attachment and Loss. Vol 2: Separation. Anxiety and Anger. New York, Basic Books. Dt. (1976) Trennung. Kindler, München

Bowlby J., Ed. (1980). Attachment and loss. Vol. 3: Loss, sadness and depression. Attachment and Loss. London, Hogarth Press. Dt. (1983) Verlust - Trauer und Depression. Fischer, Frankfurt

Bracher KD (1982) Zeit der Ideologien. Deutsche Verlagsanstalt, Stuttgart

Bräutigam W (1983) Bemerkungen zur psychoanalytischen Behandlungsführung in der Eröffnungs- und Abschlußphase. In: Hoffmann SO (Hrsg) Deutung und Beziehung. Kritische Beiträge zur Behandlungskonzeption und Technik in der Psychoanalyse. Fischer, Frankfurt am Main, S 119-131

Bräutigam W (1984) Rückblick auf das Jahr 1942. Betrachtungen eines psychoanalytischen Ausbildungskandidaten des Berliner Instituts der Kriegsjahre. Psyche - Z Psychoanal 38: 905-914

Brandchaft B, Stolorow RD (1984) A current perspective on difficult patients. In: Stepansky PE, Goldberg A (eds) Kohut's legacy. Contributions to self psychology. Analytic Press, Hillsdale, pp 93-116

Brandt LW (1961) Some notes on English Freudian terminology. J Am Psychoanal Assoc 9: 331-339

Brandt LW (1972) Mindless psychoanalysis. Contemp Psychol 17: 189-191

Brandt LW (1977) Psychoanalyse versus psychoanalysis: traduttore, traditore. Bedeutungsunterschiede zwischen psychoanalytischen Grundbegriffen im Englischen und im Deutschen. Psyche - Z Psychoanal 31: 1045-1051

Brazelton TB, Cramer B (1991) Die frühe Bindung. Klett Stuttgart

Brenner C (1979 a) Working alliance, therapeutic alliance and transference. J Am Psychoanal Assoc 27: 137-157

Brenner C (1979 b) The components of psychic conflict and its consequences in mental life. Psychoanal Q 48: 547-567

Brenner C (1979 c) Praxis der Psychoanalyse. Fischer, Frankfurt am Main. Engl: (1976) Psychoanalytic technique and psychic conflict. International Universities Press, New York

Brenner C (1980) Metapsychology and psychoanalytic theory. Psychoanal Q 49: 189-214

Brenner C (1982) The mind in conflict. International Universities Press, New York

Brenner C (1995) Some remarks on psychoanalytic technique. Journal of Clinical Psychoanalysis 4: 413-428

Brenner C (2002) Book Review. The Hartmann Era, Ed M.S. Bergmann. J Amer Psychoanal Ass 50: 335-336

Breuer J, Freud S (1895) Studien über Hysterie. Deuticke, Leipzig Wien

Brierley M (1937) Affects in theory and practice. Int J Psychoanal 18: 256-268

Buber M (1958) Schuld und Schuldgefühle. Schneider, Heidelberg

Buber M (1974 [1923]) Ich und Du, 8. Aufl. Schneider, Heidelberg

Bubner R (1976) Handlung, Sprache und Vernunft. Suhrkamp, Frankfurt am Main

Bucci W (2005) Process research. In: Person ES, Cooper AM, Gabbard GO (eds) Textbook of Psychoanalysis. American Psychiatric Press, Washington, DC-London, pp 317-333

Buchheim A (2005) »Mein Hund stirbt heute«: Bindungsnarrative und psychoanalytische Interpretation eines Erstinterviews. Psyche - Z Psychoanal 59 (Beiheft): 35-50

Buchheim A, Kächele H (2002) Das Adult Attachment Interview und psychoanalytisches Verstehen: Ein klinischer Dialog. Psyche - Z Psychoanal 56: 946-973

Buchheim A, Kächele H (2003) Adult Attachment Interview and psychoanalytic perspective: a single case study. Psychoanalytic Inquiry 23: 81-101

Buchheim A, Kächele H (2006) Klinische Bindungsforschung und ihre Bedeutung für die Psychosomatik. In: Stöbel-Richter Y, Ludwig A, Franke P, Neises M, Lehmann A (Hrsg) Anspruch und Wirklichkeit in der Psychosomatischen Frauenheilkunde. Psychosozial-Verlag, Giessen, im Druck

Buchheim P, Cierpka M, Kächele H, Jimenez JP (1987) Das »Strukturelle Interview« als Beitrag zur Integration von Psychopathologie und Psychodynamik im psychiatrischen Erstgespräch. Fundamenta Psychiatrica 1: 154-161

Buchheim P, Dahlbender RW, Kächele H (1994) Biographie und Beziehung in der psychotherapeutischen Diagnostik. In: Janssen PL, Schneider W (Hrg) Diagnostik in Psychotherapie und Psychosomatik. Fischer Stuttgart Jena New York S 105 – 134

Buchholz M (Hrsg) (1993) Metaphernanalyse. Vandenhoeck & Ruprecht, Göttingen

Buchholz M (1996) Metaphern der Kur. Westdeutscher Verlag, Opladen

Buchholz M (2000) Die Zukunft der Psychoanalyse der Zukunft. In: Schlösser A-M, Höhfeld K (Hrsg) Psychoanalyse als Beruf. Psychosozial-Verlag, Giessen S 47-72

Bürgin D, von Klitzing K (1995) Prenatal representations and postnatal interactions of a threesome (mother, father, baby). In: Bitzer J, Stauber M (eds) Psychosomatic Obstetrics and Gynaecology, pp 185-191

Bunge M (1967) Scientific research, vol 2: The search for truth. Springer, New York Berlin Heidelberg

Burnham JC (1967) Psychoanalysis and American medicine, 1894-1918. Medicine, science, and culture (Psychological Issues, vol 5, no 4, monograph 20). International Universities Press, New York

Bush M (1978) Preliminary considerations for a psychoanalytic theory of insight. Historical perspective. Int Rev Psychoanal 5: 1-13

Buxbaum E (1950) Technique of terminating analysis. Int J Psychoanal 31: 184-190

Calef V (1971) On the current concept of the transference neurosis. Introduction. J Am Psychoanal Assoc 19: 137-157

Calogeras RC (1967) Silence as a technical parameter in psycho-analysis. Int J Psychoanal 48: 536-558

Cantor MB (1957) The initial interview. Am J Psychoanal 17: 39-44; 121-126

Caruso IA (1972) Soziale Aspekte der Psychoanalyse. Rowohlt, Reinbek bei Hamburg

Carveth DL (1984 a) Psychoanalysis and social theory. The Hobbesian problem revisited. Psychoanal Contemp Thought 7: 43-98

Carveth DL (1984 b) The analyst's metaphors. A deconstructionist perspective. Psychoanal Contemp Thought 7: 491-560

Casement P (1982) Some pressures on the analyst for physical contact during the re-living of an early trauma. Int Rev Psychoanal 9: 279-286

Casement P (2000) The issue of touch: A retrospective overview. Psychoanal Inquiry 20: 160-184

Casement A (ed) (2004) Who owns psychoanalysis? Karnac Books, London

Caspar F (1989) Beziehungen und Probleme verstehen. Eine Einführung in die psychotherapeutische Plananalyse. Huber, Bern 2. Auflage 1996

Cavell M (1993) The psychoanalytic mind. From Freud to philosophy. Harvard University Press, Cambridge, MA. Dt.: (1997) Freud und die analytische Philosophie des Geistes. Klett-Cotta, Stuttgart

Cavell M (1998) Triangulation, one's own mind and objectivity. Int J Psychoanal 79: 1195-1202

Cheshire NM (1975) The nature of psychodynamic interpretation. Wiley, London New York Sidney Toronto

Cheshire NM, Thomä H (eds) (1987) Self, symptoms and psychotherapy. Wiley & Sons, New York Chichester

Cheshire N, Thomä H (1991) Metaphor, neologism and open texture: Implications for translating Freud' scientific thought. Int Rev Psychoanal 18: 429-455

Cierpka M (Hrsg) (2003) Handbuch der Familiendiagnostik, 2. Auflage. Springer, Berlin Heidelberg

Cierpka M, Buchheim P, Freyberger H et al. (1995) Die erste Version einer Operationalisierten Psychodynamischen Diagnostik (OPD-1). Psychotherapeut 40: 69-78

Clark RW (1981) Sigmund Freud. Fischer Verlag, Frankfurt

Clarkin JF, Yeomans FE, Kernberg OF (2000) Psychotherapie für Borderline Patienten. Schattauer, Stuttgart

Cocks GC (1983) Psychoanalyse, Psychotherapie und Nationalsozialismus. Psyche - Z Psychoanal 37: 1057-1106

Cocks GC (1984) Psychotherapy in the Third Reich. The Göring Institute. Oxford Univ Press, New York

Cohen MB (1952) Countertransference and anxiety. Psychiatry 15: 231-243

Cohler BJ (1980) Developmental perspectives on the psychology of the self in early childhood. In: Goldberg A (ed) Advances in selfpsychology. International Universities Press, New York, pp 69-115

Colby K (1960) Experiment on the effects of an observer's presence on the imago system during free association. Behav Sci 5: 216-232

Collingwood RG (1946) The idea of history. Oxford Univ Press, London

Compton A (1990) Psychoanalytic process. Psychoanal Q 59: 585-598

Cooley CH (1964 [1902]) Human nature and the social order. Schocken, New York

Cooper AM (1984 a) Psychoanalysis at one hundred. Beginnings of maturity. J Am Psychoanal Assoc 32: 245-267

Cooper AM (1984 b) Columbia Center celebrates 40th anniversary. Am Psychoanal Assoc Newsletter 18 (4): 10-15

Cooper AM (1988) Our changing views of the therapeutic action of psychoanalysis: comparing Strachey and Loewald. Psychoanal Q 57: 15-27

Cooper AM (2001). Psychoanalytischer Pluralismus. Fortschritt oder Chaos. In W. Bohleber and S. Drews (Hrg) Die Gegenwart der Psychoanalyse und die Psychoanalyse der Gegenwart. Stuttgart, Klett-Cotta. S 58-77

Cox M, Theilgaard A (1987) Mutative metaphors in psychotherapy. Tavistock Publications, London

Cremerius J (1969) Schweigen als Problem der psychoanalytischen Technik. Jahrb Psychoanal 6: 69-103

Cremerius J (1977 a) Ist die »psychosomatische Struktur« der französischen Schule krankheitsspezifisch? Psyche - Z Psychoanal 31: 293-317

Cremerius J (1977 b) Grenzen und Möglichkeiten der psychoanalytischen Behandlungstechnik bei Patienten mit Über-Ich-Störungen. Psyche - Z Psychoanal 31: 593-636

Cremerius J (1978) Einige Überlegungen über die kritische Funktion des Durcharbeitens in der Geschichte der psychoanalytischen Technik. In: Drews S, Klüver R, Köhler-Weisker A, Krüger-Zeul M, Menne K, Vogel H (Hrsg) Provokation und Toleranz. Alexander Mitscherlich zu ehren. Festschrift für Alexander Mitscherlich zum 70. Geburtstag. Suhrkamp, Frankfurt am Main, S 196-214

Cremerius J (1979) Gibt es zwei psychoanalytische Techniken? Psyche - Z Psychoanal 33: 577-599

Cremerius J (1981 a) Die Präsenz des Dritten in der Psychoanalyse. Zur Problematik der Fremdfinanzierung. Psyche - Z Psychoanal 35: 1-41

Cremerius J (1981 b) Freud bei der Arbeit über die Schulter geschaut. Seine Technik im Spiegel von Schülern und Patienten. In: Ehebald U, Eickhoff FW (Hrsg) Humanität und Technik in der Psychoanalyse. Jahrb Psychoanal, Beiheft 6. Huber, Bern Stuttgart Wien, S 123-158

Cremerius J (1982) Kohuts Behandlungstechnik. Eine kritische Analyse. Psyche - Z Psychoanal 36: 17-46

Cremerius J (1984) Die psychoanalytische Abstinenzregel. Vom regelhaften zum operativen Gebrauch. Psyche - Z Psychoanal 38: 769-800

Cremerius J, Hoffmann SO, Trimborn W (1979) Psychoanalyse, Über-Ich und soziale Schicht. Die psychoanalytische Behandlung der Reichen, der Mächtigen und der sozial Schwachen. Kindler, München

Crits-Christoph P, Cooper A, Luborsky L (1998) The measurement of accuracy of interpretations. In: Luborsky L, Crits-Christoph P (eds) Understanding transference. Basic Books 2nd edn, New York, pp 197-212

Curtis HC (1979) The concept of therapeutic alliance. Implications for the widening scope. J Am Psychoanal Assoc 27 [Suppl]: 159-192

Curtis JT, Silberschatz G, Sampson H, Weiss J (1994) The plan formulation method. Psychother Res 4: 197-207

Dahl H (1978) A new psychoanalytic model of motivation. Emotion as appetites and messages. Psychoanal Contemp Thought 1: 373-408

Dahl H (1988) Frames of mind. In: Dahl H, Kächele H, Thomä H (eds) Psychoanalytic process research strategies. Springer, Berlin, Heidelberg, New York, London, Paris, Tokyo, pp 51-66

Dahlbender RW, Torres L, Reichert S, Stübner S, Frevert G, Kächele H (1993): Die Praxis des Beziehungsepisoden Interviews. Z Psychosom Med Psychoanal 39: 51-62

Dahlbender RW, Kächele H, Frevert G, Schnekenburger S (1995) Formalisierte Fokusformulierung in der Psychotherapie. Fundamenta Psychiatrica 9: 191-201

Dahlbender RW, Erena C, Reichenauer G, Kächele H (2001) Meisterung konflikthafter Beziehungsmuster im Verlaufe einer psychodynamischen Fokaltherapie. Psychother Psych Med 51: 176-185

Dahmer H (1983) Kapitulation vor der »Weltanschauung«. Zu einem Aufsatz von Carl Müller-Braunschweig aus dem Herbst 1933. Psyche - Z Psychoanal 37: 1116-1135

Dallet J (1973) Theories of dream function. Psychol Bull 79: 408-416

Dantlgraber J (1982) Bemerkungen zur subjektiven Indikation für Psychoanalyse. Psyche - Z Psychoanal 36: 191- 225

Darwin CR (1872) The expressions of the emotions in men and animals. J Murray, London. Dt.: (1884) Der Ausdruck der Gemütsbewegungen bei Menschen und Tieren. Schweizerbartsche Verlagshandlung, Stuttgart

Daser E (1998) Interaktion, Symbolbildung und Deutung. Forum Psychoanal 14: 225-240

Davidson D (2001) Subjective, intersubjective, objective. Dt.: (2004) Subjektiv, Intersubjektiv, Objektiv. Suhrkamp, Frankfurt

Deserno H (1990) Die Analyse und das Arbeitsbündnis. Verlag Internationale Psychoanalyse, München, Wien

Deutsch F (1957) A footnote to Freud's »fragment of an analysis of a case of hysteria«. Psychoanal Q 26: 159-167

Deutsch F, Murphy WF (1955) The clinical interview, 2 vols. International Universities Press, New York

Deutsch H (1926) Okkulte Vorgänge während der Psychoanalyse. Imago 12: 418-433

Deutsch H (1930) Psychoanalyse der Neurosen. Int Psychoanal Verlag, Wien

Devereux G (1951) Some criteria for the timing of confrontations and interpretations. Int J Psychoanal 32: 19-24

Devereux G (1967) From anxiety to method in the behavioral sciences. Mouton, Den Haag Paris. Dt: (1973) Angst und Methode in den Verhaltenswissenschaften. Hanser, München

Dewald PA (1972) The psychoanalytic process. A case illustration. Basic Books, New York London

Dewald PA (1978) The psychoanalytic process in adult patients. Psychoanal Study Child 33: 323-331

Dewald PA (1982) The clinical importance of the termination phase. Psychoanal Inquiry 1: 441-461

Dilman I (1984) Freud and the mind. Blackwell, Oxford

Dollard JA, Miller NE, Doob LW, Mowrer OH, Sears RR (1967 [1939])Frustration and aggression. Yale Univ Press, New Haven. Dt: (1970) Frustration und Aggression. Beltz, Weinheim Basel

Doolittle H (1956) Tribute to Freud. Pantheon Books, New York. Dt: (1976) Huldigung an Freud. Ullstein, Frankfurt am Main

Dornes M (1993). Der kompetente Säugling. Fischer, Frankfurt.

Dornes M (1997). Die frühe Kindheit. Entwicklungspsychologie der ersten Lebensjahre. Fischer, Frankfurt.

Dornes, M. (2000). Die emotionale Welt des Kindes. Fischer Taschenbuch Verlag, Frankfurt,

Dornes, M (2005) Buch-Essay: Theorien der Symbolbildung. Psyche – Z Psychoanal 59: 72-81

Dräger K (1971) Bemerkungen zu den Zeitumständen und zum Schicksal der Psychoanalyse und der Psychotherapie in Deutschland zwischen 1933 und 1949. Psyche - Z Psychoanal 25: 255-268

Dreher AU (1998) Psychoanalytische Konzeptforschung. Verlag Internationale Psychoanalyse, Stuttgart

Dreher AU (1999) Was sollte man bedenken, wenn man Übertragung messen will? Zsch psychoanal Theorie Praxis 14: 260-283

Dreher AU (2005) Conceptual research. In: Person ES, Cooper AM, Gabbard GO (eds) Textbook of psychoanalysis. American Psychiatric Press, Washington, DC, London, pp 361 372

Drigalski D von (1980) Blumen auf Granit. Eine Irr- und Lehrfahrt durch die deutsche Psychoanalyse. Ullstein, Frankfurt am Main Berlin Wien. Neuauflage Libri Books on Demand 2000

Dührssen A (1953) Katamnestische Untersuchungen bei Patienten nach analytischer Psychotherapie. Z Psychother Med Psychol 3: 167-170

Dührssen A (1962) Katamnestische Ergebnisse bei 1004 Patienten nach analytischer Psychotherapie. Z Psychosom Med 8: 94-113

Dührssen A (1972) Analytische Psychotherapie in Theorie, Praxis und Ergebnissen. Vandenhoek & Ruprecht, Göttingen

Dührssen A (1981) Die biographische Anamnese unter tiefenpsychologischem Aspekt. Vandenhoek & Ruprecht, Göttingen. 4. Aufl. 1997

Eagle M (1973) Sherwood on the logic of explanation in psychoanalysis. Psychoanal Contemp Sci 2: 331-337

Eagle M (1984) Recent developments in psychoanalysis. A critical evaluation. Mc Graw-Hill, New York. Dt. (1988) Neuere Entwicklungen in der Psychoanalyse: Eine kritische Würdigung. Verlag Internationale Psychoanalyse, München Wien

Earle JB (1979) An approach to the study of analyzability and analysis: The course of fourty consecutive cases selected for supervised analysis. Psychoanal Q 48: 198-228

Eckstaedt A (1991) Die Kunst des Anfangs. Psychoanalytische Erstgespräche. Suhrkamp, Frankfurt am Main

Edelson JT (1983) Freud's use of metaphor. Psychoanal Study Child 38: 17-59

Edelson M (1983) Is testing psychoanalytic hypotheses in the psychoanalytic situation really impossible? Psychoanal Study Child 38: 61-109

Edelson M (1984) Hypothesis and evidence in psychoanalysis. University of Chicago Press, Chicago

Ehebald U (1978) Der Psychoanalytiker und das Geld - oder die Ideologie vom persönlichen finanziellen Opfer des Patienten. In: Drews S, Klüver R, Köhler-Weisker A, Krüger-Zeul M, Menne K, Vogel H (Hrsg) Provokation und Toleranz. Alexander Mitscherlich zu ehren. Festschrift für Alexander Mitscherlich zum 70. Geburtstag. Suhrkamp, Frankfurt am Main, S 361-386

Ehl M, Helbing-Tietze B, Lücking I, Pollmann I, Ruff W, Wrage I, Zinke A (2005) Ethische Prinzipien in der Psychoanalyse. Psyche - Z Psychoanal 59: 573-586

Ehlers W (1983) Die Abwehrmechanismen. Definitionen und Beispiele. Praxis Psychother Psychosom 28: 55-66

Ehlich K, Rehbein J (1979) Sprachliche Handlungsmuster. In: Soeffner HG (Hrsg) Interpretative Verfahren in den Sozial- und Textwissenschaften. Metzler, Stuttgart

Eibl-Eibesfeldt I (1970) Liebe und Haß. Zur Naturgeschichte elementarer Verhaltensweisen. Piper, München

Eibl-Eibesfeldt I (1980) Die Entwicklung der destruktiven Aggression. Mater Med Nordmark 32: 16-29

Eickhoff F (1995) The formation of the German Psychoanalytical Association (DPV). Int J Psycho-Anal 76: 945-956

Eisold K (2003) Toward a psychoanalytic politics. J Am Psychoanal Acc 51 (Suppl): 301-323

Eissler KR (ed) (1949) Searchlights on delinquency. New psychoanalytic studies dedicated to Professor August Aichhorn on the occasion of his seventieth birthday, July 27, 1948. International Universities Press, New York

Eissler KR (1950) The Chicago Institute of Psychoanalysis and the sixth period of the development of psychoanalytic technique. J Gen Psychol 42: 103-157

Eissler KR (1953) The effect of the structure of the ego on psychoanalytic technique. J Am Psychoanal Assoc 1: 104-143

Eissler KR (1958) Remarks on some variations in psychoanalytic technique. Int J Psychoanal 39: 222-229. Dt: (1960) Variationen in der psychoanalytischen Technik. Psyche - Z Psychoanal 13: 609-625

Eissler KR (1963 a) Notes on the psychoanalytic concept of cure. Psychoanal Study Child 18: 424-463

Eissler KR (1963 b) Goethe. A psychoanalytic study, 1775-1786. Wayne State Univ Press, Detroit. Dt: (1983) Goethe, eine psychoanalytische Studie, Bd 1. Strömfeld Roter Stern, Frankfurt am Main

Eissler KR (1965) Medical orthodoxy and the future of psychoanalysis. International Universities Press, New York

Eissler KR (1971) Death drive, ambivalence, and narcissism. Psychoanal Study Child 26: 25-78

Eissler KR (1974) One some theoretical and technical problems regarding the payment of fees for psychoanalytic treatment. Int Rev Psychoanal 1: 73-101

Ekstein R, Friedman SW (1959) On the meaning of play in childhood psychosis. In: Jessner L, Pavenstedt E (eds) Dynamics of psychopathology in childhood. Grune & Stratton, New York, S 269-292

Emde RN (1981) Changing models of infancy and the nature of early development. Remodeling the foundation. J Am Psychoanal Assoc 29: 179-219

Emde RN (1983) The prerepresentational self and its affective core. Psychonal Study Child 38:165-192

Emde, RN (1985) From adolescene to midlife: Remodeling the structure of adult development. J Am Psychoanal Ass 33: 59-112

Emde RN (1988a) Development terminable and interminable I: innate and motivational factors from infancy. Int J Psychoanal 69: 23-42

Emde RN (1988b) Development terminable and interminable II: recent psychoanalytic theory and therapeutic considerations. Int J Psychoanal 69: 283-296

Emde RN (1991) Positive emotions for psychoanalytic theory: Surprises from infancy research and new directions. J Am Psychoanal Ass 39:5-44

Emde RN (1999) Moving ahead: integrating influences of affective processes for development and for psychoanalysis. Int J Psychoanal 80: 317-339

Emde RN (2000) Der Wandel der Psychoanalyse vom Allgemeingültigen zum Spezifischen. In: Schlösser A, Höhfeld K (Hrsg) Psychoanalyse als Beruf. Psychosozial-Verlag Giessen, S 99-118

Emde RN (2005) A developmental orientation for contemporary psychoanalysis. In: Person ES, Cooper AM, Gabbard GO (eds) Textbook of psychoanalysis. American Psychiatric Press, Washington, DC, London, pp 117-130

Emde RN, Robinson J (1979) The first two month. Recent research in developmental psychobiology and the changing view of the new born. In: Noshpitz JD (ed) Basic handbook of child psychiatry, vol 1. Basic Books, New York, pp 72-105

Engel GL (1970) Psychisches Verhalten in Gesundheit und Krankheit. Ein Lehrbuch für Ärzte, Psychologen und Studenten. Huber, Bern Stuttgart Wien. Engl: (1962) Psychological development in health and disease. Saunders, Philadelphia

Engel GL, Schmale AH jr (1969) Eine psychoanalytische Theorie der somatischen Störung. Psyche - Z Psychoanal 23: 241-261. Engl: (1967) Psychoanalytic theory of somatic disorder. J Am Psychoanal Assoc 15: 344-365

Engelman E (1977) Berggasse 19. Das Wiener Domizil Sigmund Freuds. Belser, Stuttgart Zürich. Engl: (1976) Berggasse 19. Sigmund Freud's home and offices, Vienna 1938. Basic Books, New York

Epstein G (1976) A note on a semantic confusion in the fundamental rule of psychoanalysis. J Philadelphia Assoc Psychoanal 3: 54-57

Erikson EH (1955) Das Traummuster der Psychoanalyse. Psyche - Z Psychoanal 8: 561-604. Engl: (1954) The dream specimen of psychoanalysis. J Am Psychoanal Assoc 2: 5-56

Erikson EH (1962) Reality and actuality. J Am Psychoanal Assoc 11: 451-474

Erikson EH (1966) Einsicht und Verantwortung. Die Rolle des Ethischen in der Psychoanalyse. Klett, Stuttgart. Engl: (1964) Insight and responsibility. Lectures on the ethical implications of psychoanalytic insight. Norton, New York

Erikson EH (1970 a) Jugend und Krise. Die Psychodynamik im sozialen Wandel. Klett, Stuttgart. Engl: (1968) Youth and crisis. Norton, New York

Erikson EH (1959) Identity and the life cycle. Selected papers (Psychological issues, vol 1, no 1, monograph 1). International Universities Press, New York. Dt. (1970 b) Identität und Lebenszyklus. 3 Aufsätze. Suhrkamp, Frankfurt am Main.

Ermann M (2005) Explizite und implizite psychoanalytische Behandlungspraxis. Forum Psychoanal 21: 3-13

Etchegoyen HR (1982) The relevance of the »here and now« transference interpretation for the reconstruction of early psychic development. Int J Psychoanal 63: 65-75

Etchegoyen HR (1991) The fundamentals of psychoanalytic technique. Karnac Books, London, New York

Eysenck HJ, Rachman S (1968) Neurosen. Ursachen und Heilmethoden, 2. Aufl. Springer, Berlin Heidelberg New York

Ezriel H (1963) Experimentation within the psycho-analytic session. In: Paul L (ed) Psychoanalytic clinical interpretation. Free Press of Glencoe, London, pp 112-142

Faber FR (1981) Der Krankheitsbegriff in der Reichsversicherungsordnung. Psychother Psychol Med 31: 179-182

Fäh M (2002) WennAnalyse krank macht. Methodenspezifische Nebenwirkungen psychoanalytischer Therapien. In: Märtens M, Petzold H (Hrsg) Therapieschäden: Risiken und Nebenwirkungen von Psychotherapie. Mainz, Matthias-Grünewald Verlag, S 109-147

Farrell BA (1981) The standing of psychoanalysis. Oxford University Press, Oxford

Farrow EP (1942) A practical method of self-analysis. Allen & Unwin, London

Federn P (1930) Die Wirklichkeit des Todestriebes. Zu Freuds »Unbehagen in der Kultur«. Hippokrates 3: 341-361. Engl: (1932) The reality of the death instinct, especially in melancholia. Remarks on Freud's book »Civilisation and its discontents«. Psychoanal Rev 19: 129-151

Federn P (1956) Ichpsychologie und die Psychosen. Huber, Bern Stuttgart. Engl: (1952) Ego psychology and the psychoses. Basic Books, New York

Feigl H (1957) The »Mental« and the »Physical«. In: Feigl H, Scriven M, Grover M (eds) Minnesota Studies in the Philosophy of Science. University of Minnesota Press, Minneapolis, pp 370-497

Fenichel O (1930) Statistischer Bericht über die therapeutische Tätigkeit 1920-1930. In: Radó S, Fenichel O, Müller-Braunschweig C (Hrsg) Zehn Jahre Berliner Psychoanalytisches Institut. Poliklinik und Lehranstalt. Int Psychoanal Verlag, Wien

Fenichel O (1934) Besprechung von T. Reik: »New ways in psycho-analytic technique«. Int Z Psychoanal 20: 399-400
Fenichel O (1935 a) Zur Theorie der psychoanalytischen Technik. Int Z Psychoanal 21: 78-95
Fenichel O (1935 b) Zur Kritik des Todestriebes. Imago 21: 458-466
Fenichel O (1941) Problems of psychoanalytic technique. Psychoanal Quart Inc, Albany New York
Fenichel O (1945) The psychoanalytic theory of neurosis. Norton, New York
Fenichel O (1977) Psychoanalytische Neurosenlehre, Bd 3. Walter, Olten
Ferenczi S (1912) Über lenkbare Träume. In: Ferenczi S (Hrsg) Bausteine zur Psychoanalyse, 2. Aufl. Bd II: Praxis. Huber, Bern Stuttgart, 1964, S 137-142
Ferenczi S (1919a) Technische Schwierigkeiten einer Hysterieanalyse. In: Ferenczi S (Hrsg) Hysterie und Pathoneurosen. Int Psychoanal Verlag, Leipzig Wien, S 42-50
Ferenczi S (1919b) Zur psychoanalytischen Technik. In: Ferenczi S (Hrsg) Bausteine zur Psychoanalyse, 2. Aufl. Bd II: Praxis. Huber, Bern Stuttgart, 1964, S 38-54
Ferenczi S (1925) Zur Psychoanalyse von Sexualgewohnheiten (mit Beiträgen zur therapeutischen Technik). In: Ferenczi S (Hrsg) Bausteine zur Psychoanalyse, 2. Aufl, Bd III. Huber, Bern Stuttgart, 1964, S 245-293
Ferenczi S (1928 a) Das Problem der Beendigung der Analysen. In: Ferenczi S (Hrsg) Bausteine zur Psychoanalyse, 2. Aufl, Bd III. Huber, Bern Stuttgart, 1964, S 267-379
Ferenczi S (1928 b) Die Elastizität der psychoanalytischen Technik. In: Ferenczi S (Hrsg) Bausteine zur Psychoanalyse, 2. Aufl, Bd III. Huber, Bern Stuttgart, 1964, S 378-398
Ferenczi S (1933) Sprachverwirrung zwischen dem Erwachsenen und dem Kind. In: Ferenczi S (Hrsg) Bausteine zur Psychoanalyse, 2. Aufl, Bd III. Huber, Bern Stuttgart, 1964, S 511-525
Ferenczi S (1988) Ohne Sympathie keine Heilung. Das klinische Tagebuch von 1932. Fischer, Frankfurt am Main
Ferenczi S, Rank O (1924) Entwicklungsziele der Psychoanalyse. Internationaler Psychoanalytischer Verlag, Wien
Ferguson M (1981) Progress and theory change. The two analyses of Mr. Z. Annu Psychoanal 9: 133-160
Feyerabend P (1983) Wider den Methodenzwang. Suhrkamp, Frankfurt am Main
Fine BD, Joseph ED, Waldhorn HF (eds) (1971) Recollection and reconstruction. Reconstruction in psychoanalysis (The Kris study group of the New York Psychoanalytic Institute, monograph 4). International Universities Press, New York
Fine BD, Waldhorn HF (eds) (1975) Alterations in defences during psychoanalysis. Aspects of psychoanalytic intervention (The Kris study group of the New York Psychoanalytic Institute, monograph 6). International Universities Press, New York
Fingarette H (1977) Self-deception. Routledge & Kegan Paul, London
Firestein SK (1982) Termination of psychoanalysis. Theoretical, clinical, and pedagogic considerations. Psychoanal Inquiry 2: 473-497
Fischer C (1979) Der Traum in der Psychotherapie. Ein Vergleich Freud`scher und Jung`scher Patiententräume. Minerva Publikation Saur GmbH, München
Fisher C (1965) Psychoanalytic implications of recent research on sleep and dreaming. J Am Psychoanal Assoc 13: 197-270
Fisher S, Greenberg RP (1977) The scientific credibility of Freud's theories and therapies. Basic Books. New York
Fiss H (1995). The post-Freudian dream. A reconsideration of dream theory based on recent sleep laboratory findings. In: Bareuther H (Hrsg) Traum und Gedächtnis. Materialien aus dem SFI 15: 11-35
Flader D, Grodzicki WD (1978) Hypothesen zur Wirkungsweise der psychoanalytischen Grundregel. Psyche - Z Psychoanal 32: 545-594
Flader D, Grodzicki WD (1982) Die psychoanalytische Deutung. Eine diskursanalytische Fallstudie. In: Flader D, Grodzicki WD, Schröter K (Hrsg) Psychoanalyse als Gespräch. Interaktionsanalytische Untersuchungen über Therapie und Supervision. Suhrkamp, Frankfurt am Main, S 138-193
Fliess R (1953) Counter-transference and counter-identification. J Am Psychoanal Assoc 1: 268-284
Fogel G (1989) The authentic function of psychoanalytic theory: An overview of the contributions of Hans Loewald. Psychoanal Q 58: 419-451
Fonagy P (1996) Discussion: The irrelevance of infant observation for psychoanalysis. J Am Psychoanal Ass 44: 410-420.
Fonagy, P (1999a) Memory and therapeutic action. Int J Psycho-Anal 80: 215-223
Fonagy, P (1999b) Das Verständnis für geistige Prozesse, die Mutter-Kind Interaktion und die Entwicklung des Selbst. In Fonagy P, Target M (Hrsg) (2003) Frühe Bindung und psychische Entwicklung. Psychosozial-Verlag, Giessen S 31-48
Fonagy, P (2001) Attachment theory and psychoanalysis. Other Press, New York; dt. (2003a) Bindungstheorie und Psychoanalyse. Klett-Cotta, Stuttgart
Fonagy P (ed) with collaboration of Allison L, Clarkin J, Jones E, Kächele H, Krause R, Lopez D, Perron R (2002) On open door review of the outcome of psychoanalysis. 2nd ed. Research Committee of the International Psychoanalytic Association: http://www.ipa.org.uk, London
Fonagy P (2003a) Genetics, developmental psychopathology, and psychoanalytic theory: the case for ending our (not so) splendid isolation. Psychoanal Inq 23: 218-247
Fonagy P (2003b) Some complexities in the relationship of psychoanalytic theory to technique. Psychoanal Q 72: 13-48
Fonagy P (2004) Psychotherapy, Attachment and the Brain. Vortrag auf dem 35th Annual Meeting of the Society for Psychotherapy Research, Rom Juni 2004.:
Fonagy P (2005) Psychoanalytical developmental theory. In: Person ES, Cooper AM, Gabbard GO (eds) Textbook of psychoanalysis. American Psychiatric Press, Washington, DC, London pp 131-145
Fonagy P, Gergely G, Jurist E, Target M (2002) Affect regulation, mentalization, and the development of the self. Other Press, New York. Dt. (2004) Affektregulierung, Mentalisie-

rung und die Entwicklung des Selbst. Klett-Cotta, Stuttgart

Fonagy P, Steele H, Steele M (1991) Maternal representations of attachment during pregnancy predict the organization of infant-mother development at one year of age. Child Development 62: 891-905

Fonagy P, Target M (Hrg) (2003) Frühe Bindung und psychische Entwicklung. Psychosozial, Giessen

Fonagy P, Target M, Allison L (2003) Gedächtnis und therapeutische Wirkung. Psyche - Z Psychoanal 57: 841-856

Foppa K (1968) Lernen, Gedächtnis, Verhalten. Ergebnisse und Probleme der Lernpsychologie. Kiepenheuer & Witsch, Köln Berlin

Fosshage JL (1983) The psychological function of dreams. A revised psychoanalytic perspective. Psychoanal Contemp Thought 6: 641-669

Fosshage J (1994) Towards reconceptualizing transference: Theoretical and clinical considerations. Int J Psychoanal 75: 265-280

Foulkes D (1977) Children's dreams. Ages changes and sex differences. Waking and Sleeping 1: 171-174

Foulkes D (1979) Children's dreams. In: Wolman BB (ed) Handbook of dreams. Van Nostrand, New York, pp 131-167

Foulkes D (1982) Children's dreams. Longitudinal studies. Wiley, New York

Frank A (1979) Two theories or one? Or none? J Am Psychoanal Assoc 27: 169-207

French TM (1933) Interrelations between psychoanalysis and the experimental work of Pavlov. Am J Psychiatry 89: 1165-1203

French TM (1937) Klinische Untersuchung über das Lernen im Verlaufe einer psychoanalytischen Behandlung. Int Z Psychoanal 23: 96-132

French TM (1952) The integration of behaviour. Vol I: Basic postulates. University of Chicago Press, Chicago

French TM (1970) Psychoanalytic interpretations. The selected papers of Thomas M. French, M.D. Quadrangle, Chicago

French TM, Fromm E (1964) Dream interpretation. Basic Books, New York

Freud A (1927) Einführung in die Technik der Kinderanalyse. Internationaler Psychoanalytischer Verlag, Leipzig

Freud A (1936) Das Ich und die Abwehrmechanismen. Int Psychoanal Verlag, Wien

Freud A (1954 a) The widening scope of indications for psychoanalysis. Discussion. J Am Psychoanal Assoc 2: 607-620

Freud A (1954 b) Problems of technique in adult analysis. Bulletin of the Philadelphia Association for Psychoanalysis 4: 44-69. Dt: (1980) Probleme der Technik der Erwachsenenanalyse. Die Schriften der Anna Freud, Bd 5, S 1369-1396. Kindler, München

Freud A (1972 a) Child analysis as a sub-speciality of psychoanalysis. Int J Psychoanal 53: 151-156

Freud A (1972 b) Comments on aggression. Int J Psychoanal 53: 163-171

Freud A (1971) The ideal psychoanalytic institute. A utopia. In: Freud A (ed) The writings of Anna Freud, vol VII. International Universities Press, New York, pp 73-93. Dt: (1980) Das ideale psychoanalytische Lehrinstitut. Eine Utopie. In: Freud A (Hrsg) Die Schriften der Anna Freud, Bd 9. Kindler, München, S 2431-2450

Freud A (1983) Some observations. In: Joseph ED, Widlöcher D (eds) The identity of the psychoanalyst (Int Psychoanal Assoc, monograph series no 2). International Universities Press, New York, pp 257-263

Freud S (1890 a) Psychische Behandlung (Seelenbehandlung). GW Bd 5:287-315

Freud S (1895 d) Studien über Hysterie. GW Bd 1, S 75-312

Freud S (1900 a) Die Traumdeutung. GW Bd 2/3, S 1-642

Freud S (1901 a) Über den Traum. GW Bd 2/3, S 643-700

Freud S (1904 a) Die Freudsche psychoanalytische Methode. GW Bd 5, S 1-10

Freud S (1905 a) Über Psychotherapie. GW Bd 5, S 11-26

Freud S (1905 d) Drei Abhandlungen zur Sexualtheorie. GW Bd 5, S 27-145

Freud S (1905 e) Bruchstück einer Hysterieanalyse. GW Bd 5, S 161-286

Freud S (1906 c) Tatbestandsdiagnostik und Psychoanalyse. GW Bd 7, S 1-15

Freud S (1909 b) Analyse der Phobie eines fünfjährigen Knaben. GW Bd 7, S 241-377

Freud S (1909 d) Bemerkungen über einen Fall von Zwangsneurose. GW Bd 7, S 379-463

Freud S (1910 a) Über Psychoanalyse. GW Bd 8, S 1-60

Freud S (1910 d) Die zukünftigen Chancen der psychoanalytischen Therapie. GW Bd 8, S 103-115

Freud S (1910 k) Über »wilde« Psychoanalyse. GW Bd 8, S 117-125

Freud S (1911 b) Formulierungen über die zwei Prinzipien des psychischen Geschehens. GW Bd 8, S 229-238

Freud S (1911 e) Die Handhabung der Traumdeutung in der Psychoanalyse. GW Bd 8, S 349-357

Freud S (1912 b) Zur Dynamik der Übertragung. GW Bd 8, S 363-374

Freud S (1912 e) Ratschläge für den Arzt bei der psychoanalytischen Behandlung. GW Bd 8, S 375-387

Freud S (1913 c) Zur Einleitung der Behandlung. GW Bd 8, S 453-478

Freud S (1913 h) Erfahrungen und Beispiele aus der analytischen Praxis. GW Bd 10, S 40-42

Freud S (1914 d) Zur Geschichte der psychoanalytischen Bewegung. GW Bd 10, S 43-113

Freud S (1914 g) Erinnern, Wiederholen und Durcharbeiten. GW Bd 10, S 125-136

Freud S (1915 a) Bemerkungen über die Übertragungsliebe. GW Bd 10, S 305-321

Freud S (1915 c) Triebe und Triebschicksale. GW Bd 10, S 209-232

Freud S (1915 e) Das Unbewußte. GW Bd 10, S 263-303

Freud S (1916 a) Vergänglichkeit. GW Bd 10, S 357-361

Freud S (1916-17) Vorlesungen zur Einführung in die Psychoanalyse. GW Bd 11

Freud S (1917 d) Metapsychologische Ergänzungen zur Traumlehre. GW Bd 10, S 411-426

Freud S (1917 e) Trauer und Melancholie. GW Bd 10, S 427-446

Freud S (1918 b) Aus der Geschichte einer infantilen Neurose. GW Bd 12, S 27-157

Freud S (1919 a) Wege der psychoanalytischen Therapie. GW Bd 12, S 181-194

Freud S (1919 e) Ein Kind wird geschlagen. GW Bd 12, S 195-226

Freud S (1919 j) On the teaching of psycho-analysis in universities. Standard Edition, vol 17, S 169-173

Freud S (1920 a) Über die Psychogenese eines Falles von weiblicher Homosexualität. GW Bd 12, S 269-301

Freud S (1920 g) Jenseits des Lustprinzips. GW Bd 13, S 1-69

Freud S (1921 c) Massenpsychologie und Ich-Analyse. GW Bd 13, S 71-161

Freud S (1922 d) Preisausschreibung. Int Z Psychoanal 8: 527

Freud S (1923 a) »Psychoanalyse« und »Libidotheorie«. GW Bd 13, S 209-233

Freud S (1923 b) Das Ich und das Es. GW Bd 13, S 235-289

Freud S (1923 c) Bemerkungen zur Theorie und Praxis der Traumdeutung. GW Bd 13, S 299-314

Freud S (1925 d) Selbstdarstellung. GW Bd 14, S 31-96

Freud S (1926 c) Bemerkungen zu E. Pickworth Farrow's »Eine Kindheitserinnerung aus dem 6. Lebensmonat«. GW Bd 14, S 568

Freud S (1926 d) Hemmung, Symptom und Angst. GW Bd 14, S 111-205

Freud S (1926 e) Die Frage der Laienanalyse. GW Bd 14, S 207-296

Freud S (1926 f) Psycho-Analysis. GW Bd 14, S 297-307

Freud S (1927 a) Nachwort zur Frage der Laienanalyse. GW Bd 14, S 287-296

Freud S (1930 a) Das Unbehagen in der Kultur. GW Bd 14, S 419-506

Freud S (1930 b) Vorwort zur Broschüre »Zehn Jahre Berliner Psychoanalytisches Institut«. GW 14, S 572

Freud S (1931 d) Das Fakultätsgutachten im Prozeß Halsmann. GW Bd 14, S 539-542

Freud S (1933 a) Neue Folge der Vorlesung zur Einführung in die Psychoanalyse. GW Bd 15

Freud S (1933 b) Warum Krieg? GW Bd 16, S 11-27

Freud S (1937 c) Die endliche und die unendliche Analyse. GW Bd 16, S 57-99

Freud S (1937 d) Konstruktionen in der Analyse. GW Bd 16, S 41-56

Freud S (1940 a) Abriß der Psychoanalyse. GW Bd 17, S 63-147

Freud S (1950 a) Aus den Anfängen der Psychoanalyse. Briefe an Wilhelm Fliess, Abhandlungen und Notizen aus den Jahren 1887-1902. Imago, London

Freud S (1960 a) In: Freud E, Freud L (Hrsg) Briefe 1873-1939. Fischer, Frankfurt am Main

Friedman L (1978) Trends in the psychoanalytic theory of treatment. Psychoanal Q 47: 524-567

Fürstenau P (1964) Ich-Psychologie und Anpassungsproblem. Eine Auseinandersetzung mit Heinz Hartmann. Jahrb Psychoanal 3: 30-55

Fürstenau P (1977) Praxeologische Grundlagen der Psychoanalyse. In: Pongratz LJ (Hrsg) Klinische Psychologie, Handbuch der Psychologie, Bd 8/1. Hogrefe, Göttingen Toronto Zürich, S 847-888

Gabbard GO (1995) Countertransference: The emerging common ground. Int J Psychoanal 76: 475-485

Gabbard GO (1997) A reconsideration of objectivity in the analyst. Int J Psychoanal 78: 15-26

Gabbard G (1999) Gegenübertragung: Die Herausbildung einer gemeinsamen Grundlage. Psyche- Z Psychoanal 53: 972-990

Gabbard GO (2001) What can neuroscience teach us about transference? Canadian Journal of Psychoanalysis 9: 1-18

Gabbard GO (2005) Joseph Sandler´s contribution to the concept of countertransference. Psychoanal Inq 25: 184-195

Gabel H, Deneke F, Meyer AE, Bolz W, Stuhr U (1981) Our focus formulations. Practicability for therapy. Content analyses and relation to outcome and other variables. Psychother Psychosom 35: 110-133

Gabel J (1962) La fausse conscience. Edition de Minuit, Paris. Dt: (1967) Ideologie und Schizophrenie. Formen der Entfremdung. Fischer, Frankfurt am Main. Engl: (1975) False consciousness. An essay on reification. Basil Blackwell, Oxford

Gadamer HG (1965) Wahrheit und Methode. Anwendungen einer philosophischen Hermeneutik. Mohr, Tübingen

Gallese V (2001) The«shared manifold« hypothesis: From mirror neurons to empathy. J Consciousness Studies 8: 33-50

Gardiner M (1971) The wolf-man. Basic Books, New York. Dt: (1972) Der Wolfsmann vom Wolfsmann. Fischer, Frankfurt am Main

Garfield SL, Bergin AE (eds) (1978) Handbook of psychotherapy and behaviour change. An empirical analysis, 2nd edn. Wiley, New York

Gaskill HS (1980) The closing phase of the psychoanalytic treatment of adults and the goals of psychoanalysis. »The myth of perfectibility«. Int J Psychoanal 61: 11-23

Geist WB, Kächele H (1979) Zwei Traumserien in einer psychoanalytischen Behandlung. Jahrb Psychoanal 11: 138-165

Gerlach A (2004) Die Geschichte der »Stellungnahme zur psychoanalytischen Therapie«. Forum Psychoanal 20: 7-12

Gerson S (1996) Neutrality, resistance and self-disclosure in an intersubjective perspective. Psa Dialogue 6: 623-645

Gill HS (1982) The life-context of the dreamer and the setting of dreaming. Int J Psychoanal 63: 475-482

Gill MM (ed) (1967) The collected papers of David Rapaport. Basic Books, New York

Gill MM (1976) Metapsychology is not psychology. In: Gill MM, Holzman PS (eds) Psychology versus metapsychology. Psychoanalytic essays in memory of George S. Klein (Psychological Issues, vol 9, no 4, monograph 36). Basic Books, New York, S 71-105. Dt: (1984) Die Metapsychologie ist keine Psychologie. Psyche - Z Psychoanal 38: 961-992

Gill MM (1977) Psychic energy reconsidered. Discussion. J Am Psychoanal Assoc 25: 581-597

Gill MM (1979) The analysis of the transference. J Am Psychoanal Assoc 27 (Suppl): 263-288

Gill MM (1982) Analysis of transference. Vol I: Theory and technique. International Universities Press, New York dt: (1996) Die Übertragungsanalyse. Theorie und Technik. Fischer, Frankfurt am Main

Gill MM (1983) The point of view of psychoanalysis. Energy discharge or person. Psychoanal Contemp Thought 6: 523-551

Gill, M. M. (1993). Die Analyse der Übertragung. Forum der Psychoanalyse 9: 46-61.

Gill MM (1994) Psychoanalysis in transition: A personal view. Analytic Press, Hillsdale, London; dt. (1997) Psychoanalyse im Übergang. Verlag Internationale Psychoanalyse, Stuttgart

Gill MM, Hoffman IZ (1982) Analysis of transference. Vol II: Studies of nine audio-recorded psychoanalytic sessions. International Universities Press, New York

Gill MM, Holzman PS (eds) (1976) Psychology versus metapsychology. Psychoanalytic essays in memory of George S. Klein (Psychological issues, vol 9, no 4, monograph 36). International Universities Press, New York

Gill MM, Klein GS (1964) The structuring of drive and reality. David Rapaport's contribution to psychoanalysis and psychology. Int J Psychoanal 45: 483-498

Gill MM, Newman R, Redlich FC (1954) The initial interview in psychiatric practice. International Universities Press, New York

Gillespie WH (1971) Aggression and instinct theory. Int J Psychoanal 52: 155-160

Gilman RD (1982) The termination phase in psychoanalytic practice. A survey of 48 completed cases. Psychoanal Inquiry 2: 463-472

Giora Z (1981) Dream styles and the psychology of dreaming. Psychoanal Contemp Thought 4: 291-381

Giovacchini PL (1972) Interpretation and definition of the analytic setting. In: Giovacchini PL (ed) Tactics and techniques in psychoanalytic therapy. Hogarth, London pp 291-306

Gitelson M (1952) The emotional position of the analyst in the psychoanalytic situation. Int J Psychoanal 33: 1-10

Gitelson M (1962) The curative factors in psycho-analysis I. The first phase of psychoanalysis. Int J Psychoanal 43: 194-205

Gitelson M (1964) On the identity crisis in American psychoanalysis. J Am Psychoanal Assoc 12: 451-476

Glover E (1937) Die Grundlagen der therapeutischen Resultate. Int Z Psychoanal 23: 42-50

Glover E (1945) Examination of the Klein system of child psychology. Psychoanal Study Child 1: 75-118

Glover E (1955) The technique of psychoanalysis. Baillière Tindall & Cox, London

Glymour C (1980) Theory and evidence. Princeton University Press, Princeton

Göring MH (Hrsg) (1934) Deutsche Seelenheilkunde. Hirzel, Leipzig

Görres A, Heiss R, Thomä H, Uexküll T von (1964) Denkschrift zur Lage der ärztlichen Psychotherapie und der Psychosomatischen Medizin. Steiner, Wiesbaden

Goffman E (1961) Asylums. Essays on the social situation of mental patients and other inmates. Doubleday, New York. Dt: (1972) Asyle. Über die soziale Situation psychiatrischer Patienten und anderer Insassen. Suhrkamp, Frankfurt am Main

Goldacker-Pohlmann U von (1992) Die Bedeutung der Frequenz für den psychoanalytischen Prozess. In: Streeck U, Wertmann H (Hrsg) Lehranalyse und psychoanalytische Ausbildung. Vandenhoeck & Ruprecht, Göttingen, S 70-83

Goldberg A (1981) One theory or more? Contemp Psychoanal 17: 626-638

Grande T, Rudolf G, Oberbracht C, Jakobsen T, Keller W (2003) Investigating structural change in the process and outcome of psychoanalytic treatment - The Heidelberg-Berlin Study. In: Richardson P, Kächele H, Renlund C (eds) Research on Adult Psychoanalytic Psychotherapy. Karnac, London, pp 35-61

Grassi E (1979) Die Macht der Phantasie. Zur Geschichte abendländischen Denkens. Athenäum, Königstein im Taunus

Grawe K, Caspar F (1984) Die Plananalyse als Konzept und Instrument für die Psychotherapieforschung. In: Baumann U (Hrsg) Psychotherapieforschung: Makro- und Mikroperspektiven. Hogrefe, Göttingen

Green A (1977) Conceptions of affect. Int J Psychoanal 58: 129-156

Green A (2000) Science and science fiction in infant research. In: Sandler J, Sandler A-M, Davies R (Hrsg) Clinical and observational research: Roots of a controversy. Karnacs Books, London, S 41-72; dt (2000) Science and Science-Fiction in der Säuglingsforschung. Zsch psychoanal Theorie Praxis 15: 438-466

Green A (2004) Pluralität der Wissenschaften und psychoanalytisches Denken. In: Leuzinger-Bohleber M, Deserno H, Hau S (Hrsg) Psychoanalyse als Profession und Wissenschaft Die psychoanalytische Methode in Zeiten wissenschaftlicher Pluralität. Kohlhammer, Stuttgart, S 33-48

Green A (2005) The illusion of common ground and mythical pluralism. Int J Psychoanal 86: 627-632

Greenacre P (1950) General problems of acting out. Psychoanal Q 19: 455-467

Greenacre P (1954) The role of transference. Practical considerations in relation to psychoanalytic therapy. J Am Psychoanal Assoc 2: 671-684

Greenacre P (1956) Re-evaluation of the process of working through. Int J Psychoanal 37: 439-444

Greenberg J (2005) Theories of therapeutic action and their technical consequences. In: Person ES, Cooper AM, Gabbard GO (eds) Textbook of psychoanalysis. American Psychiatric Press, Washington, DC, London, pp 217-227

Greenberg JR, Mitchell SA (1983) Object relations in psychoanalytic theory. Harvard Univ Press, Cambridge, Massachusetts

Greenberg R, Pearlman C (1975) A psychoanalytic dream continuum. The source and function of dreams. Int Rev Psychoanal 2: 441-448

Greene TA (1979) C.G. Jung's theory of dreams. In: Wolman BB (ed) Handbook of dreams. Van Nostrand, New York, pp 298-318

Greenspan SI, Shanker SG (2005) Developmental research. In: Person ES, Cooper AM, Gabbard GO (eds) Textbook of Psychoanalysis. American Psychiatric Press, Washington DC, pp 335-360.

Greenson RR (1960) Empathy and its vicissitudes. Int J Psychoanal 41: 418-424. Dt: (1961) Zum Problem der Empathie. Psyche - Z Psychoanal 15: 142-154

Greenson RR (1965) The problem of working through. In: Schur M (ed) Drives, affects, behavior, vol 2. International Universities Press, New York, pp 277-314. Dt: (1982) Das Problem des Durcharbeitens. In: Greenson RR (Hrsg) Psychoanalytische Erkundungen. Klett-Cotta, Stuttgart, S 178-221

Greenson RR (1967) The technique and practice of psychoanalysis, vol I. International Universities Press, New York. Dt: (1973) Technik und Praxis der Psychoanalyse, Bd I. Klett, Stuttgart

Greenson RR (1974) The decline and fall of the 50-minute hour. J Am Psychoanal Assoc 22: 785-791. Dt: (1982) Rückgang und Ende der Fünfzig-Minuten-Sitzung. In: Greenson RR (Hrsg) Psychoanalytische Erkundungen. Klett-Cotta, Stuttgart, S 396-402

Greenson RR (1978) Explorations in psychoanalysis. International Universities Press, New York. Dt: (1982) Psychoanalytische Erkundungen. Klett-Cotta, Stuttgart

Greenson RR, Heimann P, Wexler M (1970) Discussion of the »non-transference relationship in the psychoanalytic situation« (Plenary session of the 26th International Psychoanalytical Congress, Rome 28 July 1969). Int J Psychoanal 51: 143-150

Greenspan SI (1979) Intelligence and adaption. An integration of psychoanalytic and Piagetian developmental psychology. International Universities Press, New York

Greenspan SI (1981) The clinical interview of the child. MacGraw-Hill, New YorkGreenspan SI (1989) The development of the ego: Implications for personality theory, and the psychotherapeutic process. International Universities Press, Madison

Greenspan SI, Shanker SG (2005) Developmental research. In: Person ES, Cooper AM, Gabbard GO (eds) Textbook of Psychoanalysis. American Psychiatric Press, Washington DC, London, pp 335-360

Greenspan SI, Pollock GH (eds) (1980 a) The course of life. Psychoanalytic contributions toward understanding personality development. Vol I: Infancy and early childhood. US Department of Health and Human Services, Washington DC

Greenspan SI, Pollock GH (eds) (1980 b) The course of life. Psychoanalytic contribution toward understanding personality development. Vol II: Latency, adolescence and youth. US Department of Health and Human Services, Washington DC

Greenspan SI, Pollock GH (eds) (1981) The course of life. Psychoanalytic contribution toward understanding personality development. Vol III: Adulthood and aging process. US Department of Health and Human Services, Washington DC

Grenell G (2004) Die Endphase der psychoanalytischen Behandung im Spiegel des Traums. Psyche - Z Psychoanal 58: 1063-1088

Greve W. Roos J (1996) Der Untergang des Öedipuskomplexes. Bern: Huber.

Grice HP (1975) Logic and conversation. In: Cole P, Morgan JL (eds) Speech acts. Seminar Press, New York; Syntax and semantics, vol 3, pp 41-58

Grinberg L (1979) Projective counteridentification and countertransference. In: Epstein L, Feiner AH (eds) Countertransference. Aronson, New York, pp 169-191

Groen-Prakken H (1984) Regierung und psychoanalytische Ausbildung. Psychoanalyse in Europa (Bulletin der Europ Psychoanal Föderation, deutsche Ausgabe) 23: 101-109

Grossmann KE, Grossmann K (2004) Bindungstheorie. Klett-Cotta. Stuttgart

Grossman WI, Simon B (1969) Anthropomorphism. Motive, meaning, and causality in psychoanalytic theory. Psychoanal Study Child 24: 78-111

Grotjahn M (1950) About the »third ear« in psychoanalysis. Psychoanal Rev 37: 56-65

Grotstein JS (1982) Newer perspectives in object relation theory. Contemp Psychoanal 18: 43-91

Grünbaum A (1982) Can psychoanalytic theory be cogently tested »on the couch«? Psychoanal Contemp Thought 5: 155-255, 311-436

Grünbaum A (1984) The foundations of psychoanalysis. A philosophical critique. Univ Calif Press, Berkeley Los Angeles London

Grünbaum A (1988) Die Grundlagen der Psychoanalyse. Reclam, Stuttgart

Grünbaum A (1993) Validation in the clinical theory of psychoanalysis. A study in the philosophy of psychoanalysis. International Universities Press, New York

Grünbaum A (1998) A century of psychoanalysis. In: Roth M (Hrsg) Freud: Conflict and culture. Alfred A Knopf, New York. Dt. (2000) Ein Jahrhundert Psychoanalyse. Forum der Psychoanalyse 16: 285-296

Grunberger B (1958) Über-Ich und Narzißmus in der analytischen Situation. Psyche - Z Psychoanal 12: 270-290

Grunert J (1984) Zur Geschichte der Psychoanalyse in München. Psyche - Z Psychoanal 38: 865-904

Grunert U (1979) Die negative therapeutische Reaktion als Ausdruck einer Störung im Loslösungs- und Individuationsprozeß. Psyche - Z Psychoanal 33: 1-28

Grunert U (1982) Selbstdarstellung und Selbstentwicklung im manifesten Traum. Jahrb Psychoanal 14: 179-209

Guntrip H (1961) Personality structure and human interaction International Universities Press, New York

Guntrip H (1968) Schizoid phenomena, object relation, and the self. Hogarth, London

Guntrip H (1971) Psychoanalytic theory, therapy, and the self. Basic Books, New York

Guntrip H (1975) My experience of analysis with Fairbairn and Winnicott. Int Rev Psychoanal 2: 145-156

Gutwinski-Jeggle J (2001) »Sich begegnen und sich verfehlen im Sprachraum des psychoanalytischen Prozesses«. Zeitschr psychoanal Theorie u.Praxis 16: 37-56

Haarstrick R (1976) Kommentierung der Psychotherapie-Vereinbarungen. Dtsch Ärztebl 73: 2084-2087

Habermas J (1968) Erkenntnis und Interesse. Suhrkamp, Frankfurt am Main

Habermas J (1981) Theorie des kommunikativen Handelns. Suhrkamp, Frankfurt am Main

Häfner H (1985) Sind psychische Krankheiten häufiger geworden? Nervenarzt 56: 120-133

Häfner, S. et al. (2001a) Psychosoziale Risiko- und Schutzfaktoren für psychische Störungen: Stand der Forschung.

Teil 1: Psychosoziale Risikofaktoren. Psychotherapeut 46: 343-347
Häfner, S., M. Franz, et al. (2001b). Psychosoziale Risiko- und Schutzfaktoren für psychische Störungen: Stand der Forschung. Teil 2: Psychosoziale Schutzfaktoren. Psychotherapeut 46: 403-408.
Haesler L (1991) Metapher, metaphorische Struktur und psychoanalytischer Prozess. Zeitschr psychoanal Theorie u Praxis 6: 79-105
Hall CS, Lindzey G (1968) The relevance of Freudian psychology and related viewpoints for the social sciences. In: Lindzey G, Aronson E (eds) Historical introduction. Systematic positions. (The handbook of social psychology, 2nd edn, vol 1) Addison-Wesley, Reading Menlo Park London Don Mills pp 245-319
Hall, JS (1998) Deepening the treatment. Jason Aronson, Northvale, NJ.
Hamilton V (1993) Truth and reality in psychoanalytic discourse. Int J Psychoanal 74: 63-69
Hamilton V (1996) The analyst´s preconscious. Analytic Press, Hillsdale, NJ
Hanly C (1990) The concept of truth in psychoanalysis. Int J Psychoanal 71: 375-386
Hanly C (1994) Reflections on the place of therapeutic alliance in pychoanalysis. Int J Psychoanal 75: 457-467
Hanly C (1995) On fact and ideas in psychoanalysis. Int J Psychoanal 76: 901-908
Hanly C (1998) Reflections on the analysts´self-disclosure. Psa Inquiry 18: 550-565
Hanly C (2004) The third: A brief historical analysis of an idea. Psychoanal Q 73: 267-290
Harlow HF (1958) The nature of love. Am Psychol 13: 673-685
Harlow HF (1962) The heterosexual affectional system in monkeys. Am Psychol 17: 1-9
Harris A (2005) Transference, countertransference and the real relationship. In: Person ES, Cooper AM, Gabbard GO (eds) Textbook of Psychoanalysis. American Psychiatric Press, Washington, DC-London, pp 201-216
Hartmann E (1998) Dreams and nightmares. Plenum, New York
Hartmann, E (1999) Träumen kontextualisiert Emotionen. Eine neue Theorie über das Wesen und die Funktion des Träumens. In: Bareuther H, Brede K, Ebert-Saleh M, Grünberg K, Hau S (Hg) Traum, Affekt und Selbst. (Psychoanalytische Beiträge aus dem Sigmund-Freud-Institut 1). Edition diskord, Tübingen, S115-157
Hartmann H (1927) Die Grundlagen der Psychoanalyse. Thieme, Leipzig
Hartmann H (1939) Ich-Psychologie und Anpassungsproblem. Int Z Psychoanal 24: 62-135
Hartmann H (1950) Psychoanalysis and developmental psychology. Psychoanal Study Child 5: 7-17. Dt: (1964) Psychoanalyse und Entwicklungspsychologie. Psyche - Z Psychoanal 18: 354-366
Hartmann H (1955) Notes on the theory of sublimation. Psychoanal Study Child 10: 9-29. Dt: (1956) Bemerkungen zur Theorie der Sublimierung. Psyche - Z Psychoanal 10: 41-62
Hartmann H, Kris E, Loewenstein RM (1949) Notes on the theory of aggression. Psychoanal Study Child 3-4: 9-36
Hartmann H, Kris E, Loewenstein RM (1953) The function of theory in psychoanalysis. In: Loewenstein RM (ed) Drives, affects, behaviour. International Universities Press, New York
Hartocollis P (1980) Time and the dream. J Am Psychoanal Assoc 28: 861-877
Hartocollis P (1985) Time and timelessness. A psychoanalytic exploration of the varieties of temporal experience. International Universities Press, New York
Hatcher RL (1973) Insight and self-observation. The development of the concept of insight in psychoanalysis. J Am Psychoanal Assoc 21: 377-398
Hau S (2004) Träume zeichnen. Ueber die visuelle Darstellung von Traumbildern. Freiburg: edition diskord
Hau S (2004) »Neuropsychoanalysis«. Einleitung. In: Leuzinger-Bohleber M , H. Deserno H, Hau S (Hrg) Psychoanalyse als Profession und Wissenschaft. Die psychoanalytische Methode in Zeiten wissenschaftlicher Pluralität. Kohlhammer, Stuttgart, S 304-309
Hau S, Leuzinger-Bohleber M (Hrg) (2004) Psychoanalytische Therapie. Eine Stellungnahme für die wissenschaftliche Öffentlichkeit und für den Wissenschaftlichen Beirat Psychotherapie. Forum Psychoanal 20: 13-125
Hau S, Fischmann T, Leuschner W (1999) Die experimentelle Beeinflussung von Affekten im Traum. In: Bareuther H (Hrsg) (1999) Traum, Affekt und Selbst. Tübingen: Edition diskord, S 241-260
Haverkamp A (Hrsg) (1983) Theorie der Metapher. Wissenschaftliche Buchgesellschaft, Darmstadt
Hayley T (1990) Charisma, suggestion, psychoanalysts, medicine-men, metaphor. Int Rev Psycho-Anal 17: 1-10
Hayman A (1969) What do we mean by »Id«? J Am Psychoanal Assoc 17: 353-380
Hegel GWF (1931) Jenaer Realphilosophie. Meiner, Hamburg
Heigl FS, Triebel A (1977) Lernvorgänge in psychoanalytischer Therapie. Die Technik der Bestätigung. Eine empirische Untersuchung. Huber, Bern Stuttgart
Heimann P (1950) On countertransference. Int J Psychoanal 31: 81-84
Heimann P (1956) Dynamics of transference interpretations. Int J Psychoanal 37: 303-310
Heimann P (1960) Counter-transference. Br J Med Psychol 33: 9-15
Heimann P (1964) Bemerkungen zur Gegenübertragung. Psyche - Z Psychoanal 18: 483-493
Heimann P (1966) Bemerkungen zum Arbeitsbegriff in der Psychoanalyse. Psyche - Z Psychoanal 20: 321-361
Heimann P (1969) Gedanken zum Erkenntnisprozeß des Psychoanalytikers. Psyche - Z Psychoanal 23: 2-24
Heimann P (1970) Opening and closing remarks of the moderator. Plenary Session of the 26th international congress, Rome, 28 July 1969. Discussion of the »non-transference relationship in the psychoanalytic situation«. Int J Psychoanal 51: 145-147
Heimann P (1977) Further observations on the analyst's cognitive process. J Am Psychoanal Assoc 25: 313-333

Heimann P (1978) Über die Notwendigkeit für den Analytiker mit seinen Patienten natürlich zu sein. In: Drews S, Klüver R, Köhler-Weisker A, Krüger-Zeul M, Menne K, Vogel H (Hrsg) Provokation und Toleranz. Alexander Mitscherlich zu ehren. Festschrift für Alexander Mitscherlich zum 70. Geburtstag. Suhrkamp, Frankfurt am Main, S 215-230

Helbing-Tietze B (2004) Veränderungen des Selbst in der Adoleszenz aus akademisch-psychologischer Sicht - eine Ergänzung der psychoanalytischen Entwicklungspsychologie? Psyche - Z Psychoanal 58: 195-225

Hendrick I (1942) Instinct and the ego during infancy. Psychoanal Q 11: 33-58

Hendrick I (1943 a) Work and the pleasure principle. Psychoanal Q 12: 311-329

Hendrick I (1943 b) The discussion of the »instinct to master«. A letter to the editors. Psychoanal Q 12: 561-565

Henry W, Strupp HH, Schacht TE, Gaston L (1994) Psychodynamic approaches. In: Bergin AE, Garfield SL (eds) Handbook of psychotherapy and behavior change. 4th ed. Wiley, New York pp 467-508

Henseler H (1984) Narzißtische Krisen. Zur Psychodynamik des Selbstmords. Rowohlt, Reinbek bei Hamburg

Henseler H, Wegner P (Hrsg) (1993) Psychoanalysen, die ihre Zeit brauchen. Westdeutscher Verlag, Opladen

Hentschel U (2005) Die therapeutische Allianz. Teil 1: Die Entwicklungsgeschichte des Konzepts und moderne Forschungsansätze. Psychotherapeut 50: 305-317

Hentschel U, Smith G, Ehlers W, Draguns J (eds) (2004) Defense mechanisms. Theoretical, research and clinical perspectives. Elsevier, Amsterdam

Henze K-H, Stein S, Bielstein D, Hoven-Buchholz K (2002) Drei oder vier Stunden- das ist hier die Frage. Zur Stundenfrequenz in psychoanalytischen Behandlungen. Forum Psychoanal 18: 72-90

Heritage J (1984) Garfinkel and ethnomethodology. Polity Press, Cambridge

Hermann I (1934 /) Die Psychoanalyse als Methode. Beiheft zur »Internationalen Zeitschrift für Psychoanalyse« und zur »Imago«, No. 1. Wien: Internationaler Psychoanalytischer Verlag in Wien; 2. Aufl. Westdeutscher Verlag, Köln Opladen 1963

Hermanns LM (2001) 50 Jahre Deutsche Psychoanalytische Vereinigung. Zur Geschichte der Psychoanalyse in Deutschland 1950 –2000. In: Bohleber W Drews S (Hrg) Die Gegenwart der Psychoanalyse- Die Psychoanalyse der Gegenwart. Klett, Stuttgart S. 35-57

Herold G (1995) Übertragung und Widerstand. Ulmer Textbank, Ulm

Herrmann T (1979) Psychologie als Problem. Klett-Cotta, Stuttgart

Hesse MB (1966) Models and analogies in science. University Press, Notre Dame

Higgitt A, Fonagy P (1992) Psychotherapy in borderline and narcissistic personality disorder. British J Psychiatry 161: 23-43

Hinshelwood, RD (1999) Countertransference. Int J Psychoanal 80: 797-818

Hobson JA, McCarley R (1977) The brain as dream-state generator: an activation-synthesis hypothesis of the dream process. Am J Psychiaty 134: 1335-1348

Hoffer W (1950) Three psychological criteria for the termination of treatment. Int J Psychoanal 31: 194-195

Hoffman IZ (1983) The patient as interpreter of the analyst`s experience. Contemp Psychoanal 19: 389-422

Hoffman IZ (1991) Discussion: toward a social-constructivist view of the psychoanalytic situation. Psychoanal Dialogues 1: 74-105

Hoffman IZ (1992) Some practical implications of a social-constructivist view of the psychoanalytic situation. Psychoanalytical Dialogues 2: 287-304

Hoffmann SO (1979) Charakter und Neurose. Suhrkamp, Frankfurt am Main

Hoffmann SO (1983) Die niederfrequente psychoanalytische Langzeittherapie. Konzeption, Technik und Versuch einer Abgrenzung gegenüber dem klassischen Verfahren. In: Hoffmann SO (Hrsg) Deutung und Beziehung. Kritische Beiträge zur Behandlungskonzeption und Technik in der Psychoanalyse. Fischer, Frankfurt am Main, S 183-193

Hoffmann SO (1985) DSM-III und die Psychoanalyse: Diskussionsbeiträge zu Harvey Bluestones Aufsatz: Können wir mit dem DSM-III leben. Forum Psychoanal 1: 320-323

Hoffmann SO (1986) Die sogenannte frühe Störung. Prax Psychosom Psychother 31: 179-190

Hoffmann SO (1993) Zum Geleit. In: Schneider W (Hrsg) Diagnostik und Klassikation nach ICD 10, Kap V. Vandenhoeck & Ruprecht, Göttingen, S 9-14

Hoffmann SO (1998) Die Entwicklung einer Operationalisierten Diagnostik. In: Schauenburg H, Freyberger HJ, Cierpka M, Buchheim P (Hrsg) OPD in der Praxis. Konzepte, Anwendungen, Ergebnisse der Operationalisierten Psychodynamischen Diagnostik. Huber, Bern Göttingen, S 97 - 104

Hoffmann SO (2001) Können klassische Psychoanalysen auch ineffektiv, unökonomisch oder gar schädlich sein? Kritische Anmerkungen zu den Studien der DPV und der DGPT zur Wirksamkeit psychoanalytischer Langzeittherapie. In Bohleber W Drews S (Hrg) Die Gegenwart der Psychoanalyse - Die Psychoanalyse der Gegenwart. Klett-Cotta, Stuttgart, S 598-605.

Hoffmann S, Egle T, Steffens M (1997) Pathogene und protektive Entwicklungsfaktoren in Kindheit und Jugend. In: Egle T, Hoffmann S, P J (Hrsg) Sexueller Missbrauch, Misshandlung, Vernachlässigung Schattauer, Stuttgart, S 3-20

Hohage R (1986) Empirische Untersuchungen zur Theorie der emotionalen Einsicht. Abteilung Psychotherapie, Universität Ulm:

Hohage R (2004) Analytisch orientierte Psychotherapie in der Praxis. 4 Aufl Schattauer, Stuttgart.

Hohage R, Klöss L, Kächele H (1981) Über die diagnostisch-therapeutische Funktion von Erstgesprächen in einer psychotherapeutischen Ambulanz. Psyche - Z Psychoanal 35: 544-556

Hohage R, Kübler C (1987) Die Veränderung von emotionaler Einsicht im Verlauf einer Psychoanalyse. Z Psychosom Med Psychoanal 33: 145-154

Hohage R, Thomä H (1982) Über das Auftauchen von Erinnerungen als Ergebnis fokussierter Traumdeutung. Z Psychosom Med 28: 385-392
Holt RR (1967 a) David Rapaport. A memoir. In: Holt RR (ed) Motives and thought. Psychoanalytic essays in honor of David Rapaport (Psychological Issues, vol 5, no 2-3, monograph 18-19). International Universities Press, New York, pp 7-17
Holt RR (1967 b) The development of the primary process. A structural view. In: Holt RR (ed) Motives and thought. Psychoanalytic essays in honor of David Rapaport (Psychological issues, vol 5, no 2-3, monograph 18-19). International Universities Press, New York, pp 344-383
Holt RR (1976) Drive or wish? A reconsideration of the psychoanalytic theory of motivation. In: Gill MM, Holzman PS (eds) Psychology versus metapsychology. Psychoanalytic essays in memory of George S. Klein (Psychological issues, vol 9, no 4, monograph 36). International Universities Press, New York, pp 158-197
Holt RR (1981) The death and transfiguration of metapsychology. Int Rev Psychoanal 8: 129-143
Holt RR (1982) The manifest and latent meanings of metapsychology. Annu Psychoanal 10: 233-255
Holt RR (1984) Biographical sketch. Merton M. Gill. Psychoanal Inq 4: 315-323
Holt RR (1992) The contemporary crisis of psychoanalysis. Psychoanalysis & Contemporary Thought 15: 375-403
Holt RR (2002) Quantitative research on primary process: Method and findings J Am Psychoanal Ass 50: 457-482
Holt RR, Kächele H, Vattimo G (1995) Psicoanalisi ed Ermeneutica. hrg. von P Migone. Metis Editrice, Chieti
Holzman PS (1976) The future of psychoanalysis and its institutes. Psychoanal Q 45: 250-273
Hölzer M, Kächele H (1988) Die Entwicklung der freien Assoziation durch Sigmund Freud. Jahrb. Psychoanal 22: 184-217
Home H (1966) The concept of mind. Int J Psychoanal 47: 42-49
Honneth, A. (2001) Das Werk der Negativität. Eine psychoanalytische Revision der Anerkennungstheorie. In: Bohleber, W./S. Drews (Hrsg) Die Gegenwart der Psychoanalyse – die Psychoanalyse der Gegenwart. Klett-Cotta, Stuttgart S 238-245
Hook S (1959) (ed) Psychoanalysis, scientific method and philosophy. International Universities Press, New York
Horowitz MJ (1991) Person schemas and maladaptive interpersonal behavior. University of Chicago Press, Chicago
Horwitz L (1974) Clinical prediction in psychotherapy. Aronson, New York
Huber D, Klug G (1997) Münchner Prozess-Outcome Studie. In: Leuzinger-Bohleber M, Stuhr U (Hrsg) Psychoanalysen im Rückblick. Psychosozial, Giessen, S 454-469
Huber D, Klug G, Rad M (2001) Die Münchner Prozess-Outcome Studie - Ein Vergleich zwischen Psychoanalysen und psychodynamischen Psychotherapien unter besonderer Berücksichtigung therapiespezifischer Ergebnisse. In: Stuhr U, Leuzinger-Bohleber M, Beutel M (Hrsg) Langzeit-Psychotherapie - Perspektiven für Therapeuten und Wissenschaftler. Kohlhammer, Stuttgart, S 260-270
Hurvich M (1972) Zum Begriff der Realitätsprüfung. Psyche - Z Psychoanal 26: 853-880. Engl: (1970) On the concept of reality testing. Int J Psychoanal 51: 299-312
Huxter H, Lower R, Escoll P (1975) Some pitfalls in the assessment of analyzability in a psychoanalytic clinic. J Am Psychoanal Assoc 23: 90-106
Isaacs S (1939) Criteria for interpretation. Int J Psychoanal 20: 148-160
Jacobs T (1986) On countertransference enactments. J Amer Psychoanal Ass 34: 289-307
Jacobs T (1999) On the question of self-disclosure by the analyst. Psychoanal Q 68:159-183
Jacobs T (2001) On misreading and misleading patients. Some reflections on communications, miscommunications and countertransference enactments. Int J Psychoanal 82: 653-669
Jacobson E (1964) The self and the object world. International Universities Press, New York; Dt. (1973) Das Selbst und die Welt der Objekte. Suhrkamp, Frankfurt
Jaspers K (1948) Allgemeine Psychopathologie, 5. Aufl. Springer, Berlin Göttingen Heidelberg; (1965), 8. Aufl.
Jones E (1921) Therapie der Neurosen. Int Psychoanal Verlag, Leipzig Wien Zürich. Engl: (1920) Treatment of the neuroses. Baillière Tindall & Cox, London
Jones E (1936) Results of treatment. In: Decennial report of the London Clinic of Psychoanalysis, May 1926 - May 1936, S 12-14.
Jones E (1960-1962) Das Leben und Werk von Sigmund Freud, Bd I - III. Huber, Bern
Joseph B (1985) Transference: the total situation. Int J Psychoanal 66: 447-454. Dt. (1994) Übertragung: Die Gesamtsituation. In: Joseph B (Hrsg) Psychisches Gleichgewicht und psychische Veränderung. Klett-Cotta, Stuttgart, S 231-248
Joseph ED, Widlöcher D (eds) (1983) The identity of the psychoanalyst (Int Psychoanal Assoc, monograph series no 2). International Universities Press, New York
Joseph T (1986) On countertransference enactments. J Am Psychoanal Ass 34: 289-307
Jung CG (Hrsg) (1906) Diagnostische Assoziationsstudien. Beiträge zur experimentellen Psychopathologie. Barth, Leipzig
Jung CG (1912) Über die Psychologie des Unbewußten. Gesammelte Werke Bd 7, S 1-130. Rascher, Zürich Stuttgart 1964
Jung CG (1928) Die Wirkungen des Unbewußten auf das Bewußtsein. Gesammelte Werke Bd 7. Rascher, Zürich Stuttgart 1964, S 139-343
Junker H, Waßner T (1984) Psychotherapeutisch denken. Patient und Therapeut in der analytischen Arbeit. Springer, Berlin Heidelberg New York Tokyo
Kächele H (1981) Zur Bedeutung der Krankengeschichte in der klinisch-psychoanalytischen Forschung. Jahrb Psychoanal 12: 118-177
Kächele H (1984) Mißerfolg in der Psychotherapie aus psychoanalytischer Sicht. Verhaltensmodifikation 5: 235-248
Kächele H (1985) Zwischen Skylla und Charybdis. Erfahrungen mit dem Liegungsrückblick. Psychother Psychol Med 35: 306-309

Kächele H (1986) Validating psychoanalysis: what methods for which task? The Behavioral and Brain Sciences 9: 244

Kächele H (1988) Clinical and scientific aspects of the Ulm process model of psychoanalysis. Int J Psychoanal 69: 65-73

Kächele H (1989) Entwicklung und Beziehung im neuen Lichte. Prax Psychother Psychosom 34: 241-249

Kächele H (1990a) Welche Methoden für welche Fragen? In: Empirische Forschung in der Psychoanalyse. Materialien aus dem Sigmund-Freud-Institut Frankfurt, Nr. 10, S 73-89

Kächele H (1990b) Wie lange dauert Psychotherapie. Psychother Psychol Med 40: 148-151

Kächele H (1992) Psychoanalytische Therapieforschung 1930-1990. Psyche – Z Psychoanal 46: 259-285

Kächele H (1994) An ihren Früchten sollt ihr sie erkennen« Bemerkungen zu Frequenz und Dauer der psychoanalytischen Therapie. Forum Psychoanal 10: 352-355

Kächele H (2000) Wege und Umwege zur Psychotherapie - und Irrwege? Psychotherapie Forum 8: 14-21

Kächele H (2001) Lehranalyse in der DPV. Psychoanalyse INFO 10

Kächele H, Buchheim A, Schmücker G, Brisch KH (1999a) Entwicklung, Bindung und Beziehung - Neuere Konzepte zur Psychoanalyse. In: Helmchen H, Henn FA, Lauter H, Sartorius N (Hrsg) Psychiatrie der Gegenwart 1, 4. Auflage: Bd 1. Springer, Berlin, S 605-630

Kächele H, Eberhardt J, Leuzinger-Bohleber M (1999b) Expressed relationships, dream atmosphere & problem solving in amalia´s dreams - Dream series as process tool to investigate cognitive changes - A single case study. In: Kächele H, Mergenthaler E, Krause R (eds) Psychoanalytic process research strategies II. http://sip.medizin.uni-ulm.de/abteilung/buecher.html

Kächele H, Ehlers W, Hölzer M (1991) Experiment und Empirie in der Psychoanalyse. In: Schneider F, Bartels M, Foerster K, Gaertner H (Hrsg) Perspektiven der Psychiatrie Forschung - Diagnostik - Therapie. Gustav Fischer, Stuttgart Jena New York, S 129-142

Kächele H, Kordy H (1992) Psychotherapieforschung und therapeutische Versorgung. Nervenarzt 63: 517-526

Kächele H, Kordy H (2003) Indikation als Entscheidungsprozess. In: Adler RH, Hermann JM, Köhle K, Langewitz W, Schonecke OW, Uexküll Tv, Wesiack W (Hrsg) Psychosomatische Medizin. Modelle ärztlichen Denkens und Handelns 6 Aufl. Urban & Fischer, München, Jena, S 425-436

Kächele H, Mergenthaler E (2006) Die verbale Aktivität im psychoanalytischen Dialog. In: Thomä H Kächele H, Psychoanalytische Therapie, Band 3: Forschung, Kap. 5.2. Springer, Berlin Heidelberg New York

Kächele H, Pfäfflin F, Simons C (1995) Fachgutachten im Rahmen sozialgerichtlicher Klärung des Umfangs der Leistungspflicht einer Krankenkasse für analytische Psychotherapie. Psyche - Z Psychoanal 49: 159-173

Kächele H, Thomä H (1993) Psychoanalytic process research: Methods and achievements. J Am Psychoanal Assoc 41: 109-129 Suppl.

Kächele H, Thomä H (2000) On the devaluation of the Eitingon-Freud model of psychoanalytic education. Letters to the editor. Int J Psychoanal 81: 806-808

Kächele H, Albani C, Buchheim A, Grünzig HJ, Hölzer M, Hohage R, Jiménez J, Leuzinger-Bohleber M, Mergenthaler E, Neudert-Dreyer L, Thomä H (2006b) Psychoanalytische Verlaufsforschung: Ein deutscher Musterfall Amalia X: Analyse einer 30-jährigen Frau mit einem Hirsutismus, depressiven Verstimmungen und einer zwangsneurotischen Symptomatologie. Psyche – Z Psychoanal, im Druck

Kächele H, Albani C, Buchheim A, Grünzig H-J, Hölzer M, Hohage R, Jimenez JP, Leuzinger-Bohleber M, Mergenthaler E, Neudert-Dreyer L, Pokorny D & Thomä H (2005) The Case Amalia X. Empirical Studies. Int J Psychoanal, in press

Kadyrow I (2005) Analytical space and work in Russia. Int J Psychoanal 86: 467-482

Kafka E (1979) On examination dreams. Psychoanal Q 48: 426-447

Kafka JS (1977) On reality. An examination of object constancy, ambiguity, paradox and time. Psychiatry Human 2: 133-158; dt. (1977) Zum Problem der Realität. Reflexionen über Objektkonstanz, Ambiguität, Paradox und Zeit. Psyche - Z Psychoanal 31: 712-731.

Kagan J (1982) Psychological research on the human infant: An evaluative summary. W.T. Grant Foundation, New York

Kaiser H (1934) Probleme der Technik. Int Z Psychoanal 20: 490-522

Kaminski G (1970) Verhaltenstheorie und Verhaltensmodifikation. Entwurf einer integrativen Theorie psychologischer Praxis am Individuum. Klett, Stuttgart

Kandel ER (1979) Psychotherapy and the single synapse. The impact of psychiatric thought on neurobiologic research. N Engl J Med 301: 1028-1037

Kandel ER (1983) From metapsychology to molecular biology. Explorations into the nature of anxiety. Am J Psychiatry 140: 1277-1293

Kandel (1998) A new intellectual framework for psychiatry. Am J Psych 155: 457-469

Kandel E (1999) Biology and the future of psychoanalysis: A new intellectual framework for psychiatry revisited. Am J Psychiatry 156: 505- 522

Kandell ER, Schwartz JH, Jesell TM (1996) Neurowissenschaften. Eine Einführung. Spektrum Akademischer Verlag, Heidelberg Berlin Oxford

Kantrowitz JL (1993) The uniqueness of the patient-analyst pair. Approaches for elucidating the analyst´s role. Int J Psychoanal 77: 893-904

Kantrowitz JL (1995) The beneficial aspects of the patient-analyst match. Int J Psychoanal 76: 299-313

Kantrowitz JL (1998) The patient-analyst match and the outcome of psychoanalysis: a pilot study. Int J Psychoanal 37: 893-919

Kanzer M (1955) The communicative function of the dream. Int J Psychoanal 36: 260-266

Kanzer M (1961) Verbal and nonverbal aspects of free association. Psychoanal Q 30: 327-350

Kanzer M (1966) The motor sphere of transference. Psychoanal Q 35: 522-539

Kanzer M (1972) Superego aspects of free association and the fundamental rule. J Am Psychoanal Assoc 20: 246-266

Kanzer M (1979) Object relations theory. An introduction. J Am Psychoanal Assoc 27: 313-325
Kanzer M, Glenn J (eds) (1980) Freud and his patients. Aronson, New York
Katzenbach D (1992) Die soziale Konstitution der Vernunft: Erklären, Verstehen und Verständigung bei Piaget, Freud und Habermas. Asanger, Heidelberg
Kellerman N (2001) Psychopathology in children of Holocaust survivors: a review of the research literature. Isr J Psychiatry Relat Sci 38: 36-46
Kemper WW (1950) Die Honorarfrage in der Psychotherapie. Psyche - Z Psychoanal 4: 201-221
Kemper WW (1969) Übertragung und Gegenübertragung als funktionale Einheit. Jahrb Psychoanal 6: 35-68
Kemper WW (1973) Werner W. Kemper. In: Pongratz LJ (Hrsg) Psychotherapie in Selbstdarstellungen. Huber, Bern Stuttgart Wien, S 259-345
Kernberg OF (1965) Notes on countertransference. J Am Psychoanal Assoc 13: 38-56
Kernberg OF (1972) Critique of the Kleinian school. In: Giovacchini PL (ed) Tactics and techniques in psychoanalytic therapy. Hogarth, London, pp 62-93
Kernberg OF (1975) Borderline conditions and pathological narcissism. Aronson, New York. Dt: (1979) Borderline-Störungen und pathologischer Narzißmus. Suhrkamp, Frankfurt am Main
Kernberg OF (1977) The structural diagnosis of borderline personality organization. In: Hartocollis P (ed) Borderline personality disorders. International Universities Press, New York, pp 87-121
Kernberg OF (1979) Some implications of object relations theory for psychoanalytic technique. J Am Psychoanal Assoc 27 [Suppl]: 207-239
Kernberg OF (1981) Structural interviewing. Psychiatr Clin North Am 4: 169-195
Kernberg OF (1982) To teach or not to teach psychotherapy techniques in psychoanalytic education. In: Joseph ED, Wallerstein RS (eds) Psychotherapy. Impact on psychoanalytic training. The influence of practice and theory of psychotherapy on education in psychoanalysis (Int Psychoanal Assoc, monograph series no 1) International Universities Press, New York, S 1-37
Kernberg OF (1984) Severe personality disorders. Psychotherapeutic strategies. Yale Univ Press, New Haven London. Dt. (1991) Schwere Persönlichkeitsstörungen. Theorie, Diagnose, Behandlungsstrategien. Klett-Cotta, Stuttgart
Kernberg OF (1985) Changes in the nature of psychoanalytic training, structure of training, and standards of training. In: Wallerstein RS (ed) Changes in analysts and their training (Int Psychoanal Assoc, monograph series no 4). Int Psychoanal Assoc, London, pp 56-61
Kernberg OF (1986) Institutional problems of psychoanalytic education. J Am Psychoanal Ass 34: 799-834.
Kernberg OF (1996) Thirty methods to destroy the creativity of psychoanalytic candidates. Int J Psychoanal 77: 1031-1040.
Kernberg OF (1999) Psychoanalysis, psychoanalytic therapy and supportive psychotherapy: Contemporary controversies. Int J Psychoanal 80: 1075-1091
Kernberg OF (2000a) A concerned critique of psychoanalytic education. Int J Psychoanal 81: 97-120
Kernberg OF (2000b) Merton Gills Beitrag zur Deutung der Übertragung. In: Schlösser A-M, Höhfeld K (Hrsg) Psychoanalyse als Beruf. Psychosozial-Verlag, Giessen, S 311-328
Kernberg OF (2002) Neue Entwicklungen der Behandlungstechnik in den englischsprachigen psychoanalytischen Schulen. Forum Psychoanal 18: 1-19
Kernberg OF (2005a) Object relations theories and technique. In: Person ES, Cooper AM, Gabbard GO (eds) Textbook of psychoanalysis. American Psychiatric Press, Washington, DC-London, pp 57-75
Kernberg OF (2005b) Coming changes in psychoanalytic education. Vortrag auf einem Panel der Am Psychoanal Ass, Januar 2005, New York
Kernberg OF, Bursteine ED, Coyne L, Appelbaum A, Horwitz L, Voth H (1972) Psychotherapy and psychoanalysis. Final report of the Menninger Foundation's psychotherapy research project. Bull Menn Clin 36: 3-275
Kernberg OF, Selzer MA, Koenigsberg HW, Carr AC, Appelbaum AH (1989) Psychodynamic psychotherapy of borderline patients. Basic Books, New York. Dt: (1993) Psychodynamische Therapie bei Borderline-Patienten. Huber, Bern
Kerz JP (1985) Das wiedergefundene »Es«. Zu Bernd Nitzschkes Aufsatz über die Herkunft des »Es«. Psyche - Z Psychoanal 85: 125-149
Kestenberg J (1989) Neue Gedanken zur Transposition. Klinische, therapeutische und entwicklungsbedingte Betrachtungen. Jb Psychoanal 24: 163-189
Keupp H, Ahbe T, Gmüt W, Höfer R, Mitzscherlich B, Kraus W, Straus F (1999) Identitätskonstruktionen. Das Patchwork der Identitäten in der Spätmoderne. Rowohlts Taschenbuch Verlag, Reinbek bei Hamburg
Kiener F (1978) Empirische Kontrolle psychoanalytischer Thesen. In: Pongratz LJ (Hrsg) Klinische Psychologie. Handbuch der Psychologie, Bd 8/2, Hogrefe, Göttingen Toronto Zürich S 1200-1241
King P (1983) Paula Heimann and the British Psychoanalytical Society. Her quest for her own identity as a psychoanalyst. Brit Psychoanal Soc Bull 6: 20-30
Klauber J (1968) On the dual use of historical and scientific method in psychoanalysis. Int J Psychoanal 49: 80-88
Klauber J (1972 a) On the relationship of transference and interpretation in psychoanalytic therapy. Int J Psychoanal 53: 385-391
Klauber J (1972 b) Psychoanalytic consultation. In: Giovacchini PL (ed) Tactics and techniques in psychoanalytic therapy. Hogarth, London, S 99-112. Dt: (1980) Persönliche Einstellungen zur psychoanalytischen Konsultation. In: Klauber J (Hrsg) Schwierigkeiten in der analytischen Begegnung. Suhrkamp, Frankfurt am Main, S 159-179
Klauber J (1978) Die Entfaltung der Psychoanalyse in der Geschichte. In: S. Drews, Klüver R, Köhler-Weisker A, Krüger-Zeul M, Menne K, Vogel H (Hrg) Provokation und Toleranz

- Alexander Mitscherlich zum 70. Geburtstag. Suhrkamp Frankfurt am Main, S 7-20
Klauber J (1980) Schwierigkeiten in der analytischen Begegnung. Suhrkamp, Frankfurt am Main
Klaus G, Buhr M (1972) Philosophisches Wörterbuch, Bd 2. Das europäische Buch, Berlin
Klein GS (1969) Freud's two theories of sexuality. In: Breger L (ed) Clinical-cognitive psychology. Models and integrations. Prentice Hall, Englewood Cliffs, pp 136-181
Klein GS (1970) Two theories or one? Bull Menn Clin 37: 102-132
Klein GS (1973) Is psychoanalysis relevant? Psychoanal Contemp Sci 2: 3-21
Klein GS (1976) Psychoanalytic theory. An exploration of essentials. International Universities Press, New York
Klein M (1935) A contribution to the psychogenesis of manic-depressive states. Int J Psychoanal 16: 145-174. Dt: (1960) Zur Psychogenese der manisch-depressiven Zustände. Psyche - Z Psychoanal 14: 256-283
Klein M (1945) The Oedipus complex in the light of early anxieties. Int J Psychoanal 26: 11-33
Klein M (1946) Notes on some schizoid mechanisms. Int J Psychoanal 27: 99-110
Klein M (1948) Contributions to psycho-analysis, 1921-1945. Hogarth, London
Klein M (1957) Envy and gratitude. A study of unconscious sources. Basic Books, New York. Dt. Dt: (1957/58) Neid und Dankbarkeit. In Klein M (1962) Das Seelenleben des Kleinkindes. Klett, Stuttgart S 241-255
Klein Milton (1981) On Mahler's autistic and symbiotic phases. An exposition and evaluation. Psychoanal Contemp Thought 4: 69-105
Kline P (1981) Fact and fantasy in Freudian theory. 2nd ed. Methuen, London
Klitzing, K. von, Simoni, H. , & Bürgin, D. (1999). Child development and early triadic relationships. Int J Psychoanal 80: 71-89
Klüwer R (1983) Agieren und Mitagieren. In: Hoffmann SO (Hrsg) Deutung und Beziehung. Kritische Beiträge zur Behandlungskonzeption und Technik in der Psychoanalyse. Fischer, Frankfurt am Main, S 132-145
Klüwer R (1985) Versuch einer Standortbestimmung der Fokaltherapie als psychoanalytische Kurztherapie. In: Leuzinger-Bohleber M (Hrsg) Psychoanalytische Kurztherapien. Westdeutscher Verlag, Opladen, S 54-93
Klüwer R (1995) Agieren und Mitagieren - 10 Jahre später. Zeitschr f psychoanalytisch Theor u Praxis 10: 45-70
Knight RP (1941) Evaluation of the results of psychoanalytic therapy. Am J Psychiatry 98: 434-446
Köhler L (1978) Über einige Aspekte der Behandlung narzißtischer Persönlichkeitsstörungen im Lichte der historischen Entwicklung psychoanalytischer Theoriebildung. Psyche - Z Psychoanal 32: 1001-1058
Köhler L (1992) Formen und Folgen früher Bindungserfahrungen. Forum Psychoanal 8: 263-280
Köhler L (1995) Bindungsforschung und Bindungstheorie aus der Sicht der Psychoanalyse. In: Spangler G, Zimmermann P (Hrsg) Die Bindungstheorie. Grundlagen, Forschung und Anwendung. Klett-Cotta, Stuttgart, S 67-85
Köhler L (1996) Entstehung von Beziehungen. Bindungstheorie. In: Uexüll T von (Hrsg) Psychosomatische Medizin. 5 . Aufl. Urban & Schwarzenberg, München, S 222-230
Köhler L (1998) Zur Anwendung der Bindungstheorie in der psychoanalytischen Praxis. Psyche - Z Psychoanal 52: 369-403
Köhler-Weisker A (1978) Freuds Behandlungstechnik und die Technik der klienten-zentrierten Gesprächspsychotherapie nach Rogers. Psyche - Z Psychoanal 32: 827-847
König H (1996) Gleichschwebende Aufmerksamkeit. Modelle und Theorien im Erkenntnisprozess des Analytikers. Psyche - Z Psychoanal 50: 337-375
Kohl RN (1962) Pathologic reactions of marital partners to improvement of patient. Am J Psychiatry 118: 1036-1041
Kohut H (1959) Introspection, empathy, and psychoanalysis an examination of the relationship between mode of observation and theory. J Am Psychoanal Assoc 7: 459-483. Dt: (1971) Introspektion, Empathie und Psychoanalyse. Zur Beziehung zwischen Beobachtungsmethode und Theorie. Psyche - Z Psychoanal 25: 831-855
Kohut H (1971) The analysis of the self. A systematic approach to the psychoanalytic treatment of narcissistic personality disorders. International Universities Press, New York. dt. (1973 a) Narzißmus. Eine Theorie der psychoanalytischen Behandlung narzißtischer Persönlichkeitsstörungen. Suhrkamp, Frankfurt am Main
Kohut H (1973 b) Psychoanalysis in a troubled world. Annu Psychoanal 1: 3-25
Kohut H (1977) The restoration of the self. International Universities Press, New York. dt. (1979 b) Die Heilung des Selbst. Suhrkamp, Frankfurt am Main
Kohut H (1979 a) The two analyses of Mr. Z. Int J Psychoanal 60: 3-27. Dt in Kohut (1979b) Die Heilung des Selbst. Suhrkamp, Frankfurt am Main, S 172-228
Kohut H (1984) How does analysis cure? Univ Chicago Press, Chicago London. Dt. (1987). Wie heilt die Psychoanalyse? Suhrkamp, Frankfurt am Main
Kohut H, Wolf ES (1978) The disorders of the self and their treatment: An outline. Int J Psychoanal 59: 413-425
Kordy H, Kächele H (1995) Der Einsatz von Zeit in der Psychotherapie. Psychotherapeut 40: 195-209
Kordy H, Kächele H (2003) Ergebnisforschung. In: Adler RH, Hermann JM, Köhle K, Langewitz W, Schonecke OW, Uexküll Tv, Wesiack W (Hrsg) Psychosomatische Medizin Modelle ärztlichen Denkens und Handelns. Urban & Fischer, München, Jena, S 555-564
Kordy H, Lolas F, Senf W (1991) Zur Beziehung von Krankheitsbildern und Persönlichkeitsstruktur. Z Psychosom Med Psychoanal 37: 77-88
Kordy H, Rad M von, Senf W (1983) Success and failure in psychotherapy: Hypotheses and results from the Heidelberg follow-up project. Psychother Psychosom 40: 211-227
Koukkou M, Lehmann D (1980) Psychophysiologie des Träumens und der Neurosentherapie. Das Zustands-Wechsel-Modell, eine Synopsis. Fortschr Neurol Psychiatr 48: 324-350

Koukkou, M, Lehmann D (1998a) Ein systemtheoretisch orientiertes Modell der Funktionen des menschlichen Gehirns und die Ontogenese des Verhaltens. In: Koukkou M, Leuzinger-Bohleber M, Mertens W (Hrsg) Erinnerung von Wirklichkeiten. Psychoanalyse und Neurowissenschaften im Dialog. Klett-Cotta Stuttgart Band 1 S 287-415

Koukkou, M, Lehmann D (1998b) Die Pathogenese der Neurose und der Wirkungsweg der psychoanalytischen Behandlung aus der Sicht des »Zustandswechsel-Modells« der Hirnfunktionen. In: Koukkou M, Leuzinger-Bohleber M, Mertens W (Hrsg) Erinnerung von Wirklichkeiten. Psychoanalyse und Neurowissenschaften im Dialog. Klett-Cotta Stuttgart Band 2 S 162-195

Kramer MK (1959) On the continuation of the analytic process after psychoanalysis. A self-observation. Int J Psychoanal 40: 17-25

Krause R (1983) Zur Onto- und Phylogenese des Affektsystems und ihrer Beziehungen zu psychischen Störungen. Psyche - Z Psychoanal 37: 1016-1043

Krause R (1985) Über die psychoanalytische Affektlehre am Beispiel der Einsicht. In: Eckensberger LH, Lantermann ED (Hrsg) Emotion und Reflexivität. Urban & Schwarzenberg, München Wien Baltimore, S 267-290

Krause R (1992) Die Zweierbeziehung als Grundlage der psychoanalytischen Therapie. Psyche – Z Psychoanal 46: 588-612

Krause R (1997) Allgemeine psychoanalytische Krankheitslehre. Band 1: Grundlagen. Kohlhammer, Stuttgart

Krause R (1998) Allgemeine psychoanalytische Krankheitslehre. Band 2: Modelle. Kohlhammer, Stuttgart

Krause R, Merten J (1996) Affekte, Beziehungsregulierung, Übertragung und Gegenübertragung. Zschr psychosom Med 42: 261-280

Kris AO (1982) Free association. Method and process. Yale Univ Press, New Haven

Kris E (1936) The psychology of caricature. Int J Psychoanal 17: 285-303

Kris E (1947) The nature of psychoanalytic propositions and their validation. In: Newman LM (ed) Selected papers of Ernst Kris. Yale Univ Press, New Haven, 1975 pp 3-23

Kris E (1950) On preconscious mental processes. Psychoanal Q 19: 540-560

Kris E (1951) Ego psychology and interpretation in psychoanalytic therapy. Psychoanal Q 20: 15-30. Dt. (1968) Ich-Psychologie und Deutung in der psychoanalytischen Therapie. Psyche - Z Psychoanal 22: 173-186

Kris E (1956 a) On some vicissitudes of insight in psychoanalysis. Int J Psychoanal 37: 445-455

Kris E (1956 b) The recovery of childhood memories in psychoanalysis. Psychoanal Study Child 11: 54-88. Dt. (1977) Die Aufdeckung von Kindheitserinnerungen in der Psychoanalyse. Psyche - Z Psychoanal 31: 732-768

Krohn A (1978) Hysteria, the elusive neurosis. International Universities Press, New York

Kubie LS (1935) Über die Beziehung zwischen dem bedingten Reflex und der psychoanalytischen Technik. Imago 21: 44-49

Kubie LS (1947) The fallacious use of quantitative concepts in dynamic psychology. Psychoanal Q 16: 507-518

Künzler E, Zimmermann I (1965) Zur Eröffnung des Erstinterviews. Psyche - Z Psychoanal 19: 68-79

Kuhn TS (1962) The structure of scientific revolutions. Univ Chicago Press, Chicago. Dt: (1973) Die Struktur wissenschaftlicher Revolutionen. Suhrkamp, Frankfurt am Main

Kuiper PC (1968) Indications and contraindications for psychoanalytic treatment. Int J Psychoanal 49: 261-264

Kunz H (1946 a) Die anthropologische Bedeutung der Phantasie. Recht und Gesellschaft, Basel

Kunz H (1946 b) Die Aggressivität und die Zärtlichkeit. Zwei psychologische Studien. Francke, Bern

Kutter P (Hrsg) (1992) Psychoanalysis International. A guide to psychoanalysis throughout the world. volume 1. frommann-holzboog, Stuttgart

Kutter P (Hrsg) (1995) Psychoanalysis International. A guide to psychoanalysis throughout the world. volume 2. frommann-holzboog, Stuttgart

Lacan J (1978) Das Seminar von Jacques Lacan. Buch I (1953-1954): Freuds technische Schriften. Walter, Olten Freiburg im Breisgau

Lachmann F, Beebe B (1996) Three principle of salience in the patient-analyst interaction. Psychoanal Psychol 13: 1-22

Lakoff G (1997) How unconscious metaphorical thought shapes dreams. In: Stein D (ed) Cognitive science and the unconscious. Am Psychoanal Ass, New York, S 89-120

Lambert MJ (ed) (2003) Bergin and Garfield´s handbook of psychotherapy and behavior change. 5th ed Wiley, New York Chichester Brisbane

Lambert MJ, Ogles B (2003) The efficacy and effectiveness of psychotherapy. In: Lambert MJ (ed) Bergin and Garfield´s handbook of psychotherapy and behavior change. Wiley, New York Chichester Brisbane, pp 139-193

Lampl-de Groot J (1976) Personal experience with psychoanalytic technique and theory during the last half century. Psychoanal Study Child 37: 283-296

Langer SK (1972) Symbols and the evolution of mind. In: Langer SK (ed) Mind: An essay on human feeling. The Johns Hopkins Press, Baltimore, pp 265-355

Langs RJ (1976) The bipersonal field. Aronson, New York

Laplanche J (1988) Die allgemeine Verführungstheorie und andere Aufsätze. Edition Diskord, Tübingen

Laplanche J (1992) Die unvollendete kopernikanische Revolution in der Psychoanalyse. Fischer 1996, Frankfurt/M.

Laplanche J, Pontalis JB (1967) Vocabulaire de la psychanalyse. Presses Universitaires de France, Paris; Dt. (1972) Das Vokabular der Psychoanalyse. Suhrkamp, Frankfurt am Main

Lasch C (1979) Haven in a heartless world. The family besieged. Basic Books, New York

Laub D (2002) Testimonies in the treatment of genocidal trauma. J Appl Psychoanal Stud 4: 63-87

Laub D (2003) Kann die Psychoanalyse dazu beitragen, den Völkermord historisch besser zu verstehen? Psyche - Z Psychoanal 57: 938-959

Laufer M (1982) The cost of psychoanalytic training and the future psychoanalyst. Int Psychoanal Assoc Newsletter 14 (2): 1

Laux K (1987) Entwicklung und Anwendung von Skalen zur Einschätzung von Plausibilität und Verzerrung in der psychoanalytischen Prozeßforschung. Dissertation, Universität Ulm

Lebovici S, Soulé M (1970) La connaissance de l'enfant par la psychanalyse. Presses Universitaires de France, Paris. Dt: (1978) Die Persönlichkeit des Kindes: Der Beitrag der Psychoanalyse zum Verständnis des Kindes. Kindler, München

Leeuw PJ van der (1965) Zur Entwicklung des Begriffs der Abwehr. Psyche - Z Psychoanal 19: 161-171

Leichsenring F (1987) Einzelfallanalyse und Strenge der Prüfung. Diagnostica 33: 93-103

Leichsenring F, Biskup J, Kreische R, Staats H (2005) The Göttingen Study of psychoanalytic therapy. Int J Psychoanal 86: 433-455

Leichsenring F, Rabung S, Leibing E (2004) The efficacy of short-term psychodynamic psychotherapy in specific psychiatric disorders. A meta-analysis. Arch Gen Psychiat 61: 1208-1216

Leider RJ (1984) The neutrality of the analyst in the analytic situation. J Am Psychoanal Assoc 32: 573-585

Lenk H (1973) Zu neueren Ansätzen der Technikphilosophie. In: Lenk H, Moser S (Hrsg) Techne, Technik, Technologie. Verlag Dokumentation, Pullach

Leupold-Löwenthal H (1984) Zur Geschichte der »Frage der Laienanalyse«. Psyche - Z Psychoanal 38: 97-120

Leuschner W (1986) Mitteilung über eine akustische Methode der experimentellen Traumerregung. Psyche - Z Psychoanal 40: 341-354

Leuschner, W (2004) Unbewusste Prozesse im Lichte psychoanalytisch-experimenteller Traumforschung. In: Leuzinger-Bohleber M, Deserno H, Hau S (Hrg) Psychoanalyse als Profession und Wissenschaft. Die psychoanalytische Methode in Zeiten wissenschaftlicher Pluralität. Kohlhammer Stuttgart S 331-340

Leuschner W, Hau S, Fischmann T (2000) Die akustische Beeinflussung von Träumen. edition diskord, Tübingen

Leuzinger M (1984) Psychotherapeutische Denkprozesse. Kognitive Prozesse bei der Indikation psychotherapeutischer Verfahren. PSZ-Verlag, Ulm

Leuzinger M, Kächele H (1985) Veränderte Wahrnehmung von Traumgestalten im psychoanalytischen Behandlungsprozeß. In: Czogalik D, Ehlers W, Teufel R (Hrsg) Perspektiven der Psychotherapieforschung. Einzelfall, Gruppe, Institution. Hochschulverlag, Freiburg im Breisgau, S 94- 119

Leuzinger-Bohleber M (Hrg) (1985a) Psychoanalytische Kurztherapien. Zur Psychoanalyse in Institutionen. Westdeutscher Verlag, Opladen

Leuzinger-Bohleber M (1985b) Psychoanalytische Fokaltherapie. Eine klassische psychoanalytische Kurztherapie in Institutionen. In: Leuzinger-Bohleber M (Hrsg) Psychoanalytische Kurztherapien. Westdeutscher Verlag, Opladen, S 54-93

Leuzinger-Bohleber M, Stuhr U, Rüger B, Beutel M (2001a) Langzeitwirkungen von Psychoanalysen und Psychotherapien: Eine multiperspektivische, repräsentative Katamnesenstudie. Psyche - Z Psychoanal 44: 193-276

Leuzinger-Bohleber M, Stuhr U, Rüger B, Beutel M (2001b) Langzeitwirkungen von Psychoanalysen und Psychotherapien: Eine multiperspektivische, repräsentative Katamnesenstudie. In: Bohleber W, Drews S (Hrsg) Die Gegenwart der Psychoanalyse- die Psychoanalyse der Gegenwart -. Klett-Cotta, Stuttgart, S 567-590

Leuzinger-Bohleber M, Rüger B, Stuhr U, Beutel M (2002) »Forschung und Heilen« in der Psychoanalyse. Ergebnisse und Berichte aus Forschung und Praxis. Kohlhammer, Stuttgart

Levine S (2005) Freud and Dora: 100 years later. Psychoanal Inq 25: 1-115

Levy K, Inderbitzin L (2000) Regression and psychoanalytic technique. Psychoanal Inqu 21: 195-223

Lewin BD (1946) Sleep, the mouth, and the dream screen. Psychoanal Q 15: 419-434

Lewin BD (1950) The psychoanalysis of elation. Norton, New York. Dt: (1982) Das Hochgefühl. Zur Psychoanalyse der gehobenen, hypomanischen und manischen Stimmung. Suhrkamp, Frankfurt am Main

Lichtenberg JD, Lachmann FM, Fosshage JL (1990) The clinical exchange: Techniques derived from self and motivational systems Analytic Press, Hillsdale. Dt. (2000) Das Selbst und die motivationalen Systeme. Zu einer Theorie psychoanalytischer Technik. Brandes & Apsel, Frankfurt am Main

Lichtenstein H (1935) Zur Phänomenologie des Wiederholungszwanges und des Todestriebes. Imago 21: 466-480. Engl: (1974) Some considerations regarding the phenomenology of the repetition compulsion and the death instinct. Annu Psychoanal 2: 63-84

Lidz T (1968) The person. His development throughout the life cycle. Basic Books, New York. Dt: (1970) Das menschliche Leben. Die Entwicklung der Persönlichkeit im Lebenszyklus. Suhrkamp, Frankfurt am Main

Lidz T, Fleck S, Cornelison AR (1965) Schizophrenia and the family. International Universities Press, New York revised edition 1985. Dt: (1979) Die Familienumwelt der Schizophrenen. Klett-Cotta, Stuttgart

Lifton RJ (1985) Review of the book »Psychotherapy in the Third Reich. The Göring Institute« by Geoffry Cocks. The New York Times 27.1.85, S 1 and 28

Lindsay PH, Norman DA (1977) Human information processing. An introduction to psychology, 2nd edn. Academic Press, New York. dt. (1981) Einführung in die Psychologie. Informationsaufnahme und -verarbeitung beim Menschen. Springer, Berlin Heidelberg New York

Lipton SD (1982) Essays on Paul Dewald's »The psychoanalytic process«. Contemp Psychoanal 18: 349-372

Little M (1951) Counter-transference and the patient's response to it. Int J Psychoanal 32: 32-40

Little M (1958) Über wahnhafte Übertragung (Übertragungspsychose). Psyche – Z Psychoanal 12: 258-269

Little M (1981) Transference neurosis and transference psychosis. Jason Aronson, New York

Loch W (1963) Regression. Über den Begriff und seine Bedeutung in einer allgemeinen psychoanalytischen Neurosentheorie. Psyche - Z Psychoanal 17: 516-545

Loch W (1965 a) Übertragung - Gegenübertragung. Anmerkungen zur Theorie und Praxis. Psyche - Z Psychoanal 19: 1-23

Loch W (1965 b) Voraussetzungen, Mechanismen und Grenzen des psychoanalytischen Prozesses. Huber, Bern Stuttgart

Loch W (1974) Der Analytiker als Lehrer und Gesetzgeber. Pyche - Z Psychoanal 28: 431-460.

Loch W (1978) Anmerkungen zu wissenschaftstheoretischen Problemen der psychoanalytischen Praxis. In: Drews S, Klüver R, Köhler-Weisker A, Krüger-Zeul M, Menne K, Vogel H (Hrsg) Provokation und Toleranz - Alexander Mitscherlich zum 70 Geburtstag. Suhrkamp, Frankfurt am Main, S 93-118

Lockot R (1985) Erinnern und Durcharbeiten. Zur Geschichte der Psychoanalyse und Psychotherapie im Nationalsozialismus. Fischer, Frankfurt am Main

Loevinger J (1966) Three principles for a psychoanalytic psychology. J Abnorm Psychol 71: 432-443

Loewald HW (1960) On the therapeutic action of psychoanalysis. Int J Psychoanal 41: 16-33

Loewald HW (1971) The transference neurosis: Comments on the concept and the phenomenon. J Am Psychoanal Assoc 19: 54-66

Loewald HW (1975) Psychoanalysis as an art and the phantasy character of the psychoanalytic situation. J Am Psychoanal 23: 277-299

Loewald HW (1980) Papers on psychoanalysis. Yale Univ Press, New Haven London. Dt: (1986) Psychoanalyse. Aufsätze aus den Jahren 1951-1979. Klett-Cotta, Stuttgart

Loewenstein RM (1940) Von den vitalen oder somatischen Trieben. Int Z Psychoanal 25: 174-196

Loewenstein RM (1951) The problem of interpretation. Psychoanal Q 20: 1-14

Loewenstein RM (1958) Remarks on some variations in psychoanalytic technique. Int J Psychoanal 39: 202-210

Loewenstein RM (1969) Developments in the theory of transference in the last fifty years. Int J Psychoanal 50: 583-588

Lohmann HM (1980) Psychoanalyse in Deutschland - eine Karriere im Staatsapparat? Ansichten von jenseits des Rheins. Psyche - Z Psychoanal 34: 945-957

Lorenz K (1963) Das sogenannte Böse. Zur Naturgeschichte der Aggression. Borotha-Schoeler, Wien

Lorenz K (1973) Die Rückseite des Spiegels. Versuch einer Naturgeschichte menschlichen Erkennens. Piper, München Zürich

Lorenzer A (1970) Sprachzerstörung und Rekonstruktion. Vorarbeiten zu einer Metatheorie der Psychoanalyse. Suhrkamp, Frankfurt am Main

Lorenzer A (1974) Die Wahrheit der psychoanalytischen Erkenntnis. Ein historisch-materialistischer Entwurf. Suhrkamp, Frankfurt am Main

Lothane Z (1981) Listening with the third ear as an instrument in psychoanalysis: the contribution of Reik and Isakover. Psychoanal Rev 86:487-503

Lowy S (1967) New research results in practical dream interpretation. Psychoanal Rev 54: 510- 526

Luborsky L (1984) Principles of psychoanalytic psychotherapy. A manual for supportive-expressive treatment. Basic Books, New York; dt. (1995) Einführung in die analytische Psychotherapie. 2. Aufl. Vandenhoek & Ruprecht, Göttingen

Luborsky L (2000) A pattern-setting therapeutic alliance study revisited. Psychother Res 10: 17-29

Luborsky L, Crits-Christoph P, Mintz J, Auerbach A (1988) Who will benefit from psychotherapy? Basic Books, New York

Luborsky L, Crits-Christoph P (1998) Understanding transference. 2nd ed. Basic Books, New York

Luborsky L, Mellon J, Cohen KD, Ravenswaay P van, Hole AV, Childress AR, Ming S, Crits-Christoph P, Levine FJ, Alexander K (1985) A verification of Freud's grandest clinical hypothesis: The transference. Clin Psychol Rev 5: 231-246

Luborsky L, Mintz J (1974) What sets off momentary forgetting during a psychoanalysis? Psychoanal Contemp Sci 3: 233-268

Luborsky L, Mintz J, Auerbach A, Christoph P, Bachrach H, Todd T, Johnson M, Cohen M, O'Brien CP (1980) Predicting the outcomes of psychotherapy. Findings of the Penn psychotherapy project. Arch Gen Psychiatry 37:471-481

Luborsky L, Spence DP (1978) Quantitative research on psychoanalytic therapy. In: Garfield SL, Bergin AE (eds) Handbook of psychotherapy and behavior change. An empirical analysis. 2nd ed Wiley, New York, pp 331-368

Lüders W (1982) Traum und Selbst. Psyche - Z Psychoanal 36: 813-829

Lytton SM (1983) A brief historical survey on the influence of value judgements on psychoanalytic theory and practice. Psychoanal Inquiry 3: 573-576

Macalpine I (1950) The development of the transference. Psychoanal Q 19: 501-539

Mahler MS (1969) On human symbiosis and the vicissitudes of individuation. Hogarth, London. Dt: (1972) Symbiose und Individuation. Klett, Stuttgart

Mahler MS (1971) A study of the separation - individuation process and its possible application to borderline phenomena in the psychoanalytic situation. Psychoanal Study Child 26: 403-424. Dt: (1975) Die Bedeutung des Loslösungs- und Individuationsprozesses für die Beurteilung von Borderline-Phänomenen. Psyche - Z Psychoanal 29: 1078-1095

Mahler MS, Pine F, Bergmann A (1975) The psychological birth of the human infant. Basic Books, New York. Dt: (1978) Die psychische Geburt des Menschen. Fischer, Frankfurt am Main

Mahony PJ (1979) The boundaries of free association. Psychoanal Contemp Thought 2: 151-198

Mahony PJ (1984) Cries of the Wolf Man. International Universities Press, New York

Mahony PJ (2005) Freud´s unadorned and unadorable: A case history terminable and unterminable. Psychoanal Inq 25: 27-44

Malcolm J (1980) Psychoanalysis: The impossible profession. Knopf, New York. Dt. (1983) Fragen an einen Psychoanalytiker. Klett-Cotta, Stuttgart

Mannoni M (1979) La théorie comme fiction. Freud, Groddeck, Winnicott, Lacan. Seuil, Paris

Margraf J (Hrsg) (2000a) Lehrbuch der Verhaltenstherapie, Band 1. Springer, Berlin Heidelberg New York

Margraf J (Hrsg) (2000b) Lehrbuch der Verhaltenstherapie, Band 2. Springer, Berlin Heidelberg New York

Markowitsch HJ, Welzer H (2005) Das autobiographische Gedächtnis. Hirnorganische Grundlagen und biosoziale Entwicklung. Klett-Cotta, Stuttgart

Mayes L (2005) Interface between psychoanalytical developmental theory and other disciplines. In: Person ES, Cooper AM, Gabbard GO (eds) Textbook of Psychoanalysis. American Psychiatric Press, Washington, DC,London, pp 147-158

McDevitt JB (1979) The role of internalization in the development of object relations during the separation-individuation phase. J Am Psychoanal Assoc 27: 327-343

McLaughlin JT (1981) Transference, psychic reality, and countertransference. Psychoanal Q 50: 639-664

McReynolds P (1976) Assimilation and anxiety. In: Zuckermann M, Spielberger CD (eds) Emotions and anxiety. New concepts, methods, and application. Erlbaum, Hillsdale, pp 35-86

Mead GH (1913) The social self. J Philosophy 10: 374-380

Mead GH (1934) Mind, self, and society. From the standpoint of a social behaviorist. Univ Chicago Press, Chicago. Dt: (1968) Geist, Identität und Gesellschaft aus der Sicht des Sozialbehaviorismus. Suhrkamp, Frankfurt am Main

Meissner WW (1979) Internalization and object relations. J Am Psychoanal Assoc 27: 345-360

Meissner WW (1981) Metapsychology - who needs it? J Am Psychoanal Assoc 29: 921-938

Meissner WW (2005) The dynamic unconscious: Psychic determinism, intrapsychic conflict, unconscious fantasy, dreams, and symptom formation. In: Person ES, Cooper AM, Gabbard GO (eds) Textbook of Psychoanalysis. American Psychiatric Press, Washington, DC-London, pp 21-37

Meltzer D (1967) The psychoanalytical process. Heinemann, London

Menne K, Schröter K (1980) Soziale Herkunft - ein Hindernis für die psychoanalytische Behandlung? In: Menne K, Schröter K (Hrsg) Psychoanalyse und Unterschicht. Suhrkamp, Frankfurt am Main, S 7-34

Menninger KA, Holzman PS (1958) Theory of psychoanalytic technique. Basic Books, New York 2 ed. 1973. Dt: (1977) Theorie der psychoanalytischen Technik. Frommann-Holzboog, Stuttgart-Bad Cannstatt

Mentzos S (1976) Interpersonale und institutionalisierte Abwehr. Suhrkamp, Frankfurt am Main

Mentzos S (1982) Neurotische Konfliktverarbeitung. Einführung in die psychoanalytische Neurosenlehre unter Berücksichtigung neuer Perspektiven. Kindler, München

Merloo J (1952) Free association, silence, and multiple function of speech. Psychiatr Q 26: 21-31

Mertens W (1990) Einführung in die psychoanalytische Therapie. Band 1. Kohlhammer, Stuttgart

Mertens W (1991a) Einführung in die psychoanalytische Therapie. Band 2. Kohlhammer, Stuttgart

Mertens W (1991b) Einführung in die psychoanalytische Therapie. Band 3. Kohlhammer, Stuttgart

Mertens W (2001) Was bleibt von Freuds Traumpsychologie? Zeitschr f psychoanal Theorie u Praxis 16: 123-148

Meyer AE (1981 a) Psychoanalytische Prozeßforschung zwischen der Skylla der »Verkürzung« und der Charybdis der »systematischen akustischen Lücke«. Z Psychosom Med Psychoanal 27: 103-116

Meyer AE (ed) (1981 b) The Hamburg short psychotherapy comparison experiment. Psychother Psychosom 35: 77-270

Meyer AE (1988) What makes psychoanalysts tick? In: Dahl H, Kächele H, Thomä H (eds) Psychoanalytic process research strategies. Springer, Berlin Heidelberg New York London Paris Tokyo, pp 273-290

Meyer AE (1990) Psychoanalytische Forschung für das Ende des Jahrhunderts. In: Empirische Forschung in der Psychoanalyse. Sigmund Freud Institut. Frankfurt. Band 10: 8-26

Meyer AE (1998a) Zwischen Wort und Zahl. Psychosomatische Medizin und Psychotherapie als Wissenschaft. Vandenhoeck & Ruprecht. Göttingen. hrg. Denecke F-W, Haag A, Kächele H, Stuhr U

Meyer AE (1998b) Freud als Altlast. Psychoanalyseimmanente Hindernisse für die Wissenschaftlichkeit der Psychoanalyse,. In: Meyer AE: Zwischen Wort und Zahl Psychosomatische Medizin und Psychotherapie als Wissenschaft. Vandenhoeck und Ruprecht, Göttingen, S 122-144

Meyer AE, Staewen R (1961) Beobachtungen über Analysenverläufe bei nichtindiziertem Therapeutenwechsel. Psyche - Z Psychoanal 15: 181-210

Meyer AE, Stuhr U, Denecke FW (1989) Psychoanalytische Kurztherapie. Möglichkeiten und Grenzen anhand eigener empirischer Untersuchungen. In: Janssen PL, Paar GH (Hrsg) Reichweite der psychoanalytischen Therapie. Springer, Berlin Heidelberg New York London Paris Tokyo Hong Kong, S 55-74

Michels R (1999) Psychoanalysts´ theories. In: Fonagy P, Cooper AM, Wallerstein RS (eds) Psychoanalysis on the move: The work of Joseph Sandler. Routledge, London, New York, pp 187-200

Michaelis W (1976) Verhalten ohne Aggression. Versuch zur Integration der Theorien. Kiepenheuer & Witsch, Köln

Milch W (2001) Lehrbuch der Selbstpsychologie. Kohlhammer, Stuttgart

Milch W , Hartmann HP (1996) Zum gegenwärtigen Stand der psychoanalytischen Selbstpsychologie. Psychotherapeut 41: 1-12

Miller I (1975) A critical assessment of the future psychoanalysis. A view from within. J Am Psychoanal Assoc 23: 139-153

Miller NE, Luborsky L, Barber JP, Docherty JP (eds) (1993) Psychodynamic treatment research. Basic Books, New York

Minkowski E (1933) Le temps vécu. D'Artrey, Paris. Dt: (1972) Die gelebte Zeit. Otto Müller, Salzburg

Mitchell SA (1988) Relational concepts in psychoanalysis. An integration. Harvard University Press, Cambridge, MA

Mitchell S (1997) Influence and autonomy in psychoanalysis. Analytic Press, Hillsdale, NJ

Mitchell SA (2003) Bindung und Beziehung. Auf dem Weg zu einer relationalen Psychoanalyse. Psychosozial-Verlag, Giessen

Mitchell SA (2005) Psychoanalyse als Dialog : Einfluss und Autonomie in der analytischen Beziehung. Psychosozial-Verlag, Gießen

Mitscherlich A (1967) Krankheit als Konflikt. Studien zur psychosomatischen Medizin, Bd 2. Suhrkamp, Frankfurt am Main

Mitscherlich, A, Brocher T, Mering O von, Horn K (Hrg) (1967) Der Kranke in der modernen Gesellschaft. Kiepenheuer & Witsch, Köln

Modell AH (1981) Does metapsychology still exist? Int J Psychoanal 63: 391-402. Dt. (1984 b) Gibt es eine Metapsychologie noch? Psyche - Z Psychoanal 38: 214-234.

Modell AH (1984) Psychoanalysis in a new context. International Universities Press, New York

Modell AH (1990) Other Times, Other Realities. Harvard University Press, Cambridge, MA

Möller HJ (1976) Methodische Grundprobleme der Psychiatrie. Kohlhammer, Stuttgart

Möller HJ (1978) Psychoanalyse - erklärende Wissenschaft oder Deutungskunst? Wilhelm Fink, München

Moeller ML (1977) Zur Theorie der Gegenübertragung. Psyche - Z Psychoanal 31: 142-166

Monchaux C de (1978) Dreaming and the organizing function of the ego. Int J Psychoanal 59: 443-453

Money-Kyrle RE (1956) Normal countertransference and some of its deviations. Int J Psychoanal 37: 360-366

Mooij A (1991, 1982) Psychoanalysis and the concept of a rule: an essay in the philosophy of psychoanalysis. Springer, Berlin Heidelberg

Moore MS (1980) The nature of psychoanalytic explanation. Psychoanal Contemp Thought 3: 459-543

Morgenthaler F (1978) Technik. Zur Dialektik der psychoanalytischen Praxis. Syndikat, Frankfurt am Main

Moser U (1962a) Übertragungsprobleme in der Psychoanalyse eines chronisch schweigenden Charakterneurotikers. Psyche - Z Psychoanal 15: 592-624

Moser U (1962b) Der Prozeß der Einsicht im psychoanalytischen Heilverfahren. Schweiz Z Psychol 21: 196-221

Moser U (1978) Affektsignal und aggressives Verhalten. Zwei verbal formulierte Modelle der Aggression. Psyche - Z Psychoanal 32: 229-258

Moser U (1991) On-Line und Off-Line, Praxis und Forschung, eine Bilanz. Psyche - Z Psychoanal 45: 315-334

Moser U (1992) Zeichen der Veränderung im affektiven Kontext von Traum und psychoanalytischer Situation. Psyche - Z Psychoanal 46: 923-958

Moser U (1999) Selbstmodelle und Selbstaffekte im Traum. Psyche - Z Psychoanal 53: 220-248

Moser U (2003a) Traumtheorien und Traumkultur in der psychoanalytischen Praxis (Teil I). Psyche - Z Psychoanal 57: 639-657

Moser U (2003b) Traumtheorien und Traumkultur in der psychoanalytischen Praxis (Teil II). Psyche - Z Psychoanal 57: 729-750

Moser U (2005) Transformation und affektive Regulierung in Traum und Wahn. Psyche - Z Psychoanal 59: 718-765

Moser U, von Zeppelin I (eds) (1991) Cognitive-affective processes. New ways of psychoanalytic modeling. Springer, Berlin Heidelberg New York

Moser U, von Zeppelin I (1999a) Der geträumte Traum. Wie Träume entstehen und sich verändern. 2. Aufl. Kohlhammer, Stuttgart

Moser U, von Zeppelin I (1999b) Der geträumte Traum - Traumgenerierung und Traumcodierung. In: Deserno H (Hrsg) Das Jahrhundert der Traumdeutung Perspektiven psychoanalytischer Traumforschung. Klett-Cotta, Stuttgart, S 375-396

Moser U, von Zeppelin I (2004a) <borderline> im Traumalltag. Psyche - Z Psychoanal 58: 250-271

Moser U, von Zeppelin I (2004b) Borderline: Mentale Prozesse in der therapeutischen >Mikrowelt<. Psyche - Z Psychoanal 58: 634-648

Moser U, von Zeppelin I (2004c) Die Regulierung der Beziehung bei <frühen> Störungen (<Borderline>) -Fällen. Psyche - Z Psychoanal 58: 1089-1110

Mowrer OH (1960) Learning theory and the symbolic processes. Wiley, New York

M'Uzan M de (1977) De l' art à la mort. Gallimard, Paris

Myers, WA (1991) Psychoanalytic psychotherapy and psychoanalysis with older patients. In: Myers WA (ed) New techniques in the psychotherapy of older patients. American Psychiatric Press, Washington DC

Myerson PG (1965) Modes of insight. J Am Psychoanal Assoc 13: 771-792

Nacht S (1964) Silence as an integrative factor. Int J Psychoanal 45: 299-303

Nedelmann C (1980) Behandlungsziel und Gesundheitsbegriff der Psychoanalyse. In: Bach H (Hrsg) Der Krankheitsbegriff in der Psychoanalyse. Vandenhoeck & Ruprecht, Göttingen, S 55-67

Neisser U (1979) Kognition und Wirklichkeit. Prinzipien und Implikationen der kognitiven Psychologie. Klett-Cotta, Stuttgart. Engl: (1976) Cognition and reality. Principles and implications of cognitive psychology. Freeman, San Francisco

Nerenz K (1983) Eine Legende zum Begriff der Gegenübertragung. In: Hoffmann SO (Hrsg) Deutung und Beziehung. Kritische Beiträge zur Behandlungskonzeption und Technik in der Psychoanalyse. Fischer, Frankfurt am Main, S 146-151

Neudert L, Kächele H, Thomä H (1990) Der empirische Vergleich konkurrierender psychoanalytischer Behandlungstheorien. Psychother Psychol Med-Diskjournal 1: 1

Neudert L, Kübler C, Schors R (1985) Die inhaltsanalytische Erfassung von Leiden im psychotherapeutischen Prozeß. In: Czogalik D, Ehlers W, Teufel R (Hrsg) Perspektiven der Psychotherapieforschung. Einzelfall, Gruppe, Institution. Hochschulverlag, Freiburg im Breisgau, S 120-134

Neumann H (1987) Ein Ohr für den Partner. Forum Psychoanal 3: 112-126

Neyraut M (1974) Le transfert. Etude psychoanalytique. Presses Universitaires de France, Paris. Dt: (1976) Die Übertragung. Eine psychoanalytische Studie. Suhrkamp, Frankfurt am Main

Norman HF, Blacker KH, Oremland JD, Barett WG (1976) The fate of the transference neurosis after termination of a satisfactory analysis. J Am Psychoanal Assoc 24: 471-498

Noy P (1978) Insight and creativity. J Am Psychoanal Assoc 26: 717-748

Nunberg H (1930) Die synthetische Funktion des Ich. Int Z Psychoanal 16: 301-318. Engl: (1931) The synthetic function of the ego. Int J Psychoanal 12: 123-140

Nunberg H (1951) Transference and reality. Int J Psychoanal 32: 1-9

Ogden T (1992a) The dialectically constituted/decentered subject of psychoanalysis. I. The Freudian subject. Int J Psychoanal 73: 517-526

Ogden T (1992b) The dialectically constituted/decentered subject of psychoanalysis. II. The contributions of Klein and Winnicott. Int J Psychoanal 73: 613-626

Ogden TH (1994) The analytic third: working with intersubjective facts. Int J Psychoanalysis 75: 3-19

Ogden TH (1998, 1995) Zur Analyse von Lebendigem und Totem in Übertragung und Gegenübertragung. Psyche - Z Psychoanal 52: 1067-1092

Ogden TH (2004) the analytic third: implications for psychoanalytic theory and technique. Psychoanal Q 73:167-195

Olinick SL (1964) The negative therapeutic reaction. Int J Psychoanal 45: 540-548

Olinick SL (1970) Negative therapeutic reaction. J Am Psychoanal Assoc 18: 655-672

Orange DM, Stolorow RD (1998) Self-disclosure from the perspective of intersubjective theory. Psychoanal Inq 18: 530-537

Orlinsky DE, Geller J (1993) Patients´ representations of their therapists and therapy: New measures. In: Miller N, Luborsky L, Barber JE, Docherty JP (eds) Psychodynamic treatment research. Basic Books, New York, pp 423-466

Orlinsky DE, Rønnestad MH, Willutzky U (2004) Fifty years of psychotherapy process-outcome research: Continuity and change. In: Lambert MJ (ed) Handbook of psychotherapy and behavior change. 5th ed. Wiley, New York, pp 307-389

Ornstein RE (1969) On the experience of time. Penguin Books, Baltimore

Ornston D (1985 a) Freud's conception is different from Strachey's. J Am Psychoanal Assoc 33: 379-412

Ornston D (1985 b) The invention of »cathexis« and Strachey's strategy. Int Rev Psychoanal 12: 391-412

Orr WD (1954) Transference and countertransference. A historical study. J Am Psychoanal Assoc 2: 621-670

Osofsky J (1996) Discussion: The irrelevance of infant observation for psychoanalysis. J Am Psychoanal Ass 44: 399-410

Palombo SR (1973) The associative memory tree. Psychoanal Contemp Sci 2: 205-219

Palombo, SR (1984) Deconstructing the manifest dream. J Am Psychoanal Ass 32: 405-420

Panksepp J (1998) Affective neuroscience. The foundations of human and animal emotions. Oxford University Press, New York

Panksepp J (1999) Emotions as viewed by psychoanalysis and neuroscience: An exercise in consolience. Neuro-Psychoanalysis 1: 15-38

Papousek H (1981) The common in the uncommon child: Comments on the child's integrative capacities and on parenting. In: Lewis M, Rosenblum LA (eds) The uncommon child. Plenum Press, New York, pp 317-328

Papousek H, Papousek M (1983) Interactional failures. Their origins and significance in infant psychiatry. In: Call JD, Galenson E, Tyson RL (eds) Frontiers of infant psychiatry. Basic Books, New York, pp 31-37

Papousek H, Papousek M, Giese R (1984) Die Anfänge der Eltern-Kind Beziehung. In: Frick-Bruder V, Platz P (Hrsg) Psychosomatische Probleme in der Gynäkologie und Geburtshilfe. Springer, Berlin

Parens H (1979) The development of aggression in early childhood. Aronson, New York

Parin P (1978) Warum die Psychoanalytiker so ungern zu brennenden Zeitproblemen Stellung nehmen. Eine ethnologische Betrachtung. Psyche - Z Psychoanal 32: 385-399

Parin P, Parin-Matthèy G (1983 a) Medicozentrismus in der Psychoanalyse. Eine notwendige Revision der Neurosenlehre und ihre Relevanz für die Theorie der Behandlungstechnik. In: Hoffmann SO (Hrsg) Deutung und Beziehung. Kritische Beiträge zur Behandlungskonzeption und Technik in der Psychoanalyse. Fischer, Frankfurt am Main, S 86-106

Parin P, Parin-Matthèy G (1983 b) Gegen den Verfall der Psychoanalyse. Gespräch mit A. Messerli. Tell 15: 9-15

Parker B (1962) My language ist me. Basic Books, New York. Dt. (1970) Meine Sprache bin ich. Suhrkamp, Frankfurt

Parkin A (1980) On masochistic enthralment. A contribution to the study of moral masochism. Int J Psychoanal 61: 307-314

Parsons T (1964) Social structure and personality. Free Press, London

Paul RA (2005) Anthropology. In: Person ES, Cooper AM, Gabbard GO (eds) Textbook of psychoanalysis. American Psychiatric Press, Washington, DC, London, pp 479-489

Perrez M (1983) Wissenschaftstheoretische Probleme der klinischen Psychologie. Psychotherapeutische Methoden - zum Stand ihrer metatheoretischen Diskussion. In: Minsel WR, Scheller R (Hrsg) Forschungskonzepte der klinischen Psychologie. Kösel, München (Brennpunkte der klinischen Psychologie, Bd 6, S 148-163)

Person ES, Cooper AM, Gabbard GO (eds) (2005) Textbook of Psychoanalysis. American Psychiatric Press, Washington, DC,London

Person ES, Cooper AM, Gabbard GO (2005) Introduction. In: Person ES, Cooper AM, Gabbard GO (eds) Textbook of Psychoanalysis. American Psychiatric Press, Washington, DC, London, p I

Peterfreund E (1975) How does the analyst listen? On models and strategies in the psychoanalytic process. Psychoanal Contemp Sci 4: 59-101

Peterfreund E (1980) On information and systems models for psychoanalysis. Int Rev Psychoanal 7: 327-345

Peterfreund E (1983) The process of psychoanalytic therapy. Models and strategies. Analytic Press, Hillsdale NJ
Pfeffer AZ (1959) A procedure for evaluating the results of psychoanalysis. A preliminary report. J Am Psychoanal Assoc 7: 418-444
Pfeffer AZ (1961) Follow-up study of a satisfactory analysis. J Am Psychoanal Assoc 9: 698-718
Pfeffer AZ (1963) The meaning of the analyst after analysis. A contribution to the theory of therapeutic results. J Am Psychoanal Assoc 11: 229-244
Piaget J (1954) The construction of reality in the child. Basic Books, New York
Piechotta B (2003) Qualitätsmanagment für Psychoanalytiker. Stein der Weisen oder Stein des Sisyphos? Forum Psychoanal 19: 129-148
Pine F (2005) Theories of motivation. In: Person ES, Cooper AM, Gabbard GO (eds) Textbook of psychoanalysis. American Psychiatric Press, Washington, DC, London, pp 3-19
Pines M (1985) On the question of revision of the Standard Edition of Freud's writing. Int J Psychoanal 66: 1-2
Poland WS (1992) Transference: »An original creation« Psychoanal Q 61:185-205
Polanyi M (1958) Personal knowledge. Towards a post-critical philosophy. Routledge & Kegan Paul, London
Pollak T (2003) Das Setting - ein Essential der klinischen Psychoanalyse? Zeitschr f psychoanal Theorie u Praxis 18: 352-372
Pollock, GH, Greenspan SI (eds) (1998) The course of life: Completing the journey. International Universities Press, Madison
Pontalis JB (1968) Nach Freud. Suhrkamp, Frankfurt am Main
Popper KR (1969) Logik der Forschung, 3. erw Aufl. Mohr, Tübingen
Popper KR, Eccles JC (1977) The self and its brain. An argument for interactionism. Springer, Berlin Heidelberg New York. Dt: (1982) Das Ich und sein Gehirn. Piper, München
Porzsolt, F, Kächele H (1999). Evidence-Based Medicine: Beschreibung der Fassade und der Rückseite des Gebäudes. Leber Magen Darm 29: 68-72
Poscheschnik G (2001): Ein Diskussionbeitrag zur psychoanalytischen Motivationstheorie. Universität Klagenfurt (Diplomarbeit)
Poscheschnik G (2005) Empirische Forschung in der Psychoanalyse - Einige Gedanken zur wissenschafstheoretischen und methodologischen Standortbestimmung. In: Poscheschnik G (Hrsg) Empirische Forschung in der Psychoanalyse. Psychosozial, Giessen
Pressman MD (1969) The cognitive function of the ego in psychoanalysis. I. The search for insight. Int J. Psychoanal 50: 187-196
Pribram KH, Gill MM (1976) Freud's project reassessed. Hutchinson, London
Prim R, Tilmann H (1973) Grundlagen einer kritisch-rationalen Sozialwissenschaft. Quelle & Meyer, Heidelberg
Propp V (1928) Morfologia delle fiabe. Einandi, Torino; dt. (1968) Morphologie des Märchens. Suhrkamp, Frankfurt
Purcell S (2004) The analyst´s theory: A third source of countertransference. Int J Psychoanal 85: 635-652
Quint H (1984) Der Zwang im Dienst der Selbsterhaltung. Psyche - Z Psychoanal 38: 717-737
Racker H (1957) The meanings and uses of countertransference. Psychoanal Q 26: 303-357
Racker H (1968) Transference and countertransference. International Universities Press, New York. Dt: (1978) Übertragung und Gegenübertragung. Reinhardt, München Basel
Rad Mv, Huber D, Klug G (2001) Unterwegs zum Wirksamkeitsnachweis von Psychoanalysen und Psychotherapien - Sisyphos zwischen therapeutischer Scylla und methodischer Charybdis. Ein Kommentar aus der Sicht der empirischen Therapieforschung. Psyche - Z Psychoanal 55: 311-319
Radebold H (1982) Probleme der psychotherapeutischen Technik bei neurotischen und reaktiven Erkrankungen im höheren und hohen Lebensalter. In: Helmchen H, Linden M, Rüger U (Hrsg) Psychotherapie in der Psychiatrie. Springer, Berlin Heidelberg New York, S 303-309
Radebold, H (1994) Psychoanalytische Psychotherapie und Psychoanalyse mit älteren Menschen. Zsch Psychoanal Theorie u. Praxis 9: 247-259
Radebold, H (Hrg) (1997) Altern und Psychoanalyse. Vandenhoek & Ruprecht Göttingen
Radó S, Fenichel O, Müller-Braunschweig C (Hrsg) (1930) Zehn Jahre Berliner Psychoanalytisches Institut. Poliklinik und Lehranstalt. Int Psychoanal Verlag, Wien
Ramzy I (1974) How the mind of the psychoanalyst works. An essay on psychoanalytic inference. Int J Psychoanal 55: 543-550
Rangell L (1966) An overview of the ending of an analysis. In: Litman RE (ed) Psychoanalysis in the Americas. Original contributions from the First Pan-American Congress for Psychoanalysis. International Universities Press, New York, pp 141-165
Rangell L (1968) A point of view on acting out. Int J Psychoanal 49: 195-201
Rangell L (1971) The decision making process. A contribution from psychoanalysis. Psychoanal Study Child 26: 425-452
Rangell L (1981) Psychoanalysis and dynamic psychotherapy. Similarities and differences twenty-five years later. Psychoanal Q 50: 665-693
Rangell L (1984) The analyst at work. The Madrid congress. Synthesis and critique. Int J Psychoanal 65: 125-140
Rapaport D (1953) On the psycho-analytic theory of affects. Int J Psychoanal 34: 177-198
Rapaport D. (1959) A historical survey of psychoanalytic ego psychology. In: M. Gill (ed) The collected papers of David Rapaport. Basic Books New York London,1967 pp 745-757
Rapaport D (1960) The structure of psychoanalytic theory. A systematizing attempt (Psychological issues, vol 2, no 2, monograph 6). International Universities Press, New York. Dt. (1960) Die Struktur der psychoanalytischen Theorie. Versuch einer Systematik. Klett, Stuttgart.
Rapaport D (1974) The history of the concept of association of ideas. International Universities Press, New York
Rapaport D, Gill MM (1959) The points of view and assumptions of metapsychology. Int J Psychoanal 40: 153-162

Rappaport EA (1956) The management of an erotized transference. Psychoanal Q 25: 515-529

Redlich FC (1968) Psychoanalyse und soziale Verantwortung. Psyche - Z Psychoanal 22: 658-671

Redlich FC, Freedman DX (1966) The theory and practice of psychiatry, 3rd edn. Basic Books, New York. Dt: (1970) Theorie und Praxis der Psychiatrie. Suhrkamp, Frankfurt am Main

Reich A (1951) On counter-transference. Int J Psychoanal 32: 25-31

Reich W (1933) Charakteranalyse. Technik und Grundlagen für studierende und praktizierende Analytiker. Selbstverlag des Autors, Wien

Reiche R (1991) Haben frühe Störungen zugenommen. Psyche - Z Psychoanal 45: 1045-1066

Reichenbach H (1938) Experience and prediction. Univ Chicago Press, Chicago

Reid JR, Finesinger JE (1952) The role of insight in psychotherapy. Am J Psychiatry 108: 726- 734

Reik T (1948) Listening with the third ear. Farrar Straus & Giroux, New York. Dt (1976) Hören mit dem dritten Ohr. Die innere Erfahrung eines Psychoanalytikers. Hoffmann & Campe, Hamburg.

Reis WJ (1970) Formen der freien Assoziation zu Träumen. Psyche - Z Psychoanal 24: 101-115

Reiser MF (1985) Converging sectors of psychoanalysis and neurobiology. Mutual challenges and opportunity. J Am Psychoanal Assoc 33: 11-34

Reiter L (1975) Wissenschaftstheoretische Probleme der Psychotherapie. In: Strotzka H (Hrsg) Psychotherapie. Grundlagen, Verfahren, Indikationen. Urban & Schwarzenberg, München, S 7-31

Renik O (1993a) Analytic interaction: Conceptualizing technique in light of the analyst's irreducible subjectivity. Psychoanal Q 62: 553-571

Renik O (1993b) Countertransference enactment and the psychoanalytic process. In: Horowitz M, Kernberg O, Weinshel E (eds) Psychic structure and psychic change, International Universities Press, Madison, S 135-158

Renik O (1995) The ideal of the anonymous analyst and the problem of self-Disclosure. Psychoanal Q 64: 466-495. Dt. (1999) Das Ideal des anonymen Analytikers und das Problem der Selbstenthüllung. Psyche – Z Psychoanal 53: 929-957

Renik O (1998) The analyst's subjectivity and the analyst's objectivity. Int J Psycho-Anal 79: 487-497

Renik O (2003) Standards and standardisation. Plenary address American Psychoanalytic Association, 24 January 2003. J Am Psychoanal Ass 51 (Suppl): 43-55

Richards AD (1980) Technical consequences of object relations theory. J Am Psychoanal Assoc 28: 623-636

Richards AD (1984) The relation between psychoanalytic theory and psychoanalytic technique. J Am Psychoanal Assoc 32: 587-602

Richards AD (2003) Psychoanalytic discourse at the turn of the century: A plea for humility. J Am Psychoanal Ass 51 (Suppl): 73-88

Richfield J (1954) An analysis of the concept of insight. Psychoanal Q 23: 390-408

Richter HE (1970) Patient Familie. Entstehung, Struktur und Therapie von Konflikten in Ehe und Familie. Rowohlt, Reinbek bei Hamburg

Richter HE (1984) Sterbeangst und Destruktivität. Psyche - Z Psychoanal 38: 1105-1123

Richter HE (1985) Als Psychoanalytiker in der Friedensbewegung. Psyche - Z Psychoanal 39: 289-300

Rickman J (1957) Selected contributions to psychoanalysis. Basic Books, New York

Ricoeur P (1969) Die Interpretation. Ein Versuch über Freud. Suhrkamp, Frankfurt am Main. Fr: (1965) De l'interprétation. Seuil, Paris

Ricoeur P (1974) Hermeneutik und Psychoanalyse. Kösel, München. Fr: (1969) Le conflit des interprétations. Essais d'herméneutique. Seuil, Paris

Riemann F (1973) Fritz Riemann. In: Pongratz LJ (Hrsg) Psychotherapie in Selbstdarstellungen. Huber, Bern Stuttgart Wien, S 346-376

Riviere J (1936) Zur Genese des psychischen Konfliktes im frühen Lebensalter. Int Z Psychoanal 22: 487-512. Engl: (1936) On the genesis of psychical conflict in earliest infancy. Int J Psychoanal 17: 395-422

Rizzolati G, Fogassi L, Gallese V (2001) Neurophysiological mechanisms underlying the understanding and imitation of action. Nat Rev Neurosci 2: 661-670

Roback HB (1974) Insight. A bridging of the theoretical and research literature. Canadian Psychologist 15: 61-88

Robbins WS (1975) Termination: Problems and techniques. J Am Psychoanal Assoc 23: 166-176

Rochlin G (1973) Man's aggression. The defence of the self. Gambit, Boston

Roland A (1971) The context and unique function of dreams in psychoanalytic therapy. Clinical approach. Int J Psychoanal 52: 431-439

Roose SP, Cabaniss DL (2005) Psychoanalysis and psychopharmacology. In: Person ES, Cooper AM, Gabbard GO (eds) Textbook of psychoanalysis. American Psychiatric Press, Washington, DC, London, pp 255-266

Rosenblatt AD, Thickstun JT (1977) Energy, information, and motivation. A revision of psychoanalytic theory. J Am Psychoanal Assoc 25: 537-558

Rosenfeld H (1955) Notes on the psycho-analysis of the superego conflict in an acute schizophrenic patient. In: Klein M, Heimann P, Money-Kyrle RE (eds) New directions in psycho-analysis. Basic Books, New York, pp 180-219

Rosenfeld H (1971) Beitrag zur psychoanalytischen Theorie des Lebens- und Todestriebes aus klinischer Sicht. Eine Untersuchung der aggressiven Aspekte des Narzißmus. Psyche - Z Psychoanal 23: 476-493. Engl: (1971) A clinical approach to the psychoanalytic theory of the life and death instincts. An investigation into the aggressive aspects of narcissism. Int J Psychoanal 52: 169-178

Rosenfeld H (1972) A critical appreciation of James Strachey's paper on the nature of the therapeutic action of psychoanalysis. Int J Psychoanal 53: 455-461

Rosenfeld H (1975) Negative therapeutic reaction. In: Giovacchini PL (ed) Tactics and techniques in psychoanalytic therapy, vol 2. Hogarth, London, pp 217-228
Rosenkötter L (1973) Die psychoanalytische Situation als Grundlage der psychoanalytischen Therapie. Psyche - Z Psychoanal 27: 989-1000
Rosenkötter L (1983) Alexander Mitscherlich als Chef und Lehrer. Psyche - Z Psychoanal 37: 346-351
Rosin U (1989) Balint-Gruppen: Konzeption.Forschung. Ergebnisse. Berlin, Heidelberg, New York, Springer
Ross M (1973) Some clinical and theoretical aspects of working through. Int J Psychoanal 54: 331-343
Roth G (2001) Fühlen Denken Handeln. Wie das Gehirn unser Verhalten steuert. Frankfurt, Suhrkamp
Rothenberg A (1984) Creativity and psychotherapy. Psychoanal Contemp Thought 7: 233-268
Rothstein A (1983) The structural hypothesis. An evolutionary perspective. International Universities Press, New York
Rotmann M (1978) Über die Bedeutung des Vaters in der »Wiederannäherungs-Phase« Psyche – Z Psychoanal 32: 1105-1147
Rotmann M (1992) Ist die Übertragungsbedeutung des Gutachterverfahrens analysierbar? Psyche – Z Psychoanal 46: 178-219
Roughton RE (1996) Useful aspects of acting out: Repetition, enactment and actualisation. J Am Psychoanal Ass 41: 443-472
Rubinstein BB (1967) Explanation and mere description. A metascientific examination of certain aspects of the psychoanalytic theory of motivation. In: Holt RR (ed) Motives and thought. Psychoanalytic essays in honor of David Rapaport (Psychological issues, vol 5, no 2-3, monograph 18-19). International Universities Press, New York, pp 18-77
Rubinstein BB (1976) On the possibility of a strictly clinical psychoanalytic theory. An essay in the philosophy of psychoanalysis. In: Gill MM, Holzman PS (eds) Psychology versus metapsychology. Psychoanalytic essays in memory of George S. Klein (Psychological issues, vol 9, no 4, monograph 36) International Universities Press, New York, pp 229-264
Rubinstein BB (1980) The self and its brain. An argument for interactionism. By Karl Popper and John C Eccles. J Am Psychoanal Assoc 28: 210-219
Rudolf G, Grande T, Dilg R, Jakobsen T, Keller W, Oberbracht C, Pauli-Magnus C, Stehle S, Wilke S (2002a) Structural changes in psychoanalytic therapies - The Heidelberg-Berlin Study on long-term psychoanalytic therapies (PAL). In: Leuzinger-Bohleber M, Target M (eds) Outcomes of psychoanalytic treatment – Perspectives for therapists and researchers. Whurr, London, pp 201-222.
Rudolf, G, Jakobson T, Hohage R, Schlösser A (2002b) Wie urteilen Psychotherapiegutachter? Entscheidungsmuster von Psychotherapiegutachten auf der Grundlage der Gutachtenkriterienliste. Psychotherapeut 47: 249-253
Rudominer HS (1984) Peer review, third party payment, and the analytic situation. A case report. J Am Psychoanal Assoc 32: 773-795
Rüger U, Dahm A, Kallinke D (2005) Faber-Haarstrick Kommentar Psychotherapie-Richtlinien. 7. Aufl. Urban & Fischer, München Jena
Ruffler G (1957) Zur Bedeutung der Anamnese für die psychosomatische Fragestellung, dargestellt an einer Anfallskranken. Psyche - Z Psychoanal 11: 416-458
Russell HN, Dugan RS, Stewert JQ (1945) Astronomy. A revision of Young's manual of astronomy. Ginn, Boston
Sabshin M (1985) Psychoanalysis and psychiatry. Models for potential future relations. J Am Psychoanal Assoc 33: 473-491
Sager CJ, Grundlach R, Kremer M, Lenz R, Royce JR (1968) The married in treatment. Effects of psychoanalysis on the marital state. Arch Gen Psychiatry 19: 205-217
Sagi-Schwartz A, Van IJzendoorn M, Grossmann K, Joels T, Grossmann K, Scharf M, Koren-Karie N, Alkalay S (2003) Attachment and traumatic stress in female holocaust child survivors and their daughters. Am J Psychiatry 160: 1086-1092
Samberg E, Marcus ER (2005) Process, resistance, and interpretation. In: Person ES, Cooper AM, Gabbard GO (eds) Textbook of psychoanalysis. American Psychiatric Press, Washington, DC, London
Sampson H, Weiss J (1983) Testing hypotheses. The approach of the Mount Zion Psychotherapy Research Group. In: Greenberg L, Pinsof W (eds) The psychotherapeutic process. A research handbook. Guilford, New York
Sand R (1983) Confirmation in the Dora case. Int Rev Psychoanal 10: 333-358
Sandell R (2001a) Jenseits von Spekulationen. Empirisch gesicherte Unterschiede zwischen Psychoanalyse und psychodynamischer Psychotherapie. In: Bohleber W, Drews S (Hrsg) Die Psychoanalyse der Gegenwart - die Gegenwart der Psychoanalyse. Klett-Cotta, Stuttgart, S 473-490
Sandell R (2001b) Multimodale Analyse von temporären Interaktionen in der Wirksamkeit von Psychoanalysen und Langzeit-Psychotherapien. In: Stuhr U, Leuzinger-Bohleber M, Beutel M (Hrsg) Langzeit-Psychotherapie. Kohlhammer, Stuttgart, S 203-214
Sandell R, Blomberg J, Lazar A, Carlsson J, Broberg J, Schubert J (2001c) Unterschiedliche Langzeitergebnisse von Psychoanalysen und Langzeitpsychotherapien. Aus der Forschung des Stockholmer Psychoanalyse- und Psychotherapieprojektes. Psyche - Z Psychoanal 55: 277-310
Sander LW (1980) Investigation of the infant and its care giving environment as a biological system. In: Greenspan SI, Pollock GH (eds) The course of life, vol 1. US Department of Health and Human Services, Washington DC, S 177-201
Sander L (1995) Identity and the experience of specificity in a process of recognition. Psychoanal Dial 5: 579-593
Sander L (1998) Interventions that effect change in psychotherapy: A model based in infant research. Infant Mental Health J 19: 280-281
Sandler J (1960) The background of safety. Int J Psychoanal 41: 352-356
Sandler J (1976) Gegenübertragung und Bereitschaft zur Rollenübernahme. Psyche - Z Psychoanal 30: 297-305. Engl:

(1976) Countertransference and role-responsiveness. Int Rev Psychoanal 3: 43-47
Sandler J (1982) Psychoanalysis and psychotherapy. The training analyst's dilemma. In: Joseph ED, Wallerstein RS (eds) Psychotherapy. Impact on psychoanalytic training. The influence of practice and theory of psychotherapy an education in psychoanalysis (Int Psychoanal Assoc, monograph series, no 1). International Universities Press, New York, pp 39-47
Sandler J (1983) Die Beziehung zwischen psychoanalytischen Konzepten und psychoanalytischer Praxis. Psyche - Z Psychoanal 37: 577-595. Engl (1983) Reflections on some relations between psychoanalytic concepts and psychoanalytic practice. Int J Psychoanal 64: 35-45
Sandler J, Dare C, Holder A (1973) Grundbegriffe der psychoanalytischen Therapie. Klett, Stuttgart. Engl: (1992) The patient and the analyst. The basic of the psychoanalytic process. Karnac Books, London
Sandler J, Dreher AU (1996) What do psychoanalysts want? The problem of aims in psychoanalytic therapy. Routledge London, New York; dt. (1999) Was wollen die Psychoanalytiker? Das Problem der Ziele in der psychoanalytischen Behandlung. Klett-Cotta, Stuttgart
Sandler J, Sandler A-M, Davies R (eds) (2000) Clinical and observational research: Roots of a controversy. Karnacs Books, London
Sargent HD, Horwitz L, Wallerstein RS, Appelbaum A (1968) Prediction in psychotherapy research. Method for the tranformation of clinical judgements into testable hypothesis (Psychological issues, vol 6, no 1, monograph 21). International Universities Press, New York
Sashin JI, Eldred SH, Amerongen ST van (1975) A search for predictive factors in institute supervised cases. A retrospective study of 183 cases from 1959-1966 at the Boston Psychoanalytic Society and Institute. Int J Psychoanal 56: 343-359
Saul LJ (1962) The erotic transference. Psychoanal Q 31: 54-61
Schacht L (1973) Subjekt gebraucht Subjekt. Psyche - Z Psychoanal 27: 151-168
Schachtel EG (1947) On memory and childhood amnesia. Psychiatry 10: 1-26
Schachter J (2002) Transference. Shibboleth or albatros? The Analytic Press, Hillsdale, Nj
Schafer R (1968) Aspects of internalization. International Universities Press, New York
Schafer R (1973) The idea of resistance. Int J Psychoanal 54: 259-285
Schafer R (1976) A new language for psychoanalysis. Yale Univ Press, New Haven
Schafer R (1981) Action language and the psychology of the self. Annu Psychoanal 8: 83-92
Schafer R (1982) The relevance of the »here and now« transference interpretation to the reconstruction of early development. Int J Psychoanal 63: 77-82
Schafer R (1983) The psychoanalytic attitude. Basic Books, New York
Schafer R (1985) Wild analysis. J Am Psychoanal Assoc 33: 275-299
Schafer R (1990) The search for common ground. Int J Psychoanal 71: 49-52.
Schafer, R (1997) Die zeitgenössischen Kleinianer. Psyche - Z Psychoanal 51: 338-384
Schafer R (2005) Conflict: conceptualization, practice, problems. Psychoanal Q 74: 47-63
Schaffer R (1982) Mütterliche Fürsorge in den ersten Lebensjahren. Klett-Cotta, Stuttgart
Scharff J (2002) Zur Zentrierung auf innere und äußere Faktoren. Psyche - Z Psychoanal 56: 601-620
Schauenburg H, Freyberger HJ, Cierpka M, Bucheim P (Hrg) (1998) OPD in der Praxis. Konzepte, Anwendungen, Ergebnisse der Operationalisierten Psychodynamischen Diagnostik. Verlag Hans Huber, Bern Göttingen
Schaumburg C, Kächele H, Thomä H (1974) Methodische und statistische Probleme bei Einzelfallstudien in der psychoanalytischen Forschung. Psyche - Z Psychoanal 28: 353-374
Schepank, H (1987). Psychogene Erkrankungen der Stadtbevölkerung. Eine epidemiologisch-tiefenpsychologische Feldstudie in Mannheim. Berlin Heidelberg New York, Springer
Scheunert G (1973) Über das »Agieren« als theoretisches und praktisches Problem in der Psychoanalyse. In: Hahn P, Herdieckerhoff E (Hrsg) Materialien zur Psychoanalyse und analytisch orientierten Psychotherapie. Sektion B: Schriften zur Technik, Heft 1. Vandenhoeck & Ruprecht, Göttingen Zürich
Scheunert G (1984) Von den Anfängen der Deutschen Psychoanalytischen Vereinigung. Erinnerungen eines Beteiligten. Int Psychoanal Assoc Newsletter 16, no 4 (dt Ausg): 4-5
Schilder P (1935 a) The image and appearance of the human body. Studies in the constructive energies of the Psyche. Kegan Paul, London
Schilder P (1935 b) Psychoanalyse und bedingte Reflexe. Imago 21: 50-66
Schimek JG (1983) The construction of the transference. The relativity of the here and now and the there and then. Psychoanal Contemp Thought 6: 435-456
Schlessinger N, Robbins FP (1983) A developmental view of the psychoanalytic process. Follow-up studies and their consequences. International Universities Press, New York
Schlieffen H von (1983) Psychoanalyse ohne Grundregel. Psyche - Z Psychoanal 37: 481-486
Schmale HT (1966) Working through. J Am Psychoanal Assoc 14: 172-182
Schmidt-Hellerau C (1995) Lebenstrieb & Todestrieb, Libido & Lethe. Ein formalisiertes, konsistentes Modell der psychoanalytischen Trieb- und Strukturtheorie. Verlag Internationale Psychoanalyse, Stuttgart
Schmithüsen G (2004) »Die Zeit steht still in rasender Eile«. Eine psychoanalytische Einzelfallstudie zu frühem Trauma und Zeiterleben. Psyche - Z Psychoanal 58: 293-320
Schneider W, Freyberger HJ (1990) Diagnostik in der psychoanalytischen Psychotherapie unter besonderer Berücksichtigung deskriptiver Klassifikationsmodelle. Forum Psychoanal 6: 316-330

Schoenhals H (Hrg) (1994) Preface to: Contemporary Kleinian Psychoanalysis. Psychoanal Inquiry 14: 319-476
Schorske C (1980) Fin de Siecle in Vienna. Knopf, New York
Schott HG (1981) »Traumdeutung« und »Infantile Cerebrallähmung«. Überlegungen zu Freuds Theoriebildung. Psyche - Z Psychoanal 35: 97-110
Schott HG (1983) Die Selbstanalyse als eine praktische Methode bei Freud. Freiburger Universitätsblätter 22: 67-77
Schottlaender F (1951) Das Ich und seine Determinanten. Psyche 5: 497-508
Schottlaender F (1952a) Das Problem der Begegnung in der Psychotherapie. Psyche 6: 494-507
Schottlaender F (1952b) Buchbesprechung von H. Trüb »Heilung aus der Begegnung«. Psyche 6: R 38-42
Schredel M (1999) Die nächtliche Traumwelt. Eine Einführung in die psychologische Traumforschung. Kohlhammer, Stuttgart
Schröter K (1979) Einige formale Aspekte des psychoanalytischen Dialogs. In: Flader D, Wodak-Leodolter R (Hrsg) Therapeutische Kommunikation. Ansätze zur Erforschung der Sprache im psychoanalytischen Prozeß. Scriptor, Königstein im Taunus, S 179-185
Schröter K (1980) Spezifische Reaktionen auf das Behandlungsverfahren und die soziale Distanz zum Therapeuten. In: Menne K, Schröter K (Hrsg) Psychoanalyse und Unterschicht. Soziale Herkunft - ein Hindernis für die psychoanalytische Behandlung? Suhrkamp, Frankfurt am Main, S 59-72
Schulte D (1976) Psychodiagnostik zur Erklärung und Modifikation von Verhalten. In: Pawlik K (Hrsg) Diagnose der Diagnostik. Klett, Stuttgart
Schubart W (1985) Die psychoanalytische Konsultation am Beispiel des unmotivierten (z. B. psychosomatischen) Patienten. Psyche – Z Psychoanal 35: 519-537
Schülein J (1999) Die Logik der Psychoanalyse. Psychosozial-Verlag, Giessen
Schulte D (2001) Mut zu scheitern. Kommentare zur DPV-Katamnese-Studie und zur Praxisstudie analytischer Langzeittherapie. In: Bohleber W, Drews S (Hrsg) Die Gegenwart der Psychoanalyse und die Psychoanalyse der Gegenwart. Klett-Cotta, Stuttgart, S 591-597
Schulte MJ, Böhme-Bloem C (1990) Bulimie. Entwicklungsgeschichte und Therapie aus psychoanalytischer Sicht. Thieme, Stuttgart
Schultz-Hencke H (1951) Lehrbuch der analytischen Psychotherapie. Thieme, Stuttgart
Schur M (1966) Some additional »day residues« on the specimen dream of psychoanalysis. In: Loewenstein RM et al. (eds) Psychoanalysis. A general psychology. International Universities Press, New York, S 45-85. Dt: (1974) Weitere »Tagesreste« zum Traummuster. In: Scheidt J vom (Hrsg) Der unbekannte Freud. Kindler, München, S 116-149
Schur M (1973) Sigmund Freud. Leben und Sterben. Suhrkamp, Frankfurt am Main
Searle, JR (1976). A classification of illocutionary acts. Language in Society 5: 1-23
Searles HF (1965) Collected papers on schizophrenia and related subjects. International Universities International Universities Press, New York
Sedler MJ (1983) Freud's concept of working through. Psychoanal Q 52: 73-98
Segal H (1964) Introduction to the work of Melanie Klein, 1st ed. Basic Books, New York.
Segal H (1974) Melanie Klein. Eine Einführung in ihr Werk. Kindler, München. Engl: (1973) Introduction to the work of Melanie Klein, new enlarged edition. Hogarth, London
Segal H (1982) Early infantile development as reflected in the psychoanalytic process. Steps in integration. Int J Psychoanal 63: 15-22
Seidenberg H (1971) The basic rule. Free association. A reconsideration. J Am Psychoanal Assoc 19: 98-109
Seitz P (1966) The consensus problem in psychoanalysis. In: Gottschalk LA, Auerbach AH (eds) Methods of research in psychotherapy. Appleton Century Crofts, New York, pp 209-225
Shane M (1980) Countertransference and the developmental orientation and approach. Psychoanal Contemp Thought 3: 195-212
Shane M, Shane E (1980) Psychoanalytic developmental theories of the self. An integration. In: Goldberg A (ed) Advances in selfpsychology. International Universities Press, New York, pp 23-46
Shapiro SH (1984) The initial assessment of the patient. A psychoanalytic approach. Int Rev Psychoanal 11: 11-25
Shapiro T (1981) Empathy: A critical re-evaluation. Psychoanal Inq 1: 423-428
Shapiro T (1984) On neutrality. J Am Psychoanal Assoc 32: 269-282
Sharpe EF (1950) The technique of psychoanalysis. Seven lectures. In: Brierley M (ed) Collected papers on psychoanalysis by Ella Freeman Sharpe. Hogarth, London, pp 9-106
Sherwood M (1969) The logic of explanation in psychoanalysis. Academic Press, New York
Shevrin H (1984) The fate of the five metapsychological principles. Psychoanal Inquiry 4: 33-58
Siebenthal W von (1953) Die Wissenschaft vom Traum. Ergebnisse und Probleme. Eine Einführung in die allgemeinen Grundlagen. Springer, Berlin Göttingen Heidelberg
Simmel E (1930) Zur Geschichte und sozialen Bedeutung des Berliner Psychoanalytischen Instituts. In: Rado S, Fenichel O, Müller-Braunschweig C (Hrsg) Zehn Jahre Berliner Psychoanalytisches Institut. Poliklinik und Lehranstalt. Int Psychoanal Verlag, Wien
Singer BA, Luborsky LL (1977) Countertransference: The status of clinical versus quantitative research. In: Gurman AS, Razin AM (eds) Effective psychotherapy. Pergamon Press, Oxford, pp 433-451
Slade A (1999) Attachment theory and research. In: Cassidy J, Shaver P (eds) Handbook of attachment. Guilford, New York, S 575-594
Slade A (2000) The development and organization of attachment: implications for psychoanalysis. J Am Psychoanal Ass 48: 1147-1174

Slap JW (1976) A note on the drawing of dream details. Psychoanal Q 45: 455-456

Slap JW, Levine FJ (1978) On hybrid concepts in psychoanalysis. Psychoanal Q 47: 499-523

Smith H (2005) Analysis of conflict: 13 contemporary views. Editor´s introduction. Psychoanal Q 74: 1-4

Solms, M (1998) Auf dem Wege zu einer Anatomie des Unbewussten. In Koukkou, M. Leuzinger-Bohleber M, Mertens W (Hrg) Erinnerung von Wirklichkeiten. Psychoanalyse und Neurowissenschaften im Dialog. Klett-Cotta, Stuttgart Band 1, S 416-461

Solms M (2005) Neuroscience. In: Person ES, Cooper AM, Gabbard GO (eds) Textbook of psychoanalysis. American Psychiatric Press, Washington, DC, London, pp 535-546

Solnit AJ (1982) Early psychic development as reflected in the psychoanalytic process. Int J Psychoanal 63: 23-37

Spangler G, Zimmermann P (Hrg) (1995) Die Bindungstheorie. Grundlagen, Forschung und Anwendung. Klett-Cotta, Stuttgart

Specht EK (1981) Der wissenschaftstheoretische Status der Psychoanalyse. Das Problem der Traumdeutung. Psyche - Z Psychoanal 35: 761-787

Spence DP (1981a) Toward a theory of dream interpretation. Psychoanal Contemp Thought 4: 383-405

Spence DP (1981b) Psychoanalytic competence. Int J Psychoanal 62: 113-124

Spence DP (1982 a) Narrative truth and historical truth. Meaning and interpretation in psychoanalysis. Norton, New York

Spence DP (1982 b) On some clinical implications of action language. J Am Psychoanal Assoc 30: 169-184

Spence DP (1984) Perils and pitfalls of free floating attention. Contemp Psychoanal 20: 37-59

Spence DP (1987) The Freudian metaphor. Towards paradigm change in psychoanalysis. Norton, New York

Spinner H (1974) Pluralismus als Erkenntnismodell. Suhrkamp, Frankfurt am Main

Spitz RA (1956) Countertransference. Comments on its varying role in the analytic situation. J Am Psychoanal Assoc 4: 256-265

Spitz RA (1957) No and Yes. On the genesis of human communication. International Universities Press, New York. Dt: (1959) Nein und Ja. Ursprünge der menschlichen Kommunikation. Klett, Stuttgart

Spitz RA (1965) The evolution of dialogue. In: Schur M (ed) Drives, affects, behavior, vol 2. International Universities Press, New York, pp 170-190

Spitz RA (1973) Die Evolution des Dialogs. Psyche - Z Psychoanal 27: 697-717

Spitz RA (1976) Vom Dialog. Studien über den Ursprung der menschlichen Kommunikation und ihre Rolle in der Persönlichkeitsbildung. Klett, Stuttgart

Spitzer M (1996) Geist im Netz. Modell für Lernen, Denken und Handeln. Spektrum Akademischer Verlag, Heidelberg

Spitzer M (2004) Selbstbestimmen. Gehirnforschung und die Frage: Was sollen wir tun? Spektrum Akademischer Verlag, Heidelberg

Spruiell V (1983) Kuhn's »paradigm« and psychoanalysis. Psychoanal Q 52: 353-363

Stegmüller W (1969) Probleme und Resultate der Wissenschaftstheorie und analytischen Philosophie. Bd II: Theorie und Erfahrung. Springer, Berlin Heidelberg New York

Stein MH (1981) The unobjectionable part of the transference. J Am Psychoanal Assoc 29: 869-892

Stein S (1991) The influence of theory on the psychoanalyst´s countertransference Int J Psychoanal 72: 325-334

Stein Y (2005) The psychoanalysis of science. The role of metaphor, parallax, lacunae and myth. Academic Press, Brighton / Sussex

Stephan A (1999) Emergenz. Von der Unvorhersagbarkeit zur Selbstorganisation. University Press, Dresden

Sterba RF (1929) Zur Dynamik der Bewältigung des Übertragungswiderstandes. Int Z Psychoanal 15: 456-470

Sterba RF (1934) Das Schicksal des Ichs im therapeutischen Verfahren. Int Z Psychoanal 20: 66-73

Sterba RF (1936) Zur Theorie der Übertragung. Imago 22: 456-470

Stern A (1924) On countertransference in psychoanalysis. Psychoanal Rev 11: 166-174

Stern D (1977) The first relationship. Mother and infant. Fontana Open Books, London; dt (1979) Mutter und Kind, die erste Beziehung. Klett-Cotta, Stuttgart

Stern D (1985). The interpersonal world of the infant: A view from psychoanalysis and developmental psychiatry. New York, Basic Books. Dt. (1992) Die Lebenserfahrung des Säuglings. Klett-Cotta, Stuttgart.

Stern D (1990) Diary of a baby. Dt.: (1993) Tagebuch eines Babys. Piper, München Zürich

Stern D (2000) The relevance of empirical infant research to psychoanalytic theory and practice. In: Sandler J, Sandler A-M, Davies R (eds) Clinical and observational research: Roots of a controversy. Karnacs Books, London, pp 27-31; dt. Die Relevanz der empirischen Säuglingsforschung für die psychoanalytische Theorie und Praxis. Zeitschr psychoanal Theorie u. Praxis 15: 467-483

Stern D (2005) Intersubjectivity. In: Person ES, Cooper AM, Gabbard GO (eds) Textbook of psychoanalysis. American Psychiatric Press, Washington, DC, London, pp 77-92

Stern DN, Beebe B, Jaffe J, Bennett SL (1977) The infant's stimulus world during social interaction. A study of caregiver behaviours with particular reference to repetition and timing. In: Schaffer HR (ed) Studies of mother-infant interaction. Academic Press, London, pp 177-202

Stern D, Bruschweiler-Stern N, et al. (2001) Die Rolle des impliziten Wissens bei der therapeutischen Veränderung. Psychother Psych Med 51: 147-152

Stern H (1966) The truth as resistance to free association. Psychoanal Rev 53: 642-646

Stewart WA (1963) An inquiry into the concept of working through. J Am Psychoanal Assoc 11: 474-499

Stolorow RD, Atwood GE (1992) Contexts of being: The intersubjective foundation of psychological life. Analytic Press, Hillsdale, NJ / London

Stolorow RD, Atwood GE (1997) The constructing of the neutral analyst. Psychoanal Q 66: 431-449

Stone L (1961) The psychoanalytic situation. An examination of its development and essential nature. International Universities Press, New York. Dt: (1973) Die psychoanalytische Situation. Fischer, Frankfurt am Main

Stone L (1971) Reflections on the psychoanalytic concept of aggression. Psychoanal Q 40: 195-244

Stone L (1973) On resistance to the psychoanalytic process. Some thoughts on its nature and motivations. Psychoanal Contemp Sci 2: 42-73

Stone L (1981 a) Notes on the noninterpretive elements in the psychoanalytic situation and process. J Am Psychoanal Assoc 29: 89-118

Stone L (1981 b) Some thoughts on the »here and now« in psychoanalytic technique and process. Psychoanal Q 50: 709-733

Strachey J (1934) The nature of the therapeutic action of psycho-analysis. Int J Psychoanal 15: 127-159

Strachey J (1935) Die Grundlagen der therapeutischen Wirkung der Psychoanalyse. Int Z Psychoanal 21: 486-516

Strachey J (1937) Zur Theorie der therapeutischen Resultate der Psychoanalyse. Int Z Psychoanal 23: 68-74

Strauch I (1981) Ergebnisse der experimentellen Traumforschung In: Baumann U, Berbalk H, Seidenstücker G (Hrsg) Klinische Psychologie, Bd 4. Huber, Bern, S 22-47

Strauch I, Meier B (2004) Den Träumen auf der Spur. Ergebnisse der experimentellen Traumforschung. Hans Huber, Bern – Göttingen Toronto

Straus E (1935) Vom Sinn der Sinne. Ein Beitrag zur Grundlegung der Psychologie. Springer, Berlin

Strauß B, Buchheim A, Kächele H (Hrsg) (2002) Klinische Bindungs-Forschung. Schattauer Verlag, Stuttgart

Streeck U (2002) Begrüßungen und Verabschiedungen. Forum Psychoanal 18: 20-36

Streeck U (2004) Auf den ersten Blick - Psychoanalyse und conversational analysis. Klett-Cotta, Stuttgart

Streeck U, Werthman H-V (Hrsg) (1992) Lehranalyse und psychoanalytische Ausbildung. Vandenhoek & Ruprecht, Göttingen

Streeck U, Weidenhammer B (1987) Zum Redeverhalten des Analytikers im Übertragungsgeschehen. Psyche – Z Psychoanal 41: 60-75

Strenger C (1991) Between hermeneutics and science. An essay on the epistemology of psychoanalysis. International Universities Press, Madison

Strozier CB (2001) Heinz Kohut. The making of a psychoanalyst. Farrar, Strauss and Giroux, New York.

Strotzka H (1969 a) Psychotherapy for the working class patient. In: Redlich FC (ed) Social psychiatry. Williams & Wilkins, Baltimore

Strotzka H (1969 b) Psychotherapie und soziale Sicherheit. Huber, Bern Stuttgart Wien

Strotzka H (Hrsg) (1980) Der Psychotherapeut im Spannungsfeld der Institutionen. Erfahrungen, Forderungen, Fallbeispiele. Urban & Schwarzenberg, München Wien Baltimore

Strupp HH (1973) Psychotherapy. Clinical research, and theoretical issues. Aronson, New York

Strupp HH (1978) Suffering and psychotherapy. Contemp Psychoanal 14: 73-97; dt. (1984) Psychoanalytisches Versagen. Reflexionen über einen autobiographischen Bericht. Psa - Info 23: 34 - 55.

Strupp HH (1982) Psychoanalytic failure. Reflections on an autobiographical account. Contemp Psychoanal 18: 235-258

Strupp HH, Binder J (1984) Psychotherapy in a new key. A guide to time-limited dynamic psychotherapy. Basic Books, New York. Dt. (1991) Kurzpsychotherapie. Klett-Cotta, Stuttgart

Strupp HH, Hadley SW, Gomes-Schwartz B (1994) When things get worse. The problem of negative effects in psychotherapy. Aronson New York, softcover edition.

Sullivan HS (1953) The interpersonal theory of psychiatry. Norton, New York. Dt: (1980) Die interpersonale Theorie der Psychiatrie. Fischer, Frankfurt am Main

Sulloway FJ (1979) Freud, biologist of the mind. Beyond the psychoanalytic legend. Basic Books, New York. Dt: (1982) Freud Biologe der Seele. Jenseits der psychoanalytischen Legende. Hohenheim, Köln

Sutherland JD (1980) The British object relations theorists. Balint, Winnicott, Fairbairn, Guntrip. J Am Psychoanal Assoc 28: 829-860

Swaan A de (1978) Zur Soziogenese des psychoanalytischen »Settings«. Psyche - Z Psychoanal 32: 793-826. Engl: (1980) On the sociogenesis of the psychoanalytic situation. Psychoanal Contemp Thought 3: 381-413

Tafertshofer A (1980) Latente Funktionen psychoanalytischer Verfahrensregeln. Psychoanalyse 1: 280-320

Tahka V (1993) Mind and its treatment. A psychoanalytic approach. Int Univer Press Madison.

Target M (2003) Über psychoanalytische Ausbildung: eine Literaturübersicht. Forum Psychoanal 19: 193-210

Target M (2005) Attachment theory and research. In: Person ES, Cooper AM, Gabbard GO (eds) Textbook of psychoanalysis. American Psychiatric Press, Washington, DC, London, pp 159-172

Tenzer A (1983) Piaget and psychoanalysis. Some reflections on insight. Contemp Psychoanal 19: 319-339

Tenzer A (1984) Piaget and psychoanalysis II. The problem of working through. Contemp Psychoanal 20: 421-436

Thomä H (1958) Die organisch Kranken in tiefenpsychologischer Diagnostik. Psyche – Z Psychoanal 12: 497-510

Thomä H (1961) Anorexia nervosa. Huber, Bern; Klett, Stuttgart

Thomä H (1963) Die Neo-Psychoanalyse Schultz-Henckes. Eine historische und kritische Betrachtung. Psyche - Z Psychoanal 17: 44-128

Thomä H (1964) Einige Bemerkungen zur Geschichte der Psychoanalyse in Deutschland von 1933 bis heute. In: Sigmund-Freud-Institut (Hrsg) Ansprachen und Vorträge zur Einweihung des Institutsneubaues am 14. Oktober 1964. Sigmund-Freud-Institut, Frankfurt am Main, S 31-39

Thomä H (1965) Bemerkungen zur Bedeutung neuerer Schlaf- und Traumuntersuchungen für die psychoanalytische Traumlehre. Psyche - Z Psychoanal 19: 801-812

Thomä H (1967) Konversionstheorie und weiblicher Kastrationskomplex. Psyche - Z Psychoanal 21: 827-847

Thomä H (1977 a) Identität und Selbstverständnis des Psychoanalytikers. Psyche - Z Psychoanal 31: 1-42. Engl: (1983 c) Conceptual dimensions of the psychoanalyst's identity. In: Joseph ED, Widlöcher D (eds) The identity of the psychoanalyst (Int Psychoanal Assoc, monograph series, no 2). International Universities Press, New York, pp 93-134

Thomä H (1977 b) Psychoanalyse und Suggestion. Z Psychosom Med Psychoanal 23: 35-55

Thomä H (1978) Von der »biographischen Anamnese« zur »systematischen Krankengeschichte«. In: Drews S et al (Hrsg) Provokation und Toleranz. Alexander Mitscherlich zu ehren. Festschrift für Alexander Mitscherlich zum 70. Geburtstag. Suhrkamp, Frankfurt am Main, S 254-277

Thomä H (1980) Über die Unspezifität psychosomatischer Erkrankungen am Beispiel einer Neurodermitis mit zwanzigjähriger Katamnese. Psyche - Z Psychoanal 34: 589-624

Thomä H (1981a) Schriften zur Praxis der Psychoanalyse: Vom spiegelnden zum aktiven Psychoanalytiker. Suhrkamp, Frankfurt am Main

Thomä H. (1981b). Über die Identifizierung des Patienten mit dem Psychoanalytiker und seinen Funktionen. In: Schriften zur Praxis der Psychoanalyse: Vom spiegelnden zum aktiven Psychoanalytiker. Suhrkamp, Frankfurt, S 122-139.

Thomä H (1983 a) Erleben und Einsicht im Stammbaum psychoanalytischer Techniken und der »Neubeginn« als Synthese im »Hier und Jetzt«. In: Hoffmann SO (Hrsg) Deutung und Beziehung. Kritische Beiträge zur Behandlungskonzeption und Technik in der Psychoanalyse. Fischer, Frankfurt am Main S 17-43

Thomä H (1983 b) Zur Lage der Psychoanalyse innerhalb und außerhalb der deutschen Universität. Psychoanalyse in Europa (Bulletin der Europ Psychoanal Föderation) 20-21: 241-265. Engl: The position of psychoanalysis within and outside the German university. Psychoanalysis in Europe (Bulletin of the Europ Psychoanal Fed) 20-21: 181-199

Thomä H (1984) Der »Neubeginn« Michael Balints aus heutiger Sicht. Psyche - Z Psychoanal 38: 516-543

Thomä H (1991) Idee und Wirklichkeit der Lehranalyse. Ein Plädoyer für Reformen. Psyche - Z Psychoanal 45: 385-433; 481-505

Thomä H (1994) Frequenz und Dauer analytischer Psychotherapie in der kassenärztlichen Versorgung. Bemerkungen zu einer Kontroverse. Psyche – Z Psychoanal 49: 287-323

Thomä H (1999) Zur Theorie und Praxis von Übertragung und Gegenübertragung im psychoanalytischen Pluralismus. Psyche - Z Psychoanal 53: 820-872

Thomä H (2000) Gemeinsamkeiten und Widersprüche zwischen vier Psychoanalytikern. Psyche - Z Psychoanal 54: 172-189

Thomä H (2001a) Intersubjektivität und Bifokalität der Übertragung. In Bohleber W, Drews S (Hrg) Die Gegenwart der Psychoanalyse und die Psychoanalyse der Gegenwart. Klett-Cotta Stuttgart: 370 - 383

Thomä H (2001b) Offener Brief. DPV-Informationen 31: 27-29

Thomä H (2002) Die Angst sitzt in den Mandelkern. In: Roth G (Hrsg) Angst und Furcht und ihre Bewältigung. BIS, Oldenburg S 87-123

Thomä H (2003) Über den klinischen Tod des Metapsychologie und den Wiederbelebungsversuch von Cordelia Schmidt-Hellerau. Psyche - Z Psychoanal 57: 1099-1107

Thomä H (2004) Ist es utopisch, sich zukünftige Psychoanalytiker ohne besondere berufliche Identität vorzustellen. Forum Psychoanal 20: 133-157

Thomä H (2005a) Psychoanalysts without a specific professional identity – an utopian dream? Int Forum Psychoanal 13: 213-236

Thomä H (2005b) Sind die Ausbildungsstandards der IPV » the optimal basis for candidates to acquire comprehensive psychoanalytic competence«. DPV-Info 39:18-22

Thomä H, Grünzig HJ, Böckenförde H, Kächele H (1976) Das Konsensusproblem in der Psychoanalyse. Psyche - Z Psychoanal- 30: 978-1027

Thomä H, Houben A (1967) Über die Validierung psychoanalytischer Theorien durch die Untersuchung von Deutungsaktionen. Psyche - Z Psychoanal 21: 664-692

Thomä H, Kächele H (1973) Wissenschaftstheoretische und methodologische Probleme der klinisch-psychoanalytischen Forschung. Psyche - Z Psychoanal 27: 205-236; 309-355. Engl: (1975) Problems of metascience and methodology in clinical psychoanalytic research. Annu Psychoanal 3: 49-119

Thomä H, Kächele H (1976) Bemerkungen zum Wandel neurotischer Krankheitsbilder. Psychother Psychol Med 26: 183-190

Thomä H, Kächele H (1985) Lehrbuch der psychoanalytischen Therapie. Bd 1: Grundlagen. Springer, Berlin, Heidelberg, New York, Paris, London, Tokyo 2. Auflage 1997, 3. Auflage 2006

Thomä H, Kächele H (1988) Lehrbuch der psychoanalytischen Therapie. Bd 2: Praxis. Springer, Berlin, Heidelberg, New York, Paris, London, Tokyo, 2. Auflage 1997, 3. Auflage 2006

Thomä H, Kächele H (1999) Memorandum zu einer Reform der psychoanalytischen Ausbildung. Internationale Psychoanalyse 8:33-35; [Memorandum on a reform of psychoanalytic education. International Psychoanalysis 8:33-35]

Thomä H, Kächele H (2000) On the devaluation of the Eitingon-Freud model of psychoanalytic educuation. Letters to the editor. Int J Psychoanal 81: 806-808

Thomä H, Kächele H (2006a) Psychoanalytischen Therapie Band 3: Forschung. Springer, Berlin Heidelberg, New York, Paris, London, Tokyo

Thomä H, Kächele H (2006b) Comparative psychoanalysis on the basis of a new form of treatment report. Psychoanal Inq in press

Thomä H, Rosenkötter L (1970) Über die Verwendung audiovisueller Hilfsmittel in der psychotherapeutischen Ausbildung. Didacta Medica 4: 108-112

Thomä H, Thomä B (1968) Die Rolle der Angehörigen in der psychoanalytischen Technik. Psyche - Z Psychoanal 22: 802-822

Thomae H (1968) Das Individuum und seine Welt. Eine Persönlichkeitstheorie. Hogrefe, Göttingen

Thomson PG (1980) On the receptive function of the analyst. Int Rev Psychoanal 7: 183-205

Thorner HA (1975) Zur Technik nach Melanie Klein. Psyche – Z Psychoanal 29: 906-918

Ticho EA (1971) Probleme des Abschlusses der psychoanalytischen Therapie. Psyche - Z Psychoanal 25: 44-56

Ticho EA (1974) Donald W. Winnicott, Martin Buber and the theory of personal relationships. Psychiatry 37: 240-253

Ticho GR (1967) On self-analysis. Int J Psychoanal 48: 308-318; dt. (1971) Selbstanalyse als Ziel der psychoanalytischen Behandlung. Psyche - Z Psychoanal 25: 31-43

Ticho EA, Ticho GR (1969) Das Behandlungsbündnis und die Übertragungsneurose. Jahrb Psychoanal 6: 19-34

Tower L (1956) Countertransference. J Am Psychoanal Assoc 4: 224-265

Treurniet N (1983) Psychoanalysis and self psychology. A metapsychological essay with a clinical illustration. J Am Psychoanal Assoc 31: 59-100

Treurniet N (1993) Support of the analytic process and structural change. In: Horowitz M, Kernberg O, Weinshel E (eds) Psychic structure and psychic change. International Universities Press, Madison CT, pp 191-232

Trevarthen C (1977) Descriptive analyses of infant communicative behaviour. In: Schaffer HR (ed) Studies in mother-infant interaction. Academic Press, New York, pp 227-270

Tronick E (1998) Dyadically expanded states of consciousness and the process of therapeutic change. Infant Mental Health J 19: 290-299

Tronick EZ, Als H, Adamson L (1979) Structure of early face-to-face communicative interactions. In: Boullowa M (eds) Before speech. The beginning of interpersonal communication. Cambridge University Press, London, pp 349-370

Trüb (1951) Heilung aus der Begegnung. Klett, Stuttgart

Tschuschke V, Kächele H, Hölzer M (1994). Gibt es unterschiedlich effektive Formen von Psychotherapie? Psychotherapeut 39: 281-297

Tschuschke V, Hölzer M, Kächele H (1995) Ach, du liebe »Güte«: Eine Einladung statt einer Erwiderung. Psychotherapeut 40: 304-308

Tuckett D (2000) Theoretical pluralism and the construction of psychoanalytic knowledge. In: Sandler J, Michels R, Fonagy P (eds) Changing ideas in a changing world: Revolution in psychoanalysis. Essays in honour of Arnold Cooper. Karnacs Books London New York pp 237-246

Tuckett D (2005a) Does anything go? Towards a framework for the more transparent assessment of psychoanalytic competence. Int J Psychoanal 86: 31-49

Tuckett D (2005b) Psychoanalysis in Great Britain and Continental Europe. In: Person ES, Cooper AM, Gabbard GO (eds) Textbook of Psychoanalysis. American Psychiatric Press, Washington, DC-London, pp 407-421

Tyson RL (1986) Countertransference evolution in theory and practice. J Am Psychoanal Assoc 34: 251-274

Tyson RL, Sandler J (1974) Probleme der Auswahl von Patienten für eine Psychoanalyse. Zur Verwendung der Begriffe »Indikation«, »Eignung« und »Analysierbarkeit«. Psyche - Z Psychoanal 28: 530-559. Engl: (1971) Problems in the selection of patients for psychoanalysis: Comments on the application of concepts of »indications«, »suitability«, and »analysability«. Br J Med Psychol 44: 211- 228

Uexküll T von (2003) Psychosomatische Medizin ist Humanmedizin - Argumente im Spannungsfeld von Berufspolitik, Menschbild und ärztlicher Verantwortung. In: Uexküll Th, von (Hrsg) Psychosomatische Medizin, 6 Aufl. Urban & Fischer, München Wien Baltimore, S 1339-1350

Valenstein AF (1962) The psycho-analytic situation. Affects, emotional reliving, and insight in the psychoanalytic process. Int J Psychoanal 43: 315-324

Valenstein AF (1979) The concept of »classical« psychoanalysis. J Am Psychoanal Assoc 27 (Suppl): 113-136

Viderman S (1979) The analytic space. Meaning and problems. Psychoanal Q 48: 257-291

Vikar G (2001) Die Rolle soziokultureller Modelle in der Persönlichkeitsentwicklung. Zeitschr f psychoanal Theorie u Praxis 16: 32-36

Wachtel PL (1980) Transference, schema, and assimilation. The relevance of Piaget to the psychoanalytic theory of transference. Annu Psychoanal 8: 59-76

Wachtel PL (1981) Psychoanalyse und Verhaltenstherapie. Ein Plädoyer für ihre Integration. Klett-Cotta, Stuttgart. Engl: (1977) Psychoanalysis and behavior therapy. Toward an integration. Basic Books, New York

Wachtel PL (1982) Vicious circles. The self and the rhetoric of emerging and unfolding. Contemp Psychoanal 18: 259-273

Waelder R (1930) Das Prinzip der mehrfachen Funktion. Bemerkungen zur Überdeterminierung. Int Z Psychoanal 16: 285-300. Engl: (1936) The principle of multiple function. Observations on over-determination. Psychoanal Q 5: 45-62

Waelder R (1936) Zur Frage der Genese der psychischen Konflikte im frühen Lebensalter. Bemerkungen zur gleichnamigen Arbeit von Joan Riviere. Int Z Psychoanal 22: 513-570

Waelder R (1956) Introduction to the discussion on problems of transference. Int J Psychoanal 37: 367-368

Waelder R (1962) Psychoanalysis, scientific method and philosophy. J Am Psychoanal Assoc 10: 617-637

Waelder R (1963) Die Grundlagen der Psychoanalyse. Huber, Bern; Klett, Stuttgart. Engl: (1960) Basic theory of psychoanalysis. International Universities Press, New York

Waldhorn HF (1959) The silent patient. Panel report. J Am Psychoanal Assoc 7: 548-560

Waldhorn HF (1960) Assessment of analysability. Technical and theoretical observations. Psychoanal Q 29: 478-506

Wallerstein RS (1973) Psychoanalytic perspectives on the problem of reality. J Am Psychoanal Assoc 21: 5-33

Wallerstein RS (1983) Self psychology and »classical« psychoanalytic psychology. The nature of their relationship. Psychoanal Contemp Thought 6: 553-595

Wallerstein RS (ed) (1985) Changes in analysts and their training (Int Psychoanal Assoc, monograph series, no 4) Int Psychoanal Assoc, London

Wallerstein RS (1988) One psychoanalysis or many. Int J Psychoanal 69: 5-21; dt (1989). Eine Psychoanalyse oder viele? Z psychoanal Theorie Praxis 4: 126-153.

Wallerstein RS (1989). The psychotherapy research project of the Menninger Foundation: An overview. J consult clin Psychol 57: 195-205.

Wallerstein RS (1990a) Zum Verhältnis von Psychoanalyse und Psychotherapie. Wiederaufnahme einer Diskussion. Psyche - Z Psychoanal 44: 967-994.

Wallerstein RS (1990b) Psychoanalysis. The common ground. Int J Psychoanal 71: 3-20

Wallerstein RS (1993) Between chaos and petrification: A summary of the 5th IPA Conference on Training. Int J Psychoanal 74: 165-178

Wallerstein RS (1995) The talking cures. The psychoanalyses and the psychotherapies. Yale University Press, New Haven London

Wallerstein RS (2000) Psychoanalytic research: Where do we disagree? In: Sandler J, Sandler A-M, Davies R (eds) Clinical and observational research: Roots of a controversy. Karnacs Books, London, pp 27-31

Wallerstein RS (2003) The intertwining of politics and science in psychoanalytic history. J Am Psychoanal Ass 51 (Suppl): 7-21

Wallerstein RS (2005a) Will psychoanalytic pluralism be an enduring state of our discipline. Int J Psychoanal 86: 623-626

Wallerstein RS (2005b) Dialogue or illusion? How do we go from here. Int J Psychoanal 86: 633-638

Wallerstein RS (2005c) Outcome research. In: Person ES, Cooper AM, Gabbard GO (eds) Textbook of Psychoanalysis. American Psychiatric Press, Washington, DC-London, pp 301-315

Wallerstein RS, Sampson H (1971) Issues in research in the psychoanalytic process. Int J Psychoanal 52: 11-50. Dt. (1997) Wichtige Fragen der psychoanalytischen Prozessforschung. In: Schill S, Lebovici S, Kächele H (Hrsg) Psychoanalyse und Psychotherapie. Herausforderungen und Lösungen für die Zukunft. Thieme-Verlag, Stuttgart S 132-154

Wallwork E (2005) Ethics in psychoanalysis. In: Person ES, Cooper AM, Gabbard GO (eds) Textbook of psychoanalysis. American Psychiatric Press, Washington, DC-London, pp 281-297

Walter H, Erk S, Ruchsow M, Kircher T, Kächele H, Martius P, Spitzer M, Buchheim A (2002) Abstract: Bindungstheorie und Borderline-Persönlichkeitsstörung: neue Forschungsansätze der klinischen kognitiven Neurowissenschaft. Nervenarzt 73 (Supplement 1): 182

Wampold B (2001) The great psychotherapy debate. Models, methods and findings. Lawrence Erlbaum Ass, Mahwah, NJ

Watzlawick P, Beavin JH, Jackson DD (1969) Menschliche Kommunikation. Formen, Störungen, Paradoxien. Huber, Bern. Engl: (1967) Pragmatics of human communication. A study of interactional patterns, pathologies, and paradoxes. Norton, New York

Weber JJ, Bachrach HM, Solomon M (1985) Factors associated with the outcome of psychoanalysis. Report of the Columbia Psychoanalytic Center Research Project (II). Int Rev Psychoanal 12: 127-141

Weber M (1968) Methodologische Schriften. Fischer, Frankfurt am Main

Wehler HU (Hrsg) (1971) Geschichte und Psychoanalyse. Kohlhammer, Stuttgart Berlin Köln Mainz

Wehler HU (Hrsg) (1972) Soziologie und Psychoanalyse. Kohlhammer, Stuttgart Berlin Köln Mainz

Weigert E (1952) Contribution to the problem of terminating psychoanalyses. Psychoanal Q 21: 465-480

Weinberg M, Tronick EZ (1996) Infant affective reactions to the resumption of maternal interaction after the still-face. Child Dev 67: 905-914

Weinberger J, Levy KN (2005) Psychology. In: Person ES, Cooper AM, Gabbard GO (eds) Textbook of psychoanalysis. American Psychiatric Press, Washington, DC-London, pp 463-477

Weiner H (1979) Freud's project reassessed. By Karl H Pribram and Merton M Gill. J Am Psychoanal Assoc 27: 215-223

Weinrich H (1968) Die Metapher. Poetica 2: 100-130

Weinryb R, Rössel R (1991) Karolinskaja psychodynamic profile. Acta Psychiatrica Scand (Suppl 363) 83: 3-23

Weinryb R (1998) Zur Diagnose der Charakterstruktur mit dem »Karolinskaja Psychodynamic Profile« (KAPP). In: Schauenburg H, Freyberger HJ, Cierpka M Buchheim P (Hrsg) OPD in der Praxis. Konzepte, Anwendungen, Ergebnisse der Operationalisierten Psychodynamischen Diagnostik. Verlag Hans Huber Bern Göttingen S 69-95

Weinshel E (1966) Severe regressive states during analysis. A panel report. J Am Psychoanal Assoc 14: 538-568

Weiß H (1999) Die Verabsolutierung der Gegenübertragung: ein neues Gespenst? Psyche - Z Psychoanal 53: 894-904

Weiss H (2002) Über einige klinische Manifestationen des Todestriebes. Romantische Perversion, Masochismus und virtuelle Unsterblichkeit. Forum Psychoanal 18: 37-50

Weiss J (1971) The emergence of new themes. A contribution to the psycho-analytic theory of therapy. Int J Psychoanal 52: 459-467

Weiss J (1993) How psychotherapy works. Process and technique. New York London, Guilford Press.

Weiss J, Sampson H, The Mount Zion Psychotherapy Research Group (1986) The psychoanalytic process: Theory, clinical observation and empirical research. Guilford Press, New York

Weiss J, Sampson H (1986) Testing alternative psychoanalytic explanations of the therapeutic process. In: Masling JM (ed) Empirical studies of psychoanalytic theories, vol 2. Erlbaum, New Jersey pp 1-26

Weiss SS, Fleming J (1980) On teaching and learning of termination in psychoanalysis. Annu Psychoanal 8: 37-55

Weizsäcker R von (1985) Ansprache in der Gedenkstunde im Plenarsaal des Deutschen Bundestages am 8. Mai 1985. In: Presse- und Informationsamt der Bundesregierung (Hrsg) Erinnerung, Trauer und Versöhnung. Presse- und Informationsamt der Bundesregierung, Bonn, S 63-82

Weizsäcker V von (1935) Studien zur Pathogenese. Thieme, Leipzig

Weizsäcker V von (1943) Klinische Vorstellungen. Hippokrates, Stuttgart

Weizsäcker V von (1977 [1954]) Natur und Geist. Erinnerungen eines Arztes, 3. Aufl. Kindler, München

Westerlundh B, Smith G (1983) Perceptgenesis and the psychodynamics of perception. Psychoanal Contemp Thought 6: 597-640

Westmeyer H (1978) Wissenschaftstheoretische Grundlagen klinischer Psychologie. In: Baumann U, Berbalk H, Seidenstücker G (Hrsg) Klinische Psychologie. Trends in Forschung und Praxis, Bd 1. Huber, Bern Stuttgart Wien, S 108-132

White RW (1959) Motivation reconsidered. The concept of competence. Psychol Rev 66: 297-333

White RW (1963) Ego and reality in psychoanalytic theory. A proposal regarding independend ego energies (Psychological issues, vol 3, no 3, monograph 11). International Universities Press, New York

Will H (2001) Was ist klassische Psychoanalyse? Psyche - Z Psychoanal 55: 685-717

Williams P (2005) What is psychoanalysis? What is a psychoanalyst? In: Person ES, Cooper AM, Gabbard GO (eds) Textbook of Psychoanalysis. American Psychiatric Press, Washington, DC - London, pp 189-199

Wilson A (2004) Multiple approaches to a single case: Conclusions. Int J Psychoanal 85: 1269-1271

Winnicott DW (1949) Hate in the countertransference. Int J Psychoanal 30: 69-74. Dt: (1976) Haß in der Gegenübertragung. In: Winnicott DW (Hrsg) Von der Kinderheilkunde zur Psychoanalyse. Kindler, München, S 75-88

Winnicott DW (1965) The maturational processes and the facilitating environment. Studies in the theory of emotional development. International Universities Press, New York. Dt: (1974) Reifungsprozesse und fördernde Umwelt. Kindler, München

Winnicott DW (1973) Vom Spiel zur Kreativität. Klett, Stuttgart

Wisdom JO (1956) Psycho-analytic technology. Br J Philosophy Sci 7: 13-28

Wisdom JO (1967) Testing an interpretation within a session. Int J Psychoanal 48: 44-52

Wisdom JO (1970) Freud and Melanie Klein. Psychology, ontology, Weltanschauung. In: Hanly C, Lazerowitz M (eds) Psychoanalysis and philosophy. International Universities Press, New York, pp 327-362

Wisdom JO (1984) What is left of psychoanalytic theory? Int Rev Psychoanal 11: 313-326

Wittgenstein L (1960) Philosophische Untersuchungen, Schrift 1. Suhrkamp, Frankfurt am Main

Wolf E (1982) Empathische Resonanz. Psychoanalyse 3: 306-314

Wolff PH (1960) The developmental psychologies of Jean Piaget and psychoanalysis. International Universities Press, New York

Wolff PH (1996) The irrelevance of infant observation for psychoanalysis. J Am Psychoanal Ass 44: 369-493

Wollheim R, Hopkins J (eds) (1982) Philosophical essays on Freud. Cambridge University Press, Cambridge

Wolman BB (1979) Preface. In: Wolman BB (ed) Handbook of dreams. Van Nostrand, New York

Wurmser L (1977) A defense of the use of metaphor in analytic theory formation. Psychoanal Q 46: 466-498. Dt: (1983) Plädoyer für die Verwendung von Metaphern in der psychoanalytischen Theoriebildung. Psyche - Z Psychoanal 37: 673-700

Wurmser L (1981) The mask of shame. A psychoanalytic study of shame affects and shame conflicts. Johns Hopkins University Press, Baltimore. Dt. (1990) Die Maske der Scham. Die Psychoanalyse von Schamaffekten und Schamkonflikten. Springer, Berlin, Heidelberg, New York

Wyatt F (1984) Unnötige Widersprüche und notwendige Unterscheidungen. Überlegungen zur Differenzierung von Psychoanalyse und psychoanalytischer Psychotherapie. Psychother Psychol Med 34: 91-96

Wyss D (1958) Die Bedeutung der Assoziationstheorien für die Psychoanalyse. Confin Psychiatr 1: 113-132

Zeligs MA (1957) Acting in. A contribution to the meaning of some postural attitudes observed during analysis. J Am Psychoanal Assoc 5: 685-706

Zeligs MA (1960) The role of silence in transference, countertransference, and the psycho-analytic process. Int J Psychoanal 41: 407-412

Zepf S, Zepf J, Hartmann S (2002) Agieren, Symptom- und Ersatzhandlungen. Versuch einer konzeptuellen Klärung. Zeitschr f psychoanal Theorie u Praxis 17: 393-414

Zeppelin I von (1987) Outline of a process model of psychoanalytic therapy. In: Cheshire N, Thomä H (eds) Self, symptoms and psychotherapy, Wiley, New York, pp 149-165

Zeppelin I von, Moser U (1987) Träumen wir Affekte? Teil 1: Affekte und manifester Traum. Forum Psychoanal 3: 143-152

Zeppelin I von, Moser U (1987) Träumen wir Affekte? Teil 2: Selbstphantasie, Involvement, Zuschauerkonstellation und Commitment. Forum Psychoanal 3: 227-237

Zetzel ER (1956) Current concepts of transference. Int J Psychoanal 37: 369-376

Zetzel ER (1965) The theory of therapy in relation to a developmental model of the psychic apparatus. Int J Psychoanal 46: 39-52

Zetzel ER (1974) Die Fähigkeit zu emotionalem Wachstum. Klett, Stuttgart. Engl: (1970) The capacity for emotional growth. Hogarth, London

Zeul M (2003) Der Balken über dem Abgrund. Weibliche Gegenübertragung als Erkenntnisinstrument in der Behandlung einer schwer traumatisierten Patientin. Psyche - Z Psychoanal 57: 426-443

Zilboorg G (1952) Precursors of Freud in free association. Some sidelights on free association. Int J Psychoanal 33: 489-497

Zwiebel R (2004) The third position. Reflections about the internal analytic working process. Psychoanal Q 73: 215-266

Namensverzeichnis

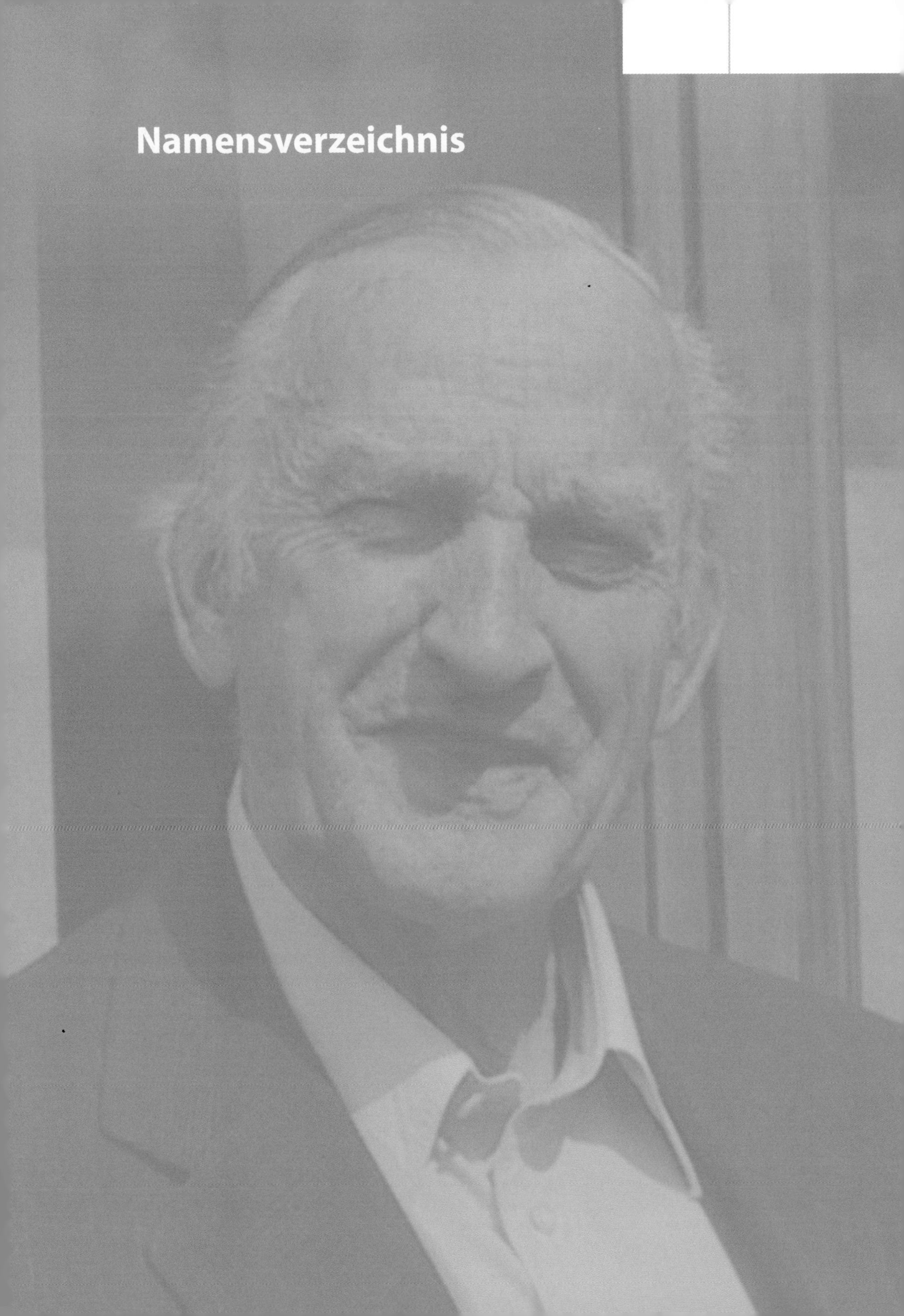

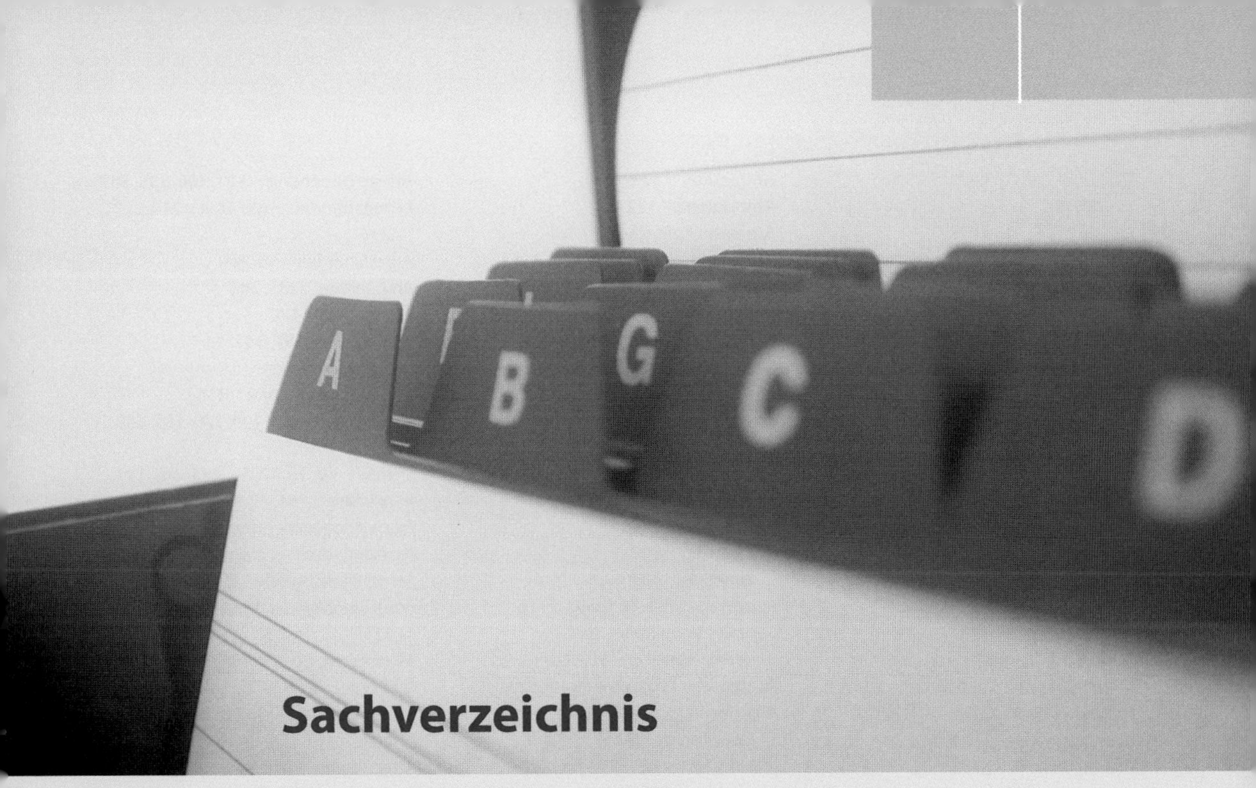

Sachverzeichnis

A

B

C

D

E

F

G

H

I

J

K

L

M

N

O

P

R

S

T

U

V

W

Z

Druck: Krips bv, Meppel
Verarbeitung: Stürtz, Würzburg